Enfermidades da Coluna Vertebral

Enfermidades da Coluna Vertebral

4ª Edição

José Knoplich

Doutor em Saúde Pública pela Universidade de São Paulo (USP)
Reumatologista Ex-membro da International Association for the Study of Pain

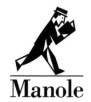

Manole

Copyright © 2015 Editora Manole Ltda., por meio de contrato de coedição com o autor.

Editor gestor: Walter Luiz Coutinho
Editora: Karin Gutz Inglez
Produção editorial: Juliana Morais, Cristiana Gonzaga S. Corrêa, Vanessa Pimentel, Dília Editorial
Capa: Daniel Justi
Projeto gráfico: Sopros design
Diagramação: Departamento Editorial da Editora Manole
Ilustrações: Mary Yamazaki Yorado
As imagens desta obra foram cedidas pelo autor.

Dados Internacionais de Catalogação na Publicação (CIP)
(Câmara Brasileira do Livro, SP, Brasil)

Knoplich, José
    Enfermidades da coluna vertebral /
José Knoplich. -- 4. ed. -- Barueri, SP : Manole, 2015.

    Bibliografia.
    ISBN 978-85-204-3938-9

    1. Coluna vertebral 2. Coluna vertebral -
Anomalias 3. Coluna vertebral - Tratamento
I. Título.

	CDD-616.73
15-02105	NLM-WE 725

Índices para catálogo sistemático:
1. Coluna vertebral : Doenças :
Tratamento : Medicina   616.73

Todos os direitos reservados.
Nenhuma parte deste livro poderá ser reproduzida, por
qualquer processo, sem a permissão expressa dos editores.
É proibida a reprodução por xerox.

A Editora Manole é filiada à ABDR – Associação Brasileira de Direitos Reprográficos.

4ª edição – 2015

Editora Manole Ltda.
Avenida Ceci, 672 – Tamboré
06460-120 – Barueri – SP – Brasil
Tel.: (11) 4196-6000 – Fax: (11) 4196-6021
www.manole.com.br | info@manole.com.br

Impresso no Brasil | *Printed in Brazil*

Este livro contempla as regras do Acordo Ortográfico da
Língua Portuguesa de 1990, que entrou em vigor no Brasil em 2009.

São de responsabilidade do autor as informações contidas nesta obra.

Este livro é dedicado à memória de minha mãe
Ana Knoplich, que, na sua humildade,
transmitiu-me a inquietação intelectual.

À Gilda Knoplich, minha esposa,
e às minhas filhas Marcia Regina, Célia Beatriz,
Débora e Patrícia. À minha irmã Amália.
Aos meus netos Allan, Thomas, Giulia e Isabella.

"O dia é curto e o trabalho é enorme.
A nossa obrigação não é terminar a tarefa,
mas não estamos isentos de fazê-lo."
Talmud

Autor

José Knoplich, formado em 1959 pela Faculdade de Medicina da Universidade de São Paulo (FMUSP), dirigiu por 5 anos o jornal acadêmico *O Bisturi*.

Durante o curso médico foi repórter de temas médicos do jornal *O Estado de S. Paulo*.

Sempre preocupado com a divulgação de temas médicos, colaborou com a esposa na tradução e revisão de livros de temas médicos para a editora Ibrasa (*O parto sem dor; Os milagres da novocaína; Coma bem e viva melhor*).

Em 1969, concorreu ao prêmio "John R. Reitemeyer" para o jornalismo científico da Sociedade Interamericana de Imprensa. Em 1968, escreveu para a Editora das Américas o livro *O que você deve saber sobre o reumatismo*, reeditado pela Associação Paulista de Medicina.

Nos bancos acadêmicos, teve a sua formação reumatológica com a equipe do prof. Castor Jordão Cobra, que foi completada com estágios a partir de 1969, no Serviço de Reumatologia do Hospital do Servidor Público de São Paulo, primeiro sob a orientação do dr. Wilson Federico e, atualmente, sob a orientação do dr. Willian Habid Chahade, e estágios em Fisioterapia nos serviços do dr. Wando Rolim de Morais e dr. João W. Sablowski, do Hospital das Clínicas (HC) da FMUSP.

Os problemas relacionados com as dores crônicas da coluna vertebral imediatamente lhe despertaram maior interesse entre as doenças reumáticas, em função dos aspectos psicossomáticos, posturais e sociais, que afetavam os doentes e que eram negligenciados no tratamento médico.

A partir de uma ideia esboçada em um curso ministrado pelo prof. dr. João Alvarenga Rossi, da USP, foi feito um plano, submetido e aprovado pelo dr. Luiz Alvez Ferreira e dr. Plínio de Souza Dias, do Hospital do Servidor Público de São Paulo, que deu origem à "Escola de Postura", que é uma evolução da Back School, de origem sueca.

Em 1973, após visitar vários serviços médicos na Suécia (prof. Alf Nachemson) e nos Estados Unidos (prof. W. Wiltze), passou a colocar em prática a Escola de Postura, no Serviço de Ortopedia do Hospital do Servidor Público de São Paulo. Em 1982, passou a atuar na área de Medicina do Trabalho (Saúde Ocupacional) por solicitação do prof. Luiz Carlos Morrone e dr. Pedro Jaferian do Serviço de Medicina Social do Hospital do Servidor, tendo nesse serviço organizado a Escola de Postura para funcionários e empregados de empresas, além de organizar também inúmeros congressos médicos sobre a coluna.

Coordenou a tradução dos livros do prof. J. Crawford Adams (*Compêndio de Fratura* e *Compêndio Ortopedia*), feita por uma equipe médica.

Ex-editor das revistas médicas do Instituto de Assistência Médica ao Servidor Público Estadual (IAMSPE) *Médico Moderno* e *Consultório Médico*. Foi Editor do *Informativo sobre Coluna Vertebral* e *Jornal de Osteoporose*.

Coordenou e realizou com a Secretaria Estadual de Educação de São Paulo, em colaboração com a professora de Educação Física Laura Giora Gonçalves, a campanha de Prevenção da Escoliose entre Escolares, que resultou no livro *Endireite as costas* e em um vídeo.

Tem inúmeros artigos publicados em revistas médicas nacionais e estrangeiras.

Publicou, em 1985, o Tratado Médico *Enfermidades da Coluna Vertebral* e, em 1986, o Tratado Médico *A Coluna Vertebral da Criança e do Adolescente*, pela Editora Panamed, atualmente Robe Editora.

Para o público leigo, publicou por meio da Editora Ibrasa (*Viva bem com a coluna que você tem*, já na 31ª edição, com mais de 110 mil livros vendidos, com a realização de um vídeo com o mesmo nome, usado em mais de duas mil fábricas do Brasil. Publicou ainda: *Endireite as costas, Prevenindo a osteoporose, Osteoporose: o que você precisa saber* e *A coluna vertebral da criança e do adolescente*

Em 1993, defendeu tese de doutorado na Faculdade de Saúde Pública (FSP) da USP, na cadeira de Prática de Saúde, sob orientação da prof.ª Nelly Candeias, com o título "Modelo de crenças em saúde aplicado a funcionários públicos com dores na coluna vertebral", na qual procurou estudar a dinâmica de grupo que se forma dentro da Escola de Postura.

Em 2001, lançou o livro *Fibromialgia: dor e fadiga*, pela Editora Robe.

De 1985 até 1995, foi Diretor Científico da Associação Paulista de Medicina e eleito presidente dessa entidade para o mandato de 1995 a 1997. Durante a gestão, editou o livro *Guia Médico da Família*, tradução de uma obra publicada pela Associação Médica Inglesa, além de criar a "Videoteca Científica", a Revista *Consultório Médico* e o Encarte "Saúde da Família" na *Folha de S. Paulo.*

Atualmente, é editor-médico de conteúdo médico em geral, para vários cursos de Educação Médica a Distância para leigos e médicos na internet, tendo como base o site de atualização "Intramed" (www.uol.com.br/intramed).

Administra por meio das Faculdades Integradas de São Paulo (FISP) um curso de agentes de saúde para a Escola de Postura, para formar equipes dentro das fábricas e dos postos de saúde que cuidem dos pacientes com dores crônicas da coluna.

Contato com o autor:
knoplich@uol.com.br

Colaboradores

Bacaletti, Ana Paula
Braga, Fernando Menezes
Brandt, Reynaldo A.
Beerndt, Roberto
Capucci, Alexandro
Costa, Odon Ferreira da
Couto, Hudson de Araujo
Cristofalo, Djaldo
Dabus Neto, Abrahim
Freitas, Geraldo Gomes de
Gamarski, Jacob
Gofti Neto, José
Guimarães, Swami José
Kaufman, Arthur
Kiara, Eduardo Noda
Leite, Nocy
Linhares, Waltencir
Lima, Sérgio Santos
Mauri, Rubens
Melaragno Filho, Roberto
Mendonça, Renato Adam

Menezes, Maria de Fátima
Menezes Filho, Luiz Álvaro de
Menezes, Renaud
Monteiro, José A. Nova
Nobre, Moacyr Roberto
Peçanha, Patrícia Criscuolo
Peixoto, Gilberto Madeira
Rachid, Acir
Sampaio, José Ruy de Alvarenga
Settani, Flávio A. P.
Silva, Carlos Appel da
Spina, Segismundo
Tetner, Jayme
Thomazzelli, João Evangelista
Ximenes, Antonio Carlos
Wever, Horst Herwig

O Professor Doutor Adil M. Santana, Chefe do Departamento de Clínica Médica da Faculdade de Ciências Médicas da Universidade Estadual de Campinas (Unicamp), escreveu a apresentação das duas primeiras edições.

Sumário

Agradecimentos..XIII

Apresentação XV

Introdução XIX

Prefácio.. XXIII

Referências sobre a coluna vertebral.. XXVII

Doenças da coluna localizadas na CID-10 XXIX

1. Importância da dor nas costas na clínica médica e na indústria.................... 1
2. Morfologia da coluna vertebral 9
3. Neurofisiologia do movimento e da postura 41
4. Estudo da pessoa doente 55
5. Estudo da dor 71
6. Exame do paciente 99
7. Exames laboratoriais e eletromiografia................................. 113
8. Exame de imagem da coluna 127
9. Síndrome da fibromialgia 155
10. Doença degenerativa ou artrósica da coluna vertebral.......... 175
11. Patologia discal da região lombar 209
12. Tratamento preventivo das dores das colunas cervical e lombar 227
13. Espondilite ancilosante e artrites reativas 285
14. Doenças infecciosas e inflamatórias da coluna vertebral 311
15. Doenças metabólicas da coluna vertebral.............................. 323

16. Tumores medulares e da coluna vertebral 341

17. Espondilólise e espondilolistese 351

18. Traumatismos raquimedulares 359

19. Alterações das curvas da coluna 373

20. Ergonomia 399

21. A coluna vertebral e a gestação 415

22. Anexo 425

Índice remissivo 431

Agradecimentos

Agradecimentos da 1ª e 2ª edição

Esta obra teve inúmeros colaboradores que permitiram a sua realização técnica. Raimundo Aires, dedicado auxiliar, com muita paciência, corrigiu os originais e as provas, que foram digitadas por Daisy Moura Prado, Aracy Brunelli e Rosa Dlezer. Os desenhos foram executados por Wlademir Rios Jr. e Nelson Mielnik e a redação da "Ars Curandi". À equipe da Ábaco e da Panamed, agradecimentos pela cuidadosa preparação gráfica. Apreço especial pelo entusiasmo e estímulo do Editor, José Roberto M. Belmude.

Um agradecimento especial a vários setores da Instituição onde esta obra foi forjada – o Hospital do Servidor Público do Estado de São Paulo. O superintendente Dr. Francisco de Assis Freitas, Dr. Mozart Tavares de Lima Filho, diretor clínico, e Dr. Milton Piraino deram apoio decisivo na realização das Jornadas de Estudo sobre Coluna Vertebral e, sobretudo, o entusiasmo do Dr. Luiz Carlos Marrone, que permitiu ampliar nosso trabalho dentro do Hospital e em relação à Medicina do Trabalho. Um reconhecimento muito especial à eficiente direção da formidável Biblioteca e Serviço de Documentação do Hospital, sem cujo acervo essa obra não seria possível.

Dos inúmeros colegas do Brasil, que apoiaram o nosso trabalho, vários já foram citados no nosso livro anterior e inúmeros outros colaboraram neste e em várias jornadas, mas cabe um agradecimento especial ao Prof. Adil M. Samara, ao Prof. João Francisco Marques Neto (ex-presidente da Sociedade Paulista de Reumatologia), ao Prof. Jacob Gamarski (Goiânia), ao Prof. Lipe Goldenstein (Salvador), ao Dr. Jayme Bayão (Florianópolis), ao Dr. Geraldo Furtado (Natal), ao Dr. Roberto Bernd e ao Dr. Alexandre Gabriel (São Paulo).

Agradecimentos da 3ª edição

A 3ª edição constituiu-se em um trabalho exaustivo de atualização, cujas características estão descritas na Introdução da 3ª edição. A equipe técnica que trabalhou na digitação, revisão e atualização foi a seguinte: Patrícia Chiodi, Ignez Novelli Perruccio, Laura Giora Gonçalves, Bento Barros Ferraz Jr., Josefina Helena Guimarães Rocha, Mara Bruggman, Dr. Sivério Barros, Álvaro Pacheco e Jayme de Souza.

Aos profissionais da Studio R. A. pela diagramação eletrônica, scanner e confecção de tabelas e gráficos.

Agradecimentos da 4ª edição

Ao senhor Dinu Manole, à Daniela Manole, à Guta Antonangelo e a toda equipe editorial da editora Manole.

Apresentação

"É mais importante saber que pessoa tem a doença, do que qual doença tem a pessoa".

Hipócrates

O Tratado *Enfermidades da Coluna Vertebral* foi publicado em 1986, em duas edições sucessivas, com cerca de 10 mil exemplares. Em 1987/1989 foram introduzidas no Brasil duas novas técnicas de imagem, a tomografia computadorizada e a ressonância nuclear magnética, que, se supunha, trariam novidades fundamentais no diagnóstico e na terapêutica das afecções da coluna vertebral. Para fazer uma nova edição do livro, tão solicitada pelo editor José Roberto M. Belmude, da Robe Editora, seria necessário produzir novos capítulos com essas modernas tecnologias de diagnósticos, que a maioria dos colaboradores não tinha condição de realizar. Por isso, o projeto de uma 3ª edição desse livro foi adiado.

Mas a literatura sobre esses novos métodos de diagnóstico desse período era contraditória. Norbert Boos, ortopedista que trabalhava na McGill University de Quebec, Canadá, e agora atua como professor na Universidade de Zurique, Suíça, fez uma revisão no Medline de 672 artigos sobre coluna, publicados no período de 1985-1995, que usaram essas técnicas de imagens. Concluiu que essas novas tecnologias, apesar do alto nível das imagens, contribuíram pouco para o diagnóstico, a terapia, o sucesso dos tratamentos e tinham um impacto negativo na análise do custo-benefício. Afirma que o especialista de coluna deve ser muito crítico em relação a esses exames, selecionando por meio do exame físico os pacientes e sabendo o que está procurando. A maioria dos artigos publicados e analisados nesse período tinha falhas na seleção dos pacientes e nas conclusões encontradas.[1] Esse autor e sua

equipe ganharam o prêmio Volvo de 1995, láurea máxima da International Society for Study of the Lumbar Spine, quando apresentou um estudo comparativo de pacientes assintomáticos e sintomáticos com hérnia de disco estudados pela ressonância, concluindo que indivíduos com herniações discais mínimas ou, talvez, com protrusão e discos íntegros têm alto risco de serem operados inutilmente, quando a cirurgia é baseada no relatório da ressonância, pois em 63% dos pacientes assintomáticos foram encontrados os mesmos achados na ressonância magnética dos pacientes sintomáticos.[2]

A prudência recomendava que dever-se-ia dar um tempo maior para publicar uma 3ª edição revisada.

Por problemas de atividade pessoal e pelo falecimento de grande parte dos colaboradores iniciais, a publicação da 3ª edição, ficou ainda mais postergada.

Por outro lado, em 1991, o prof. Nachemson, em colaboração com o Swedish Council on Technology Assessment in Health Care (SBU em sueco), uma entidade não médica, passou a fazer um trabalho crítico em relação aos conhecimentos acumulados até 1990, que eram baseados em trabalhos com metodologia científica, não adequados.

Em 1995, o Cochrane Collaboration of Systematic Reviews (medicina baseada em evidências) iniciou o *Back Review Group for Spinal Disorders*, que, com apoio do SBU e com 3 mil colaboradores no mundo, passou a revisar todos os trabalhos e conclusões anteriores sob os novos critérios científicos dos estudos randomizados controlados (*randomized controlled study*). Esses estudos, antes de difícil acesso, agora estão à disposição na internet, e o prof. Nachemson, em colaboração, lançou, no final do ano 2000, um livro com essa imensa experiência acumulada. Ele, que foi o pioneiro da medida das pressões intradiscais no ser vivo no início da década de 1960 (em 1999-2001, parcialmente contestadas pelo prof. Wilke da Universidade de ULM, Alemanha), lança um Tratado que deixa de lado as concepções mecânicas e biomecânicas, para apoiar as teorias sociopsicossomáticas como as mais importantes.

Por tudo isso, valeu adiar a decisão de publicar a 3ª edição, que tem, neste novo milênio, enfoque totalmente facilitado à disposição dos leitores.

Mentes abertas em 2001, o início da Década do Osso e da Articulação (2001-2010), instituída pela Organização Mundial da Saúde (OMS), é uma ótima oportunidade de realizar esse objetivo. A concepção sociopsicossomática das afecções da coluna já não escandaliza tanto médicos do trabalho, ortopedistas, neurocirurgiões, neurologistas, reumatologistas, fisiatras, fisioterapeutas e toda a equipe de saúde que enfrenta esses problemas na sua atividade diária. Juízes e advogados, que julgam os contenciosos na área da Previdência e do Acidente do Trabalho, já admitem a existência da fibromialgia (antiga fibrosite). E já são mais críticos em relação ao excesso de diagnósticos de LER/DORT. A fibromialgia e a síndrome da fadiga crônica, em 1990, passaram a ter critérios definidos de diagnóstico e passaram a integrar a "Classificação Internacional da Doença", na 10ª edição. Assim, a influência dos fatores sociopsicossomáticos passou a ter uma contestação menor.

Mas a mente humana é complexa. O Estado do Bem Estar Social e as leis da Previdência Social de todos os países do mundo civilizado, incluindo o Brasil, têm procurado melhorar o desempenho do trabalhador na sua atividade profissional, considerando muito válida a pretensão de só trabalhar quando estiver bem de saúde. Mas surgiu a ideia de *disability*, termo que no Brasil foi traduzido por incapacidade de trabalhar (veja capítulo de "Ergonomia"), mas que o prof. Waddell, da Escócia, diz que é mais do que isso, é uma "espécie de falta de motivação para o trabalho" que depois se descobriu ser um medo e criou-se até um questionário, Fear Avoidance Beliefs Questionnaire (FABQ), para medi-lo. É baseado na teoria de crenças "Health Believe Model", que foi a base de minha tese de doutorado analisando as dores crônicas da coluna. Como lidar com esses conceitos tão abstratos na prática médica, na perícia do INSS? Uma das soluções é a Escola de Postura, que é diferente da Back School, justamente porque procura entender esses problemas das pessoas e dos trabalhadores.

O livro *Enfermidades da Coluna Vertebral* estaria, assim, perfeitamente em dia com as modernas concepções da etiologia e dos tratamentos relacionados com a coluna vertebral, mas há necessidade de se fazer uma intensa atualização de dados e novos achados nessa área, em que atuam tantas especialidades médicas e paramédicas.

Optamos por uma atualização dos textos das edições anteriores, independentemente dos autores originais, mas mantendo a base do que estava publicado por cinco razões básicas:

1.

A internet permite ao tratadista ter uma biblioteca imensa à disposição. Antes era só possível consultar, pessoalmente e com enorme falhas, o Index Medicus e as coleções das bibliotecas existentes no Brasil, que, por vários motivos, estavam desfalcadas. Com a dificuldade de contatar tantos colaboradores e, eles próprios, tão ocupados em escrever e em pesquisar, essa nova edição do *Enfermidades da Coluna Vertebral*, levaria mais dois anos para sair publicada, o que obrigaria a uma revisão da revisão. Afora que, infelizmente, grande número de colaboradores faleceu nesse período.

2.

A 10ª edição da Classificação Internacional das Doença – CID, publicada em 1997, trouxe muitas alterações em relação à 9ª edição. As doenças passaram a ter um código e numeração diferente, com uma letra e um número, além de novos detalhes das enfermidades em geral (é evidente que as da coluna vertebral também foram alteradas) passarem a ter denominação e classificação específicas. Essa nova CID, mais complexa, precisa ser muito manuseada por todos os médicos, mas com maior empenho por aqueles que estão ligados à saúde ocupacional, para permitir uma classificação adequada das lesões da coluna.

Além da publicação do 13º capítulo da CID, referente a Doenças dos Sistemas Osteomuscular e do Tecido Conjuntivo, fizemos um resumo de todas as afecções da área da coluna vertebral incluídas em outros capítulos.

3.

A absoluta maioria dos 15 tratados sobre coluna vertebral, referidos como fonte principal das edições anteriores do *Enfermidades da Coluna Vertebral*, não foi mais republicada. Novos tratados, somados às edições mais recentes dos mais importantes da lista primitiva, além dos autores nacionais, servem como uma biblioteca básica sobre os temas de coluna vertebral. Ênfase especial para o livro da equipe sueca referido, que saiu no final de 2000. As edições anteriores do *Enfermagem da Coluna Vertebral* foram baseadas no entusiasmo pelo aparecimento, em 1978, do livro do prof. A. White, que fui visitar quando já estava em Boston, o qual escreveu com um engenheiro, M. Panjabi, usando conceitos biomecânicos. Tudo tão lúcido e explicado pelas forças e movimentos mecânicos, que parecia que estávamos a caminho da resolução de todos os problemas da coluna e suas dores. Infelizmente, passados 20 anos, a biomecânica, que originou a ergonomia, quase não acrescentou nada às soluções dessa problemática. O livro recém-lançado do prof. Nachemson repete a experiência e se associa com uma equipe multidisciplinar não médica, mas não tem biomecânicos e ergonomistas (que são muito pouco citados nessa obra), e sim sociólogos, educadores, economistas, psicólogos e muitos humanistas para entender a problemática. O prof. Nachemson já esteve inúmeras vezes no Brasil, e estive no seu serviço em Gotemburgo, Suécia – lá foi lançada a Escola de Postura, que trouxe para o Brasil, em 1978, aplicando durante 20 anos no ambulatório do Hospital do Servidor Público do Estado de São Paulo.

4.

A revista *Spine*, o *Journal of Bone and Joint Surgery* (edições inglesa e americana) e algumas outras pelo dinamismo, passaram a ser a maior fonte de informações, mas a assinatura dessas revistas é cara e a maioria das bibliotecas dos serviços dos colaboradores antigos não as possuía. Nesse meio tempo, surgiu a Cochrane Library, que é a nova tecnologia de estudar os temas médicos baseados em evidências, revelados pelas amplas metanálises de artigos e estudos publicados sobre o tema. O nome do centro Cochrane é em homenagem ao epidemiologista inglês Archibald Cochrane, autor do livro *Efetividade e eficiência*, que no século passado questionou a eficiência dos métodos de conclusões dos artigos de pesquisa da medicina tradicional e o fato de que as conclusões adequadas não eram repassadas para toda a classe médica, principalmente para os médicos que fazem o atendimento fora dos hospitais universitários e nos ambulatórios do atendimento de grandes populações.

Em relação à coluna, a Cochrane Library tem dois capítulos, "Back" e "Musculoskeletal Review Groups", que permitem selecionar os artigos com validade e com critérios científicos adequados para embasar as deduções e orientações para todos os médicos e para a equipe de saúde, e não só para os especialistas da área da coluna. Pena que os temas revistos sejam poucos, mas são fundamentais e foram incluídos em cada capítulo específico. Outra fonte fundamental de informes corretos sobre a coluna são os consensos e protocolos do National Institutes of Health Office (NIH) dos Estados Unidos e das Sociedades Científicas, que passaram, em muitos casos, a constar da Cochrane Library.

Esses documentos facilitam e, às vezes, complicam a orientação em condutas duvidosas e polêmicas. O livro dos autores suecos cita vinte desses documentos, que também, em 2001, tem um consenso brasileiro sobre lombalgia.

5.

Muitos autores novos surgiram nesse período, os quais ratificaram que as conclusões da orientação que foi realizada no tratado *Enfermidades da Coluna Vertebral*, nas edições anteriores, era correto e deveria ser reafirmada nessa "Década do osso e da articulação". Alguns dos autores anteriores básicos, já citados, continuaram a publicar artigos cada vez com maior rigor científico e disposição em reafirmar a integração sociopsicossomática das afecções musculoesqueléticas. Na medida do possível, todos foram atualizados. Mas, cito como exemplo, entre os novos, os professores Norbert Boos, de Zurique, e Peter R. Croft, da Universidade de Manchester (Inglaterra). Os trabalhos do professor Norbert Boos, apesar de ser um professor de ortopedia, especialista em coluna da Universidade de Zurique, com artigos sobre técnicas cirúrgicas, nessa área, tem uma orientação psicossomática em relação à etiopatogenia das dores da coluna. No seu último artigo[3] mostrou a evolução de 76 indivíduos que eram assintomáticos, mas tinham, na ressonância magnética (RM), uma hérnia discal de 73% de extrusão, e que foram acompanhados durante um período médio de cinco anos (variando de 54 a 72 meses). Foram feitos quatro parâmetros de acompanhamento, a própria RM, os fatores psicológicos da personalidade em geral, características físicas do emprego e aspectos psicossociais do trabalho.

A herniação discal e o comprometimento clínico neurológico, de um modo geral, não pioraram nesse período em todos os 76 pacientes, mas em 17 (41,5%), houve uma piora da imagem da RM. Pequenos episódios de lombalgia ocorreram em 19 indivíduos (41,3%), sendo que 6 fizeram um tratamento médico e 5 deles ficaram temporariamente sem trabalhar.

A acurácia da previsão de quem teria essas dores teve os seguintes fatores de risco: desatenção às normas de prevenção, insatisfação no emprego e trabalho em turnos (P > 0.001). O afastamento do trabalho tinha os seguintes fatores de risco: características físicas do emprego, insatisfação no trabalho e trabalho em turnos (P > 0.01). Assim, os autores concluem que as características físicas do emprego e os aspectos psicológicos do trabalho tiveram um poder de previsão superior à RM em pacientes assintomáticos sobre se iriam piorar do quadro de hérnia discal.

O prof. Peter R. Croft é médico do trabalho, clínico geral, no estilo inglês que realiza o estudo South Manchester Back Pain Study. Esse estudo começou em 1995, sendo realizado com questionários (os pacientes ingleses são sérios e confiáveis) com 7.669 adultos, de 18 a 75 anos, que não tinham dores lombares quando foram recrutados para o estudo. Depois de 1 ano, 34% dos homens e 37%

das mulheres tiveram uma lombalgia. Já foram feitos 10 trabalhos pela mesma equipe usando a mesma metodologia, sendo o último com 2.715 adultos, para estudar especificamente se as atividades de lazer fora do trabalho aumentam as dores lombares. Esses trabalhos da equipe inglesa de Manchester mostra uma forma moderna de fazer estudos de uma doença que se chama epidemiologia de estudos de coorte (*cohort*, em inglês), para significar um conjunto de pessoas que estão sujeitas aos mesmos fatores durante muito tempo. Os trabalhos prospectivos (se observa o que vai acontecer anos depois), com certas pessoas com certos sintomas, são mais adequados do que os chamados estudos retrospectivos. Esses tentam estudar as premissas iniciais, que ocorreram muito antes, que os pacientes não lembram mais, para resultar em um sintoma atual. Esses autores usam metodologia mais compatível com a realidade brasileira, pois o serviço médico inglês estatizado, sem convênio, tem uma parte muito semelhante ao nosso SUS.

Não posso deixar de agradecer e estimular a leitura das considerações de bom senso e científicas levantas pelo prof. Eira Viikari-Juntura, do famoso Finnish Institute of Occupational Health, de Helsinki, Finlândia, que como médico atuante na medicina do trabalho tem mais ligações com os aspectos sociopsicossomáticos do que mecânicos das origens das dores da coluna vertebral.

A obra *Enfermidades da Coluna Vertebral* tem um capítulo reescrito sobre diagnóstico de imagem que teve a assessoria da equipe da Escola de Paulista de Medicina da Universidade Federal de São Paulo (EPM-Unifesp), com a colaboração dos professores dr. Dejaldo Cristofalo, Patrícia Crisciollo Peçanha, Ana Paula Bacaletti e Alexandro Capucci.

No início da atual edição, são citados os autores que escreveram os capítulos de todas as edições. Gostaria de deixar bem claro que estão isentos de qualquer responsabilidade por erros e imperfeições que venham a ocorrer nesses capítulos que foram reescritos.

Com tantas novidades, a 4ª edição do *Enfermidades da Coluna Vertebral*, graças a colaboração e zelo do editor, é um tratado novo e atualizado.

Prof. Dr. José Knoplich

Referências bibliográficas

1. Boos N, Lander PH. Clinical efficacy of imaging modalities in the diagnosis of low-back pain disorders. Eur Spine J. 1996; 5(1):2-22.
2. Boos N, Rieder R, Schade V, Spratt KF, Semmer N, Aebi M. 1995 Volvo Award in clinical sciences. The diagnostic accuracy of magnetic resonance imaging, work perception, and psychosocial factors in identifying symptomatic disc herniations. Spine (Phila Pa 1976). 1995 Dec 15;20(24):2613-25.
3. Boos N, Semmer N, Elfering A, Schade V, Gal I, Zanetti M, et al. Natural history of individuals with asymptomatic disc abnormalities in magnetic resonance imaging: predictors of low back pain-related medical consultation and work incapacity. Spine (Phila Pa 1976). 2000 Jun 15;25(12):1484-92.

Bibliografia consultada

- Croft PR, Papageorgiou AC, Thomas E, MacFarlane GJ, Silman AJ. Short-term physical risk factors for new episodes of low back pain. Prospective evidence from the South Manchester Back Pain study. Spine. 1999 Aug 1;24:1556-61.
- Nachemson A, Jonsson E (eds.). Neck and back pain: the scientific evidence of causes, diagnosis and treatment. Philadelphia, PA: Lippincott Williams & Wilkins; 2000.
- White AA, Panjabi MM. Clinical biomechanics of the spine, 2nd ed. Philadelphia: JB Lippincott; 1990.
- Wilke H, Neef P, Hinz B, Seidel H, Claes L. Intradiscal pressure together with anthropometric data--a data set for the validation of models. Clin Biomech (Bristol, Avon). 2001;16 Suppl 1:S111-26.

Introdução

ENFERMIDADES DA COLUNA VERTEBRAL: UM ENFOQUE SOCIOPSICOSSOMÁTICO

"Caminhante, não há caminho, se faz o caminho caminhando..."
Antonio Machado

Apesar da grande abundância de excelentes tratados de Reumatologia, Ortopedia e Neurologia na literatura médica brasileira, não há aí nenhum livro sobre a patologia da coluna vertebral. No entanto, sua necessidade era premente em razão da enorme incidência de pacientes portadores de dores crônicas da coluna que lotam os ambulatórios, constituindo-se na segunda causa de afastamento do trabalho no Brasil.

A ideia de se publicar este livro começou em 1977, por ocasião da realização dos cursos sobre coluna vertebral, normal e patológica, que organizamos por vários anos no Hospital do Servidor Público Estadual de São Paulo, com a participação dos Serviços de Ortopedia (dr. Plinio Souza Dias), Reumatologia (dr. William H. Chahade), Neurologia (prof. Roberto Melaragno Filho), Neurocirurgia (dr. João Teixeira Pinto) e Fisiatria (dr. Alvaro Scola).

O projeto começou a se concretizar no início de 1979, quando, por solicitação do dr. Benemar Guimarães, passamos a coordenar a publicação de um artigo mensal desse mesmo curso na revista *Ars Curandi*.

No início de 1980, passamos a atuar no Serviço de Medicina Social e Preventiva do Hospital do Servidor Público Estadual de São Paulo, mais especificamente na área de Medicina do Trabalho, e, por incentivo do seu diretor, dr. Luiz Carlos Morrone desenvolvemos os aspectos ergonômicos e posturais nas aulas do curso de especialização em Medicina do Trabalho, que é dado nesse Hospital desde 1980.

Passamos a organizar semestralmente, desde o primeiro semestre de 1980, as Jornadas de Estudos da Coluna Vertebral, com a presença de conferencistas de todo o país e com o copatrocínio da Fundação Jorge Duprat Figueiredo de Segurança e Medicina do Trabalho da Associação Paulista de Medicina (APM) e da Sociedade Paulista de Reumatologia.

Essas jornadas deram enorme subsídios e incentivos à publicação deste livro. A problemática ergonômica na coluna, já por nós desenvolvida no estudo da cadeira, ficou ainda mais patente na visita que fizemos sob o patrocínio da Giroflex ao prof. Etienne Grandjean, em Zurique, conhecendo o seu laboratório e o seu livro *Fitting the task to the man an ergonomic approach*, publicado em 1980.

Em 1979, passamos a editar o *Informativo sobre a coluna vertebral* – Syntex, que, em quatro edições por ano, traz a atualização médica sobre os temas da coluna vertebral, resumindo e comentando os artigos mais importantes publicados sobre o assunto na literatura mundial. Em 1981, foi editado em um número especial em inglês do Informativo para o Congresso da Cicot (Société Internationale de Chirurgie Orthopédique et de Traumatologie – Presidente prof. Dagmar Chaves), apresentado na exposição de jornais e temas reumatológicos, no XV Congresso Internacional de Reumatologia em Paris, despertando um lisonjeiro interesse internacional.

Em 1980, saiu editado pelo Programa Nacional de Atualização Médica Fontoura-Wyeth o livreto *Orientação geral nas algias da coluna* e os *Exercícios para a coluna vertebral*, que constituem uma ampliação mais elaborada da publicação anterior, editada pelo prof. Jacob Gamarski, de Goiânia.

A par dessa atividade médico-didática, ampliada pela participação em inúmeros cursos, congressos e jornadas, continuamos a difundir a ideia de que o tratamento das algias da coluna deve ter um enfoque triplo: sociopsicossomático.

É conhecida a extrema dificuldade de o médico agir sobre o aspecto social de uma moléstia, principalmente no elemento socioeconômico, mas, em uma equipe multidisciplinar, não deve ser esquecido esse fator. No entanto, a "pregação" de que as algias da coluna são uma moléstia psicossomática começou efetivamente com a publicação do livro *Viva bem com a coluna que você tem*, em julho de 1978. Apesar de ser dirigido para o público leigo, a sua aceitação (de julho de 1978 a dezembro de 1981, alcançou a 7ª edição com a venda de cerca de 25 mil exemplares) despertou as diversas especialidades médicas ligadas à problemática para esse enfoque psicossomático.

Essa experiência começou a se cristalizar desde 1973, no Serviço de Ortopedia do Hospital do Servidor Público do Estado de São Paulo (dr. Plinio de Souza Dias e dr. Luiz Alves Ferreira), em Cursos de Postura (*Back School*), em que mostramos aos pacientes em uma coleção de *slides*, dada em três aulas, as posturas ergonomicamente adequadas para as atividades diárias, do trabalho e do lazer. A coleção foi editada pelo Clube do Filme Fixo de São Paulo.

No combate ao componente psíquico, relacionado com o espasmo muscular, na etiologia das dores da coluna, ensinamos técnicas de relaxamento muscular (Jacobson, Schultz, Alexander, Feldenkrais e Reich, além da psicoterapia centrada na dor), e aplicamos o teste MMPI (Minnesota Multiphasic Personality Inventory, que já existe em português), para localização dos problemas psicológicos mais acentuados.

Contamos, nesse setor, com uma equipe de colaboradores, o que permitiu desenvolver essa integração psicossomática (Edmundo Silva Barbosa, Eliana S. Magalhães von Schaaffhausen, Eliana Maria Bodra, Diana Tabacof e Ana Maria Michaela).

Os exercícios físicos corretivos, de eficácia tão contraditada para o tratamento das algias crônicas da coluna, mas positivos na escoliose e na cifose, foram objeto de cursos anuais para professores de Educação Física, desde 1979, graças ao entusiasmo da profa. Maria Rodrigues (Faculdade de Educação Física de Santo André) e de suas alunas de que é exemplo a profa. Elizabeth C. Medeiros.

A maior conscientização dos pacientes, dos médicos e dos docentes das Faculdades de Medicina obrigará a um atendimento mais global da personalidade do portador de dores crônicas da coluna, além do uso de medicamento e tratamento fisioterápico, exigindo um restabelecimento psicoemocional e mesmo uma reavaliação social e profissional, sob pena de se continuar a fracassar no seu tratamento e permitir o aumento do caudal desses sofredores, nos ambulatórios médicos.

As crises de dores crônicas, sem motivo orgânico palpável e que não melhoram, são sinal inequívoco de que o paciente passa por uma "crise" vivencial (emocional, profissional ou social), que o atende na fábrica, na Previdência Social ou no consultório.

Àqueles que assim passam a entender esse problema, temos a pretensão de ensinar algumas técnicas que parecem válidas. Nesse particular, foi fundamental a presença do prof. Alf Nachemson, no Congresso Brasileiro de Ortopedia, realizado em julho de 1979, em São Paulo, e no Congresso Internacional de Sicot, no Rio de Janeiro, em 1981. Ele é presidente da International Society for the Study of Lumbar Spine, e o seu laboratório, no Hospital de Gothenburg, na Suécia, já tem a tradição de 70 anos de estudos médicos, biomecânicos, bioquímicos, cirúrgicos, clínicos e radiológicos da coluna. Substitui nesse posto o prof. Carl Hirsh, pioneiro dessa metodologia eminentemente organicista de procurar a etiologia das dores da coluna. Esses autores e seus discípulos serão fartamente citados nesta obra, pela importância de seus trabalhos.

Pois bem, o próprio prof. Alf Nachemson, cirurgião ortopedista, enfatizou em vários congressos aos ortopedistas, que são os especialistas que mais atendem esse tipo de paciente, que, se a causa da dor da coluna, na absoluta maioria dos casos, é desconhecida, o tratamento mais efetivo é aquele que dá ênfase aos problemas posturais e cria a confiança, no paciente, de que ele poderá fazer um autocontrole de seus distúrbios, trazendo-lhe informações concretas de como ele, paciente, o maior interessado, poderá colaborar não agredindo a coluna.

Mas, como o médico que atende esse tipo de paciente poderá conseguir esse objetivo? Em uma consulta típica de ambulatório e que resulta em uma prescrição de medicamentos e, em algumas vezes, de tratamento fisiátrico, talvez resolva os problemas agudos. Mas, seguramente, uns 10 a 30% dessa multidão de pacientes agudos apresentarão cronicidade nas queixas. A simples troca de analgésico ou antirreumático, não resolverá o problema, pois, junto com essa crise de dor nas costas, desencadeou-se uma outra crise latente, que deve ser tratada concomitantemente.

Essa crise crônica precisa de outros "instrumentos" para o tratamento, os quais pretendemos apresentar neste livro. A consulta precisa ser diferente, visando à captação de confiança do paciente, que é atendido precariamente em um sistema complexo de assistência médica como é o nosso; os métodos de tratamento devem ser adequados para a realidade brasileira. Por essa razão, tivemos novamente a ousadia de propor uma série de procedimentos originais e que estão sendo aplicados no Hospital do Servidor Público do Estado de São Paulo, e em nosso consultório particular, com boa aceitação pelos pacientes, com vantagens para a Instituição e melhorando o relacionamento médico/paciente. (Tratamento psicossomático das dores da coluna. Experiência do Hospital do Servidor Público do Estado de São Paulo. Rev. Goiana Med. 1980;26:1-36).

Em abril de 1980, o psiquiatra Arthur Kaufman apresentou tese de mestrado na Faculdade de Medicina da Universidade de São Paulo, com o título "Aspectos psicossomáticos em reumatologia. Contribuição ao estudo da artrite reumatoide e do reumatismo psicogênico". Deste, como se sabe, o principal exemplo são as dores na coluna.

Tivemos oportunidade de colaborar na orientação do assunto, e sentimos que o julgamento da banca permitiu concluir, como o próprio autor da tese, que o tratamento exclusivamente orgânico ou exclusivamente psíquico é ineficiente para esses enfermos, sendo recomendável uma integração entre os especialistas dessas áreas para o planejamento de uma "terapia global do paciente". Psicossomático não é sinônimo de psíquico; é termo muito mais amplo, pois há sempre uma localização orgânica, visível ou não, associada ao componente emocional.

Em setembro de 1981, no Congresso Internacional de Ortopedia da Sicot, participamos em duas mesas redondas. Na primeira, de lombalgia, sobre a presidência do prof. Cauchoix, participaram W. Arendt (Alemanha) – Tratamento conservador; G. Stringa (Itália) – Tratamento cirúrgico; Wiltze (Estados Unidos) – Tratamento do multioperado; e, a nós, coube falar sobre o Tratamento psicossomático. O interessante é a ênfase dada por esse Congresso de Ortopedia, ao contrário do Congresso de Reumatologia, realizado em Paris (junho/1981), para essa nova modalidade de tratar o paciente, ensinando-lhe exercícios e postura, que é chamada de Back School, e que mereceu uma mesa redonda específica, que foi a segunda que participamos, com a presença do prof. Nachemson e de Arthur White, D. Shelby, E. Widell dos Estados Unidos, que enfatizaram os problemas da coluna lombar.

A nova visão dessa Back School, que deve ser para a coluna toda (lombar e cervical), é a ênfase, não só na própria coluna, mas numa postura física (corpo e coluna) e psíquica (músculos e emoções) de todo o organismo.

Esse tipo de orientação que começamos a aplicar, empiricamente, no Hospital do Servidor, desde 1973, por sugestão do prof. João Alvarenga Rossi, diferiu das outras experiências, mais em relação ao relaxamento muscular obtido por diversas técnicas, do que à liberação das tensões emocionais por meio dos exercícios, que nos sedentários podem resultar em dores.

CARACTERÍSTICAS DESTE LIVRO

Por todas essas razões, este livro passou, na realidade, a ter várias conotações diferentes dos livros sobre patologia da coluna editados no exterior e que citamos a seguir. Em primeiro lugar, deixa-se entrever que o enfoque de descobrir a causa orgânica de uma dor nas costas só tem êxito em 10 a 20% dos casos, nos quais a dor pode ser especificamente tratada. Por isso, um livro de patologia da coluna, com tumores, tuberculoses, hérnia de disco, etc., ficaria irreal, pois apresentaria uma falsa impressão de que é muito fácil determinar a etiologia das dores da coluna e tratá-las; caso ela não fosse encontrada, a deficiência seria do médico. Entretanto, sabe-se que, em mais de 80% dos casos, o diagnóstico etiológico é difícil e quase impossível. Mesmo assim, foi dada uma grande importância ao estudo da morfologia, técnicas de exame, estudos modernos de bioquímica do disco e biomecânica da coluna. Essa é a razão do título *Enfermidades da coluna vertebral*, pois, na maioria do médicos de formação organicista, a preocupação é sempre descobrir a etiologia e a etiopatogenia de todos os processos dolorosos da coluna. Essa boa intenção produz várias iatrogenias orgânicas e psíquicas desnecessárias.

Como segundo tópico diferencial, enfatiza-se que a própria dor crônica, com presença na etiologia orgânica, definida ou não, representa um distúrbio na personalidade da pessoa, trazendo-lhe alterações em dois níveis: um no próprio organismo (diminuição de libido, depressões, ansiedade, alteração no apetite, fadiga, etc.), e outro no relacionamento com o mundo circundante (família, emprego, a sociedade em geral). As pessoas com dores crônicas, como numerosos estudos demonstraram, têm dificuldade de se expressar com palavras. Disso resultam dois distúrbios: uma nova forma de se comunicar com novas palavras e com o corpo. Por essa razão, o capítulo sobre dor traz novos enfoques de psicolinguística e questionários de dor, com a sua representatividade musculocorporal, que, se não tem relação direta com a espinha, tem com a personalidade do sofredor crônico de dores na coluna, que procuramos identificar.

Assim, o combate a esse tipo de dor não é possível só com analgésicos, sendo necessário o emprego de técnicas mais modernas, inclusive algumas pouco ortodoxas.

Como terceiro procedimento, pouco usual em tratados sobre patologias da coluna vertebral, é que se dá ênfase, com minúcias, ao tratamento conservador, com enfoque psicossomático. Aliás, o livro todo se identifica com esse aspecto, que se caracteriza desde a preocupação com o modo adequado de comunicar o tipo de doença até a maneira de indicar, por exemplo, a tração vertebral, incluindo o enfoque da presença física do médico nos períodos de ansiedade/depressão, que a própria síndrome dolorosa causa.

O capítulo sobre tratamento conservador ficou um pouco hipertrofiado porque acreditamos que, ao lado de tratamentos consagrados, há diversos procedimentos inéditos à espera de um julgamento pela realidade e pela experiência dos colegas, mas o que realmente deverá interessar ao leitor são novas opções para tratar o seu paciente.

Como afirma F. Dulley Hart, reumatologista inglês e autor do livro *Tratamento da dor crônica* (Manole, 1977, p. 83): "olhando ao acaso para os livros de texto de reumatologia mais comuns, existentes nas minhas estantes, apesar da enorme importância das dores crônicas de coluna, a lombalgia aparece como título apenas nos índices de dois deles".

Ao especialista em medicina do trabalho e aos médicos em geral, foi dada uma ênfase especial no quarto tópico, que é o "Curso de posturas e ergonomia do ambiente de trabalho". Os defeitos posturais são sempre muito citados, mas pouco entendidos, tanto pelos profissionais quanto pelos pacientes, e, nesse setor, pretendeu-se realizar uma revisão sobre o assunto. A abordagem do aspecto social, dentro das pequenas possibilidades que o médico tem de influir, constituiu-se na quinta característica que pretendemos definir neste enfoque.

Por essas considerações, tem razão o professor canadense Ian Macnab: "com a atual ausência de fatos científicos comprovados, qualquer conduta nos tratamentos das dores nas costas, precisa, por certo, ser considerada como uma filosofia, filosofia essa que com toda certeza precisa ser modificada de acordo com a vivência dos médicos".

Prefácio

NOVOS CAMINHOS NAS PESQUISAS MUSCULOESQUELÉTICAS E DOENÇAS DA COLUNA

Prof. Dr. Eira Viikari-Juntura, Finnish Institute of Occupational Health, Helsinki, Finlândia

Grande número de artigos sobre distúrbios musculoesqueléticos foram publicados nesses últimos anos, talvez em quantidade muito maior do que qualquer outra área da medicina ocupacional. As revisões epidemiológicas sobre a relação causal entre o trabalho e os diversos estudos, diferem em suas conclusões, porque faltam trabalhos de alta qualidade.

Faço algumas considerações solicitadas pelo prof. José Knoplich, baseadas em recente artigo que escrevi em colaboração.[1]

Avaliação dos resultados

Deve-se desenvolver métodos mais focalizados para se chegar às conclusões mais precisas nas pesquisas das doenças musculoesqueléticas, não importando se o método seja simples ou sofisticado (questionários, entrevistas, exames físicos, diagnóstico por imagem ou por eletrodiagnóstico). O importante é a correta classificação dos estados da doença pesquisada nos pacientes estudados, nos diferentes estágios de gravidade e de prognóstico.

Em razão de um conhecimento deficiente de como classificar os distúrbios musculoesqueléticos, são usados como indicadores sintomas geralmente inespecíficos. Por exemplo, em relação à dor na região lombar e à dor na região cervical, é possível diferenciar entre dores radiadas e não radiadas. Esses dois tipos diferentes de dores

têm prognósticos diferentes e, provavelmente, etiologias diferentes, porém, não existe um sistema de classificação universalmente aceito. Aplicando métodos qualitativos nas pesquisas, pode-se obter um novo enfoque para aprender mais sobre esses distúrbios e providenciar uma classificação mais adequada.

As ciências básicas devem, também, elucidar melhor quais as alterações estruturais dos tecidos que estão associados com os sintomas clínicos das doenças.

A maioria dos métodos de exames físicos das doenças da coluna vertebral em uso atualmente foi descrita há muitas décadas, porém até hoje não estão estandardizados com todos os detalhes para poder ser reproduzidos em todos os serviços que pesquisam esses temas. Por isso, a repetição dos resultados entre vários examinadores, tanto de um mesmo serviço como de serviços diferentes, tem resultados diversos.[2]

As possibilidades de pesquisa, que os modernos métodos de imagem permitem, têm sido pouco usados nas pesquisas das doenças musculoesqueléticas, apesar do desenvolvimento da tecnologia. Ainda não entendemos bem o que vemos, por exemplo, na ressonância nuclear magnética. A validade dos achados desse exame na coluna deveria ser confrontada com dados anatomopatológicos e histológicos, primeiro passo para uma identificação correta em uma correlação ainda nebulosa.

Os estudos de condução nervosa foram usados principalmente para definir a síndrome de pinçamento dos nervos raquidianos, como os casos do tipo da síndrome do túnel do carpo.

Um consenso determinou que os estudos epidemiológicos dessa síndrome devem ser baseados em sintomas e no diagnóstico eletromiográfico. Mesmo assim, existem estudos que usam outros critérios de identificação, por exemplo, estudando os diferentes índices de condução nervosa entre o nervo mediano e o ulnar[3,4].

Stentson et al.[5] verificaram que trabalhadores na área de gerência e trabalhadores na área industrial têm medidas de condução nervosa diferentes tanto no nervo mediano como no nervo ulnar. Passa-se então a perguntar se a medida da conduta nervosa está adequadamente estudada sobre o ponto de vista técnico, tanto para o diagnóstico da síndrome do túnel do carpo como nas alterações existentes nos pinçamentos nervosos por hérnia de disco ou osteófitos, nos casos de ciática. Nos casos de fadiga da região lombar e cervical o exame eletromiográfico (EMG) pode nos dar algumas pistas dos músculos superficiais e menos nos músculos profundos (principalmente o trapézio, na cervical). A pesquisa da unidade motora pela EMG tem dado resultados conflitantes. O registro simultâneo de vários músculos na região do ombro durante as contrações causadoras de fadiga, não tem dado resultados constantes quando existe contração de músculo, parte desse músculo ou outros músculos contraindo ao mesmo tempo. Isso sugere que a fadiga é um fenômeno complexo quando diagnosticada pelo EMG de superfície, que pode não refletir a relação com a contração muscular relacionada ao peso usado na tarefa[6].

Avaliação da exposição

O estudo da exposição do esforço físico, no trabalho, principalmente o peso carregado durante a tarefa, tem sido um tema estudado muito frequentemente nesse final de milênio, tanto em forma de questionário, entrevistas, observações e medidas diretas quanto na área das doenças musculoesqueléticas, assim como na área da coluna[7].

O mais importante nesse capítulo colocado em foco, foi a exposição dos fatores de risco posturais e do valor do peso de forma adequada para fazer-se os estudos epidemiológicos da coluna vertebral[8].

Deve-se afirmar que o estudo do valor acumulativo do peso em relação ao trabalho está ainda no início, pois não há metodologia para se avaliar o fator tempo. A exposição em um determinado serviço, a forma de carregar peso ainda não está metodologicamente determinada, sendo essa uma das tarefas desse novo milênio.

Mudança dos fatores de risco muda a doença?

Nos últimos anos, as mudanças tecnológicas e os progressos nos ambientes das fábricas fez com que mudassem os fatores de risco de muitos tipos de trabalho, que são realizados com menos força, menos sobrecarga no trabalho estático, com menos cansaço visual, psicológico e cognitivo, e espera-se que isso continue sendo aperfeiçoado nesse novo milênio.

No entanto, o ser humano apresentou pouquíssimas modificações. Nos países desenvolvidos, a nutrição foi melhorada e com isso houve um aumento médio na altura de homens e mulheres, aumento na sobrevida média dos que continuam trabalhando, a diminuição e mesmo o desaparecimento de algumas doenças graves, como, por exemplo, tuberculose, varíola, etc.

Infelizmente, essa evolução positiva foi acompanhada de alguns dados negativos, como o aumento da obesidade, o estilo de vida sedentário. Essas alterações dos fatores de risco a que o ser humano foi submetido afetam o panorama das doenças da coluna vertebral? A prevalência das dores na região lombar autorrelatadas foram estáveis de um período de catorze anos (1979 a 1992) na população em geral da Finlândia.[9]

Em outra pesquisa, a prevalência da dor contínua na coluna também foi constatada por meio de um estudo feito na base de entrevistas de uma amostragem de pessoas sem sintomas (Survey) do Statistcs Finland durante um período de vinte anos (1977 a 1997). Foi perguntada em que parte do corpo sentia dor e houve um aumento de queixas no pescoço em ambos os sexos.[10]

Fica então a necessidade de se demonstrar se, nesse período, houve realmente um aumento nos casos de artrose ou degeneração discal da população na região cervical. Pode-se afirmar sem nenhuma base científica nos dados dessas duas pesquisas que houve, provavelmente, uma alteração do panorama dos problemas da coluna cervical e que incluem os distúrbios dos membros superiores.

Não é possível fazer afirmação de que, sob o ponto de vista epidemiológico, as tenossinovites ou peritendinites tenham sido originárias do uso do computador e o mesmo tenha contribuído para o aumento dessas queixas, uma vez que não foram incluídas como fatores de risco a não ser a partir de 1950 na Finlândia.

Papel do trabalho organizado e fatores psicológicos

Esses dois fatores foram muito estudados nos últimos anos. Há evidências de que as doenças musculoesqueléticas estão associadas com as obrigações, controle e demandas sociais que o trabalho organizado obriga. No entanto, os problemas psicológicos e emocionais são os que apresentam uma associação mais consistente e evidente nos estudos longitudinais. Os sintomas do estresse do operário estão muito relacionados com os fatores chamados organizacionais do trabalho e no futuro deverá se estudar se esses fatores são mais importantes que os psicológicos na modificação do comportamento da doença. É evidente que se devem criar estudos, com maior rigor epidemiológico, para definir como os resultados que associem os processos dinâmicos da existência de diferentes eventos (mortes, separações, desemprego) agem sobre mecanismos de adaptação (*coping strategies*) de alto controle pessoal. Isso implica novos conhecimentos sobre o potencial da prevenção primária e secundária. As mudanças dos panoramas das doenças precisam ter os fatores de risco avaliados nos novos processos tecnológicos existentes nas fábricas, por exemplo: Quais são os efeitos do transporte manual de cargas, do cansaço visual e das tensões psicológicas nas estruturas musculares, articulares e nervosas? Como as alterações endocrinológicas atual nesse contexto?

Existe uma vasta literatura que trata dos efeitos mentais dos fatores organizacionais do trabalho, incluindo fatores motivacionais e estados mentais de raiva, fome, hostilidade e medo, que podem aumentar a ativação muscular.[10]

Alguns mecanismos neurofisiológicos foram associados com as reações entre o cérebro e as contrações musculares, principalmente relacionadas às queixas da área da coluna cervical e dos membros superiores.[5] Entretanto, outros fatores, como endocrinológicos, genéticos e traumas, devem continuar a ser investigados com maior rigor metodológico.

Fatores genéticos

Os recentes e rápidos progressos na tecnologia molecular humana resultaram no mapeamento do genoma humano. Isso abre uma nova perspectiva de uma epidemiologia genética em relação aos distúrbios musculoesqueléticos e também em relação à degeneração discal e à artrose da coluna. Alguns trabalhos já apareceram nesse sentido.[12]

Já se demonstrou que algumas mutações do gene receptor da vitamina D está associado com a degeneração discal.[13]

Será particularmente interessante o estudo da interação entre a associação de fatores de risco ocupacionais e a suscetibilidade determinada geneticamente. Poderá ser feito o estudo de caso-controle entre vários tipos de genes, pois com essa moderna metodologia isso será de baixo custo.

Papel dos traumatismos

Avaliação do papel dos pequenos e grandes traumas na etiologia dos distúrbios da coluna e dos membros ainda constitui-se numa das áreas mais difíceis das pesquisas das doenças musculoesqueléticas. Os acidentes ou as perdas do equilíbrio são ocorrências frequentes e são difíceis de descrever e caracterizá-los de forma sistemáticas para propósito epidemiológico.

Embora se acredite no papel dos grandes traumatismos na etiologia das doenças musculoesqueléticas, não existem provas científicas convincentes de qual é a importância que os vários tipos de trauma têm para os diversos tipos de doenças. Essa questão deverá ter um rigoroso enquadramento em estudos prospectivos e, no futuro, as modernas tecnologias de imagem poderão detectar o que os acidentes mínimos podem causar no disco intervertebral, na cartilagem articular e nos músculos.

Modificações no ambiente de trabalho

É conhecido o fato que a prevenção primária é sempre superior e mais eficiente do que a prevenção secundária, tanto em relação à coluna como às articulações. A grande incidência de problemas relacionados à coluna e às doenças musculoesqueléticas mostram que a prevenção primária não tem sido um grande sucesso, pois 1/3, e chegando a 50% entre alguns tipos de trabalhadores, têm um absenteísmo relacionado a esses dois tipos de doenças.

Como integrante da equipe de atendimento inicial, os médicos veem os pacientes com esses distúrbios praticamente todos os dias, por esse motivo tem condições de iniciar as medidas preventivas secundárias nos estágios iniciais da doença.

Como já se viu, existem evidências convincentes que o trabalho físico pesado com o transporte de peso pode estimular ou agravar a maioria das queixas musculoesqueléticas, por isso, as medidas preventivas secundárias no ambiente de trabalho devem ser direcionadas para resolver esse componente do trabalho com alta prioridade, sendo, em muitos casos, o componente fundamental do tratamento. Isso não é uma prática muito comum, mas deverá ser adotada no futuro. O processo de fazer modificações no ambiente de trabalho não é simples é requer a cooperação do empregador e de diversos integrantes da cadeia organizacional do trabalho.

As investigações dos efeitos dessas intervenções na melhoria da doença (já tratada anteriormente) precisa de um enfoque multidisciplinar na realização de pesquisas nesse campo.

Novos conhecimentos de população jovem

A maioria dos estudos epidemiológicos da etiologia dos distúrbios da coluna lombar tem sido realizadas com uma população de pessoas em idade de trabalhar. Entretanto, um grande número de fatores de risco, tanto ligados ao trabalho como ligados ao próprio indivíduo já foram identificadas. Nos últimos dez anos surgiram evidências cada vez mais concretas de que a degeneração do disco da região lombar e as dores da coluna dessa região surgem já na adolescência.[14,15]

Esse fato permite levantar a questão de se os programas preventivos primários não deviam ser iniciados diretamente com os jovens, mas, para isso, precisamos de um maior número de dados concretos, fazendo estudos prospectivos de fatores de risco desde tenra idade.

Referências bibliográficas

1. Battié MC, Kaprio J. The role of genetic influences in disk degeneration and herniation. In: Weinstein JN, Gordon SL (eds). Low back pain: a scientific and clinical overview. Rosemont, IL: American Academy of Orthopedic Surgeons; 1996.p. 85-96.
2. Burdorf A. Reducing random measurement error in assessing postural load on the back in epidemiologic surveys. Scand J Work Environ Health. 1995;21:15-23.
3. Deyo RA, Rainville J, Kent DL. What can the history and physical examination teach us about low back pain? JAMA. 1992;268:760-5.
4. Duggleby T, Kumar S. Epidemiology of Juvenile Low Back Pain: a review. Disability and Rehabilitation 1997;19:505-12.
5. Stetson DS, Silverstein BA, Keyserling WM, Wolfe RA, Albers JW. Median sensory distal amplitude and latency: comparisons between nonexposed managerial/professional employees and industrial workers. Am J Ind Med. 1993;24:175-89.
6. Fathallah FA, Marras WS, Parnianpour M. An assessment of complex spinal loads during dynamic lifting tasks. Spine (Phila Pa 1976). 1998 Mar 15;23(6):706-16.
7. Lehto AM, Sutela H. Efficient, more efficient, exhausted. Findings of Finnish Quality of Work Life Surveys 1977-1997. Helsinki: Statistics Finland, Labour Market; 1999-8.
8. Leino PI, Berg MA, Puska P. Is back pain increasing? Results from national surveys in Finland during 1978/9–1992. Scand J Rheum. 1994;23:269-76.
9. Nieminen H, Takala EP, Niemi J, Viikari-Juntura E. Muscular synergy in the shoulder during a fatiguing static contraction. Clin. Biomech. 1995;10(6):309-17.
10. Rempel D, Evanoff B, Amadio PC et al. Consensus criteria for the classification of carpal tunnel syndrome in epidemiologic studies. Am J Public Health. 1998;88:1447-51.
11. Salminen JJ, Erkintalo M, Laine M, Pentti J. Low back pain in the young. A prospective three-year follow-up study of subjects with and without low back pain. Spine (Phila Pa 1976). 1995 Oct 1;20(19):2101-7.
12. Veiersted KB, Westgaard RH, Andersen P. Electromyographic evaluation of muscular work pattern as a predictor of trapezius myalgia. Scand J Work Environ Health. 1993;19(4):284-90.
13. Videman T, Leppävuori J, Kaprio J, Battié MC, Gibbons LE, Peltonen L, Koskenvuo M. Intragenic polymorphisms of the vitamin D receptor gene associated with intervertebral disc degeneration. Spine (Phila Pa 1976). 1998 Dec 1;23(23):2477-85.
14. Viikari-Juntura E, Riihimäki H. New avenues in research on musculoskeletal disorders. Scand J Work Environ Health 1999;25(6, special issue):564-8.
15. Westgaard RH. Effects of psychological demand and stress on neuromuscular function. In: Moon SD, Sauter SL (eds.). Beyond Biomechanics – Psychosocial Aspects of Musculoskeletal Disorders in Office Work. London: Taylor & Francis; 1996. p. 75-89.

Referências sobre a coluna vertebral

Boden SD, Wiesel SW, Laws ER, Laws ER, Rothman RH (eds.). The aging spine: essentials of pathophysiology, diagnosis and treatment. Philadelphia: W.B. Saunders Company; 1991.

Bogduk N. Clinical Anatomy of the Lumbar Spine and Sacrum, 3rd ed. New York: Churchill Livingstone; 1999.

Cailliet R. Low back pain syndrome, 5th ed. Philadelphia: F.A. Davis Co.; 1995.

Cailliet R. Neck and Arm Pain, 5th ed. Philadelphia: F.A. Davis; 1995.

Chaffin DB, Andersson GBJ, Martin B. Occupational biomechanics, 4th ed. New York: John Wiley & Sons; 2006.

Frymoyer JW (ed.). The adult spine: principles and practice, 2nd ed. Philadelphia: Lippincott-Raven; 1997.

Gibbons P, Tehan P. Manipulation of the spine, thorax and pelvis: an osteopathic perspective. 2nd ed. Edinburgh, UK: Elsevier/Churchill Livingstone; 2006.

Herkowitz HN, Garfin SR, Eismont FJ, et al, eds. Rothman-Simeone. The Spine, 5th ed. Philadelphia: Saunders Elsevier; 2006.

Hoppenfeld S. Physical examination of the spine and extremities. East Norwalk, CT: Appleton-Century-Crofts/ Prentice Hall, 1976.

Iida I. Ergonomia – Projeto e Produção. 2.ed. rev. e ampl. São Paulo: Blucher; 2005.

Kroemer KHE, Grandjean E. Fitting the task to the human: a textbook of occupational ergonomics, 5th ed. London: Taylor & Francis; 1997.

McKenzie RA, May S. The lumbar spine: mechanical diagnosis & therapy. 2nd ed. rev. Minneapolis, MN: Orthopedic Physical Therapy Products; 2003.

Lonstein J, Bradford D, Winter R, Ogilvie J (eds.). Moe's textbook of scoliosis and other spinal deformities, 3rd ed. Philadelphia: W.B. Saunders Company; 1995.

Nachemson A, Jonsson E, eds. Neck and back pain: the scientific evidence of causes, diagnosis, and treatment. Philadelphia: Lippincott Williams & Wilkins; 2000.

Resnick D (ed.). Diagnosis of bone and joint disorders, 4th ed. Philadelphia: Saunders; 2002.

Schulte P. Assessing the impact of NIOSH research on worker health protection [apresentação]. Toronto: Alf Nachemson Memorial Lecture; 2014 [citado em 2014 nov 19]. Disponível em: https://www.youtube.com/watch?v=s_ZMDxEwy-I&list=UUia0-nwDj15h59CigjcM1HQ.

Weinstein JN, Rydevik BL, Sonntag VKH (eds.). Essential of the spine. New York: Raven Press; 1995.

Weinstein SL (ed.). The pediatric spine – principles and practice. Philadelphia: Lippincott Williams &Wilkins; 2001.

White AA, Panjabi MM. Clinical biomechanics of the spine, 2nd ed. Philadelphia: JB Lippincott; 1990.

Doenças da coluna localizadas na CID-10

A18.0 Tuberculose óssea e das articulações

M49.0 Tuberculose da coluna vertebral (A18.0+)

C41.2 Neoplasia maligna da coluna vertebral

C41.4 Exclui sacro e cóccix

C72.1 Neoplasia maligna da cauda equina

D16.6 Neoplasia benigna da coluna vertebral

D16.8 Neoplasia benigna dos ossos pélvicos, sacro e cóccix

F45.4 Transtorno doloroso somatoforme persistente
Inclui dores psicogênicas da coluna vertebral
Dor somatoforme. Psicalgia
Exclui: M79.0 Reumatismo não especificado
Fibromialgia, Fibrosite
Exclui reumatismo palindrômico M12.3
Exclui dor lombar M54.9 Dor nas costas

G82 Paraplegia e tetraplegia

G83.4 Síndrome da cauda equina
(Definição – Bexiga neurogênica devido à síndrome da cauda equina)
Exclui bexiga neurogênica G95.8

G97.1 Outra reação à punção espinal e lombar

M07.2 Espondilite psoriásica (L40.5+)

M08.1 Espondilite ancilosante juvenil

M40 Cifose e lordose
Exclui: Cifoescoliose (M41.-), Cifose e lordose congênita (Q76.4) e pós-procedimento (M96.)

M40.0 Cifose postural
Exclui: Osteocondrose da coluna vertebral (M42.0)

M40.1 Outras cifoses secundárias

M40.2 Outras cifoses e as não especificadas

M40.3 Síndrome da retificação da coluna vertebral

M40.4 Outras lordoses
Inclui: Lordose adquirida e postural

M40.5 Lordose não especificada

M41 Escoliose
Inclui: Cifoescoliose
Exclui: Escoliose congênita (Q67.5)
Escoliose por malformação óssea (Q67.3)
Postural (Q67.5) e Pós-procedimento (M96.-)

M41.0 Escoliose idiopática infantil

M41.1 Escoliose idiopática juvenil
(Def. escoliose dos adolescentes)

M41.2 Outras escolioses idiopáticas

M41.3 Escoliose toracogênica

M41.4 Escoliose neuromuscular
Escoliose secundária à paralisia cerebral, ataxia de Friedereich, piomielite e outras doenças neuromusculares

M41.5 Outras escolioses secundárias

M41.8 Outras formas de escoliose

M41.9 Escoliose não especificada

M42 Osteocondrose da coluna vertebral

M43.2 Outras fusões da coluna vertebral (ancilose das articulações)
Exclui artrodese Z98.1
Espondilite ancilosante M45
Pseudoartrose após fusão ou artrodese M96.0

M43.9 Dorsopatia deformante, não especificada
(curvatura da coluna SOE – sem especificação)

M45 Espondilite ancilosante
(artrite reumatoide da coluna vertebral)
Exclui M02.3 Artropatia de Reiter

M35.2 Doença de Behçet

M08.1	Espondilite ancilosante juvenil
M46.0	Entesopatia vertebral (transtornos dos ligamentos ou das inserções musculares da coluna vertebral)
M46.3	Infecção (piogênica) do disco intervertebral Nota: usar o código adicional B95 a B97, para identificar agente infeccioso
M47	Espondilose (artrose ou osteoartrite da coluna vertebral, degeneração das facetas articulares)
M47.8	Outras espondiloses Inclui a espondilose cervical, lombossacra e torácica, sem mielopatia ou radiculopatia
M48.0	Estenose da coluna vertebral (estenose caudal)
M49.0	Tuberculose da coluna vertebral (A18.0+) (Curvatura de Pott)
M49.1	Espondilite por *Brucella* (A23.-+)
M49.2	Espondilite por enterobactérias (A01-A04+)
M50.0	Transtorno do disco cervical com mielopatia (G99.2*)
M50.1	Transtorno do disco cervical com radiculopatia Exclui: Radiculite braquial (M54.1)
M50.2	Outro deslocamento de disco cervical
M50.3	Outra degeneração de disco cervical
M50.8	Outros transtornos de discos cervicais
M50.9	Transtorno não especificado de disco cervical
M51	Outros transtornos de discos intervertebrais
M51.0	Transtornos de discos lombares e de outros discos intervertebrais com mielopatia (G99.2*)
M51.1	Transtornos de discos lombares e de outros discos intervertebrais com radiculopatia (G55.1*) (Def. ciática em razão do transtorno de disco intervertebral) Exclui: Radiculite lombar (M54.1)
M51.2	Outros deslocamentos discais intervertebrais especificados (Def. Lumbago em razão do deslocamento do disco invertebral)
M51.3	Outra degeneração especificada de disco intervertebral
M51.4	Nódulos de Schmorl
M51.8	Outros transtornos especificados de discos intervertebrais
M51.9	Transtorno não especificado de disco intervertebral
M53.0	Síndrome cervicocraniana (Definição – Síndrome simpática cervical posterior)
M53.2	Instabilidades da coluna vertebral
M54	Dorsalgia Exclui: Dorsalgia psicogênica (F45.4)
M54.0	Paniculite atingindo regiões do pescoço e do dorso
M54.1	Radiculopatia Inclui: Neurite ou radiculite: braquial, lombar Lombossacra, torácica Exclui: Nevralgia e neurite (M79.2), radiculopatia com espondilose (M47.2), radiculopatia com transtorno do disco cervical (M50.1), disco lombar e outros discos (M51.1)
M54.2	Cervicalgia Exclui: Cervicalgia em razão do transtorno de disco intervertebral cervical (M50.-)
M54.3	Ciática Exclui: Ciática com lumbago (M54.4), em razão do transtorno do disco (M51.1), lesão do nervo ciático (G57.0)
M54.4	Lumbago com ciática Exclui: transtorno do disco intervertebral
M54.5	Dor lombar baixa Inclui: Dor lombar e lumbago Exclui: Lumbago em razão de deslocamento do disco intervertebral (M51.2) e lumbago com ciática (M54.4)
M54.6	Dor na coluna torácica Exclui: Dor em razão de transtorno de disco intervertebral (M51.)
M54.8	Outra dorsalgia
M54.9	Dorsalgia não especificada (Def. dor nas costas)
M79.0	Reumatismo não especificado (Def. Fibromialgia, Fibrosite) Exclui: Reumatismo palindrômico M12.3 Exclui: Dor lombar M54.9 Dor nas costas
M88	Doença de Paget do osso (osteíte deformante)
M96.2	Cifose pós-radiação
M96.3	Cifose pós-laminectomia
M96.4	Lordose pós-cirúrgica
M96.5	Escoliose pós-radiação
M99	Lesões biomecânicas não classificadas em outra parte Nota: Essa classificação não pode ser utilizada se a afecção puder ser classificada em outro local
M99.5	Estenose de disco intervertebral do canal medular
P11.5	Traumatismo de parto da coluna e da medula espinhal (Fratura da coluna em decorrência de traumatismo de parto)

Doenças da coluna localizadas na CID-10 **XXXI**

Q05.0 Espinha bífida cervical com hidrocefalia

Q05.1 Espinha bífida torácica com hidrocefalia
Inclui: Espinha bífida dorsal e toracolombar com hidrocefalia

Q05.5 Espinha bífida cervical, sem hidrocefalia

Q05.6 Espinha bífida torácica, sem hidrocefalia
Inclui: Espinha bífida dorsal e toracolombar sem hidrocefalia

Q06.3 Outras malformações congênitas da cauda equina

Q67 Deformidades osteomusculares congênitas da cabeça, da face, da coluna e do tórax
Exclui: Síndrome de malformação congênita classificada em Q87.3 e Síndrome de Potter – Q60.6

Q67.5 Deformidades congênitas da coluna vertebral (Escoliose congênita e postural)
Exclui: Escoliose idiopática infantil (M41.0) e escoliose decorrente de malformação óssea congênita (Q73.3)

Q76 Malformações congênitas da coluna vertebral e dos ossos do tórax
(Def. Deformidades osteomoleculares da coluna vertebral e do tórax [Q67.5-Q67.8])

Q76.1 Síndrome de Klippel-Feil
(Síndrome de fusão cervical)

Q76.3 Escoliose congênita decorrente de malformação óssea congênita
(Def. Fusão de hemivértebras ou falha de segmentação com escoliose

Q76.4 Outras malformações congênitas da coluna vertebral não associadas com escoliose
Ausência congênita de vértebra, Cifose congênita, Fusão congênita de vértebras, Hemivértebra, Lordose congênita (articular), Malformação da coluna vertebral, Platispondilia, Vértebra supranumerária, todas essas malformações não especificadas ou não associadas à escoliose (da região) lombossacra

Q76.5 Costela cervical
(costela supranumerária cervical)
Exclui: Síndrome de malformação congênita classificada em Q87.3 e Síndrome de Potter – Q60.6

Q77 Osteocondrodisplasia com anomalias de crescimento dos ossos longos e da coluna vertebral
(Def. Mucopolissacaridose – E76.0-E76.3)

S12 Fratura do pescoço
Nota: As seguintes subdivisões são fornecidas para uso opcional quando não é possível ou não é desejável usar a codificação de causas múltiplas para identificar fraturas e ferimentos. Uma fratura não indicada como aberta ou fechada, deve ser classificada como fechada (0 – fechada, 1- aberta)
Apófise da vértebra cervical: espinhosa e transversa
Arco da vértebra cervical: neural e vertebral

S12.0 Fratura da primeira vértebra cervical

S12.1 Fratura da segunda vértebra cervical

S12.7 Fraturas múltiplas da coluna cervical

S12.9 Fratura do pescoço, parte não especificada
(Def. fratura da vértebra ou coluna cervical)

S13.0 Ruptura traumática de disco intervertebral cervical

S13.1 Luxação de vértebra cervical

S13.4 Distensão e entorse da coluna cervical
Inclui: Articulações atlantoaxial, atlanto-occipital, lesão em chicote, ligamento longitudinal anterior, cervical

S14 Traumatismo de nervos e da medula espinhal ao nível cervical

S14.0 Concussão e edema da medula cervical

S14.1 Outros traumatismos e os não especificados da medula cervical
(Definição – Traumatismo da coluna cervical)

S14.2 Traumatismo da raiz nervosa da coluna cervical

S22 Fratura de costela(s), esterno e coluna torácica
Nota: As seguintes subdivisões são fornecidas para uso opcional quando não é possível ou não é desejável usar a codificação de causas múltiplas para identificar fraturas e ferimentos. Uma fratura não indicada como aberta ou fechada, deve ser classificada como fechada (0 – fechada, 1 – aberta)
Apófise da vértebra torácica: espinhosa e transversa
Arco da vértebra torácica: neural e vertebral
Exclui: Fratura de clavícula (S42.0) e Fratura de omoplata ou escápula (S42.1)

S22.0 Fratura de vértebra torácica

S22.1 Fraturas múltiplas da coluna torácica

S23.0 Ruptura traumática de disco intervertebral torácico

S23.1 Luxação de vértebra torácica

S23.3 Entorse e distensão da coluna torácica

S24.2 Traumatismo da raiz de nervo da coluna torácica

S32 Fratura da coluna lombar e da pelve
Nota: As seguintes subdivisões são fornecidas para uso opcional quando não é possível ou não é desejável usar a codificação de causas múltiplas para identificar fraturas e ferimentos. Uma fratura não indicada como aberta ou fechada, deve ser classificada como fechada (0 – fechada, 1 – aberta)
Apófise da vértebra lombossacra: espinhosa e transversa
Arco da vértebra torácica: neural e vertebral
Exclui: Fratura do quadril S72.0

S32.0 Fratura de vértebra lombar

S32.1 Fratura do sacro

S32.2 Fratura do cóccix

S32.7 Fraturas múltiplas de coluna lombar e da pelve

S32.8 Fratura de outras partes da coluna lombossacra e da pelve e de partes não especificadas
Inclui: Fratura da coluna lombossacra, ésquio e pelve

S33 Luxação, entorse ou distensão das articulações e dos ligamentos da coluna lombar e da pelve

S33.0 Ruptura traumática do disco intervertebral lombar

S33.1 Luxação da vértebra lombar
(Definição – Luxação de coluna lombar)

S33.3 Luxação de outras partes e das não especificadas da coluna lombar e da pelve

S33.5 Entorse e distensão da coluna lombar

S33.7 Entorse e distensão de outras partes e das não especificadas da coluna lombar e da pelve

S34 Traumatismo dos nervos e da medula lombar ao nível do abdome, do dorso e da pelve

S34.0 Concussão e edema da medula lombar

S34.1 Outro traumatismo da medula lombar

S34.2 Traumatismo de raiz nervosa da medula lombar e sacra

S34.3 Traumatismo de cauda equina

T08 Fratura da coluna, nível não especificado
Exclui: Fraturas múltiplas, nível não especificado (T08.1)

T09 Outros traumatismos de coluna e tronco, nível não especificado
Exclui: Esmagamento do tronco (T04.1), Transecção do tronco (T05.8) e Traumatismos múltiplos (T00-T06)

T91.1 Sequelas de fratura de coluna vertebral
Sequelas de traumatismos classificados em S12.-, S22.0, S22.1, S32.0, S32.7 e T08

CAPÍTULO 1

Importância da dor nas costas na clínica médica e na indústria

INTRODUÇÃO

As dores de todos os segmentos da coluna vertebral são constatações muito frequentes nas atividades de várias especialidades (ortopedia, reumatologia, neurologia, fisiatria, medicina do trabalho e clínica geral), além de estarem presentes no diagnóstico diferencial das dores de várias etiologias da quase totalidade das outras especialidades. Assim, as chamadas "dores nas costas" constituem desafio importante para a medicina em geral.

A incidência dos problemas relacionados com as dores na coluna é tão frequente e usual que elas devem ser estudadas como se fossem uma doença epidêmica e social. Mesmo não se conhecendo todos os aspectos etiológicos dessas dores, devem ser procurados meios concretos para tratá-las e, o que é mais importante, preveni-las.

Essa afecção benigna, de recuperação espontânea na maioria das vezes, causa enorme perda para a economia do país, por exemplo, elevando as taxas de absenteísmo das fábricas, transtornando a vida dos trabalhadores e de suas famílias.

A entidade norte-americana governamental encarregada do campo específico da saúde ocupacional, o National Institute for Occupational Safety and Health (NIOSH), definiu para a década de 1990 que esses problemas de coluna, incluídas as afecções musculoesqueléticas, seriam a segunda prioridade, especialmente a lombalgia aguda resultante do transporte manual de pesos e as alterações orgânicas ligadas aos movimentos repetitivos e às vibrações.[1]

No âmbito mais geral, a Organização Mundial da Saúde designou como Década do Osso e das Articulações o período de 2001 a 2010, para que se aprofundem os estudos nessa área. A atividade laborativa, em geral, causa danos às estruturas ósseas e articulares, mas também aos músculos, aos tendões, às fáscias e aos nervos, que o trabalhador e o público leigo de maneira geral chamam de dores reumáticas, artrite ou artrose. Como a denominação reumatismo não é adequada, os médicos especialistas da área passaram a chamar de afecção musculoesquelética as dores e as incapacidades físicas, porém a Classificação Internacional das Doenças, a CID-10, não adotou essa designação.

Sempre que possível, será adotada a denominação da CID-10 nas afecções da coluna (ver capítulo dedicado à CID-10).

EPIDEMIOLOGIA

Os estudos epidemiológicos das afecções de todas as patologias da coluna vertebral, em suas várias regiões:

- oferecem uma visão crítica do conhecimento da magnitude da incidência e dos custos diretos de médicos e equipe (cuidados hospitalares, medicamentos e outros tratamentos) e indiretos (faltas ao serviço e às aulas, afastamento temporário do trabalho, aposentadorias precoces, etc.), gastos pelos sistemas de saúde com esses problemas;
- permitem, nos estudos prospectivos, acompanhar a história natural, o prognóstico, a eficácia dos tratamentos, a eficiência dos meios de diagnóstico, etc.;
- permitem estudar a influência de fatores orgânicos e externos na gênese das queixas dos pacientes.

Define-se como "prevalência" a porcentagem de pessoas de uma população conhecida que tem sintoma durante um período específico. Pode ser prevalência pontual, ou seja, do dia, a porcentagem de pessoas que tem o sintoma no dia da entrevista ou do exame; prevalência no mês se o sintoma ocorre pelo menos uma vez durante o mês; quando é no ano, é o período anual que vale. Prevalência na vida toda significa que a pessoa teve o sintoma tantas vezes ao longo do ano, que é como se o tivesse a vida toda. Percebe-se que o termo "prevalência" é usado para sintomas de pacientes crônicos.

Nos casos agudos, usa-se a denominação "incidência", que é definida como a porcentagem de pessoas em uma determinada população que desenvolvem o sintoma, sem antes sentirem nada, durante um tempo específico (um dia, um mês ou um ano). Deveria ser usada, por exemplo, só para lombalgia originária de acidente de trabalho. No entanto, incidência e prevalência são usadas, erroneamente, às vezes como sinônimos, pois é difícil separar os sintomas agudos recorrentes dos de pacientes crônicos que ficam algum período sem sentir dores.[2]

Outro problema é definir se o paciente tem dor ou limitação de movimentos e se a dor é exclusivamente na região lombar, bem definida para os pacientes de língua anglo-saxônica (*low back pain*, dor na parte baixa da coluna), ou se é uma dor na parte mais alta da coluna, que inclui a região dorsal e até mesmo a cervical.

Os dados disponíveis na literatura médica, que são de grande número, são também muito controvertidos. Sabe-se da dificuldade de se obter estatísticas confiáveis, o que tornou difícil fazer comparações, principalmente entre os países mais desenvolvidos e a realidade brasileira.

Em simpósio recente para estudar os métodos mais adequados para se medir a eficácia dos tratamentos realizados na coluna, Bombardier,[3] epidemiologista canadense e coordenadora do Cochrane Collaboration Back Review Group, afirmou que ainda falta um método aceito internacionalmente que inclua com segurança todas essas dificuldades nos diagnósticos – simples de serem verificadas na consulta, mas difíceis de serem avaliadas em grandes grupos populacionais, por autorrelato dos pacientes. Devem ser percebidas as dificuldades de se caracterizar – para o próprio paciente com queixas relacionadas às dores da coluna vertebral, por terem caráter subjetivo – o sintoma para ser incluído nas estatísticas, ao se levar em conta que, muitas vezes, a memória pode falhar ou, por interesse, o sintoma pode ser exagerado. As dificuldades estão relacionadas tanto às queixas do paciente como ao momento em que o próprio médico cataloga as doenças da coluna, já que existem tantas alternativas, embora possam ser verificadas no título das patologias da CID-10.

Anderson,[4] diante da mesma problemática em relação às estatísticas de dores na região lombar, afirmou que o estudo epidemiológico fica prejudicado porque faltam parâmetros para excluir os casos colocados repetidas vezes nas estatísticas dos serviços, pois as dores são recorrentes de formas diferentes. Além disso, há interesses econômicos em jogo de quem relata (o próprio paciente) e de quem trata (se é medicado da fábrica, do seguro-saúde, de clínica privada, do sindicato ou do posto de saúde governamental). Alguns autores afirmam que essas queixas, quando bem investigadas, correspondem a alterações patológicas evidentes em mais de 70% dos casos.[5]

Mesmo assim, pode-se afirmar que:

1. As estatísticas nacionais de órgãos governamentais norte-americanos afirmam que existe a prevalência pontual mensal da lombalgia em 15 a 30% da população; a prevalência anual é de 19 a 43% com dores de coluna lombar e a prevalência para a vida toda é de 60 a 70%. A lombalgia é a principal causa de afastamento do trabalho nas pessoas abaixo de 45 anos de idade, a segunda queixa mais frequente de visita aos médicos de clínicas gerais, a quinta maior causa de hospitalização e a terceira causa mais comum de cirurgia. Cerca de 1% de toda a população norte-americana de 270 milhões de pessoas está cronicamente incapacitada de trabalhar em razão de problemas de coluna lombar e 2% estão com incapacitação temporária, que é séria, pois há incidência.
2. A incidência de acidentes de trabalho (excluídos os do esporte e os de acidentes em geral) atinge, anualmente, 2% dos operários norte-americanos.[6]
3. Nos países europeus, onde há serviço médico e seguro social mais liberais, os números são maiores.[7] As dores e as queixas da coluna lombar correspondem a 10 a 15%, em média, de todas as ausências do trabalho, com número crescente de perdas de dias de trabalho por operário – a tal ponto que, se continuar a aumentar na mesma proporção, só o pagamento desse auxílio-doença poderá inviabilizar os investimentos em saúde na Escandinávia.[8] A incidência anual de dores agudas é de 30 a 45% (comparada a de 15 a 20% nos Estados Unidos). Qual será o padrão brasileiro? Faltam estatísticas e, mais adiante, serão apresentadas as poucas existentes.[9]

ESTATÍSTICAS DE INCIDÊNCIA

Foram escolhidos dois tipos de estatísticas gerais sobre os problemas de coluna na população em geral e na de trabalhadores dos Estados Unidos e de países escandinavos, pela maior parte dos estudos ter sido realizada por órgãos governamentais.

Estatísticas norte-americanas (Tabela 1.1)

O National Health and Nutrition Examination Survey (NHANES) consiste em uma série de levantamentos de dados sobre a saúde e a dieta da população norte-americana, realizada pelo National Center for Health Statistics, desde 1970. São pesquisas feitas com extremo rigor científico, na escolha da amostra e na realização das entrevistas, mas foram recolhidos dados autorrelatados pelos pacientes, sem comprovação dessas queixas por exames clínicos ou laboratoriais. A amostragem é, em média, de cerca de 7.500 pessoas, o que corresponde à constituição e à estratificação da população norte-americana em idade, sexo e etnia. Alguns epidemiologistas podem incluir algumas perguntas específicas de sua pesquisa nesses questionários.

No NHANES I (1971-1975), foi encontrada a prevalência (significa que o sintoma de dor na coluna ocorreu alguma vez na vida das pessoas estudadas, que dá a ideia de efeito cumulativo, por isso seria a doença crônica) em 17% da amostragem. Os sintomas eram autorrelatados (ou seja, não havia comprovação nenhuma se eram dores na coluna vertebral ou referida nas costas, porém provenientes de outras patologias). A amostragem da população incluía pessoas com 18 a 75 anos. Essa dor de coluna obrigou 15% das pessoas a procurarem cuidados médicos (ou 2,55% do total da amostragem). A idade mais frequente do acometimento foi de 55 a 64 anos, com menor escolaridade e baixas condições socioeconômicas.

A prevalência foi ligeiramente maior nas mulheres em comparação com os homens, e não houve diferenças entre brancos e não brancos. Nos incapacitados ao trabalho por essas dores da coluna, a tendência era de serem pacientes mais idosos, com menos escolaridade, não brancos, com baixo nível econômico e que viviam sozinhos (viúvos ou divorciados).

Estudos oficiais norte-americanos mostram que empregados com mais de seis meses de ausência ao serviço por problema de coluna só têm 50% de probabilidade de voltar ao emprego e ter rendimento completo anterior. Depois de um ano, essa porcentagem cai para 25% e, depois de dois anos, é quase nula.[10]

No NHANES II (1976-1980), uma pesquisa mais ampla foi realizada por outros autores, com uma população maior, mas comparou dores diferentes. Foi possível verificar que a prevalência de lombalgia (dessa vez, não eram dores em toda a coluna) foi de 13,9% da população da mesma faixa de idade. A incidência (ou seja, a presença de uma dor na coluna em determinado tempo, que dá ideia de uma doença crônica, agudizada ou aguda) foi de 10,3% de dor referida no último ano, e 9,6% estavam tendo a dor no período da entrevista.

A prevalência da ciática foi de 1,6% em toda a amostragem e de 12% das pessoas que relatavam dores na coluna lombar, sendo a maior incidência no grupo etário de 45 a 64 anos. A duração da ciática foi de 2 a 4 semanas para 1/3 dos pacientes; para outro terço, durou de 1 a 5 meses e, em outro terço, a dor durou 6 meses ou mais. A intensidade da ciática foi classificada por 21% dos pacientes como leve, por 43,5% como moderada e por 34,5% como intensa. Não houve diferenças significativas nesses dados em relação a sexo, etnia, nível de escolaridade e regiões geográficas dos Estados Unidos.

Esse estudo mostrou que 84,6% dos pacientes que relataram ter lombalgia foram procurar cuidados médicos; 30,9% foram internados e 11,6% foram operados.[4]

Nessa linha de dados do National Center for Health Statistics, foi possível verificar que os dias por ano em que a lombalgia impediu uma atividade física subiu em média de 8 a 16 dias/ano/1.000 pessoas em 1970-1971, para uma média de 14 a 25 dias/ano/1.000 pessoas em 1979-1980 (notar que é calculado 1 ano apenas, não o estudo inteiro, para os dados serem mais precisos).

Deyo e Tsui,[11,12] que fizeram o estudo do NHANES II (1976-1980), afirmaram que o número de dias de incapacidade funcional (ou seja, com restrições de movimentos corporais por causa da lombalgia) é mais alto nos pacientes com o nível de escolaridade maior – mas eles não faltam ao trabalho – e o maior absenteísmo é encontrado nos pacientes de nível econômico menor e mais nas mulheres.

Esses dados, apesar de terem sido encontrados em grande população representativa, são autorrelatados e não comprovados.[11,12]

Kelsey et al.[13] realizaram, a pedido do Senado norte-americano, no Ano Internacional do Incapacitado e com o apoio do National Center for Health Statistics, em 1970, uma ampla estatística estudando o grupo das doenças musculoesqueléticas crônicas, incapacitantes, que causavam o afastamento definitivo do trabalho. A Tabela 1.2 mostra a importância da prevalência das afecções da coluna em 25,9 milhões de pessoas com essas incapacitações dentro de uma população geral de 170 milhões de habitantes existentes nos Estados Unidos naquela ocasião. Esse fato é importante, pois, no Brasil, estima-se, pelo censo de 2000, que há uma população equivalente. Teoricamente, pode-se admitir a existência de uma quantidade equivalente de pessoas com incapacitação definitiva para o trabalho na população brasileira, se houvesse estatísticas de alcance nacional. Para se fazer uma comparação, existiam cerca de 26 milhões de pessoas incapacitadas para o trabalho por serem cegas, surdas e mudas (Tabela 1.3). As afecções da coluna representavam a primeira causa de incapacitação relativa, afastamento temporário do trabalho (variável conforme o país, de 1 semana a 15 dias de ausência ao trabalho) em pessoas com menos de 45 anos de idade e a terceira causa de afastamento temporário do serviço de pessoas com 45 a 64 anos de idade.

Enfermidades da coluna vertebral

TABELA 1.1 Distribuição das causas de incapacidade total ao trabalho por idade, nos Estados Unidos, em 1971

Idade	Causas
40 a 54 anos	Neurose Coluna Doenças cardíacas
55 a 59 anos	Doenças cardíacas Artrose Coluna
60 anos ou mais	Doenças cardíacas Artrose Doenças respiratórias

TABELA 1.2 Incapacitados totais ao trabalho por afecções musculoesqueléticas, em 1971, nos Estados Unidos

Afecções	Nº da população afetada	%
Coluna	8,4 milhões	32,4%
Coxa e membros inferiores	7,4 milhões	28,5%
Braços e membros superiores	6,0 milhões	23,1%
Paralíticos	2,4 milhões	9,2%
Doenças reumáticas desconhecidas	1,4 milhão	5,4%
Amputados	0,3 milhão	1,1%
Total	**25,9 milhões**	

TABELA 1.3 Incapacitados ao trabalho por serem surdos, cegos e mudos, em 1971, nos Estados Unidos

Deficiência	Nº da população afetada
Surdos	14,5 milhões
Cegos	9,6 milhões
Mudos	1,9 milhão
Total	**26,0 milhões**

Alguns anos depois, em 1983, o National Institute for Occupational Safety and Health (NIOSH) mostrou que o grupo de afecções musculoesqueléticas, no qual a coluna assume papel principal, representa a segunda causa mais importante de afastamento temporário nos Estados Unidos. As afecções musculoesqueléticas são, pois, muito frequentes na população adulta. Quase a metade (47,8%) dos adultos examinados no National Health and Nutrition Examination Survey I (NHANES I), nos Estados Unidos, em 1984, apresentava sintomas ou patologias crônicas associadas ao sistema musculoesquelético.

Estudos escandinavos

Epidemiologistas e pesquisadores escandinavos realizaram alguns estudos de previsões para o ano 2000. Em série histórica de estatísticas na Finlândia, previram o aumento de algias da coluna[8] (Tabela 1.4).

O atendimento médico nos países escandinavos é socializado, universal, ou seja, não existe atendimento particular, nem plano de saúde. A população total, em todos os níveis sociais, só pode ser atendida pelos médicos e em hospitais do governo, que, além disso, têm uma característica muito importante: todos os serviços são informatizados desde a década de 1960. Os habitantes desses países, desde o nascimento até a morte, estão registrados nesse enorme banco de dados, pois são populações relativamente pequenas, o que permite acompanhar inclusive quem muda de cidade e até de país. Uma nação como a Suécia tem 9 milhões de habitantes, ao passo que os Estados Unidos têm 260 milhões; por isso, estudos como o NHANES são feitos com amostras populacionais e os estudos escandinavos são feitos com a população inteira de uma cidade, de um país e, em alguns artigos, da região escandinava. A Inglaterra tem um sistema médico semelhante, porém não é tão informatizado e não tem um banco de dados tão centralizado, porque cada região ou condado tem critérios diferentes para realizar as estatísticas.

Em resumo, pode-se afirmar que a lombalgia foi responsável, sozinha, por 12,5% de todas as causas de ausências do trabalho de 1961 a 1971; de 1980 a 1990, diminuiu a incidência para 10,9%, e 1% dessa população que faltou ao trabalho ficou em média 32 dias sem trabalhar. Se diminuiu a incidência, aumentou o número de dias em que os trabalhadores ficaram sem trabalhar, em razão das facilidades que possuem de acordo com as normas sociais do seguro-doença.

- Década de 1970 – média de dias parados: 20 por ano;
- década de 1980 – média de dias parados: 25 por ano;
- década de 1990 – média de dias parados: 34 por ano.

TABELA 1.4 Distúrbios musculoesqueléticos autorrelatados em 1964, 1976, 1987 e a previsão para 2000, em porcentagem da população finlandesa

Distúrbio	Variação				
	1964	1976	1987	2000	1964--2000
Algias de coluna	3,6%	7,1%	9,4%	11,0%	206%
Artrose	0,7%	3,2%	4,3%	5,1%	628%
Distúrbios musculoesqueléticos	8,8%	13,3%	17,3%	20,3%	131%

Calculando-se como a incidência da lombalgia afetou a economia, pode-se comprovar que, na Suécia, a média de dias perdidos no trabalho, em decorrência da lombalgia, em 1955, foi de 11,5 dias por ano por habitante e passou para 23,3 por ano por habitante em 1995. Nachemson,[8] analisando esse fenômeno de crescente aumento de dias parados por lombalgias banais, cujo custo de indenizações passou a ser tão alto, previu que, se houvesse um contínuo crescimento na mesma proporção, em 20 anos, esse pagamento, só por lombalgias, inviabilizaria todo o sistema médico sueco, no ano de 2020.

Em outro trabalho, foi constatado que 57% dos trabalhadores recuperaram-se em 1 semana, 90% em 6 semanas e 95% em 12 semanas. Depois de 1 ano, 1,2% permanecia sem trabalhar. Os casos piores eram, principalmente, os dos que se queixavam de dor ciática, comparados aos que tinham só lombalgia. Depois de 18 meses, após a volta ao trabalho, a lombalgia voltou em 12% dos trabalhadores[14] (Tabelas 1.5 e 1.6).

TABELA 1.5 Porcentagem de operários incapacitados por lombalgia e diferença do aumento nos anos de 1970 e 1980

País	1970	1980	1970-1980
EUA	5,5%	7%	40%
Inglaterra	5,6%	8%	50%
Suécia	5,4%	9%	60%

TABELA 1.6 Afastamento da população de trabalhadores do serviço na Suécia, por ano, por média de perda de dias de trabalho e por episódio de dor

Ano	% de trabalhadores parados	Média de dias por ano sem trabalhar
Projeção exponencial		
1970	1%	20 dias
1975	3%	22 dias
1980	7%	25 dias
1987	8%	34 dias
2000	32%	40 dias
Projeção linear	12%	40 dias

A cidade de Gotemburgo, na Suécia, com 450.000 habitantes, é fonte de inúmeros estudos epidemiológicos desde a década de 1950, é a região onde o prof. Hirsch e, depois, o prof. Nachemson et al. iniciaram os estudos científicos sobre coluna vertebral. É a sede da fábrica Volvo de automóveis e caminhões, a qual patrocina o prêmio do mesmo nome, anualmente.

Horal,[15] em 1969, em um inquérito realizado em Gotemburgo, constatou que 65% da população adulta teve, antes da aposentadoria, pelo menos um episódio de dor na região lombar. Nachemson,[8] em 1976, analisando essa mesma cidade, já em período de maior industrialização, afirma que a incidência subiu para 80%.

Os resultados podem ser resumidos assim:

1. Está comprovado que as dores da coluna são mais frequentes entre 25 e 45 anos de idade, em ambos os sexos, atingindo, assim, o ser humano no período de maior produtividade. Os dois sexos têm frequência igual, porém, em alguns levantamentos, tem sido notado que no homem há maior incidência na região lombar e na mulher, na região cervical. No entanto, nos trabalhos escandinavos, a prevalência da lombalgia durante a vida da mulher é de 47% e a do homem é de 40%. Os autores das pesquisas notaram que 25% dos trabalhadores que afirmaram nunca ter lombalgia haviam registrado em prontuário que estiveram ausentes pelo menos um dia do trabalho em razão desse tipo de dor.[10]

2. Para fazer uma comparação com os resultados do NHANES II, foi constatada, na Escandinávia, a prevalência média de 45% de lombalgia em ambos os sexos. A incidência desse tipo de dor durante o último ano foi de 17% no homem e de 16% na mulher; em ambos os sexos, a evidência foi maior na faixa etária de 30 anos. O índice de reincidência depois de um ano foi de 38% no homem e de 39% na mulher. É conhecido o fato de as dores na coluna demorarem a desaparecer e serem recorrentes. Trabalhos escandinavos em relação à recorrência da dor lombar informam que, em 70%, a dor desapareceu em um mês, 90% já não tinham dor em 2 a 3 meses e em 4% a duração foi acima de seis meses. Desses pacientes com permanência de mais de seis meses sem trabalhar, somente 50% acabam voltando ao trabalho. A média de dias de dor durante um ano foi de 60 dias. Entretanto, em 62%, essa dor lombar voltou durante o primeiro ano, e houve casos de 4 a 5 recorrências em um ano, com frequência média de 1,3 vez. Desses pacientes com mais de um episódio de dor, em 6%, a dor voltou em duas semanas após a recuperação do episódio agudo; em 24%, isso ocorreu seis meses depois. A média foi de 63 dias entre o primeiro episódio e a recorrência, mas nesta a dor ocorreu, em média, em 27 dias.

3. Os fatores de risco mais importantes constatados nesses trabalhadores foram: trabalho pesado, inclusive levantar peso e torcer o corpo, e trabalho em turnos, o que causou o afastamento em média de 43,5% dos trabalhadores do serviço por lombalgia, comparados a 25,5% dos trabalhadores que fazem serviços leves. No entanto, quase todos os autores afirmam que é muito difícil fazer comparações entre serviços pesados ou não, pois há muitas variáveis que se alteram durante

uma jornada de trabalho ou mesmo em um período de trabalho de uma semana ou um ano.

Estatísticas de vários países

As estatísticas vitais de vários países têm agrupado sob o nome de doenças reumáticas uma série de afecções que incluem as algias da coluna, ficando mais difíceis as comparações (Tabela 1.7).

TABELA 1.7 Comparação por país entre as porcentagens de trabalhadores incapacitados por doenças reumáticas em geral

País	Porcentagem de trabalhadores (%)
Estados Unidos	16
Áustria	15,4
Brasil	10,6
Alemanha	9,6

Na maioria dos países industrializados, doenças reumáticas ocupam um dos três primeiros lugares na incapacitação da população em geral e dos trabalhadores, junto das doenças mentais e cardiovasculares.

Haber[16] verificou, no serviço médico inglês, que as doenças reumáticas são a primeira causa de incapacidade física das pessoas depois dos 50 anos. A incidência é de 79 em cada 1.000 pessoas, porém, desse total, 52 em cada 1.000 casos são decorrentes de problemas originários da coluna (65,5%). Também notou que, de cada cinco pacientes incapacitados pelas dores na coluna, um está impedido de trabalhar, dois podem fazê-lo, mas devem mudar de emprego, realizando sempre um trabalho mais leve, e os dois outros podem permanecer na sua atividade laborativa, mas têm de limitar o número de horas.

Pelisson, de Paris,[17] estudou 400 prontuários de pacientes com queixas reumáticas e que deixaram de comparecer ao trabalho e verificou serem 62% das ausências decorrentes de dores nas costas (45% na lombar, 11% na cervical e 6% na dorsal). Esses pacientes com problemas de coluna foram responsáveis por 68% de faltas do período, o que totalizou 3.400 horas, uma média de 26 dias de ausência do trabalho. Conclui o autor que 50% dos trabalhadores terão, na sua vida ativa laborativa, um problema da área osteomusculoligamentar, chamado de reumático. Mais da metade desses problemas reumáticos estará localizada na coluna lombar, e os operários com menos de 35 anos são os mais frequentemente acometidos, quando trabalham fazendo força. Isso tanto para os homens como para as mulheres.

Nos Estados Unidos, a lombalgia é o principal item no pagamento do seguro-doença aos trabalhadores, sem considerar os acidentes de trabalho e, no total de 25,9 milhões, cerca de 8,4 milhões estão incapacitados em razão da coluna.[13] Na Inglaterra, nos Estados Unidos, no Canadá, em Israel, na Suécia e na Bélgica, há uma uniformidade na incidência anual, que gira em torno de 50 operários acometidos de lombalgia por cada 1.000 trabalhadores.[18] O número de dias perdidos por operários acometidos de lombalgia varia de 1.400 dias por 1.000 trabalhadores nos Estados Unidos a cerca de 2.600 dias por 1.000 trabalhadores em algumas fábricas na Inglaterra, o que reflete a diferença no tipo de atendimento médico e previdenciário desses países.

Estatísticas referentes à dor na região cervical (incluindo a síndrome do chicote) e estatísticas incluindo a dor ciática (dor com irradiação para a perna) e os custos sociais são menos frequentes e mais imprecisas.[2,4]

Os dados epidemiológicos permitem, nos estudos prospectivos, acompanhar a história natural, o prognóstico, a eficácia dos tratamentos e a eficiência dos meios de diagnóstico, além de estudar a influência de fatores orgânicos e externos na gênese das queixas dos pacientes que serão estudados nos capítulos respectivos, mais adiante.

As lombalgias estão aumentando?

Em exame detalhado de vários estudos retrospectivos, o Swedish Council on Technology Assessment in Health Care (SBU) concluiu que, do ponto de vista epidemiológico, desde 1991, as proporções de prevalência e de incidência na população de trabalhadores têm se mantido, porém os dias de ausência do trabalho e os custos sociais têm aumentado.[2]

INCIDÊNCIA NO BRASIL

No Brasil, as únicas estatísticas de alcance nacional sobre o assunto são as fornecidas pelo INSS, na área de perícia médica. Em 1976, as doenças denominadas reumáticas, incluindo as enfermidades da coluna, ocupavam o terceiro lugar; a revisão realizada em 1978 mostrou que essas doenças passaram para o segundo lugar. Nas estatísticas de 1986, já com outra denominação (musculoesqueléticas, portanto incluídas muitas patologias que foram excluídas em anos anteriores), passou a ser a primeira causa de afastamento do trabalho (auxílio-doença). No entanto, nesse mesmo ano, essas afecções eram a terceira causa de aposentadoria no Brasil. Assim como em outros países, os três maiores grupos de doenças específicas que agridem a população trabalhadora são as neuroses, a artrose da coluna e a hipertensão.[9,14,19]

Nas estatísticas de todos os países do mundo, inclusive nas do Brasil (p.ex., relativas ao ano de 1986 com a CID-9), os três maiores grupos de "doenças" facilmente identificáveis pelo clínico-geral e pelo médico do trabalho foram: doenças do sistema cardiovascular, doenças do sistema osteomuscular e doenças mentais. É evidente que essas simplificações incluem muitas doenças específicas, com possíveis erros de classificação, mas permitem que se tenha uma ideia da magnitude do problema.

As doenças de coluna, que na CID-10 são incluídas em 21 itens, correspondem a uma proporção que varia de 70 a 80% de todos esses casos de afastamento do trabalho, tanto por auxílio-doença como por aposentadoria.

Outro problema que será melhor discutido no capítulo da perícia médica são os termos empregados na literatura médica anglo-saxônica e em português e pela perícia médica do Brasil: *impairment* (deficiência), *disability* (incapacidade) e *handcap* (desvantagem), que também constam nas considerações da CID-10 relacionadas a esse tema, que é a Classificação Internacional de Deficiências (ICIDH).

As consequências econômicas desses números são evidentes, pois os pacientes com problemas de coluna, 80% deles no período de maior atividade, demandam não só gastos com dias de trabalho perdidos, mas benefícios sociais (por exemplo, salário-doença e aposentadoria) e ainda gastos com exames e tratamento, medicamentos, fisioterápicos e cirúrgicos. Ademais, esses pacientes representam um desequilíbrio na estrutura familiar e devem ser readaptados a serviços mais leves, de menor remuneração.

Portanto, é preciso tratar as dores nas costas, por problemas de coluna, como uma enfermidade social importante, atacando as suas raízes posturais e ergonômicas (no trabalho) e emocionais do próprio trabalhador, fora do ambiente do trabalho.

Em termos econômicos, as estimativas dos dias perdidos de trabalho são difíceis, pois é sobejamente conhecido que grande parte da mão de obra não está filiada à Previdência. Os números ficam mais altos ainda quando são considerados não só os dias perdidos de trabalho (gastos diretos), mas também os gastos indiretos com medicamentos, fisioterapia, perda de produção, etc. Além da sociedade inteira ter colossais gastos com problemas de coluna, é preciso considerar os problemas sociais que tais doenças representam para o próprio indivíduo e sua família, em termos de perda de rendimentos e gastos com tratamento diversos.

Dessa maneira, as dores da coluna, associadas ao diagnóstico, ao tratamento e ao controle, constituem formidável desafio à medicina.

Referências bibliográficas

1. Knoplich J. As dores da coluna na medicina do trabalho. Rev Saúde Ocup. 1980;32:50-6.
2. Nachemson A, Jonsson E. Neck and back pain. Philadelphia: Lippincott; 2000.
3. Bombardier C. Outcome assessments in the evaluation of treatment of spinal disorders: summary and general recommendations. Spine. 2000;25(24):3100-3.
4. Anderson GBJ. Epidemiology spinal disorders. In: Frymoyer JW (ed.). The adult spine: principles and practice. New York: Raven; 1991.
5. Andersson HI, Ejlertsson G, Leden I, Rosenberg C. Chronic pain in a geographically defined general population: studies of differences in age, gender, social class and pain localization. Clin J Pain. 1993;9(3)174-82.
6. Dyrehag LE, Widerstrom-Noga EG, Carlsson SG, Kaberget K, Hedner N, Mannheimer C, et al. Relations between self-rated musculoskeletal symptoms and psychological distress in chronic neck and shoulder pain. Scond J Rehabil Med. 1998;30(4):235-42.
7. Bergman B, Carlsson SG, Wright I. Work esperiences and health in a male-dominated industry. A longitudinal study. J Occup Environ Med. 1996;38(7):663-72.
8. Nachemson A. Chronic pain – the end of the welfare state? Qual Life Res. 1994;3(Suppl 1):S11-7.
9. Knoplich J. Sistema musculoesquelético. In: Mendes R (ed.). Patologia do trabalho. São Paulo: Atheneu; 1995.
10. Cunningham LS, Kelsey JL. Epidemiology of musculoskeletal impairments and associated disability. Am J Public Health. 1984;75(6)574-9.
11. Deyo RA, Tsui Wu YJ. Descriptive epidemiology of low-back pain and its related medical care in the United States. Spine. 1987;12(3):264-8.
12. Deyo RA, Tsui Wu YJ. Functional disability due to back pain. A population-based study indication the importance of socioeconomic factor. Arhritis Rheum. 1987;30(11): 1247-53.
13. Kelsey JL, White AA, Pastides H, Bisbee GE Jr. The impact of musculoskeletal disorders on the population of the United States. J Bone Joint Surg Am. 1979;61(7):959-64.
14. Leboeuf-Yde C, Lauristsen JM. The prevalence of flow back pain in the litterature. A strutured review of 26 Nordic studies from 1954 to 1993. Spine. 1995;20(19):2112-8.
15. Horal J. The clinical appearance of low back disorders in the city of Gothenburg, Swede. Comparisons of incapacitated probands with matched controls. Acta Orhop Scand Suppl. 1969;118:1-109.
16. Haber LD. Disabling effects of chronic disease and impairment. J Chronic Dis. 1971;24(7):469-87.
17. Pelisson J, Chaouat Y. Rheumatism morbidity and occupational medicine. Rev Rhum Mal Osteoartic. 1979;46(Suppl 12):15-8.
18. Skovron ML, Szpalski M, Nordin M, Melot C, Cukier D. Sociocultural factors and back pain. A population based study in Belgian adults. Spine. 1994;19(2):129-37.
19. Cruz Filho A. Novos dados socioeconômicos sobre doenças reumáticas no Brasil. Rev Bras Reumatol. 1976;16:87-90.

CAPÍTULO 2
Morfologia da coluna vertebral

EMBRIOLOGIA

Introdução

A fim de entender a existência de tão grande número de anomalias da coluna vertebral, é importante ter uma noção sumária do desenvolvimento embrionário dos seus constituintes.

O esqueleto, os ligamentos, as articulações, os músculos e, consequentemente, a coluna têm a mesma origem, porém, com características próprias. Existem enormes lacunas no conhecimento exato da evolução das células e das etapas da formação dos tecidos osteoarticulomusculares da espécie humana. Esses fenômenos são avaliados pela evolução das aves, que mais se aproximam do modelo.[1]

Até hoje, ignora-se quase tudo sobre as influências que atuam no desenvolvimento do embrião humano.

Diferenciação da área embrionária

Nos mamíferos, após a fecundação, observa-se a formação, em um dos polos do ovo, de uma área ou disco embrionário que é constituído por dois folhetos germinativos primários: ectoblasto e endoblasto.

Nas primeiras semanas, surge nessa área um ponto escuro chamado de nós posterior e, em seguida, surge outro nódulo, o nó anterior ou de Hansen, e um traço escuro mediano vem reunir os dois nós. Trata-se da linha primitiva. No 17º dia, a parte mediana dessa linha se invagina na parte central, formando a goteira primitiva.

Na parte anterior dessa linha primitiva, no nó de Hansen, forma-se o prolongamento cefálico que formará a cabeça e seus constituintes.

Na parte que segue a linha primitiva, o ectoblasto se espessa, formando a placa neural, que tem células mais altas do que o restante do ectoblasto. Dos dois lados dessa placa, o ectoblasto prolifera de modo a cavalgá-la e, pouco a pouco, no desenvolvimento embrionário, os bordos se aproximam até se soldarem na linha média, recobrindo a placa e constituindo o tubo neural (Figura 2.1).

Ao mesmo tempo, embaixo, vai se deprimindo no tubo neural uma goteira de concavidade dorsal, cujos bondes vão se fechando progressivamente, constituindo um cilindro maciço, que é a corda dorsal ou notocorda.

De um lado e de outro dessa linha primitiva, surge um espessamento celular formado por células que emigram dos dois folhetos primários e constituem o mesoblasto, o terceiro folheto germinativo que é o conjuntivo embrionário ou mesêquima. Na terceira semana, o mesoblasto condensa-se em segmentos dispostos de maneira metamérica, que se formam sucessivamente, um atrás do outro, no espaço e no tempo: são os somitos ou segmentos primitivos (Figura 2.1). Pode-se, com critério, avaliar a idade de um embrião pelo número de pares de somitos que possui.[2]

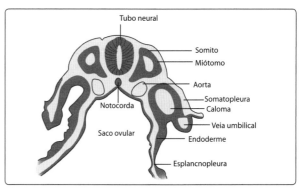

FIGURA 2.1 Diferenciação inicial da área embrionária.

O esqueleto, os ligamentos, as articulações, os músculos e os tendões são derivados mesoblásticos. A coluna vertebral e a respectiva musculatura têm origem nos somitos e, portanto, no mesênquima embrionário. No homem, existem ao todo 38 a 44 somitos durante a evolução.

As células desses somitos diferenciam-se em esclerótomo, miótomo e dermátomo. O miótomo dá origem aos músculos da região, e o dermátomo, à pele do tronco. Do esclerótomo originam-se as vértebras, os discos e os ligamentos.

Embriologia do sistema nervoso

No 19º dia da vida embrionária, a placa neural está formada como uma saliência especializada do ectoderma. A partir de então, ela dá origem ao sulco neural, o qual, por invaginações das cristas neurais, forma o tubo neural que, por sua vez, dará origem ao neuroeixo: cérebro, cerebelo, ponte e medula nervosa. As células neurais dos bebês migram para fora do tubo neural e formam os gânglios do ramo posterior dos nervos espinais, os dos nervos cranianos e os gânglios do sistema nervoso autônomo.

A Figura 2.2 mostra como o ramo anterior emerge da porção anterior da substância cinzenta. Ele se junta ao ramo posterior para formar o nervo espinhal ou o nervo craniano.

O tubo neural desenvolve-se na sua parte cranial, formando o cérebro, e na sua parte caudal, formando a medula nervosa. A parte cerebral dá origem ao prosencéfalo (hemisférios cerebrais e diencéfalo), ao mesencéfalo e ao romboencéfalo (ponte, cerebelo e medula).[3]

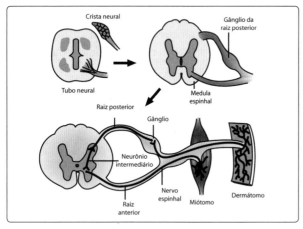

FIGURA 2.2 Migração da crista neural somada à segmentação de medula espinhal, formando o gânglio da raiz dorsal e, posteriormente, o nervo espinhal.

Desenvolvimento celular interno

As células da matriz neuroepitelial do tubo neural multiplicam-se e dão origem aos neuroblastos (núcleos e fibras de axônios) e aos glioblastos (oligodendrócitos e astrócitos), conforme mostra a Figura 2.3.

Um dado importante é que se forma, dentro do tubo, um sulco limitante, que o divide em duas metades: a) os elementos da parte basal formam a substância cinzenta anterior da medula – as células são neurônios motores que projetam seus axônios para fora do tubo, formando a parte anterior dos nervos espinhais, que inervará os músculos estriados; b) os elementos da parte superior, da parte alar, formam a substância cinzenta posterior da medula e formam o ramo posterior, que vai para a pele e para os órgãos cavitários.

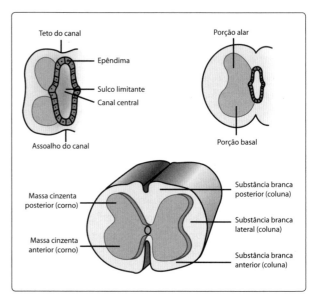

FIGURA 2.3 Desenvolvimento das substâncias cinzenta e branca da medula e estreitamente do tubo neural primitivo.

A substância branca da medula é formada por axônios de neurônios originários da substância cinzenta, principalmente os da porção posterior e das outras partes superiores do sistema nervoso.

Embriologia da musculatura

O desenvolvimento dos músculos estriados esqueléticos é feito com base em células do mesênquima chamadas de mioblastos. Essas células são, de início, cilíndricas e transformam-se em células fusiformes, dispostas em paralelo e que se multiplicam rapidamente por mitose.

O aparecimento das miofibrilas ocorre na quarta semana de desenvolvimento embrionário; e a musculatura fica estriada no terceiro mês. Como já foi visto anteriormente, os músculos profundos da coluna vertebral e do pescoço são de origem somática. Na altura do pescoço e do tronco, esses somitos se diferenciam em três porções. O dermátomo, o mais superficial, dá origem à pele; o esclerótomo, a parte mais interna, dá origem à vértebra, ao disco intervertebral e aos ligamentos. A porção intermediária é o miótomo, que dá origem aos músculos da região, às fáscias e aos tendões.[4]

Na quinta semana de evolução, os miótomos se fundem no sentido longitudinal e começam a se dividir, em torno do processo transverso da coluna, em uma porção dorsal ou epaxial e uma porção ventral ou hipaxial.

A porção dorsal divide-se, posteriormente, na evolução do embrião, em uma parte superficial, contínua, e uma medial, descontínua. Essa porção superficial dá origem aos grande músculos da região: os iliocostais, os longos e os esplênios. A porção mais profunda, descontínua, dá origem aos músculos menores: semiespinhais, multífidos, rotadores, interespinhais, intertransversos, oblíquos e retos da cabeça, na cervical. Na região sacral e coccigiana, esses músculos são representados pelos ligamentos sacrais.

A parte vertebral ou hipaxial dá origem aos músculos paravertebrais: retos da cabeça, longos da cabeça e do pescoço e escalenos, todos na região cervical; psoas maior e menor e quadrado lombar, na região lombar. O trapézio e o esternocleidomastoide têm origem controvertida, pois a sua inervação é feita com um ramo acessório do nervo espinhal. Há autores, segundo Cruess,[5] que consideram esses dois músculos de origem somítica, outros como derivados da massa lateral do mesênquima branquial, ou ambas.

A divisão dos somitos em ventrais e dorsais só tem importância porque, como afirma Cruess,[5] corresponde a um tipo de inervação do músculo. Assim, um nervo espinhal típico tem, desde cedo na evolução, um ramo primário dorsal e outro ventral. O ramo dorsal do nervo vai para a região dorsal ou epaxial e analogamente o ramo ventral ou hipaxial. Na evolução, o ramo dorsal se subdivide em ramo lateral e medial. Há grandes músculos que têm essa inervação mista (Figura 2.4).

Não obstante essa teoria da segmentação muscular corresponder à inervação, existem alguns músculos, como o grande dorsal, o romboide e os serráteis posteriores, que, apesar de serem superficiais, recebem a sua principal inervação do ramo ventral, quando deveriam ser inervados pelo ramo dorsal. A única explicação é que, talvez, esses músculos fossem originários de miótomos cervicais que tenham migrado.

Sistema ósseo
Vértebra

Os esclerótomos passam por várias transformações que os dividem em duas partes, a anterior e a posterior, esta mais completa. Cada esclerótomo assim dividido é separado do seu vizinho por um ramúsculo da aorta, a artéria segmentar. Tomando como eixo essa artéria, a metade posterior do esclerótomo anterior e a maior parte do esclerótomo posterior, de cada lado, constituem o esboço de uma vertebral. Há, pois, em cada vértebra, quatro meios esclerótomos (Figura 2.5). O restante da metade anterior origina o disco intervertebral. O esboço mesenquimatoso de uma vértebra tem, pois, origem par: dois elementos se reúnem em volta da corda dorsal ou notocorda, envolvendo-a completamente, fundindo-se, e dão origem ao corpo vertebral. Desse esboço irradiam-se, de cada lado, tanto para trás, envolvendo o tubo neural, como para diante, dois prolongamentos mesenquimatosos que formam os arcos neurais e costiformes da vértebra.[6]

Os arcos neurais fecham o canal vertebral, envolvendo o tubo neural, o que origina a medula nervosa e seus invólucros, e a sua junção atrás forma a apófise espinhosa.

Os arcos costiformes da maior parte das vértebras ficam rudimentares e são as apófises costiformes. No entanto, na região dorsal, formam-se as costelas que tendem a se reunir adiante e fechar o arco. As extremidades das sete primeiras costelas reúnem-se em uma formação longitudinal, na frente do corpo, constituindo o osso esterno.

Nessa evolução toda, observa-se que um ramo da aorta corre paralelamente a esse processo e, na fase final, somente permanece a artéria cervical, de nítida ligação com os ossos da coluna. Entretanto, os ramos nervosos correm perpendicularmente aos somitos primitivos e aos respectivos discos, permitindo formular a hipótese do segmento motor a funcional de Junghans, como será visto adiante.

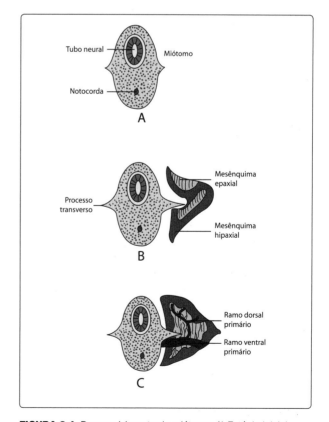

FIGURA 2.4 Desenvolvimento do miótomo: A) Estágio inicial. B) O processo transverso divide o mesêquima em duas partes. C) O nervo espinhal dando um ramo para cada uma das partes do mesênquima.

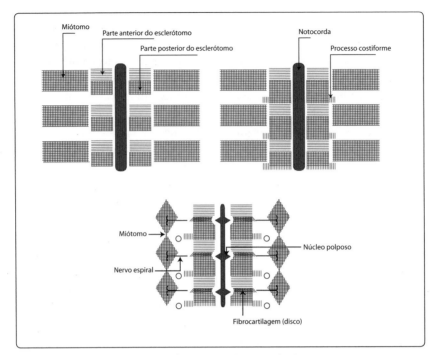

FIGURA 2.5 Constituição embrionária do disco intervertebral.

Os três ou quatro somitos occipitais formarão os ossos da base do crânio. Por essa razão, o corpo da primeira vértebra cervical fica soldado com o da segunda, isto é, o segmento anterior do segundo esclerótomo cervical incorpora-se todo na primeira vértebra sem fornecer um disco intervertebral. Por isso, o corpo do atlas é representado pela apófise odontoide do áxis. O restante da primeira vertebral desliga-se e forma o atlas propriamente dito.

Disco

O disco origina-se da parte do mesênquima dos somitos que não se ossifica. No centro do corpo vertebral (o qual desaparece com a ossificação) e no centro do disco intervertebral, permanecem restos da notocorda que correspondem ao núcleo pulposo do disco adulto (ver capítulo sobre o disco).

Ossificação da vértebra

Na sexta semana, surgem seis pontos de condrificação no mesênquima das vértebras que, como foi visto anteriormente, são originários de quatro "partes" dos somitos primitivos. Dos seus pontos primitivos, em curto espaço de tempo de evolução, dois centros se transformam em um só em torno da notocorda, que acabaram englobando. Dois outros centros contornam o arco neural e, na fusão, originam a apófise espinhosa. Além disso, dois outros centros produzem as apófises cortiformes ou as costelas.

A ossificação, que ocorre na nona semana, origina-se nos três pares já citados, que são chamados centros de ossificação primária, e em alguns outros, que são os secundários. A ossificação não se dá em sequência craniocaudal, como se poderia admitir. Os primeiros centros de ossificação surgem e desenvolvem-se mais rapidamente para a região caudal do que para a região cranial.

Da 20ª à 24ª semana, a ossificação endocondral se desenvolve com a presença de vários vasos que penetram na cartilagem. Por causa dessa confusão, em que a ossificação do tipo epifisária cessa e começa a fibrose do *annulus*, é que vários autores acreditavam existir vasos no disco na fase fetal, mas estudos realizados a partir de animais têm demonstrado que, tanto na vida fetal como no adulto, o disco é avascular e sua nutrição é feita por difusão.[1]

A ossificação fica evidente nos arcos vertebrais na oitava semana e começa na região lombar e, depois, progride cranialmente. Aos 15 ou 16 anos de idade, surgem centros de ossificação secundários nos processos e nas apófises espinhosas, podendo se fundir até meados da terceira década. As apófises do corpo vertebral têm centros de ossificação secundários que surgem aos 14 anos e que se fundem aos 25 anos.

O osso definitivo, desde a evolução primária, passa pelas fases: mesenquimatosa, membranosa, cartilaginosa, ossificação e termo. Todos os ossos do esqueleto têm variados períodos de ossificação, que só se completam na terceira década da vida.

A vértebra tópica tem, conforme visto anteriormente, quatros pontos de ossificação primários, que se transformam, na realidade, em três (pela fusão dos dois núcleos do corpo vertebral) e cinco pontos secundários, um na apófise espinhosa, um em cada platô epifisário, além de alguns que surgem na vida extrauterina.

Os corpos vertebrais são cobertos por uma cartilagem que, na borda externa, é chamada de anel epifisário e atua como zona de crescimento. A parte cartilaginosa vai se ossificando e, aos 16 a 20 anos, funde-se ao corpo vertebral. Desse anel epifisário só a parte anterior permanece cartilaginosa, à qual adere o *annulus*.

Anomalias vertebrais (Figuras 2.6 e 2.7)

Como são vários os elementos constituintes da coluna, e a sua evolução compreende um longo período embrionário, as diversas entidades[6] são resumidas dividindo-se em:

- anomalias do corpo vertebral;
- anomalias do arco posterior;
- anomalias morfológicas globais.

Anomalias do corpo vertebral

São muito influenciadas pela presença da notocorda, da segmentação e da vascularização, que ao final poderão permitir a ossificação do corpo vertebral.

- **Bloco vertebral conjunto:** é a presença de várias vértebras soldadas congenitamente. Pode existir tanto na região cervical, como na lombar;
  - deiscência sagital: é resultante da falta de fusão dos dois pontos de ossificação. Trata-se das vértebras em forma de asas de borboleta, na radiografia;
  - hemivértebras: podem ser resultantes de uma falta de ossificação em um dos núcleos do corpo vertebral. Muitas vezes, há deslocamento segmentar, dois hemimetâmeros se ossificam e, com isso, pode surgir uma escoliose;
  - aplasia do corpo vertebral: em alguns casos mais raros, pode ocorrer uma ausência de ossificação do corpo vertebral ou mesmo do arco posterior, produzindo, de qualquer modo, acentuada cifose;
  - alterações do disco: é possível encontrar inclusões cordais, nas diversas partes do corpo vertebral, que

são restos não absorvidos da corda dorsal. Não devem ser confundidas com fragmentos intraesponjosos, chamados de nódulos de Schmori, que são restos de tecido discal alterado (ver estudo do disco intervertebral).

Anomalias do arco posterior

São mais frequentes que as alterações do corpo vertebral.

- ***Spina* bífida, raquísquise:** a ausência de função do arco vertebral é conhecida como spina bífida. É chamada oculta, quando não produz manifestações clínicas e se trata de um achado radiológico. A *spina* bífida cóstica vem acompanhada de malformações do sistema nervoso (medula e meninge): meningoceles e medulomeningoceles, estudadas, principalmente, pela neurologia pediátrica. A raquísquise é uma deiscência maior de várias vértebras com protrusão dos elementos dos sistema nervoso. A ocorrência de *spina* bífida na região cervical é de 3% e na região sacra pode variar, segundo os autores, de 16 a 36%;[7]
- **deiscência lateral:** espondilólise lateral – espondilolistese – é a ausência de ossificação do istmo da vértebra e pode ser confundida com uma fratura. É vista na radiologia oblíqua e merecerá um capítulo especial neste curso, pela sintomatologia e pelo tipo de tratamento que deve ser adotado;
- **deiscência dos pedículos e da junção com o corpo vertebral:** são duas eventualidades muito raras;
- **aplasias parcial ou total do arco vertebral:** são eventualidades muito raras e de difícil constatação radiológica;
- **sinostoses congênitas dos arcos posteriores:** assim como os corpos vertebrais podem apresentar fusões, o mesmo pode ocorrer com os arcos posteriores, ori-

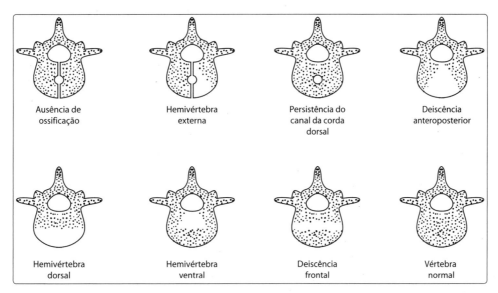

FIGURA 2.6 Anomalias vertebrais.

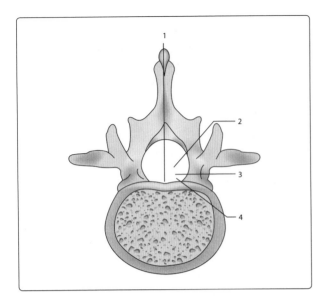

FIGURA 2.7 Anomalias possíveis da vértebra: 1) do arco posterior; 2) da lâmina; 3) do pedículo; 4) do corpo vertebral posterior.

ginando a síndrome Klippel-Feil, quando ocorre na cervical;
- **anomalias das apófises vertebrais:**
  - **alterações das facetas articulares**: como se sabe, as articulações variam conforme o segmento da coluna, podendo haver várias assimetrias que influem no aparecimento da escoliose. As aplasias são muito raras;
  - **alterações das apófises transversas:** são muito frequentes, constituindo as costelas flutuantes ou acessórias, de várias formas e tamanhos. É importante, pela sintomatologia compressiva. A costela cervical é o exemplo mais evidente, podendo causar, por si só, dores na região. Na região lombar, pode surgir a megapófise (ver adiante).

Variações morfológicas

- **Variações numéricas das vértebras:** pode ser encontrada em 16% das pessoas, sendo mais frequente na transição lombossacra e na região dorsolombar;
- **variações das vértebras na transição occipitocervical:** a occipitalização está associada a outras malformações do atlas e é muito rara. Pode haver a fusão atlantoaxóidea;
- **variações das vértebras na transição cervicodorsal:** seria uma espécie de dorsalização da sétima cervical, que teria o orifício de conjugação transversal que não existe na região cervical;
- **variações das vértebras na transição dorsolombar:** há uma série de alterações nas apófises transversas, dando origem a costelas flutuantes, que podem ser confundidas na radiografia com fratura. Deve-se notar o aspecto arredondado das extremidades, quando se trata de alterações morfológicas;
- **variações das vértebras na transição lombossacra:** não se sabe se a última vértebra sofreu uma lombalização, ou seja, se foi incorporada ao sacro, ou se dele foi diferenciada. Para decidir, o que na realidade não tem muita importância, Schmorl afirma que é indispensável contar todas as vértebras da coluna. As estatísticas são divergentes, variando desde 0,25 a 25% das radiografias examinadas. Há classificações, estudos críticos a respeito que não serão considerados no âmbito desta obra. Devem-se distinguir três casos:
  - sacralização completa da última lombar;
  - sacralização e lombalização incompletas;
  - forma transicional e apófises transversas que se hipertrofiam e se articulam com o sacro; megapófise com neoarticulação que, inclusive, pode ter cápsula articular e que pode dar sintomatologia clínica.

Nestes casos, o disco intervertebral está bem achatado e podem ocorrer alterações nas facetas articulares, o que poderá resultar em escoliose. O orifício de articulação, às vezes, comprime as terminações, indicando-se até a remoção cirúrgica;
- **ossificação dos ligamentos iliolombar e iliossacro:** segundo alguns autores, seria uma alteração embrionária; segundo outros, de origem infecciosa;
- **variação do segmento sacrococcígeo:** apesar de muito frequente (presente de 5 a 14%) e existirem inúmeras variações, tem pouco interesse clínico e, provavelmente, não tem importância. As inúmeras alterações coccigianas podem ocorrer por alterações traumáticas.

Estenose do canal medular

À medida que a vértebra vai se ossificando, o canal neural vai diminuindo e parece haver, segundo autores, condições para uma estenose que poderá comprimir a medula e terminações nervosas se for associada a uma degeneração discal concomitante, produzindo uma síndrome clínica, a da cauda equina, que será estudada mais adiante.

Anomalias complexas

Excluindo a escoliose que, em virtude de sua importância prática, merecerá um capítulo à parte, existem as seguintes alterações:
- **invaginação basilar, platibasia, impressão basilar:** é a medição de um ângulo basal do crânio formado pelo ponto mais alto do orifício magno no centro de sela túrcica e desse ponto à raiz do nariz. Esse ângulo é de 115 a 150 graus, chegando a 180, quando existe a platibasia. A deformidade do bordo do orifício magno, geralmente, vem acompanhada de anomalias craniovertebrais. Essa anomalia pode produzir uma série de lesões neurológicas, por compressão vascular sobre

elementos adjacentes e por interferência na circulação do líquido cerebroespinhal;
- **malformação de Arnold-Chiari:** malformação do cerebelo, do bulbo e do quarto ventrículo, que se projetam em graus variáveis no orifício magno até o conduto cervical superior, geralmente acompanhada de *spina* bífida na lombar;
- **deformidade de Sprengel:** é descrita juntamente com a síndrome Klippel-Feil. Além da existência de anomalia vertebral, a omoplata de um dos lados está alterada; às vezes, a deformidade óssea vem acompanhada de ausência de condutos auditivos externos, surdez e retardo mental;
- **assomia:** é uma deformidade raríssima, com ausência total da coluna vertebral;
- **diastematomielia:** é a presença de uma fissura na medula nervosa, que pode estar presente desde a infância até a velhice em ambos os sexos. Pode existir em graus diversos, havendo inclusive a duplicidade da medula. Geralmente, a anomalia vem acompanhada de anomalias do corpo vertebral (hemivértebras, falta de segmentação, cifose, escólios);
- **agenesia do sacro e cóccix:** a agenesia total ou parcial desses ossos é importante para o reconhecimento de anomalias da região anorretal e do sistema urinário;
- **torcicolo congênito:** existe o torcicolo postural, que ocorre no nascimento e desaparece no decorrer dos primeiros meses. Reserva-se, entretanto, o nome de torcicolo congênito a uma alteração acompanhada de uma tumoração no músculo esternocleidomastóideo (em 20% dos casos), com concomitantes alterações da coluna vertebral.

ANATOMIA

Vértebras

As vértebras são em número de 33, porém 5 formam o sacro e de 4 a 5 formam o cóccix. Uma vértebra-tipo, já vista na evolução embrionária, é formada por: 1º) corpo vertebral; 2º) arco posterior, que inclui as apófises transversas laterais, em número de duas, e a apófise espinhosa posterior; 3º) orifício vertebral; 4º) apófises articulares; 5º) pedículos ou lâminas (Figura 2.8A).

As vértebras têm características regionais na região cervical, dorsal e lombar, excluindo as atipias da região sacra e coccigiana.

As vértebras cervicais, que totalizam sete, têm as duas primeiras, atlas e áxis, bem diferenciadas, mas as restantes são uniformes (Figura 2.8).

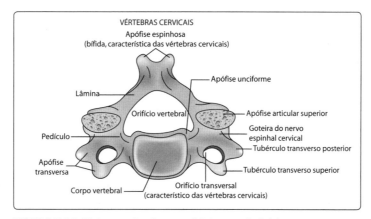

FIGURA 2.8A Vista superior de uma vértebra cervical típica.

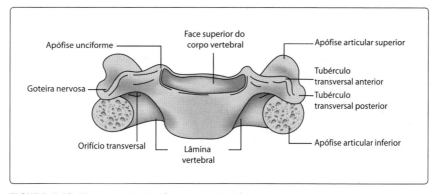

FIGURA 2.8B Vista anterior da vértebra cervical típica.

O corpo vertebral das vértebras cervicais é uniforme e pequeno em relação ao arco posterior e ao orifício vertebral. O diâmetro transverso do corpo vertebral é maior do que o anteroposterior. No entanto, a característica importante é que há uma saliência na superfície superior e posterior do corpo vertebral, o processo uncinado, que, como pode ser visto no esquema, faz parte do orifício de conjugação, não permitindo o contato do disco diretamente com a raiz nervosa. Nesses casos, podem-se estabelecer processos degenerativos, como será visto adiante, pois se comportam como se fossem uma verdadeira articulação.

As apófises transversais, menores, contêm um orifício por onde passa a artéria vertebral. As apófises articulares têm orientação oblíqua, e as lâminas são estreitas (Figura 2.8B).

As duas primeiras vértebras formam um complexo atlantoaxóideo, sendo que duas vértebras, altas e áxis, completam-se anatomicamente como suporte e eixo do movimento da cabeça. O atlas, que não tem corpo, é formado por um anel ósseo, que é o arco vertebral, anterior e posterior. As facetas articulares superiores são côncavas, para receber os côndilos de occipital, e as inferiores encaixam-se no áxis. O áxis tem um corpo vertebral atípico, que é a apófise odontoide, que também se torna o corpo vertebral do atlas. Das articulações do áxis, a superior é a típica, porém a inferior já segue os padrões do conjunto da região cervical, apresentando o orifício de conjugação.[8]

As vértebras torácicas são em número de 12, sendo que o tamanho das estruturas é intermediário entre os da regiões cervical e lombar, com a característica de terem processos transversos maiores e duas semifacetas no corpo vertebral para a articulação das costelas. As facetas articulares vão se inclinando até adquirir as características de perpendicularidade da região lombar. O orifício de conjugação tem características dessa região.

As vértebras lombares são em número de 5, sendo as de maior tamanho. A altura do corpo vertebral contribui para a formação do orifício de conjugação, impedindo a possibilidade de o disco ter contato com a raiz nervosa. As facetas articulares são perpendiculares, e as lâminas são bem amplas. O orifício vertebral, que varia de forma, pode ter estreitamento congênito, causando a estenose do canal vertebral (Figuras 2.9A e 2.9B).

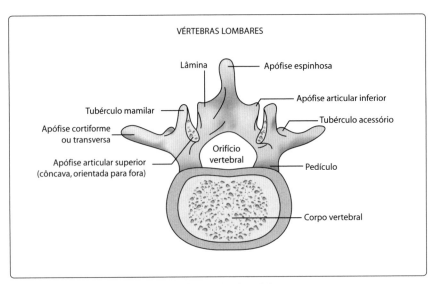

FIGURA 2.9A Vista superior de uma vértebra lombar típica.

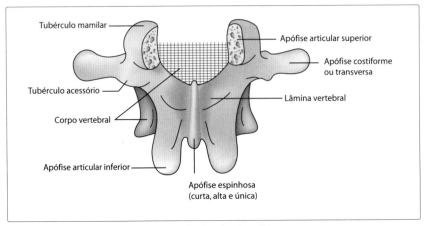

FIGURA 2.9B Vista posterior de uma vértebra lombar típica.

Articulações

Há dois tipos de articulações da coluna:

- **diartrose:** juntas verdadeiras, com superfície cartilaginosa, líquido sinovial e cápsula;
- **anfiartroses:** não são verdadeiramente articulações, mas permitem movimento. São semimóveis, não tendo líquido sinovial, como os discos intervertebrais e as conexões ligamentares. As diartroses são formadas pela facetas articulares das vértebras e também incluem a articulação atlantoaxóidea com o crânio; as articulações costovertebrais das costelas, e as sacroilíacas da coluna com a bacia. Essas articulações são responsáveis pelos movimentos da coluna, apresentando alterações de desgastes, estudadas em capítulo especial. Nas anfiartroses, os movimentos são pequenos, porém também há alterações de desgastes, pelo fato de o disco desempenhar uma função de suporte do peso corporal.[9,10]

Disco intervertebral

Os discos intervertebrais contribuem com cerca de 1/3 de todo o comprimento da coluna lombar, constituindo, mais ou menos, um quinto de comprimento cervical. A altura do disco intervertebral na cervical é ligeiramente maior na parte anterior do que na posterior, dando-lhe aspecto de coluna, o que explica a curvatura na cervical (lordose) na região torácica, são praticamente horizontais. Na lombar, a altura do disco na sua porção anterior é duas vezes a da região posterior, conferindo-lhe forma em cunha e contribuindo para a formação da curva lordótica. O disco está em íntimo contato com a cartilagem hialina, que cobre o corpo vertebral e que se ossifica na idade adulta. A cartilagem que cobre todo o corpo vertebral termina abruptamente na região anterior e lateral e forma o anel epifisário. Na região posterior, a cartilagem se liga às fibras do disco.[11,12] Há, entretanto, entre o osso da vértebra e essa cartilagem hialina, uma cartilagem calcificada, com será visto adiante. O disco é formado por uma parte chamada *annulus* e pelo núcleo pulposo. O *annulus* é composto por lamelas fibroelásticas arranjadas em forma diagonal, mas principalmente concêntricas, que mantêm sob pressão o núcleo pulposo. As fibras do *annulus* são dividias em três grupos principais:

- as fibras da parte externa, que estão atadas ao corpo vertebral e ao anel epifisário;
- as fibras medianas, que passam de um anel para outro;
- as fibras internas, que passam de uma cartilagem para outra. As fibras anteriores são reforçadas pelo poderoso ligamento longitudinal anterior. O ligamento longitudinal posterior dá um reforço muito fraco. As fibras explicam os pequenos movimentos intervertebrais.

O núcleo pulposo é formado por um hidrogel em razão da presença de água, que varia conforme a idade da pessoa. Esse sistema hidráulico permite absorver uma força compressiva, além de possibilitar um deslocamento do núcleo conforme a ação dessa força sobre as vértebras.[13,14]

A cartilagem articular dos corpos vertebrais da região lombar tem pequena espessura e está em paralelo, e o núcleo, que é maior, está localizado mais centralmente no disco. Na região cervical e dorsal, as cartilagens das vértebras são côncavo-convexas, e os núcleos, menores, estão localizados na porção mais anterior do disco. O relacionamento entre forma de cartilagem, tamanho e localização do núcleo influi no tipo de movimento, na estabilidade do segmento e na forma de lesão nas agressões traumáticas, como será visto adiante.[14,15]

O disco intervertebral, como já visto, tem originalmente suprimento vascular, que desaparece na evolução (torna-se avascular), sendo sua nutrição feita por embebição da cartilagem, como será visto adiante. Esse nutriente também pode ser transferido como uma válvula desse sistema hidráulico.

Comprovou-se que o aumento súbito da força de compressão pode produzir uma ruptura de corpo vertebral, mas dificilmente produzirá o rompimento do *annulus*.[14,15]

Ligamentos

A resistência da coluna ao trauma é aumentada pelos ligamentos vertebrais, que têm função restritiva. Os ligamentos estão ligados aos discos, reforçando a sua elasticidade, e muito aderentes à estrutura da vértebra. O ligamento longitudinal posterior, que percorre todo o comprimento da coluna, desde a região cervical até o sacro, vai se estreitando ao nível da vértebra L1 até chegar ao sacro com a sua menor largura. É possível que esse estreitamento contribua para o enfraquecimento do disco a esse nível, como será visto no estudo da hérnia de disco. O ligamento longitudinal anterior não tem essa variação de largura, sendo uniforme em sua inserção. Ele é formado por três camadas de fibras densas, todas correndo em direção longitudinal. As mais superficiais são as mais longas e se estendem por 4 a 5 vértebras. A camada média vai por 2 a 3 vértebras, e a interna, de uma vértebra a outra, aderindo intimamente o disco e o anel epifisário. O ligamento lateral, situado entre os dois outros ligamentos, estende-se de uma vértebra a outra.[13]

No arco posterior, os ligamentos são amarelo, denso e resistente: ligamentos interespinhoso e supraespinhoso (na apófise espinhosa); na apófise transversa, os ligamentos do mesmo nome; e nas facetas articulares, os ligamentos interapofisários. No forame de conjugação, o teto é formado pelo ligamento amarelo.

Articulações especiais

- **Articulação occipitoatlóidea:** na qual existem numerosos ligamentos bem desenvolvidos, que permitem uma conexão importante, de manutenção e proteção dessa articulação, que não tem disco;
- **articulação atlantoaxóidea:** cuja estabilidade depende do ligamento transverso e do ligamento cruciforme. A ruptura desse ligamento pode causar a fratura da apófise odontoide. O ligamento nucal é uma faixa larga e fibrosa, firmemente aderida ao crânio e aos processos espinhosos das primeiras vértebras cervicais, e tem a função de proteger contra uma excessiva flexão da cabeça;
- **articulação pelvivertebral:** na altura da quinta vértebra lombar, saem de cada lado os ligamentos iliolombares;
- **articulação sacroilíaca:** é uma articulação pouco móvel (anfiatrose), que pode ter as superfícies articulares, tanto do sacro como do ilíaco, cobertas por cartilagens. Essas articulações têm ligamentos, os sacroilíacos, que aumentam sua estabilidade;
- **articulações coccigianas:** são semelhantes às das outras vértebras, com rudimentos de disco e articulações e inúmeros ligamentos;
- **sínfise púbica:** articulação do tipo anfiartrose, também com inúmeros ligamentos.

Unidade funcional

Identifica-se na coluna a unidade funcional, que constitui o chamado segmento motor de Junghans,[16] formado por dois segmentos:

- **porção anterior:** consta nos dois corpos vertebrais e no disco intervertebral e tem a função de suportar 80% do peso e absorver os choques. Convém assinalar que, na porção anterior da coluna cervical, existem, além do corpo vertebral e do disco, as duas articulações que se formam nas margens laterais do anel cartilaginoso. Essas projeções articulares anteriores são chamadas de uncovertebrais, invertebrais laterais ou articulações de Van Luschka.[17] Embora sejam denominadas de articulações, são pseudoarticulações, pois não há superfícies articuladas, embora contactantes. Essas apófises unciformes formam parte importante da patologia da coluna cervical, porque sofrem um processo de hipertrofia no ato degenerativo do uso e do desgaste da região. Esse processo unciforme não permite que o disco cervical, quando herniado, comprima a raiz nervosa, como ocorre na região lombar, em que não existem as apófises unciformes. Na região dorsal, a proteção da compressão da raiz é feita pela presença da costela;
- **porção posterior:** é também chamada de arco neural e consta nos dois processos transversos, uma apófise espinhosa e dois pares de articulações, uma inferior e outra superior, conhecidas como facetas articulares. Essas articulações são diartroses e, em conjunto com os músculos, realizam os movimentos da coluna. Constatou-se que as articulações suportam de 16 a 20% do peso corporal. A direção das facetas articulares, que varia nas três regiões da coluna, determina a direção do movimento que o respectivo segmento pode realizar.[18]

Orifício de conjugação ou forame intervertebral (Figura 2.10)

É a abertura entre os corpos vertebrais que permite a saída do nervo espinhal e a entrada de vasos sanguíneos e ramos nervosos que inervam as estruturas da região. Os limites desse orifício de conjugação variam da região cervical para a torácica e a lombar. Como visto anteriormente, na cervical, o orifício de conjugação está limitado na frente pelas apófises unciformes, o que dificulta o aparecimento de hérnia discal, mas pode causar osteofitos degenerativos compressivos. Na parte posterior do orifício cervical, encontram-se as articulações interapofisárias. O ligamento amarelo, pelo bordo externo, também contribui para os limites desse orifício.

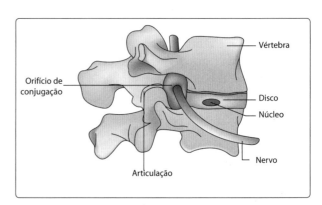

FIGURA 2.10 Orifício de conjugação.

Nas regiões torácica e lombar, existem, no limite, o ligamento longitudinal posterior e, na porção posterior, o ligamento amarelo e as articulações interapofisárias.

O tamanho e a forma elíptica do orifício permitem uma acomodação das estruturas, apesar de as alterações patológicas dos tecidos moles e ósseos na região lombar serem restritivas.[19] Na região lombar, o orifício de conjugação da quarta lombar tem de 12 a 19 mm no seu diâmetro vertical e 7 mm no seu diâmetro transverso; e o quarto nervo espinhal lombar sozinho já tem o diâmetro de 7 mm. Deve-se lembrar que existem no orifício de conjugação, além dos nervos, as artérias, as veias e o *nervi-nervorum* que ali adentram e vão suprir os elementos constitutivos da coluna, também um tecido conjuntivo frouxo de sustentação e ligamentos próprios do orifício, que são os transforaminais e os ligamentos amarelo e longitudinal posterior.[20] O aumento de espessura desses elementos pode comprimir a raiz, condição detectável pelos meios usuais de exame.

A presença de tantos elementos de linhagem do tecido conjuntivo próximos à raiz nervosa levou vários autores a tentar a explicação das afecções da coluna com base nas alterações patológicas do tipo colagenose dessas estruturas, porém sem resultados até agora (ver estudo do disco).

Musculatura ligada à coluna

A musculatura do tronco constitui a metade do peso da musculatura do corpo. No tronco, estão incluídas todas as regiões da coluna, com exceção da cervical, considerando também a musculatura da região pélvica. A musculatura da cervical é considerada uma região anexa ao tronco.

Os músculos do tronco têm os seguintes papéis a desempenhar: a) executar sete movimentos: flexão, extensão, flexão lateral para a direita e para a esquerda, rotação para a direita e para a esquerda e circundução: b) manter a postura ereta antigravitacional, permanecendo vários músculos em contração permanente; c) muitos músculos pequenos, que estão conectados entre vértebras, permitem mantê-las unidas, dando suporte e estabilidade à coluna inteira. Os músculos da região abdominal e da região pélvica, embora não diretamente ligados à coluna, estão integrados na sua movimentação (Figura 2.11).

Anatomia funcional dos músculos das costas

Os músculos da coluna devem ser divididos, funcionalmente, pelo menos em duas regiões distintas: 1) cervical e 2) toracolombar.

A outra divisão funcional seria agrupar os músculos em camadas: 1) camada superficial, mais contínua; 2) camada intermediária, descontínua com músculos menores; 3) camada mais profunda, ligada diretamente à coluna, que fica em um vale formado pelos processos espinhosos e pelas costelas (dorso), ou os processos transversos e a mastoide (cervical); 4) camada dos músculos anteriores que estão localizados no abdome, na região lombar, e esternocleidomastóideo, escalenos e retos anteriores, na região cervical (Figura 2.12).

Rasch[21] propõe uma divisão dos grupos musculares por funções:

- flexor lateral puro: quadrado lombar;
- flexões da coluna, geralmente anteriores. São os seguintes: reto abdominal, oblíquos externo e interno e psoas, na lombar. Na cervical, são os seguintes: esternocleidomastóideo, três escalenos e quatro retos;
- extensores da coluna, sempre posteriores e divididos em camada superficial média e profunda: intertransversais, interespinhais, rotadores e multífido, que são músculos de cada região e de ligação de 2 a 4 vértebras. Na cervical, os quatro subocciptais: um músculo para o pescoço; esplênio; e o longo é só para a cervical. Na torácica e na lombar, existem semiespinhal, iliocostal, longo e espinhal.

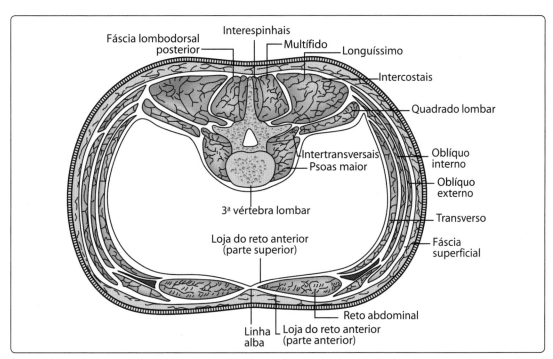

FIGURA 2.11 Corte transversal do corpo na altura da terceira vértebra lombar mostrando a musculatura e a fáscia.

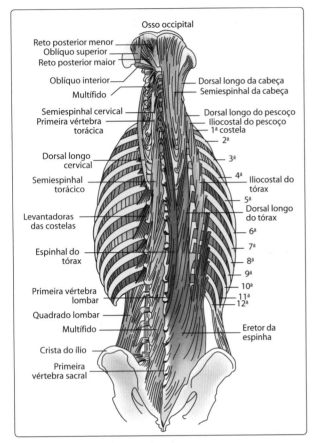

FIGURA 2.12 Os músculos da coluna.

O psoas – músculo considerado fundamental no equilíbrio da posição ereta – pode ser incluído como flexor, mas, em certas circunstâncias, pode funcionar como hiperextensor da coluna lombar.

Funcionalmente, pode-se simplificar mais ainda a musculatura, dividindo-a em:

1. músculos extensores da coluna da camada profunda, também produzem a flexão lateral e a rotação para o lado oposto e são músculos pequenos, como visto: intertransversais, interespinhais, rotadores e o multífido, que atuam em conjunto, quer no movimento de um segmento quer na coluna em geral;
2. músculos extensores da coluna da camada superficial, também chamados de eretores da coluna, e que são responsáveis pela postura, além de extensão, flexão lateral e rotação para cada lado. São os seguintes: iliocostal cervical, torácico, lombar, longo da cabeça do pescoço e tórax e espinhal e torácico (Quadro 2.1).

Considerando as apófises espinhosas da coluna vertebral como centro, os músculos da coluna, aos pares, colocam-se na forma longitudinal da seguinte maneira.

O mais distal é o iliocostal; a seguir, em direção à linha mediana, vêm o longo (longuíssimo), o semiespinhal e o mais medial – o espinhal. O músculo muito extenso, chamado grande dorsal, situado na metade inferior das costas e com uma pequena porção que é recoberta pelo trapézio, fica, quase na sua totalidade, logo abaixo da pele. Esse músculo tem sua ação ligada aos movimentos dos ombros, e sua inervação vem do plexo braquial (Figura 2.12).

Os músculos da região torácica ligados à respiração (intercostais, elevadores das costelas e serratos) não são considerados, por razões óbvias.

QUADRO 2.1 Músculos da coluna e suas funções[9]

Músculos anteriores: flexionam a coluna
Observação: os músculos de inserção oblíqua rodam e inclinam a coluna, além de a flexionar.

Longo do pescoço*	Oblíquo abdominal interno*
Longo da cabeça	Psoas maior+
Reto anterior da cabeça+	Psoas menor+
Oblíquo abdominal externo*	Quadrado lombar

Músculos posteriores: estendem a coluna
Observação: os músculos de inserção oblíqua rodam e inclinam a coluna, além de estendê-la.

Camada superficial	Camada profunda
Esplênio da cabeça*+	Semiespinhal
Esplênio do pescoço*+	Tórax*
Eretor da coluna	Cervical*
Ilioespinhal*+	Cabeça*
Longuíssimo*+	Multífido*
Sacroespinhal*+	Rotadores*
Espinhal*+	Interespinhais
	Intertransversais*

Músculos laterais: dobram a coluna para a lateral

Trapézio	Escaleno*
Esternocleidomastóideo*	Anterior
Quadrado lombar	Medial
	Posterior

*Músculos com função de rotação axial.
+Músculos com função de flexão lateral.

Suprimento sanguíneo da coluna
Artérias

Existe uma variação muito grande na origem das artérias dos diversos segmentos da coluna, e elas têm denominações variáveis.[22] Pode-se considerar padrão a vascularização da quinta vértebra lombar, na qual se pode verificar que as artérias vertebrais, uma para cada lado, são originárias da aorta. Cada uma dessas artérias corre pela região dorsolateral do corpo vertebral e, na altura do processo transverso, divide-se em dois ramos: a) ramo lateral (intercostal ou lombar) e b) ramo dorsal, que corre para o orifício de conjugação e permite a vascularização do corpo vertebral e de todos os constituintes da coluna, da medula e do canal vertebral.

O disco intervertebral é vascularizado na vida fetal: na vida pós-natal, até a idade de 8 anos, existem pequenos vasos que suprem o disco através da cartilagem hialina do corpo vertebral, porém, ao fim do crescimento ósseo, essas artérias são completamente obstruídas.[16] A nutrição do disco é feita por embebição na vida adulta.

Veias

Tanto no plexo venoso externo à coluna vertebral como no interno, dentro da coluna, as veias seguem o esquema da distribuição arterial. O sistema venoso interno é o mais importante pela sua relação de proximidade com os pedículos e os discos intervertebrais, permitindo a realização de venografia diagnóstica (ver matéria correspondente).

O sistema arterial-venoso da coluna tem íntima relação com os correspondentes sistemas da pelve, sendo o caminho natural dos processos metastáticos.

Irrigação sanguínea do músculo

O suprimento sanguíneo é realizado por uma série de ramificações, a partir de uma artéria, até se constituir em um número incrivelmente grande de pequenos capilares situados no endomísio. As paredes dos capilares são extremamente finas e possibilitam uma série de trocas de substâncias e de células sanguíneas entre o sangue e a própria fibra muscular. No repouso, as trocas são mínimas, mas no ato de contração muscular, quer no exercício, quer no trabalho estático, os metabólitos locais dilatam os capilares, permitindo maior afluxo de sangue. Esses metabólitos são substâncias químicas originárias da etapa bioquímica da contração, porém acredita-se que essa etapa de vasodilatação capilar não está bem esclarecida, devendo haver presença de outros fatores.[23]

Nota-se, nas veias musculares, a presença de válvulas que ajudariam a impelir a corrente sanguínea só em direção ao coração.

O exercício constante de um músculo, e essa é a base da reabilitação cardíaca, pode aumentar em cerca de 45% a sua circulação colateral.[21] Na contração constante de um músculo no trabalho muscular estático, por exemplo, levantar peso do chão, a circulação para temporariamente e surge um edema na massa muscular que, por compressão, impede os vasos de sofrerem a ação vasodilatadora de substâncias liberadas pelas fibras musculares.

Nas alterações causadas pela contração prolongada do músculo, o fator circulatório é considerado o mais importante para explicar o início das alterações musculares associadas aos processos doloridos (ver síndrome fibrocística).

No relaxamento muscular, as veias se enchem de sangue, e a presença desse sangue no músculo poderia ser entendida como sensação de calor e de peso das etapas do relaxamento muscular, conforme será visto adiante.[19]

Anatomia do sistema nervoso

Serão estudados, sucintamente, os constituintes do sistema nervoso, com maior ênfase nos elementos ligados à coluna vertebral. Inicialmente, serão abordados os constituintes celulares desse sistema.

Anatomicamente, o sistema nervoso pode ser dividido em sistema nervoso voluntário, que inclui o sistema nervoso central e o sistema nervoso periférico, e sistema nervoso involuntário ou autônomo, que envia fibras para os órgãos internos e os músculos e se divide em sistema nervoso simpático e parassimpático. Aqui, será abordada somente a medula espinhal (Figuras 2.13A e B).

Células do sistema nervoso

Neurônio

É a célula básica. A sua ligação com outro neurônio chama-se sinapse. A função dessa célula é reagir ao estímulo, transmitindo-o a outras partes da célula ou a outros neurônios, células musculares ou glandulares. Em razão da sua função especializada, os neurônios degeneram-se facilmente quando privados de oxigênio e não têm a capacidade de se reproduzir ou regenerar. O neurônio é formado pelo corpo celular (dendritos), do qual saem uma fibra longa (axônio) e um grande número de expansões menores; e os dendritos contêm, no seu interior, núcleos grandes, corpúsculos de Nissl, mitocôndria e complexo de Golgi. O axônio, também chamado de cilindro-eixo, tem parte da fibra nua e, logo em seguida, fica coberta de uma camada de mielina. Esta é uma substância lipoide, de cor esbranquiçada, que não é contínua, e as interrupções são chamadas nódulos de Ranvier, em que os axônios emitem ramos colaterais. A substância branca é composta por fibras ou axônios mielinizados.

Nervos

São as fibras nervosas, do cilindro-eixo, que estão envoltas por uma bainha, que envolve o neurolema e as células de Schwann. Cada nervo é envolvido por um epitélio perineural, rico em colágeno. Os pequenos fascículos de fibras nervosas são envolvidos por um tecido conjuntivo chamado de epineural, com circulação própria. O tecido conjuntivo interno é o endonervo.

Os nervos são constituídos por fibras motoras e sensitivas, que podem ser somáticas e viscerais. As vias aferentes ou sensitivas trazem impulsos de receptores: exteroceptores, da pele, da retina, da orelha interna; proprioceptores, de músculos, tendões e articulações; e interoceptores, das vísceras; esses estímulos podem atingir áreas corticais cerebrais, conscientes ou inconscientes. Existem três tipos de vias eferentes ou motoras, responsáveis pela motricidade: voluntária (que depende

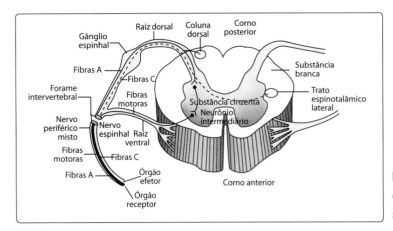

FIGURA 2.13A Segmento espinhal com aferentes somáticos.

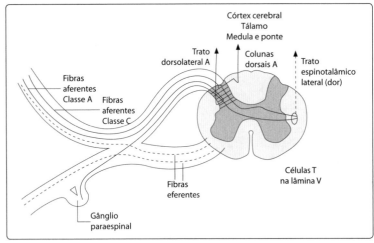

FIGURA 2.13B Segmento espinhal com vias autonômicas.

da vontade), involuntária (que não depende da vontade, mas pode ser de dois tipos, automática e reflexa) e visceral (sistema nervoso autônomo). Mesmo quando os impulsos são involuntários, há certas condições de controle, como será visto adiante, no método psicossomático de controle das algias da coluna.

Gânglios sensitivos

Junto ao ramo dorsal dos nervos cranianos e espinhais, existem os gânglios sensitivos. Estes são formados por células nervosas e dão origem a um único axônio que se dirige para o neuroeixo. O gânglio sensitivo está ligado por um lado às terminações sensitivas e por outro à medula, por meio de sinapses. São chamadas de pseudounipolares as células desse gânglio, porque não existe nenhuma sinapse real como nos gânglios autônomos.

Gânglios autônomos

São os gânglios nos quais se dá a sinapse das fibras motoras viscerais. O neurônio, cujo corpo celular está na medula, tem um axônio que termina no gânglio e é denominado fibra pré-ganglionar. A fibra pós-ganglionar é a que se inicia no gânglio e vai até a víscera ou o tecido glandular. Esses neurônios dos gânglios são eferentes viscerais. O estímulo sai do neuroeixo para a víscera.

Neuroglia

É composta pelas células de sustentação do sistema nervoso central, com função trófica e de recuperação do tecido nervoso, constituindo-se de recuperação do tecido nervoso, representando 40% do peso total do cérebro e da medula.[10] São os oligodendrócitos, que contêm a mielina, astrócitos, que produzem o substrato vascular e alimentar, células de origem ependimária, importantes na produção do líquido cerebroespinhal, ou liquor, e a micróglia, que contém os macrófagos do sistema nervoso central.

Sinapse

É o local em que um neurônio entra em contato com outro. No local da sinapse, existe um espaço microscópico, a fenda sináptica, que pode ser de três tipos: 1) uma terminação do axônio com um dendrito – sinapse axodendrítica e 2) de um axônio com outro – sinapse axoaxônica. A terminação do axônio no músculo constitui a placa neuromotora. O axônio, antes da sinapse, tem uma série de vesículas, que são pré-sinápticas, importantes na transmissão do estímulo.

Sistema nervoso central

A medula espinhal está dentro do túnel ósseo, que é a coluna vertebral. Tem em média 45 cm de comprimento e 12 mm de diâmetro, embora essa medida seja variável, em vários níveis. A medida, como tal, estende-se até a altura de L1 e L2 e, depois, há uma série de nervos que, em decorrência da sua disposição dentro do canal medular da coluna vertebral, compõe a chamada cauda equina, que se liga pelo *filum terminale* ao cóccix. A medula espinhal é envolvida por três capas, chamadas meninges, que são a continuação das que envolvem o cérebro. Todas as meninges envolvem as raízes nervosas que saem da medula e têm continuidade no tecido conjuntivo que envolve os nervos periféricos e são descritas a seguir.

A pia-máter é ricamente vascularizada e está intimamente aderida à medula, às raízes nervosas e ao *filum terminale*. A aracnoide estende-se até o nível que está cheio do líquido cerebroespinhal e vasos sanguíneos e envolve a medula. A região lombar forma a cisterna lombar, na qual está a cauda equina. A dura-máter e o espaço subdural, com pequena circulação capilar, porém sem liquor, envolvem a aracnoide. Na dura-máter, existem de 20 a 22 pares de ligamentos denteados, que vão da pia-máter à dura-máter e mantêm a medula no lugar.

Entre a dura-máter e o periósteo da coluna vertebral, existe um espaço epidural no qual se localizam os plexos venosos e a gordura, em que são feitas as anestesias e é realizada a venografia (ver capítulo especial).

Anatomia da medula nervosa

Em um corte transversal, pode-se identificar na medula nervosa a presença de uma substância cinzenta (células nervosas e fibras amiélicas), em forma de H, em que os dois ramos dorsais são os cornos posteriores e os dois ramos ventrais são os cornos anteriores. Circundando esse H, está a substância branca que representa as fibras miélicas das células da substância cinzenta adjacentes ou originárias de regiões superiores.

As fibras nervosas dos neurônios da substância cinzenta estão orientadas no plano transverso, enquanto as da substância branca estão orientadas longitudinalmente ao neuroeixo. A substância cinzenta está dividida em nove lâminas, sendo que o corno posterior vai da lâmina I à VI, a zona intermediária correspondente à lâmina VII e o corno anterior às lâminas VIII e IX (Figura 2.13A).

Há, na substância branca, um septo mediano posterior e uma fissura mediana anterior. Assim sendo, pode-se verificar que esses dois sulcos, mais os cornos, dividem a substância branca em três folículos bilaterais: folículo anterior, posterior e lateral (Figuras 2.13A e B e 2.14). Cada um desses folículos contém um certo número de tratos, sendo sua função principal conectar os níveis diferentes da própria medula aos centros superiores do cérebro.

As fibras ascendentes da substância branca estão somatotroficamente organizadas, ou seja, estão topograficamente dispostas. Assim, as fibras que vêm da região

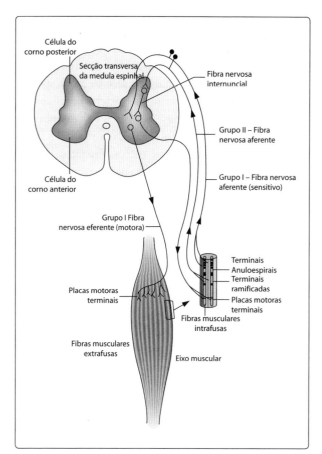

FIGURA 2.14 Esquema dos sistemas neurais alfa (α) e gama (γ).

sacral (S) estão mais medianamente localizadas na coluna posterior; as da lombar (L) vêm logo a seguir e, depois, as da torácica (T) e da cervical (C). No trato espinotalâmico, que é importante para a transmissão do estímulo doloroso, esse arranjo está invertido, porque há um neurônio motor, que cruza a substância cinzenta da medula.

Circulação

Artérias vertebrais de variado calibre fornecem o suprimento sanguíneo da medula nervosa nas diversas regiões. Cada artéria radicular passa através do orifício de conjugação e divide-se num ramo posterior e noutro anterior, formando um rico plexo anastomótico de veias e artérias. Esse plexo espinovertebral continua em direção ao cérebro. Levantar objetos do chão aumenta a pressão intra-abdominal (exercício abdominal) ou a pressão torácica (tosse ou espirro) e pode forçar a maior pressão venosa na circulação sistêmica, aumentando a pressão do liquor.[22]

Sistema nervoso periférico (nervos espinhais)

Entre os contribuintes anatômicos do sistema nervoso, tem particular importância o estudo dos nervos espinhais e a sua total integração com a medula nervosa, o que será feito a seguir com mais detalhes, deixando de analisar os pares cranianos, que não são importantes para a patologia da coluna.

O sistema nervoso periférico espinhal tem a finalidade de captar as sensações externas e internas do organismo e transmiti-las, através da medula, para o sistema nervoso central, estando, pois, em íntima correlação com o sistema muscular, que realiza os movimentos externos, ambientais e voluntários, e os internos, orgânicos e involuntários. Se, no estudo da musculatura, foi dada maior ênfase à musculatura dos fenômenos psicossomáticos ligados à coluna, deve-se avaliar o sistema nervoso periférico de forma mais global.

Os nervoso espinhais são de 31 a 32 pares, divididos em 8 pares cervicais, 12 torácicos, 5 lombares, 5 sacrais e 1 ou 2 coccigianos. Os nervos cervical um e os coccigianos 1 e 2 só têm o ramo ventral. Os nervos torácicos, lombares e sacrais são numerados segundo a vértebra imediatamente acima; assim, L5 é o nervo espinhal que emerge abaixo da vértebra L5. Na coluna cervical, a denominação é dada conforme a vértebra imediatamente abaixo: assim, C2 corresponde ao nervo que emerge acima da segunda vértebra cervical.

A medula tem um alargamento entre C5 e T1, que corresponde à saída dos nervos para os membros superiores, e outro entre L3 e S2, do qual sairá a inervação para os membros inferiores.

Receptores

O sistema nervoso periférico capta os estímulos por meio de receptores assim classificados; exteroceptores, localizados na pele e que recebem os estímulos exteriores ao corpo; proprioceptores, que estão nos tecidos mais profundos, dando a noção postural e espacial do corpo, e estão localizados nos músculos, nos tendões e nas articulações; e interoceptores, que estão localizados nas vísceras.

Vias aferentes e eferentes

Logo que esses receptores são simulados, a informação é conduzida da célula nervosa pela fibra nervosa – a chamada via aferente – em direção ao sistema nervoso central. Conduzem a resposta a esse estímulo fibras nervosas que saem do sistema nervoso central, chamadas fibras eferentes, que vão principalmente aos músculos e às glândulas.

As fibras aferentes são sempre motoras, realizando uma ação ligada a um músculo ou a uma secreção glandular. Assim, os termos fibra eferente e fibra motora são equivalentes. As fibras aferentes são sensoriais ou sensitivas, na maioria das vezes, com pequeno número de exceções, mas pode-se admitir, para efeito de raciocínio e no nível da coluna, serem os termos equivalentes.

As fibras eferentes e aferentes combinam-se para formar os nervos periféricos, espinhais e cranianos (estes últimos não são estudados aqui), que sempre saem de um orifício. Este, na coluna, é o orifício de conjugação.

É importante acentuar que os nervos periféricos inervam tanto estruturas somáticas como viscerais e têm um componente sensitivo e um motor. Assim, podem-se dividir as fibras do nervo periférico em quatro categorias funcionais; 1) viscerais aferentes; 2) viscerais eferentes; 3) somáticas aferentes e 4) somáticas eferentes.

As fibras são divididas em mielinizadas ou não. As fibras mielinizadas são axônios motores; as fibras não mielinizadas são muito raramente motoras e, quando o são, estão ligadas ao tecido muscular liso das vísceras e das glândulas. As fibras não mielinizadas são divididas em função da sua espessura e da velocidade de condução do estímulo nervoso. Um nervo cutâneo e um nervo profundo têm composições diferentes, sendo que o primeiro tem fibras que variam de 6 a 18 μm e o segundo, de 1 a 6 μm. No nervo cutâneo, as fibras largas (6 a 18 μm de diâmetro) são chamadas de fibras alfa, as pequenas (1 a 6 μm) são chamadas de fibras cutâneas delta. As fibras não mielinizadas são chamadas de fibras C. Os nervos profundos têm um conjunto de distribuição diferente: grupo I, fibras largas (12 a 21 μm) e que tem velocidade de condução de 70 a 120 m/s; grupo II, tamanho de 6 a 12 μm, velocidade de 30 a 70 m/s; e grupo III, tamanho de 1 a 6 μm e velocidade de 12 a 30 m/s. As fibras não mielinizadas dos nervos profundos são chamadas de fibras C ou do grupo IV, sua velocidade é de 0,5 a 2 m/s e o tamanho menor do que 1 μm. As fibras mielinizadas eferentes são de dois tipos: as largas (8 a 20 μm), chamadas de fibras motoras alfa, e as delgadas (1 a 7 μm), chamadas de fibras motoras gama (Tabela 2.1).

Ramo dorsal

Constitui-se de fibras sensitivas que transmitem os impulsos (dor, aperto, etc.), que receberam dos receptores periféricos, através dos nervos espinhais para a medula. As células desses neurônios A (alfa) são localizadas nos gânglios da raiz dorsal, dentro do orifício de conjugação. Cada raiz dorsal sensitiva inerva uma região da pele que se chama dermátomo. O único nervo que não tem essa raiz posterior é A (alfa). A inervação dos dermátomos é feita pela fibra somática aferente, do ramo dorsal. Mas a fibra visceral aferente vai em direção às vísceras e aos constituintes do sistema cardiovascular.

Ramos ventrais

Consiste em fibras aferentes que saem da medula. Também, aqui, existem a fibra somática aferente, que inerva os músculos estriados, e as fibras viscerais eferentes, que movem os músculos lisos e as glândulas. Essas fibras são os seguintes axônios: 1) neurônios motores do sistema alfa, que mandam impulsos de 15 a 120 m/s à placa motora das fibras musculares voluntárias; 2) neurônios motores

TABELA 2.1 Classificação das fibras nervosas sensitivas e motoras

Grupo de fibras sensitivas	Sensitivas e motoras	Maior diâmetro de fibra	Maior velocidade de condução (m/s)	Observações
Ia	Aα	18	120	Motora – as grandes fibras de neurônios motoras alfa de lâmina IX Sensitiva – aferentes primários (anuloespinhal) fusos musculares
Ib	Aα	18	120	Sensitiva – receptores dos tendões (Golgi) dos receptores, tato e pressão
II	Aβ	13	70	Sensitiva – aferentes secundários dos fusos musculares. Corpúsculos de tato e pressão
	Aγ	8	40	Motora – os pequenos neurônios gamamotores da lâmina IX que inerva os fusos musculares
III	Aδ	5	15	Sensitiva – pequenas fibras pouco mielinizadas que transmitem pressão, tato, dor e temperatura
	B	3	14	Motora – pequenas fibras, pouco mielinizadas e autonômicas pré-ganglionares
IV	C	1	2	Motora – todas as fibras autônomas pós-ganglionares (todas são fibras não mielinizadas) Sensitivas – fibras não mielinizadas que conduzem as sensações de dor conforme a temperatura

do sistema gama, que passam impulsos de 10 a 45 m/s às terminações motoras dos fusos musculares; 3) neurônios autonômicos pré-ganglionares, que dão passagem a impulsos de 0,3 a 1,5 m/s e que estão em sinapses com os neurônios pós-ganglionares. A unidade motora alfa e um número variado (conforme o tipo de músculo, pode variar de três a centenas) de fibras musculares estriadas do músculo esquelético (ver adiante).

Trajetória do nervo espinhal

Como se pode observar, o nervo periférico espinhal, depois que unifica os ramos dorsal e ventral, de fibras eferentes e aferentes, constitui-se num nervo de pequeno trajeto, que logo se divide em ramo posterior (divisão primária posterior), que supre a musculatura das costas e da pele dorsal do corpo, e ramo anterior (divisão primária anterior), que supre a parte anterior do corpo e dos membros. Esse ramo anterior está intimamente conectado com o sistema nervoso involuntário ou autônomo (sistema nervoso simpático e parassimpático). Essa ligação é feita com ramos comunicantes cinzentos e brancos.

Plexos

Os ramos ventrais dos nervos espinhais são praticamente a contribuição do tronco do nervo e são mistos, distribuindo-se para pele, músculos, ossos, vasos da região do pescoço, do tronco e dos membros. Na região torácica, o plano básico da distribuição dos nervos espinhais acompanha a divisão metamérica dos somitos iniciais, dando uma distribuição segundo o dermátomo e o miótomo correspondentes. Os ramos ventrais dos nervos espinhais da região torácica apresentam-se em 12 pares e se constituem nos nervos intercostais.

Entretanto, os ramos ventrais dos nervos espinhais das demais regiões logo após a sua origem, no tronco do nervo espinhal, intercomunicam-se, entrecruzam-se, trocam contingentes de fibras e constituem-se nos plexos dos quais provem nervos colaterais e terminais. Distinguem-se de cada lado o plexo cervical, de C1 a C4; plexo branquial de C5 a T1; plexo lombossacral de L1 a S3; plexo coccígeo de S4, S5 e coccígeo. Os ramos cutâneos desse conjunto de nervos vão até a pele, como pode ser visto nas Figuras 2.13 e 2.14.

São particularmente importantes o entendimento do trajeto da dor, já visto anteriormente, e o das lesões traumáticas da coluna (a serem estudadas no capítulo sobre traumatismos) e das alterações degenerativas disco-osteoligamentares que acabam por alterar não só as raízes nervosas, mas a própria medula, como se pode ver no capítulo correspondente.

Noback e Demarest[10] dizem que os plexos representam uma razoável economia de circuitos para as fibras, tanto nas raízes posteriores como nas anteriores, na chegada do estímulo nervoso a um ponto definido da medula nervosa. Por exemplo, o polegar e a parte anterior do braço são inervados por três nervos periféricos: musculocutâneo, radial e mediano, mas as fibras aferentes desses três nervos vão ingressar na medula nervosa no nível do C6. Há o exemplo inverso: os músculos interósseos da mão têm suas terminações aferentes no nervo ulnar, que, entretanto, tem dois segmentos espinhais para receber os estímulos de C8 e T1.

Sistema nervoso autônomo

O sistema nervoso autônomo corresponde, por definição, à inervação motora das vísceras. Diferencia-se do sistema nervoso voluntário por apresentar uma fibra que sai do sistema nervoso central e termina na sinapse localizada nos gânglios autonômicos (Figura 2.13B).

Nesses gânglios, localiza-se o neurônio que dá origem à fibra pós-ganglionar, que vai até os músculos lisos das vísceras, o coração e as glândulas. As fibras aferentes dos órgão viscerais não fazem parte desse sistema nervoso, participando do arco reflexo da vida vegetativa, do funcionamento interno do órgão em si. Esse sistema autônomo se divide em sistema nervoso simpático e parassimpático.

Sistema nervoso simpático

Está intrinsecamente ligado aos problemas psicossomáticos em geral e tem uma fisiologia às atividades de tensão e de emergência, que preparam o indivíduo para "lutar ou correr", dentro da teoria da adaptação[20] (ver adiante). Esse sistema é chamado, também, de toracolombar ou adrenérgico, porque: 1) as fibras pré-ganglionares emergem todas da região torácica e duas da lombar (de T1 a L2) e 2) o neurotransmissor na sinapse, para as fibras pós-ganglionares, é a adrenalina e a noradrenalina que é desativada pela monoamina oxidase (MAO) (intracelular) ou catecol-O-metiltransferase (COMT) (intracelular); as fibras pré-ganglionares têm como neurotransmissor a acetilcolina, que é desativada rapidamente pela enzima colinesterase. A glândula suprarrenal, na sua parte medular, atua como se fosse realmente um gânglio. As fibras pré-ganglionares de T6 a T9 liberam acetilcolina, que estimula as células da suprarrenal a produzir adrenalina ou noradrenalina, como se fosse uma fibra pós-ganglionar do simpático.

Sistema nervoso parassimpático

Tem as suas funções ligadas à manutenção e à restauração das funções orgânicas, como diminuição dos batimentos cardíacos e aumento das atividades gastrointestinais para maior absorção de alimentos. O parassimpático também é chamado de craniossacral ou colinérgico, porque: 1) as fibras pré-ganglionares emergem dos nervos cranianos oculomotor (III), facial (VII), glossofaringiano (IX), vago (X) e espinhal acessório (XI) e dos nervos espinhais de S3 e S4; 2) o neurotransmissor das fibras pós-ganglionares e pré-ganglionares é a acetilcolina, que é rapidamente destruída pela enzima colinesterase.

Suprimento nervoso da coluna

As estruturas da coluna têm um suprimento sanguíneo e nervoso, como todos os órgãos vivos. O nervo sinuvertebral é a principal fonte de inervação da coluna, em cada nível. Esse nervo também é chamado de recorrente de Van Luschka, porque é um ramo recorrente de cada nervo espinhal, que retorna em direção à medula, entra pelo orifício de conjugação e supre todas as estruturas ósseas, ligamentares e discais, inclusive a dura-máter e as outras meninges.

Há dúvidas anatômicas e descritivas em relação ao nervo sinuvertebral,[4,9,16,24,25] que é originário da raiz dorsal, passando pelo gânglio do simpático, tendo, pois, fibras sensitivas e não motoras. Bogduk[16] e outros autores não admitem que um nervo tão pequeno e de difícil localização na cirurgia seja responsável por essa tão vasta série de dores indefinidas na região das costas. As dores irradiadas para os membros, originárias da compressão da raiz, ficam mais "fáceis" de explicar.

Canal vertebral

A configuração do canal vertebral, tanto na coluna cervical como na lombar, tem importância diagnóstica na clínica e na cirurgia da coluna vertebral. Na coluna lombar, o forame vertebral é menor e tem forma triangular (forma de trevo ou *trefoil*), o que pode produzir uma angulação lateral congênita ou uma angulação lateral na 4ª ou 5ª vértebra lombar por um processo degenerativo ósseo, que forma uma espécie de túnel que aprisiona a raiz, dando origem à síndrome do recesso lateral descrita por Hasegawa et al.,[26] responsável por inúmeros insucessos na cirurgia.

O canal vertebral pode ser estreitado, tanto no seu diâmetro anteroposterior como na lateral, produzindo uma estenose que pode comprimir a medula na cervical, provocando uma mielopatia, como também na lombar, causando a síndrome da cauda equina.

Curvas da coluna

O feto tem a sua coluna em forma de um C muito amplo. A curva cervical surge na primeira semana após o nascimento, até se consolidar aos 4 meses, quando a criança se levanta e consegue segurar a cabeça; nessa época, a curva lombar ainda não está formada, o que ocorre a partir dos 12 meses de idade, quando começa a andar.

Olhando uma coluna de perfil, é possível identificar as curvas com convexidade anterior, que são chamadas de lordoses – na região cervical, discretas e mais acentuadas na região lombar. As curvas de concavidade anterior são as curvas cifóticas, ou seja, a cifose torácica e a pélvica. Estas são chamadas de curvas primárias, porque existiam na vida fetal, e aquelas, as lordóticas, de curvas secundárias e são decorrentes da evolução, pois não se encontram nas outras espécies animais[17,24,25] (ver estudo da postura).

BIOMECÂNICA

A incidência das dores na coluna na prática médica sempre foi alta, porém com a crescente industrialização, tem aumentado muito,[27] como se fosse uma epidemia. Apesar do aparecimento de inúmeras técnicas sofisticadas de exames auxiliares, permanece a grande incógnita de se identificar os fatores etiológicos e o local exato em que surge a dor na coluna vertebral.[14]

Assim como ocorreu em outras especialidades, no intuito de abrir novas perspectivas, alguns autores sugeriram analisar a coluna como uma estrutura mecânica, submetida a uma série de forças complexas e regidas pelas leis da Física.

A biomecânica do esqueleto foi desenvolvida por Nordin e Frankel,[28] o que permitiu a reformulação de várias próteses ortopédicas. O método biomecânico de estudos da coluna foi empregado, desde 1930, pela escola de Nachemson e Movis.[29]

Na verdade, as conclusões dessa abordagem não estão acessíveis ao médico prático, que não está acostumado à analise matemática de forças de compressão, cisalhamento, atrito, etc.

Enfoque biomecânico

O enfoque biomecânico das estruturas orgânicas consiste na aplicação das leis da mecânica (parte da Física que estuda a ação das forças, com ou sem movimento). As leis da mecânica, que foram concebidas no estudo de objetos inertes e, se possível, homogêneos, não são facilmente transferidas para órgãos vivos e, na maioria das vezes, de estrutura variável no decorrer da vida, em razão de fatores enzimáticos, histoquímicos, etc., desconhecidos. Por essa razão, é necessário fazer um modelo experimental que se assemelhe o máximo possível à estrutura estudada.

No caso específico da coluna vertebral, o modelo experimental tem de ser matemático, ou seja, devem ser criadas por meio de formulações matemáticas as condições que mais se assemelham à estrutura mecânica da coluna – que, como será visto mais adiante, tem de desempenhar duas ações completamente antagônicas: como eixo de sustentação do corpo e, ao mesmo tempo, como fulcro do movimento de um animal de sustentação bípede.

As experimentações em cadáveres somente satisfazem parcialmente, a experimentação *in vivo* é extremamente complexa e um modelo artificial de material qualquer não teria condições de reproduzir as funções do órgão original.

O modelo experimental matemático para a coluna nem sempre explica o que se encontra na prática médica e, assim, precisa ser corrigido e recriado.

Da concepção biomecânica da coluna, que procura a explicação dos seus problemas intrínsecos, surgiu a ergonomia (ver Capítulo 20 – Ergonomia), que visa a estudar os movimentos e a postura mais adequada para o homem trabalhar sem agredir o organismo. Como será visto, a ergonomia deve ser bastante ampla, visando, de modo geral, a "adaptar as tarefas ao homem", e não o contrário. O Prof. Grandjean, de Zurique, demonstrou que "má postura" no trabalho, no se sentar, deitar-se, etc., causa dores articulares que agridem a coluna com maior incidência.[30]

No campo da biomecânica, Farfan, professor de ortopedia no Canadá, foi o primeiro a aplicar esse método no estudo da coluna lombossacra.[31] No entanto, coube a White, professor de ortopedia, que se associou a um professor de engenharia, Panjabi, de Yale, escrever um livro com muitas ilustrações sugerindo um novo modelo matemático, tridimensional, para a coluna (Figura 2.15), que explica muito bem o problema das fraturas.[14] Nordin e Frankel[28] publicaram um livro mais simples com enfoques semelhantes.

No campo de ergonomia, vários autores trouxeram importantes contribuições, com base no trabalho de Nachemson e Movis.[29] Wilke et al. reviram medidas *in vivo*.[32,33]

Funções biomecânicas da coluna

A coluna vertebral tem três funções mecânicas definidas:

- eixo de suporte do corpo;
- proteção da medula e das raízes nervosas;
- eixo de movimentação do corpo.

As duas primeiras funções são antagônicas e conflitantes com a terceira. Esse conflito deve ser a razão da complexidade da coluna vertebral. Enquanto os movimentos podem ser mais bem obtidos com uma estrutura de múltiplas articulações com vários graus de liberdade e eixos de movimentação, as duas primeiras funções, que são mais estáveis, podem ser mais bem obtidas por uma estrutura sólida.[14] Considerando a estrutura do segmento do movimento motor de Schmorl e Junghans,[6] formado de duas vértebras adjacentes e todos os tecidos moles circundantes (veja adiante no estudo do disco), pode-se definir que a função de sustentação é realizada pelos elementos anteriores (corpo vertebral, disco, ligamentos longitudinais anteriores e posteriores), enquanto os elementos posteriores dos arcos neurais e das articulações são responsáveis pela movimentação. A segunda função de proteção é desempenhada tanto pelos elementos anteriores como pelos posteriores da coluna vertebral.

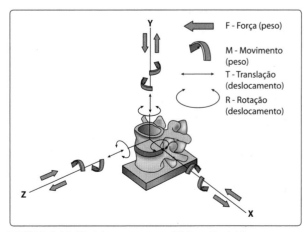

FIGURA 2.15 Modelo proposto por White e Panjabi para o estudo biomecânico da coluna vertebral.

Além dessas três funções, podem-se identificar as seguintes: a coluna transfere o peso e o movimento de flexão da cabeça e do tronco para a pélvis; permite o suficiente movimento entre a cabeça, o tronco e a pélvis.[14,15]

Funcionalmente, as curvas fisiológicas permitem que a coluna aumente a sua flexibilidade e a capacidade de absorver os choques, enquanto mantém a tensão e a estabilidade adequada das articulações intervertebrais.[31,34]

As curvas da cervical e da lombar se devem ao disco intervertebral, que é mais alto na frente do que atrás, porém a cifose torácica é consequência mais do aumento em cunha das vértebras.[35]

Biomecânica do disco intervertebral

Sabe-se que o disco, na parte anterior da coluna, corresponde a 25% da sua altura. O modelo estudado foi material de cadáver recente, pois as aderências entre o disco e a cartilagem das vértebras são de difícil reprodução e os fenômenos *post-mortem* demoram alguns dias para se instalar nessa estrutura.

Compressão e distensão

O disco, formado pelo *annulus* e pelo núcleo pulposo, é uma estrutura bem adaptada para suportar grandes forças de pressão axial.[23] Dentro do disco, essas forças de compressão são recebidas pelo núcleo e transferidas para o *annulus* que, com suas fibras em formas diagonais de 15 a 30° de inclinação, amortece o choque.

A força de distensão ocorre, principalmente, no lado oposto da estrutura do *annulus*, quando o corpo está dobrado sobre si mesmo. É importante assinalar que as forças de distensão são mais agressivas para a estrutura da coluna do que as de compressão, e as de compressão aumentam a dimensão horizontal do disco, fator importante para a explicação de hérnia discal (Figura 2.16).

Flexão

O ato de fletir o corpo faz com que forças compressivas se apliquem na parte côncava e as distentivas, nas partes convexas, com deslocamento do núcleo, podendo esse ato, conforme o peso levantado, produzir a herniação do núcleo pulposo. A força da flexão é uma das mais agressivas ao disco.[28]

Torção

Farfan[31] conclui que as forças mais danosas para o *annulus* são as de torção ou rotação do corpo com peso.

Cisalhamento

São as forças inclinadas, que, na realidade, são de compressão e encontram a estrutura discal na posição inclinada. Essas forças que atuam no disco, nas diversas idades, já

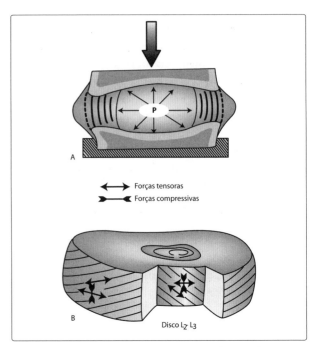

FIGURA 2.16 Disco intervertebral submetido às forças tensoras e compressivas.

encontram as estruturas anatômica, histoquímica e biológica do disco com diversas alterações.[34]

A aplicação de uma força na estrutura estudada e a manutenção dessa força por algum tempo fazem com que haja uma alteração na nutrição do disco, que é feita através da cartilagem. Essa força, aplicada por muito tempo, pode alterar a estrutura do disco, aumentando a degeneração discal.[27]

Histerese

O disco é uma estrutura viscoelástica (viscosa = núcleo pulposo; elástica = *annulus*) que absorve energia após receber repetidas forças. Isso é chamado de histerese. De início, admitiu-se que fosse um fator de proteção, mas hoje sabe-se que forças axiais vibratórias, de pequena intensidade mas atuando por muito tempo, podem causar hérnia de disco ou discopatia. Kelsey demonstrou que o motorista tem maior incidência de hérnia de disco[15] (Figura 2.17).

Pressão intradiscal

Nachemson foi o primeiro a medir a pressão intradiscal *in vivo*, alterando o modelo experimental. Demonstrou que existe uma diferença de pressão que o disco suporta, dependendo da postura corporal, sendo que a pior posição é a sentada[29] (Figura 2.18).

Wilke et al., da Universidade de Basel – que agora está na Universidade de Ulm (Alemanha) –,[33] repetiram as medidas realizadas por Nachemson na década de 1960. Foi introduzido um transdutor de pressão no núcleo pulposo de um disco L4-L5 íntegro de um homem de 45 anos, pesando 70 kg. A pressão foi registrada por telemetria durante 24 horas em várias posições – de pé, deitado, sentado, andando, correndo, subindo escadas, rindo – após 7 horas de sono. Concluem os autores que houve uma correlação entre os achados de Nachemson, com algumas pequenas variações que os autores admitem ter sido causadas pelo tipo de transdutor usado. A grande diferença foi que a pressão intradiscal na posição sentada pode ser ligeiramente menor que na posição de pé; a atividade muscular aumenta a pressão intradiscal que promove a melhoria da nutrição do disco.[23,27,32] A mesma equipe fez um outro trabalho em que procurou correlacionar as pressões intradiscais no interior do disco pulposo, com a ideia de que esse procedimento poderia adequar individualmente a carga que os trabalhadores poderiam suportar sem danificar a estrutura do disco. Esses modelos matemáticos são difíceis de aplicar pelo ergonomista e pelo médico do trabalho na prática diária da atividade de medicina ocupacional.[33]

Pressão intra-abdominal

Um outro modelo biomecânico foi criado para medir o esforço de levantar pesos: a pressão intra-abdominal (intragástrica) usada como indicador do peso que a coluna está suportando. Isso é baseado na hipótese de que a pressão da cavidade abdominal suporta a coluna, principalmente no movimento de flexão[36] (Figura 2.18).

Mais adiante, pode-se ver que os músculos atuam de maneira contrária à pressão intradiscal, em relação à postura.

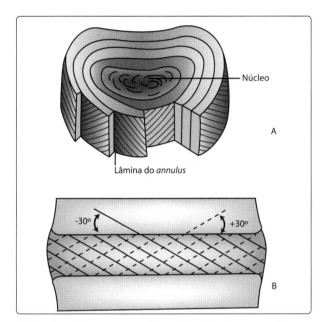

FIGURA 2.17 Disco intervertebral. A) O disco tem o núcleo pulposo cercado por lâminas concêntricas do *annulus*. Em duas camadas adjacentes, as fibras são de orientações opostas. B) As fibras têm orientação de inclinação de cerca de 30° em relação ao disco. Os traços ponteados são uma das eventualidades de direção, e os traços cheios, a outra, mas não coexistem em um mesmo *annulus*.

Biomecânica dos ligamentos

Os setes ligamentos da coluna são divididos em três sistemas: 1) sistema longitudinal longo, que inclui o ligamento longitudinal anterior e posterior e os ligamentos supraespinhosos; 2) sistema longitudinal segmentar, que inclui o interespinhoso, o intertransverso e o ligamento amarelo; 3) sistema capsular ou articular.

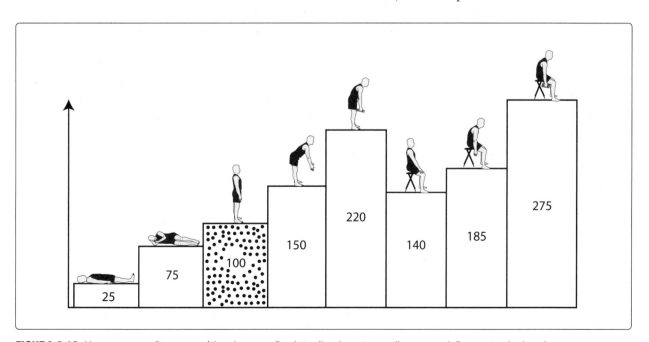

FIGURA 2.18 Uma comparação esquemática das pressões intradiscais, entre as diversas posições posturais da coluna.

No primeiro sistema, a tração do ligamento na parte anterior da vértebra pode causar a formação de osteófito. Os ligamentos degeneram, como os discos, com a idade,[31] ficando com maior teor de tecido fibroso.

A força de tensão que o ligamento na parte anterior suporta é duas vezes a do posterior. No segundo sistema, o ligamento amarelo foi o mais estudado, e constatou-se que existe maior quantidade de fibras elásticas do que em qualquer outro ligamento do organismo.[14] Essa é uma característica importante que deve proteger a medula nervosa no movimento amplo de uma flexão completa para uma extensão completa da coluna.

As alterações biomecânicas dos ligamentos não foram bem estudadas, a não ser a do ligamento amarelo, que se demonstrou ter a extensão da coluna, quando ela vai rapidamente da total flexão (ligamento distendido) para a total extensão (ligamento relaxado). Sua alta elasticidade, assim como sua pré-tensão, minimiza as agressões à medula espinhal. Foi demonstrado que esses ligamentos têm função protetora no ato de traumatismo da coluna.[14,15]

Biomecânica dos corpos vertebrais

A vértebra é dividida, no estudo biomecânico do corpo, em articulações interapofisárias do arco neural e cartilagem.

O corpo vertebral tem um modelo experimental, de estudo fácil nas peças de cadáveres, verificando-se que as paredes do corpo vertebral são de osso esponjoso e a área de contato coberta por uma cartilagem, que também é homogênea (varia de constituição no centro e na periferia). Em relação à osteoporose, a perda de tecido ósseo (25%) corresponde a uma perda de mais de 50% da resistência do corpo vertebral. Os autores acreditam que a resistência da vértebra é dada pela fina camada de osso compacto.

Para o estudo da vértebra osteoporótica, foi montado um modelo matemático de linhas horizontais e verticais, pois se sabe que as horizontais são mais importantes no mecanismo de sustentação.

Até 40 anos, o osso esponjoso contribui com 20 a 55% do suporte da vértebra, contribuição que, após os 40 anos, passa a ser de, no máximo, 35%. O osso compacto, que contribuía com 45% até os 40 anos, passa a 65% no indivíduo de mais de 40 anos.[23,28,36,37]

Arco neural

Seu estudo está mais ligado à etiologia da espondilólise e da espondilolistese (ver capítulo correspondente).

Cartilagem

Verificou-se que as sucessivas forças aplicadas à coluna, no segmento motor, iniciam um processo degenerativo que se assenta primeiro na cartilagem intervertebral, que separa a vértebra do disco e é mais espessa na periferia do corpo do que no centro, no qual está o núcleo pulposo.[28,29,36] Depois,

essas forças compressivas agridem o corpo vertebral e, só ao final, ocorre a degeneração do disco.

Biomecânica das articulações interapofisárias

As articulações intervertebrais são as únicas articulações com sinovial a sofrerem, com a idade, uma degeneração artróstica. Uma das funções da articulação é proteger o disco de uma excessiva torção, que pode levar a uma discopatia.[34] Também tem uma função limitante na flexão e na extensão. A terceira função é proteger o disco, nas sobrecargas excessivas.[31]

Farfan et al.[31] chegaram a fazer uma correlação entre a obliquidade das facetas articulares da coluna lombar e a incidência de maior agressão ao disco, produzindo uma discopatia com consequentes dores lombares, hoje uma teoria refutada.

Biomecânica dos músculos

Os músculos da coluna podem ser divididos em: 1) pré-vertebral anterolateral-psoas; 2) músculo profundo – eretor da coluna; 3) músculos superficiais; 4) abdominais anteriores e laterais; 5) glúteos. Sem os músculos, a coluna seria totalmente instável. As funções deles são manter a postura e ativar diversos movimentos da coluna. Mathieu e Fortin[36] usaram o estudo eletromiográfico para determinar os músculos que ficam em silêncio conforme o movimento realizado e puderam constatar que existe certo anaforismo entre a boa postura para os músculos e a postura adequada para o disco intervertebral; por exemplo, a posição sentada e relaxada, que é melhor para o músculo, é a pior para o disco intervertebral.

A medida da força muscular e de sua ação é feita pela eletromiografia, porém não existe nenhum estudo que determine se há relação direta entre ambas. Na Figura 2.18, pode-se ver que o simples modo de se levantar o peso, com a coluna fletida ou reta, altera a ação elétrica intrínseca do músculo.

Biomecânica da medula nervosa e raízes nervosas

Vários autores[14,15,28,36] fizeram um estudo biomecânico do sistema nervoso intravertebral. A medula, quando liberada de todas as aderências a ligamentos, é 10% mais longa do que o local no qual está presa, o que permite a ela e às raízes nervosas acompanhar os movimentos do canal medular.

As alterações de estiramento, como as de flexão e extensão, são possíveis porque a coluna na posição neutra fica enrugada. A medula nervosa fica em posição semitensa em razão dos ligamentos denteados e das próprias raízes nervosas. Nos traumas, esses elementos protegem a medula, em associação com uma gordura epidural e o liquor, que ajudam a diminuir a fricção do movimento na medula nervosa (Figura 2.19).

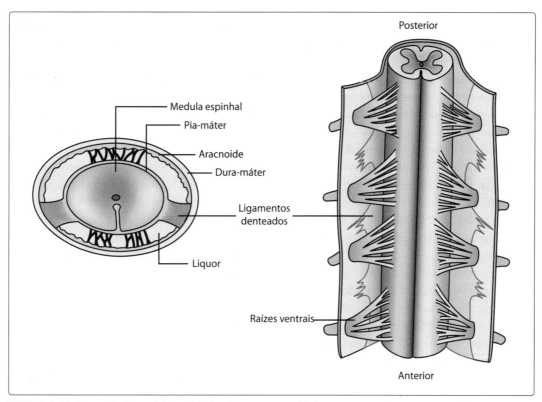

FIGURA 2.19 Anatomia da medula espinhal e das estruturas vizinhas.

Movimento da coluna

Os movimentos da coluna toda são muito complexos, porque são resultantes de uma série de pequenos deslocamentos de ossos e tecidos moles altamente sofisticados, que atuam sob ação de poderosos músculos. White e Panjabi,[14] com seu modelo matemático, afirmam que, na realidade, há movimentos simultâneos de translação e rotação que se somam com maior ou menor intensidade.

A mobilidade na coluna cervical e lombar aumenta os desgastes das estruturas da coluna. Daí o maior número de pacientes com queixas nessas regiões.

DISCO INTERVERTEBRAL

Introdução

O disco intervertebral é uma formação elástico-viscosa em que o núcleo pulposo, que é um gel (material viscoso), está submetido à alta pressão restritiva, para manter o seu estado de hidratação e resistir à ação de forças e pesos compressivos, pelas fibras elásticas do *annulus*, que também atuam para manter a integridade do disco nas flexões e nas torções do corpo (ver capítulo sobre biomecânica).

A fisiologia íntima das alterações discais ainda não está estabelecida.

Vários autores[7,38] concordam que a degeneração discal tem início na intimidade da estrutura, em um processo bioquímico que altera as propriedades físico-químicas dos tecidos, e só posteriormente é que o disco sofre uma alteração morfológica nítida nos exames anatômico, histológico, bioquímico ou no estudo radiológico.

O processo degenerativo do disco intervertebral está associado com envelhecimento e traumatismos, o que resulta em alterações morfológicas e moleculares. As alterações morfológicas são observadas como desidratação do núcleo, aparecimento de fissuras no *annulus* e esgarçamento ou rupturas da cartilagem vertebral (*endplates*). No nível molecular, a degeneração inclui a diminuição da difusão de nutrientes, a menor viabilidade celular, a diminuição da síntese de proteoglicanos e a alteração da distribuição do colágeno. O papel dos mediadores da inflamação e o uso potencial dos fatores de crescimento para retardar ou reverter o processo degenerativo ainda estão em estudo e têm muitos pontos obscuros.[5]

A seguir, faz-se uma breve revisão sobre a origem do disco, mostrando a linhagem conjuntiva, a constituição bioquímica e as propriedades biofísicas da substância fundamental do tecido conjuntivo, para facilitar comparações e analisar o seu possível meio de nutrição, como tecido avascular.

Origem do disco intervertebral

Do ponto de vista embriológico, sabe-se que a coluna vertebral origina-se de uma condensação de tecido mesenquimatoso, derivado do mesoderma situado em torno da notocorda. De modo geral, em virtude de sua plasticidade, o mesênquima forma o estroma, arcabouço de vários órgãos, constituindo-se no tecido conjuntivo. A grande potencialidade desse tecido permite que dê origem também aos tecidos cartilaginosos, ósseos e musculares e, portanto, também às vértebras, aos discos intervertebrais, à cartilagem hialina e aos ligamentos.

Quanto à filogênese do *annulus fibrosus* do disco, não existe dúvida de que esteja ligada à linhagem do mesênquima, mas a origem do núcleo pulposo é controversa, principalmente pela presença de restos de notocorda.

Explicar os restos de notocorda por um mecanismo vascular não é teoria aceita por todos os autores.[3,39]

Os tratados descrevem a teoria de migração de células do mesênquima embrionário para a cartilagem hialina associada à teoria da liquefação mucilóide de parte central dessa cartilagem, que usa a restos notocordais ali existentes, formando o núcleo pulposo.

De qualquer forma, pode-se considerar que a cartilagem e o disco intervertebral, tanto o núcleo pulposo quanto o *annulus fibrosus*, têm a sua filogênese ligada ao tecido conjuntivo.

Constituição do tecido conjuntivo

Todo tecido conjuntivo é constituído de três elementos básicos: 1) a substância fundamental é uma mistura de vários componentes, sendo os principais: água, proteína, polissacarídeos e eletrólitos; 2) fibras colágenas e 3) células. O modelo mais semelhante ao disco intervertebral é o da cartilagem hialina.

Os complexos proteína-polissacarídeos, no tecido conjuntivo assim como no disco, têm alto peso molecular e formam uma macromolécula denominada de condromucoproteína, condromucoide e atualmente de glicoproteína. Ela tem a capacidade de reter água e, sendo viscosa, determina a elasticidade, a turgescência e a rigidez da cartilagem.[30]

Afora essa glicoproteína, existem os polissacarídeos ácidos, que também eram chamados mucopolissacarídeos (associados a uma proteína não colágena) e que, atualmente, são chamados de proteoglicanos.

Os proteoglicanos são formados por longas cadeias de polissacarídeos denominadas glicosaminoglicanos, que estão ligadas a uma proteína.

Os glicosaminoglicanos podem ser agrupados em sulfatados e não sulfatados. Os não sulfatados são: ácido hialurônico e condroitina. Os sulfatados são: sulfato 4 de condroitina (antigamente chamado de sulfato de condroitina A); sulfato 6 de condroitina (antes chamado de sulfato de condroitina C); dermatossulfato (antigamente chamado de sulfato de condroitina B); ceratossulfato, heparina e sulfato de heparitina (B).

As fibras colágenas dos tecidos conjuntivos variam de tecido para tecido e também são específicas para a unidade básica, que é tropocolágeno, com uma constituição intimamente associada ao complexo proteoglicano, que varia no *annulus* e no núcleo.

Existem dados laboratoriais que mostram que outras proteínas surgem no processo degenerativo do disco, na própria matriz do tecido.

Oegema et al.[40] correlacionaram o conteúdo de fibronectina do disco intervertebral, somando o que existia no *annulus* e no núcleo com o grau de degeneração discal. A síntese de fibronectina em outros tecidos está associada a um grau de reparação tecidual e como resposta a uma agressão a um tecido. Pode-se até medir o tamanho molecular da fibronectina, para cada tecido.

Fibronectina ajuda a organizar o tecido extracelular da matriz e tem uma interação com as integrinas da superfície celular, os fragmentos de fibronectina podem estimular as células a produzir metaloproteases e citoquinas e inibir a síntese da matriz conjuntiva. A porcentagem de fibronectina maior é encontrada no núcleo, mas tanto no núcleo como no *annulus* de 30 a 40% da fibronectina isolada existe como fragmento. Muitos fragmentos contêm heparina funcional ou polos ligados a fibras colágenas.

Para ampliar a associação e a complexidade desse mecanismo molecular, deve-se afirmar que as integrinas anteriormente referidas são uma família de glicoproteínas das células da superfície que medeia numerosas interações entre célula-célula e célula-matriz, e que agora sabe que estão envolvidas em vários processos biológicos, como a morfogênese de tecidos, a circulação e a migração de leucócitos, a reparação de danos teciduais, a coagulação sanguínea e a resposta autoimune. Adesões anômalas às células por parte dessas integrinas foram descritas na artrite reumatoide e em inúmeras outras inflamações, inclusive no câncer. Curley et al.[41] admitem que descobrir um mecanismo antagônico contra as integrinas talvez seja importante para tratar, etiologicamente, as lesões do disco intervertebral.

Constituição bioquímica do disco intervertebral
Proteoglicanos

Uma série de experiências em animais demonstrou a composição bioquímica do disco intervertebral, comprovando a presença de pelo menos três polissacarídeos no núcleo pulposo: os sulfatos 4 e 6 de condroitina e o ceratossulfato. O *annulus* tem o sulfato 6 de condroitina e, o ceratossulfato, além da presença do ácido hialurônico, na proporção de 1% do peso do disco em bovinos. A faculdade de hidratação dos discos parece depender da presença de ácido hialurônico e da sua polimerização. O ácido hialurônico pode provocar uma osteogênese local, sendo, talvez, responsável pelo aparecimento dos osteófitos vertebrais.

Sabe-se que de 19,6 a 30% do peso do disco é formado por polissacarídeos, incluindo o ácido hialurônico, os sulfatos 4 e 6 de condroitina, o ceratossulfato e os traços de heparina.

A particularidade bioquímica do disco é que existe um sulfato 6 de condroitina hipersulfatado, que justamente com o sulfato 6 de condroitina, constitui 50% do total dos polissacarídeos do disco intervertebral.

No disco há uma molécula de proteoglicano, uma base à qual se ligam cadeias laterais de ceratossulfato e sulfato de condroitina. Tanto o ceratossulfato como o sulfato de condroitina têm zonas específicas para se localizar que são, como pode ser visto na Figura 2.20, bem diferentes das da cartilagem hialina.

Melrose et al.,[42,43] da Universidade de Sydney (Austrália), estudam, desde 1994, o metabolismo e a bioquímica do disco intervertebral, correlacionados com a biomecânica, e fizeram inúmeras descobertas nesse campo específico.

O metabolismo dos proteoglicanos das células do núcleo e do *annulus fibrosus*, associado ao mecanismo de absorção de água, decresce com o aumento da idade, mas aumenta quanto à localização do disco em relação a um segmento rígido como é o sacro. Esse fato é invertido nos proteoglicanos do período neonatal. Sabe-se que, quanto mais reduzida é a quantidade de proteoglicanos, menor a possibilidade de regenerar o tecido, sendo esse detalhe importante dentro do núcleo pulposo. Acreditam os autores que o catabolismo excede a biossíntese dos proteoglicanos, aumentando a degeneração discal frequente de L5-S1.

A mesma equipe constatou que existe, numa análise comparativa de carneiros com 10 anos de idade em relação a neonatos, uma diferença espacial em relação à idade de proteoglicanos de cadeia grande e os de cadeia pequena no disco intervertebral. Os autores admitem que distribuição tão variável dos proteoglicanos pode indicar expressões fenotípicas de diferentes células do disco durante o crescimento, mostrando a complexidade do tecido conjuntivo do disco intervertebral.

Liu et al.[44] investigaram os efeitos do óxido nítrico na síntese dos proteoglicanos no disco intervertebral lombar da espécie humana e acreditam que o óxido nítrico é um mediador das alterações da síntese de proteoglicanos em resposta à variação das pressões hidrostáticas dentro do disco, além do mecanismo do controle sobre as metaloproteínas da matriz, que têm ação semelhante. Como realmente interagem as respostas celulares às variações das pressões hidrostáticas do disco intervertebral não está esclarecido. No disco herniado lombar, o óxido nítrico é produzido por um mecanismo estimulado pela interleucina-1-beta. Na cartilagem articular, o óxido nítrico altera a síntese de proteoglicanos também pela interleucina-1-beta ou pelo estímulo de agravos físicos.

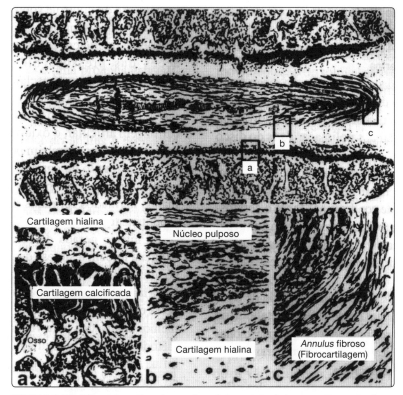

FIGURA 2.20 Microfotografias de um disco intervertebral de uma criança. As áreas a, b e c foram ampliadas para mostrar a celularidade.

Esses autores verificam que culturas de tecidos de discos humanos herniados retirados de cirurgias produzem espontaneamente óxido nítrico. Tanto a forma de óxido nítrico gerada de forma endógena como a exógena inibem a síntese de proteoglicanos do disco intervertebral. Por outro lado, a pressão hidrostática também influi sobre a produção de óxido nítrico pelas células do disco. Esses detalhes precisam ser mais bem analisados para verificar se pode surgir um método terapêutico regulador do óxido nítrico que influa sobre a fisiopatologia da degeneração do disco intervertebral.[45]

Agregação

Na cartilagem hialina, de 50 a 80% dos proteoglicanos existem em forma de agregados, incluindo muitas unidades de proteoglicanos unidas a molécula do ácido hialurônico. No disco, os proteoglicanos que existem em forma agregada são em menor número: cerca de 20 a 30% no núcleo maduro e 60% no *annulus*: entretanto, no núcleo jovem, a maioria dos proteoglicanos é agregada. Parece que a ausência do ácido hialurônico não é suficiente para impedir essa agregação, havendo locais próprios na proteína nos quais se faz a ligação. A função desses agregados não está bem determinada.

Sabe-se que os glicosaminoglicanos têm carga negativa, o sulfato de condroitina tem duas cargas negativas por moléculas e o ceratossulfato, uma, e que esse é um dado importante na manutenção da pressão do disco intervertebral.

As células do *annulus fibrosus* podem ser estimuladas pela interlecucina-1-beta, a fim de produzir fatores que implicam o processo de degradação local e inflamatório. Essa produção está associada com a diminuição da agregação dos proteoglicanos. As células do *annulus fibrosus* respondem ligeiramente com menor intensidade à ação da interleucina-1-beta *in vitro* em comparação com as células articulares.[46]

Colágeno

As fibras colágenas do disco têm a superfície formada por complexo proteína-polissacarídeos, quimicamente ligado ao colágeno. Apesar de não ter sido identificada a proteína, sabe-se que é rica em glicídeos; por meio deles é que seria feita a ligação química com o colágeno.

O próprio colágeno é uma proteína especial, sendo que a parte externa do *annulus* é do tipo I, que é encontrado com maior frequência em tecido colágeno da pele, do osso e do tendão. O colágeno tipo II predomina na parte interna do *annulus* e no núcleo pulposo não degenerado. As fibras do tipo II, dentro do núcleo, são mais finas do que as do *annulus*.

As fibras colágenas são embebidas em um gel aquoso com proteoglicanos de difícil separação.

No disco, verifica-se a existência de proteína antigênica, por meio de imunoeletroforese. A proteína não fibrilar estaria ligada a um polissacarídeo.

Os complexos antígeno-anticorpo estão presentes com frequência nos tecidos de hérnia de disco retirados nas cirurgias, mas estão ausentes nos discos normais. O significado dessa constatação ainda não está bem elucidado.[47]

Água

O conteúdo aquoso do disco é o seu principal constituinte e ocupa de 65 a 90% do volume tissular, dependendo da idade e da região. Como a densidade celular é pequena, a maior parte desse líquido está no espaço extracelular, sendo que parte da água está dentro das fibrilas do colágeno. Admite-se que essa água é cambiável, permitindo a entrada de pequenos solutos, mas não das grandes moléculas das imunoglobulinas ou dos próprios proteoglicanos.

Em resumo

Em razão das técnicas bioquímicas existentes, percebe-se que os constituintes do disco variam de acordo com a idade, com a localização na coluna e também com a própria localização dentro do disco, quer seja no núcleo, na zona de transição para o *annulus* ou na parte externa do *annulus*.

Aspecto físico-químico do disco intervertebral

A principal função do disco intervertebral está relacionada com a função de suportar peso, e isso depende mais da matriz do que das células. Entretanto, são as células que desempenham o papel de equilíbrio constante da matriz, por meio dos elementos da nutrição e do metabolismo.

Como o disco é uma estrutura avascular, o transporte dos nutrientes até as células se faz através da matriz.

Os fatores que regulam o transporte do soluto através da matriz são: 1) o coeficiente de solubilidade, 2) a permeabilidade do disco e 3) o índice de movimentação do solúvel através da matriz.

Apesar de o maior constituinte do disco ser a água, a concentração dos íons no disco difere da do plasma. A concentração iônica do disco é negativa: assim, os cátions sódio e cálcio estão presentes em concentração maior no disco do que no plasma, e os cátions cloro e sódio estão em concentração relativamente menor, mas mesmo assim superior à concentração do plasma.

A pressão osmótica, que depende do numero de partículas, é bastante alta dentro da matriz do disco intervertebral, o que contribui para a função de suporte de peso.

Os solutos se movem na matriz por dois mecanismo: 1) difusão molecular ou 2) levados por mecanismos de pressão, através de outros fluidos. O primeiro mecanismo é o mais frequente, segundo os vários autores. A difusão no disco é lenta pela presença de vários elementos sólidos e no *annulus* é relativamente mais lenta do que no núcleo bem hidratado.

Existem dois caminhos para os nutrientes: um através dos vasos que circundam os *annulus* e outro através das artérias vertebrais que entram no corpo de vértebra. Pela figura, pode-se verificar que a parte externa da cartilagem é pouco permeável, mas a parte externa do *annulus* é bem vascularizada e permeável. A permeabilidade pela cartilagem é muito reduzida, e aí reside o início de degeneração discal.

Metabolismo do disco

No disco adulto, as únicas células visíveis são os condroitos,[48] que formam as constituintes da matriz. Essas células requerem nutrientes e liberam catabólitos.

A densidade celular do disco é pequena, e as células não são uniformemente distribuídas: a concentração maior é perto da borda da cartilagem e na periferia do *annulus*.

As células do núcleo são mais ativas na produção de proteoglicanos do que as da região periférica do *annulus*. O metabolismo é anaeróbico, com produção do ácido lático relativamente alta.

Comportamento mecânico do disco

A matriz do disco é formada por duas grandes estruturas: as fibras colágenas e os proteoglicanos. As fibras formam um emaranhado, que fica sob grande tensão, e os proteoglicanos preenchem os espaços sob pressão, dando assim grande resistência à compressão.

Pressão osmótica dos proteoglicanos

A alta pressão osmótica dos proteoglicanos é originária principalmente da presença de grupos glicoaminoglicanos, de carga negativa.

Hidratação do disco in vivo

Vários autores verificaram que, colocando um fragmento do disco em solução salina, ele pode "inchar" de 200 a 300%, dependendo da região do disco e da porcentagem da solução.[5,30,45,49,50] A disposição das fibras permite diferentes comportamentos dos fragmentos (o *annulus* hidrata menos que o núcleo). O disco todo hidrata menos que as partes e, se houver pressão atmosférica maior, como ocorre no disco submetido à pressão do peso, a hidratação é mais difícil, mas o contrário também foi verificado: astronautas que ficam 85 dias fora da ação da gravidade cresceram 5 centímetros em altura, por provável "inchaço" dos discos intervertebrais.[24,50]

Desde que o disco responda às mudanças de pressão com ajustamento do conteúdo em água, o fluxo dos solutos também desempenha sua parte no comportamento dinâmico do disco. Assim, se um peso maior é colocado sobre o disco, este perde líquido e fica achatado; quando o peso é removido, ele reconstitui seu teor de fluido e volta ao tamanho normal. Esse mecanismo é regido por duas forças: 1) força direcional, que é a diferença entre a pressão aplicada e a pressão do disco; 2) permeabilidade hidrostática, que é inversamente proporcional ao conteúdo de proteoglicanos. Ou seja, quando há pouca concentração de proteoglicanos, o coeficiente de hidratação é alto e os solutos se movem rapidamente. Pode-se, pois, esperar que o *annulus* perca líquido mais rapidamente que o núcleo em condições idênticas e que o fluxo de solutos aumente em discos degenerados que perderam seus proteoglicanos.

Alterações bioquímicas relacionadas com a idade
Água

No *annulus*, o teor de água aos 2 anos, que é de 78%, passa para 70% na terceira década. O teor de água no núcleo é de 88% no feto, diminui para 80% aos 18 anos e passa para 60% aos 77 anos.

A questão básica é: como a água é retida pelo disco? Existem duas teorias: a causa dessa retenção seria a pressão osmótica das moléculas; outra admite haver inibição exercida pelo gel formado pela associação polissacarídeo-proteína.

A água é o maior componente do disco intervertebral normal e desempenha um papel significativo no mecanismo de suporte de pressão e de peso do disco intervertebral. O transporte desse líquido dentro do disco é importante para a nutrição das células, das propriedades viscoelástica do núcleo e do próprio disco. O coeficiente de permeabilidade hidráulica é o mais importante dado associado ao transporte do fluido dentro do disco, mas como isso ocorre e como influencia na degeneração do disco ainda é desconhecido.[17]

Proteoglicanos

Com o passar dos anos, há uma alteração quantitativa, assim como qualitativa, dos proteoglicanos do disco.

Melrose et al.[43] verificaram uma ligeira diminuição em polissacarídeos (avaliados em hexosamina), de 6,5% nos indivíduos de 20 anos a 5,5% nos indivíduos de 20 anos a 5,5% nos indivíduos de 60 anos, num estudo feito em discos sadios de diversas idades.

As alterações qualitativas são mais evidentes. Os polissacarídeos sulfatados aumentam em detrimento do ácido hialurônico. O envelhecimento acompanha-se de um aumento de ceratossulfato e uma queda de sulfato 6 de condroitina que, como visto anteriormente, perfazia 50% do total de polissacarídeos. A correlação entre a dosagem de sulfato de condroitina/ceratossulfato encontrada na ocasião de nascimento é de 11,7, que baixa para 0,92 aos 80 anos.

Se fosse considerada somente a presença de sulfato de condroitina, a proporção de 90% por ocasião do nascimento passaria a menos 50% na oitava década.

Fazendo relação inversa, verificou-se que, avaliando a presença de glucosamina associada ao ceratossulfato em relação à galactosamina ligada ao sulfato de condroitina, havia uma variação de 0,5 aos 15 anos para 1,50 na idade de 90 anos. Verificou-se a presença de dermatossulfato em maior quantidade nos discos de pessoas idosas.[22,24,35]

Sabe-se que a vida média do sulfato de condroitina é de 7 a 10 dias, mas o sulfato 6 de condroitina passava a ter uma vida média de 18 a 30 dias no idoso e o ceratossulfato, uma vida média de 120 dias.

Colágeno

Com o envelhecimento, ocorre gradual aumento das fibras do colágeno do disco e, com isso, queda da proporção entre a quantidade de polissacarídeos e o colágeno por unidade de volume discal. A ligação entre polissacarídeos e as fibras colágenas também diminui com o envelhecimento.

O núcleo pulposo fica com maior número de fibras, que têm seu diâmetro médio aumentado com a idade, enquanto o *annulus* fica com menos fibras e diâmetro diminuído. Assim, na pessoa idosa, confundem-se pela fibrilação a área do núcleo e a do *annulus*. Essas alterações fazem com que a difusão de nutrientes, oxigênio e catabólitos fique altamente prejudicada, dando início ao fenômeno de agregação e *crosslinkage*.[19]

Estudando, por meio do método cintilográfico e da radiografia, as alterações colagenosas do disco intervertebral em relação à idade, os autores comprovaram que, a partir da terceira década, o *annulus* perde a elasticidade porque as fibras colágenas mudam de direção e mobilidade. O núcleo pulposo perde sua estrutura de gel, também por razão semelhante.

Existe ainda suspeita do aparecimento de uma proteína chamada de B proteína não colagenosa que surge nos discos das pessoas idosas, fato verificado pela técnica de difração pelo raio X.

O colágeno aumenta, no curso do envelhecimento, em 30% até a idade de 40 anos, para tornar-se estável em seguida.[48]

Eletrólitos

Foi constatado que o sódio, o potássio e o conteúdo em pó seco por peso do núcleo diminuem com a idade, mas no *annulus* aumentam.

Em resumo

Com o passar dos anos, o disco intervertebral apresenta alteração evidente no teor de água e alterações dos proteoglicanos, principalmente pelo aparecimento de maior proporção de ceratossulfato e maior presença de colágeno no núcleo.[16,27,35,51]

Alterações bioquímicas na degeneração discal e na escoliose

Os conhecimentos, sobre esse assunto particular, são muito precários, necessitando-se de maior número de estudos. Em material obtido em operações de hérnia de disco, encontrou-se grande diminuição dos polissacarídeos e da quantidade de água. O total de 30% do peso do disco normal seco passa a 5% nos discos herniados, sendo que a maior diminuição ocorreria na quantidade de sulfato de condroitina e a menor, na quantidade de ceratossulfato. Assim, a relação ceratossulfato-sulfato de condroitina está alta, como nos discos envelhecidos. Enquanto o ceratossulfato permanece com características normais na ultracentrífuga, o sulfato de condroitina dos discos herniados apresenta alterações de degradação, do tipo que causa o aumento da dispersão do polissacarídeo. Também há pequena quantidade de dermatossulfato nos discos herniados, ao contrário do que acontece com os discos dos idosos. Parte das explicações para essas alterações pode ser o aumento das fibras colágenas, pois o total de colágeno dobrou em relação aos níveis normais. Esse fato causa a diminuição da viscosidade do disco.

Alguns autores notaram experimentalmente, em ratos, fato desconcertante: a isquemia experimental dos discos intervertebrais em nada alterava a constituição em polissacarídeos. Só havia grandes alterações no núcleo pulposo e intensa proliferação regeneradora no *annulus*, quatro semanas depois.[16,35,52]

As alterações que ocorrem no colágeno do disco intervertebral protruso podem ser assim resumidas:

- aumento do conteúdo do hidroxiprolina, que é um produto de degeneração do colágeno, no disco seco, em grande quantidade, a ser explicado pela diminuição do conteúdo dos proteoglicanos;
- aumento do indício da presença de colágeno (cristalinidade) quando submetido à difração pelo raio X;
- diferenças morfológicas na formação da fibrila colágena, indicativas de um *turnover* rápido de colágeno;
- aumento de solubilidade do colágeno, quando digerido pelas enzimas proteolíticas, sugestivo de que o colágeno no prolapso seja relativamente mais imaturo, ou então da síntese de um colágeno de tipo diferente.

As enzimas metaloproteinases que atuam no colágeno e na matriz trouxeram um novo enfoque nas alterações que ocorrem na degradação/envelhecimento das estruturas discais.

Roberts et al.[53] fizeram um estudo imuno-histoquímico da atividade das enzimas metaloproteinases na matriz do disco com diferentes doenças, com a finalidade de identificar se a enzima "agrecanase" (termo genérico, pois não se sabe se é uma enzima ou um conjunto de enzimas que agem na desagregação da matriz) contribui para a degradação dos proteoglicanos nas diversas patologias. Em todas as doenças estudadas, há desorganização da matriz e perda de substância fundamental, que é causada pela atividade dessa enzima da proteinase. Por exemplo, só de metaloproteinases já foram identificadas, até 2001, cerca de 15 espécies. Esses autores também concluem que a atividade das metaloproteinases do disco é mais prevalente nos discos herniados do que em outras patologias infecciosas ou degenerativas, pelo envelhecimento. Os autores especulam que essas metaloproteinases podem chegar ao disco através dos vasos neoformados ou originários das próprias células discais. A atividade dessa possível agrecanase, embora estivesse presente em alguns tecidos discais estudados, não estava tão evidente quanto a das metaloproteinases. Além disso, havia mais enzimas desagregadoras em proporção às enzimas endógenas, antidesagregadoras, que seriam as metaloproteinases teciduais.

O catabolismo do agrecan é mediado por uma enzima proteolítica específica chamada de agrecanase.

Munteanu et al.[54] constataram que polissulfato de cálcio pentosan (CaPPS, em inglês), que é um agente condroprotetor, age contra a ação da agrecanase na atividade catabólica do agrecan, que pode causar a artrose articular e eventualmente explicar a discartrose.

Duance et al.[45] compararam as alterações bioquímicas do disco intervertebral com as dos discos normais e verificaram que ocorrem a diminuição do conteúdo dos glicosaminoglicanos no disco escoliótico e o aumento no conteúdo do colágeno, que é proporcional ao peso que esse disco suporta. As alterações dos componentes extracelulares da matriz do disco podem afetar a função mecânica desse disco na curva escoliótica.[4]

Envelhecimento ou degeneração

É evidente que as alterações ocorridas com o passar dos anos e a degeneração por alterações bioquímicas na intimidade das estruturas do disco intervertebral são diferentes. Há necessidade, entretanto, de maior número de dados para determinar as características de ambas. Mesmo no disco herniado, parece evidente que as alterações bioquímicas o predispõem para que a ação do fator trauma desempenhe o papel desencadeante da lesão, apesar de 70 a 80% dos pacientes com distúrbios discais não relatarem, no histórico, nenhum relacionamento com acidentes.

Já Schmorl[6] verificou a seguinte frequência de degeneração em material de autópsia: entre 20 e 30 anos – 10%; entre 31 e 40 anos – 20%; aos 50 anos – 80%, e aos 60 anos – 90% dos casos.

Do ponto de vista clínico-radiológico, verifica-se que a grande incidência de lombalgias ocorre entre 31 e 40 anos para o homem e entre 41 e 50 para a mulher, em um período de plena atividade física. Nessa idade, qualitativa e quantitativa, as modificações no colágeno e no teor de polissacarídeos têm de ser considerados separadamente para se explicar as condições biofísicas típicas do envelhecimento e das mesenquimopatias, na degeneração.

Talvez o estudo detalhado das relações entre massas e quantidades dos vários constituintes dos tecidos venha a ser um meio de classificar essas desordens.

O aumento de duas vezes de massa do núcleo pulposo e a diminuição do seu conteúdo em água fazem com que se torne mais sólido e que apresente menor elasticidade. Essas são as condições iniciais, nas quais a função do disco todo já começou a deteriorar-se. Na maior parte das vezes, isso se dá simultaneamente com a ruptura do *annulus*; com a idade, a diminuição da substância fundamental faz com que as fibras colágenas tornem-se menos hidrófilas.

Os autores acreditam que haja a seguinte sequência: (1) despolimerização dos polissacarídeos do colágeno e do núcleo, em decorrência de um fator não identificado, de origem metabólica ou endócrina, que leva a (2) aumento do poder de absorção de líquido, pelo aumento de partículas osmoticamente ativas, o que resulta em (3) aumento da absorção de líquido que vem através das cartilagens hialinas, produzindo um (4) aumento de tensão intradiscal. Isso pode ser suficiente para produzir a herniação, dependendo da integridade estrutural do *annulus* e de possível somação de fatores mecânicos.

A pressão interna volta a normalizar-se quando as moléculas de polimerizadas são removidas do disco por difusão ou por maturação de fibrilas de colágeno, que se realizam à custa desses polissacarídeos.

Assim, cada episódio seria acompanhado por uma posterior redução dos polissacarídeos e com a formação de fibras colágenas, o que justificaria a pequena frequência de hérnia de disco em pessoas idosas, quando a degeneração discal é mais avançada.

Fazendo-se uma comparação entre as alterações bioquímicas do envelhecimento e as das degenerações, verifica-se que os polissacarídeos alteram-se em ambos, porém, no disco envelhecido, diminui o total de polissacarídeos, mas não tão acentuadamente quanto nos discos degenerados. O ceratossulfato é um componente que aumenta nos discos envelhecidos: nos herniados, diminui ou fica estacionário. O sulfato de condroitina diminui nos discos de pessoas idosas e, mais ainda, em herniados.

Não há dúvidas de que o disco, para desempenhar as suas funções normais, deve receber alimento adequado. Na herniação, há mudança radical do seu metabolismo, havendo evidências, pois, de que as alterações patológicas surjam mais depressa do que as modificações do envelhecimento.

Desde o provável aparecimento de hérnia até a operação, o tempo decorrido é o fator mais deletério para a composição química do disco, correspondendo a 1 ano as alterações do envelhecimento de 10 anos.

A distribuição do ceratossulfato é feita em camadas mais profundas da cartilagem e do disco; a degeneração, no sentido amplo, inicia-se pelas condições de alimentação dessas células, mais do que pela influência do fator idade. A relação entre ceratossulfato e sulfato de condroitina é maior quando as condições de nutrição são mais pobres. Confirmado esse fato, verificou-se ser essa relação mais alta em discos herniados muito tempo antes da operação e, portanto, com maior dificuldade de alimentação.

As diferenças bioquímicas em relação aos polissacarídeos são mais evidentes quando se comparam discos normais e degenerados do que entre um disco jovem e um velho. A ruptura da ligação polissacarídeos-proteína é uma evolução da idade; já no disco patológico, isso ocorre mais rapidamente e com maior intensidade.

Alterações histoquímicas diferenciais entre envelhecimento e degeneração

Quanto à substância fundamental do tecido conjuntivo, existe grande divergência entre histologistas e bioquímicos.

A substância fundamental do núcleo é fortemente corada pelo azul de toluidina e pouco corável pelo PAS (*periodic acid schiff*). Isso traduz, provavelmente, a grande riqueza de glicoproteína ácida.[35,41]

A matriz *annulus* é fortemente corada pelo azul de Alcian e pelo PAS, o que mostra íntima ligação das fibras com as glicoproteínas ácidas e algumas glicoproteínas neutras.

Essa impressão é reforçada pelo fato de as fibras colágenas do *annulus* não reagirem à fucsina, corante protético, o que é indicativo de que há bloqueio de seus agrupamentos reativos pelas glicoproteínas ácidas.

Hoof,[46] em estudo histoquímico do *annulus* humano, desde o feto de 24 semanas até os idosos de 70 anos de idade, constatou-se que as fibras colágenas, que no adulto jovem são bem coradas pelo azul de Alcian e pouco pelo P.A.S., perdem essa característica com o passar dos anos. O próprio autor define a coloração pelo PAS como indicativa da presença de carboidratos neutros, pouco definidos.

Mudanças significativas podem ser notadas em indivíduos de 40 a 60 anos, se bem que essas alterações também podem ser encontradas em indivíduos de 20 a 30 anos. As camadas do *annulus* que estão diretamente ligadas ao núcleo coram-se intensamente pelo azul de Alcian e PAS na sua parte externa, somente 4 a 6 camadas não se coram. Essas apresentam células com núcleos escuros e

citoplasma esparso, tendo o conjunto aparência de um tendão grande. A porção interna do *annulus* tem células cartilaginosas. O núcleo cora-se fracamente com o PAS.

Três alterações ocorrem no envelhecimento: perda de homogeneidade de substância corada pelo PAS com formação de pequenos grânulos, de mais ou mesmo 1 mícron, com tendência a se agruparem em filas paralelas às fibras colágenas e tingidas por meio de corantes indicativos da presença de proteínas, além dos carboidratos. As células em torno das quais se verifica essa perda de homogeneidade apresentam grande quantidade de glicogênio, sendo esse fato indicativo da estarem em intensa atividade metabólica.

A segunda alteração, mais radical, é observada em áreas circunscritas, em que a configuração fibrosa do *annulus* fica alterada com a formação da massa de fibrilas finas, azul de Alcian positivo. O material PAS positivo toma aspecto de glóbulos com alguns micra de diâmetro. Não se observam células, mas já se notam lacunas e orifícios nessa área. Podem-se ver zonas de transição entre os dois tipos de fenômenos apontados, o que é indicativo de que se trata de etapas de um mesmo processo degenerativo.

Na terceira etapa, menos frequente, verifica-se a presença de um tecido, corado homogeneamente pelo PAS, e contendo células cartilaginosas dispostas concentricamente. Em cortes histológicos, pode-se constatar a identidade de substância granulosa, corada pelo PAS, com um pigmento marrom-escuro existente nos discos degenerados. A maioria dos autores considera-o de origem hemática e ligada à neovascularização que surge nas rupturas discais.

Com o avançar dos anos, a distinção entre *annulus fibrosus* e núcleo fica indefinida, tanto macroscopicamente como na coloração. Isso em razão do *annulus* perder a parte corada pelo PAS e da presença de substância granular, que tem o aspecto de núcleo. A textura fibrosa do *annulus* fica mais frouxa, e a do núcleo mais densa. Nos indivíduos acima de 70 anos, os discos ficam corados caoticamente em massa de azul de Alcian positivo intercalada com glóbulos PAS positivo, de vários tamanhos e formas indefinidas.

As mudanças do componente que se cora com o PAS são interpretadas pelo autor como sendo uma liberação, pelo colágeno, de um componente contendo proteínas e carboidrato, essênciais para a manutenção da integridade do tecido.

Em algumas assim chamadas "colagenoses", é provável que as modificações do metabolismo dos mucopolissacarídeos sejam o início, seguindo-se as alterações colagenosas. A síndrome discal se inicia em um distúrbio da síntese normal dos polissacarídeos ou na alteração do equilíbrio das despolimerizações que fazem aumentar a entrada de líquido no núcleo e, por conseguinte, a pressão intradiscal, o que traz como consequência a progressiva redução de polissacarídeos do núcleo por difusão ou por seu uso na maturação do colágeno.[20]

As fases de atividade ou remissões da sintomatologia discal não são semelhantes às de uma colagenose?

Pokharna et al.[55] analisam o *cross-link* de fibras do colágeno de discos intervertebrais humanos da região lombar. Foram estudados piridinolina, um *cross-link* da maturação do colágeno, e pentosidina, que é um *cross-link* não enzimático, relacionado à idade.

Esses *cross-links* dentro da matriz afetam a biomecânica do disco e, em vários tecidos, já se demonstrou que predispõem a falhas mecânicas. Alterações das concentrações de piridinolina e pentosidina ocorrem da mesma maneira no envelhecimento e na degeneração do disco.

O conhecimento atual das alterações bioquímicas que ocorrem no disco é limitado, necessitando de estudos adicionais. Na verdade, a ciência ainda se encontra no limiar do entendimento dessa patologia.

Um dos fatores determinantes dessas modificações regressivas deve ser representado pela transformação mecânica a que são submetidas as fibras do *annulus*, depois que o núcleo se solidifica progressivamente com o passar do tempo. O disco fica, assim, submetido, não mais a uma força tangencial, mas a uma força de compressão de cima para baixo.[56]

Referências bibliográficas

1. Maia GD. Embriologia humana. 3.ed. São Paulo: Atheneu; 2000.
2. Moore KL, Persaud TVN. The developing human: clinically oriented embryology. 6.ed. Philadelphia: WB Saunders; 1998.
3. Dudek RW, Rix JD. Embryology. 2.ed. New York: Lippincott; 1998.
4. Herkowitz HN, Rothman RH, Simeone F. The spine. 4.ed. Philadelphia: Saunders; 1999.
5. Cruess RL. Musculoskeletal system: embryology biochemistry and physiology. London: Churchill Livingstone; 1982.
6. Schmorl G, Junghanns H. Clinique et radiologic de la colange vertebral normale et pathlogique. Paris: Doin; 1956.
7. Bernick S, Walker JM, Paule WJ. Age changes to the anulus fibrosus in human intervertebral disc. Spine. 1991;16(5):520-4.
8. Oliver J, AL Middleditch AJ. Functional anatomy of the spine. London: Butterworth; 1991.
9. Erhart EA. Elementos de anatomia humana. São Paulo: Brasilibros; 1996.
10. Noback CR, Demarest RJ. The nervous system. 5.ed. Philadelphia: Williams and Wilkins; 1996.
11. Iencean SM. Lumbar intervertebral disc herniation following experimental intradiscal pressure increase. Acta Neurochir. 2000;142(6)669-76.
12. Meakin JR, Redpath TW, Hukins DW. The effects partial removal of the nucleus pulposus from the intervertebral disco in

the response of the human annulus fibrosus to compression. Clin Biomech. 2001;16(2):121-8.
13. Frymoyer JW, Ducker TB, Hadler NM, Kostuik JP, Weinstein JN, Thomas S, et al. The adults spine: principles and practice. 2.ed. Philadelphia: Lippincott; 1997.
14. White AA, Panjabi MM. Clinical biomechanic of the spine. 2.ed. Philadelphia: Lippincott; 1990.
15. Ozkaya N, Nordin M. Fundamentals of biomechanics: equilibrium, motion and deformation. 2.ed. London: Springer-Verlag; 1999.
16. Bogduk N. Clinical anatomy of the lombar spine and sacrum. 3.ed. Austrália: Majors; 1997.
17. Cailliet R. Neck and arm pain. 4.ed. Philadelphia: Davis; 1991.
18. Shirazi-Adl A, Parnianpour Me Load-bearing and stress analysis of the humans spine under a novel wrapping compression loading. Clin biomech. 2000;15(10):718-25.
19. Hislop HJ, Montgomery J. Daniels and Worthingham's muscle testing: techniques of manual examination. New York: WB Saunders; 1995.
20. Fujiwara A, Tamai K, Yoshida H, Kurihashi A, Saotome K. Anatomy of the iliolumbar ligament. Clin Orthop. 2000; (380):167-72.
21. Rasch PJ. Kinesiology and applied anatomy: science of human moviment. 7.ed. Philadelphia: Williams and Wilkins; 1991.
22. Bowen BC, Pattany PM. Spine MR angiography. Clin Neurosci. 1997;4(3):165-73.
23. Thompson RE, Pearcy MJ, Downing KL, Manthey BA, Parkinson IH, Fazzalari NL. Disc lesions and the mechanism of the intervertebral joint complex. Spine. 2000;25(23):3026-35.
24. Cailiet R. Low back pain syndrome. 5.ed. Philadelphia: Davis; 1995.
25. Machado ABM. Neuroanatomia funcional. 2.ed. Rio de Janeiro: Atheneu; 1992.
26. Hasegawa T, An HS, Haughtin VM, Nowicki BH. Lumbar foraminal setenosis: critical heights of the intervertebral discs and foramina. A crymicrotome study in cadavera. J Bone Joint Surg Am. 1995;77(1)32-8.
27. Knoplich J. Sistema músculo esquelético. In. Mendes R (ed.). Patologida do trabalho. São Paulo: Atheneu; 1995.
28. Nordin M, Frankel V. Basic biomechanics of the musculoskeletal system. 3.ed. Philadelphia: Lippincott; 2001.
29. Nachemson A, Movis JM. In vivo measurements of intradiscal pressure. J Bone Joint Surg. 1964;46:1077-9.
30. Kroemer KHE, Grandjean E. Fitting the take to the human: a texbook of occupational ergonomics. 5.ed. London: Taylor & Francis; 1997.
31. Farfan HE. The biomechanical advantage of lordosis and hip extension for upright activity. Man as compared with other anthropoids. Spine. 1978;(4):336-42.
32. Wilke HJ, Neef P, Hinz B, Seidel H, Claes L. Intradiscal pressure together with anthropometric data – a data set for the validation of models. Clin biomech (Bristol, Avon). 2001:16 Suppl 1:S111-S126.
33. Wilke HJ, Neef P, Caimi M, Hoogland T, Claes LE. New in vivo measuremenst of pressures in the intervertebral disc in daily life. Spine. 1999;24(8):755-62.
34. Van Schaik JP, Van Pinxteren B, Verbiest H, Crowe A, Zuiderveld KJ. The facet orientation circle. A new parameter for facet joint angulation in the lower lumbar spine. Spine. 1997;22(5):531-6.

35. Aulisa L, Pitta L, Pádua R, Ceccarelli E, Aulisa A, Leone A. Biomechanics of the spine. Rays. 2000;25(1):11-8.

36. Mathieu PA, Fortin M. EMG and kinematics of normal subjects performing trunk flexion/extensions freely in space. J Electromyogr Kinesiol. 2000;10(3):197-209.

37. Wagner AL, Murtagh FR, Arrington JA, Stallworth D. Relationship of schmorl's nodes to vertebral body endplate fractures and acute endplate disck etrusions. AJNR Am J Neuroradiol. 2000;21(2):276-81.

38. Huxley AF. Cross-bridge action: present views, prospects, and unknowns. J Biomech. 2000;10:1189-95.

39. Gu WY, Mao XG, Foster RJ, Weidenbaum M, Mow VC, Rawlins BA. The anisotropic hydraulic permeability of human lumbar anulus fibrosus. Influence of age, degeneration, direction and water content. Spine 1999;24(23):2449-55.

40. Oegema TR, Johnson SL, Aguiar DJ, Oglivie JW. Fibronectin and its fragments increase with degeneration in the human intervertebral disc. Spine. 2000;25(21):2742-7.

41. Curley GP, Blum H, Humphries MJ. Integrin antagonists. Cell Mol Life Sci. 1999;56(5-6):427-41.

42. Melrose J, Ghosh P, Taylor TK. A comparative analysis of the differential spatial and temporal distributions of the large (aggrecan, versican) and small (decorin, iglycan, fibromodulin) proteoglycans of the intervertebral disc. J Anat. 2001;198(PT 1):2-15.

43. Melrose J, Smith S, Ghosh P, Taylor TK. Differential expression of proteoglycan epitopes and growth characteristics of intervertebral disc cells grown in alginate bead culture. Cells Tissues Organs. 2001;168(3):137-46.

44. Liu GZ, Ishihara H, Osada R, Kimura T, Tsuji H. Nitric oxide mediates the change of proteoglucan synthesis in the human lumbar intervertebral disc in response to hydrostatic pressure Spine. 2001;26(2):134-41.

45. Duance VC, Crean JK, Sims TJ, Avery N, Smith S, Ménage J, et al. Changes in collagen cross-linking in degenerative disc disease and scoliosis. Spine. 1998;23(23):2545-51.

46. Hoof A. Histological age changes in the anulus fibrosus on the human intervertebral disk. Gerontologica. 1964;9:136.

47. Katz MM, Hargens AR, Garfin SR. Intervertebral disc nutrition. Diffusion versus convection. Clin Orthop. 1986;210:243-5.

48. Buckwalter JA. Aging and degeneration of the humam intervertebral disc. Spine. 1995;20(11):1307-14.

49. Donato G, Amorosi A, Lavano A, Volpentesta G, Chirchiglia D, Iannelo AN, et al. Histopathologic examination of the intervertebral lumbar disk. Evaluation of its usefulness and limitations. Pathologica. 2000;92(5)327-30.

50. Mirza SK, White AA. Anatomy of intervertebral disc and pathophysiology of herniated disc disease. J Clin Laser Med Surg. 1995;13(3):131-42.

51. Guiot BH, Gessler RG. Molecular biology of degenerative disc disease. Neurosurgery. 2000;47(5):1034-40.

52. Arai L, Yasuma T, Shitoto K, Yamauchi Y, Suzuki F. Immunohistological study of intervertebral disc herniation of lumbar spine. J Orthop Sci. 2055;5(3)229-31.

53. Roberts S, Caterson B, Ménage J, Evans EH, Jaffray DC, Eisenstein SM. Matrix metalloproteinases and aggrecanase: their role in disorders of the human intervertebral disc. Spine. 2000;25(23):3005-13.

54. Munteanu SE, Ilic MZ, Handley CJ. Calcium pentosan polysulfate inhibits the catabolismo of aggrecan in articular cartilage explant cultures. Arthritis Rheum. 2000;43(10): 2211-8.

55. Pokharna HK, Philips FM. Collagen crosslinks in human lumbar intervertebral disc again. Spine. 1998;23(15):1645-8.

56. Boden SD, Wiesel SW, Laws ER, Rothman RH. The aging spine: essentials of pathophysiology, diagnosis and treatment. New York: WB Saunders; 1991.

Bibliografia consultada

• Knoplich J. Casos raros de "spina bífida" em uma família. Rev Med IAMPSE. 1974;5:15-17.

• Laviere C, Arenault AB, Gravel D, Gagnon D, Loisel P. Median frequency of the electromyographics signal: effect of time-window location on brief step contractions. J Electromyogr Kinesiol. 2001;11(1):65-71.

• Palmgren T, Grönblad M, Virri J, Kääpä E, Karaharju E. An immunohistochemical study of nerve structures in the anulus fibrosus of human normal lumbar intervertebral discs. Spine. 1999;24(20):2075-9.

• Rannou F, Corvol MT, Hudry C, Anract P, Dumontier MF, Tsagris L. Sensitivity of anulus fibrosus cells to interleukin 1 beta. Comparison with articular chondrocytes. Spine. 2000; 25(1):17-23.

• Resnick D, Niwayana G. Diagnosis and joint disorders. 2.ed. Philadelphia: Saunders; 1988.

• Satoh K, Konno S, Nishiyama K, Olmarker K, Kikuchi S. Presence and distribution of antigen-antibody complexes in the herniated nucleus pulpose. Spine. 1999;24(19):1980-4.

• Schollmeier G, Lahr-Eigen R, Lewandrowski KU. Observations on fiber-formating collagens in the anulus fibrosus. Spine. 2000;25(21):2736-41.

• Taylor TK, Melrose J, Burkhardt D, Ghosh P, Claes LE, Kettler A, et al. Spinal biomechanics and aging are major determinants of the proteoglycan metabolism of intervertebral disc cells. Spine. 2000;25(23):3014-20.

CAPÍTULO 3

Neurofisiologia do movimento e da postura

NEUROFISIOLOGIA DA CONTRAÇÃO E DA RELAXAÇÃO

O estudo da contratilidade do músculo estriado é semelhante ao do músculo liso,[1] mas para o conhecimento das enfermidades da coluna vertebral interessa analisar a musculatura estriada e esquelética, sem se ater às diferenças.

O ato de contrair o músculo voluntariamente e relaxá-lo é muito complexo e ainda tem inúmeros pontos obscuros,[2] mas pode-se afirmar que se realiza em três etapas: 1) neuromusculatura; 2) bioquímica; e 3) biomecânica. As contrações involuntárias (reflexos posturais) serão vistas posteriormente.[3]

Etapa neuromuscular

De início, deve-se considerar que o sistema nervoso voluntário envia o estímulo para a realização de um ato voluntário consciente, que resulta em uma contração muscular, a qual redunda no movimento.[3,4]

De maneira resumida, pode-se dizer que as células nervosas (neurônios motores), originárias dos cornos anteriores da medula, dão origem a uma série de fibras nervosas (axônios motores) que se ramificam em grande quantidade e inervam as fibras musculares, constituindo-se na unidade motora.

Na junção neuromuscular – local delimitado na fibra muscular (placa motora) –, o impulso que vem do axônio sofre bloqueio enquanto se produz uma alteração na membrana muscular (sarcolema) que fica permeável à entrada de íons positivos de sódio e à saída de íons negativos de cloro. Essa concentração de íons diferentes na membrana, carga positiva fora dela e negativa dentro, torna-se despolarizada. Colocando-se um microeletrodo

na fibra muscular, pode-se medir a diferença de potencial resultante dessa troca de íons. Esse potencial, que era de -70 mV (milivolts), pode atingir aproximadamente +30 mV. Do local da membrana despolarizada, o impulso pode progredir para outras partes dela e para dentro das miofibrilas do sarcômero.

Etapa bioquímica
Despolarização

No início da etapa de despolarização do sarcolema, a transferência do estímulo nervoso para a excitação muscular é feita por dois processos bioquímicos que resultam na contração.

O primeiro consiste na liberação, na placa motora ao lado do axônio nervoso, do conteúdo das vesículas sinápticas, que é a acetilcolina. Essa encontra a membrana despolarizada e está, portanto, apta a entrar no sarcoplasma, dando origem a provável novo potencial de ação, que faria o estímulo se propagar, se não fosse uma enzima, a acetilcolinesterase, a qual se encontra no sarcoplasma e destrói a acetilcolina.

A quantidade de acetilcolina liberada depende de dois fatores: 1) da amplitude do potencial de ação e 2) da presença do íon cálcio. Se a placa motora é artificialmente despolarizada ou hiperpolarizada, a produção de acetilcolina é mais intensa.

A despolarização da membrana aumenta a permeabilidade ao cálcio, que, por sua vez, faz liberar mais vesículas com acetilcolina.

A membrana de junção neuromuscular é diferente da membrana do restante da fibra muscular, porque tem essa capacidade de despolarização mil vezes mais sensível à ação da acetilcolina. Segundo Helliwell et al.[5] quando a fibra muscular fica desnervada, como ocorre quando o nervo espinhal é apertado no orifício de conjugação, essa sensibilidade à acetilcolina aumenta cerca de cem vezes, por um período de uma a duas semanas, fenômeno conhecido como hipersensibilidade à desnervação. Isso porque surgem locais receptores da acetilcolina ectópicos na membrana muscular, que dariam essa hipersensibilidade à excitação nervosa e, inclusive, à dor, como será visto adiante.

A acetilcolinesterase, que se encontra em locais adequados na membrana, hidrolisa a acetilcolina em produtos inertes, colina e seu acetato, e com isso protege a membrana para que cada impulso nervoso produza um estímulo muscular. Nas fibras musculares desnervadas hipersensibilizadas, pode-se verificar no eletromiograma a presença de fibrilações. As drogas que eventualmente poderiam agir nessa junção neuromuscular, como relaxantes, seriam vários anestésicos, como o curare, que bloqueia o local de ação da acetilcolina, funcionando como miorrelaxante. A anticolinesterase (que é o "gás dos nervos" e é encontrada em alguns inseticidas) inibe a ação dessa enzima, propagando a excitação.

Há um pequeno intervalo entre o início da passagem da onda de excitação nervosa e o momento em que o músculo responde pela contração.

Esse pequeno intervalo, que corresponde a 30 milissegundos (ms), varia muito com as chamadas fibras de ação lenta e de ação rápida, que são importantes na transmissão do impulso da dor.[6]

Depois desse intervalo, tem início a contração muscular com dispêndio de energia.

Fonte energética

A teoria de Huxley, fisiologista inglês da Universidade de Cambridge, desenvolvida em 1954 e aceita até hoje, foi recentemente atualizada.[7,8] A teoria afirma que a contração seria a reação química entre os filamentos da banda I, que contêm actina, e os filamentos da banda A, que contêm miosina, sendo essas duas proteínas combinadas sob a influência da concentração de cálcio, que estimula a enzima ATPase a romper o trifosfato de adenosina (ATP), liberando energia suficiente.

A presença do ATP encurta o complexo proteico actomiosina, produzindo a contração muscular. A quantidade de energia que o ATP fornece permitiria uma contração de 0,5 segundo.

A principal fonte energética do músculo é o glicogênio, que, na musculatura esquelética, está presente na concentração de 0,5 a 0,8% do peso.

A energia está armazenada nas ligações fosfóricas do combustível (glicogênio) e é liberada à medida em que essa substância se altera quimicamente.

Assim, a liberação do cálcio ativa a enzima ATPase e o ATP se transforma em difosfato de adenosina (ADP),

liberando fósforo e energia química, que se transforma em energia mecânica. Em ato contínuo, a fibra muscular se contrai com o deslocamento dos filamentos de miosina e actina em sentido paralelo.

A degradação do glicogênio pode se dar tanto em presença do oxigênio (aerobiose) como em sua ausência (anaerobiose). Neste último caso, são liberadas somente três moléculas de ATP, o que ocorre durante a formação do ácido lático. Este ácido, na corrente sanguínea, chega ao fígado e entra na ressíntese do glicogênio (neoglicogênese).

Na presença do oxigênio (aerobiose), forma-se o ácido pirúvico (que se transforma em ácido lático), o qual entra em uma complexa cadeia de reações sobre o ácido cítrico (ciclo de Krebs), liberando vinte vezes mais ATP, cujos produtos finais são água e gás carbônico.

A outra fonte de energia no músculo é o fosfato de creatina, cuja liberação de fósforo é usada nos casos de produção insuficiente de ATP. Pode-se, pois, resumir assim o conjunto de reações metabólicas que ocorrem na contração muscular:[9]

- decomposição de ATP em ADP e liberação de fosfato e energia para a contração muscular;
- decomposição do fosfato de creatina na presença de ADP, ressíntese de ATP e liberação de creatina;
- decomposição de glicogênio, na presença ou ausência do oxigênio, com formação de ATP;
- ressíntese de fosfato de creatina pelo ATP;
- ressíntese do glicogênio pelo ácido lático (neoglicogênese).

Na contração anaeróbica (sem oxigênio), a pequena liberação de energia ocorre de imediato e, nos casos de emergência, há grande liberação de ácido lático, do qual parte vai para o fígado (para a neoglicogênese) e parte se transforma em água e gás carbônico, que são eliminados.

Em resumo

No músculo em repouso, a baixa concentração de cálcio e a presença de ATP mantêm a actina e a miosina dissociadas. Quando há estímulo, a concentração de cálcio é aumentada (ele é inibido pelo magnésio), o que estimula a atividade enzimática da miosina. Esta transforma ATP em ADP e libera energia para a contração muscular.

A estimulação nervosa do músculo se processa em três fases bem distintas: 1) período de latência (que vai do momento em que ocorre o estímulo até o início da contração); 2) período de contração; 3) período de relaxamento.

Durante o processo de contração até o relaxamento, há intensa produção de calor no músculo, originada pelas reações químicas que ali se processam, como as do complexo actina-miosina, a ressíntese de ATP e as de outros processos metabólicos.

O que realmente impede o músculo de, recebendo tantos estímulos, ficar constantemente contraído é uma incógnita. Partindo da ideia de que um estímulo nervoso provoca a contração muscular, o relaxamento ocorreria quando o potencial da ação do sarcolema ficaria tão alto com a presença dos íons magnésio e cálcio e da actomiosina, que o músculo ficaria refratário a receber novos estímulos. No repouso muscular é que há uma recuperação das fontes energéticas, inclusive com a metabolização de ácido lático e a reposição de depósitos de glicogênio no fígado e músculos.

Huxley,[8] em estudos de cristalografia pelo raio X, descobriu a presença de miosina fora do músculo, a qual teria influência no processo de maneira desconhecida.

Etapa biomecânica

A contração muscular pode ser isotônica ou isométrica.[9] Na primeira, a fibra muscular encurta-se e realiza um movimento, como quando se atira uma bola ou se levanta um peso. Na contração isométrica, a fibra muscular mantém-se inalterada quanto ao tamanho e não realiza movimento nenhum; é o que ocorre com os músculos que sustentam a postura ereta (Ver Capítulo 4 – Estudo da pessoa doente).

Aplicando-se dois estímulos sucessivos, é possível obter:

- **somação:** os estímulos são dados quando a ação anterior está se desenvolvendo e há somação de estímulos pelo aumento de unidades motoras que se contraem simultaneamente;
- **tetania:** as estimulações sucessivas fundem-se e os músculos ficam contraídos até entrarem em fadiga.[10-12]

A fadiga muscular surge após contrações intensas e prolongadas. Ela se traduz pelo decréscimo progressivo da amplitude das contrações musculares. Trata-se da ausência de respostas a um estímulo. Ela está relacionada com o acúmulo de ácido lático, as dificuldades respiratórias e a diminuição da oferta de oxigênio. A fadiga completa pode levar o músculo à contratura (cãibra), cuja causa seria a queda de ATP, que estaria transformado em ADP, e a queda dos níveis de nutrientes, o que impediria o músculo de entrar em relaxamento. Alguns autores relacionam a fadiga com a queda da fosfocreatina.

As contrações musculares, que, à primeira vista, aparentam ocorrer em um só tempo em toda a massa muscular, na realidade não se processam assim. Elas obedecem a uma ordem gradual que resulta de uma sequência ordenada por um determinado grupo de neurônios motores. Cada uma das fibras se contrai por um período de apenas 1 a 2 ms, ao qual se segue, imediatamente, um completo relaxamento. O período total de contração de toda a unidade – 5 a 8 ms – é representado pela sucessão de contrações e respectivos relaxamentos de cada uma das fibras musculares integrantes dessa unidade.

A maior parte das unidades motoras gera potenciais da origem de 5 a 8 ms, com amplitude de 500 µV (microvolts), ou seja, 0,5 mV (milivolt).

A maioria dos movimentos tem um músculo principal, porém há grupos musculares que atuam no mesmo movimento, dando-se a isso o nome de sinergismo. Alguns autores não acreditam que existam músculos agonistas e antagonistas, já que estes estão sempre relaxados, contraindo-se em movimentos imprecisos em distúrbios neuromusculares.

Tônus e relaxamento muscular

A rigor, deve-se considerar o músculo relaxado quando se consegue abolir toda atividade neuromuscular que existe nele. No entanto, isso não significa que se consegue fazer o músculo esquelético ficar sem aquela consistência típica que é chamada de tônus. A definição de "tônus", segundo Clarkson,[13] deveria ser de acordo com as diferentes situações do músculo: o caso de um músculo não contraído (relaxado) corresponderia a um turgor do tecido muscular ou fibroso baseado na sua elasticidade e consistência; no caso de uma contração (não contínua), o tônus muscular seria uma reação muscular a um estímulo nervoso.

Mesmo no repouso mais completo, o músculo não perde a sua tonicidade, pois a atividade neuromuscular continua a existir.[14] Para efeitos clínicos, a simples palpação do músculo pode definir o músculo com tônus – capaz de receber estímulos nervosos – daquele músculo em atonia, flácido, que está em total inatividade neuromuscular.

Benson[10] afirma que o eletromiograma (EMG), mais sensível, é um meio eficaz de confirmar se o músculo está em repouso ou não.

A maioria das pessoas, do ponto de vista da eletromiografia, não consegue relaxar os músculos por completo e quase instantaneamente, quando ordenada. O relaxamento muscular não ocorre totalmente, nem de todos os músculos ao mesmo tempo. Por influência de múltiplos estímulos interoceptivos e exteroceptivos, vários grupos de músculos mostram a presença de atividade neuromuscular ao EMG, que aumenta e diminui. Zwarts et al.[15] demonstraram com eletrodos de superfície, no EMG, que os músculos do pescoço e dos membros são os mais difíceis de cessar a atividade. Durante o relaxamento, pessoas de ambos os sextos têm maiores dificuldades de chegar ao silêncio muscular. Mesmo durante o sono, os músculos do tronco e dos membros têm atividades muscular tônica, apesar de o relaxamento causado pelo sono ser diferente do obtido pelo relaxamento voluntário e consciente.

Sugi et al.[16] não aceitam que o simples silêncio muscular seja realmente sinal de relaxamento muscular e conseguiram esse mesmo silêncio com a contração e a descontração passiva da perna.

Enfermidades da Coluna Vertebral

Em resumo, deve-se admitir que há tônus muscular no músculo relaxado mesmo em atividade neuromuscular, mas a presença de qualquer estímulo interoceptivo permite uma resposta motora imediata, e essa reação está sem dúvida ligada ao sistema gama, já visto.

Biofeedback

Desenvolveu-se uma técnica com aparelhagem que permite treinar as unidades motoras a relaxar (nos casos de coluna e musculatura tensa) ou a movimentar (p.ex., nos casos de hipotonia muscular, em acidentes vasculares).[17] São aparelhos que, com monitores visuais e auditivos, permitem um controle de aprendizado para o relaxamento ou para a estimulação de qualquer músculo esquelético estriado, tanto das costas como dos ombros e até da língua. Basmajian[18] tornou-se grande entusiasta desse método, o qual será visto nas técnicas de relaxamento.

Sinergismo e coordenação

Afirma-se, com base nos estudos eletromiográficos, que se deve abandonar a ideia de que existe, em qualquer movimento, a presença de músculos agonistas, os quais executam o movimento, e outros antagonistas, que o impedem. Sabe-se, atualmente, da existência em cada movimento de uma coordenação que evita a ocorrência de danos articulares à movimentação.

O termo "antagonista" é, pois, obsoleto e deve ser substituído por "músculo sinergista". Quando existe algum movimento que necessita de antagonista, esse músculo só age contra a ação da gravidade. A coordenação nervosa é tão eficiente que não há necessidade de músculos antagonistas, e quando esses músculos agem como tal é porque há uma anormalidade nervosa na coordenação, como na espasticidade do paraplégico com paralisia cerebral.

Irradiação contralateral

Estudos eletromiográficos têm demonstrado que não há transferência de atividade de um membro para outro quando se realiza determinado exercício.[19]

Reflexo

Verificou-se que a dor causada pela distensão da cápsula articular do joelho, com uma infiltração, pode produzir alterações eletromiográficas de atividade da unidade motora do músculo quadríceps, por mecanismos reflexos. Assim, a dor, por si só, causa aumento da atividade fisiológica do músculo (ver Capítulo sobre dor e fibromialgia). A atividade reflexa é desenvolvida pelo sistema motoneurônio alfa e gama.

Fadiga

Existem vários tipos de fadiga, como a emocional, a do sistema nervoso central e a do sistema nervoso periférico.

Kincaid et al.[20] têm visto que a fadiga postural não é causada pelos músculos (que, geralmente, não estão em atividades neuromuscular), mas, sim, por estímulos dolorosos originários dos ligamentos, das cápsulas articulares e de outras partes inertes. Isso permite admitir, em princípio, que os músculos são poupados quando bastam os ligamentos para manter a postura. Zwarts et al.[15] propõem duas leis em relação ao esforço muscular e à fadiga:

1. **Lei do esforço mínimo:** o sistema nervoso não mobiliza maior número de fibras musculares do que o necessário e suficiente para estabilizar ou movimentar um osso contra a gravidade ou outras forças resistentes. E nenhuma fibra é estimulada se for possível usar a própria força da gravidade para produzir o movimento.
2. **Lei do desvio mínimo:** o sistema nervoso mobiliza somente as fibras musculares que são necessárias e suficientes para assegurar que a força que atua diretamente na articulação seja igual à força requerida para dar o impulso inicial do movimento. E a fadiga tem início nas estruturas ligamentares.

Distúrbios do mecanismo de contração

Há vários distúrbios que alteram o mecanismo de contração muscular: distrofia muscular progressiva, atrofia de desuso, fibras musculares desnervadas, doença de McArdle (ausência hereditária de fosforilase muscular, com cãibras e dor). Está incluída a síndrome da fibromialgia, que produz, por estímulos nervosos constantes, uma contração contínua da fibra muscular, o que resulta em hipoxia da célula muscular, ocasionando dor e espasmo muscular e alterações posturais. Considerada fundamental para a patologia de coluna, essa síndrome mereceu um capítulo especial.

Há casos de lesões nervosas que causam espasticidade crônica que não serão analisados por motivos óbvios. O que interessa ao especialista é o que esteja relacionado com os problemas de coluna, como as cãibras, os espasmos musculares e os tiques.

Cãibras

As cãibras musculares são, segundo Siegel,[21] contrações neuromusculares paroxísticas e dolorosas que podem acometer um músculo em especial ou um grupo de músculos. Com essa definição, são eliminadas as contrações musculares indolores e as dores musculares difusas sem contratura, como nas miosites. As cãibras musculares são desencadeadas no nível da fibra muscular por uma perturbação da excitabilidade nervosa, que pode chegar a descargas elevadas de até 300 contrações por segundo.

Classificação

Apesar de sua grande frequência, as cãibras são pouco estudadas e podem ser originárias de:

- **síndrome neurológica:** por agressão no neurônio periférico, em doenças do tipo escleroses centrais, por exemplo, nas lesões do piramidal, nas paraplegias, na moléstia de Parkinson, etc.;
- **doenças musculares:** doenças de McArdle, por ausência congênita de fosforilase;
- **fadiga muscular:** considera-se que ocorra em decorrência do acúmulo de ácidos pirúvico e lático e das "toxinas da fadiga". Estados de fadiga são originários do excessivo esforço da atividade muscular voluntária;
- **insuficiência circulatória:** no músculo, pode facilitar o aparecimento de cãibras;
- **alterações metabólicas:** na desidratação, na hiperidratação global e celular.

Mecanismo de ação

As cãibras sobrevêm sempre de movimento voluntário ou reflexo. Pode-se aventar mecanismo que interfira na ação química da contração – no metabolismo do cálcio e do glicogênio – e na hidratação celular, mas ficam inexplicadas as cãibras de origem neurológica.[22,23]

A explicação mais aceitável é a de desordens no mecanismo de excitação das fibras musculares, as quais ficam alteradas por lesão do neurônio moto – sabe-se que, após a degeneração parcial ou total deste último, a fibra muscular torna-se mais excitável.

No caso da coluna, as cãibras se manifestam quando a raiz motora está comprimida. Vários autores verificaram que de 8 a 12% dos pacientes com problemas na coluna apresentavam cãibras em suas queixas clínicas. No entanto, Villani et al.[24] verificaram que, de 204 casos de hérnia de disco operadas, 75 (32%) apresentam cãibras, antes ou depois da operação.

Para esses autores, as cãibras ocorrem, predominantemente, no músculo da panturrilha e da coxa, não havendo no caso dos pacientes operados nenhuma relação entre a topografia das cãibras e o nível da lesão discal, que geralmente é por compressão das raízes L1 e L5. Simons et al.[25] associam as cãibras com a síndrome da cauda equina.

Fisiopatologia

Verificou-se que o fato de as fibrilações precederem ou seguirem as cãibras deve-se à liberação de acetilcolina no nível da placa motora. A prostigmina tem ação favorável na cãibra, por ser antagonista da acetilcolina.

O controle que se consegue das cãibras com o estiramento do músculo é decorrente da ativação das fibras inibidoras do corpúsculo de Golgi. A estimulação elétrica dessas fibras também produz um estado de ativação média que inibe a ativação exagerada das cãibras.

Tratamento

Os medicamentos ativos sobre as cãibras agem no nível da fibra muscular.

- **quinidina:** diminui a excitabilidade;
- **difosfato de cloroquina:** antimalárico usado para tratamento da artrite reumatoide e que tem efeito semelhante ao da quinidina;[15]
- **vitaminas:** a vitamina B2, ou lactoflavina, intervém no transporte de hidrogênio no metabolismo muscular. A vitamina B6, ou piridoxina, age provavelmente pelo metabolismo glicídico;
- **miorrelaxantes:** estes produtos agem irregularmente e vários autores questionam a sua eficiência, afirmando que agem como tranquilizantes, sendo melhores miorrelaxantes os diazepínicos (ver capítulo adiante);
- **cálcio e magnésio:** possuem efeito inconstante, porém têm comprovada ação sobre as cãibras, a qual é demorada, salvo quando injetadas diretamente na veia;
- **ácidos aminados:** Villani et al.[24] relatam que a associação de arginina e de outros ácidos aminados (fumárico, málico) pode colaborar com o tratamento das cãibras noturnas das pessoas idosas e das cãibras da fadiga;
- **vasodilatadores:** pouco efeito, a não ser nas cãibras de origem vascular;
- **fisioterapia:** o calor e a massagem têm grande importância no tratamento das cãibras de origem na coluna ou as essenciais;
- **técnicas de relaxamento:** certos pacientes com problema de coluna têm conseguido controlar suas cãibras com as técnicas de relaxamento descritas no capítulo sobre tratamento.

Espasmo muscular

O espasmo de um grupo de músculos diferencia-se da cãibra, embora com ela guarde certa semelhança, principalmente em dois episódios: torcicolo espástico e cãibra do escritor (escrivão).

O torcicolo espástico é caracterizado por movimentos espásticos da cabeça e do pescoço, porém sem dor, no que difere do torcicolo por posição antálgica das cervicobraquialgias. São movimentos inconscientes, mas o torcicolo é agravado por fatores emocionais e desaparece com o sono e com o relaxamento muscular e psíquico (hipnose, sedação, relaxamento). A personalidade dessas pessoas, na maior parte das vezes, é obsessiva e histérica. Com o passar dos anos, pode-se estabelecer uma patologia orgânica na região cervical, decorrente das posturas contraturais viciosas.

A cãibra do escritor (ou escrivão) corresponde ao espasmo muscular dos dedos e da mão e também da cintura escapular. Os dedos assumem posição como se estivessem segurando uma caneta, há tremores no membro, porém as dores são mínimas. Não deve ser confundida com as cervicobraquialgias, que produzem dores ao movimento, pois não há espasmo na musculatura dos dedos das mãos, nessa forma típica. Essa afecção, que é rara, é mais frequente no homem do que na mulher. Huang[26] considera essa afecção um distúrbio de expressar as sãs mágoas, sendo muito semelhante à gagueira, à qual está associada.

Byl e McKenzie,[27] estudando 516 telegrafistas homens, encontraram 14% de pessoas com sintomas semelhantes, porém que incluíam dores e outras dificuldades na escrita. Provavelmente, tratava-se de um processo de má postura ergonômica no trabalho; apesar da grande incidência de pacientes neuróticos nessa série, acreditam que existe um processo neurológico cerebral que se chama distonia focal da mão.

Na verdade, os medicamentos e a fisioterapia têm pequena eficiência na cãibra do escritor, e o que realmente atua são os tratamentos psiquiátricos e as técnicas de reeducação e de relaxamento muscular.[21]

Tiques

São encontrados mais comumente em crianças e, segundo Huang,[26] uma incidência de 12%, a partir dos 7 anos, sendo quatro vezes mais frequentes nos meninos do que nas meninas.

Deve-se chamar atenção para a grande frequência desses movimentos realizados com a cabeça e a cintura escapular, que podem ser erroneamente relacionados com dores na coluna cervical. Muitas vezes, são agravados com problemas emocionais e desaparecem com o sono. O tratamento é realizado como nos anteriores distúrbios emocionais associados.

Lesão e regeneração nervosa

O músculo voluntário (estriado ou esquelético) é inervado pelo neurônio motor alfa, que, mielinizado, tem fibras axoniais de condução rápida, terminando na junção neuromotora das fibras musculares. Essa ligação é conhecida como via final comum, pois é a ligação entre o sistema nervoso central e o músculo voluntário.

O fuso muscular do músculo voluntário é inervado pelo neurônio motor gama, que tem fibras axoniais pouco mielinizadas e de condução lenta dos estímulos.[18]

Os neurônios alfa e gama são chamados de neurônios motores inferiores. Suas células estão localizadas no sistema nervoso central (cérebro e medula), e seus axônios passam pelos nervos cranianos (que não são estudados aqui) e pelos nervos periféricos, antes de terminar nas células musculares. O neurônio motor inferior, ou motoneurônio, está localizado no corno anterior da medula e está conectado com o neurônio motor superior. Este, por sua vez, tem papel importante na manutenção da postura, do equilíbrio, do controle do tônus muscular e da atividade reflexa. A influência do neurônio motor superior sobre o motor inferior é feita pela via descendente supraespinhal, que exerce sua ação: 1) em grupos de músculos e de movimentos, mais do que sobre músculos específicos e 2) tem ação recíproca sobre músculos agonistas e antagonistas. A via descendente supraespinhal (piramidal) constitui-se na grande via motora.

O sistema extrapiramidal compreende todos os outros tratos e atua como auxiliar.

As lesões do neurônio motor superior, por acidente vascular ou lesão tumoral, podem causar típicas hemiparesia contralateral, flexão postural do braço e extensão postural da perna; hipertonia muscular, hiperatividade reflexa dos tendões, atrofia não acentuada, reflexos anormais ou patológicos e ausência de fasciculações musculares.

As lesões do neurônio motor inferior originárias de trauma podem causar paresia limitada a grupos musculares específicos. O andar depende dos músculos afetados; os músculos ficam flácidos, os reflexos tendinosos estão diminuídos ou abolidos, há atrofias evidentes, fasciculações musculares presentes e contraturas e deformações esqueléticas podem surgir.[24,28]

Lesão nervosa: motricidade e sensibilidade

A lesão nervosa é dividida, em relação ao ponto de agressão, em distal, longe do neurônio – também chamada de anterógrada ou waleriana – e proximal, que é retrógrada. A parte distal do neuroeixo, que está longe, sofre desintegração total das fibras, a qual é chamada degeneração waleriana. No entanto, na bainha, no neurolema, as células de Schwann iniciam uma proliferação, formando fitas e cordões, os quais constituem um substrato adequado para a renervação iniciada pelo segmento proximal remanescente. Nesse segmento, há uma proliferação dessas mesmas células do neurolema e, eventualmente, pode surgir o fenômeno de regeneração.[28]

O fenômeno de regeneração nervosa de fibras e células é muito controvertido, mas, de modo geral, os brotos nervosos crescem no sentido distal, alcançam e penetram o tecido cicatricial e alcançam os cordões da células já referidos para uma possível regeneração, que depende do tipo de lesão que o nervo sofreu. Mesmo as sinapses internervosas e as neuromusculares são passíveis de regeneração total.

As lesões dos nervos podem atingir a motricidade e a sensibilidade. A primeira está em função do nervo periférico, que vai a determinado músculo e pode sofrer alterações na motricidade voluntária, no tônus muscular e nos reflexos:

- **motricidade voluntária:** a incapacidade parcial é chamada de paresia e a incapacidade total é chamada de paralisia, quando interessa o neurônio motor periférico, e de plegia, quando é central (hemiplegia, nos acidentes vasculares cerebrais);
- **tônus muscular:** é o estado normal de relativo turgor e elasticidade passiva dos fascículos musculares, quando em repouso. Pode estar alterado para atonia – sem tônus; hipo e hipertonia – diminuída e aumentada; e distonia – com variações;
- **alterações dos reflexos:** arreflexia – ausência de reflexos; hiporreflexia – diminuição; e hiper-reflexia – resposta aumentada.[14,29]

A sensibilidade sofre alterações que recebem os seguintes nomes: anestesia – desaparecimento total de um ou mais tipos de sensibilidade (dor, tato, temperatura); hipoestesia, quando há diminuição; hiperestesia, quando há aumento; paraestesia – formigamento ou "adormecimento"; algias – dores em geral (ver nova denominação das dores adotada internacionalmente no capítulo sobre dor).

As dores e as paresias são transtornos ligados a sensações subjetivas do próprio paciente. Nevralgia ou neuralgia são nomes dados às sensações dolorosas que acompanham o trajeto dos nervos.

Desnervação ou atrofia neurogênica

Dentro de uma ou duas semanas de interrupção do estímulo nervoso, ocorrem certas alterações no músculo inervado por esse nervo. O núcleo do sarcolema fica redondo, os nucléolos aumentam de tamanho, e as miofibrilas ficam menores e mais redondas, mas as estriações persistem. As fibras ficam fragmentas, vacuolizadas e cercadas por macrófago, e com frequência há pequena inflamação ou necrose muscular aguda. Os pigmentos para gordura ficam mais aparentes, porque há maior concentração desse pigmento em menor porção de massa sarcoplásmica. Há aumento do tecido fibroso endomisial. Na transecção do nervo completa, todas as fibras musculares ficam em uma etapa de degeneração. Quando a interrupção for parcial, causada por problema metabólico, tóxico, mecânico ou inflamatório, haverá grupos de fibras celulares em diferentes estágios de degeneração, inclusive com algumas fibras hipertrofiadas; isso porque há vários ramos nervosos que chegam ao músculo, e nem todos estão afetados na mesma etapa.

Degeneração

Tem uma série de etapas. No início, as fibras ficam edemaciadas, finalmente granuladas e as estriações transversais estão presentes. No estágio seguinte, surge a degeneração hialina, com desaparecimento das estriações. Surgem nucléolos no sarcoplasma. A degeneração irreversível é manifestada por uma substância basófila, presente na fibra eosinófila; em seguida, vem a fragmentação da fibra.

Regeneração

Os macrófagos iniciam o processo de regeneração, que é possível se a arquitetura endomisial permaneceu intacta; se esta ficar alterada, haverá a formação de uma cicatriz. As novas células advêm de fibroblastos que, em qualquer idade, podem circundar os núcleos remanescentes e refazer o músculo.

Miopatias

São doenças musculares cujas alterações são intrínsecas à fibra muscular. No entanto, o neurônio motor, o cilindro-eixo e a placa motora permanecem normais.

NEUROFISOLOGIA DA POSTURA ERETA E DO MOVIMENTO: IMAGEM CORPORAL

Introdução

A posição ereta bípede do homem resultou da evolução da espécie em milhões de anos de seleção natural, segundo a concepção darwiniana, pela qual as espécies que apresentam variações favoráveis são preservadas e as que apresentam mudanças desfavoráveis tendem a ser destruídas.

O homem é da família dos primatas, que inclui, entre outros, os macacos, e é de aparecimento tardio na evolução, estando incluída na classe dos mamíferos.

Os primeiros mamíferos apareceram na terra de 90 a 50 milhões de anos atrás, depois da queda dos répteis, e eram pequenos comedores de insetos que, graças aos seus membros móveis, podiam se manter na água e se arrastar na terra. A pronação, desenvolvida durante a vida aquática, já era natural para eles e, com o passar do tempo, adaptaram-se a subir em objetos no chão e em árvores. Gradualmente, os membros posteriores se adaptaram para sustentar o peso do corpo, as mãos para apanhar comida e segurar objetos interessantes para melhor examiná-los.[27] Nesse período, os mamíferos tiravam a sua alimentação das árvores altas e, assim, tinham de desenvolver agilidade e destreza. Por meio da seleção natural, da sobrevivência do mais apto, os olhos se deslocaram mais para a frente, permitindo uma visão tridimensional, em profundidade, e com isso o cérebro foi aumentando constantemente de tamanho, até atingir seu ápice nos macacos, que correspondem na evolução da espécie aos seres que surgiram milhões de anos atrás.

Cinco dígitos se desenvolveram em cada um dos membros, que posteriormente se tornaram móveis; surgiu a clavícula, que serviu de suporte, quando os braços se moviam lateralmente.

Talvez por condições climáticas desfavoráveis, as vegetações altas diminuíram e desenvolveu-se a vegetação rasteira, e esses macacos tiveram de competir com animais quadrúpedes, rápidos e adaptados por milhões de anos à tarefa de caçar e comer carne. Outra vez sob a pressão da seleção natural, os ancestrais do homem tiveram de adotar uma postura mais ereta, para continuar apanhando a alimentação vegetariana nas árvores e melhor se defender, para caçar, comer e digerir a carne.

A adoção da postura ereta esteve associada à libertação dos membros superiores da locomoção para a fabricação de objetos e instrumentos de caça, além de aumentar o campo de visão.[27]

Os membros superiores desses animais tinham de desenvolver a clavícula, para permitir o desenvolvimento dos braços para as laterais e também assim aumentar a versatilidade de se suspender em árvores. Nos quadrúpedes, por exemplo, lobos e búfalos, a clavícula é rudimentar, porque as patas dianteiras devem se aproximar da linha dianteira, para caminhar. Essas necessidades também obrigaram a omoplata a deslocar-se posterior e medialmente, e o muscular peitoral menor migrou do úmero para o processo caracoide na omoplata.

Outra modificação foi que, em virtude da função de apreensão dos galhos, o polegar ficou afastado dos outros dedos, o mesmo ocorrendo no dedo correspondente aos pés. À medida que o homem foi deixando as árvores e passou a andar no chão, o grande artelho dos pés foi perdendo essa função de apreensão e passou a colaborar no equilíbrio do corpo e, na evolução de milhões de anos, veio para a frente com os outros dedos, como é atualmente o pé.[13]

Washburn[22] comenta que a primeira adaptação fundamental do bipedalismo se deu com o encurtamento do íleo, que também teve de se curvar para trás por razões obstétricas. O glúteo maior se deslocou para trás da articulação do quadril para se tornar extensor em vez de abdutor, tornando-se, assim, possível a posição ereta e o andar.

Quando o homem passou a se apoiar sobre os dois pés, a função da pelve ficou mais complexa, porque teve de sustentar todo o peso do corpo. No início, houve a necessidade de se aumentar a eficiência do assoalho pélvico, que ficou envolvido em três camadas de músculos que se cruzaram para dar melhor sustentação. Com o ajustamento da pelve, o centro de gravidade também foi deslocado, passando pelo centro do acetábulo e distribuindo o peso do corpo sobre as duas pernas (Figuras 3.1 e 3.2).

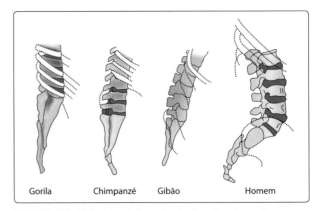

FIGURA 3.1 Vista lateral das articulações da coluna dos primatas: gorila, chimpanzé, gibão e homem.

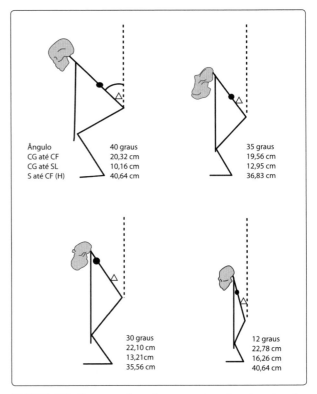

FIGURA 3.2 Comparação entre os movimentos de extensão possíveis no homem e em outros antropoides. A distância é estimada quando o punho está colocado sobre o joelho. O centro de gravidade (CG) está acima da articulação coxofemoral (CF). A localização da articulação lombar mais baixa (SL) e com movimento está marcada. O ombro (S) foi considerado como tendo seu peso na vertical. (H) corresponde à articulação CF.

Os músculos que ligam a coluna lombar ao fêmur – o iliopsoas e o ilíaco – e que flexionam o quadril e os três músculos da região posterior – o semimembranoso, o semitendinoso e o bíceps femoral, todos originários da tuberosidade isquiática, inserindo-se na tíbia – agem flexionando o joelho, mas também puxam o tronco para trás ou o levantam, quando está flexionado para a frente.[30]

Coluna vertebral na postura ereta

A posição ereta do homem só foi possível pelas modificações que surgiram na coluna. A cabeça teve de se equilibrar na porção superior da coluna e, assim, permitir que os olhos ficassem voltados para a frente; a cabeça e o tronco tiveram de se equilibrar sobre os membros inferiores, por meio da cintura pélvica; e o corpo todo teve de se apoiar no espaço ocupado pelas plantas dos pés, com isso modificando o centro de gravidade.[31]

Essas manobras só foram possíveis pelo aparecimento das curvas lordóticas secundárias, na região cervical e na lombossacral, tendo papel fundamental a massa muscular, por desenvolver uma força antigravitacional poderosa, que permitisse aos primitivos seres antropoides erguerem-se do chão, adquirir e manter a postura ereta e andar. Esses atos eram voluntários, comandados pelo sistema nervoso central, e, com o passar dos séculos, transformaram-se em atos regulados pelo sistema nervoso involuntário e pelo sistema fusomuscular ou sistema gama.

O feto da espécie humana encontra-se, no útero, em posição de flexão total, com a coluna em "C" cifótica. O único músculo de intervenção voluntária que está em atividade é o iliopsoas, que permite ao feto dar pontapés. Este, porém, não pode dar cabeçadas.

Nas primeiras semanas da vida pós-natal, a criança levanta a cabeça, o que é feito pela presença da musculatura antigravitacional do pescoço e resulta na formação da lordose cervical. Aos 9 meses, quando a criança começa a engatinhar e a sentar, surge a presença da musculatura da região lombar, antigravitacional, que molda a curvatura da coluna na região lombossacral. O início do amadurecimento neuromuscular, que se manifesta no controle dos esfíncteres e dos glúteos, permite à criança ficar de pé (Figura 3.3).

As curvas são divididas em: primária, que já existe no feto e é a cifose dorsal, e as secundárias ou adquiridas, que são as lordoses cervical e lombar.

Essas curvas (lordose cervical e lombar), convexas anteriormente, são moldadas pelos músculos e pelos discos intervertebrais, que são cuneiformes. Na região dorsal, a curvatura é côncava anteriormente e determinada pelas alturas dos corpos vertebrais.

Ascher[32] discute se os bebês devem passar os primeiros meses em pronação ou supinação, ou seja, se devem ser deitados em decúbito ventral, como ocorre no Brasil e nos Estados Unidos, ou em decúbito dorsal, como é tradição na Inglaterra e em vários outros países europeus. Ele[32] acredita que as crianças colocadas em decúbito dorsal têm maior desenvolvimento motor: alguns autores acreditam[13,23,31] que esta posição seja a causa do aparecimento da escoliose infantil, comum na Inglaterra e praticamente inexistente no Brasil e nos Estados Unidos.

Durante os dois primeiros anos de vida, as vértebras lombares crescem rapidamente, com consequente alongamento lombar e aumento das nádegas, resultantes da posição ereta.

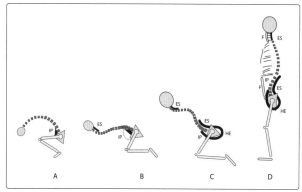

FIGURA 3.3 Evolução cronológica do desenvolvimento da postura no homem. A) A coluna no útero não tem curvatura nenhuma. B) Formação da lordose cervical para suportar a elevação da cabeça. C) Formação da lordose lombar decorrente da força antigravitacional dos músculos *erector spinae* (ES) e da restrição do músculo iliopsoas (IP). D) Postura ereta do adulto, mostrando a poderosa ação antigravitacional dos músculos eretores (ES e HE = extensores do quadril) e, como antagonistas, os fracos músculos (F) flexores do pescoço e do abdome.

Acompanhando 600 crianças, Ascher[32] verificou que durante o crescimento de 2 a 6 anos de idade os joelhos se aproximam (joelho valgo) para dar uma base mais ampla, feita pela torção da tíbia.

A taxa de crescimento em altura diminui rapidamente nos dois primeiros anos e continua a diminuir da idade pré-escolar, havendo pequeno aumento entre 11 e 14 anos de idade, para as meninas, e entre 12 e 15 anos, para os meninos. A mesma evolução ocorre em relação ao peso.

Até os 9 anos, não há diferenças significativas entre os meninos e as meninas, apesar de estas últimas serem um pouco mais gordas e um pouco mais baixas.

A partir daí, as meninas crescem mais rapidamente e essa taxa de crescimento continua por 2 a 3 anos, sendo a velocidade máxima atingida por volta dos 12 anos de idade, aproximadamente um ano antes da menarca.

Nos meninos, tudo ocorre dois anos mais tarde. Entre 16 e 18 anos, cessam o crescimento em estatura e o ponderal.

O crescimento das partes do corpo é diferenciado. Durante a infância, o desenvolvimento é mais rápido na cabeça; depois, no tronco. No segundo ano, as pernas começam a crescer mais rapidamente do que o tronco, e isso continua até o início da puberdade, quando, em ambos os sexos, o tronco cresce mais rapidamente do que os membros. Nos meninos, os ossos da cintura escapular crescem mais rapidamente do que os da cintura pélvica, e nas meninas o inverso. O peso corporal se dá em função da gordura, dos músculos e das vísceras. Os músculos constituem o maior contingente do peso corporal. No nascimento, correspondem a 25% e, no início da adolescência, podem constituir 43%.

Sheldon[19] descreveu os tipos morfológicos em três categorias básicas, obtidas da análise de 3.000 estudantes: endomorfismo (que corresponde a certo arredondamento de formas); mesomorfismo (predominância de musculatura); e ectomorfismo (nítida presença de linhas bem marcadas).

Estabilização da postura e sua definição

Essas mudanças nas proporções e no crescimento necessitam de ajustamentos do corpo à gravidade. A inclinação da pelve pode diminuir 25 ou 30°, os joelhos são muitas vezes dobrados levemente: a sua hiperextensão já não é necessária a fim de equilibrar o abdome bojudo (ver estudo da lordose).

Assim, na escola primária, a criança tem um período de intensa modalidade, na faixa de menor idade (a partir dos 6 anos), e um período mais estático, na faixa de idade mais elevada (10 anos para as meninas e 11,5 para os meninos). Esse período mais estático coincide com o início do "arranque" no crescimento. A estabilização do padrão postural está se dando vagorosamente e se ajustando definitivamente à gravidade.[32]

Existe, pois, uma postura corporal que preenche as necessidades biomecânicas da estrutura do corpo e permite, com esforço muscular mínimo, manter a posição ereta do adulto.

Há uma aceitação geral de que, quando se tem uma postura boa ou ideal, a linha de gravidade deve passar pelos seguintes pontos: apófise mastoide, extremidade do ombro, quadril e anteriormente ao tornozelo.

A postura corporal tem interpretação variada conforme o especialista que a analisa: o neurofisiologista, o ortopedista, os especialistas paramédicos (fisioterapeutas, professores de educação física) e a própria pessoa.

Roaf[33] define a postura dinamicamente, afirmando que é a posição que o corpo assume na preparação do próximo movimento. A posição de pé, estática, não seria uma verdadeira postura. Um animal descerebrado, ou seja, que tem os movimentos, vive e respira, mas tem lesão da área motora do cérebro, não pode adotar os movimentos necessários para enfrentar os desafios do meio ambiente em que vive, sendo facilmente morto. Da mesma maneira, um indivíduo que tem todas as articulações ancilosadas pode ficar de pé, mas não terá condições de se adaptar às necessidades do meio ambiente ou mover-se para assumir qualquer outra forma de postura.

Postura envolve o conceito de balanço (equilíbrio), coordenação neuromuscular e adaptação que deve ser aplicada a um determinado momento corporal e uma determinada circunstância: postura para andar, postura para jogar tênis ou dar a partida para uma disputa de natação.

Ascher[32] define como posição do corpo no espaço a que dá um bom relacionamento entre as partes, com o menor esforço, evitando a fadiga. É óbvio que, com isso, pode-se admitir que existem posturas melhores e uma ideal. No entanto, esses padrões variam muito até os 10 anos de idade, quando as crianças estão constantemente testando novas maneiras de reagir à gravidade. Existem padrões culturais e mentais que influem na postura. O porte, a atitude e a pose, que são às vezes usados como sinônimos de postura, são eventos transitórios e podem ser diferenciados.

O porte significa o modo de andar, a pose é a postura forçada para uma foto, ou até de exibicionismo, e a atitude postural está mais ligada com estados emocionais, como medo e cólera.

A postura no adulto é mais que isso. É um hábito permanente de colocar o corpo no espaço, é a posição a que o indivíduo sempre volta depois do exercício e do descanso. É característica do indivíduo e, provavelmente, depende da "imagem" que a própria pessoa faz do seu corpo.[34]

Para Kendall et al.,[31] é a posição ideal que favorece o mínimo de estiramento e de estresse da estrutura do corpo, com menor gasto de energia para se obter o máximo de eficiência no seu uso. Esses autores acreditam que, usando as linhas de referência que passam pela metade do corpo, tanto por trás como pela frente, pode-se ter um alinhamento básico que corresponde a uma postura-padrão estática. Essa postura simplificada é obtida deixando-se passar um fio de prumo bem no meio da cabeça, passando pela frente no meio das pernas e atrás no sulco interglúteo. Quando essa linha de referência postural coincide com a linha de gravidade, a postura estaria adequada e, portanto, seria a "ideal".

A Academia Americana de Ortopedia[35] define a postura como sendo um arranjo relativo das partes do corpo e estabelece como critério de boa postura o equilíbrio entre as estruturas de suporte do corpo, os músculos e os ossos, os quais protegem o corpo contra alguma agressão (acidente) ou deformidade progressiva.

As diversas posturas (de pé, deitada, dobrada para a frente, agachada) podem, durante o repouso ou o trabalho, ser realizadas em condições mais adequadas, nas quais os músculos podem desempenhar as suas funções mais eficientes. O esqueleto não está submetido a forças inúteis e os órgãos abdominais e torácicos ficam bem colocados. A má postura, segundo ainda essa entidade, é aquela em que inexiste esse relacionamento das várias partes corporais, o que induz ao aumento da agressão às estruturas de suporte, resultando em equilíbrio menos eficiente do corpo sobre as suas bases de suporte.

A boa postura está associada a saúde e vigor físico e, obviamente, a má postura, doença e mal-estar.[4,6] A má postura está ligada a fatores musculares inadequados e, provavelmente, a problemas emocionais.

Existem, pois, fatores mecânicos de má postura relacionados a composições inadequadas, repetitivas, de trabalho ou repouso, que, com o passar dos anos, podem causar distúrbios musculoesqueléticos.

Há também fatores orgânicos, doenças como cifose, escoliose, espondilite, coxa vara, coxartrose, discartrose, cujas dores obrigam a pessoa a assumir uma postura viciosa para aliviá-la. E há fatores emocionais que influem na postura corporal adequada. Platão já dizia que movimentos corporais harmônicos se traduzem em satisfação mental. A consciência corporal está associada à autoconsciência de seu corpo e passa a mutilá-lo, como se fosse outrem.[4]

Mello Filho[34] afirma que o relacionamento psiquismo-corpo é, na realidade, um problema triplo:

- má relação consigo mesmo, em relação ao próprio organismo e sua vida interior;
- má relação com a realidade física, em relação ao espaço (dificuldades de orientação, dos movimentos);
- má relação com os outros, na qual se inclui a vida de relação social e sexual.

Movimentos da coluna e do corpo – centro de gravidade

A mecânica estuda a ação de forças sobre os corpos materiais, ao passo que a biomecânica as analisa quando se aplicam aos organismos vivos. Ambas podem ser divididas em estática (corpos em equilíbrio, parados) e dinâmica (corpos em movimento).

A mecânica dinâmica se divide em cinemática, que estuda os movimentos, independentemente da causa inicial, e emética, que estuda as forças geradoras do movimento.

Em termos biomecânicos, a cinesiologia corresponde à cinemática e estuda os movimentos humanos, e aqui serão abordados especificamente os relacionados com a coluna. Em relação à cinética, pode-se afirmar que existem dois tipos de forças agindo sobre o organismo: uma interna, a principal das quais é a contração muscular, e uma externa, que é a força da gravidade.

Para estudar os movimentos humanos, é importante conhecer o centro de gravidade do corpo. Este pode ser definido matematicamente como o ponto em que se pode considerar que todo o peso do corpo está concentrado. Essa definição implica que posturas diferentes da mesma pessoa e de pessoas diferentes têm como centro de gravidade locais diversos.

Para Jensen e Schultz,[17] o centro de gravidade do corpo pode ser definido como: 1) o ponto exato em que o corpo poderia ser teoricamente rodado livremente em todas as direções; 2) o centro em torno do qual o corpo deveria ter o mesmo peso; e 3) o ponto de intersecção dos três planos cardinais do corpo – o sagital, o frontal e o transverso.

Como foi citado, há uma aceitação geral de que se tem uma postura "boa" quando a linha de gravidade passa pelos seguintes pontos: apófise mastoide, extremidade do ombro, quadril e anteriormente ao tornozelo.[14]

White e Panjabi[23] localizam o centro de gravidade do corpo mais ou menos a 4 centímetros da frente da primeira vértebra sacral, quando o indivíduo está na posição de sentido.

Rasch e Burke[36] determinam que o homem adulto, em posição ereta, tem o centro de gravidade a 56 a 57% do total de sua altura a partir do solo; na mulher, é de 55% de sua altura. Quanto mais jovem for a criança, mais alto e menos estável será o centro, em razão do tamanho desproporcional da cabeça e do tórax (Figura 3.4).

No centro de gravidade, está localizada a força de gravidade, que é a soma de todas as forças aplicadas aos constituintes do corpo. Essa força possui três características: 1) é uma força aplicada constantemente, sem interrupções; 2) só é aplicada em uma única direção, ao centro da Terra; 3) atua sobre cada uma das partículas do corpo.

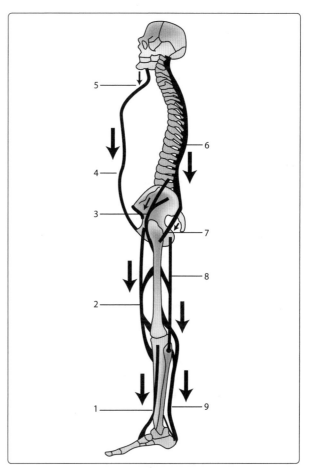

FIGURA 3.4 Grupos de músculos antigravitacionais responsáveis pela postura ereta. 1) Tibial anterior; 2) quadríceps femoral; 3) iliopsoas; 4) abdominais; 5) flexores do pescoço; 6) extensores espinhais; 7) glúteo máximo; 8) isquiopoplíteos; 9) tríceps sural.

No centro da gravidade, a soma dos movimentos, em decorrência do peso de todas as partes do corpo, é igual a zero, atingindo assim o equilíbrio.

O corpo atinge o equilíbrio quando está em repouso ou em um movimento em contrabalanço de um outro conjunto de forças ou de movimentos.

O conceito de equilíbrio se baseia na segunda lei de Newton, de acordo com a qual todas as forças e todos os movimentos devem ser balançados com outros equivalentes para não movimentar um corpo.

Portanto, quando o corpo está em equilíbrio, diz-se que está balanceado, ou em balança. Esse equilíbrio pode ser precário, mal balanceado, ou seguro, bem balanceado. Neste último caso, considera-se que existe uma estabilidade, a qual representa uma firmeza da balança ou a habilidade de resistir às forças que pretendem desequilibrar essas estruturas. Os ortopedistas usam muito a expressão "instabilidade da região lombossacral" (ver, a seguir, esse capítulo). Existe um centro de balança ou equilíbrio localizado no ouvido interno, e os olhos também exercem papel importante.

A postura corporal ereta (em movimento/parado) é obtida pelo equilíbrio entre as forças que agem no centro de gravidade, puxando o corpo para o chão, e a força dos músculos antigravitacionais, que fazem esforço em sentido contrário. Se esses músculos falharem, o corpo colapsará em forma de flexão, pela ação da força da gravidade. Assim, a maioria dos músculos antigravitacionais são os músculos extensores, principalmente do pescoço, das costas e das pernas. Há inúmeros outros menos importantes, mas que contribuem para a postura. Esses músculos estão constantemente em ação para manter a sua contração, diferentemente dos outros, que necessitam de estímulos para se contrair.

Esses músculos posturais, antigravitacionais, contraem-se pela ação do sistema gama, fusomuscular, e são corrigidos por cinco tipos de reflexos quando há um desvio da postura ereta (reflexo de endireitamento ocular, reflexo de endireitamento corporal, reflexo de endireitamento de cabeça, reflexo de endireitamento do pescoço e os reflexos labirínticos)[1] (Figura 3.4).

Imagem corporal

A imagem corporal, que cada um faz de si próprio, colabora com a melhoria da postura. Normalmente, a pessoa tem consciência da posição dos braços e das mãos, menos das pernas (exceto dos pés, quando doem), e são pouquíssimos os que têm consciência do seu tronco. Por isso, é importante, para os problemas de postura, desenvolver a consciência do movimento do tronco,[4,6] e a imagem corporal está intimamente associada à própria correção mecânica da coluna vertebral. Deve-se acrescer que, com a melhoria da imagem corporal e consequentemente da própria postura, os fatores emocionais devem também ser melhorados.

Existe uma multiplicidade de novas terapias ditas corporais, que começaram com Reich,[37] mostrando que o indivíduo pode falar com o corpo.

"A atitude (postura) mental e a atitude (postura) física são uma coisa só." Clarkson[13] descreve a postura alerta e ativa como resultado de uma atividade mental sobre o corpo, promovendo assim o equilíbrio e a estabilidade do corpo e da mente. A postura errada está ligada a uma atividade dos fusos neuromusculares do sistema gama; e, consequentemente, há uma carência de transmissão de impulsos ao cérebro, o qual não é informado sobre o grau de deformidade corporal assumido; e a postura, por isso, não é corrigida. Fatores emocionais agem contraindo excessivamente os músculos esqueléticos, via sistema nervoso autônomo, produzindo a "couraça muscular" do caráter referida por Reich.[37]

Essa contração muscular excessiva, que causa toda a complexa "induração" ou "trigger points", discutida no capítulo da fibromialgia, produz estímulos dolorosos, que, por sua vez, produzem posturas antálgicas inadequadas.

Para Gaiarsa,[6] fisioterapeutas, fisiatras e cinesiologistas conseguem identificar parâmetros para a postura, mas, para os psicólogos, o ser humano não tem uma forma global própria, portanto, uma postura definida. A postura é dinâmica e está em função do modo circundante. A denominação de atitude é mais correta, pois dá a ideia de que outras formas tensionais musculares devem se combinar. Um afeto qualquer pode alterar o nível energético da personalidade e produzir uma alteração no tônus muscular previamente existente, que resulta em uma atitude (ou postura) completamente diferente. Assim, em um determinado momento, o corpo está tomado simultaneamente por vários afetos (necessidades emocionais), vários movimentos (necessidades biomecânicas como ficar sentado, deitado, levantar peso, etc.) e vários atos instintivos (ficar equilibrada, alerta, etc.).

A atitude (ou postura) global exprime, simultaneamente, todas essas várias influências. Para complicar, o afeto pode exprimir-se em uma parte do corpo, que são os anéis de Reich, na pelve, no abdome, no pescoço, etc.

Gaiarsa[6] define que "atitude (talvez, a definição de postura) é a posição e a disposição do corpo em um dado instante e em um ato que está preparando". Por "posição", entende-se a situação do corpo em relação a três coordenadas clássicas: estar de pé, sentado ou deitado. "Disposição" é a posição relativa de cada parte do corpo, por exemplo, joelho fletido, braço cruzado. Daí a plasticidade dinâmica do ser humano e a capacidade de exprimir-se pelo corpo – a dança, o andar, etc. –, mas também o fato de um mesmo indivíduo que usa uma serra, uma tesoura ou realiza um ato "prático" qualquer usar a mesma postura todas as vezes. Em contrapartida, a repressão de um movimento, a inação, também é feita com esforço e aumento interno do tônus muscular, porém sem movimento. A pessoa que inibe uma vontade também executa um esforço, uma espasticidade muscular para impedir o movimento.

Assim, tanto as atitudes expressivas (cujo afeto resulta em movimento) como as repressivas (que resultam em inibições ou ausência de movimento) influem na atitude (ou postura corporal) em um dado instante.

A concepção psicossomática de postura engloba, pois, as noções de comportamento emocional relacionadas com a teoria do estresse de Selye de que, nas pessoas, o organismo reage (atitude de briga) ou foge (de abandono) ante qualquer perigo. Ambos os casos, a briga ou a fuga, representam emocionalmente uma reação que se reflete na estrutura muscular do corpo, principalmente no dorso, no qual existem de 30 a 40% dos músculos do corpo, que acabam influindo na coluna e, indiretamente, nos discos intervertebrais, no orifício de conjugação que, diminuindo, agride a raiz nervosa e produz dor. Esta, por si só, modifica a postura ou a atitude corporal, em um ciclo vicioso que já foi apontado no estudo da fibromialgia ou fibrosite.

Os músculos do rosto, a mímica, evidentemente também ficam afetados, às vezes de modo mais expressivo, às vezes menos.

Assim como o corpo reage ou foge, partes do corpo podem ser imóveis, paradas, frias, inexpressivas, e outras móveis, "vivas" e expressivas, havendo ainda todos os graus intermediários. Daí a formação da ideia de imagem corporal, que muito bem pode estar associada à postura corporal, que o indivíduo idealiza de si próprio.

Brostein[14] acha que a imagem corporal já é formada desde a infância, e os fatores importantes que constituem essa imagem seriam a dor, a estimulação motora e a liberdade de ação. Nos primeiros dias de via, o bebê tem consciência do seu próprio corpo com olhos e mãos. Quando começa a andar, os reflexos de estiramento muscular começam a entrar em atividades e, além do sistema alfa e do sistema gama, há um controle do tônus muscular e da postura.

Outros estímulos aferentes relacionados com a manutenção da postura são: reflexos de endireitamento da cabeça e do pescoço; estímulos visuais e auditivos; o aparelho vestibular; e a tensão positiva dos ligamentos, das cápsulas e das fáscias profundas. Os músculos antigravitacionais, como já foi visto, são elementos que contrabalançam a força de gravidade em todas as posturas corporais.

O estudo da cibernética, assim como os de psicologia médica, têm revelado que existe na realização e na forma de determinados movimentos a presença de mais fatores do que os apontados pelos estudos musculoneurofisiológicos. Os estímulos sociais e culturais do meio ambiente e a própria característica da personalidade do indivíduo podem alterar os movimentos e a postura corporal.

Washburn[22] afirma que os chimpanzés, por viverem na selva, estimulam a forma pacífica de vida com o caminhar de quatro patas; por outro lado, o caminhar sobre duas patas em campo aberto favorece o instinto agressivo e o uso de garras, ao liberar as outras duas para a defesa. É evidente que isso tem influência sobre a coluna, sobre os músculos, as articulações e o próprio sistema nervoso, que deverá adaptar os seus proprioceptores de maneira diferente, inclusive modificando seus arcos reflexos, agora realizados em outra dimensão.

E por que isso também não ocorreria com quem anda cabisbaixo e deprimido ou ansioso e tenso? Como dizem Rasch e Burke,[36] no futuro a cinesiologia, que é o estudo do movimento, deverá analisar as reciprocidades entre o significado do movimento para a emoção e vice-versa, o significado da imagem corporal própria e a expressão corporal como forma de comunicação.

Admitindo a existência de controles voluntários para a postura adequada, pode-se mostrar os erros de postura, os quais resultam em dores aos pacientes, de modo a poder reconhecê-los e retornar "voluntariamente" a uma posição mais estável e menos agressiva às estruturas de sustentação. É óbvio que se pode ensinar uma postura estereotipada, e a constituição individual e cultural de cada pessoa acaba se refletindo na postura. Um caboclo que senta de cócoras tem uma postura diferente do andar de um executivo que senta em cadeiras macias. Sem preocupação com a elegância (que nem sempre as mulheres concordam em esquecer) e mais voltado para o controle da dor é que se deve tentar realizar a Escola de Postura, descrita mais adiante.

CONCLUSÕES

Nas diversas concepções da definição da postura corporal apresentadas, permanecem alguns dados objetivos:

1. A evolução do ser humano para a postura bípede acarretou uma série de alterações estruturais da coluna, da bacia e dos membros inferiores.
2. Essas alterações anatômicas, já incorporadas à espécie e à coluna, são novamente modificadas com a idade, os hábitos e o tipo de trabalho, além de outros fatores. As alterações produzidas na coluna com o passar dos anos são comparáveis às de arteriosclerose nos vasos. No entanto, nem sempre, produzem sintomatologia, embora resultem em modificações na postura corporal.
3. Como o homem trabalha, as estruturas da coluna podem ser danificadas em decorrência de posições posturais incorretas. A ergonomia é a ciência que procura estudar as posturas mais corretas do corpo para o trabalho (ver Capítulo 21 – A coluna vertebral e a gestação).

4. As atitudes corporais das atividades do dia a dia, apesar de não serem trabalho (e mesmo no lazer), podem causar danos às estruturas já alteradas da coluna; por isso precisam ser reeducadas (ver Escola de Postura no Capítulo 13). É preciso criar novas normas posturais, influindo nos hábitos reflexos de sentar, deitar, andar, etc., tentando evitar o aparecimento da dor.

5. O lazer e, principalmente, o esporte e a dança trazem alterações posturais que podem causar danos às estruturas da coluna, os quais precisam ser corrigidos. Às vezes, essas práticas devem ser limitadas.

6. Os problemas emocionais agem por meio da tensão nervosa e da muscular, restringindo e agredindo as estruturas danificadas, alterando posturas corporais definidas, quer pela evolução da espécie, quer pela própria evolução da pessoa.

7. Agindo sobre a postura emocional, corrige-se a postura corporal; com muita probabilidade, acertando a postura corporal, modifica-se o constituinte emocional.

Referências bibliográficas

1. Massion J, Woollacoott MH. Posture and equilibrium. In: Bronstein Am (ed.). Clinical disorders of balance, posture and gait. London: Oxford University; 1996.
2. Awad EA. Muscle fiber and motor endplate. Arch Phys Med Rehabil. 1980;61(3):149.
3. Erhart EA. Elementos de anatomias humanas. São Paulo: Brasilivros; 1996.
4. Feldenkrais M. Body and mature behaviour. New York: Routledge; 1999.
5. Helliwell PS, Evans PF, Wright V. The straight cervical spine: does it indicate muscle spasm? J Bone Joint Surg BR. 1994;76(1):103-6.
6. Gaiarsa JA. A estátua e a bailarina. São Paulo: Ícone; 1988.
7. Huxley AF. Mechanics and models of the myosin motor. Philos Trans R Soc Lond B Biol Sci. 2000;355(1396):433-40.
8. Huxley AF. Cross-brigde action: present views, prospects, and unknowns. J Biomech. 2000;33(10):1189-95.
9. Noback CR, Demares RJ. The human nervous system: structure and fuction. Philadelphia: Williams & Wilkins; 1995.
10. Benson H. The relaxation response. Boston Harper Torch; 2000.
11. Blitzer A, Sulica L. Botulinum toxin: basic science and clinical uses in otolaryngology. Laryngoscope. 2001;111(2):218-26.
12. Enoka RM, Fuglevand AJ. Motor unit physiology: some unresolved issues. Muscle Never. 2001;24(1):4-17.
13. Clarkson HM. Musculoskeletal assessment: joint range of motion and manual. Muscle streght. Philadelphia: Lippincott Williams & Wikins; 1999.
14. Bronstein AM (ed.). Clinical disorders of balance, posture and gait. London: Oxford University; 1996.
15. Zwarts MJ, Drost G, Stregeman DR. Recent progress in the diagnostic use of surface EMG for neurological diseases. J Electromyogr Kinesiol. 2000;10(5):287-91.
16. Sugi H, Akimoto T, Sutoh K, Chaen S, Oishi N, Suziki S. Dynamic electron microscopy of ATP-induced myosin head movement in living muscle thick filaments. Proc Natl Acad Sei USA. 1997;94(9):4378-82.
17. Jensen CR, Schultz GW. Applied kinesiology. New York: McGraw Hill; 1977.
18. Basmajian JV. Muscle alive: their functions revealed by electromyography. 5.ed. Baltimore: William & Wilkins; 1986.
19. Sheldon RH. Standards for skeletal maturity based in a study of 3.000 British children. Arc Dis Child. 1966;41:454.
20. Kincaid JC. Muscle pain, fatigue, and fasciculations. Neurol Clin. 1997;15(3):697-709.
21. Siegel IM. All about muscle: a user's guie. New York: Demos Medical; 2000.
22. Washburn SL. The analysis of primate evolution with particular reference to the origino f man. Symp Quant Biol. 1960;15-67.
23. White AA, Panjabi MM. Clinical biomechanics of the spine. Philadelphia: Lippincott; 1978
24. Villani P, Mugnie B, Bouvenot G. Muscle cramps: reevaluation of the effectiveness of quinine salts. Presse Med. 1999;28(24):1309-2.
25. Simon P, Lensker E, Von Wild K. Percutaneous nudeus puposus denaturation in treatment of lumbar disc protrusions – a prospective study of 50 neurosurgical patients. Eur Spine J. 1994;3(4):219-21.
26. Huang CL. Intramembrane charge movements in striated muscle. London: Oxford University; 1993.
27. Byl NN, McKenzie A. Treatment effectiveness for patients with a history of repetitive hand use and focal hand dystonia: a planned, prospective follow-up study. J Hand Ther. 2000;13(4):289-301.
28. Matthews GG. Cellular physiology of never and muscle. 3.ed. London: Blackwell; 1998.
29. Cailliet R. Low back pain syndrome. Philadelphia: Davis; 1986.
30. Patle E. Neurobiomechanical bases for the control of human locomotion. In: Bronstein AM (ed.). Clinical disorders of balance, posture and gait. London: Oxford University; 1996.
31. Kendall HO, Kendall ER, Boynton DA. Posture and pain. New York: Krieger; 1977.
32. Ascher C. Variações de postura na criança. Barueri: Manole; 1976.
33. Roaf R. Posture. London: Academic Press; 1977.
34. Mello Fillho J. Grupo e corpo. Porto Alegre: Artes Médicas; 2000.
35. Posture Committee of the American Academy of Orthopaedic Surgeons. Posture and its relationship to orthopaedic disabilities. Saint Louis: Mosby; 1947.
36. Rasch PT, Burke RK. Cinesiologia e anatomia aplicada. Rio de Janeiro: Guanabara Koogan; 1977.
37. Reich W. A função do orgasmo. São Paulo: Brasiliense; 1991.

CAPÍTULO 4

Estudo da pessoa doente

MEDICINA PSICOSSOMÁTICA E PSICOLOGIA MÉDICA

O termo "psicossomático" foi criado, em 1818, por Heinroth, mas a expressão "medicina psicossomática" começou a ser usada no início do século XX, tendo sido consagrada em 1939, quando foi fundada nos Estados Unidos uma sociedade médica com esse nome, que recebeu seu impulso inicial de Alexander[1] e Dunbar,[2] considerado seus precursores.[3]

Desde o início, houve três tendências que se delinearam no campo de ação da medicina psicossomática:

1. Já que a emoção está associada a qualquer tipo de doença e em todas as pessoas, o termo "psicossomático" passou a significar a tendência de compreender todos os fatos, incluindo as emoções, na situação da unidade do organismo doente. Nesse conceito amplo, todas as doenças seriam psicossomáticas – ou melhor, em 1935, vários autores já advogam que as doenças são sociopsicossomáticas, incluindo os fatores social e ambiental. No entanto, essa definição é ampla demais e não traz em si enfoque criador nenhum.

2. Limitando, porém, o campo da patologia psicossomática, a definição é mais específica: "ramo da medicina que estuda os fenômenos emocionais e instintivos e a sua participação na aparição e no desenvolvimento de afecções somáticas".[3]

3. Desde os primórdios, a medicina psicossomática passou a se preocupar com o relacionamento da pessoa doente com sua doença e do paciente com o seu médico. Esse estudo do "homem doente" e o seu relacionamento no microcosmo do ambiente em que é tratado (médico, ambulatório e hospital) até o macrocosmo social (emprego, família, etc.) passou a ser objeto da psicologia médica (assim chamada para se diferenciar da psicologia praticada por psiquiatras e psicólogos). Com base nas ideias de Balint,[4] esse passou a ser o fundamento da psicologia médica a oferecer aos médicos informações psicológicas sobre o homem, no curso de sua patogênese, nas diferentes etapas de sua vida, procurando entender o seu universo relacional (grupo, família), suas motivações e sua conduta, e seu desenvolvimento psicossexual, enfim, tudo o que permite ao médico generalista reconhecer o que os pacientes esperam de danos da doença e dele, médico.

No campo específico do problema da coluna, há grande interesse em debater este último aspecto, pois com certeza o clínico geral, o médico do trabalho e o perito da previdência lidam com esses pacientes com mais frequência do que os próprios especialistas.

Essa divisão didática, entre a medicina psicossomática e a psicologia médica, dá aos leitores uma visão das novas tendências na literatura mundial, além de permitir uma metodologia mais criativa na abordagem dos problemas das dores da coluna, tentando entender melhor o paciente do ponto de vista emocional e de expectativas de tratamento e da futura volta ao trabalho, sem deixar de cuidar da patologia orgânica e postural.

Enfoque psicossomático

Apesar de o termo "psicossomático" não ser talvez o mais apropriado, por chamar a atenção para uma dicotomia mente-corpo, que não deve existir em abordagem médica nenhuma, já é consagrado pelo uso. A patologia psicossomática[3] indicaria um modo de entender a enfermidade, assim como existe a patologia celular, a patologia constitucional, etc.

O enfoque psicossomático permite determinar que: 1) a estrutura da personalidade da pessoa condiciona o tipo da doença psicossomática que terá; 2) a repressão das emoções altera essa personalidade, causando a regressão psicológica e fisiológica; 3) a forma inadequada e inconsciente de enfrentar as frustações da vida conduz pela via de um distúrbio neuro e psicoendocrinoimunológico,[5,6] o qual aumenta a suscetibilidade a infecções (p.ex., tuberculose) e alterações osteomusculares (p.ex., síndrome fibrocística); 4) esses padrões de comportamento inadequado foram aprendidos pela educação ou por influência do ambiente social e interferem na acentuação ou na inibição da suscetibilidade à doença.[2,4,7-9]

Alexander,[1] um dos fundadores da psicossomática, considera em seu livro os princípios básicos do enfoque psicossomático: 1) psicogênese dos sintomas; 2) funções fisiológicas afetadas por influências psicológicas; 3) problema da especificidade de fatores emocionais em distúrbios somáticos; 4) tipo de personalidade possivelmente relacionada com cada doença; 5) inter-relacionamento de mecanismos nervosos e hormonais.

Alguns desses conceitos são analisados a seguir.

Teoria da especificidade

Foi Dunbar[2] quem aventou a hipótese de que cada doença psicossomática teria o seu correspondente perfil psicológico baseado nas próprias experiências infantis. Obtinha esse perfil de personalidade com a procura de sintomas em comum em entrevistas de grande número de indivíduos com a mesma patologia. No entanto, foi Alexander[1] quem deu melhor caracterização à teoria da especificidade.

Os distúrbios vegetativos seriam respostas-padrão a determinadas situações conflitivas internas; assim sendo, cada estado emocional tem a sua síndrome fisiológica correspondente, ou seja, distúrbios específicos da personalidade são associados a transtornos funcionais, atingindo um sistema orgânico preciso.

Fatores psicológicos significativos, como ansiedade, hostilidade reprimida, impulsos eróticos, frustração, desejos de dependência, sentimentos de inferioridade e culpa, encontram-se presentes em todas as alterações vegetativas. Segundo a teoria da especificidade, o que não é a presença de um ou mais desses fatores psicológicos, mas, sim, os fatores psicodinâmicos como aparecem.

Apesar da contribuição inicial da teoria da especificidade, ela é contestada por muitos, pois, como conclui Mello Filho,[3] as reações humanas são muito elásticas e variáveis e tem-se observado que as mesmas situações conflitivas básicas se apresentam como enfermidades de outro tipo, como a doença mental.

Em contrapartida, no estudo dos pacientes coronarianos, foi aventado que um tipo A, de personalidade definida, está mais propenso à moléstia, o que tem sido confirmado posteriormente em vários estudos epidemiológicos.[1]

A teoria da especificidade talvez não tenha a fixidez apontada por Alexander,[1] mas é uma boa hipótese de trabalho, pois há constatação de que há traços psicológicos que se repetem em certas enfermidades.

Em corolário a essa teoria da especificidade, existe a ideia de que o paciente localiza o seu problema psicossomático em um órgão ou sistema específico.

Haveria a seguinte escala de evolução: 1) por ocasião de sentimentos intensos e emoções violentas, agudas ou súbitas, aparecem reações orgânicas gerais e não específicas, como taquicardia, sudorese, hipertensão, correspondentes à reação de alarme da teoria do estresse de Selye (choque e contrachoque); 2) se o estímulo emocional continua, o organismo prepara um estado de resistência ou compensação, que é a segunda fase de reação de Selye.

O comportamento do paciente corresponde ao início de um processo psicodinâmico que, segundo a teoria psicanalítica, daria origem aos seguintes mecanismos de defesa:

- **sublimação:** o impulso é desviado para uma finalidade mais aceitável socialmente;
- **repressão:** esquecimento inconsciente de eventos que seriam dolorosos se fossem captados conscientemente;
- **projeção:** os sentimentos são lançados sobre pessoas ou coisas, como sendo exteriores ao sujeito;
- **negação;**
- **introjeção:** contrário de projeção, incorpora sentimentos de outras pessoas;
- **regressão:** retorno à infância;
- **anulação:** formação reativa – sensações dolorosas são substitutas de pensamentos prazerosos;
- **isolamento:** lembrança de um fato emocional, sem recordar a presença dos sentimentos envolvidos;
- **deslocamento:** isolamento da lembrança de um dano emocional conectando-o com outro fator mais inofensivo;
- **racionalização:** explicação justificadora, inofensiva, para grave distúrbio emocional.

O comportamento aprendido é parte do mecanismo psicopatogênico de todas as desordens emocionais que podem levar a um distúrbio psiquiátrico.

Por essa teoria, o aparecimento do sintoma somático ocorreria por três mecanismos e modelos puramente psicológicos:[10]

- representação simbólica das emoções na esfera somática, por um mecanismo de conversão, do tipo freudiano, em que os órgãos ficariam com suas funções perturbadas em consequência de sobrecarga libidinosa ou sexual;[11]

- identificação com o sintoma da pessoa querida, por exemplo, filho que fica com distúrbios cardiovasculares funcionais depois que o pai faleceu em decorrência de infarto. Mitchell (citado por Sternbach[12]) já observou, há um século, que "as crianças reagem às dores do mesmo modo que fazem seus pais";
- sentimentos inconscientes de culpa e propensão à autopunição (que nos casos de dores crônicas serão analisados no capítulo seguinte) – com vulnerabilidade subjetiva crônica ao sofrimento.[11]

Os médicos clínicos e os que não estão acostumados com a psicanálise têm dificuldade de entender essa interpretação simbólica. Por isso aceitam melhor a teoria psicossomática, que procura fazer uma correlação entre o estímulo psíquico e a reação orgânica mais objetiva. Há, nesse sentido, a teoria pavloviana, segundo a qual há realmente uma aprendizagem, do tipo reflexo condicionado, entre as emoções e o órgão no caminho das reações de adaptação. E há outra teoria, a de que certas categorias de acontecimentos, psicanaliticamente definidas, estão associadas a sistemas ou órgãos especiais. Assim acontece com a vivência relacionada com os impulsos orais, que estariam ligados ao tubo digestivo proximal ou os impulsos retentores ao intestino grosso e a musculatura lisa dos vasos, e assim por diante.[9]

Existiria uma parte do organismo (um determinado órgão) que tem um inferioridade, ou seja, um *locus minoris resistentiae* em que uma anomalia funcional ou anatômica pode tornar-se uma região de sintomatologia subjetiva. Haveria uma "linguagem dos órgãos" na qual há um simbolismo associado às emoções.[8,12] Um órgão é vulnerável de nascença ou por hereditariedade. Por ocasião de sentimentos intensos e emoções agudas, ele será atingido, de preferência.

O paciente psicossomático, por ter dificuldade de expressar as suas emoções por meio de verbalização (alexitimia), o faz por meio do sintoma psicossomático, que é uma expressão averbal ou expressão corporal (é impedido de gritar, tem asma; diarreia surge quando há medo e assim por diante). Para esses autores,[3,6,13] o sintoma psicossomático é uma mensagem que o paciente dirige a si mesmo e ao seu ambiente. Outros defendem a ideia de que o cliente psicossomático não elege sempre o mesmo órgão para a sua exteriorização patológica, podendo variar em um mesmo indivíduo de acordo com as peculiaridades que envolvem a personalidade atingida em um dado momento de sua curva existencial. A doença, como se manifesta em estado de crises existenciais do indivíduo, que está com a

sua homeostase momentaneamente alterada, aparece em seu órgão momentaneamente mais sensível.[7,14,15]

Segundo Balint[4,16], o paciente tem essa fixação orgânica com ajuda do médico, pois quando aquele não sabe qual a origem do seu mal e está "organizando" uma explicação para as suas queixas funcionais e indefinidas, faz várias "ofertas" ao médico de doenças somáticas, das quais anteriormente já ouviu referências ou tem pavor. "Não é câncer?", "Não é um reumatismo?", "Então, o que é que dói tanto?". Muitos autores admitem a ideia de que o órgão é escolhido por acaso ou por ter antes incomodado o paciente.[1,14,17]

Teoria da personalidade

O conceito de que certos tipos de personalidade são predispostos a certos tipos de doença sempre esteve presente na medicina. Os médicos gregos da Antiguidade (escola Hipocrática) já tinham desenvolvido teorias de personalidade, baseados nos quatro humores: o sangue, que corresponde ao tipo sanguíneo; a fleugma, ao tipo fleugmático; a bílis amarela, de cujo predomínio surge o tipo colérico; e a bílis negra, que corresponde ao tipo melancólico – em grego: *melas* = preta; *cole* = vesícula.

Kletschmer, citado em Sonenreich,[8] foi quem, em 1930, associou as diversas doenças mentais a um tipo físico, introduzindo a ideia de que estariam também associadas a um tipo específico de personalidade. Para esse autor, haveria o tipo leptossômico, alto e seco; o tipo atlético, de ossatura poderosa; o tipo pícnico, constituição arredondada e baixa; o tipo disfásico, aqueles com distúrbios glandulares que não se enquadram nas classificações anteriores.

Outros autores estudaram a associação do tipo morfológico com o temperamento, fornecendo novas denominações e ampliando a conceituação de Kletschmer. O tipo leptossômico denominado de ectomorfo, de "cerebrotônico", o intelectual-racional com uma personalidade esquizotímica. O tipo pícnico denominado de endomorfo, o que teria uma reação "viscerotônica", mais emocional com uma tendência à personalidade ciclotímica, ou períodos de depressão e euforia. O tipo atlético, o mesomorfo, seria o intermediário dessas caracterizações.[8,10]

Modernamente, com as ideias de Jung de extroversão e introversão, de personalidade estável ou lábil, as denominações mudaram, porém permaneceram os quatro tipos básicos de Hipócrates. O extrovertido estável corresponde ao sanguíneo, o introvertido estável ao fleugmático, o extrovertido lábil ao colérico e o introvertido lábil ao melancólico.[5]

O que é interessante é que modernamente tentou-se estabelecer uma correlação entre, de um lado, o temperamento e, de outro, a anatomia e a fisiologia do sistema nervoso central e periférico e o próprio formato corporal.

O temperamento e a afetividade estão ligados à esfera neurovegetativa, dependente de centros do hipotálamo, que é, por sua vez, comandado pelo sistema límbico. Nos indivíduos sensíveis, as reações adrenérgicas são rápidas e duradouras; nos de personalidade mais estável, o sistema autônomo simpático, teria reações mais lentas. Da mesma maneira, haveria uma relação entre extroversão e introversão com o funcionamento do sistema reticular ascendente, que é uma estrutura sabidamente responsável pela vigília cortical.[12,17]

Foi Dunbar[2] quem empregou, em 1943, os métodos de pesquisa de fatores psicodinâmicos, em grande número de pacientes, principalmente coronarianos, tentando correlacionar o tipo de personalidade e a incidência dessa patologia. Entretanto, com a pesquisa estatística em uma grande população da cidade de Framigham, EUA, verificou-se que realmente há fatores orgânicos predisponentes chamados fatores de risco (colesterol, hipertensão, obesidade, etc.), que são relativamente mais importantes do que a personalidade do portador. Uma pesquisa cruzada, na qual se estudassem os fatores de risco em confronto com a personalidade, não foi realizada.

Em grande número de casos, os indivíduos que sofrem de doenças coronarianas não têm personalidade uniforme, típica, mas apresentam um comportamento que chamaram de tipo A.[14,15] Esses caracterizam-se por elevado espírito de competição e enorme obsessão em relação ao tempo que passa. Estão agressivamente empenhados em uma luta constante para realizar o maior número possível de coisas em um mínimo de tempo, sobretudo no campo profissional, enfrentando todos os obstáculos. Têm tendência a manifestar hostilidade e agressividade acentuadas. A sua mímica e maneira de falar são, habitualmente, explosivas e agressivas.

Os indivíduos do tipo B têm comportamento oposto. Segundo esses autores, 50% dos norte-americanos são do tipo A e 40% do tipo B, sendo 10% de tipo intermediário. Essa simplificação do problema da personalidade, pelo comportamento do indivíduo, sofre grande número de críticas, deixando, porém, duas premissas importantes: 1) mostra, além do comportamento do indivíduo, as aspirações e os anseios ligados ao que a sociedade espera dos seus componentes; 2) a falha, o fracasso, na obtenção dos resultados produzem, nos indivíduos com psicoses (doença mental), neuroses em geral ou neuroses somatizadas. Como afirma Eysenck,[7] na nossa sociedade de realizações, os sentimentos de segurança, afeição e proteção são funestamente associados à necessidade de fazer coisas. As realizações mobilizam o intelecto, mas negligenciam o afeto.

Assim, o desejo de ser reconhecido pelas ações, ser bem-sucedido pelas realizações, deve ter a correspondente expectativa de encontrar satisfação no nível afetivo. Quando os próprios sentimentos são impedidos de se manifestar e quando as necessidades afetivas não estão integradas nas relações com os seus semelhantes, surge o sintoma psicossomático, que é a expressão inconsciente de uma necessidade, ainda em nível inconsciente, e que só poderá ser orientada e tratada se houver a conscientização dessa transferência. No entanto, os sentimentos são uma coisa preciosa, frágil e tornam o paciente vulnerável, e como está acostumado a agir, a fazer coisas, quer logo tratar o sintoma da dor, a falta de ar, a diarreia, pois mexer em sua parte mais sensível é se expor muito.

Dependendo da classe social do paciente ou de sua cultura, e dos antecedentes étnicos, fará ele desse sintoma um escudo para encobrir as suas necessidades afetivas. Como cita Eysenck:[7] "esse sintoma constitui um apoio que ajuda o paciente a subsistir, no seio do mundo onde vive e onde exigem-se realizações". A valorização excessiva desse sintoma, até a obsessão e a neurose, é uma forma de luta desse indivíduo para conseguir que a sociedade lhe conceda o indulto de não precisar mais fazer coisas ou realizações, pois agora passou a ser um doente e, como tal, merece compaixão e pode ficar dispensado de realizar vários atos. Eis configurado o indivíduo que quer ficar doente, assumindo o papel de doente (ver adiante), o que lhe traz de imediato maior carinho, mais atenção, maior número de cuidados, com o efeito adicional de não precisar trabalhar e realizar.

Enfim, o indivíduo tipo A conseguiu tudo o que queria, por isso deve manter a sua doença psicossomática perenemente. No entanto, a sociedade, por meio dos médicos, impede que esse equilíbrio individual assim obtido seja impunemente mantido. Estar doente é "mau", a longo prazo, e traz inúmeros malefícios aos seus portadores, inclusive com a perda do seu *status* social, como será visto adiante.

O relacionamento desses doentes, seus anseios e suas frustações com a sociedade é feito por meio da medicina, dos médicos e dos sistemas médicos (previdenciários) de atendimento, os quais serão estudados a seguir, constituindo, hoje, o relacionamento médico-paciente a base da psicologia médica.

Alexander,[1] é preciso que se ratifique, não aceita a ideia de que a personalidade determina o tipo de doença, porém defende a de que o ambiente cultural e econômico propicia a certos indivíduos um tipo de conflito emocional mais do que a outro, e assim estatisticamente pode surgir a incidência maior de um tipo de moléstia do que de outra.

Esse autor defende a correlação dos mecanismos nervosos e hormonais, da teoria da ação do estresse de Selye, para explicar a doença psicossomática, baseada mais na especificidade do que na personalidade. Assim como existe o movimento da antipsiquiatria, existe ponderável parcela de médicos que defende uma linha antipsicossomática, a qual é de três tipos:

1. Os organicistas puros, que partem da pesquisa da doença admitindo apenas fatores etiológicos definidos. No caso específico da coluna, procuram valorizar as alterações ósseas na radiografia, os exames subsidiários. Eles exigem, para acreditar na eficácia do tratamento, uma relação causa-efeito. Consideram-se muito "realistas" e céticos ante a eficácia de uma abordagem psicossomática das dores da coluna e declaram-se despreparados para tentar realizá-la. Reconhecem que existem os problemas emocionais e sociais, mas que, nas atuais circunstâncias brasileiras, só podem continuar a receitar medicamentos e fisioterapia e a negar dispensas.

2. Os da linha de abordagem somatopsíquica, na qual, como defende Fordyce,[15] "o psiquismo expressa a dor, mas não a cria", deve-se admitir que o processo orgânico da dor iniciou-se em um determinado momento e alterou a homeostase inicial. Essa primeira alteração tornou-se crônica, pela intensidade ou pela duração, ou então o potencial reparador do organismo não está em condições de assegurar a volta à normalidade ou não tem meios de contribuir com ela por meio dos mediadores químicos ou hormonais. A afecção somática conduz, por perturbações somatoneurovegetativas ou somatopsíquicas, a distúrbios de personalidade. Resta saber se a afecção é consequência ("estou triste, porque minha dor não desaparece") ou uma manifestação que acompanha a perturbação somática ("a dor transformou-me por completo, não posso continuar a viver com tantas dores"). As incógnitas continuam nessa abordagem, mas a importância dada ao fator psíquico permite ampliar a participação da procura da etiologia orgânica (a concepção psicossomática nunca exclui essa procura básica).

3. Os médicos que defendem a ideia de que os fatores sociais propugnam uma reformulação política dos serviços de saúde, a fim tanto de salvar o homem comum das exigências da sociedade como de defendê-lo das pretensões políticas e dos perigos da medicina.[18-20] No entanto, essa orientação, por ora utópica, escapa ao propósito deste livro e não traz enfoque novo nenhum, a não ser o de que se deve esclarecer a opinião pública para a prevenção dos seus males orgânicos e também criar novos mecanismos sociais para dar proteção, segurança e solicitude aos indivíduos, que assim não precisariam apelar para a doença.

Em resumo

O enfoque psicossomático da medicina permite, mesmo com sério questionamento, admitir que, conforme a personalidade do paciente, quando mudar o seu comportamento vivencial, poderá instalar-se o sintoma psicossomático.

Essas personalidades complexas, difíceis de se determinar pelos conhecimentos atuais, que em períodos de crises existenciais reagem exageradamente a um distúrbio funcional, transformando-o, pela cronicidade, em orgânico, têm também um comportamento anômalo, em face da sua situação de pessoa doente e das dificuldades de comunicar-se com o médico ou o sistema médico que dela cuida, criando atritos.

Assim, parte dessa comunicação é alterada pelo paciente e transferida para o corpo, o qual expressa o conflito emocional inconsciente. É evidente que só será possível um tratamento adequado de uma doença psicossomática se, primeiro, essa problemática sociopsicossomática for entendida; e, segundo, só se chega à cura se o indivíduo e o ambiente em que vive puderem ser modificados.

RELAÇÃO MÉDICO-PACIENTE NAS AFECÇÕES DA COLUNA

"A doença é um momento patético em que nos encontramos confrontados com nós mesmos e com os outros."[4]

A consulta: doente, médico, doença

A psicologia médica, segundo Balint,[16] procura estudar a relação interpessoal que se desenvolve entre o médico e o paciente, em um situação específica que é a consulta. A natureza da doença tem pouco valor. O que importa é o fato de a pessoa passar da situação de indivíduo sadio para a de pessoa doente.

Qual a ideia que o indivíduo faz de sua doença, de sua evolução e do tratamento? O que esse novo fato traz de alterações no relacionamento familiar, social e econômico para si e para a sociedade? Por sua vez, o que o meio em que vive lhe oferece de possibilidade de recuperação física da sua condição anterior?

São excluídos, deliberadamente, os problemas político-econômico da saúde, da hospitalização, da indústria farmacêutica, da melhora do nível de saúde da comunidade, etc., os quais escapam às intenções deste livro.[8,12,19,20]

O ato da consulta tem dois protagonistas, o doente e o médico, os quais têm uma interdependência: são solidários contra a doença e esperam o efeito terapêutico como resultado desse encontro. Há inúmeras variáveis: o atendimento no hospital ou no ambulatório; particular ou previdenciário; na doença aguda e na crônica. Entre os vários modelos sugeridos de relacionamento entre médico e paciente, adota-se o de Balint.[4,14]

1. Atividade do médico, passividade do doente: o paciente entrega-se por completo e aceita passivamente os cuidados, sem mostrar necessidade de entendê-los. É

a situação da medicina de urgência: quanto mais autoritário e seguro de si mesmo o médico, tanto mais eficaz e tranquilizador será para o paciente que está angustiado com o episódio agudo que está sofrendo.

2. Direção do médico, colaboração do doente: o médico conserva sua posição de autoridade, mas o paciente compreende que tem de participar do tratamento, com repouso, dieta e medicamentos na hora certa. É o mais frequente na clínica geral.

3. Participação do médico e do doente: o médico é o guia profissional competente, assume de certo modo a responsabilidade do tratamento, mas com a colaboração ativa do doente.

Há uma interação entre médico e paciente, os quais precisam ter uma identificação recíproca para permitir o êxito do tratamento. É o que ocorre nas doenças crônicas.

Será visto que esse modelo simplificado tem variados aspectos modificados pelo comportamento do paciente e do médico, além dos aspectos modificados pela própria doença.

Papel do doente

Os sociólogos encaram o ato da consulta médica como um arranjo contratual entre o doente e o médico, de quem o primeiro "compra" a competência para aliviá-los do sofrimento. Nesse contrato, o fim específico é a ação terapêutica, que pode ter as características já descritas, mas que, para começar a funcionar, precisa que o paciente comunique o que sente e o que o incomoda. (Essa comunicação da doença é tão fundamental que se dará ênfase especial ao tema.)

Porém, no contrato da consulta, o doente tem assegurada uma série de direitos, privilégios e franquias no seu comportamento, os quais são chamados benefícios primários do papel de doente (*sick role*). O médico, além da competência, tem como profissional a sua conduta regida por um código de ética médica.

O papel do doente, que até recentemente não era considerado uma "situação devida", passou a ser mais bem estudado pelas ciências sociais e psicológicas, dada a imensa multidão de portadores de doença crônicas, incapacitantes ou não, que passou a depender do restante da sociedade para se manter e para se cuidar.

Subitamente, o doente deu-se conta da existência, em certos casos, de uma série de vantagens; que "sarar" da doença era um mal, pois correspondia à perda de inúmeros privilégios adquiridos.

O papel social do doente tem as seguintes características:[8,12]

- a doença é um estado aceito pela sociedade, que espera que os outros tratem o doente com compaixão, apoio e ajuda, mas não é em si uma "coisa boa";

- a doença é a base de dispensa legitimada do cumprimento dos deveres normais no trabalho e obrigações familiares e permite mesmo certo comportamento antissocial (grosserias, agressões verbais, etc.);

- mediante a concepção de incapacidade que a doença confere, o indivíduo não é tido como responsável por seu estado e por seus atos. Recebe atenção especial de familiares, médicos e enfermeiros, tornando-se o centro de atenções e preocupações de inúmeras pessoas. Em contrapartida, sofre alguma sanções, na medida em que deixa de atuar no meio social em que vive e perde o *status*, podendo até, conforme o caso, ser excluído do convívio em sociedade.

Os benefícios primários ou primeiros ganhos que a doença confere são as grandes satisfações proporcionadas pela afeição e pelo carinho de familiares, médicos e paramédicos, além do exercício inconsciente de uma tirania sobre os demais membros da família, obrigando a instalação de um novo equilíbrio familiar. Há famílias que necessitam, para seu equilíbrio interno, manter no seu seio um doente crônico cujo estado não vai melhorar.[9,18,21]

Os benefícios secundários ou segundos ganhos são os privilégios econômicos, como seguros, aposentadoria por invalidez e auxílio-doença, que se somam aos anteriores, surgindo situações bem complexas e que ficam aparentemente sem solução, quando se associa uma eventual patologia que não explica o quadro clínico e as queixas.

Não é por acaso que existem mais pacientes crônicos nas classes socioculturais inferiores e que os problemas econômicos e a pobreza favorecem esse desenrolar patológico.[19] O Estado, o Governo, deveria agir para esses pacientes como um pai, que ampara os mais desprotegidos. Nessa classe social, o valor que paga a Previdência é ligeiramente inferior ao que esses mesmos pacientes ganhariam se estivessem trabalhando normalmente, não havendo, pois, estímulo para superar essa etapa ou criar novo estilo de vida. Nos indivíduos de classes sociais mais elevadas, essa norma de vida representa uma perda de suas condições sociais, o que serve de estímulo para superá-la.

Assim, assumir o papel de doente, dependendo de sua condição psicológica e econômica, pode acarretar maior soma de privilégios do que de sanções.

O doente, na fase aguda, quer ansiosamente se livrar dessa condição. Com os distúrbios emocionais que a doença causa, na cronicidade da enfermidade, o indivíduo perde a capacidade de distinguir o que lhe está acontecendo e passa a reagir com o que lhe dá maior conforto, prazer, ou melhor, adapta-se ao estilo de vida que escolheu – e, por incrível que pareça, pode ter escolhido, inconscientemente ou não, ficar doente para sempre.

Por absurdo, tem-se no contrato da consulta o doente "profissional" que simula, que encobre, que não comunica a verdade ou não sabe comunicá-la, mas usufrui dos direitos do auxílio-doença e tratamento gratuito. Quem lhe barra essas intenções é o médico perito, ou da fábrica, que se torna um inimigo a vencer, uma barreira a ultrapassar. Esse simulador, "malandro", é, entretanto, um doente e como tal deve ser tratado. Ocorre que, para esse tipo de paciente, o médico não está preparado, porque usa as mesmas técnicas que emprega para os doente rotineiros. Por isso, é notória a diferença, em todos os países do mundo, entre o comportamento dos pacientes que têm direito ao seguro, ao auxílio-doença, e o daqueles que são trabalhadores autônomos ou donas de casa, em relação aos problemas da coluna.[12,17,19]

Papel do médico

"Se queres te conhecer, observa os outros. Se queres compreender os outros, olha no fundo de ti mesmo" (Schiller).

O nível de atendimento médico do primeiro tipo do modelo de Hollender, na fase aguda da doença e do acidente, corresponde a uma relação médico-paciente em que o primeiro é o único ativo, podendo ser comparada à relação que existe entre a mãe e a criança, sendo a primeira todo-poderosa e a segunda inteiramente dependente e indefesa. No segundo modelo, frequente na clínica geral, o médico avalia e dirige, mas o doente coopera; esse nível de relacionamento é semelhante ao que ocorre entre pais e filhos, em que os pais tomam as decisões e esperam que os filhos a elas se submetam. O nível que se estabelece na doença crônica é o que existe em uma participação recíproca do médico e do paciente na continuação do tratamento. A relação que se estabelece é de esposa-marido: adulto para adulto.

No contrato de consulta, que varia na doença aguda ou crônica, a proposta da resolução da doença do paciente deve ter como resposta do médico: 1) atendimento do doente e 2) solução das queixas e dos sintomas por meio das propostas do tratamento.

Na doença aguda, o médico que atende rapidamente, em fácil localização e que responde pelo telefone às ansiedades do doente já é, por tudo isso, muito adequado para fazer um tratamento. A proposta deste, praticamente, não é questionada, a não ser por problemas de índole econômico-financeira; até o ato cirúrgico é melhor aceito nessa fase e com pouca discussão.

No entanto, o paciente que superou o período agudo (em problemas de coluna, sempre se pensa em termos de 15 a 30 dias) passa a comportar-se como um crônico, com outra personalidade e outra problemática psicossomática, socioeconômica e médico-legal.

No doente crônico, o atendimento imediato não é importante, mas sim a solução das queixas e dos sintomas, por meio das propostas do tratamento que já passam pelo crivo crítico e comparativo do portador da doença e de sua família. Assim, elas já são discutidas e devem ser entendidas e aceitas pelos pacientes (ver adiante: pacientes que querem e que não querem ser tratados).

O médico foi tirado do pedestal em que foi colocado pelo restante da comunidade e foi reduzido a mais um técnico na sociedade de técnicos. Assim, a sua autoridade, em termos de temas de saúde, não é mais absoluta e total, tendo ele necessidade de justificar as suas decisões ao paciente, que deve concordar com a proposta, sob pena de se criar, posteriormente, um litígio.[12,18,19] Nos Estados Unidos e em alguns países de língua inglesa, o resultado do tratamento pode ser questionado na justiça – ação por *malpractice*. Como o médico foi tirado da sua posição de todo-poderoso, deve conquistar a confiança do doente, e, como diz Saint-Exupéry, no seu livro *O pequeno príncipe*, "para você ter-me precisa cativar-me". Em contrapartida, o paciente tem necessidade de um apoio e o médico pode ser esse esteio, se aceitar esse papel. Essa solicitação inconsciente de proteção, por parte do doente, significa uma necessidade que contém uma mistura de procura de assistência técnica e de apoios afetivos.

Há médicos que procuram valorizar em demasia a sua técnica em prejuízo de seu relacionamento com o doente, e alguns, na verdade, parecem ignorar o efeito que sua pessoa e seu carisma causam e só procuram o efeito de seus instrumentos.

A preocupação da valorização técnica, por certos especialistas, propicia a transformação da arte médica em técnica médica, e isso os obriga a procurar, com exagerado zelo, uma etiologia definida nas doenças funcionais. Transformam a "doença no objeto de estudo, independente do ser que sofre", desinteressando-se pelas patologias indefinidas e psicossomáticas.

A grande maioria dos ortopedistas e neurocirurgiões, médicos acostumados com dados concretos e sinais radiológicos definidos, acaba por se irritar com as lágrimas, os medos infundados, as ansiedades e as dores imprecisas, sem substrato anatômico, de seus pacientes de coluna, que ao final são rejeitadas com frases cruéis ou enviados a outros especialistas.

Tudo se passa como se, tendo dificuldades de se identificar com os sentimentos e queixas de seus pacientes, o médico ficasse com uma sensação de incompetência e incapacidade profissional. Isso o faz perder a sua invulnerabilidade e seu estado de domínio todo-poderoso. Vinga-se do doente, informando-lhe: "a sua doença não tem cura. Isso é assim mesmo, é ir tomando esse remedinho, quando doer a coluna, e ir levando". É evidente que ele não avalia todos os resultados negativos que essa declaração representa para o paciente deprimido ou angustiado com sua dor e a preocupação da evolução de sua doença aguda que já se prolonga, transformando-se em um processo crônico, muitas vezes de cronicidade psicológica.[5,17]

Balint[4] afirma que, quando o doente não se sente melhor depois da consulta, é porque se trata de um mau médico. Essa melhora, por mais momentânea que seja, corresponde ao estabelecimento de uma relação de confiança entre o médico e o paciente. Balint expressou-se metaforicamente dizendo que aquele é usado como medicamento, podendo fazer bem, mal e até intoxicar.

Esse autor escreveu dois livros,[4,16] nos quais procura, como psiquiatra do Serviço Médico Socializado da Inglaterra, ensinar aos clínicos gerais e aos especialistas, em consultas curtas (6 minutos), como identificar os pacientes funcionais, sem lesão orgânica definida, que correspondem a 60% dos atendimentos ambulatoriais.

Empregando a abordagem da Medicina da Pessoa, baseada nos trabalhos do psiquiatra Cari Rogers, diz-se que a "relação terapêutica" é feita em dois sentidos: o médico dá e recebe, e a sua própria evolução como gente é beneficiada pelo esforço de compreensão dos doentes. A Medicina da Pessoa começa pelo próprio médico e pode ser afetada por: a) seus próprios problemas, suas preocupações, interesses, estados de humor, tentação de domínio e de poder, fatores inconscientes do próprio ego; e b) despreparo da maioria dos médicos em fazer uma abordagem psicológica dos doentes, e, nesse ponto, as boas intenções não são suficientes. O doente que se reconhece atendido, aceito, respeitado, pode reencontrar confiança e renovados recursos para melhor se aceitar e se cuidar. Ele necessita conhecer-se, aceitar-se e transformar-se. Apenas por sua maneira de ser o médico emocionalmente maduro, sem cair no psicologismo ou na patologia emocional, aprende a estar com o paciente para grande proveito deste.

Precursores da doença
Quando, precisamente, a doença se instalou?

Nos casos de dores súbitas, é fácil perceber desmaios, vômitos e desarranjos gastrintestinais, que também são episódios definidos do início de uma doença. E a febre é um marco para as doenças infectocontagiosas.

No entanto, a procura de um médico, muitas vezes, não está associada a uma "doença" muito definida, mas sim relacionada a algumas alterações da vida às quais a pessoa não se adaptou.[22] Perdas de entes queridos, de uma posição empregatícia ou de situação financeira podem levar à perda de autoestima, a não gostar de si mesmo. Essas situações devem liberar mecanismos inconscientes profundos que podem coincidir com a presença de um sinal físico; uma dor nas costas, um "mau jeito" ou um torcicolo, os quais realmente causam problemas momentâneos. Há uma associação entre o sintoma físico, que inclusive pode até não estar mais incomodando, e a sensação de solidão, falta

de autoestima, que obriga o indivíduo à necessidade de procurar socorro. O mais à mão, e socialmente aceito, é a consulta a um médico, pois esse incômodo indefinido, essa pré-doença, precisa ser catalogada, investigada e tratada.

A palavra inglesa *disease* (doença) significa (*dis* = mal + *ease* = estar) sentir-se mal, não significa necessariamente ter uma lesão orgânica.

Vários autores tentaram catalogar e quantificar, em uma escala (Quadro 4.1), as alterações que podem ocorrer na vida das pessoas, em termos de unidades de mudança da vida (UMV). Se a pessoa tiver em um ano acúmulo dessas mudanças que perfaça mais de 200 UMV da tabela, ela terá toda a probabilidade do aparecimento de uma doença. Esse "mal-estar" pode produzir, pela teoria de adaptação de Selye, uma agressão permanente que resultará em uma doença nova (p.ex., infarto, úlcera ou hipertensão) ou exacerbará uma já existente (piora das dores do pé, da artrose do joelho e das costas).

QUADRO 4.1 Escala do estresse	
Causa	UMV
Morte do cônjuge	100
Divórcio	73
Separação (da esposa ou do marido)	65
Tempo passado na prisão	63
Morte de um parente próximo	63
Acidente ou doença	53
Casamento	50
Demissão do emprego	47
Reconciliação (com marido ou esposa)	45
Aposentadoria	45
Problema de saúde de um parente próximo	44
Gravidez	40
Problemas sexuais	39
Chegada de um membro novo na família	39
Problemas de negócios	39
Modificação de uma situação financeira	38
Morte de um amigo íntimo	37
Mudança de situação	36
Multiplicação de brigas conjugais	35
Hipoteca ou dívida elevada	31
Embargo de uma hipoteca ou vencimento de empréstimo	30
Mudança de responsabilidades profissionais	29
Filho deixando a casa	29
Problemas com os sogros	29
Proeza pessoal marcante	28
Esposa iniciando ou deixando o trabalho	26
Início ou fim das aulas	26
Mudança das condições de vida	25

(continua)

QUADRO 4.1 Escala do estresse *(Continuação)*	
Causa	UMV
Modificação dos costumes pessoais	24
Dificuldades com o patrão	23
Mudança de horários ou condições de trabalho	20
Mudança de residência	20
Mudança de escola	20
Mudança de lazer	19
Mudança de religião	19
Mudança de atividades sociais	18
Mudança do ritmo das reuniões de família	15
Mudança dos costumes alimentares	15
Férias	13
Natal	12
Multas	11

O que se deve acrescentar é que uma dor ou a lembrança de uma dor recém-sentida amplia mais esse processo, como se vê adiante. A dor de pequena intensidade, porém constante, aumenta esse "mal-estar" anterior causado pelas mudanças de vida, porque todo indivíduo aprende, no decorrer da existência, que a dor está associada com o perigo de morte. Essa sensação de desconforto incomoda o paciente permanentemente, desequilibra a sua homeostase interior e, em uma estrutura mais ampla, inclui fatores psicológicos, neurológicos, endócrinos e imunológicos[1], às vezes de difícil localização laboratorial, mas que já se configuram em uma doença, agora mais definida para o próprio indivíduo. A ideia do desconforto associado à dor traz ao paciente dados "concretos" de sua doença, os quais não consegue, às vezes, transmitir ao médico (dificuldade de expressão = alexitimia; dificuldade em achar as palavras). Na sua ideação de doença, criam-se, no inconsciente, fatores de transformação altamente simbólicos, já vistos anteriormente, mas que, em última análise, associam o perigo ao medo da morte, e assim a doença passa a ser sinônimo de sofrimento e morte. Talvez não houvesse essa associação se não existissem aquelas mudanças.

Existiria em toda população, como afirma Linn,[3] uma porcentagem de pessoas com grande predisposição a ficar doente ou propenso a ter dores ou acidentes, o que está ligado aos padrões de personalidade estudados por Alexander[1] e Dunbar,[2] já vistos anteriormente.

Os indivíduos de personalidade tipo A, que são viciados em trabalhar, procurando assim, talvez, superar as perdas existenciais anteriores, são pacientes rígidos, superconscienciosos, que se tornaram prisioneiros de seus esquemas de horários. Isso não só se associa a altos executivos, mas também a donas de casa que se tornam rígidas cumpridoras de tarefas e horários. Essas pessoas inflexíveis do tipo A são mais propensas a ter uma quebra da estrutura corporal e física diante das mudanças de vida, porque têm dificuldades de se libertar de seus preconceitos rígidos que foram adquiridos pela educação, na sua infância.

Essa readaptação, como afirmam Alexander[1] e Eysenck,[7] às vezes não se consegue nem com psicoterapia. Linn[3] resume os fatores precursores das doenças em: 1) personalidade; 2) vicissitudes da vida; 3) desenvolvimento psicológico do indivíduo; 4) vulnerabilidade biológica a doenças específicas; 5) hereditariedade – dando assim uma conotação biopsicossocial ao aparecimento da doença. Como se vê mais adiante, esse autor acha que o indivíduo pode apresentar perturbações subjetivas benignas de saúde, e pouco a pouco ver-se lançado na situação de doente crônico dependente do mundo médico e da sua condição socioeconômica para se beneficiar dos ganhos primários e secundários.

A psicologia do doente crônico está, portanto, ligada à do médico. Essa iatrogenia médica, na fabricação consciente ou inconsciente de pacientes crônicos, foi criticada em um livro por Ilitch (citado em Paim e Almeida Filho[20]), o qual deixou de apontar os fatores sociogênicos.

A entrada para a cronicidade parece implicar uma elaboração psicológica existencial,[8] que se adapta melhor às mudanças de vida que o indivíduo sofreu anteriormente. Não encontrando novas normas de vida válidas,[21] ele passa a adotar o papel de doente, que lhe traz maiores vantagens momentâneas do que resolver enfrentar a nova situação de sua vida ou tentar modificá-la.

Como se vê mais adiante, o papel do médico e o do doente, nessa modificação existencial, farão parte da orientação do tratamento de tais pacientes entre os quais os portadores de dores crônicas da coluna são exemplos típicos.

Doença: nova norma de vida

Foi Canguilhem[21] quem, estudando o estado normal, não doente, em relação ao estado patológico, não sadio, doente, afirmou que "a doença é uma modificação quantitativa do estado fisiológico tido como normal", ou seja, na saúde, o organismo tem uma margem de tolerância biológica de se adaptar às alterações do meio ambiente, mas na enfermidade essa adaptação tem os limites diminuídos.

Cita, como exemplo, o diabético, que tem uma tolerância diminuída para a ingestão de glicídios e que, por isso, é um doente; mas ao adotar a nova norma de não ingerir os glicídios, passará a novamente ter a glicemia normal. A volta a esse nível, nesse caso, é a superação do estado de norma patológica anterior. Se adotar a nova norma (não comer glicídios), eventualmente poderá permitir-se ousar criar novas normas (comer glicídios em aniversários, uma vez por semana, etc.), assumindo as consequências. A cura, ou as novas normas, também seriam válidas se fosse necessário usar uma medicação hipoglicemiante.

Segundo Canguilhem,[21] nessa linha de raciocínio para os órgãos com doenças crônicas, não existem o "normal" e o "patológico", mas sim o órgão "suficiente" e o "insuficiente" para realizar o ato fisiológico. Assim, o estado patológico (doença) caracteriza-se pela insuficiência de realizar o ato fisiológico a que estava determinado. Uma pessoa tem uma insuficiência cardíaca porque o coração, que antes podia desempenhar as funções fisiológicas, agora passou a ser insuficiente. No caso das doenças infecciosas, pode-se admitir que também foi desfeito o equilíbrio entre a barreira orgânica e o poder agressivo do micro-organismo, instalando-se uma insuficiência imunológica. A enfermidade seria a modificação quantitativa (insuficiência ou hiperprodução) do estado fisiológico tido como normal. O estado de insuficiência é mais frequente nas doenças crônicas de desgaste orgânico; comuns no processo de envelhecimento. O estado de abundância, de hiperprodução, é mais raro. Seriam, por exemplo, a icterícia, a gravidez, os tumores, etc.

Nos portadores de afecções crônicas da coluna, as estruturas ósseas, tendinosa e discal tornaram-se insuficientes para desempenhar todas as necessidades que a vida exige dessas pessoas. Caso as normas de vida da coluna desses pacientes continuem as mesmas, surge a doença (o estado patológico associado à presença da dor). Para obter a cura ou voltar a ter o estado de ausência de dor, o seu portador deve aprender outras normas vitais para bem viver. Deverá aprender quais os movimentos e as posturas corporais que agridem a coluna.

Como levantar adequadamente algum peso do chão, não torcer nem estirar o corpo. Cuidar para que os atos rotineiros da sua vida, no trabalho e no lazer, como sentar, andar, vestir-se, tomar banho etc., não sejam danosos para a coluna. Se determinada atividade, por exemplo, levantar peso do chão, for realizada em uma postura rotineira de dobrar o corpo, isso causará dor, mas se a pessoa instituir, como nova norma em sua vida, que deve dobrar os joelhos, encostar o peso no corpo e levantar como se fosse um halterofilista, a coluna não será agredida. (Essas novas normas tornaram-se tão importantes para a Medicina do Trabalho que passaram a constituir uma matéria de estudos científicos, chamada Ergonomia – ver Capítulo 20.)

Em princípio, deve-se reeducar essa insuficiência da coluna que está impedindo o paciente de continuar desempenhando todas as funções que vinha realizando até então, recriando novas normas de vida, agora suficientes para desempenhar outras funções limitadas. É essa a finalidade de um curso de postura, dado em três aulas,

denominado "Viva bem com a coluna que você tem", já editado em um audiovisual em um livro de divulgação para leigos.[19]

Comunicação entre o doente e o médico

Configura-se, no contrato de consulta, que o paciente deve comunicar os seus sintomas e suas queixas e o doutor deve responder com o diagnóstico da doença e com o tratamento.

Na maioria das vezes, o paciente com problema agudo informa e comunica bem os seus problemas. Entretanto, os pacientes com doenças crônicas, como é o caso das dores da coluna, têm enorme cortejo de alterações na sua homeostase orgânica, no equilíbrio psíquico e no relacionamento com a sociedade e se deparam com o médico, que recebe informes sem evolução cronológica, com diagnósticos desconectados e tratamentos incompletos em que se misturam preconceitos, temores e meias verdades.

A comunicação verbal, com o emprego de expressões exageradas para descrever a dor, pode dar ideia do componente emocional do paciente. A mímica tem papel importante, mas, de modo geral, o médico não dedica tempo suficiente para ouvir as perguntas e tirar dúvidas, com respostas acessíveis a seus ansiosos pacientes com problemas de coluna.

O médico, na primeira consulta, precisa fazer uma explicação da doença e uma proposta terapêutica. Se nem as explicações e nem o porquê do tratamento são entendidos, mantém-se uma ansiedade no paciente que leva a procurar o entendimento nas enciclopédias leigas, com os amigos e, eventualmente, até com outros médicos.

Vários autores acreditam que os doentes têm muito mais ideias falsas sobre sua doença do que admitem os médicos, criando uma série de fantasias.

Mesmo a explicação do médico, no ato da consulta, com desenhos malfeitos no verso do bloco de receitas, não deixa o paciente esclarecido. É preciso não esquecer que, de tudo o que se diz ao doente, um quarto é escutado e um décimo é "compreendido" por ele, pois a ansiedade da consulta e a preocupação de afastar um diagnóstico fatal trazem certos "bloqueios cognitivos", fáceis de se entender.

É nesse instante que um informe mais curto, e sem explicações adequadas, cria uma tendência a neurotizar o sintoma agudo, transformando-o em um processo crônico. "O seu caso é simples, mas não tem cura, o jeito é ir levando. Sua radiografia é a de um velho de 80 anos, cheia de bicos de papagaio."

Com a ideia de que não tem cura e na perspectiva de que os atuais padecimentos irão se tornar eternos, o paciente inicia um processo mental e emocional difícil de equacionar, principalmente porque resulta de informações caucionadas pela autoridade do médico.

Há uma solicitação inconsciente de proteção por parte do paciente e, na atitude errada de limitar o processo de relacionamento e de não oferecer ajuda, o todo-poderoso médico informa o doente da inutilidade de qualquer atitude positiva, porque o padecimento será eterno e sem cura. É evidente que, nessas circunstâncias, não se prepara um relacionamento adequado entre paciente e médico para a realização do tratamento e se criam condições e normas propícias que geram a "cronicidade psicológica" do paciente com algias da coluna.

O cliente, quando vai ao médico, não vai "levar-lhe" um órgão doente, mas também a ansiedade e os problemas psicológicos ou sociais que dele decorrem. Além de informações relacionadas ao mau funcionamento do corpo, o paciente transmite mensagens e apelos de um ser doente, sem saúde, ou seja, sem condições de gozar a vida.

Comunicação entre o médico e o doente

O médico pode reagir, diante da enfermidade do paciente, de duas maneiras: uma eminentemente técnica, preocupado com a "mecânica", com dados laboratoriais, detalhes radiográficos, desencorajando todas as considerações sociais da própria doença. É lógico que o ser doente tem problemas sociais e psicológicos, que são parecidos em todos os casos – resolvendo a doença, o restante se acomoda novamente. Assim, esse tipo de especialista se interessa pela doença e não pelo doente.

A outra maneira de reagir é a do médico que, por sua própria índole e interesse, percebe que as informações trazidas pelo paciente, no interrogatório da consulta, refletem um pedido de auxílio e um desespero psicológico, muito comum nos problemas sociais associados à problemática da coluna e relacionados com faltas, dispensas, aposentadorias, permanência no emprego, futuras repercussões sobre a sua carreira, etc.

No entanto, mesmo o médico que recebe uma formação – ou aprendeu na sua prática a compreender a psicologia do paciente, decodificar o seu discurso intencional ou fantasioso, extrair dele a sua ressonância afetiva e emocional, interpretar o seu comportamento, a sua mímica e seus gestos – pode, no entanto, sentir dificuldade no seu trabalho de resolver o problema. Como afirma Mello Filho,[3] há dois processos: identificar-se com o paciente, sentir com ele – empatia – e, em seguida, tomar uma certa distância objetivizante e dar-lhe uma orientação psicossocial. Esses autores solicitam que o médico identifique os pacientes que não poderá ajudar por estes despertarem nele: a) decisões próprias do médico que não foram tomadas em ocasiões semelhantes; b) o doente é uma pessoa estranha e/ou antipática, de outra etnia, que desagrada o médico; c) o paciente tem uma angústia e depressão profunda, que não são aceitas pelo médico que o irá tratar.

Naqueles com os quais o médico apresenta certa empatia, esse intercâmbio de informações técnicas e clamores psicossociais pode produzir um alívio imediato (efeito catártico da própria consulta), desde que o médico passe a explicar a doença e o tratamento para o próprio paciente por meio de modelos anatômicos e *slides*.

Doença aguda

A doença aguda constitui-se na ruptura repentina, para a qual ninguém pode se preparar, de um estilo de vida anterior.

Uma lombalgia aguda por esforço, por exemplo, cria na mente de seu portador, como cita Linn,[13] a ideia de morte iminente, de doença incurável (câncer de lesão irreversível com sofrimento prolongado e medo de separação dos entes queridos, pela hospitalização), em decorrência dessa percepção de tantos perigos, instala-se grande ansiedade, desproporcional à capacidade do indivíduo de avaliar e dominar essa ameaça.

A presença do médico traz certa tranquilidade, pois surgem algumas certezas: qual o órgão doente (na dor na perna, por exemplo, não está claro para o paciente que se trata de um problema de coluna); qual o nome da doença (conhecer o nome da doença confere certa autoridade sobre ela: um perigo conhecido, ou pelo menos rotulado, é menos terrível para o paciente); e o tratamento adequado (está na concepção popular que tudo pode ser tratado) deve ser instituído rapidamente.

A agressão aguda da doença desencadeia meios de defesa psicológicos, que têm duas finalidades: de um lado, lutar contra a angústia e, de outro, estabelecer um novo modo de relação do homem doente com o mundo e consigo próprio, portanto, novas normas de vida. Imediatamente, alguns tipos de reações psicológicas surgem no paciente agudo. Uma é a regressão, em que o indivíduo volta à sua infância, pois o doente necessita de cuidados de outras pessoas ou de hospitalização. Outra é a denegação ou minimização, que corresponde a negar a presença da doença, que surge sempre com a angústia e com mania de intelectualizações. Ainda uma outra atitude é a transferência, para o médico ou a enfermeira, da origem de seus males.

No caso das doenças da coluna, a conversão histérica é a mais frequente, como se vê mais adiante. Por um processo mental, o subconsciente do paciente transforma um complexo antigo em um sintoma clínico, que, na coluna, pode ser dor crônica ou invalidez. Ainda cita-se a agorofobia, ou seja, um medo de espaços abertos, que se torna fóbico, pelo qual o paciente passa a só querer ficar em casa. Esse sintoma é fácil de reconhecer nos casos extremos, mas quando está entremeado de outros sintomas fica mais difícil de ser descoberto. Esse medo pode originar sintomas de disfunção neurovegetativa, como taquicardia, sudorese, etc. Com o medo de voltar ao trabalho, surgem as demonstrações de invalidez e fraqueza nas pernas, por não querer sair da segurança de sua casa.

A outra síndrome que ocorre é a depressão em associação com uma fadiga e/ou aborrecimento. Excluem-se os casos de depressão endógena, que é uma patologia psiquiátrica e tem tratamento específico. Devem ser lembrados os casos de depressão mascarada, que, como a própria denominação especifica, é uma depressão que fica encoberta por um sentimento de falta de euforia. Muitos pacientes têm uma personalidade ciclotímica em que os períodos de euforia se alternam com os depressivos, o que também corresponde à alternância na sintomatologia: a presença de dores e sintomas coincide com as depressões. Em muitos casos, isso se associa com o medo do término do tratamento, ou da licença, a necessidade de enfrentar novamente o estado normal de volta ao trabalho e/ou as dificuldades anteriores.

Doença crônica

Parece evidente que nenhuma doença começa crônica, mas sim evolui de um processo agudo anterior. Na prática médica, observa-se que inúmeros pacientes, com várias doenças denominadas crônicas, exigem o mínimo de cuidados médicos, levando quase uma vida de pessoa sã, tendo às vezes períodos de agutização de seus sintomas. São pessoas que são doentes crônicos, diabéticas, hipertensas, pós-enfartadas, ulcerosas, escolióticas, etc., mas que não vivem como "doentes". Adquiriram novas normas de vida, adaptaram-se às suas restrições e limitações e, segundo esses novos critérios, praticamente não são doentes. Há, entretanto, outro grande grupo de indivíduos que não têm lesão nenhuma constatada nos exames de clínica laboratorial e radiológica, porém sentem-se profundamente atingidos em sua saúde, escolhendo como doente um aparelho ou órgão específico, e estão condenados a viver longos períodos como doentes crônicos. Portanto, o indivíduo que adotou esse papel tem uma elaboração de estilo de vida que implica um distúrbio de ordem psicológica. Essa "cronicidade psicológica" pode estar associada a uma dor crônica, indefinida, típica dos que sentem os inúmeros frequentadores dos ambulatórios de coluna, independentemente do desvio da curvatura, discopatia ou presença de osteófitos.

A cronicidade psicológica pode ou não estar associada a eventual dor originária da coluna, que o paciente sente ou sentiu antes. Ele, doente com cronicidade psicológica, escolheu esse tipo de vida que Szasz[17] denominou de "homem doloroso", Sternbach,[12] de "perdedor da vida" e Fordyce,[15] "aproveitador das vantagens da dor" (condicionante da dor).

Já foi visto que os benefícios primários e secundários desse comportamento coincidem com os do papel do doente aceito pela sociedade e, às vezes, imposto pela família, mas que se complicam por vantagens pecuniárias nas classes sociais mais desfavorecidas.

Como fatores psicodinâmicos evidentes nos pacientes com cronicidade psicológica, citam-se as tendências a dependência, regressão psicológica, passividade e sensibilidade a frustrações.

A dependência, para se ficar isento de certos serviços e obter privilégios, pode ser verificada comumente na dona de casa, que tem frequentes recaídas de dores na coluna, quando fica sem empregada e deve fazer todo o serviço da casa. A regressão, já vista anteriormente, corresponde à situação de uma criança para a qual a mãe deve providenciar todo o conforto. Isso fica mais nítido na internação em hospital, o que cria o hospitalismo, em que o paciente piora todas as vezes em que vai receber alta. Por essa razão é que se evita a internação hospitalar, pois tudo ocorre como se o paciente pensasse: "em casa, não tenho essas pessoas para cuidar de mim; além do mais não é de graça, paguei um dinheirão para a Previdência e nunca usei isso aí". São pessoas que nunca tiveram uma valorização e que agora são o centro de atenções.

A passividade é o comportamento típico dos "bons doentes": elogiam o médico, o hospital, o tratamento, "mas não saram". Em alguns casos, quando essa regressão não é correspondida, reagem com reinvindicações e comportamento agressivo, mais sensibilidade a frustações, ficando sempre em perigo de deterioração, desvalorização e destruição da autoestima, o qual está ligado ao mau funcionamento de seu corpo, passando a viver as perturbações físicas com grande dramaticidade e uma perspectiva pessimista.

A doença, a dor crônica da coluna, passa a ocupar o lugar central na existência do indivíduo, que se dedica, com fatalismo persistente, a procurar atestados, licenças e dispensas, retraindo-se na sua vivência, primeiro no campo profissional e depois no lazer e no relacionamento com os outros. Ele passa a ser o "doente profissional", anotando com cuidado datas, registrando as receitas com cópias, já providenciando novos retornos para exames periciais, acompanhando a publicação no *Diário Oficial*, se for funcionário público, ou entrando com recursos na Justiça ou na Previdência.

Nas negativas, sua sintomatologia piora, os pacientes ficam com dores mais fortes, sentem-se cansados, com dificuldade de mover as pernas, mas com exames neurológicos íntegros. Alguns voltam ao trabalho e periodicamente têm recaídas curtas, o que seria o verdadeiro absenteísmo social, não médico.

Outros continuam a trabalhar, mas criam à sua volta, no serviço, um vazio relacional com as outras pessoas, em decorrência das suas queixas constantes.[9,12]

Esses pacientes, psicologicamente crônicos, acabam criando uma alternância de distúrbios psicossomáticos, perante um ou dois médicos, para não perderem o auxílio deles nessa regressão e a obtenção dos ganhos primários e secundários da doença.

O médico que recebe esses pacientes precisa ter um preparo técnico e uma abordagem diferente dos casos rotineiros, principalmente tratando-se de pacientes portadores de dores crônicas da coluna.

Não parece boa a solução de trocar a medicação em cada atendimento rápido, sem tentar chegar aos desejos inconscientes do paciente e sem se relacionar com ele, ficando este com a sensação de frustação aumentada. Esse distanciamento resulta em uma relação causadora de reivindicações agressivas, criando uma atmosfera de acusações recíprocas. Em contrapartida, o risco de se tornar demasiadamente atencioso, identificando-se completamente com o doente, poderá também favorecer a cronicidade das perturbações da coluna.

A relação médico-paciente fica esterilizada nos ambulatórios de atendimento de massa, de pacientes com dores nas costas, pela simples renovação da receita, que já se sabe, não terá nenhuma ação farmacodinâmica, passando a ser "uma relação crônica, inadequada, entre médico e paciente".[8]

Toda afecção da saúde que dura muito traz problema no relacionamento médico-paciente, mas parece que, se o médico teve um curso preparatório para exercer a sua profissão, ele deve ajudar o paciente a sair desse impasse, criando-lhe condições, no caso da coluna, de aceitar novas normas de vida psíquica e física, para que possa "viver bem com a coluna que tem".

O objetivo do relacionamento médico-paciente estimulado por meio do tratamento preconizado é transformar o doente psicologicamente crônico, com um estilo de vida invalidante em relação a si, à família e ao emprego, em um indivíduo portador de uma afecção crônica da coluna, que deve aprender novas normas de vida e comportamento mental, para que deixe as ilusões dos benefícios primários e secundários originários de sua vivência de doente crônico e aproveite bem a vida, como será visto mais adiante.

Para o paciente, qualquer doença de longa duração representa, de um lado, uma doença do corpo e, de outro, de toda a sua personalidade. É difícil separar os danos funcionais depois de um longo processo, de anos de medicação contínua contra dores, de informações desencontradas sobre benefícios da fisioterapia, uso de coletes, palmilhas, além das ansiedades causadas pelas dispensas e atestados.

Qualquer que seja a doença crônica, surgem algumas alterações psicológicas da própria doença:

1. **Dores crônicas:** a dor lembra, com insistência desagradável, que o organismo não funciona bem e, além disso, sempre está associada com a ideia de que há algo maligno no organismo.

2. **Limitação social:** a doença de longa duração tira a capacidade de trabalho e, em uma parte importante, limita o tempo livre, que permite a realização do desporto ou outro passatempo, o que aumenta a depressão pela incapacitação física; por essa razão, devem-se criar novos passatempos e interesses.

3. **Restrições:** os tratamentos sempre trazem restrições, que são advertências constantes do estado de doença. As posições ergonomicamente inadequadas é que podem causar dor na coluna. Posições corretas são ensinadas como nova maneira de executar uma atividade, não como restrições à já existente.

4. **Movimento:** a passividade da doença crônica tende a substituir o movimento corporal – sinal de vitalidade – pela imobilidade, que é sinônimo de morte. A recuperação do movimento é fundamental para esses pacientes (chama-se a atenção para o fato de que esse movimento não significa necessariamente ginástica, mas sim consciência do corpo).

5. **Corpo:** o mau funcionamento do corpo doloroso faz com que esses pacientes não aceitem a sua estrutura corporal. O interesse e a atenção que os indivíduos prestam a seus organismos crescem na medida em que se sobe na hierarquia social.

6. **Negação:** a defesa inconsciente contra a doença é a negação da afecção, o que leva os pacientes a recusar qualquer tratamento. Linn[13] chama-os de não aderentes ao sistema, induzindo o médico, às vezes, a erros por falta de comunicação adequada dos seus sintomas. Um infarto pode ser tratado como uma dor muscular e uma cólica renal, confundida com lombalgia. Esses pacientes vão com desconfiança e má vontade ao médico, captam mal as explicações e não se tratam com regularidade (minimizam o valor dos sintomas). E ainda têm a colaboração dos familiares ("mas ele nunca ficou doente, doutor!"). Essa é a reação mais frequente nos jovens.

7. **Transferências:** outro tipo de defesa ocorre quando o doente elege o médico, a instituição, o fisioterapeuta ou algum parente que o cuida como as únicas pessoas com quem sente segurança. Elegeram essa pessoa como agente terapêutico de apoio contra o dilema que criaram de doença-sofrimento-morte. Linpton[14] chama-os de aderentes ao sistema médico institucionalizado, mas nem sempre o médico ou os outros escolhidos aceitam esse papel, podendo assim rejeitá-lo. No entanto, muitas vezes, eles não conseguem se livrar de tratar desse tipo de paciente crônico, hipocondríaco e ansioso que, mesmo enviado para outro médico ou outro serviço, acaba voltando, pois a escolha foi do doente. Sua presença só cessará quando dilemas sociais e emotivos criados pela doença forem mais bem equacionados.

8. **Hospitalismo:** o hospital, em certos casos de dores crônicas da coluna, passa a ser a transferência que melhor se adapta à passividade do doente psicologicamente crônico, que piora todas as vezes em que é necessário dar-lhe alta, por motivos óbvios. O regresso à família pode ser a maior dificuldade de adaptação. Por essa razão, desaconselha-se a internação em pacientes previdenciários.

9. **Tratamento:** "é mais importante saber que espécie de pessoa tem uma doença do que saber que espécie de doença a pessoa tem" (Hipócrates). As propostas de tratamento, nos casos dos pacientes psicologicamente crônicos, com os problemas relacionados, fisioterápico e psicossomático, os quais serão avaliados no capítulo correspondente.

Qual o tipo de relacionamento médico-paciente melhor se adapta ao tratamento desses doentes? Os autores sugerem que seja entre adultos, como se fosse em um casamento, entre marido e mulher, ou como em um contrato em que a consulta relaciona duas pessoas adultas. No entanto, pelo exposto, essas pessoas não podem ter esse tipo de relacionamento, pelas regressões emocionais que a própria doença causou.

Os bons resultados terapêuticos, qualquer que seja o tipo adotado, dependem mais do médico que emprega o tratamento do que do paciente ao qual foi administrado. Talvez esse enfoque paternalista ajude em um período no relacionamento desses pacientes, mas a longo prazo e para grandes multidões de assistidos, como são os pacientes com problemas de coluna, talvez não surta efeito.

A alternativa que se propõe é a de enfocar a pessoa do doente psicologicamente crônico, tentando modificar as normas de sua vida. Já foi visto que o paciente tanto pode ser alterado na sua conduta vivencial por fatores decorrentes da parte física da sua doença crônica (insuficiência da coluna para desempenhar os atos que vinha realizando), como em razão de fatores psicológicos (regressão, dependência, passividade, frustrações). Talvez a melhor explicação seja que essas normas de vida decorrentes de uma interação psicossomática ou somatopsíquica da pessoa portadora de dores crônicas da coluna liberam mecanismos complexos, só recentemente estudados, os quais se tentou reunir neste livro. Portanto, o tratamento é no mínimo também muito complexo, pois deve reunir o relacionamento íntimo da pessoa do médico e do paciente com o atendimento de uma multidão de pessoas nas mesmas circunstâncias. Por essa razão, introduziu-se um tipo de tratamento sociopsicossomático que, em parte, atua com o doente individual, pois já na consulta eliminam-se seus anseios e medos e procura-se explicar os fatores psicodinâmicos pessoais que originaram as suas queixas. Em continuação, realiza-se um atendimento em grupo desses pacientes com queixas semelhantes que induziram a cronicidade da moléstia. O ensino da postura corporal, a conscientização do corpo pelo movimento – principalmente o relaxamento muscular – também são demonstrados em grupo.

É uma técnica de readaptação dos pacientes a novas normas de vida, no sentido proposto por Canguilhem,[22] para enfrentar uma insuficiência orgânica (física) da coluna e, talvez, mesmo uma insuficiência psicológica (uma psicastenia ou distimia) do estilo de vida que a própria doença, a família, a sociedade induziram-no a levar. Não pode ser demasiado rápida e muito enérgica, pois corre-se o perigo de se obterem efeitos contrários, piorando todo o quadro. Em toda a arte de readaptação e reabilitação de pacientes com lesões osteomusculoligamentosas, há de se oferecer ao paciente opções de normas de vida relacionadas com o seu nível socioeconômico e cultural. Em contrapartida, a consulta e todos os outros procedimentos psicossomáticos não podem levar tempo excessivo nem ser individualizados em todas as etapas.

Com o curso de postura, em que se aborda o componente psicossomático da tensão muscular da dor na coluna, ensinando relaxamento muscular e exercícios isométricos básicos, consegue-se que 40 a 60% dos participantes tenham dados suficientes, os quais são completados pela leitura do livro, para passar a viver bem como a sua coluna e com as novas normas de vida.

Existe uma porcentagem dessas pessoas, de 20 a 30%, que necessita de um acompanhamento mais detalhado. Para esses, o relaxamento muscular, os exercícios reichianos, a psicoterapia breve, a análise transacional em dez aulas, continuam se desenvolvendo em grupo, conseguindo uma melhora acentuada em mais da metade do contingente. Em 1 a 2% dos casos, há desvio de conduta, necessitando-se de um psiquiatra. Além desses, de 1 a 2% dos pacientes têm problemas de segundos ganhos, humildes, para os quais os ganhos da Previdência se equiparam aos que eventualmente receberiam se estivessem trabalhando, ou estão à espera da aposentadoria. Em números aproximados, de 5 a 10% dos pacientes assim tratados são casos em que é difícil identificar se realmente o componente orgânico (listeses, escolioses acentuadas, etc.) ou o componente psicológico (regressão, depressão, histeria, hipocondria) é a causa dos distúrbios e das queixas. A pesquisa laboratorial (venografia, mapeamento ósseo, novas radiografias) sempre é aprofundada nesses casos, para afastar processos tumorais. Só se indica o tratamento cirúrgico com muita parcimônia e depois do adequado e bem feito tratamento, com avaliação pelo teste MMPI (Minnesota Multiphasic Personality Inventory) – quando se trata de uma hérnia de disco típica aguda, também se faz o tratamento conservador, antes de indicar a cirurgia. Como diz Szasz,[17] "a paixão dos pacientes com dores crônicas que têm a necessidade sadomasoquista de sofrimento e que conseguem persuadir os médicos a intervir cirurgicamente está em proporção com a paixão que certos médicos têm em acreditar que serão vitoriosos contra a dor". Só com o relacionamento adequado e durante certo período de tempo é possível diferenciar aqueles que fazem uma conversão histérica, forçando uma cirurgia, daqueles que realmente têm um processo orgânico que irá beneficiar-se do ato cirúrgico.

Na atual ausência de fatos científicos comprovados, qualquer conduta no tratamento das dores nas costas precisa, por certo, ser considerada uma filosofia, a qual, com toda a certeza, precisará ser modificada de acordo com a vivência do médico.

Tratamento sociopsicossomático

Desde 1973, é desenvolvido no Hospital do Servidor Público Estadual de São Paulo – Francisco Morato Coelho, primeiro no Serviço de Ortopedia (diretor Dr. Plínio de Souza Dias) e, atualmente no Serviço de Medicina Social e Preventiva (diretor Dr. Luiz Carlos Morrone) – um tipo de tratamento psicossomático para as dores da coluna, chamado de sociopsicossomático. Em outros capítulos, serão dados mais detalhes, mas os objetivos de atendimento são: a) procurar atender as necessidades afetivas e sociais dos pacientes, desde a consulta; b) explicar a doença (dor nas costas) do ponto de vista anatômico e psicossomático de descarga de emoções na musculatura, já na própria consulta, tirando vários preceitos; c) dar novas normas de vida em função dos problemas posturais no trabalho e no lazer por meio de um curso de três aulas, em razão do grande número de pessoas; d) as tensões e o estresse crônicos devem ser evitados com o relaxamento muscular, que é ensinado em vários métodos; e) reinicia-se a preocupação de movimentar o corpo (exercícios isométricos), chamando-se a atenção para a "expressão corporal" (não é ginástica); f) na medida do possível, faz-se uma adaptação na profissão do paciente, por uma assistente social; 8) a fisioterapia é enfatizada como elemento importante no combate à dor e no seu aspecto psicossomático de contato com o paciente; h) a medicação antiálgica e sedativa é reduzida ao mínimo.[19]

O médico se integra como pessoa, pois tem um contato constante com o paciente, durante todos os dez dias da fisioterapia, no período em que dá as três aulas de postura; e na etapa posterior, após o relaxamento e em conjunto com a psicóloga, faz a avaliação final. Essa série de contatos deixa o doente e o médico mais íntimos, percebendo-se aqueles que são funcionais ou não e os que são psicopatas ou simuladores. Na dúvida, nos pacientes de ambulatório, recorre-se ao teste MMPI, que será explicado mais adiante.

Os pacientes com pequenos desvios psicóticos são submetidos a uma psicoterapia breve (análise transacional, psicoterapia centrada na dor).

Aqueles com grandes desvios de conduta são encaminhados ao psiquiatra do serviço, porém com a manutenção do vínculo, para não simbolizar uma rejeição.

Aos pacientes psicologicamente crônicos, já de longa data, com problemas securitários, previdenciários, são feitas tentativas de readaptação no acompanhamento. Uma primeira tentativa é pertencer ao "clube de convivência", em que às pessoas solitárias, viúvas, com dificuldade de sair do seu ciclo de doença coloca-se a opção de fazer um pouco de lazer (ir ao cinema, fazer visitas) e criar novas amizades e interesses obtendo-se, em alguns casos, extraordinários resultados.

Se fosse possível resumir, mais ainda, a intenção do método é a seguinte: combater a opção de doente que o paciente escolheu para realizar o seu estilo de vida (dor na coluna, papel invalidante do doente psicologicamente crônico). Afastam-se todas as etiologias orgânicas e procura-se, ao lado do paciente, recuperá-lo com um envolvente sistema de atendimento multidisciplinar, em que seus temores orgânicos, psíquicos e sociais são amparados, mas no qual se exige em contrapartida a sua participação ativa: melhorando as suas normas de vida, melhorando as posturas, as condições psíquicas e fazendo um novo plano de vida mais realista, em que a noção de "cura" é substituída por ausência de dores. Com isso, supõe-se que passem a "viver bem com a coluna que têm".

Referências bibliográficas

1. Alexander F. Psychosomatic medicine. New York: Norton; 1950.
2. Dunbar F. Diagnóstico psicossomático. Buenos Aires: Lopes; 1950.
3. Linn LE. Psychogenic pain. Singapore Med J. 1994;35(5):519-22.
4. Balint M. The doctor, his patient and the illness. New York: International Universities; 2001.
5. Kauffman A. Aspectos psicossomáticos em reumatologia: contribuição ao estudo da artrite reumatoide e do reumatismo psicogênico. [Dissertação de mestrado]. São Paulo: Faculdade de Medicina. Universidade de São Paulo; 1981.
6. Keller SE, Schleifer SJ, Bartlett JA. Depression, altered immunity, and health: clinical implications for psychoimmunologic processes. Res Publ Assoc Res Nerv Ment Dis. 1990;68:179-81.
7. Eysenck W. Dimensions of personality. New York: Transaction Pub; 1998.

8. Sonenreich C. Doenças afetivas. Barueri: Manole; 2000.

9. Stoudemire A. Psychological factors affecting medical conditions. New York: Amer Psychiatric; 1995.

10. Loew TH, Sohn R, Martus P, Tritt K, Rechlin T. Functional relaxation as a somatopsychotherapeutic intervetion: a prospective controlled study. Altern Ther Health Med. 2000;6(6):70-5.

11. Reich W. Análise do caráter. São Paulo: Martins Fontes; 1989.

12. Sternbach RA. Pain patients: traits and treatments. New York: Saunders; 1986.

13. Linpton SJ. A review of psychological risk factors in back and neck pain. Spine. 2000;25(9):1148-56.

14. Benson H, Klipper M. Aprendendo a relaxar. Rio de Janeiro: Arte Nova; 1977.

15. Fordyce WE. Behavior methods for chronic pain and illness. St. Louis: Mosby; 1976.

16. Balint E. Six minutes for the patient; interactions in general practice consultation. New York: International Universities; 1995.

17. Szasz T. Pain and pleasure: a study of bodily feelings. Syracuse University; 1989.

18. Deyo RA. Nonsurgical care of low back pain. Neurosurg Clin N Am. 1991;2(4):851-62.

19. Knoplich J. Viva bem com a coluna que você tem. 28.ed. São Paulo: Ibrasa; 2000.

20. Paim JS, Almeida Filho N. Crise da saúde pública e a utopia da saúde coletiva. São Paulo: Casa da Qualidade Editorial; 2000.

21. Canguilhem G. O normal e o patológico. Rio de Janeiro: Forense Universitária; 1978.

22. Mello Filho J. Grupo e corpo. São Paulo: Artes Médicas; 2000.

CAPÍTULO 5

Estudo da dor

CONCEITOS GERAIS SOBRE A DOR

Definição

A dor é um dos fenômenos mais dramáticos, complexos e universalmente difundidos. Há inúmeras dificuldades em defini-la na espécie humana, porque está relacionada com grande número de fatores inerentes à própria personalidade de quem a sente e de fatores originários do ambiente em que vive o indivíduo sofredor. Além disso, há por parte de quem está sentindo a dor dificuldade de qualificá-la e quantificá-la, advindo daí a impossibilidade de medi-la, pois se trata de um fenômeno puramente subjetivo.[1]

Sabe-se que cerca de 60 a 70% dos motivos de todas as consultas médicas são os diversos tipos de dores.[2]

Do ponto de vista neurofisiológico, a dor não é uma sensação primária, como são a visão, a audição, o olfato, a gustação, o tato, a regulação térmica, a posição espacial das articulações. Define-se melhor a diferença, dizendo-se que, nas sensações primárias, há relação direta entre a intensidade e a frequência do estímulo e a resposta orgânica. Além disso, não existe um órgão sensitivo específico, com morfologia definida, que seja responsável pela captação e pela transmissão do estímulo doloroso, como ocorre com as outras sensações.[3]

Para Wall et al.,[4] a dor é uma experiência humana que será relacionada com a disfunção neurológica, porém que determina uma série de alterações mecânicas, químicas, hormonais, reflexas e afetivas, umas conhecidas, outras não, sem estimular necessariamente nenhuma entidade anatômica sensitiva perfeitamente definida.

Sternbach[5] afirma que a dor é uma abstração usada para grande quantidade de sensações que têm entre si muito pouco em comum, a não ser o fato de causarem incômodo físico, como dor nas costas, na cabeça ou no estômago.

O significado dessa sensação incômoda varia tanto em quantidade, intensidade, localização e tempo de duração, que, no final, deve permanecer um atributo especial abstrato, comum com todas as sensações, que seria a dor. No entanto, depurar essa sensação e defini-la é quase impossível.

Segundo Sonenreich,[6] todas as sensações subjetivas que ocorrem em resposta a um fator estimulante, geralmente externo, configuram uma emoção. A sensação e o comportamento que a expressam, bem como a resposta fisiológica interna à situação – estímulo –, constituem um todo intimamente relacionado que é a emoção propriamente dita. Assim, a emoção tem ao mesmo tempo componentes fisiológicos, psicológicos e sociais, já que outras pessoas constituem geralmente estímulos emotivos em nosso meio civilizado.

Wall et al.[4] afirmam que, mesmo que não se conheça a natureza precisa ou a totalidade do distúrbio orgânico que determina o que é dolorido, o que importa é que esse distúrbio – que pode ser um estímulo, periférico ou não – tenha a capacidade de ser por si só doloroso, ou que seja organicamente canalizado para determinadas vias nervosas com conexões cerebrais, e também tenha capacidade de evocar as experiências de dor corporal já antes sentidas (ver "Teoria das sensações ou padrões").

Nesse sentido, qualquer estímulo indiferenciado ou mesmo indeterminado pode acabar achando as fibras sensitivas da dor para se expressar. Quando essa estimulação torna-se crônica, deixa de ser somente um sintoma. Para Cailliet,[7] a dor crônica passa a ser uma doença por si só, sendo, pois, a mais grave doença incapacitante do homem, pela série de distúrbios biológicos causados pela dor em si e pelas repercussões orgânicas, psíquicas e iatrogênicas dos tratamentos indicados. O efeito da dor na experiência emocional é amplificado pelo comportamento que ela evoca.[1,6]

Para Merskey,[8] psiquiatra londrino encarregado de estudar os termos para a Sociedade Internacional para o Estudo da Dor, a definição ficou sendo a seguinte: é uma sensação desagradável a uma experiência emocional associada a um dano tissular real ou potencial (ver definição dos outros termos no Quadro 5.1).

Essa experiência é desagradável para a maioria dos indivíduos das sociedades contemporâneas modernas, mas há ainda algumas culturas e religiões em que a dor pode representar uma elevação moral ou expiação por sentimentos de culpa de uma transgressão de algum princípio ético ou moral.

É preciso considerar, ainda, alguns indivíduos mentalmente perturbados (masoquistas, hipocondríacos), para os quais a experiência da dor é gratificante ou pelo menos se traduz em segundos ganhos, como será visto mais adiante.[9]

Não há condições de definir a dor em termos de lesão orgânica, anatomicamente precisa, pois a excitação de raízes sensitivas ou mesmo motoras, dependendo do estímulo, da intensidade e da duração, poderá provocar sensações desagradáveis, que se podem traduzir como dolorosas.[10]

A dor é, pois, estudada sob vários ângulos, em várias ciências, como sintomas, doença ou sensação. Como é fenômeno básico, para o entendimento das dores crônicas da coluna, a dor será analisada amplamente.

Anatomia da dor

A dor, de qualquer parte do corpo e de qualquer tipo de causa, necessita da presença da estrutura anatômica do sistema nervoso para se manifestar.

Toda sensação dolorosa aguda é geralmente produzida ou por um agente externo (como um acidente ou uma cirurgia) ou por um distúrbio orgânico interno. Por ação desse estímulo nocivo, nociceptivo, as terminações nervosas enviam impulsos ao sistema nervoso central, o qual determina várias reações emocionais ou respostas que contribuem para adaptação ou restabelecimento do equilíbrio orgânico momentaneamente alterado.[10] Na dor crônica, esse desequilíbrio homeostático está incluído no estudo da neurofisiologia. A divisão de ambos os tipos foi mantida por motivos didáticos.

Teoria neurológica da dor

As conexões neurológicas exatas que envolvem o mecanismo da dor ainda não estão totalmente esclarecidas.

A teoria tradicional afirma que, em todo o tecido orgânico, existem terminações nervosas específicas para

QUADRO 5.1 Definição de termos para as dores pela Sociedade Internacional do Estudo da Dor	
Termo	Definição
Alodinia	Dor resultante de um estímulo não nocivo em pele normal (termo novo)
Analgesia	Ausência de dor por estimulação nociva
Analgesia dolorosa	Dor na área que está com anestesia
Causalgia	Queimação contínua após uma lesão reumática nos nervos
Disestesia	Uma sensação desagradável anormal
Dor	Uma sensação desagradável e uma experiência emocional associada com um dano tissular real ou potencial
Dor central	Dor associada com lesão do sistema nervoso central
Hiperalgesia	Sensibilidade aumentada para um estímulo não nocivo
Hiperestesia	Sensibilidade aumentada a uma estimulação
Hiperpatia	Uma síndrome dolorosa caracterizada pela hiper-reação e pós-sensação ao estímulo
Hipoalgesia	Diminuição da sensibilidade a um estímulo nocivo
Hipoestesia	Sensibilidade diminuída à estimulação
Neuralgia	Dor no trajeto do nervo
Neurite	Inflamação do nervo
Neuropatia	Um distúrbio da função ou alteração patológica do nervo
Nível de dor	É a menor intensidade do estímulo com que a pessoa sente a dor
Nível de tolerância	É a maior intensidade do estímulo que causa a dor que o indivíduo está preparado para tolerar
Nociceptor	Um receptor, preferentemente sensitivo, a um estímulo nocivo ou potencialmente nocivo
Nocivo	Um estímulo nocivo é aquele que causa um dano tissular

a dor que, por ligações sinápticas, ativam neurônios do corno posterior da medula. Os eixos desses neurônios cruzam o lado oposto da medula espinhal e ascendem para o quadrante ventrolateral como trato espinotalâmico. Os neurônios do núcleo posterolateral ventral do tálamo recebem o trato espinotalâmico e o projetam para o córtex somatossensorial. A sensação ou a percepção de dor resultaria, supostamente, quando os impulsos espinotalâmicos ativassem certos neurônios do núcleo posterolateral ventral do tálamo ou do córtex, ou de ambos.

Teoria das sensações ou padrões

Segundo esta teoria, como ideia básica, a percepção da dor pelo indivíduo não é decorrente da estimulação por vias nervosas específicas da dor, mas ocorre como resultado da interpretação de sensações de estimulação que chegaram a centros nervosos superiores. Tudo ocorreria como se estímulos nocivos agredissem receptores não específicos para a dor, com uma estimulação intensa, e essa estimulação fosse transmitida por vias nervosas, também não específicas. Em outras palavras, vários padrões de estimulações sensitivas espaço-temporais seriam interpretados pelo sistema nervoso como sendo dor.

A fonte de um estímulo pode estar fora ou dentro do organismo. Geralmente, esse estímulo vem sob um tipo de energia: calor, luz, som, pressão, etc. Há uma mudança dessa energia no nível do receptor, que codifica o estímulo e o transforma em estímulo nervoso (por meio de potencial de ação, impulsos), que vai pela via aferente até o sistema nervoso central, tanto na medula como no sistema nervoso superior. Algumas dessas mensagens se transformam em arcos reflexos espinhais e a resposta vem por meio da contração muscular ou da secreção glandular. Outros, entretanto, vão pelas vias sensitivas ascendentes até os centros cerebrais superiores e podem se transformar em sensações conscientes (dor ou tato) ou inconsciente (equilíbrio, postura).

Há, nessa conexão, três neurônios: o primeiro, que vai do receptor ao sistema nervoso central; o segundo, da medula ou de qualquer parte do encéfalo até o tálamo; e o terceiro, do tálamo até o córtex cerebral. Os nervos espinhais transmitem dos receptores esses impulsos um pouco indefinidos e o córtex consegue melhor processar as informações, percebendo, no caso da dor, o local, a intensidade, o tipo, ocorrência de dor idêntica, etc. Era aceito, dentro da teoria da especificidade, que cada sensação deveria ter um receptor específico; assim haveria o receptor da dor, do tato, do frio, etc. Atualmente, a teoria mais aceita é a dos padrões de sensações, segundo a qual um grupo de terminações nervosas, dependendo do modo de estimulação, poderá produzir um tipo de sensação. Por exemplo, um toque poderá transformar-se em dor se for feito com uma agulha. As conduções das sensações dolorosas térmica e tátil são muito próximas e são chamadas de sistema anterolateral.[10]

Essa teoria, que se mostrou incorreta, trouxe de novo a ideia de que o sistema nervoso tem capacidade de discriminação e de interpretação.

Não há mais dúvidas de que, para haver sensação de dor, faz-se necessária a ativação de células anatomicamente específicas e fisiologicamente especializadas, tanto no sistema nervoso periférico como no sistema nervoso central.

Órgãos receptores

No sistema nervoso periférico, existem as terminações nervosas diferenciadas e as indiferenciadas, que transmitem as informações ao sistema nervoso central sobre o tipo e o grau de estimulação.

Algumas dessas terminações nervosas diferenciadas acabam em formações capsuladas, com funções bem definidas, sendo assim chamadas de organorreceptores. Estes são de três tipos:

- **nociceptores:** que só transmitem os estímulos que danificam o tecido;
- **termorreceptores:** até agora, só foram identificados os receptores do frio, sendo os do calor não identificados nos mamíferos;
- **mecanorreceptores:** importantes para informes sobre postura corporal e posição espacial.

Segundo vários autores,[4,10-12] não existem mais dúvidas de que a maioria dos tecidos do corpo é equipada com sistemas de terminações nervosas específicas chamados de receptores nociceptivos, especialmente sensíveis à disfunção tissular, que é o aparecimento da dor. Nos tecidos que compõem toda a região anatômica conhecida como "costas" ou "dorso", esse sistema é representado por uma rede plexiforme de terminações nervosas livres de fibras nervosas não mielinizadas. Em circunstâncias normais, esse sistema é inativo, mas entra em atividade aferente (receptiva) quando essas fibras são despolarizadas por ação de forças mecânicas que causam suficiente estresse, dano físico ou deformidade (como pressão, distorção, distensão, contusão ou laceração), ou na presença de concentrações suficientes de substâncias químicas (como potássio, ácido lático, cininas, bradicinina, 5-hidroxitriptamina e histamina), as quais são liberadas de tecidos traumatizados, inflamados, necrosados ou isquemiados.

Os receptores captam um estímulo qualquer, que se transforma em uma mensagem de dor que percorrerá pelas fibras um primeiro caminho até a medula nervosa, via raiz dorsal. Esta se divide em um pequeno ramo ascendente (para um ou dois segmentos espinhais) e um ramo descendente, que corre longitudinalmente ao fascículo posterolateral e é chamado de trato de Lissauer. Em cada segmento espinhal, um neurônio deixa esse trato e entra em sinapse com um novo neurônio no corno posterior. A conexão exata não é conhecida, entretanto, pode ser nas lâminas III, IV ou II, a qual contém a substância gelatinosa da teoria das comportas de Wall et al.[4] O trato de Lissauer descruza ou cruza a comissura branca anterior

Enfermidades da Coluna Vertebral

na frente do canal, sobe formando o trato espinotalâmico lateral e termina nos núcleos do tálamo (posterolateral ventral, posterior e parafascicular) e na formação reticular do cérebro. Do tálamo, saem fibras talamocorticais que levam a sensação de dor para o córtex cerebral.

As fibras do trato espinotalâmico lateral compõem-se de maneira estratificada (somatotrópica), ou seja, por serem cruzadas, as fibras originárias de segmentos coccigianos ou sacrais são, em todo o trajeto, as mais periféricas, e as das regiões cervicais são as mais profundas. As sensações de dor da face e da boca são levadas pelo nervo que atinge a medula, cruza e vai ascender com o nome de trato trigêmeo talâmico anterior, fazendo sinapse com o núcleo posteromedial neural. Esse trato também tem conexões com a formação reticular.

A ligação dos tratos espinotalâmicos com o sistema autônomo se faz pela sinapse na região reticular, constituindo-se no trato espinorreticulotalâmico.

Fibras sensitivas

Vários trabalhos experimentais identificaram as seguintes fibras nervosas que seriam mediadoras do estímulo doloroso: 1) as de pequeno calibre e de condução lenta, que são duas: a fibra C, sem mielina, e a fibra A-delta, pouco mielinizada; 2) a fibra larga, de grande diâmetro, a A-alfa, que é bem mielinizada e de condução rápida do estímulo nervoso, sendo responsável pela sensação de toque e pressão (cutânea) (ver Tabela 2.1 e Figuras 2.13A e B do Capítulo 2 – Morfologia da coluna vertebral).

Loeser et al.[1] afirmam que deve haver múltiplas vias sensitivas para a transmissão da dor, como demonstram os procedimentos cirúrgicos para aliviar as dores crônicas realizados na medula, os quais só trazem efeitos por tempo limitado. A única exceção é a cordotomia, seção de porção anterolateral da medula, porque corta todas as transmissões sensitivas para a dor.

Sistema nervoso central

Sabe-se que a destruição dos núcleos centromedianos do tálamo pode aliviar completamente a resposta aos estímulos dolorosos sem afetar os movimentos e as sensações estereotáxicas. As lesões médias do tálamo só aliviam a dor de 6 a 12 semanas, pois há outros centros abaixo e acima desses, por isso, a talamotomia dá poucos resultados. Outros núcleos, como *gracilis, cuneatus* intralaminar e *gyrus postcentral*, fazem parte de um complexo sistema recém-descoberto e com inúmeras dúvidas, parecendo que deve haver várias conexões dos neurônios talâmicos responsáveis pela dor, que se projetam no córtex somatossensorial (centro da dor).

No sistema nervoso central (córtex somatossensorial), deve haver uma conexão mais ampla, porque há

um refinado mecanismo de localização espaço-temporal e efetivo-motivacional do estímulo doloroso, o qual a teoria tradicional não explica.

Entre todos os tipos de sensações, a dor é a única que envolve não só uma capacidade de identificação de início, duração, localização, intensidade, características físicas do estímulo inicial, como também inclui funções motivacionais, afetivas e cognitivas dirigidas a um comportamento pessoal de desprazer e aversão, dando, ao mesmo tempo, uma interpretação do estímulo em termos de experiências presentes e passadas.[4,10-12]

Sistema límbico

Westlund[13] reviu os mecanismos corticais específicos responsáveis pela regulação das emoções e seu substrato anatômico. Porém, foi McLean, em 1952,[14] quem introduziu a teoria de que o sistema límbico ou o "cerebrovisceral", localizado no hipotálamo, seria o local anatômico que receberia as informações íntero e exteroceptivas, elaborando-as posteriormente em sensações emocionais.

A evolução do cérebro humano, segundo McLean,[14] seria formada por três "cérebros": o mais antigo, semelhante aos dos répteis; o segundo, aquisição dos mamíferos inferiores; e o terceiro, aquisição dos mamíferos superiores.

Sobre o cérebro primitivo, paleocórtex, do tipo réptil, a evolução acrescentou um cérebro que tem capacidade de aprender novos meios e soluções baseadas em experiência anterior, mas que não tem capacidade de colocar os sentimentos em palavras. Esse segundo cérebro (o mesencéfalo, a substância reticular e os gânglios da base) irá mediar as perturbações psicossomáticas e o comportamento emocional do homem e do animal.

A última aquisição, segundo McLean,[14] é o neocórtex, que adiciona o intelecto às faculdades psíquicas dos mamíferos superiores. O sistema límbico é o substrato neural de processos metais das emoções (incluindo dor), do intelecto, da motivação, do comportamento individual, do aprendizado, da memória do mais alto nível, constituindo-se no elo essencial entre mente e corpo.[6]

O fato de a dor ser profundamente modificada por atenção, medo, emoção, afetividade e sugestão indica que deve haver uma correlação íntima de células de formação reticular do tálamo e do hipotálamo com o sistema límbico que, como é sabido, desempenha papel fundamental nas respostas autonômicas e nos mecanismos motivacionais (emocionais) e é a base neurológica dos componentes afetivos e aversivos do fenômeno dor.

Teoria psiconeurológica da dor (teoria das comportas)

Ambos os tipos de fibras, de pequeno e de grande diâmetro, entram na porção dorsal da substância cinzenta da medula nervosa, na qual formam sinapses com os neurônios. As fibras cutâneas, de grande diâmetro, excitam a população de neurônios espinhais que se encontram na chamada substância gelatinosa que, por sua vez, deprime a transmissão sináptica tanto das fibras de grande como de pequeno diâmetro. As fibras de pequeno diâmetro A-delta e C não sofrem esse efeito inibitório tão forte, por isso têm sua transmissão sináptica facilitada. Foi essa diferença de ação entre as fibras de pequeno e as de grande calibre no nível espinhal que levou Wall et al.[4] a admitirem, em 1965, a existência de um mecanismo de controle semelhante ao de comportas, no corno posterior da medula espinhal. É a teoria psiconeurológica da dor ou a teoria das comportas, atualmente a mais aceita por todos os autores para explicar a dor, apesar de não estar totalmente comprovada (Figura 5.1).

De acordo com Wall et al.,[4] a estimulação periférica ativa três sistemas espinhais: o sistema de células da substância gelatinosa, o sistema do cordão posterior e o sistema de neurônios do corno posterior (células em T). Esquematicamente, a teoria do controle de comporta prevê que:

a. há circuitos de Rolando, na substância gelatinosa, que recebem informações aferentes veiculadas pelas fibras grossas, que os excitam, e pelas fibras finas, que os inibem – a saída dos circuitos da substância gelatinosa tem por objetivo bloquear a transmissão das informações aferentes no nível das células do corno posterior;

b. os neurônios do corno posterior recebem impulsos excitadores por meio das fibras finas e ativam mecanismos responsáveis pela atividade reflexa associada à percepção;

c. a medula é continuamente bombardeada por impulsos aferentes (e, teoricamente, mesmo sem estímulo periféricos) conduzidos sobretudo por fibras mielínicas finas e amielínicas. Esses impulsos deprimem os circuitos da substância gelatinosa e ativam os neurônios do corno posterior, o que mantém a comporta aberta, deixando passar os impulsos aferentes. O sistema de fibras grossas, na ausência de estimulação, permanece silencioso. A excitação leve da pele ou de uma víscera põe em ação, subitamente, as fibras grossas; proporcionalmente, a passagem da frequência praticamente nula de descarga para uma frequência eficaz representa grande ativação do sistema de fibras grossas. Essa ativação reforça a inibição dos neurônios do corno posterior pela substância gelatinosa, fechando a comporta;

d. aumentando-se a intensidade da estimulação, o efeito excitador das fibras inibidoras da substância gelatinosa.

Desse modo, o incremento da saída das células do corno posterior evolui lentamente. Entretanto, como o sistema de fibras grossas entra rapidamente em adaptação, se a

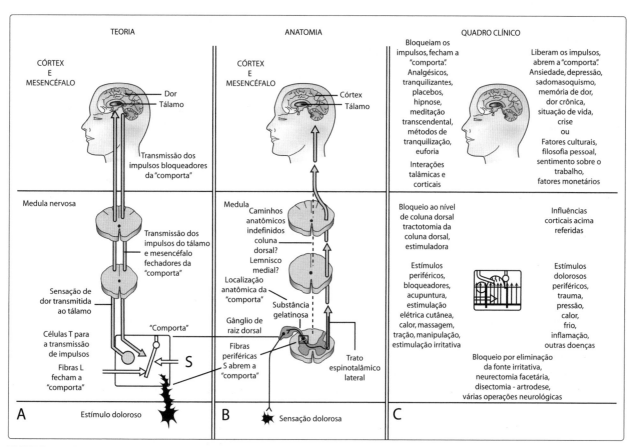

FIGURA 5.1 Esquema da teoria das "comportas" de Wall et al.[4]

estimulação se prolonga, passa a predominar a atividade dessas fibras, teoricamente abrindo-se a comporta novamente e fazendo subir a saída do corno posterior. Nesse momento, uma nova estimulação do sistema da fibra grossa pode impedir o predomínio de fibras finas. Em condições naturais, a abolição do prurido ou de uma dor cutânea, pelo ato de coçar ou por um contato firme contra a área pruriginosa ou dolorida, pode ser explicada por esse mecanismo. O número total de aferentes ativados é importante para determinar a imagem teórica de abertura ou fechamento da comporta, mas, se a teoria é correta, as funções específicas das fibras que os veiculam também devem ser parâmetros determinantes do efeito final. Assim, é possível conciliar os fatores favoráveis à existência de receptores específicos aos que não podem ser explicados admitindo-se a especificidade.

É possível, voluntariamente, elevar o limiar dos estímulos dolorosos; a concomitância de estímulos biologicamente importantes também pode acarretar a abolição da sensibilidade dolorosa ou exacerbá-la. Esses fatores obrigam a admitir-se a existência de sistemas descendentes capazes de controlar a comporta espinhal. Esses sistemas são comuns ou, pelo menos, homólogos aos que controlam a sensibilidade das demais modalidades. Em contrapartida, as reações reflexas desencadeadas pelos estímulos nociceptivos também dependem do estado funcional da comporta e, da mesma maneira, estão sujeitas aos sistemas que controlam a sensibilidade.

Em razão do número e da maneira dos receptores estimulados e das variadas alterações com que a frequência dos estímulos passa pela medula nervosa, deve haver um código de sistema nervoso que permite identificar o estímulo nocivo ou seu topo e a intensidade e localizá-los em relação à imagem corporal.

A dor crônica seria, pois, um dano de uma das partes do sistema nervoso ou uma codificação errada deste último, tanto em reconhecer o estímulo como na sua transmissão. Será visto mais adiante que essas substâncias que medeiam os impulsos são os neurotransmissores.

White e Panjabi[15] apresentam excelente resumo gráfico dessa teoria, quando aplicada na interpretação da dor nas costas e na explicação de seus métodos terapêuticos.

Dores referidas

Os parênquimas dos órgãos internos não estão supridos com receptores de dor, nem o próprio cérebro ou a medula. A dura-máter tem receptores de dor, assim como todas as membranas que envolvem os órgãos – por exemplo, a pleura, o pericárdio, o peritônio, etc. – e o periósteo que envolve o osso. No entanto, a dor que vem dos órgãos internos, por exemplo, das próprias estruturas ósseas ligamentares da coluna, é vagamente localizada e, às vezes,

é sentida pela pessoa como longe da estrutura originária da dor – por isso, é chamada de dor referida. A dor da víscera ou interna acaba tendo representação na pele da superfície corporal.

Geralmente, a referência da dor é feita no nível de dermátomo. A dor da doença coronária é referida no lado esquerdo do tórax e na parte interna do braço esquerdo. A irritação da raiz dorsal de um ou mais segmentos espinhais afetará a pele dos dermátomos correspondentes. Essa noção neurofisiológica é a base para se tentar diagnosticar pelos dermátomos doloridos, e por outras alterações tróficas da pele, qual o órgão afetado, ou o nível de compressão da raiz espinhal (ver capítulo sobre massagem reflexa). As dores limitadas a um segmento são conhecidas como radiculares. A ciatalgia é uma dor radicular. As dores são também denominadas na coluna pelos seus plexos: cervicalgias, lombalgias, cervicobraquialgias. As irritações do ramo dorsal podem ser acompanhadas por outras alterações sensoriais, como formigamento, adormecimento e, inclusive, uma certa hipoestesia ou anestesia regional, cujo distúrbio mínimo pode ser considerado uma parestesia. Há ocasiões em que a dor vem acompanhada, com exagero, da sensibilidade da pele do dermátomo correspondente, produzindo uma hiperestesia.

A dor de tipo membro fantasma, com a dor na perna que já foi amputada, é explicada pela "memória" do estímulo doloroso que persiste nos núcleos e na formação reticular. Pela teoria psicossomática em geral, a explicação seria: para haver dor, não há necessidade de impulsos ou estímulos advindos somente do exterior do corpo ou do interior dele (da víscera). As próprias estruturas cerebrais (sistema límbico), ligadas fundamentalmente a estímulos emocionais, podem gerar estímulos que resultam em dor.

No Capítulo 4 – Estudo da pessoa doente, foram estudados os inúmeros processos que, resultantes de alterações do comportamento social (perda de emprego, desastre financeiro) e emocional (perda de parente, falta de afeto), podem deflagrar impulsos que se associam a "memórias" anteriores e se transformam em sensações dolorosas. É como ocorre na síndrome da dor fantasma que, quando localizada na coluna, traduz-se por uma enorme série de problemas para o paciente, para o médico e para a sociedade.

Implicações da teoria psiconeurológica da dor

A teoria do controle da dor por comportas tem importantes implicações práticas para o entendimento das múltiplas doenças em que a dor é um dos componentes principais, assim como para orientar o seu tratamento.

Em revisão recente, os autores da teoria[1,4] abordavam vários meios de controle da dor, por meio do bloqueio farmacológico ou da destruição neurocirúrgica e, principalmente, reconhecem que se negligenciou a possibilidade de os processos cognitivos e motivacionais participarem do controle da dor. Salientam que é importante reconhecer o papel desempenhado por processos elaborados pelo sistema nervoso diferenciado, como ansiedade, depressão, atenção e sugestão, na gênese e no combate à dor. Sabe-se que relaxamento, tranquilização, sedação, sugestão, placebos e hipnose foram sempre considerados formas de terapia suspeita, às vezes até fraudulentas, no combate principal da dor. Os autores sugerem que esse métodos devem merecer muito mais atenção do que obtiveram até agora, se é que se pode corrigir um erro histórico da medicina, no combate às dores.[4]

A teoria das comportas fornece dois dados importantes para a terapia: 1) a dor pode ser controlada, em várias situações, pelo estímulo das fibras largas, obtido pela massagem ou por estimulação tátil e elétrica, acupuntura, calor, etc.; 2) a dor pode ser modificada pelo desenvolvimento dos fatores centrais de controle por meio de treinamento específico, como pela modificação do comportamento, sugestão, distração, etc.

Vários estudiosos verificaram haver na infecção herpética uma perda desproporcional de fibras específicas, as quais influem deixando livres as fibras delgadas sobre as células T, deixando a comporta aberta. Assim, estímulos leves podem causar dor.

A teoria das comportas foi contestada por vários autores que apresentaram argumentos contraditórios aos efeitos de estimulação das fibras finas sobre os potenciais das raízes dorsais ou que põem em questão o argumento de atividade contínua das fibras delgadas aferentes; mas ela permanece como uma hipótese de trabalho bastante útil e proporciona uma estrutura anatômica dentro da qual a alteração dos estímulos, por fatores centrais e periféricos, poderia explicar a variabilidade da sensação conhecida como dor.

Fisiologia da dor

Para enfocar as alterações fisiológicas que ocorrem no organismo na dor, deve-se evocar o problema da síndrome geral ou "estresse de Selye".[16]

Reação do alarme = dor aguda, choque e contrachoque

↓

Fase de resistência ou compensação

↓

Fase de descompensação ou exaustão = dor crônica

O organismo agredido, com dano tecidual, sente a dor aguda e responde com uma variedade grande de meca-

nismos de defesa fisiológica que estão ligados ao funcionamento do córtex suprarrenal, produzindo a reação de "luta ou fuga". Na fase seguinte, que é a de resistência ou compensação orgânica, se o fator causal inicial continuar existindo, que seja real ou não, haveria um mecanismo de adaptação que poderia ser descompensado ou entrar em exaustão, surgindo uma moléstia de adaptação, como hipertensão, úlcera ou fibrosite, com dores articulares e musculares (ver Fibrosite).

O funcionamento do sistema nervoso deve ser entendido como mantenedor de um equilíbrio no funcionamento orgânico, chamado de homeostase.

O sistema nervoso voluntário regula o equilíbrio do organismo com o mundo externo, e o involuntário, autônomo, controla o interior, ou seja, os processos vegetativos internos.

Os processos vegetativos controlados pelo parassimpático estão ligados à conservação e à construção, isto é, aos processos anabólicos, como estimulação gastrointestinal e armazenamento de açúcar no fígado. As funções protetoras são vistas na contração da pupila, quando há excesso de luz, ou na contração dos bronquíolos, quando há uma substância irritante.

O simpático controla, no sistema nervoso autônomo, as situações ligadas às emergências, quando o organismo todo deve lutar ou fugir. Nessas circunstâncias, ele atua por ação de substâncias adrenérgicas, de várias maneiras: a) inibe os processos anabólicos, excitando as atividades gastrointestinais; b) estimula o coração e o pulmão, desviando o sangue da área esplênica para o músculo e para o cérebro, que vão precisar de maior quantidade de energia; c) a pressão arterial sobe, e os carboidratos são mobilizados.

Assim, as ações desses dois sistemas são antagônicas.[5,17]

Pode-se admitir que, se o indivíduo está sob a preponderância do parassimpático, ele se esquiva dos problemas externos e fica em uma atividade interior, mas, sob influência do simpático, ele tem as suas funções voltadas para o exterior.

Com a constatação de uma situação de perigo, de emergência, de dor, o organismo deve agir; se não age, se foge da ação, surgirá, internamente, um distúrbio vegetativo e, mentalmente, uma neurose.

Internamente, o distúrbio vegetativo pode ser de dois tipos. No primeiro tipo, o sistema nervoso está mobilizado para uma atividade agressiva (luta ou fuga), mas não realiza ação nenhuma, por motivos variados. Há uma inibição ou autorrepressão de impulsos hostis, o que pode causar, se prolongada, hipertensão (inibição longa sobre os vasos), diabete melito (longa mobilização de carboidratos), sudorese, taquicardia (demorada excitação cardíaca), além de os impulsos crônicos agressivos e reprimidos sobre as articulações poderem causar a artrite reumatoide e, nos músculos e nos ligamentos da região paravertebral, poderem causar a síndrome fibrocística com dores nas costas (ver adiante).

Mentalmente, isso poderia refletir-se como ansiedade neurótica, por restrição ou inibição do movimento. A natureza neurótica dessa condição fisiológica é que todo ele foi preparado, mas não se realizou.

Outro grupo de indivíduos lida com a emergência procurando auxílio. Por exemplo, em vez de enfrentar o problema, o indivíduo tem uma disenteria ou uma fraqueza nas pernas que o impede de andar e assim justifica sua inação. Fisiologicamente, tudo se passaria assim, segundo a nova formulação, baseada na teoria da dor:

1. O paciente faz um esforço de levantar peso e sente uma dor aguda – uma emergência. Todo o sistema nervoso voluntário e todo o sistema involuntário simpático, com a sua descarga de adrenalina, iniciam as alterações fisiológicas já vistas. Com providências racionais – ir ao médico, medicar e repousar-se –, na maioria dos casos, a dor desaparece, às vezes imediatamente ou, como na maioria dos casos, gradativamente, o que do ponto de vista racional e da vida de relação (sistema nervoso voluntário e sistema nervoso involuntário sem distúrbios) é aceitável.

2. A dor, que vai cedendo aos poucos, estimula um reequilíbrio homeostático nos indivíduos normais, mas nos neuróticos essa dor que vai desaparecendo é interpretada "como uma dor que não passa".

3. A) O grupo de pessoas com essas dores agudas que vão cedendo, ou crônicas, tem estado permanente de excitação das suprarrenais e do simpático, com um cortejo grande de sintomas clínicos, entre os quais a contração demorada da musculatura paravertebral, a qual produz a síndrome fibrocística, assim como a hiperacidez produz a úlcera. A síndrome fibrocística ou fibromialgia produz dor e restrição de movimento. A dor reinicia o ciclo anterior, perpetuando as alterações já comentadas. Ademais, ela produz um clima de agressividade, ansiedade ou culpa. B) O outro grupo de pessoas, nesse período de dor que vai desaparecendo e que é confundida com dor que não melhora, começa a desenvolver enjoos, intolerância a medicamentos, disenteria, fraqueza nas pernas, fadiga, os quais estão relacionados ao estímulo do sistema parassimpático, ou seja, são "desculpas" para não enfrentar a dor. Há, pois, uma interação entre os mecanismos fisiológicos e os psicológicos no fenômeno dor.

O efeito da dor na experiência emocional é amplificado por meio do comportamento que ela evoca. A dor cria tensão muscular e os reflexos que são sentidos como desagradáveis. Origina também alterações glandulares, da musculatura lisa da respiração, da pressão arterial e do calibre dos vasos. A partir desses efeitos iniciais da fase aguda, novos impulsos são evocados, nos vários interoceptores, em particular em receptores para dor nos órgãos envolvidos. Assim, o comportamento gerado pelo estímulo doloroso inicial acentua a estimulação dolorosa.

O comportamento emocional relaciona-se com a musculatura somática, que está ligada à ação do sistema autônomo.

Para Bonica,[1] essas reações podem ser assim evidenciadas: 1) uma reação local associada com alterações bioquímicas e metabólicas, sinais de inflamação, aumento da sensibilidade local e hiperalgesia; 2) respostas involuntárias (automáticas) envolvendo mecanismos reflexos segmentares ou suprassegmentares normalmente ligados à preservação da homeostase, como contração ou espasmo da musculatura esquelética ou lisa, hiperatividade glandular e vasomotora, sudorese, alterações cardiovasculares, pulmonares e de outras vísceras, além de ampla manifestação endócrina; 3) reações centrais integrativas envolvendo o córtex cerebral, manifestadas pela fenomenologia da sensação dolorosa associada ao complexo psicológico que traz manifestação de verbalização, expressões mímicas e posturais. Em condições normais, um fator que atue na inibição do estímulo inicial fará desaparecer as respostas desencadeadas nos diversos níveis.

A dor aguda pode atuar, e com frequência atua, como sinal de alarme de perigo ou doença, mas a dor crônica não tem propósito benéfico para o organismo. Assim, a dor aguda e a dor crônica devem ser e ter origens diversas, apesar de serem sentidas de forma semelhante.[1]

Anatomia patológica da dor

É fácil entender que a agressão física a um nervo ou raiz nervosa pode produzir uma degeneração e dois fenômenos clínicos; dor, se o traumatismo não for intenso; e paralisia, se o trauma for grande a ponto de romper a estrutura. Se a ruptura for central (cérebro, medula), a paralisia é ampla, mas se agressão for na raiz ou no nervo periférico espinhal, poderá haver paralisia no músculo ou grupo de músculos, por degeneração central.

As alterações anatomopatológicas e os traumatismos medulares degenerados serão tratados em um capítulo separado. Aqui, analisa-se somente o que ocorre na lesão e na regeneração do nervo e dos respectivos músculos.

Além dessa importante patologia traumática da coluna, relacionada à dor e à paralisia, introduzir-se-á o estudo da patologia por agressão mecânica que ocorre na altura dos orifícios de conjugação, a qual "aperta" as raízes nervosas dos nervos raquidianos, induzindo uma degeneração parcial, porém acompanhada mais de dor e quase sem nenhuma paralisia muscular (Quadro 5.2).

	Total (trauma)	Paralisia	Degeneração nervosa Degeneração muscular
Agressão física à raiz nervosa	Parcial (estreitamento, "aperto" da raiz)	Dor	Alterações nervosas Alterações musculares

QUADRO 5.2 Relacionamento entre a agressão ao nervo (raiz) e a repercussão no músculo

As reações degenerativas do sistema nervoso incluem alterações: 1) no corpo das células nervosas (neurônios), que é a cromatólise; 2) nas fibras que vão da região do trauma até a célula, que é chamada de degeneração primária; e 3) na fibra nervosa distal ao trauma, que é denominada degeneração secundária ou valeriana.[3]

A cromatólise do corpo celular representa a degeneração celular, mas também uma atividade metabólica. As alterações degenerativas das fibras próximas são representadas por ruptura da cama de mielina e alteração do axônio na proximidade da agressão. Tanto o axônio como a mielina ficam fragmentados e são removidos pelos macrófagos, em um período que demora semanas. A partir de então, inicia-se o processo de regeneração que foi assim resumido por Noback e Demarest:[18] 1) nos cotos distais e proximais em que se deu a agressão, existem células (células de Schwann) que têm a capacidade de diferenciação do seu neurolema e passam a se dividir metodicamente, formando cordões de neurolemas que unem esses cotos e também os receptores sensoriais e as terminações nervosas; 2) os componentes dessas células potencializadas sintetizam proteínas e outros metabólitos que são enviados às regiões distais regeneradas e alongam as fibras e os axônios. Estima-se esse crescimento longitudinal em 4 mm por dia. Cada axônio de um coto proximal pode originar até 50 dendritos ou ramos conectores, e esse potencial de cada cordão do neurolema pode ser ampliado, caso necessário. Os ramos axoniais supérfluos degeneram-se novamente. Quando completamente mielinizado, a velocidade de condução do nervo regenerado é só de 80% da capacidade do nervo antes de danificado. Variados graus de lesão correspondem a variados graus de reversibilidade. Os autores descrevem[18] cinco graus de traumas neurocelulares. No primeiro grau, quando há perda da condutividade do cilindro-eixo no local da agressão, a regeneração é relativamente efetiva. Quando a injúria chega ao 4º grau, o dano do axônio, do tecido conjuntivo e do perimísio é praticamente imperceptível, pois, macroscopicamente, o nervo fica intacto, mas a regeneração é pequena e menos eficiente em termos de condutividade. No 5º grau, a regeneração é nula.

O período em que ocorre essa regeneração e sua recuperação, que corresponde a uma desnervação, pode durar semanas.

Em trabalho experimental realizado no nervo ciático de ratos, verificou-se que a regeneração leva duas semanas. Nesse período em que ocorre a desnervação, diz-se que: "quando a unidade dos neurônios aferentes é danificada, desenvolve-se um aumento de excitabilidade a substâncias químicas das estruturas remanescentes, sendo que o efeito mais acentuado é aquele observado na parte diretamente desnervada".[1,18]

Vários autores[1,10,15,18] confirmam que no músculo, tanto o estriado como o liso, existe uma área da fibra muscular, na placa neuromotora, que contém receptores locais limitados, ativados pela acetilcolina. Após essa desnervação, essa área sensível se amplia, e a fibra muscular toda fica sensível àquela substância. Essa sensibilidade pode ser detectada em horas, após a agressão, e atinge o máximo em uma semana.

Outro tipo de alteração muscular relacionada com a desnervação é o início de atividade elétrica espontânea, que seria a fibrilação – as alterações estruturais dos elementos contráteis da fibra – a qual resulta na diminuição do diâmetro dessa fibra e na diminuição da velocidade da resposta contrátil do músculo. Outras alterações bioquímicas, ainda não esclarecidas, podem ocorrer e, eventualmente, estariam ligadas às endorfinas e encefalinas (veja adiante).

Sensibilidade álgica do músculo

Bonica[1] refere que existe uma mialgia hiperálgica referente a várias doenças musculares e reumáticas, mas o que ocorre nessa hipersensibilidade muscular que será analisada é mais uma sensibilidade álgica aumentada, que o autor chama de *tenderness* (termo que não tem tradução exata para o português).

Em virtude dessa sensibilidade aumentada nas propriedades funcionais musculotendinosas, os receptores nociceptivos ficam mais sensíveis, e o indivíduo, para se proteger, a fim de não receber tantos estímulos dolorosos externos, deixa os músculos instintivamente contraídos, pois assim ficam menos doloridos. Desse modo, a contração muscular, que altera a postura corporal, e a tensão muscular aumentada são mais dois elementos que evidenciam essa disfunção muscular associada à agressão física à raiz nervosa, nesse período de desnervação. Há outros sinais clínicos associados à hipersensibilidade descritos por Bonica:[1] a disfunção anatômica, os distúrbios vasomotores, a hiperestesia cutânea e os distúrbios tróficos da pele e dos anexos.

Esses sinais clínicos serão vistos no estudo da patologia muscular, pois dependem do dano que resultou da pressão sobre a raiz ou o nervo periférico, dependendo assim também do tipo de fibra nervosa envolvida (motora, sensitiva, autonômica ou mista), do tamanho (fina ou grossa), da distribuição (proximal, distal, difusa, neurológica ou ligada aos vasos), da patologia (degeneração axonial, desmielinização segmentar ou mista) e do grau do dano.

Nas afecções da coluna, essa hipersensibilidade muscular enquadra-se na síndrome fibrocística e a presença desses neurotransmissores já foi confirmada por Moldofsky et al.,[18,19] os quais verificaram estar o triptofano aumentado nos pacientes com dores com acentuado componente emocional. Assim, haveria um elo mais evidente entre a lesão orgânica e a emoção, como se pretende no enfoque psicossomático deste livro.

Bioquímica da dor

Ao que parece, um estímulo só causa dor quando se torna nocivo aos tecidos, daí o nome de nociceptivos dado por Schnitzler aos estímulos dolorosos.[10] A destruição celular ocasiona a liberação de substâncias intracelulares. Embora o assunto seja controvertido, vários fatos permitem afirmar que a excitação dos algoceptores (receptores da dor) se faça por meio de substâncias produzidas ou liberadas, neurotransmissoras – as quais são conhecidas como mediadores químicos da dor –, tanto nos tecidos lesados como nas próprias terminações nervosas.

Bradicinina, serotonina, acetilcolina, 5-hidroxitriptamina, histamina, íons hidrogênio e potássio, prostaglandinas e outros polipeptídios similares e mesmo os metabólitos ácidos (ácido lático) seriam incluídos nessa categoria.[10] Já se conhecem cerca de 90 neurotransmissores.[10]

No mecanismo de produção das dores de cabeça e enxaquecas, já se salientou a importância da presença desses neurotransmissores, que existem não só na placa neuromotora dos músculos, mas no próprio sistema nervoso central.[9,20-22] Há vários estudos comprovando que os distúrbios do metabolismo desses neurotransmissores trazem distúrbios no mecanismo do sono profundo (na fase do *non-REM – rapid eye movement).*

Moldofsky et al.[19,23] já demonstraram que na "síndrome fibrocística", do tipo das dores difusas da coluna vertebral, o sono profundo está alterado. Esses mesmos pesquisadores demonstraram que, se o nível de triptofano plasmático está reduzido, o indivíduo tem maior sensibilidade à dor, ficando assim em estado de hiperalgia. Como o triptofano é um precursor da serotonina cerebral, a sua menor oferta impediria a formação de quantidade suficiente de serotonina. Com isso, os pacientes com "fibrosite" (dores nas costas) teriam maior probabilidade de ter dor.

Na década de 1970, foram isoladas e identificadas inúmeras substâncias (peptídios opiáceos), no próprio sistema nervoso e na hipófise, que atuariam como neurotransmissores endógenos. Elas ficariam conhecidas como encefalinas, e uma série de testes tem demonstrado que essas substâncias atuam como agentes semelhantes às morfinas (por isso, chamadas também de endorfinas), sendo, porém, centenas de vezes mais potentes que essas.[6]

Bonica[1] chama atenção para o fato de que a potência farmacológica dos opiáceos, por si só, já é fabulosa, pois a morfina da dose de 15 mg tem o efeito de produzir analgesia profunda em um homem pesando 75 quilos, ou uma relação dose/peso de 5 × 196 para 1. As endorfinas têm essa capacidade multiplicada por 500 a 600; para isso, basta mudar a molécula da morfina, trocando um radical metil por alil.

Para essas substâncias atuarem (opiáceos e seus derivados), devem encontrar os receptores locais, que estão localizados em vários pontos do sistema nervoso, entre os quais a substância gelatinosa da medula, o hipotálamo, o tálamo medial, o lobo límbico, etc.

Foi isolada uma substância antagônica das endorfinas, a naloxona, que quando injetada diretamente no sistema nervoso central não aumenta a dor.[1]

A nomenclatura dos peptídios opiáceos é confusa, mas, em termos gerais, pode-se afirmar que "encefalina" é o termo genérico que se aplica a todas as estruturas de peptídios opiáceos, os quais devem ser mais bem definidos quimicamente.

Endorfina é a denominação de uma espécie de peptídios de cadeias maiores, estruturalmente chamados de betalipoproteínas. Nesta pequena revisão, serão chamados de encefalina, que é um termo mais abrangente, se bem que, na literatura, ambos os termos são confundidos (embora, quimicamente, as encefalinas sejam muito instáveis, por haver uma enzima encefaloquinase que as hidrolisa facilmente, ao passo que as endorfinas são mais estáveis).

Tecnicamente, a separação entre ambas é muito difícil. É importante relatar que já se sabe que o hormônio adrenocorticotrópico (ACTH) e essas substâncias têm uma glicoproteína precursora em comum.[1]

Fisiologia

Costentin,[21] em recente revisão, afirma que quase mensalmente são descobertas novas propriedade fisiológicas e respostas patológicas das endorfinas, mas que se pode atestar, já como fatos estabelecidos, a influência dessas substâncias em quatro setores: a) analgesia; b) distúrbios psiquiátricos; c) distúrbios neuroendócrinos; d) controle motor.

Analgesia

Há várias evidências de que as encefalinas influem na modulação dos estímulos dolorosos:

a. foram encontradas altas concentrações de encefalina na substância gelatinosa da coluna dorsal, que, como já foi visto, corresponde a local importante na explicação da transmissão neurológica da dor, na teoria das comportas. Outro local de alta concentração é a substância cinzenta do cérebro, na região periaquedutal. O interessante é que a estimulação elétrica dessa área produz uma analgesia reversível por produção de naloxona; os placebos agiriam por meio da libertação de endorfinas, o que, contudo, não está confirmado;

b. há evidências de que a analgesia da acupuntura é produzida pelas encefalinas. A naloxona, que é uma substância que induz à dor, também reverte esse efeito;

c. as encefalinas têm efeito muito pequeno quando são administradas por qualquer via, a não ser quando colocadas diretamente no cérebro. Por causa dessa instabilidade, existe mais de uma centena de compostos sintéticos, de fórmula análoga à da encefalina, em experimentação. Todos esses produtos sintéticos induzem ao hábito e à dependência, não tendo sido possível dissociar as duas características, a da analgesia e a da dependência.

Distúrbios psiquiátricos

Há grande confusão nesta área. Foi demonstrada a existência de betaendorfina no liquor de pacientes esquizofrênicos e também constatou-se, no liquor dos pacientes com dor orgânica e dor psicogênica, maiores níveis de endorfina. Também constatou-se que havia nítida correlação entre síndrome depressiva e nível de endorfinas, mas que essa correlação não foi evidente em pacientes que tinham ansiedade ou retardo motor.

Distúrbios neuroendócrinos

A presença de endorfina na hipófise e no hipotálamo e de encefalina no hipotálamo permite deduzir que estas substâncias têm algum papel a desempenhar no processo da regulação neuroendócrina. Sabe-se que esses agentes estimulam o hormônio do crescimento, a prolactina, o ACTH e a vasopressina e inibem o hormônio luteinizante, o folículo-estimulante e o tireoide-estimulante. A relação entre o efeito neuroendócrino e a atividade analgésica é incerta, mas os peptídios com maior potência analgésica são os que têm ação endócrina mais nítida. É frequente ligar a dor ao estresse, e nesse sentido já foi confirmado que há um paralelismo de ação entre as betaendorfinas e a liberação de ACTH da hipófise.

Controle motor

Há alta concentração de peptídios opioides nos gânglios basais, por isso acredita-se que haja algumas influências dessas substâncias no controle motor. A injeção intracerebral de pequenas quantidades desses produtos produz, em ratos, imobilidade e rigidez. Essa propriedade é anulada com a administração de naloxona. O emprego dessas substâncias na doença de Parkinson e outras doenças extrapiramidais ainda tem dado parcos resultados.

Naloxona

Esta substância bloqueia a ação analgésica das endorfinas. A naloxona bloqueia a analgesia produzida pela agulha da acupuntura e da eletroacupuntura, mas não bloqueia a analgesia obtida pela hipnose. No entanto, para grande decepção dos neurofisiologistas, nem clínica, nem experimentalmente, a naloxona, quando injetada diretamente no sistema nervoso central, aumenta dor. A naloxona produz diminuição da secreção da prolactina e do hormônio de crescimento.

A ação das endorfinas fica ainda no terreno das conjecturas, pois a grande dúvida é: sob que condições, se é que há alguma, as endorfinas regularizam os componentes afetivos ou neurológicos da dor? A naloxona faz antever que existe um mecanismo que é antagônico às endorfinas e que, eventualmente, exaltaria as dores. Qual será a finalidade desse sistema, já que a dor é um tipo de alarme do organismo?

Admite-se que o organismo poderá receber mais ou menos dor de um determinado estímulo, dependendo da dinâmica da manutenção de um equilíbrio homeostático entre um sistema que aumenta o sinal de dor e um outro que suprime. Múltiplos fatores podem modificar a tonicidade desse sistema, mesmo que sejam endógenos. O mecanismo de modulação da dor pode estar alterado, até mesmo na etapa anterior à recepção do estímulo doloroso.[10]

O sistema límbico, centro das emoções, teria inúmeros neurotransmissores envolvidos no seu funcionamento.

Psicologia da dor
Dor psicodinâmica; dor real

A teoria psiconeurológica da dor permanece como boa hipótese de trabalho, permitindo uma série de estudos sobre a dor.

Com frequência, observam-se pacientes que apresentam queixa de dor desproporcional à lesão orgânica – esse tipo de dor, usualmente, é denominado psicogênico ou funcional, o que significa que é possível identificar dois tipos de dor: 1) uma orgânica e portanto real, legítima, associada a um distúrbio orgânico, palpável, comprovado por exame; 2) outra psicogênica, irreal, ilegítima, em que não se encontra lesão orgânica nítida, portanto, de pequena importância.

Foi Engel[24] quem introduziu a ideia de que há indivíduos que têm hiper ou hipossensibilidade à dor (por meio de infecções salinas nos ligamentos espinhais da coluna).

Em 1959, o mesmo autor verificou que há pacientes para os quais a dor é um mecanismo de defesa, de problemas não resolvidos de culpa, punição e de sadomasoquismo, criando assim a ideia de "dor psicogênica", sem lesão orgânica evidente, pelo menos nos exames ao alcance do médico.

Szasz,[9] em 1957, trouxe a ideia de que há certas pessoas que fazem da dor a sua carreira, transformando-se em "homem doloroso".

Sternbach[5] ampliou essa ideia, dizendo que se trata de "pacientes doloridos" (*pain patients*) e que têm uma personalidade própria, como será visto mais adiante.

Para esses autores, tais pacientes não têm uma certa dor, mas sim esta passou a fazer parte dos seus meios de comunicação não verbal com as pessoas circundantes. E não adianta classificar a dor nesses pacientes como psicogênica ou somatogênica, real ou imaginária. Para esses pacientes dolorosos, a dor é real.

Fordyce[11] denomina de operantes da dor as ações e as reações que o paciente demonstra pelo fato de estar sentido dor, em consequência das quais recebe, das pessoas ao seu redor, estímulos positivos, como atenção, carinho, dispensa no trabalho, colaboração e cuidados por parte de família, amigos e empregados.

Esse paciente desenvolve um comportamento em relação à dor que tende a se tornar mais complexo, independentemente da presença ou não da doença inicial que gerou a dor. Ele a converte em meio de expressão e obtém vantagens emocionais e securitárias que não conseguiria obter de outra forma. Nesses casos, o mecanismo condicionador da dor tem pequena ou mesmo nenhuma relação com fatores patológicos, como será visto mais adiante.

Amplia-se assim o significado e o sentido da palavra "dor", surgindo uma alteração no significado linguístico do termo. A isso deu-se o nome de paralelismo linguístico dos distúrbios psicossomáticos aos quais as dores crônicas estão associadas.[5] Tanto a linguagem usada pela psicologia como a usada pela fisiologia poderão tentar explicar as sensações dolorosas dessas pessoas, mas somente o uso do enfoque psicológico associado ao organístico poderá contribuir para ajudar o paciente.

Levando-se em conta o conceito de alexitimia, que significa "sem palavras para expressar os sentimentos", conclui-se que há falta de habilidade de expressar os sentimentos de ansiedade ou de depressão nessas pessoas que somatizam os seus conflitos emocionais, desenvolvendo um sintoma, como dor crônica nas costas, em vez de expressar as suas dificuldades emocionais por palavras[25] (ver adiante esquema corporal).

Assim, o limiar para a percepção da dor aguda, isto é, a menor intensidade de estímulo reconhecida como dor é aproximadamente a mesma para todas as pessoas, mas na dor crônica há uma variedade de reações. Muitos indivíduos, por treino, hábito ou caráter fleugmático, são até estoicos em relação à dor, ao passo que outros são excessivamente sensíveis a ela.

Dor crônica

Na maior parte das vezes, os problemas de dor são complicados por fatores psicológicos, principalmente nas dores crônicas.

As dores crônicas, que causam sofrimento contínuo ou intermitente por longo período, fazem os doentes tornarem-se mais sensíveis e sofrerem mais com o passar do tempo, produzindo uma degradação física e mental que varia de uma pessoa para outra, em função de diferenças de personalidade.

Em geral, o paciente com dor crônica apresenta gradual, porém completa, alteração de atitude em relação ao meio ambiente em que vive. Ele perde interesse por todas as atividades, tornando a dor um problema contínuo que domina sua vida, e entra em uma depressão ou ansiedade seguida de pessimismo progressivo.[24,26] Segue-se uma grande debilidade, fadiga crônica e até confusão mental, podendo haver perda de sono, libido e apetite.

A dor crônica está associada com alto risco de complicações iatrogênicas, incluindo dependência de drogas analgésicas ou soporíferas, operações mutilantes e inúteis e às vezes até suicídio.[24]

A dor crônica, por si só, traz efeitos devastadores na personalidade do paciente, criando um círculo de evolução e persistência da dor que é independente de uma possível lesão orgânica inicial. A cronicidade da dor faz desaparecer os limites entre síndrome aguda e crônica.

A maioria dos médicos está preparada para cuidar dos pacientes com síndromes agudas, mas encontra inúmeras dificuldades em tratar esses portadores de dores crônicas, pois estes frequentemente já foram submetidos a vários tratamentos, tomaram inúmeros medicamentos, sofreram várias iatrogenias (operações, intoxicações medicamentosas, procedimentos bizarros) e perderam a alegria de viver, de enfrentar o seu trabalho e de desfrutar o seu lazer.

Entre esses pacientes, os portadores de dores crônicas da coluna são os exemplos mais típicos, pois têm um distúrbio com perturbações em três áreas: somática, psíquica e social.

Atenção

"Percepção" é o termo usado para determinar o modo como a pessoa se relaciona com o mundo dos objetos, as coisas e as pessoas.[16]

O fator básico da percepção é a atenção, e, quando o indivíduo concentra a atenção em uma coisa, exclui outra. O processo de focalizar a atenção pode aumentar ou diminuir a dor. A sugestão é um processo de controlar o comportamento da pessoa em relação à dor, cabendo, aqui, considerar o relacionamento médico-paciente.[17,27]

As técnicas de relaxamento muscular e tranquilização têm efeito muito eficiente no desaparecimento ou na diminuição da dor.[28,29]

Ansiedade

As neuroses de ansiedade são descritas pelos psiquiatras como resultantes de uma experiência subjetiva de tensão ou inquietação desagradável que acompanha o conflito ou a ameaça psíquica.[5]

Geralmente, os pacientes com neuroses de ansiedade associadas a problemas de dores nas costas têm largo espectro de queixas somáticas de outras áreas, como alterações respiratórias, de pulsos, hipertensão, cefaleia, além daquelas da esfera digestiva, principalmente intestinais (gases, eructações, prisão de ventre).[17]

Esses pacientes têm uma maneira inadequada de usar a musculatura que se espasma. O músculo, de escudo protetor, passa a ser um local de descarga emocional de situações sociais ou pessoas não resolvidas.[12] Geralmente, os próprios pacientes sentem essa ansiedade, essa "tensão", e se autodenominam pessoas tensas, nervosas. São hiperativas e dinâmicas.

Depressão

Os psiquiatras caracterizam os estados depressivos como resultantes de uma história recente de perda.[17] Esta pode ser óbvia (perda de um ente querido, perda econômica, etc.) e real (perda de potência sexual, da mocidade, da beleza, etc.) ou imaginária (com múltiplas formas). A identificação daquilo que o paciente deprimido acredita que perdeu é o objeto principal do tratamento. A depressão vem acompanhada de tristeza e grande pessimismo: "doutor, não adianta mais nada, porque não saro mesmo". Na neurose depressiva, os próprios pacientes têm noção de seu estado. Na maioria das vezes, sabem que tanto a dor de cabeça como as dores das costas estão ligadas à gênese de um estado depressivo, que acaba se refletindo sobre a musculatura e, consequentemente, sobre a postura do próprio organismo.[11]

Mecanismos condicionadores

Por meio do aprendizado, o indivíduo associa reações emocionais complexas às sensações de dor.[8,11] Se, na infância, reações nociceptivas menores são repetidamente associadas a estados emocionais, na vida adulta o comportamento doloroso poderá surgir nos estados emocionais.

Há um século, já se observou que as crianças reagem às dores do mesmo modo que fazem seus pais.[28]

Tendência ao sofrimento e à invalidez

Uma das características principais de muitos pacientes com dor crônica que têm restrições de movimentos ou com invalidez é o fato de não serem pessoas bem ajustadas emocionalmente ou bem-sucedidas na vida. Para muitos deles, a dor passa a ser o centro de interesses que envolvem hábitos, desenvolvendo determinado comportamento em relação a amigos, parentes e médicos. Como diz Szasz,[9] tais pacientes fazem da dor a sua carreira, transformando-se em "homens dolorosos". São indivíduos cuja vida gira em torno da dor, com visitas a médicos e institutos.[5]

Sternbach[5] e outros estudiosos chamam atenção para o fato de o portador de dores da coluna adotar um autoconceito de inválido, associado a um estilo de vida baseado nessa ideia, que é maior do que se percebe em pacientes portadores de artrite reumatoide incapacitante. Esses autores chegaram a essa conclusão depois de submeter dois grupos com essas moléstias a um questionário e a testes de personalidade (MMPI), por isso denominaram esses indivíduos de perdedores.[30,31]

Alterações do sono

As pessoas com distúrbios da coluna que não conseguem conciliar o sono dificilmente melhoram por muito tempo, porque dormem em posições viciosas, além de agitarem-se muito. Como não dormem bem, não "descansam" os músculos e as demais estruturas da coluna, principalmente o disco intervertebral, que nesse período de descanso recebe a alimentação por embebição, uma vez que não possui vascularização própria.[19,22] Essas pessoas dizem que ficam "doloridas" ou "moídas" durante todo o dia, pois suas costas ficam com os músculos tensos, em consequência da própria condição nervosa e do fato de não dormirem.

A maioria delas queixa-se de não dormir profundamente ou de acordar inúmeras vezes por causa das dores. Moldofsky,[12,23] neurofisiologista do Canadá, em estudo de 10 pacientes com reumatismo psicogênico, verificou que 7 tinham distúrbios do sono comprovados pelo eletroencefalograma (EEG) de longa duração, mostrando a existência de um ritmo anômalo (alfa-delta). Nos três outros, havia outras alterações difusas nas ondas do EEG tirando durante todo o sono. Os 10 pacientes não chegaram ao estágio 4 do *non-REM* (nome dado à etapa profunda do sono). Eles tinham uma "sensação crônica de mal-estar orgânico, acompanhada de fadiga, e estavam nitidamente em um estado de neurose depressiva". Todos afirmavam que o distúrbio do sono se iniciou concomitantemente com as dores musculoesqueléticas – pequenas dificuldades no trabalho, maior número de acidentes de trabalho e envolvimento em dificuldades domésticas.

Esse mesmo autor, em outro trabalho, analisou inversamente o problema, ou seja, em indivíduos não doentes. Assim, 13 jovens de 19 a 25 anos (12 rapazes e 1 moça), psicologicamente normais e não atletas, foram submetido a períodos de sono normal, porém controlados pelo EEG contínuo. Quando esses voluntários chegavam ao período do sono profundo, na assim chamada fase 4, eram acordados em três noites seguidas, sem terem a oportunidade de dormir durante o dia. De imediato, 10 desses jovens começaram a apresentar "dores nas costas", cansaço nos braços e pernas, além de um dolorimento maior nas articulações e nos músculos. Deve-se acentuar que, se esses mesmos 10 jovens que tiveram as dores fossem acordados no início do sono (no período REM), não apresentariam esses distúrbios. Os outros três jovens que não apresentam os referidos sintomas faziam ginástica e exercícios periodicamente.

Distúrbios sexuais

Os pacientes com dores crônicas da coluna vertebral, de difícil tratamento, têm nitidamente associados distúrbios da esfera sexual.[32] Percebe-se que há dois problemas: 1) qualquer tipo de dor, principalmente as dores crônicas da coluna decorrentes de um problema emocional ou social, deve ao final dos anos resultar na diminuição da libido tanto no homem como na mulher; 2) nas mulheres com problema de frigidez, infertilidade, e no homem com ejaculação precoce, impotência, etc., o aparecimento da "dor nas costas" pode servir como boa desculpa, além de inverter a preocupação em relação à área sexual para uma outra menos conflitante.

Os distúrbios sexuais, muitas vezes, não estão na mulher que está em tratamento da dor da coluna, mas sim no cônjuge que tem algum distúrbio do tipo impotência, ejaculação precoce, dificuldade de relacionamento, etc., o que produz um estado de excitabilidade sexual não satisfeita e reprimida, com imediata repercussão sobre os músculos. Disso resulta um estado de tensão, por si só doloroso e que indiretamente produz um distúrbio orgânico final sobre o disco, inclusive com sintomatologia semelhante a uma hérnia discal, o que pode levar até ao ato cirúrgico.[33]

A paciente com a musculatura tensa por um problema de esfera sexual acaba tendo uma discopatia, que se evidencia na radiografia e passa a ser a preocupação do seu médico e da própria paciente, fazendo-a esquecer a causa "estressamente" inicial da verdadeira dor.

O diagnóstico de algias da coluna de origem histérica deve ser evitado, porque limita a disposição do médico e do paciente para continuar a pesquisa etiológica. Emprega-se essa denominação para um quadro bizarro de dor, com perda da função (p.ex., dificuldade de andar ou mexer o membro), desde que todos os exames sejam negativos. Muitos médicos empregam o termo "histeria" em casos em que as dores estão evidentemente associadas à sexualidade. Isso traz as mesmas dificuldades e limitações, pois a denominação limita a pesquisa, e, como já foi visto na maioria dos casos de dores funcionais, a área sexual está sempre intimamente ligada ao problema, de maneira mais ou menos evidente.[34]

Distúrbios do apetite

É muito frequente e também muito conhecido na prática médica diária que pacientes com distúrbios emocionais têm alterações do apetite. A necessidade de carinho é substituída pela comida, nos obesos com ansiedade; e nos magros, angustiados e deprimidos, constata-se a diminuição do apetite. Se a ansiedade, a angústia e a depressão se associarem à dor ocasional nas costas, ou então existir um exemplo de um familiar com o mesmo tipo de dor, isso servirá como fator de "somatização". O problema principal – ansiedade, angústia, depressão, fobia, etc., – será substituído por um desejo incessante de emagrecer (mais raramente, de engordar). Como isso também é difícil, a alternativa de uma desculpa de uma "dor nas costas" é muito mais aceitável.

Fobias

Na seção sobre ansiedade, são incluídas as fobias que, na realidade, são uma espécie de medo. Nota-se que, em pacientes com dores na coluna, há um medo injustificado de tomar calmante, de fazer trações e de usar coletes protetores. Dizem que o "calmante vicia", o "colete é para o resto da vida" e a "tração dói". Deve-se lembrar o que Sternbach[5] afirmou sobre o conceito de invalidez que o portador de dores da coluna possui. As fobias de significado mais profundo são incluídas na sintomatologia da própria ansiedade.

Abuso de drogas

Como parte final dessa deterioração da saúde, inúmeros portadores de dores crônicas tornam-se viciados em sedativos, soníferos, álcool e tóxicos, o que vem determinar mais ainda características de sua personalidade. Convém lembrar que, em contrapartida, há muitos pacientes que são influenciados por placebos na melhora da dor.

Testes para medir a dor

Como afirma Weisenberg,[2] medir a ansiedade da dor é um dos objetivos mais difíceis e importantes de se conseguir na prática médica e nos laboratórios. Em relação à dor, dois dados individuais devem ser avaliados: o limiar e a tolerância.

O limiar da dor refere-se ao ponto em que qualquer estímulo passa a ser doloroso. Tolerância à dor é o ponto em que o indivíduo não suporta, quer o aumento da estimulação, quer o prolongamento do tempo de duração do estímulo. O limiar da dor, ou seja, quando uma estimulação começa a doer, atinge a sensibilidade pessoal e está ligado a fatores psicológicos, como atitudes em relação à vida e à motivação.

A tolerância à dor, ou seja, a resposta do *quantum* de dor individual suportada está ligada a variáveis como idade, sexo, fatores culturais, raça, tipo atlético, etc.

Nos laboratórios de pesquisas experimentais, o nível da dor é medido pela intensidade do estímulo (tipo de choque elétrico, calor, irritação química, etc.), o que não é reproduzível no ser humano.

Os aparelhos para medir a dor são chamados de algômetros, que são muito pouco usados na clínica. Desenvolveu-se a técnica do torniquete, que tem sido aplicada na medicação razoável de um estímulo doloroso.[1] Consiste no seguinte: o braço não dominante do paciente é drenado de sangue com a aplicação do manguito de borracha do aparelho de pressão inflado acima da pressão sistólica. Pede-se ao paciente que abra e feche a mão por vinte vezes. O paciente deve reportar quando a sua dor no braço for igual ou semelhante à dor de que se queixa – este é considerado o limiar da dor ou o nível clínico da dor. O manguito continua apertado, até o paciente sentir como intolerável essa dor isquêmica do braço – este outro nível é considerado o máximo de tolerância.

Calcula-se o resultado assim: o tempo em segundos do limiar da dor é dividido pela tolerância máxima que se multiplica por 100. O escore assim obtido é de 45 a 60, o que significa que a dor é semelhante à que o paciente sentia. Esse método é bom para comparar, no mesmo indivíduo, se a dor melhorou em relação a algum tipo de tratamento ou cirurgia. Sternbach[5] aplicou esse teste em pacientes com dor nas costas e hipocondríacos, tendo verificado que o limiar da dor é baixo.

Como o limiar da dor está ligado a fatores psicológicos e à personalidade do paciente, esses problemas podem ser avaliados de duas maneiras: por meio de uma entrevista ou por testes psicológicos.

Na entrevista, não necessariamente longa, do tipo Balint,[27] observam-se o tipo de vocabulário, as queixas, a descrição da dor como elementos valiosos que podem favorecer o médico no seu diagnóstico clínico e psicológico.

Os testes têm a vantagem de ser impessoais e de avaliar por dados numéricos e comparativos a personalidade. Na literatura sobre o problema de dor nas costas, existem vários tipos de testes: Cornell Index, Middlesex Hospital Questionnaire, Szondi, sendo porém o mais frequente o Minnesota Multiphasic Personality Inventory (MMPI), que já existe em português com o nome de Inventário Minnesota Multifásico de Personalidade[30,31] (ver mais detalhes adiante).

Wall et al.[4] introduziram a ideia de usar o significado das palavras do ponto de vista afetivo-sensitivo, para tentar avaliar o grau da dor, e criaram o McGill questionário da dor. Nesse teste, há três medidas: a) o índice de dor, baseado em dois tipos de valores numéricos que podem ser dados a cada palavra; b) número de palavras escolhidas para descrever a dor; c) estado atual de intensidade da dor em uma escala de 1 a 5. Por meio de coeficientes, foi possível a Wall, um dos autores da teoria das comportas, determinar a validade dessas medidas em 300 pacientes. Há vários ouros testes desses tipo, mais simplificados, em outros estudos.

Outra ideia é associar o desenho do local da dor com sua correlação emocional.[35]

Psiquiatra da dor

Vários autores chamaram a atenção para o fato de que a dor tem importância psiquiátrica. Estudos variados têm demonstrado que a incidência da dor entre as queixas dos pacientes psiquiátricos tem variado de 20 a 100%, em todos os estudos realizados. Nos pacientes com dores crônicas, acredita-se que deve haver um distúrbio emocional associado, o qual pode ser a causa primária da dor ou o efeito secundário do estímulo nociceptivo.

Merskey[8] cita três teorias psiquiátricas da dor. A primeira admite que ela seria um sintoma de hostilidade, ressentimento e culpa. A segunda aceita que a dor seria um modo de comunicação. E a terceira, de Szasz,[9] afirma que se trata de um dos meios que o organismo tem de se autorreconhecer por razões objetivas ou emocionais, não deixando de ser também uma forma de o ego se comunicar.

A dor é um sintoma frequente na depressão neurótica, nos estados ansiosos e na histeria, e o paciente psicótico exagera muito a dor, tem dores musculares resultantes de tensão e apresenta dor psicogênica localizada.[10]

Dores crônicas, como queixa nítida, são raras na esquizofrenia. Nos casos de depressão endógena, a dor está presente no início do episódio depressivo, porém desaparece com o aprofundamento dele. A dor crônica está mais comumente ligada a paciente com distúrbios de personalidade ou neuróticos, e nesses sofredores crônicos haveria um ciclo vicioso de ansiedade que causaria tensão muscular, a qual resultaria em dor e acentuaria a ansiedade que, por sua vez, causaria mais dor.

Merskey,[8] entretanto, questiona esse modelo, pois estudos eletromiográficos de pacientes com cefaleia tensional (enxaqueca) nos intervalos dos ataques e livres da dor não apresentavam alterações de tensão muscular. Foi demonstrado que mais importantes que a tensão, no caso da enxaqueca, são as características da personalidade dos pacientes.[12] Alguns tipos de dores crônicas são associados ao diagnóstico de histeria. Os tratamentos medicamentosos conhecidos para a ansiedade são praticamente ineficientes para a dor. Os pacientes com dores crônicas apresentam um típico "V de conversão" de teste MMPI, com elevado grau de hipocondria e histeria, elevada depressão, porém relativamente menor que os dois primeiros.[20]

Merskey[8] sugere que a dor no paciente psiquiátrico pode ser produzida pelos seguintes mecanismos: alucinações na esquizofrenia ou (raramente) na depressão, tensão muscular e mecanismos histéricos. À medida que os sintomas clássicos de histeria têm diminuído de frequência, a dor tem se tornado um problema muito comum.

Alguns fatores emocionais exacerbam uma doença orgânica existente, aumentando a dor e também o neurotismo, o que se caracteriza por alterações da personalidade, ansiedade, irritabilidade, ressentimentos.[24] Quando associados a distúrbios matrimoniais, o prognóstico é pior. Uma investigação adequada de possíveis causas físicas, sempre com a preocupação psicossomática, deve ser tentada, mas sempre evitando uma quantidade excessiva de exames.

Temas que ainda merecem um estudo aprofundado são a influência das experiências infantis no tipo de dor e as origens da dor em determinadas personalidades.

Sociologia da dor

O ser humano reage diante da dor assim como de uma doença, colocando em atividade complexos mecanismos biológicos que tentam restabelecer a homeostase do estado de não dor. Do ponto de vista psicológico, a reação humana diante da dor (que é sentida como um desprazer) desencadeia uma reação, que é a procura do reequilíbrio do estado de prazer, como foi visto anteriormente.

Porém, o indivíduo como um todo, corpo (agredido na dor e, portanto, doente) e mente (alterada pela dor que causa desprazer), pode sofrer uma ruptura social no relacionamento com a família, no emprego e na sociedade de um modo geral.[8,16,32]

A dor aguda traz um grau de insegurança e de intranquilidade, durante o qual a recuperação rápida do estado de saúde é a condição mais almejada; porém, essa ansiedade de ficar sem dor, muitas vezes, é tão desmensurada que alguns pacientes chegam a forçar o médico a praticar uma operação desnecessária, pela exuberância das queixas. A isso, os psiquiatras dão o nome de primeiros ganhos.[8,16] Se não for uma operação, o objetivo pode ser uma licença, ou chamar atenção sobre si. É o período de ansiedade na fase aguda da dor.

Na demora de resolver o episódio, na cronicidade da dor, surge o fenômeno depressivo, com a preocupação das repercussões econômicas da dor (associada à doença), para sua família, para a carreira, principalmente ao encarar as futuras decisões, advindo o medo de enfrentá-

-las: o paciente não quer voltar ao mesmo serviço, pois tem receio de que a dor volte, de que haja uma recaída e, com a repetição das licenças, possa ser mandado embora; quando está afastado, também tem receio de que coloquem outro em seu lugar, desempenhando a função com maior eficiência, pois seu substituto não estaria doente (ou não teria dor). Assim, passa a desejar manter a situação em que está, definitivamente, sem trabalhar, ganhando, tendo todos (a família e os amigos) preocupados com a saúde, durante o maior tempo possível, prolongando a sua licença. Isso se chama segundos ganhos (ver adiante). A lenta impregnação pelo "medo do amanhã", do futuro, que sofre o proletário, o operário pai de família e desempregado, diminui a resistência do organismo, predispondo-o a doenças psicossomáticas e mesmo à tuberculose pulmonar.[17]

Hubard[12] afirma que o apoio inicial da família, diante da cronicidade da dor que passa a ter a caracterização de uma doença funcional (já que os exames são normais), pode se transformar em conflitos familiares, os quais reforçam a inadaptação social desses indivíduos.

Woodrow et al.[36] verificaram que: 1) a tolerância à dor diminui conforme a idade vai aumentando; 2) o homem, surpreendentemente, tolera melhor a dor do que a mulher; 3) com surpresa também, os brancos suportam melhor a dor que os orientais, enquanto os negros ocupam uma posição intermediária.

Trabalhos de vários autores[9,11,32] demonstraram que os fatores culturais e a origem étnica dos pacientes têm influência na determinação do limiar de suportar a dor. Os atletas e os não atletas têm um limiar de dor diferente, e o esportista a suporta muito melhor.[2] Os pacientes de baixa classe social tendem a expressar os seus conflitos em "linguagem corporal" mais do que em termos psicológicos.

ANÁLISE DA DOR NA COLUNA, BASEADA EM EVIDÊNCIAS

Introdução

As dores atribuídas à coluna vertebral têm mais de 50 etiologias – porém, em cerca de 80% das vezes, a causa é praticamente impossível de se determinar com certeza.[37] Na grande maioria dos casos, a identificação anatômica precisa das estruturas da coluna que produzem a dor é muito difícil, e os meios de diagnosticá-la são altamente insatisfatórios, mesmo com os modernos métodos de imagem. Acredita-se que, em 15% dos casos, a dor que persiste por um mês tem uma doença ou houve um acidente traumático (Nachemson).[38] Muitas denominações vagas, como "estiramento" e "defeitos posturais", têm difícil comprovação etiológica. Vários autores verificaram que apesar de todos os dados laboratoriais e radiográficos, e mesmo não sendo possível identificar a causa, não houve impedimento para o tratamento dos pacientes com os métodos usuais, obtendo-se 70% de melhora.

Os mecanismos conhecidos que produzem dor nas estruturas da coluna são irritação, mecânica ou tumoral, traumatismo, inflamação e infecção. Há, entretanto, inúmeros outros fatores desconhecidos que causam dores. Deyo et al.[39] afirmam que dos pacientes com dores na lombar que têm ciática, a qual persiste por mais de 4 semanas, 4 a 5% têm hérnia de disco, 4 a 5% têm estenose do canal, 4% têm fratura de compressão e 1% é diagnosticado com doença visceral, aneurisma da aorta, doença renal ou ginecológica.

Todas as pessoas com dores na coluna vertebral, tanto a cervical como na lombar, ficam muito preocupadas em ter uma doença grave e, segundo Wanddell et al.,[40] 40% dos pacientes têm medo que fica próximo ao pânico, que inclusive pode ser medido por testes.

O Cochrane Collaboration Methods Working Group fez uma série de metanálises para comprovar essas associações a seguir analisadas, mas a maior parte ainda está em estudo, pois o projeto começou efetivamente em 1996.

Anatomia da dor na coluna

Em 1932, Schmorl e Junghans[41] publicaram um livro sobre problemas de coluna, baseados em 5.000 autópsias e exames radiológicos, chamando a atenção para as alterações morfológicas da coluna e principalmente para as degenerações do disco intervertebral, frequentes depois dos 30 anos de idade.

Em 1934, Mixter e Barr[42] operaram um paciente com lombociatalgia aguda e verificaram que o núcleo do disco intervertebral estava comprimindo a raiz nervosa, dentro do orifício de conjugação, aventando assim uma nova etiologia orgânica – a hérnia do núcleo pulposo do disco intervertebral.

Orifício de conjugação e raízes nervosas

A radiculalgia, tanto a da região cervical como a da região lombar, é explicada pelas compressões das raízes nervosas dentro do orifício de conjugação do segmento motor de Junghans. Constatou-se, durante o ato cirúrgico, que esses nervos são mais sensíveis aos estímulos, admitindo-se que seus invólucros teriam maior número de receptores sensibilizados à dor,[43] explicando assim as dores irradiadas.

Leyshon et al.[44] estudaram 100 pacientes (42 homens e 58 mulheres) com queixa de dor na perna por mais de cinco anos. Cinquenta deles foram operados: em 76%, havia uma raiz nervosa comprimida pelos osteófitos, sem alteração do disco, e, em 11 casos (22%), havia na realidade uma aracnoidite. Haijiao et al.[45] fizeram uma ressonância magnética em 376 pacientes com lombalgia ou ciática e, em 65 casos (17,3%), havia anomalias das raízes nervosas, das quais 15,6% eram na região de emergência ou furcal, no nível de L3 e L4.

Nervo sinuvertebral

Nas regiões torácica e lombar, os ligamentos longitudinais posteriores, a dura-máter e o corpo vertebral são inervados pelo nervo sinuvertebral descrito por Lushka em 1850, mas a sua participação na gênese da dor dessas estruturas é posta em dúvida porque, histologicamente, comprovam terminações encapsuladas desse nervo que não seriam receptores da dor.[16]

O nervo sinuvertebral é, com frequência, confundido na região dorsal com o ramos dorsal das raízes L1 e L5 e S1, na aplicação da técnica de rizólise no combate à dor local. Bogduk[46] fez um estudo anatômico em seis cadáveres confirmando esse engano. No entanto, Suseki et al.[47] confirmaram essa possibilidade com uma técnica de coração do nervo especial; Blume[48] confirmou a presença desse nervo também nos discos da região cervical.

Disco intervertebral

Grande número de evidências levou a suspeitar que o disco intervertebral fosse a origem das dores da coluna. No entanto, estudos mais adequados comprovaram que tanto o núcleo pulposo como o anel fibroso começam a sofrer degenerações semelhantes à da artrose a partir dos 20 anos de idade, e aos 60 anos é muito difícil alguma pessoa apresentar um disco normal.[49]

No início, há uma modificação histoquímica do disco, causada por processos locais e por ação das alterações decorrentes de envelhecimento da estrutura. Nessa etapa, há um processo inflamatório e, talvez, até uma reação imunológica. Em seguida, há uma alteração morfológica. Em seguida, há uma alteração morfológica do próprio disco, que fica com "rachaduras" no anel, e o núcleo pulposo perde a sua condição de hidrogel, por desidratação. Com a modificação da estrutura anatômica do disco, que é o principal componente responsável pela movimentação da coluna, surgem os distúrbios mecânicos, tanto no estreitamento do orifício de conjugação, causado por osteófitos que podem agredir as raízes nervosas ali contidas, como na limitação da movimentação da coluna toda. Essa discopatia tem as características de uma artrose (ver estudo do disco intervertebral) ou, nas degenerações do *annulus*, pode resultar em hérnia do núcleo pulposo do disco intervertebral.

Já foi feita a referência de que em 30 a 40% dos discos intervertebrais dos cadáveres existe a presença física de hérnia do núcleo pulposo; o mesmo é constatado em exames de imagens como mielografia, tomografia computadorizada e ressonância magnética em indivíduos assintomáticos. Scheer et al.,[50] dentro do Cochrance Report, concluem que a remoção cirúrgica do disco, na hérnia de disco, permite o retorno de 82% dos pacientes ao seu emprego e à ocupação anterior.

Alterações degenerativas da coluna

Alterações degenerativas da coluna vertebral ocorrem provavelmente por mecanismos complexos ligados à posição ereta do homem e em função da díade. No início, há uma modificação histoquímica do disco, causada por processos locais e por ação das alterações decorrentes de envelhecimento da estrutura. Com a modificação da estrutura anatômica do disco, que é o principal componente responsável pela movimentação da coluna, surgem os distúrbios dos mecanismos, tanto no estreitamento do orifício de conjugação, causado por osteófitos posteriores que podem agredir as raízes nervosas ali contidas, como na limitação da movimentação da coluna toda. Essa discopatia tem a características de uma artrose (ver estudo do disco intervertebral), que se completa pelas alterações das articulações interfacetárias.

No entanto, o disco intervertebral não é inervado, nem tem circulação própria. Somente as camadas mais externas do disco assim como o ligamento longitudinal anterior, apresentam essas terminações. Nos fenômenos agudos, entretanto, com muita frequência, encontra-se a presença de uma hérnia de disco. No Cochrane Report, o levantamento da doença degenerativa da coluna lombar revelou que ela está presente na quase totalidade dos adultos, dependendo da idade, mas poucos pacientes vão à cirurgia com essa patologia. A indicação cirúrgica é a fusão vertebral para aliviar a dor discogênica e a dor facetária ou a descompressão da raiz nervosa ou da cauda equina, que está causando uma claudificação intermitente. Muitas vezes, a fusão e a descompressão são feitas em conjunto. Não há evidência nenhuma, nos trabalhos apresentados, de que a longo prazo a fusão, a descompressão (laminectomia) ou outra forma de cirurgia ajudem os pacientes a voltarem a seus empregos e função lombar; a descompressão permite que 64% dos pacientes voltem ao emprego anterior.

Facetas articulares

As facetas articulares, duas em cada segmento vertebral, são o outro constituinte importante do orifício de conjugação. Nos processos de alterações discais, as facetas articulares, que contêm líquido sinovial, apresentam sinais de degeneração cartilaginosa semelhante à de uma artrose (ver capítulo 10). Em raras ocasiões, é possível identificar sinais de uma alteração inflamatória, do tipo artrítica, semelhante à da artrite reumatoide. Quando existe essa alteração, ela é mais comum na coluna cervical e, como a região lombar é mais frequentemente acometida depois dos 45 anos,[4,30] pode-se concluir que, provavelmente, esse mecanismo não é dos mais comuns.

Quanto à inervação sensorial, as articulações têm número muito maior de terminações nervosas do que o disco. A cápsula e os ligamentos são muito inervados, podendo ser pontos importantes de fonte de dor, como foi demonstrado nas experiências de Kellgren[51] com injeções de irritantes locais, conseguindo reproduzir dores semelhantes às originárias da coluna. Infelizmente, as alterações facetárias, isoladamente, são difíceis de caracterizar, tanto no exame clínico como no exame radiológico do paciente, pois quase sempre vêm acompanhadas de alterações do disco intervertebral, dos ligamentos e de outras estruturas; assim, é difícil especificar a sua participação na etiologia da dor, como afirmam Brault et al.[20]

Bogduk[46] constatou que a área das facetas é ricamente inervada e que só a remoção dos nervos da região facetária aliviaria muito a dor. Isso corresponde a uma rizólise cirúrgica, como será visto mais adiante.

As faceta articulares suportam cerca de 16% do peso corporal, segundo o trabalho de Adams e Hutton,[52] podendo sofrer processos degenerativos que geram osteofitose interna, principalmente quando são assimétricas. Se as facetas articulares, na região lombar, não estão bem perpendiculares, podem resultar em dores que se confundem com a ciática. Essa alteração das facetas articulares é chamada de tropismo articular. Em 1933, existia um tipo de cirurgia que removia facetas para aliviar a dor, mas atualmente está abandonada, em vista da operação que é a rizólise, feita transcutaneamente.

As assimetrias e as hipertrofias facetárias, que agora podem ser mais bem diagnosticadas pela tomografia, podem resultar em estenose do canal lombar ou síndrome do recesso lateral, que serão estudados no Capítulo 11 (ver bloqueio facetário, mais adiante, neste capítulo).

Vértebras

Os corpos vertebrais recebem grande quantidade de vasos sanguíneos e de terminações nervosas, o que permite que grande quantidade de tumores faça metástase para a vértebra, dando origem, como chamaram alguns autores, à teoria vertebrogênica da dor. Isso ocorre principalmente com os tumores de próstata e os de mama.

Em alguns casos de osteoporose acentuada da coluna, há a fratura vertebral, com melhora clínica das dores, que não se traduz por alteração nenhuma da morfologia das vértebras na radiografia. Atualmente, existe uma técnica cirúrgica, a vertebroplastia, que permite recompor a forma da vértebra, com alívio das dores em casos de tumores, conforme acentuam Cortet et al.[37]

O periósteo das vértebras está intimamente ligado à fixação das terminações tendinosas e/ou aponeuróticas dos poderosos músculos das costas e talvez fosse um dos componentes da complexa sintomatologia dolorosa.[39,53]

Osteófitos

Vários mecanismos foram aventados para a formação de osteófitos: 1) resultantes da tensão que surgia no ligamento anterior; 2) início do processo na ruptura das fibras externas do *annulus*. Os osteófitos só se formam se houver tecido discal fora de seu hábitat normal, para estimular a ossificação. Macnab[54] afirma que os osteófitos, que sempre surgem com alteração discal, podem ser de vários tipos, conforme a direção UE apresentam. Isso demonstraria que são submetidos a estímulo diferentes, e ele sugere que os osteófitos resultam de uma tentativa do organismo de bloquear um movimento anômalo da coluna. Porém, em trabalhos experimentais, só se consegue obter osteófitos em ratos após a herniação do núcleo pulposo do respectivo disco; nunca a formação osteofitária surge com a simples estimulação ou danificação da superfície das fibras anulares do disco. Na evolução do processo, há ossificação local. No entanto, os osteófitos, em si, não são sinais de presença da dor; e sua ação nociva depende da postura corporal e da movimentação inadequada. O'Neill et al.[55] examinaram 681 mulheres, com idade média de 63,7 anos, e observaram que 84% dos homens e 74% das mulheres têm pelo menos um osteófito. O fator de risco no homem é que tenha realizado trabalho pesado na juventude, e só no homem os osteófitos estavam associados com a presença de dor lombar.

Estenose do canal medular

Acredita-se que a estenose do canal medular, chamada de espondilose na coluna cervical da CID-10, pode causar síndromes dolorosas e neurológicas. A espondilose cervical pode causar sinais e sintomas neurológicos (em razão da radiculopatia associada ou não à mielopatia) e, na região dorsal, claudicação intermitente, que será estudada em capítulo especial.

Na região cervical, a estenose do canal é mais complexa, conceito que agora se amplia com a nova patologia descrita pelos orientais e é cada vez mais frequente nas publicações sobre coluna vertebral, como afirma Epstein, que é a ossificação do ligamento longitudinal posterior.

A espondilose cervical pode produzir várias síndromes dolorosas na região do pescoço, dos braços e superior do tórax.

Na região lombar, Einsenstein[56] constatou que, de 485 esqueletos, só 15% tinham na quinta vértebra uma formação do canal medular típica, triangular (*trefoil* ou trevo de três folhas), que poderia ser a eventual causa de má estenose. Saint-Louis[57] afirma que, além da forma anatômica e hereditária, a estenose do canal pode ser determinada por muitos fatores causadores de dores, como hérnia de disco, espessamento do ligamento amarelo, hipertrofia facetária, espondilolistese e fraturas de compressão, que agora podem ser identificados pelos modernos métodos de imagem e, às vezes, até com exagero.

Medula nervosa e invólucros (Quadro 5.3)

A dura-máter está dentro do canal medular, intimamente ligada às raízes nervosas. Como tal, as suas características de estrutura altamente sensível à dor representam papel importante nas algias da coluna. A dura-máter, o ligamento longitudinal posterior e, possivelmente, a parte posterior do *annulus* são inervados, pelo nervo espinhal recorrentes (nervo sinuvertebral), mas a dura, por si só, não é sensível, quando estimulada diretamente.[39]

QUADRO 5.3 Alterações da medula, dos invólucros e das raízes que podem causar dores na coluna[58,59]

Tumores intraespinhais

Anomalias nervosas epidurais

Meningites, poliomielite

Mielomeningocele

Cistos perineurais

Cistos extra ou subdurais

Megacauda

Localização anormal das raízes

Avulsão de raiz nervosa

Rediculopatias causadas por:
 Herpes-zóster
 Lepra, tuberculose, difteria
 Diabete melito, sífilis, sarcoidose
 Síndrome de Behçet, irradiação
 Toxemia alcoólica e pelo chumbo

Os tumores do sistema nervoso central, quando expansivos, são muito dolorosos. Outras alterações dolorosas da estrutura da medula, dos invólucros e das raízes podem causar uma irradiação do tipo radiculopatia, porém com grande número de sinais neurológicos associados, principalmente após o ato cirúrgico, originários de uma provável fibrose.

Músculos

A musculatura da região posterior do corpo é extremamente desenvolvida no ser humano, para permitir-lhe assumir a posição ereta. Os músculos dessa região têm uma porção carnosa grande e a sua inserção no periósteo das vértebras é feita às custas de uma terminação aponeurótica tendinosa ampla. Nos processos dolorosos, constata-se uma contração muscular que poderia, segundo Cailliet,[7] provocar o aparecimento das dores por três mecanismos: 1) a própria contração muscular tensa e espástica, que é dolorosa; 2) diminuição das trocas metabólicas internas, pela contração das arteríolas no interior dos músculos; 3) com a contração da porção carnosa do músculo, há o estiramento das inserções no periósteo da vértebra, que, sendo uma região intensamente inervada, pode provocar o aparecimento de dores.

Cailliet[7] e Rush et al.[60] admitem a existência de um mecanismo emocional de agressão muscular que, por meio das tensões psíquicas e da própria postura corporal, agiria sobre o disco, causando a lesão anatômica.

Postura no trabalho

Vários dados clínicos comprovam que o fato de se exercer alguma atividade física com a coluna, como levantar peso ou torcer o corpo, é causa frequente de dores aí localizadas.

Wilke et al.[61] refizeram minuciosos estudos de biomecânica, colocando aparelhos de medir pressão dentro do disco intervertebral nas diversas posições que o corpo e a coluna ocupam no espaço ao executar as suas tarefas, e puderam constatar que a posição de equilíbrio dessas atividades causa aumento de pressão intradiscal que pode atingir 10 a 15 vezes o seu valor normal.

A pressão intradiscal poderia agredir o disco (degenerado) e as suas estruturas adjacentes e, com isso, atingir o limiar da dor. As propriedades biomecânicas do disco e dos ligamentos longitudinais diferem entre si, fato que pode ocasionar conflitos mecânicos de forças antagônicas nas bordas dessa estrutura (que, como já foi visto, são ricamente inervadas), dando como resultado a sensação de dor, principalmente no trabalho, como afirmam Lindströn et al.[62] da equipe de Nachemson,[38] que passaram fazer essa associação, a qual se tornou a base da ergonomia.

Curvas da coluna

Nachemson et al.[38] apresentam um resumo (Quadro 5.4) das alterações das curvas que podem, eventualmente, causar dor na coluna.

QUADRO 5.4 Alterações das curvaturas da coluna associadas com a dor nas costas

Muito provável	Muito improvável	Questionável
Cifose congênita	Hiperlordose (moderada)	Cifose (grave)
Escoliose grave	Retificação da lombar	Escoliose (leve a moderada)
Cifose juvenil (Scheuermann)		Escoliose lombar (> 80%)
		Hiperlordose (grave)

Jackson et al.[63] estudaram a incidência e a gravidade da dor em 194 pacientes adultos com escoliose e com mais de 18 anos. Sabe-se que a escoliose idiopática do adolescente não é dolorida, porém 50% dos adultos sentiram uma dor que os obrigou a recorrer à cirurgia. As curvas mais doloridas foram, pela ordem: as lombossacrais, as toracolombares e as grandes curvas lombares.

Pritchett et al.[64] estudaram 200 pacientes acima de 50 anos de idade com dores na coluna lombar e com uma escoliose recente; 70% eram mulheres (sem informar o estado de osteoporose). As curvas eram de T12 a L5 com o ápice em L2 ou L3 e não excediam 60° Cobb e estavam associadas à perda da lordose. Havia sinais de doença degenerativa nas facetas e disco. Em 45% dos pacientes, havia presença de dor intensa e sinais de déficit neurológico. As curvas progrediram em média de 3° por ano, em um período de cinco anos de observação em 73% dos pacientes.

Embriologia da dor na coluna

Nachemson et al.[38] citam (Quadro 5.5), dentre as alterações embrionárias constadas, as que podem ou não causar dores. Há, entretanto, um grupo grande de médicos que, à constatação de um desses "defeitos" na radiografia, culpam-no como "responsável" pela dor, propondo inclusive várias cirurgias iatrogênicas.

Harreby et al.[65] estudaram 614 adolescentes com idade média de 14 anos, durante um acompanhamento de 25 anos seguidos, e notaram que 13% daqueles que tinham pequenos defeitos congênitos em vértebras, desvios e principalmente doença de Scheuermann, constatados na radiografia, não tiveram dores na coluna durante a adolescência por essa razão nem apresentaram dores aos 38 anos de idade por esses motivos. O fator que influiu no aparecimento de dores na coluna, tanto na adolescência como na vida adulta, foi a presença de familiares com essas dores, em 88% dos casos.

Fisiologia da dor na coluna
Regeneração dos nervos

A dor, como foi visto, está principalmente ligada à agressão a um nervo.

QUADRO 5.5	Alterações das curvaturas da coluna associadas com a dor nas costas
Muito provável	Espondilolistese (moderada ou grave)
Pouco provável	Spina bífida oculta Tropismo facetário ou subluxação Vértebras extranumerárias (cervical, lombar, dorsal) Sacralização da vértebra lombar Lombalização da vértebra sacral Ossículos acessórios perto das facetas Megapófise
Questionável	Espondilose Espondilolistese (fraca) Retrolistese (cervical, dorsal e lombar) Megapófise com neoartrose

No trabalho experimental de Kalichman et al.[66] em ratos, comprimindo o nervo ciático por meio de um manguito, verificou-se que existem as seguintes alterações: 1) em 10 minutos, há uma interrupção da continuidade axonal, com preservação da lâmina basal; 2) aos 30 minutos, inicia-se a dissolução da mielina, que é progressiva; 3) aos quatro dias, a desmielinização atinge um número grande de fibras; 4) com duas semanas, a remielinização começa. Ao mesmo tempo que há uma degeneração valeriana em outras fibras do mesmo nervo. A regeneração do nervo ciático após duas semanas explica, em parte, o fato de que esse seja o prazo de recuperação de muitas ciatalgias. Isso seria um exemplo de dor neuropática. Decosterd et al.[53] constataram que existe grande quantidade de sinais de supersensibilidade na denervação experimental.

Esses sinais clínicos podem corresponder a queixas com sinais locais ou irradiados, referindo-se a uma disfunção motora, sensorial e autonômica, além de estarem relacionados tanto com o dermátomo como com o miótomo e os esclerótomo. Eles serão vistos com maiores detalhes no capítulo sobre o exame físico e são os seguintes: 1) disfunção autonômica: reflexo pilomotor na região cervical ou lombar; 2) distúrbios vasomotores: sudorese e pele mais fria e cianosada ou pálida; 3) disfunção muscular: a) hiperestesia cutânea nos locais da pele que correspondem profundamente ao ponto motor do músculo; b) hipertensão e hipertonia muscular; c) trofoedema da pele; 4) distúrbios tróficos: a) trofoedema da pele; b) fibrose do subcutâneo; c) alterações de unhas e fâneros.

Cinesiologia da dor na coluna
Na análise da incidência de dor nas diversas regiões da coluna, pode-se constatar que existe evidente associação entre a região em que há a incidência da dor e o suporte de peso corporal e a presença de maior movimento.[15]

A coluna cervical é a que tem maior mobilidade, mas o peso anatômico que suporta (a cabeça, os seios e os braços) é relativamente pequeno. A coluna dorsal é a que tem menor movimento, por causa das costelas, e a que suporta menos peso, por isso é a região em que menos se observa dor.

A região lombar é a que mais suporta o peso corporal e tem relativa mobilidade, mas os discos ficam sujeitos, em razão da sua posição oblíqua, à força de cisalhamento que, na torção do tronco, causam rupturas no annulus, como demonstrou Farfan.[67] Essa obliquidade força as articulações interapofisárias, dando talvez origem aos problemas de artrose local. Será que a atividade física e os exercícios protegem ou agridem a coluna na sua totalidade com dores? Esse dado ainda é controvertido. Leino[68] examinou a função muscular de 920 metalúrgicos; 10 anos depois, repetiu o teste – em 654 metalúrgicos, pôde-se constatar que não havia associação nenhuma entre a presença de musculatura fraca e a prevalência de lombalgia. O mesmo autor repetiu a pesquisa comparando 902 metalúrgicos que fizerem exercícios físicos leves, moderados e extenuantes, durante um acompanhamento de cinco anos, e não encontrou diferença estatística entre esses três grupos em relação à incidência de dores na região lombar.

Existem no Cochrance Report inúmeros trabalhos sobre esse tema, porém são artigos com número pequeno de casos e sem uma sistemática científica adequada. Por exemplo, cinco desses estudos mostram que, medindo a força muscular do operário, teoricamente desenvolvida por meio dos exercícios, e essa estando alta, protegeria a pessoa ou o trabalhador de ter dores na coluna – mas existem oito outros estudos provando o contrário; em relação ao fato de a prática de exercícios que impede de ter dores na coluna, existem cinco trabalhos; mas existem 17 afirmando, como Leino et al.,[69] que os exercícios não ajudam.

Postura corporal e dor
Foram Kendall et al.[70] que, em livro clássico, Posture and pain, chamaram a atenção para o fato de que as dores da coluna vertebral são resultantes do uso inadequado da postura corporal, tanto na forma estática como no movimento. A teoria desse livro é baseada na concepção de que a postura adotada pelo indivíduo é resultante de músculos fracos, por isso a ginástica pode corrigir tudo. Hoje, sabe-se que há inúmeros fatores que influem na postura do indivíduo; desde fatores hereditários, étnicos, culturais (moda), tipo de atividade e, fundamentalmente, até os psicológicos (ver capítulo sobre o assunto).

Em termos biomecânicos, a coluna se adapta à posição, à atitude ou à postura que o corpo adota.[71] Pope et al.[72] demonstraram que o sistema vestibular das crianças com escoliose idiopática tinha diferenças acentuadas no lado da convexidade, quando comparado ao outro lado ou com crianças sem escoliose.

Assim, pode-se admitir que a postura inadequada agride três estruturas da coluna: o disco intervertebral, por meio das pressões intradiscais, a vértebra, mudando-lhe a forma, e as apófises intra-articulares, o que resulta na diminuição do orifício de conjugação, que, por sua vez, agride a raiz nervosa causando a dor. Além disso, a má postura age sobre a musculatura em extensa gama de alterações que pode resultar em uma síndrome da fibromialgia, que surge também em jovens. Existem inúmeros trabalhos mostrando que o peso corporal (índice da massa corporal) e a altura da pessoa não influem sobre o aparecimento das dores da coluna. Já foi visto no capítulo inicial, sobre a epidemiologia, que em relação à idade há faixas etárias com maior incidência de dores da coluna vertebral dos mais velhos e outras com menos incidência dos mais jovens.

A postura inadequada, resultante de fatores emocionais, determina a expressão corporal. A partir de Reich,[73] passou-se a admitir que as emoções podem ser expressas nas atitudes do rosto (mímica) e na expressão do corpo todo.

Quando o corpo adquire uma postura decorrente da presença da dor (torcicolo, lombalgia), diz-se que é uma postura forçada e antálgica, ou seja, a melhor posição para não doer.[74]

Em termos de medicina de trabalho, a atitude inadequada perante a máquina e os instrumentos de trabalho causa uma postura ergonomicamente inadequada, a qual resulta em dores na coluna.[75]

Para Tuzun et al.,[71] postura e dor estão associadas. Será visto, no Capítulo 20 – Ergonomia, esse problema relacionado ao trabalho; a postura antálgica, como defesa da dor, no Capítulo 11 – Patologia discal da região lombar. A expressão corporal será tratada no Capítulo 12 – Tratamento preventivo das dores das colunas cervical e lombar.

Radebold et al.[49] observaram que pacientes com dores crônicas na coluna lombar têm controle postural menos eficaz e resposta muscular mais demorada que o normal. A associação desses dois fatores está correlacionada com a presença da dor local.

Bioquímica da dor na coluna

Está comprovado que a dor está intimamente ligada ao distúrbio das substâncias neurotransmissoras. Moldofsky et al.[19,23] descreveram pacientes com fibrosite ou fibromialgia, que é a síndrome em que se enquadram os pacientes com dores da coluna, após acidentes, em que se notam distúrbios do sono.

Os principais mediadores do sono são serotonina e noradrenalina. A primeira delas também parece ser fator importante para atividade sexual. Moldofsky et al.[19,23] verificaram que os indivíduos com a síndrome fibrocística

têm um nível de triptofano no sangue reduzido, e é sabido que esse aminoácido é precursor da serotonina cerebral.

Almay et al.[76] verificaram que o líquido cerebroespinhal de pacientes classificados como tendo principalmente uma síndrome dolorosa orgânica tem um nível menor de endorfinas do que o dos pacientes com síndromes dolorosas do tipo psicogênico, havendo neste último grupo uma correlação nítida entre o nível de endorfinas e o estado depressivo do paciente.

As alterações bioquímicas que surgem, com toda evidência, no disco degenerado e no disco envelhecido, ainda do ponto de vista etiológico, não podem ser aproveitadas.

Imunologia da dor na coluna

Vários autores demonstraram que a compressão da raiz nervosa determina um processo irritativo que se traduz por uma inflamação asséptica, com infiltração leucocitária predominantemente de polimorfonucleares ao redor dos vasos. Posteriormente, a compressão afeta as fibras nervosas (inchando as bainhas de mielina) que se fragmentam formando gorduras neutras, que são fagocitadas pelos macrófagos. Os cilindros-eixos apresentam as clássicas alterações degenerativas e terminam por desaparecer. Esse processo pode evoluir para uma substituição dos elementos nobres do sistema nervoso por tecido fibroso, resultando em uma paralisia radicular, tão rara na clínica. Essas alterações não são específicas e são semelhantes às que ocorrem na neurite ou na polineurite. A raiz nervosa, para alguns autores, ficaria com edema congestivo e sinais histológicos de uma autêntica inflamação irritativa, produzindo a dor na raiz nervosa, o que explicaria a ação dos anti-inflamatórios na terapia e a ação tão eficiente das infiltrações com corticosteroides.[3]

O núcleo pulposo pode agir como um antígeno, quando sai do interior do disco e entra em contato com o sangue, produzindo uma reação imunológica, que explicaria essa ocorrência periódica. Outros autores não encontraram alterações em nenhum dos parâmetros imunológicos, nem a existência de um fator autoimune para a doença discal que explicasse a cronicidade das dores.

No curso clínico das radiculopatias, existem períodos de remissões totais inexplicáveis e exacerbações, sem causa desencadeante aparente, como ocorre em muitas patologias imunológicas e reumáticas. Um mecanismo autoimune, ainda não identificado, talvez permitisse compreender o sucesso da medicação anti-inflamatória não hormonal e o resultado, às vezes dramático, que se obtém no alívio da dor com a aplicação dos corticosteroides com infiltrações locais.[3]

Arai et al.[77] estudaram 49 discos removidos cirurgicamente de 38 homens e 10 mulheres com idade média de 36,6 anos (variando de 19 a 78). Foi constatada a infiltração de células inflamatórias nas bordas de 70% dos discos.

Estudos imuno-histológicos revelaram a presença de células T e macrófagos, o que sugere que casos em que já havia uma reabsorção do disco podem ter ocorrido por ação fagocitária dessas células. Satoh et al.[78] observaram em discos herniados a presença de uma reação indicativa da existência de um complexo antígeno-anticorpo na cápsula pericelular do disco, o qual não existe em discos normais.

Neurologia da dor na coluna

A neurologista Wyke[59] tentou fazer uma síntese dos diversos conhecimentos da neuroanatomofisiologia da dor, aplicada à coluna, que teria três mecanismos:

1. Um sistema periférico na coluna de produção de dor, que seriam as estruturas anatômicas da coluna passíveis de produzi-las, que já foram vistas. São reconhecidos dois tipos de receptores da coluna: nociceptores, em quase todos os tecidos, e mecanorreceptores, reconhecendo uma via específica de recepção desses estímulos.

2. Um sistema de projeção da dor da coluna para o sistema central, que seria composto por: trato espinoantero-lateral, conexões reticulares e talâmicas, componente memória e componente reflexo víscero-hormonal. O componente perceptivo seria o possível centro da dor vertebral nos neurônios corticais paracentral e parietal. O componente afetivo estaria no núcleo talâmico dorsomedial, na porção medial do núcleo talâmico anterior e dos neurônios do córtex orbitofrontal, que fazem parte do sistema límbico. O componente da memória, também ligado a um núcleo talâmico, medial, estaria relacionado com o córtex do lobo temporal. O componente reflexo víscero-hormonal é ligado aos núcleos hipotalâmicos e controlam as atividade dos sistemas nervosos simpático e parassimpático – que desempenham papel importante na explicação da síndrome de adaptação de Selye e devem explicar os efeitos viscerais (como os que afetam as pupilas, o sistema cardiovascular e o intestino).

3. Um sistema de conscientização das dores nas costas: um mecanismos de modulação superficial (baseado na adaptação dos mecanorreceptores) que transmite os impulsos via fibras de grande diâmetro para o neuroeixo, já visto na teoria das comportas, o que explica o bom efeito das massagens, e um mecanismo de modulação central localizado na medula cinzenta, nos núcleos talâmicos e no córtex cerebral, que corresponde ao mecanismo de controle descendente da teoria das comportas.

Receptores nociceptivos da dor na coluna

Os receptores nociceptivos existentes em todos os tecidos do corpo se constituem em uma rede de terminações nervosas livres de fibras nervosas não mielinizadas (fibras C).

Na coluna especificamente, Wyke,[59] Jackson et al.[63] e Kellgren[51] verificaram que essas terminações estão presentes na pele, no subcutâneo, no tecido adiposo, nas fácies e nos ligamentos, periósteo, dura-máter, na adventícia dos vasos sanguíneos e nas cápsulas fibrosas das articulações interapofisárias (excluindo a cartilagem articular e a sinovial dessas articulações). Nos ligamentos, há uma variação, sendo a maior concentração de receptores no ligamento longitudinal posterior e a menor, nos ligamentos longitudinal anterior, amarelo e interespinhosos.[39,53]

Na dura-máter, nos invólucros das raízes e no próprio tecido fibroadiposo epidural, existe esse plexo de terminações que é menor na coluna lombar e maior na cervical.[59] O importante é que no disco intervertebral não se descreveu essa rede de fibras não mielinizadas, responsáveis pela recepção das sensações de dor, podendo-se, pois, concluir que o disco em si não tem condições de transmitir a dor, pois não tem terminações nervosas.[29,59,69] Na parte posterior central em contato com o ligamento longitudinal posterior e tecidos vizinhos, haveria conexão do disco com essas terminações livres, passíveis de transmitir a dor, através das fibras não mielinizadas e das fibras de Sharpey na parte anterior do disco.

As hérnias do núcleo pulposo centrais, que são raras, não alcançam essas terminações. As hérnias posterolaterais, as mais comuns, causam dor por mecanismo compressivo das raízes nervosas, como será visto no capítulo correspondente, mais adiante.

Vias aferentes periféricas nociceptivas de dor da coluna

O impulso advindo dos nociceptores vem pelas fibras de pequeno diâmetro (fibras C). A delta passa pelo gânglio espinhal no ramo dorsal do nervo do segmento espinhal correspondente e chega por três vias principais:[59]

1. Através de ramos cutâneos, muscular, articular do ramo primário posterior do nervo espinhal do dermátomo correspondente.
2. Via nervo sinuvertebral.
3. Através de ramos centrípetos das fibras que circundam o sistema paravertebral de veias, ligamentos, periósteo, etc.

Assim, as lesões irritativas que envolvem as raízes nervosas de um segmento mais baixo (p.ex., a região lombar ou sacral) podem causar dores que serão sentidas em locais mais altos não estritamente relacionados com o segmento afetado.

Psicologia da dor na coluna

Assim como existe grande contingente de pessoas que canalizam as suas emoções e seus problemas psicológicos ou psiquiátricos para os sistemas digestório, cardiovascular ou pulmonar, há um outro grupo de indivíduos que necessitam expressar-se emocionalmente por meio de uma dor crônica. Entre as dores mais frequentes em que isso ocorre estão as cefaleias e as dores crônicas da coluna.

Defende-se a ideia de que, no caso específico do indivíduo que canaliza as suas emoções por meio de uma dor crônica de coluna, há dois grupos de fatores que complicam a doença psicossomática daí resultante:

1. A própria dor crônica, que por si só traz efeitos devastadores na personalidade do paciente, criando um círculo de evolução e de alterações biológicas da homeostase orgânica em razão da persistência da dor, que é independente da possível lesão orgânica inicial.
2. A expressão psicológica do conflito que somatiza no aparelho locomotor, especificamente na musculatura da coluna. Este órgão ósseo tem no seu interior a medula nervosa e os nervos raquidianos, que estão relacionados com o sistema nervoso autônomo; além de ser a sede do sistema nervoso involuntário, do simpático e do parassimpático, envolvido na problemática emocional neurovegetativa.

A coluna é o eixo de sustentação do corpo, na posição ereta, com a colaboração dos músculos, que também sofrem a ação das emoções.

Assim, entremeiam-se e confundem-se vários fatores orgânicos e funcionais na problemática das dores crônicas da coluna, trazendo implicações psicológicas e psiquiátricas, como já foi abordado. A somatização no aparelho locomotor pode-se dar por meio de dores erráticas e esporádicas do tipo "reumático", e, como estas estavam relacionadas a problemas psíquicos, o termo criado foi "reumatismo psicogênico", que a partir de 1990 foi incluído na denominação de fibromialgia. Esse tipo de comportamento, cada vez mais estudado, porém com muitas variedades associadas, resulta em agressividade, hostilidade, não conformismo ao ambiente externo que vive o indivíduo, assim como internamente em relação às estruturas orgânicas que permitem a locomoção e o trabalho.[20]

Com tantas comprovações, parece claro que as dores crônicas na coluna podem trazer à tona um componente psíquico ao se instalarem em um indivíduo com distúrbio psicológico anteriormente existente. Isso se acentua com a problemática socioeconômica, criando situação do paciente que não quer sarar de sua dor na coluna, provocando uma iatrogenia por meio de inúmeros exames, medicamentos e, às vezes, operações. Seria a sinistrose ou simulação, neologismo criado pelos médicos da perícia previdenciária para designar os indivíduos com distúrbios psicossomáticos da coluna, ligados aos segundos ganhos e que precisam inventar, simular, para continuar a usufruir o seu estilo de vida e seu papel de doente. Isso ocorre em um pequeno número de pessoas, as quais usam esse expediente em relação à previdência do INSS.

Em maior proporção, há um numeroso grupo de pessoas em que essa interação psicossomática se realiza durante a vigência de um processo doloroso, o qual com toda certeza se acentua com o passar dos anos e passou a ser denominado fibromialgia a partir de 1990, que será estudada em um capítulo separado.

Testes psicológicos

Tanto os pacientes em tratamento ambulatorial como os casos de indicação cirúrgica e de outras afecções com dor crônica, acompanhada de um medo de volta ao serviço[6] e incluindo uma sensibilidade dolorosa exagerada agora denominada de fibromialgia, têm inúmeros testes de avaliação. No campo específico da fibromialgia e das cirurgias com componentes orgânico, mas acompanhadas de distúrbios emocionais, a avaliação mais empregada é feita por testes de personalidade, dos quais o mais usado em todos os serviços especializados é o MMPI.

Este teste, idealizado por Dahstrom et al.,[58] já foi confirmado por milhares de aplicações e contém 566 perguntas que o paciente deve responder em duas horas, assinalando se são falsas ou verdadeiras. Para respondê-lo, deve-se ter escolaridade secundária, pois há temas amplos.

O teste tem uma parte que se chama "avaliação de validade", para evitar que o paciente minta (escala L = *lying*) ou "chute" (escala F = falsa), e uma constante de correção K. Consta de 10 escalas para avaliar as características.

Para as dores nas costas, bastam as três primeiras escalas, que se constituem na tríade neuróticas, com os índices de hipocondria e de histeria relativamente maiores do que o de depressão.[6] Os graus de hipocondria e histeria foram enfatizados por vários autores como mais importantes que o de depressão e as demais escalas.[13]

Estas são medidas em escores que variam de 50 a 70 como normais, e os resultados devem ser considerados apenas sugestivos, como ocorre com todos os testes.

Bearls et al.[79] comprovaram na reabilitação de acidentados da coluna que os pacientes com escores altos de hipocondria (Hs) e de histerias (Hy) reagem pior, mais demoradamente e servem de previsores do sucesso da cirurgia e do tratamento conservador.

A escala de hipocondria, pela indicação dos próprios autores do teste, daria o grau de ansiedade e a escala de histeria, o grau de conversão somática.

Pope et al.[72] correlacionaram a validade dessas duas escalas com grau de tolerância à dor e a mobilidade do corpo, usando o teste do torniquete e o grau de mobilidade de flexão e extensão. Observaram, então, que as pessoas com boa movimentação corporal têm boa tolerância à dor e vice-versa. Também notaram que as pessoas com pouca mobilidade corporal tinham alto grau de hipocondria e, portanto, grande sensibilidade à dor.

Sternbach[5] também já tinha obtido o mesmo resultado; o significado da escala de histeria do teste seria o emprego inadequado do corpo como linguagem, mas, segundo Pope et al.,[72] a escala de hipocondria está associada ao medo da vulnerabilidade física e de imobilização do corpo, constituindo-se na escala prioritária do teste.

Ransford et al.[80] apresentaram um experimento interessante que pede para o paciente fazer, em um desenho do corpo humano, um sinal gráfico, já previamente determinado no teste, correspondente ao local adormecido ou insensível, outro sinal diferente para o local com agulhas, um terceiro sinal no qual queimasse e ainda um quarto sinal para o local com dores do tipo facada. Os autores atribuem escores para aqueles que fazem círculos para chamar a atenção, escrevem do lado e colocam os sinais por fora do contorno do desenho. Eles notaram que os que assim fazem, 89% dos casos, coincidentemente têm os escores de hipocondria e histeria alterados no MMPI, e a aplicação do teste do desenho é muito mais simples.

Leavit et al.[81] usaram o teste baseado em palavras para descrever a dor em 131 pacientes com dores crônicas de coluna e dividiram em sete categorias essas palavras. O grupo maior (38%) dos pacientes acusava um desconforto emocional; 9% correspondiam a um padrão misto de desconforto emocional e sensorial. E 29% estavam incluídos na categoria em que a dor correspondia a uma descrição sensorial, mostrando que o desconforto emocional é mais importante para o paciente do que qualquer etiologia física ou dificuldade social. Os autores concluem que a linguagem relacionada à dor na coluna precisa ser mais bem estudada.

Bearls et al.[79] examinaram 180 pacientes que se acidentaram no trabalho. Tratava-se de casos originários de 700 acidentes registrados no Oregon (EUA), dos quais 60% se relacionavam com a coluna. Os 180 pacientes foram divididos em cinco categorias: 1) acidentes pequenos nas extremidades (35 pacientes); 2) acidentes grandes nas extremidades (35 pacientes); 3) dor crônica nas costas três meses depois do acidente (35 pacientes); 4) operados da coluna não laminectomizados (37 pacientes); 5) multioperados da coluna (38 pacientes). Os pacientes dos cinco grupos foram submetidos ao teste MMPI, e verificou-se que os pacientes dos grupos 3 e 4 tinham um escore significativamente mais elevado de Hs, D (depressão), Hy, PT (psicastenia) e SC (esquizofrenia). No grupo 5, esses índices eram ainda mais altos. Existe ainda a tentativa de reduzir o número de escalas do MMPI.[65]

Hanvik[31] relatou que, de 60 pacientes com dor na lombar, 30 foram considerados funcionais, pois além da "tríade neurótica" também apresentavam a escala de Pd (desvio psicopático) e SC (esquizofrenia) aumentadas. Mc Creary et al.[14] analisaram 42 pacientes orgânicos, com 37 funcionais, e encontraram também elevadas escalas de Ma (hipomania) e Si (inversão social), além de outras apontadas.

Hanvik[31] demonstrou que as escalas Hs e Hy são mais altas que os índices normais nos pacientes idosos e não devem servir para diferenciar os indivíduos com dor orgânica *versus* funcional.

Sternbach[5] já descreveu que os pacientes masculinos com dores na coluna têm um perfil psicológico definido pelo MMPI como o mais deprimido, mais passivo e mais ansioso (com a elevação dos índices Hs, D, Pd, PT e escalas menores na identificação sexual MF (masculino-feminino). Isso reflete as grandes forças psicossociais que agem sobre os homens na cultura ocidental, em que se espera que o homem seja forte e trabalhe.[79]

Sternbach,[5] além de verificar essa tríade neurótica nos pacientes funcionais, constatou que a escala Pd (desvio psicopático) estava alterada também naqueles em litígios trabalhistas, a ponto de chamar de perfil litigioso a elevação dos escores das quatro primeiras escalas do MMPI, e também verificou a elevação das escalas PT e SC em pacientes masculinos (soldados).

Trabalhos que contestam o valor do MMPI

O MMPI tem sido usado em muitos estudos em dimensão errada, segundo Sternbach,[5] tentando separar indivíduos com componente orgânico de indivíduos com componentes funcional, ou seja, a discussão entre a dor psicogênica (fibromialgia) invertida e a dor orgânica, real – o que não existe para o paciente, pois ambas são reais,[40] e pode haver um indivíduo com componente emocional nítido com depressão, ansiedade, fobias, que tenha uma hérnia extrusa do núcleo pulposo do disco intervertebral. Se esse paciente for submetido a uma laminectomia ou a uma quimionucleólise, com índice de Hs acima de 85, ele terá a chance de 10% de bons resultados na cirurgia. No entanto, se o índice de Hs for 54 ou menos, as chances sobem para 90% de bons resultados. Contudo, Sternbach[5] afirma que, se forem separadas as escalas Hs, D e Hy, aproximadamente 25 a 30% dos indivíduos funcionais e orgânicos terão uma ou outra escala alterada.

Hanvik,[31] entretanto, questiona a validade do MMPI como índice correto no julgamento de previsão do sucesso da operação da coluna vertebral. Analisando 103 pacientes multioperados, conclui ele que o MMPI foi alto nas escalas Hs e Hy em várias comparações entre indivíduos bem-sucedidos e malsucedidos na cirurgia da coluna e entre os operados uma vez e os muito operados. A idade, o sexo e a duração dos sintomas antes da operação são dados mais importantes que os fatores psicológicos para o sucesso da operação. Hanvik recomenda mais cautela na interpretação desse teste.

Hansen et al.[82] fizeram um estudo prospectivo de 20 anos, com 404 pessoas de ambos os sexos com idade de mais de 50 anos, para responder à seguinte pergunta: o que se altera antes, o MMPI ou as dores crônicas da coluna? Não houve alterações no V típico (linha do gráfico MMPI) das três escalas do MMPI, tanto em pacientes que se queixaram de piora das dores lombares como naqueles que concluem que o teste MMPI não é específico para esse tipo de patologia dolorosa crônica, pois não se observou melhora ou piora da dor. Entretanto, Barnes et al.[83] mostraram que a curto prazo, 6 meses, o MMPI se modifica com a melhora dos sintomas.

O Cochrane Report considera que existem quatro estudos adequados que mostraram que existe a personalidade propensa a ter dores expressas pelo MMPI e outros quatro estudos mostraram que ela não existe.

Outros tipos de MMPI

Deardorff et al.[84] passaram a usar o MMPI-2, que inclui algumas das escalas acessórias como: disfunção psicológica, isolamento interpessoal (escala de extroversão/introversão), retardo psicomotor (escala de passividade) e disfunção física (escala de queixas somáticas). Vendrig et al.[85] constataram que somente essas escalas que encurtam o número de perguntas poderiam servir de teste para identificar, em 240 portadores de lombalgia, aqueles com componentes psicológicos iatrogênicos.

Testes anestésicos e bloqueio facetário

Na década de 1960, surgiram várias técnicas anestésicas para comprovar a existência de um fator orgânico em paciente com intenso componente emocional, as quais foram superadas pela novas técnicas de imagem – tomografia e ressonância magnética com e sem contraste. O teste do bloqueio facetário é o que permaneceu com aplicação clínica, tanto na cervical como na lombar, como teste e tratamento.

Revel et al.[74] dividiram os pacientes entre sensíveis e não sensíveis à aplicação de um anestésico local (lidocaína) (pacientes com dores lombares). Os sensíveis são os que preenchem os seguinte critérios: idade avançada, ausência de exacerbação inicial da lombalgia em razão de tosse, alívio da dor na posição deitada, ausência de dor na flexão anterior, na hiperextensão e extensão-rotação. Quando quatro desses requisitos estão presentes no mesmo paciente, a sensibilidade do método é de 81,8% e a especificidade é de 77,8%.

Sem acreditar que estavam fazendo um bloqueio facetário, North et al.[85] injetaram 3 mL bupivacaína a 0,5% na região lombar e obtiveram uma espécie de bloqueio anestésico, que aliviou a ciática com uma especificidade entre 24 e 36%.

Referências bibliográficas

1. Loeser JD, Butler SH, Chapman CR, Turk C. Bonica's management of pain. 3.ed. Nova York: Lippincott; 2001.
2. Weisenberg M. Pain clinical and experimental perspectives. Saint Louis: Mosby; 1975.
3. Herkowitz HN, Rothman RH, Simeone F. The spine. 4.ed. Philadelphia: Saunders; 1999.
4. Wall RD, Melzack R. Textbook of pain. 4.ed. Nova York: Saunders, 1999.
5. Sternbach RA. Pain patients: traits and treatments. Nova York: Saunders; 1986.
6. Sonenreich C. Doenças afetivas. Barueri: Manole; 2000.
7. Cailliet R. Low back pain syndrome. 5.ed. Philadelphia: Davis; 1995.
8. Merskey H. Psychological aspect of pain. In: Weisenberg M (ed.). Pain clinical and experimental perspectives. Saint Louis: Mosby; 1975.
9. Szasz T. Pain and pleasure: a study of bodily feelings. Syracuse University; 1989.
10. Schnitzler A, Ploner M. Nerophysiology and functional neuroanatomy of pain perception. J Clin Nerophysiol. 2000;17(6):592-603.
11. Fordyce WE. Behavioral methods for chronic pain and illness. St. Louis: Mosby; 1986.
12. Hubard JH. The management of chronic pain origin. In: Herkowitz HN, Rothman RH, Simeone FA. The spine. 4.ed. Philadelphia: Saunders; 1999.
13. Westlund KN. Visceral nociception. Curr Rev Pain. 2000; 4(6):478-87.
14. McLean PD. Contrasting functions of limbic and neurocortical systems of the brain and their relevance to psychophysiological aspects of medicine. Am J Med. 1958;25:611-5.
15. White AA, Panjabi MM. Clinical biomechanics of the spine. 2.ed. Philadelphia: Lippincott; 1990.
16. Stoudemire A. Psychological factors affecting medical conditions. New York: American Psychiatric; 1995.
17. Weisberg JN, Vaillancourt PD. Personality factors and disorders in chronic pain. Semin Clin Neropsychiatry. 1999;4(3):155-66.
18. Noback CR, Demarest RJ. The nervous system. Nova York: McGraw-Hill; 1992.
19. Moldofsky H. The contribution of sleep medicine to the assessment of the tired patient. Can J Psychiatry. 2000;45(9):798-802.
20. Brault JS, Smith J, Currier BL. Partial lumbosacral transitional vertebra resection for contralateral facetogenic pain. Spine. 2001;26(2):226-9.
21. Costentin J. Pain and its mains transmitters. Ann Pharm Fr. 2000;58(2):77-83.
22. Kaufman A. Aspectos psicossomáticos em reumatologia: contribuição ao estudo da artrite reumatoide e do reumatismo psicogênico [dissertação de mestrado]. São Paulo: Faculdade de Medicina da Universidade de São Paulo; 1981.
23. Moldofsky H, Wokg MT, Lue FA. Litigation, sleep, symptoms and disabilities in postaccident pain (fibromyalgia). J Rheumatol. 1993;20(11):1935-40.

24. Marras WS, Davis KG, Heaney CA, Maronitis AB, Allread WG. The influence of psychosocial stress, gender and personality on mechanical loading of the lumbar spine. Spine. 2000;25(23):3045-54.

25. Bazydlo R, Lumley MA, Roehrs T. Alexithymia and polysomnographic measures of sleep in helthy adults. Psychosom Med. 2001;63(1):56-61.

26. Tait RC, Chibnall JT. Work injury management of refractory low back pain: relation with ethnicity, legal representation and diagnosis. Pain. 2001;91(1-2):47-56.

27. Balint M. The doctor, his patient and the illness. New York: International Universities; 2001.

28. Ernst E, Kanji N. Autogenic training for stress and anxiety: a systematic review. Complement The Med. 2000;8(2):106-10.

29. Lindemann J. Como superar o stress (treinamento autógeno). São Paulo: Pensamento-Cultrix; 1989.

30. Benko A, Simões RJR. Inventário multifásico de personalidade, MMPI. Rio de Janeiro: Cepa – Centro Editor de Psicologia Aplicada; s. d.

31. Hanvik LJ. MMPI: Profile in patients with low-back pain. J Consult Phychol. 1951;15:350.

32. Alexander F. Psychosomatic medicine. New York: Morton; 1950.

33. Sullivan MK, Rodgers WM, Kirsch I. Catastrophizing, depression and expectancies for pain and emotional distress. Pain. 2001;91(1-2):147-54.

34. Sandanger I, Nygard JF, Brage S, Tellnes G. Relation between health problems and sickness absence: gender and age differences, a comparison of low-back pain, psychiatric disorders, and injuries. Scand Public Health. 2000;28(4):244-52.

35. Ohnmeiss DD, Vanharanta H, Ekholm J. Relation between pain location and disc pathology: a study of pain drawings and CT/discography. Clin J Pain. 1999;15(3):210-7.

36. Woodrow K, Friedman GD, Siegelaub AB, Gollen M. Pain tolerance. Differences according to age, sex and race. In: Weisenberg M (ed.). Pain: clinical and experimental perspectives. Saint Louis: Mosby; 1975.

37. Cortet B, Cotten A, Boutry N, Dewatre F; Filipo RM, Duquesnoy B, et al. Percutaneous vertebroplasty in patients with osteolytic metastases or multiple myeloma. Rev Rhum Engl Ed. 1997;64(3):177-83.

38. Nachemsom A, Jonsson E. Neck and back pain. Philadelphia: Lippincott; 2000.

39. Deyo RA, Rainville J, Kent DL. What can the history and physical examination tell us about low back pain? JAMA. 1992;268(6):760-5.

40. Wanddell G, Newton M, Henderson I, Somerville D, Main CJ. A Fear-Avoidance Beliefs Questionnaire (FABQ) and the role of fear-avoidance beliefs in chronic low back pain and disability. Pain. 1993;52(2):157-68.

41. Schmorl G, Junghans H. Clinique et radiologie de la colonne vertebrale normale et pathologique. Paris: Doin; 1956.

42. Mixter WJ, Barr JS. Rupture of intervertebral disc with involvement of spinal canal. N Eng J Med. 1934;211:210-45.

43. Roaf R. Posture. Londres: Academic Press; 1977.

44. Leyshon A, Kirwa E, Parry Q. Is it nerve root pain? J Bone Join Surg. 1980;62B:119-21.

45. Haijiao W, Koti M, Smith FW, Wardlaw D. Diagnosis resonance imaging. J Spinal Disord. 2001;14(2):143-9.

46. Bogduk N. Clinical anatomy of the lumbar spine and sacrum. 3.ed. Majors Austrália; 1999.

47. Suseki K, Takahashi Y, Takahashi K, Chiba T. Sensory nerves fibers from lumbar intervertebral discs pass through rami communicantes. A possible pathway for discogenic low back pain. J Bone Joint Surg Br. 1998;80(4):737-42.

48. Blume HG. Treatment of cervicogenic headaches: radiofrequency neurotomy of the sinuvertebral nerves to the upper cervical disc and to the outer layer of the C3 nerver root or C4 nerve root respectively. Funct Neurol. 1998;13(1):83-4.

49. Radebold A, Cholewicki J, Polzhofer GK, Greene HS. Impaired postural control of the lumbar spine is associated with delayed muscle response times in patients with chronic idiopathic low back pain. Spine. 2001;26(7):724-30.

50. Scheer SJ, Radack KL, O'Brien DR Jr. Randomized controlled trials in industrial low back pain relating to return to work. Part 2. Discogenic low back pain. Arch Phys Med Rehabil. 1996;77(11):1189-97.

51. Kellgren JH. The anatomical source of back pain. Rheumatol Rehabil. 1977;16:3.

52. Adams MA, Hutton WC. The effect of posture on the apophysial joints in resisting intervertebral compressive forces. J Bone Joint Surg. 1980;628:358.

53. Decosterd I, Woolf CJ. Spared nerve injury: an animal model of persistent peripheral neuropathic pain. Pain. 2000;87(2):149-58.

54. Macnab I. Backache. Baltimore: Williams & Wilkins; 1977.

55. O'Neill TW, McCloskey EV, Kanis JA, Bhalla AK, Reeve J, Reid DM. The distribution, determinants, and clinical correlates of vertebral osteophytosis: a population based survey. J Rheumatol. 1999;26(4):842-8.

56. Eisenstein S. Morphometry and pathological anatomy of the lumbar spine in South African negroes and caucasoids with specific reference to spinal stenosis. J Bone Joint Surg. 1977;59B:173.

57. Saint-Louis LA. Lumbar spinal stenosis assessment with computed tomography, magnetic resonance imaging, and myelography. Clin Orthop. 2001;384:122-36.

58. Dahstrom EG, Welsh GS. An MMPI handbook. A guide to use in clinical pratice and reserch. Minneapolis: Univ. of Minnesota; 1960.

59. Wyke B. Neurological aspects of low-back pain. In: Jayson M (ed.). The lumbar spine and back pain. Nova York: Grune Straton; 1976.

60. Rush AJ, Polatin P, Gatchel RJ. Depression and chronic low back pain: establishing priorities in treatment. Spine. 2000;25(2):2566-71.

61. Wilke HJ, Neef P, Caimi M, Hoogland T, Claes LE. New in vivo measurements of pressures in the intervertebral disc in daily life. Spine. 1999;24(8):755-62.

62. Lindström I, Öhlund C, Nachemson A. Validity of patient reporting and predictive value of industrial physical work demands. Spine. 1994;19(8):888-93.

63. Jackson RP, Simmon EH. The incidence and dseverity of pain in adult idiophatic scoliosis. J Bone Joint Surg. 1980;62B:128.

64. Pritchett JW, Bortel DT. Degenerative symptomatic lumbar scoliosis. Spine. 1993;18(6):700-3.

65. Harreby M, Kjer J, Hesselsøe G, Neergaard K. Epidemiological aspects and risk factors for low back pain in 38-years-old men

66. Kalichman MW, Powell HC, Myers RR. Quantitative histologic analysis of local anesthetic-induced injury of rat sciatic nerve. J Pharmacol Exp Ther. 1989;250(1);406-13.

67. Farfan HF. Mechanical disorders of the low-back. Philadelphia: Lea Febiger; 1973.

68. Leino PI. Does leisure time physical activity prevent low back disorders? A prospective study of metal industry employees. Spine. 1993;18(7):863-71.

69. Leino P, Aro S, Hasan J. Trunk muscle function and low back disorders: a ten-year follow-up study. J Chronic Dis. 1987;409(4):289-96.

70. Kendall HO, Kendall FP, Boynton DA. Posture and pain. New York: Krieger; 1977.

71. Tuzun C, Yorulmaz I, Cindas A, Vatan S. Low back pain and posture. Clin Rheumatol. 1999;18(4);308-12.

72. Pope MH, Frymoyer JW, Ducker TB, Hadler NM. The adult spine: principles and practice. 2.ed. Philadelphia: Lippincott; 1997.

73. Reich W. Função do orgasmo. São Paulo: Brasiliense; 1991.

74. Revel M, Poiraudeau S, Auleley GR, Payan C, Denke A, N'guyen M. Capacity of the clinical picture to characterize low back pain relieved by facet joint anesthesia. Proposed criteria to identify patients with painful facet joints. Spine. 1998;23(18):1972-6.

75. Kroemer KHE, Grandjean E. Fitting the task to the human: a textbook of occupational ergonomics. 5.ed. Londres: Taylor & Francis; 1997.

76. Almay GL, Johansson F, Von Knorring L, Terenius L, Wahlstron A. Endorphins in chronic pain. Differences in CSF endorphin levels between organic and psychogenic pain syndromes. Pain. 1978;5:153.

77. Arai Y, Yasuma T, Shitoto K, Yamauchi Y, Suzuki R. Immunohistological study of intervertebral disc herniation of lumbar spine. J Orthop Sei. 2000;5:153.

78. Satoh K, Konno S, Nishiyana K, Olmarker K, Kikuchi S. Presence and distribution of antigen-antibody complexes in the herniated nucleus pulposus. Spine. 1999;24(10):1980-4.

79. Bearls RK, Hickman NW. Industrial injuries of the back and extremities. Comprehensive evaluation and AID in prognosis and management. J Bone Joint Surg. 1972;54-A:1593.

80. Ransford AO, Cairns O, Mooney V. The pain driving as and aid of psychological evaluation in patients with low back pain. Spine. 1976;1:127-30.

81. Leavit E, Garron DC, Whisler W, Seinkop MB. Affective and sensory dimensions of back pain. Pain. 1978;4:273.

82. Hansen FR, Biering-Sorensen F, Schroll M. Minnesota Multiphasic Personality Inventory profiles in persons with or without low back pain. A 20-years follow-up study. Spine. 1995;20(24):2716-20.

83. Barnes D, Gatchel RJ, Mayer TG, Barnett J. Changes in MMPI profile levels of chronic low back pain patients following successful treatment. J Spinal Disord. 1990;3(4):353-5.

84. Deardorff WW, Chino AF, Scott DW. Characteristics of chronic pain patients: factor analysis of the MMPI-2. Pain. 1993;54:153-8.

85. North RB, Kidd DH, Zahurak M, Piantadosi S. Specificity of diagnostic nerve blocks: a prospective, randomized study of sciatica due to lumbosacral spine disease. Pain. 1996;65(1):77-85.

CAPÍTULO 6

Exame do paciente

AS ALGIAS DA COLUNA NA CID-10

O principal sintoma das afecções da coluna vertebral é a dor. As dores originárias da coluna vertebral são agrupadas de acordo com as três regiões de origem: cervical, dorsal, lombar e, eventualmente, sacral.

Na Classificação Internacional de Doenças, 10ª edição, (CID-10), encontram-se as seguintes designações para essas dores:

1. Cervicalgia (dor de origem da região cervical), designada por M54.2, que exclui cervicalgia decorrente de transtorno do disco cervical (M50.0).
2. Existe a denominação dorsalgia não específica (M54.9); também as designações outra dorsalgia (M54.8) e dorsalgia em geral (M54.0), que exclui dorsalgia psicogênica (F45.4).
3. Não existe a designação lombalgia, mas sim a designação dor lombar baixa (M54.5) ou lumbago. Existe a designação lumbago com ciática (M54.4), que exclui a designação ciática com transtorno do disco intervertebral, que é classificada em M51.1. Portanto, a designação ciática não corresponde à de lombociatalgia. A designação lumbago em razão do deslocamento do disco intervertebral é classificada como M51.2, que seria outra definição de lumbago, além de dor lombar baixa M54.5, que exclui as duas anteriores. Encontra-se, ainda, a designação transtornos de discos lombares com radiculopatia (M51.1), que exclui radiculite lombar, que é M54.1. Não existe a designação sacralgia, nem coccidinia, nem causalgia.
4. Os termos compostos que incluem dores de duas regiões não existem; as denominações lombociatalgia

e cervicodorsalgia não têm expressão na CID-10. A denominação ciática com lumbago (M54.4) é a mais próxima de lombociatalgia.

As designações frequentes na denominação das dores de origem da coluna vertebral relacionadas à região correspondente têm denominações específicas na CID-10, as quais separam alguns termos que precisam ser mais bem definidos.

- Neuropatia periférica: por definição, é uma síndrome sensitiva motora reflexa e com sintomas vasculomotores que atinge um único nervo (mononeuropatia), ou dois ou mais nervos em áreas separadas (mononeuropatia múltipla), ou vários nervos simultaneamente (polineuropatia). A mononeuropatia é designada por termos contidos nos capítulos G56.0 até G58.0, que incluem uma série de doenças neurológicas e excluem a radiculite braquial e a radiculite lombossacral, que é classificada em M54.1;
- radiculopatia ou radiculite: é a designação da CID-10 para afecções dos plexos braquial, lombar, lombossacro e torácico. Exclui a neurite e a radiculite e tem a numeração M54.1, que é específica para as afecções do sistema musculoesquelético, excluindo também nevralgia ou neurite (M79.2). Deve-se lembrar que existem designações: radiculopatia com espondilose, alteração óssea (M47.2); radiculopatia com transtorno do disco cervical (M50.1); radiculopatia com transtorno dos discos intervertebrais lombares (M51.1);
- nevralgia ou neurite: não especificada, tem a designação M79.2, porém, nesse caso, exclui a ciática (M54.3 e M54.4), a mononeuropatia (G56.0 até G58.0, que

trata de traumatismos de plexos e nervos) e também radiculite braquial e lombossacral (M54.1).

Não existe a denominação neuralgia.

Algias da coluna na prática médica

A maioria dessas dores é diagnosticada pelo próprio doente, que já relata qual o segmento dolorido. Entretanto, existe um conjunto de afecções dolorosas da coluna que é mais difícil de se identificar por três razões:

1. Dores indefinidas: alguns pacientes queixam-se que "dói tudo" e "todas as juntas"; nesses casos, deve-se sempre pesquisar a coluna vertebral e o componente psicossomático associado, tratando-se de fibrosite ou fibromialgia, ou reumatismo não especificado (M79.0), mas exclui reumatismo palindrômico (M12.30), afecção que é mais frequente em idosos.
2. Dores de órgãos internos relatadas na coluna: é conhecida a expressão popular "dor nos rins" para identificar a dor na região lombar que, realmente, às vezes, pode estar associada a um distúrbio renal ou ginecológico. A dor vesicular pode se manifestar na região da omoplata direita, a dor em faixa da úlcera, ou pancreatopatia, na região posterior da cintura, etc. Essas dores mencionadas não são designadas na CID-10.
3. Dores da coluna erroneamente ligadas a distúrbios internos: é frequente os médicos encontrarem pacientes tratados por longos anos de "dores anginosas" que, na realidade, são originárias de uma artrose da coluna cervical. As pessoas com distúrbios gástricos semelhantes a uma úlcera, porém sem expressão radiológica, melhoram com o tratamento da lombalgia e, principalmente, com melhor postura de tonturas, como labirintopatia, sofrem na realidade de um problema ligado à artrose cervical.

Dores da região cervical

Epidemiologia

Os estudos da região cervical na literatura médica são muito menos frequentes que os realizados sobre a região lombar. Além disso, associam-se aos estudos das dores da região cervical as dores originárias da nuca e as do ombro. Outro tipo de estudo é o da chamada síndrome do chicote (whiplash, em inglês), que não está incluída na CID-10.

O Swedish Council ou Technology Assessment in Health Care (SBU, sigla em sueco) estudou os artigos publicados de 1966 a 1997, encontrando 113, dos quais somente 11 eram sobre populações, e, destes, 9 eram de países nórdicos, os quais foram resumidos da seguinte forma:[1]

- a prevalência da dor cervical em um ano variou de 34 a 61% dos pacientes, dependendo da presença ou não de depressão. A prevalência por toda a vida variou de 67 a 71%. A prevalência pontual, ou seja, a presença da dor na cervical durante o período da entrevista ou da realização do estudo, variou de 42 a 50% nos estudos realizados entre dentistas, de 54 a 76% em estudos realizados entre mineiros e 33% entre secretárias e trabalhadores de hospitais;
- a prevalência entre as mulheres aposentadas foi de 23%, e 30% entre os homens aposentados. Em vários estudos, as mulheres dentistas em atividade tinham uma prevalência de cervicalgia de 62%, comparada a 48% dos homens;
- Weill et al.[2] fizeram um levantamento para a previdência francesa de 4,4 milhões de trabalhadores e encontraram a incidência (portanto, casos agudos de dores relacionadas ao acidente de trabalho ou dor existente no período do levantamento estatístico) de 20,6% de todos os empregados homens e 36% das mulheres. Em várias profissões, não havia correlação entre a cervicalgia e a presença de esforço físico do trabalho. No entanto, havia correlações com fatores de risco psicossociais relacionados ao ambiente do trabalho;
- a síndrome do chicote ainda não tem nenhuma determinação dos fatores clínicos, por isso não está incluída na CID-10. Tem uma correlação com os acidentes do trânsito e, geralmente, tem um atendimento de urgência que torna difícil a realização de um estudo-controle.

Schrader et al.[3] compararam, por meio de questionários, 202 vítimas de acidentes de trânsito na Lituânia com 202 pacientes normais, mas que foram entrevistados 1 a 3 anos após os acidentes. Deve-se lembrar que na Lituânia não existe seguro que compense essas queixas clínicas após o acidente, como ocorre em quase todos os países europeus e principalmente nos Estados Unidos. A frequência da cervicalgia era de 35% no grupo acidentado e 33% no grupo-controle. Se for considerada a dor crônica (com duração maior do que nove dias por ano), 8,4% dos pacientes acidentados se queixaram, comparados com 6,9% dos controles. Os autores concluíram que as dores resultantes da síndrome do chicote não têm diferenças significativas com as dores da população em geral. Todas as pesquisas sobre esse tema têm a dificuldade de não serem comparáveis com as de grupos-controle. Em trabalho realizado no Canadá, Suissa et al.[4] verificaram que a incidência da síndrome é de 73 entre 100 mil motoristas homens, comparada a 131 entre 100 mil motoristas mulheres, que sofreram uma batida típica atrás do carro. Na população que jamais sofreu esse tipo de acidente de automóvel, 70 em cada 100 mil habitantes (ambos os sexos) apresentavam dores na coluna cervical.

A cervicalgia (M54.2) é uma entidade que se caracteriza pela dor no nível da coluna cervical e exclui a cervicalgia decorrente de transtornos do disco cervical, que é M50.0. Não existe na CID-10 a nucalgia (cefaleia de nuca). Quando a dor dessa região se irradia para o ombro, o braço e a mão, passa a se denominar cervicobraquialgia (que não consta da CID), admitindo-se que o plexo braquial, formado pelas terminações C2 a C8, tenha sido afetado. Tem-se designado essa entidade como nevralgia, neuralgia, radiculalgia, etc. O nome certo é radiculite braquial (M54.1). A cefaleia frontal ou enxaqueca é um quadro excluído dessa análise.

Etiologia

Várias entidades mórbidas podem dar origem a esse quadro doloroso que afeta a região cervical e tem irradiação da dor para todo o membro superior como:[5]

- afecções neurológicas; esclerose lateral amiotrófica [(G12.2), doença do neurônio motor], siringomielia (G95.0), etc.;
- infecções: meningite tuberculosa (G01) ou meningocócica (A38.0);
- tumores benignos e malignos das vértebras cervicais (D16.6);
- lesões traumáticas do osso e dos ligamentos: síndrome do chicote (*whiplash*);
- espondilite ancilosante [juvenil (M08.1) e adulto (M45.)];
- artrite reumatoide da coluna cervical [juvenil (M08.1) e adulto (M45.) – não é erro, essa é a classificação na CID-10];
- discopatia degenerativa: hérnia de disco (M50.02 cervical e M51.0 lombar);
- alterações morfológicas: osso: costela cervical; músculo: síndrome do escaleno, escapulocostal, peitoral menor; vasos: aneurisma da artéria subclávia;
- síndrome ombro-mão (algodistrofia, distrofia reflexa de Südeck-Leriche) (M89.0);
- pericapsulite do ombro; "ombro congelado";
- síndrome do túnel do carpo (G56.0);
- plexite;
- tumor de pleura (*pancoast*).

Nota: as designações sem classificação não constam na CID-10.

Etiopatogenia

A dor na região cervical é resultante de uma agressão às raízes nervosas por tumor, infecção, inflamação, trauma ou compressão contínua ou intermitente da raiz nervosa. Podem ser identificados três locais de agressão ao nervo:

- na sua origem medular e nas meninges, quando ainda existem um ramo motor e um sensitivo, os quais irão se constituir no nervo; são doenças estudadas na neurologia, mas algumas serão abordadas neste livro, porque os pacientes também consultam o especialista da coluna;
- agressão ao nervo por compressão no nível do orifício de conjugação, que produz os sinais de artrose cervical (ver adiante). Neste item, estão incluídas as alterações articulares ("artríticas") da coluna;
- compressão do feixe vasculonervoso, mais a distância, na região cervicotorácica.

Entre todas as causas etiológicas apontadas de dores da coluna cervical, a mais frequente, em 90% das vezes, é a artrose, que inclui a osteofitose, a discopatia degenerativa e, raramente, a hérnia de disco. Todas as outras causas em conjunto não ultrapassam 10% do total de pacientes.

Na CID-10, a denominação da artrose, osteoartrose ou oesteoartrite da coluna cervical é de espondilose (M 47), que constitui um capítulo inteiro.

Na coluna cervical, a degeneração artrósica inclui um estreitamento do canal medular, além de um estreitamento do orifício de conjugação. Daí se chamar essa artrose degenerativa de espondilose, sendo sempre assim denominada pelos neurologistas.

Deve-se lembrar da espondilose com mielopatia, e sem mielopatia mas com radiculopatia. As mielopatias são estudadas com detalhes nas afecções neurológicas tanto na cervical como na lombar e de outras etiologias, vasculares, viróticas, etc. (G95.1 até G95.9).

Na lombar, a estenose do canal continua tendo denominação M99.5, estenose de tecido conjuntivo e do disco dos forames de conjugação (M99.7).

Quadro clínico[6]

As principais queixas são:

- dor: deve ser avaliada com todas as suas características, como: sede, irradiação, intensidade, fatores que agravam. A sede da dor muitas vezes é difícil de ser definida pelo paciente, pois é relatada como uma "fisgada" ou um "choque elétrico". Além disso, vem acompanhada de "dormências" nos dedos ou nos braços que traduzem sofrimento neurológico mais prolongado.[7] Há certas posições da cabeça ou do pescoço que agridem mais, fazendo a dor ficar mais nítida e, com isso, acompanhar a irradiação;
- fraqueza muscular: em um sofrimento mais prolongado, acompanha a dor a perda da força do membro superior afetado; pode inclusive seguir-se de atrofias de grupos musculares. São frequentes os espasmos musculares em forma de torcicolos. As hemiplegias e as paraplegias já são indicativas de distúrbios neurológicos mais acentuados;
- dores nas articulações do ombro: sem sinais flogísticos, são muitas vezes confundidas com bursite do ombro.

No punho e nas parestesias dos dedos da mão, podem ser confundidas com a síndrome do túnel carpal;

- cefaleia tensional: juntamente com problemas de ordem psíquica, é dado clínico frequente. A cefaleia intensa com rigidez de nuca deve sempre lembrar o processo meningítico;[8]
- tonturas e vertigens: lembram muitas vezes uma labirintopatia, são dados relativamente frequentes na síndrome de Barré-Lieou. Existe a síndrome rara de Claude Bernard-Horner (miose, enoftalmia e diminuição de fenda palpebral);
- sudorese, inchaço de mão visível: não confundir com a "sensação" de inchaço acompanhada de dor, que é algodistrofia reflexa de Südeck ou síndrome ombro-mão;
- limitação de movimento de coluna cervical: em bloco, e em íntima ligação com a mesma dificuldade na coluna lombar, é indicativa de espondilite ancilosante;
- distúrbios vasculares (fenômeno de Raynaud): são fatores importantes no diagnóstico diferencial.

Dores na região dorsal ou torácica

A região dorsal, em proporção, é a que corresponde à maior área, por isso quando se diz que existe uma dor nas costas está se afirmando que a dor é na dorsal ou região torácica – isso está configurado na designação de dorsalgia não especificada na CID-10, que corresponde a M54.9 e tem como definição "dor nas costas".

A região dorsal, por apresentar menor mobilidade, é a que tem menor número de casos de artrose, em razão da presença das costelas da caixa torácica. Não existem estudos epidemiológicos específicos para essa região. A partir da década de 1980, começaram a surgir trabalhos relacionados a osteoporose, achatamento de vértebras e dores na região, que acometem pessoas mais idosas ou mulheres na pós-menopausa com sinais de osteoporose (ver esse capítulo).

Entretanto, as dores da região dorsal estão frequentemente associadas a patologias mais raras, tumores (principalmente, metastáticos), tuberculose, herpes-zóster, além do achatamento de vértebras osteoporóticas,[9] etc. As deformidades dessa região incluem as costelas, por isso há uma alteração física da caixa torácica que, em muitos casos, pode trazer distúrbios respiratórios e cardíacos. É discutível se as alterações cifótica, escoliótica e cifoescoliótica podem causar dores no adulto, já que aparentemente em jovens e crianças não causam dores.

Deve-se fazer o registro de que uma dor localizada no tórax, tanto na frente como atrás, pode estar muito relacionada com as dores "referidas" da área cardíaca ou pulmonar, em muitos casos tratando-se de patologia da coluna vertebral. Existe inclusive uma classificação denominada doença cardíaca cifoescoliótica, que tem a designação I27.1. A escoliose é designada M41.0. A dorsopatia deformante não especificada tem a designação M43.9, e a dorsopatia não especificada tem o código M53.9. A cifose e a lordose são designadas em M40, quando são resultantes de irradiação (M96.2) e após laminectomia (M96.3).

A espondilite ancilosante ataca a região dorsal e pode causar deformidades e dores locais (M45.).

A infecção por herpes tem classificação extensa (34 situações e localizações) incluída na designação B00.0.

Dores na região lombar

Lombalgia é a designação dada, no Brasil, ao processo doloroso que se instala na cintura pélvica; designa-se lombociatalgia quando existe irradiação da dor para os membros inferiores, porque se admite que o nervo ciático deve estar afetado. Como já foi visto, essa designação não está contemplada na CID-10, mas sim a designação de dor lombar baixa (M54.5) ou lumbago. No entanto, existe a designação de lumbago com ciática (M54.4), que exclui a designação de ciática com transtorno do disco intervertebral, que é classificada em M51.1. Portanto, a designação de ciática não corresponde a de lombociatalgia, que também não é contemplada na CID-10 (que não tem nomes compostos de dores). A designação de lumbago decorrente de deslocamento do disco intervertebral é classificada como M51.2, que seria outra definição de lumbago, além de dor lombar baixa (M54.5), que exclui as duas anteriores. Encontra-se, ainda, a designação de transtornos de discos lombares com radiculopatia (M51.1), designação que exclui radiculite lombar, que é M54.1.

Não existe a designação de sacralgia, coccidinia, casualgia, raquialgia ou ciatalgia (existe ciática).

Epidemiologia

Já foi vista no Capítulo 1 – "Importância da dor nas costas na clínica médica e na indústria" uma grande série de dados estatísticos da lombalgia ligada à área de medicina do trabalho e na população em geral. Em alguns trabalhos, foi feito um levantamento estatístico baseado na presença da ciática, que é uma designação usada para a irradiação da dor para a perna, mas nesses trabalhos estatísticos não há condições de confirmar se é uma verdadeira dor radicular. Os epidemiologistas chamam a atenção para o fato de que na presença dessa dor irradiada pode haver uma suspeita de herniação discal com possibilidade cirúrgica.

Heliövaara, Impivaara et al.[10] fizeram um *survey* (um levantamento epidemiológico de pessoas que não estão se queixando de dores) com 8 mil finlandeses acima de 29 anos, os quais foram examinados de 1978 a 1980 e reexaminados em 1991. Nesse estudo, houve uma prevalência de dor na região lombar por toda a vida em 77% dos homens e 74% das mulheres, e a presença de dor na perna foi em 35% dos homens e 45% das mulheres. Se fosse feita a prevalência pontual (ou seja, a presença de ciática na hora do exame), estaria presente somente em 5% dos homens e em 4% das mulheres.

Etiologia

Há várias causas para as dores da região, excluindo-se todas as dores referidas de órgãos internos (renais, genitais, intestinais, etc.), como:[11,12]

- tumores de medula e de cauda equina, benignos e malignos (C72.1). Síndrome equina (G83.4), problemas congênitos (Q06.3);
- tumores do esqueleto, malignos (C41.2) e benignos (D16.6), primários e metastáticos;
- alterações ósseas sistematizadas [osteoporose (M80.0, M81.0, M82.0), doença de Paget (M88.0)];
- inflamações: tuberculose e piogênicas, sacroileíte (M90.0 e A18.0);
- espondilite ancilosante [juvenil (M80.1) e adulto (M45.0)];
- traumatismo lombossacro (S34.0);
- malformações congênitas: megapófise, escoliose, sacralização, lombalização da quinta lombar; espondilólise e espondilolistese; aumento de ângulo lombossacro (Q76.0 a Q76.7);
- discopatia, hérnia de disco [cervical (M50.0), lombar (M51.0), dorsal não consta];
- osteoartrose, osteofitose, doenças degenerativas da coluna, estenose (M48.0 e M99.0).

Etiopatogenia

A dor da irradiação da lombociatalgia está intimamente ligada a uma agressão ao nervo raquidiano. Os agentes podem ser: tumor, infecção, inflamação, trauma ou uma compressão contínua e intermitente do nervo no nível do orifício de conjugação. Só existem dois locais de agressão ao nervo:

- na origem medular, nas meninges e na cauda equina, quando o nervo raquidiano está saindo da medula nervosa. Trata-se de moléstias que causam paresias, distúrbios esfincterianos e sensitivos, os quais são estudados em neurologia, e da estenose do canal medular, estudada em ortopedia, reumatologia e medicina física;[11]
- compressão do nervo no nível do orifício de conjugação, decorrente de osteoartrose e, em 2% dos casos, da hérnia do núcleo pulposo;
- na CID-10, há uma minúcia em relação ao problema da estenose do canal medular na região lombar. A designação (M48.0) é exclusivamente para a estenose

da coluna vertebral, mas da região caudal. M99.2 é a estenose por subluxação de todo o canal medular com exceção da região cervical (espondilose), M99.3 trata do mesmo anterior com estenose óssea; M99.4 é a estenose por tecido conjuntivo; M99.5 é a estenose pelo disco; M99.6, estenose óssea e subluxação dos forames de conjugação; M99.7, estenose pelo tecido conjuntivo e pelo disco dos forames de conjugação.

Na série de etiologias apontadas na dor da coluna lombar, em cerca de 90% das vezes, a causa é de difícil localização e, nas pessoas com mais de 45 anos, está presente uma alteração radiológica que se confunde com as alterações degenerativas.

Convém assinalar que são considerados também os defeitos de postura na vida diária e no trabalho e as alterações psicossomáticas, incluídas na etiopatogenia da síndrome das dores crônicas da coluna, como se pode verificar no capítulo específico sobre essa patologia. A causa postural está contemplada com a designação postura anormal (R29.3).

O total de todas as outras causas (com exceção da osteoporose) não ultrapassa 10% dos pacientes.

Quadro clínico[6,10,12,13]

A dor é a queixa mais importante, sendo necessário o estudo, na anamnese, de sua sede: muitas vezes, os pacientes têm dificuldade em localizá-la. Frequentemente, a dor se localiza só na panturrilha ou na planta do pé.

Irradiação

Geralmente, o enfermo indica o trajeto com a mão. Há fatores associados que melhoram o estado do paciente, como repouso, medicamentos, alívio das tensões nervosas, etc., e outros que o pioram, como espirro, levantar peso, tosse, evacuações, etc. A dificuldade de andar causada pela dor deve ser investigada, suspeitando-se de distúrbios vasculares [claudicação intermitente (I73.9), doença vascular não especificada].

Perda da força dos membros inferiores e atrofias musculares são sinais do nítido sofrimento da raiz nervosa [radiculopatia (M54.1)] ou medular [estenose (M51.1)]. Há desvios antálgicos, conforme a intensidade da dor, com intenso espasmo da musculatura paravertebral [(M41.9), escoliose não especificada].

A idade é fator importante, constatando-se que as pessoas com lombalgias (com mais frequência em homens do que nas mulheres) dos 30 aos 50 anos são mais propensas a ter hérnia de disco (M51.1).

Nas lombalgias de início súbito em pacientes bem idosos, deve-se sempre suspeitar de tumores, embora não seja impossível surgir uma hérnia de disco.

Distúrbios vasculares

Os pacientes, assim como os médicos, confundem as sensações parestésicas das varizes dos membros inferiores com as algias da coluna.

Entretanto, o distúrbio vascular complexo é o de "claudicação" decorrente de síndrome da estenose do canal lombar, que causa uma dor na perna que se alivia quando a pessoa para de andar, semelhante à dor da obstrução arterial [(I73.9), doença vascular não especificada].

ANAMNESE

Com base na série de considerações teóricas do capítulo referente à problemática psicossomática e às implicações do fenômeno dor, tanto na fase aguda como na sua cronicidade, na anamnese o paciente portador de dores crônicas da coluna deve ser submetido a um interrogatório abrangendo o componente orgânico e o psíquico. Existe extensa literatura (mais de 900 artigos) que demonstra que:

1. Dos fatores psicossociais, são preditores os pacientes que, com dores agudas, passam a ter dores crônicas de coluna.[9]
2. Não existe uma escala de fatores mais importante que outra, mas sim uma grande variedade de fatores individualizados.[13]
3. Esses componentes são mais importantes que o exame físico; às vezes até mais importantes que os exames complementares, para o prognóstico de tratamentos e de cirurgias da coluna vertebral.[14]
4. Todos esses interrogatórios feitos pelo médico clínico ou especializado, sem experiência na área psicológica, servem de base inicial de considerações, porém são mais bem avaliados testes psicológicos e especialistas da área.

O melhor e o mais estudado em relação à coluna vertebral é o teste MMPI (Minnesota Multiphasic Personality Inventory), que será estudado depois.

Ver, mais adiante, o que a Medicina Baseada em Evidências afirma sobre esse tema, fundamentada de 900 artigos dos últimos 15 anos, depois que foram publicadas as primeiras duas edições deste livro – *Enfermidades da coluna vertebral*, em 1986.

Componente orgânico

É fundamental procurar a etiologia da afecção da coluna, visando a um diagnóstico diferencial que permita uma terapia mais objetiva.

A queixa clínica mais importante é a dor, que será exaustivamente estudada; a outra queixa associada é a perda de movimentação, decorrente ou não da própria dor. É fundamental a caracterização clínica desses eventos principais, como o início, a localização, a irradiação, os fatores de melhora e piora e os fatores desencadeantes. Os fenômenos neurológicos de paresias (não existe essa denominação), parestesias [(F44.6), anestesia e perda sensorial dissociativas; (R20.2), parestesias cutâneas] são também constantes.

Em cada patologia específica, estudada adiante, foi enfatizada essa conduta, que é uma norma médica na identificação de toda afecção dolorosa. O que não é muito comum é fazer uma pesquisa sumária dos fatores psíquicos e emocionais em todos os pacientes com problemas de algias da coluna vertebral.

Os componentes físicos e orgânicos das dores da coluna vertebral estão relacionados ao fato de que o paciente indica com precisão o local da dor ou mostra a distribuição de uma raiz nervosa, que separa as regiões doloridas da coluna. Pacientes que misturam tudo, dores, queixas contra médicos, parentes, instituições, informando que já fizeram tudo, tomaram todos os medicamentos e fizeram todos os tratamentos, com certeza têm problemas sócio e psicossomáticos associados. Uma boa técnica é dar na sala de espera um desenho simples do corpo humano para que o paciente desenhe as áreas em que estão a dor, as parestesias e os formigamentos (atuais). Pacientes com problemas orgânicos fazem desenhos simples e lógicos. Ransford et al.[15] e Ohnmeiss et al.[16] já demonstraram que esses desenhos dão resultados equivalentes ao teste de MMPI já referido.

Componente psíquico

Sugere-se a seguinte sistematização, que evidentemente não precisa conter todos os itens:

Parte A

- Identificação;
- grau de instrução;
- profissão;
- situação socioeconômica;
- situação familiar.

Parte B

1. Descrição dos sintomas e dos sinais: dor e deformidade – início, fatores de melhora e piora.
2. Fatores desencadeantes: com atenção aos fatores emocionais.
3. Infância e adolescência: com ênfase nas atividades esportivas e na realização de trabalhos pesados.
4. Relacionamento com a família de origem: pai, mãe, irmãos, outros parentes afetivamente significativos.

5. Relacionamento com a família atual: cônjuge, filhos, outros parentes afetivamente significativos.

6. Situações cotidianas: relacionamento no emprego ou na atividade principal e nas relações interpessoais, com destaque para a análise da subserviência masoquística que se manifesta, eventualmente, nessas interações.

7. Vida sexual: início, frequência, métodos contraceptivos, desvios, grau de satisfação ou de frustração, dificuldades, experiências autoeróticas, gestações, abortos, etc.

8. Pesquisas de sintomas psiquiátricos: ansiedades, fobias, depressões, hipocondria, etc.

9. Pesquisa de outras afecções psicossomáticas e psiquiátricas: do paciente e na família.

10. Manejo da agressividade: com ênfase na pesquisa da agressividade reprimida.

11. Quadro autoplástico: conceito que o paciente faz da própria doença: a que atribui, como a descreve, como a classifica, quais são suas expectativas, quais são seus prejuízos, etc.

12. Autoavaliação: como o paciente descreve a si mesmo como pessoa. O fundamental nesse tipo de anamnese é identificar se o paciente é ansioso depressivo ou se está em estado de tensão psicológica, decorrente de um problema social concreto (ver a Tabela 4.1).

O Cochrane Collaboration Statistical Methods Working Group, relacionando diferentes elementos da anamnese e do exame clínico, cita os seguintes índices de sensibilidade e especificidade (Tabela 6.1).

Vários autores incluem os seguintes itens de valorização na anamnese que não foram incluídos na Tabela 6.1:

- dor na coluna relativamente intensa em jovens com menos de 18 anos ou em adultos com início antes dos 55 anos;
- traumas relacionados ao trânsito, ao trabalho e ao esporte;
- dores que pioram no período noturno e em repouso;
- existência de doença sistêmica, que restringe a movimentação corporal;
- dor à movimentação da coluna ou ao mínimo dos movimentos;
- presença de curvas deformantes (escoliose, cifose, cifoescoliose) já estruturadas;
- perda de funções esfincterianas e fraquezas musculares;
- presença de alterações reumáticas nas articulações;
- presença de irite, conjuntivites persistentes, *rash* cutâneo, colite, uretrite;
- história familiar.

TABELA 6.1 Diferentes elementos da história clínica e do exame físico relacionados a causas específicas de lombalgia fornecendo sensibilidade e especificidade – medicina baseada em evidências

Doença, sintoma ou sinal	Sensibilidade (%)	Especificidade (%)
Malignidade		
Idade acima de 50 anos	77	71
Prévia história de câncer	31	98
Perda inexplicável de peso	15	94
Dor no repouso	90	46
Dor por mais de 1 mês	50	81
Falha no tratamento conservador	31	90
Hemossedimentação maior que 20 mm	78	87
Infecção		
Viciado em droga intravenosa	40	40
Infecção do trato urinário ou da pele, febre	83*	98
Dolorimento vertebral		
Razoável, baixo, idade acima de 50 anos	84	61
Fratura de compressão		
Idade acima de 70 anos	22	96
Uso de corticosteroide	66	99
Hérnia de disco		
Intervertebral, ciática	95	88

* A sensibilidade à febre depende do tipo de infecção que é suspeitada (Nachemson[1]).

Deyo et al.[13,14] ainda chamam a atenção para que se procurem na história clínica alguns dados que estão incluídos nas informações apresentadas por pacientes que se queixam de dores na coluna e dores em geral:

- afastamento de doença sistêmica;
- a espondilite ancilosante em pacientes jovens do sexo masculino;
- a síndrome da cauda equina, que geralmente produz disfunções urinárias em regiões anestesiadas associadas com ciática e fraqueza muscular, que muitas vezes precisa ser operada com urgência;
- problemas sócio e psicossomáticos, principalmente para pacientes que estão em litígio trabalhista ou afastados do trabalho por problemas da coluna.

Alguns autores dividem as queixas clínicas dos pacientes como orgânicas e emocionais. As referidas foram as queixas chamadas orgânicas. As emocionais associadas às dores da coluna cervical e lombar referidas na história são as seguintes:

- dor que vai da cabeça até o final da coluna;
- dor na perna inteira;
- sensação de que a perna caiu, que a perna não pertence ao corpo;
- a dor não para nunca;
- excessiva intolerância aos medicamentos e à fisioterapia;
- procura de pronto-socorro hospitalar para simples lombalgia.

Outros autores sugerem que se observem os sinais de expressão de dor, como queixas expressas por palavras, gemidos, expressões faciais, posturas viciosas (antálgicas), uso exagerado de colar cervical, cintas, coletes, bengalas, andadores e aumento exagerado de dores, porém sem uso de medicação.

SEMIOLOGIA

A semiologia vertebral, dependendo da região pesquisada, tem características próprias. A cervical apresenta uma patologia que inclui, além das dores, a fraqueza muscular, as alterações dos reflexos e/ou das sensibilidades, por isso o exame neurológico também é indicado. Os especialistas do sistema osteoarticular têm um enfoque mais adequado para as alterações da região dorsal e lombar, porque, além da dor, existem problemas posturais (equilíbrio articular da região e dos membros) e várias enfermidades reumatológicas.

Inspeção geral da coluna

Deve ser realizada com o paciente em posição ortostática, descalço e despido ou com um avental aberto posteriormente. A atitude tem de ser natural, com a musculatura relaxada, e o médico deve inspecionar a face e o pernil em sentido ascendente, pois o encurtamento de um membro inferior pode motivar desvios compensatórios na coluna. Ante a suspeita dessa alteração, os membros devem ser medidos. O alinhamento das fossetas supraglúteas fornece boa indicação de encurtamento de um membro, quando se mostra desnivelado.

Além das anomalias congênitas da coluna, como a meningocele e a *spina* bífida, a qual pode se manifestar externamente por uma zona de hipertricose ou mancha vinhosa sobre a pele que a recobre, a inspeção geral se dedica preferencialmente ao estudo das curvaturas anormais da coluna.

Essas anomalias podem acontecer no plano sagital [cifose e lordose (M40) e cifose postural (M40.0)], no plano transversal [a escoliose tem 11 denominações (M41.0 a M41.9), incluindo a de origem congênita (Q67.0)] ou em ambos [cifoescoliose – designada só escoliose (M41.)] (ver cada um desses assuntos).

Para se avaliar as curvaturas anômalas no plano sagital, observa-se o paciente de perfil, buscando alterações da convexidade anterior ou posterior.

É útil realizar também uma inspeção dinâmica, com o paciente inclinando-se para a frente com as pernas estendidas e os membros superiores soltos.

Nesta posição, podem ser detectados abaulamentos angulares sobre a coluna (gibosidades) que, quando situados na transição dorsolombar, são sugestivos de tuberculose óssea (mal de Pott).

Tanto as escolioses como as cifoses são importantes para pesquisar nos jovens. Devem-se distinguir as duas alterações quando são posturais, antálgicas ou estruturadas, como será visto nos respectivos capítulos adiante.

Coluna cervical

Inspeção

O pescoço curto com movimentação reduzida pode traduzir a ideia de impressão basilar (traumática) e, se for acompanhada de fusão de vértebras cervicais, fará parte da síndrome congênita de Klippel-Feil.

Se o paciente permanece com a cabeça fletida para um dos lados, com dificuldade de movimentá-la, pode-se suspeitar de contratura muscular antálgica.

É importante avaliar as atrofias musculares da região não só do pescoço (mais raras), mas do ombro e da omoplata.

Palpação óssea

Avaliam-se a sensibilidade dolorosa, a pressão dos processos espinhosos e as facetas articulares laterais com o paciente deitado em decúbito ventral. Com o paciente sentado, deve-se apalpar a clavícula à procura de fraturas e na fossa supraclavicular verificar a presença de costela cervical. Verificar os gânglios dessa região.

Palpação muscular

Avaliar a consistência da massa muscular. Na região anterior, pesquisar o esternocleidomastóideo, que pode estar com espasmo, em maior ou menor intensidade (em casos de torcicolo agudo ou congênito, nas crianças). Na região posterior, o músculo mais acessível é o trapézio, que fica muito sensível na sua posição lateral superior, quando está em tensão.

A nuca é um ponto de pesquisa importante, pela presença do ligamento nucal, da inserção do trapézio e do esternoclidomastóideo que, quando sensível, deve ser responsável pela nucalgia e mesmo pela cefaleia que apresentam certos pacientes com tensão muscular.

Palpação ganglionar

Nesta etapa do exame, é muito importante pesquisar os gânglios da região, em razão dos variados processos infecciosos ou mesmo tumorais, podendo haver inúmeros gânglios cervicais, supraclaviculares e axilares.

Percussão muscular

Pode demonstrar a existência de modificações ideomusculares e facilitar o aparecimento de fasciculações em casos de patologia crônica de células das colunas anteriores da medula.

Limitação de movimentos

A coluna cervical é o segmento mais móvel da coluna, podendo executar a flexão, a extensão, a rotação e a lateralização.

É importante acentuar que 50% dos movimentos de flexão e extensão são decorrentes da articulação do occipício e da primeira vértebra cervical, que não tem disco intervertebral; os 50% restantes desses movimentos de flexão e extensão pelas demais vértebras cervicais.

Cerca de 50% dos movimentos de rotação são realizados pelas vértebras C1 (atlas) e C2 (áxis) e os 50% restantes são realizados pelas outras cinco vértebras. A lateralização é realizada pelo somatório de todas as vértebras cervicais, não sendo um movimento puro, mas resultante da rotação vertebral.[17]

A amplitude do movimento da coluna cervical pode diminuir por:

- contratura muscular própria ou resultante de um reflexo de dor;
- anomalia de estrutura óssea (fusão vertebral);
- doenças das articulações locais (artrite reumatoide, espondilite ancilosante);
- doenças degenerativas dos discos intervertebrais – hérnia de disco (rara), TBC, infecções;
- traumatismos;
- outras.

A amplitude do movimento pode aumentar por:

- instabilidade atlantoaxial (artrite reumatoide, agenesia ou fratura do processo odontoide do áxis);
- frouxidão ligamentar interna.

A incapacidade de execução dos movimentos voluntários constitui a paralisia, e o déficit parcial, a paresia. De acordo com a sua distribuição topográfica, classificam-se as paralisias em monoplegias, paraplegias, hemiplegias, tri, tetra e diplegias, podendo ser flácidas ou espásticas, quando resultantes de lesão do neurônio motor periférico ou central, respectivamente.

O exame dos vários grupos musculares deve ser feito em relação a força, amplitude, regularidade e velocidade. Na força muscular, em casos de déficit motor reduzido, são utilizadas manobras deficitárias muito importantes em lesões piramidais do tipo central, podendo ter algum valor nas lesões periféricas. É a manobra dos braços estendidos e do aperto de mão (Raimiste).

Equilíbrio

O exame é dirigido aos casos de processos labirínticos ou lesões cerebelares, principalmente em alterações da coluna cervical, com repercussões para os sistema vertebrobasilar. É preciso observar o equilíbrio estático e dinâmico, a presença de astasia, abasia e sinal de Romberg vestibular (a impressão basilar, que é uma malformação congênita da região occipitocervical, provoca alterações no sistema nervoso central com quadros de ataxia).

Reflexos e nervos periféricos

A Tabela 6.2 dá uma ideia do nível de lesão, associado ao distúrbio motor (músculo), ao reflexo (nervos) e à alteração dos níveis de sensibilidade. Em casos de patologia relacionada com a coluna cervical, pesquisam-se os reflexos profundos dos membros superiores bicipital, com centro reflexo em C5-C6; tricipital, com centro em C6.C5; estilorradial, com respostas em flexão do antebraço, centro em C5-C6; e dos dedos da mão, centro C7.C5.T1.

TABELA 6.2 Nível de lesão associado ao distúrbio motor, ao reflexo e à alteração dos níveis de sensibilidade		
Nível motor	Reflexos	Nível de sensibilidade
Adução do ombro C5	Bíceps C5	Lateral ao braço C5
Extensão do punho C6	Radial C6	Lateral ao antebraço C6
Flexão do punho C7	Tríceps C7	Dedo médio
Extensão dos dedos C7		Medial ao antebraço C8
Flexão dos dedos C8		Medial ao braço T1
Adução dos dedos T1		

As lesões podem ocorrer em nível medular, como hemissecção medular que, na coluna cervical, é mortal; as lesões plexuais (plexo cervical – C1-C4 – e plexo braquial – C5-T1) e lesões radiculares (radial e mediano). Essas alterações são muito acentuadas, constituindo-se em um quadro clínico independentemente da sintomatologia da coluna.

Testes especiais para a coluna cervical

Os testes de compressão da coluna cervical, que correspondem a comprimir e descomprimir a cabeça contra a coluna, aumentando ou diminuindo a dor com a irradiação para o braço (sinal de Spurling[16]), são os seguintes:

1. **Teste de Valsalva:** é o aumento de pressão intratecal que, se houver uma hérnia ou um tumor no canal cervical, provocará o aparecimento de dor, a qual irá se irradiar para o dermátomo correspondente.
2. **Teste de Addison:** para verificar o estado de compressão da artéria subclávia por uma costela cervical ou a compressão do músculo escaleno médio. O paciente vira a cabeça para o lado que está testando e, se o pulso desaparecer ou diminuir, há compressão nesse nível (Figura 6.1).
3. **Sinal de Lhermitte:** a flexão brusca do pescoço provoca a dor em "descarga elétrica" ao longo da coluna, que se prolonga às extremidades inferiores. Este sinal pode estar presente na hérnia discal ou em processo tumorais, bem como na esclerose múltipla.

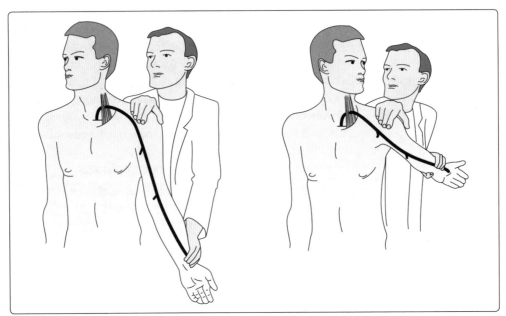

FIGURA 6.1 Teste de Addison: paciente vira a cabeça e o pulso diminui ou desaparece, sinal indicativo da compressão da artéria subclávia.

Coluna dorsal

Inspeção
É importante localizar:

- cifose, principalmente nos adolescentes (Scheüermann) e nos idosos (encunhamento das vértebras, tumor ou tuberculose, mal de Pott);
- escoliose, e seu nível, principalmente nos adolescentes, verificando báscula de bacia e acentuação das omoplatas quando há flexão do tronco (Figura 6.2).

Na inspeção da pele da região, deve-se observar se há manchas do tipo "café com leite" e varicosidades pedunculadas, as quais podem ser indicativas de uma neurofibromatose.

Palpação
Na coluna dorsal, palpa-se a região paravertebral; costais e paraesternais, regiões dolorosas que são conhecidas como pontos de Valleix. Na realidade, são pontos sensíveis de difícil identificação anatômica (facetas articulares, ligamentos, fáscias musculares, etc.) que se constituem nos *trigger points* (ver Capítulo 9 – Síndrome da fibromialgia).

Coluna lombar

Inspeção
Completa-se com as considerações feitas para a região dorsal. A presença de lipomas e pilosidades localizadas pode sugerir a presença de alterações ósseas do tipo *spina* bífida ou de diastematomielia (Q06.2) (a existência de uma barra óssea separando a medula em duas partes).

A acentuação da lordose, com aumento do ângulo lombossacro, assim como o inverso, a diminuição da lordose por báscula anterior da pelve, devem ser anotadas. A báscula lateral da bacia é evidente na escoliose estruturada ou na posição escoliótica antálgica, decorrente de um espasmo muscular.

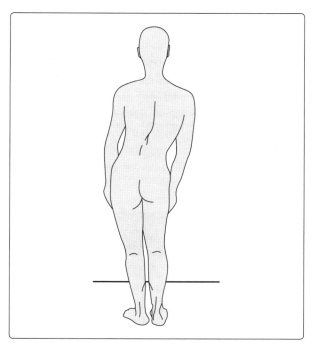

FIGURA 6.2 Escoliose antálgica.

Palpação óssea

Na região lombar, devem ser feitas a palpação e a percussão das apófises espinhosas das articulações sacroilíacas e do cóccix. Nesses três pontos, verificar a intensidade da dor, principalmente a dor que lembra o trajeto do ciático (sinal de campainha). A palpação do cóccix poderá produzir dor local da coccidinia. Há detecção de nódulos fibrosíticos na altura da crista ilíaca, às vezes doloridos.

Com os pacientes magros, na posição deitada, é possível palpar o promontório lombossacral, observando se existe algum tipo de tumoração comprimindo. O nervo ciático pode ser palpado com o paciente de pé, com a perna fletida, no intervalo entre a tuberosidade isquiática e o grande trocanter.

Na síndrome de Baastrup (*kissing-spine*), há uma neoarticulação interespinhosa que pode ser muito dolorosa à palpação.

Palpação muscular

Às vezes, a contratura muscular pode ser tão intensa, na hérnia discal, que a lordose lombar fisiológica desaparece, retificando-se a curva ou mesmo produzindo uma escoliose antálgica. O sinal de Cobb pode ser usado na sua detecção. O paciente marca o passo, sem sair do lugar.

Ao elevar o membro de um lado, o paciente deve contrair a musculatura paravertebral do lado oposto e relaxar a do mesmo lado. Se não houver o relaxamento, o sinal é positivo, isto é, há uma contratura paravertebral.

Palpação ganglionar

É um detalhe que não deve ser esquecido no exame e na pesquisa de gânglios na região inguinal.

Limitação de movimentos

A coluna lombar tem os movimentos de flexão anterior, extensão, rotação e lateralização. Em termos de amplitude, esses movimentos são limitados pela posição das facetas articulares. A região da coluna que está com patologia evidente (hérnia discal, tumor, osteomielite, tuberculose, etc.) permanece fixa, rígida aos movimentos, só fazendo flexão ou extensão dos demais segmentos.

Flexão anterior

É medida solicitando-se ao paciente que tente encostar as mãos no chão.

Pode-se medir a limitação desse movimento, que fica acentuada na espondilite ancilosante, marcando-se dois pontos nas apófises espinhosas e verificando-se a sua variação ou medindo a distância da ponta dos dedos até o chão. Na extensão dolorida, pode-se suspeitar de que há um processo de artrose nas interapofisárias (Figura 6.3).

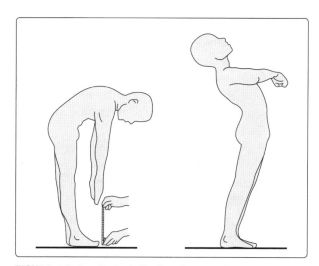

FIGURA 6.3 Amplitude da flexão e da extensão da coluna lombar.

Os demais movimentos, nos processos muito dolorosos, devem ser analisados em função das contraturas musculares.

A amplitude dos movimentos da coluna lombar pode estar diminuída por:

- contratura muscular própria da região ou resultante de um reflexo de dor interna (aparelho geniturinário, digestório, etc.);
- anomalias degenerativas das articulações locais (espondilolistese, megapófise);
- doenças degenerativas das articulações locais (espondilite ancilosante, artrite reumatoide);
- hérnia de disco, tuberculose, infecções;
- traumatismos.

Na região lombar, deve ser averiguada a função muscular em relação a amplitude, força, regularidade e velocidade do movimento.

Com relação à força muscular dos membros inferiores, realiza-se a manobra de Mingazzini ou de Barré, que consiste em realizar um movimento contra a resistência da mão do examinador. Por exemplo, pede-se para o paciente levantar a perna e oferece-se uma resistência com a mão. O mesmo pode ser feito com o pé e, principalmente, com o grande artelho (na hérnia de disco L5-L1, está com força diminuída). No teste de Trendelenburg, que consiste em marchar no mesmo local, com o joelho fletido, quando o músculo glúteo médio está sem força de um dos lados obriga a bacia a se inclinar desse mesmo lado.

Marcha

A marcha é um processo muito complexo, no qual muitos mecanismos tomam parte, como o equilíbrio vestibular, o sistema proprioceptivo, os reflexos, os músculos, etc.

A marcha tem uma fase de apoio e uma de balanço. No caminhar de um indivíduo com lombociatalgia, o tronco fica inclinado para a frente e, às vezes, para um lado. Cada passo é feito devagar, e o pé do lado afetado é colocado levemente no solo, abreviando a fase de apoio. O quadril do lado lesado fica fletido, assim como o joelho, e o pé fica em flexão plantar.

Em lesões dos segmentos correspondentes às raízes L4, L5, S1, o comprometimento do nervo ciático poplíteo externo acarreta paralisia dos músculos dorsiflexores dos pés com marcha escarvante (pé caído ou *steppage*), sendo impossível a marcha nos calcanhares. Na lesão do nervo tibial, ou ciático-poplíteo interno, que corresponde às raízes L5, S1, S2, há comprometimento do músculo tríceps sural, sendo impossível a marcha na ponta dos pés. Na lesão do nervo femoral (L2, L3, L4), há déficit do músculo quadríceps, com prejuízo da extensão da perna e incapacidade para subir escadas. Alteram o tipo de marcha as deformidades da coluna, as artroses de coxofemoral, joelho, tornozelo e pé.

Reflexos e nervos periféricos

A Tabela 6.3 permite resumir os detalhes neurológicos relacionados com a coluna lombossacral.

As lesões neurológicas podem ocorrer no nível da medula, produzindo a hemissecção medular ou a secção medular completa, neste caso causando a paraplegia; as lesões plexuais e radiculares causam variados quadros de plegias ou paresias musculares.

Em relação às patologias relacionadas com as colunas dorsal e lombossacral, pesquisam-se os reflexos profundos dos membros inferiores (patelar, com centro em L2-L4; aquileu, centro em L5-S2; adutores da coxa, centro em L2-L4). Quanto aos reflexos superficiais, pesquisam-se principalmente os cutaneoabdominais, centro em T6, T12, cremastéricos, centro em L1-L2, cutaneoplantar em flexão, centro em L5-S2, e em extensão, o sinal de Babinski, indicativo de lesão piramidal.

O automatismo medular é o conjunto de reflexos de defesa que ocorrem em lesões piramidais, resultante da supressão das funções inibidoras dos centros superiores, nas afecções medulares do tipo transverso (compressões medulares, mielopatias transversas), cuja resposta mais importante é a tríplice flexão dos segmentos do membro inferior (pé, perna e coxa).

TABELA 6.3 Detalhes neurológicos relacionados à coluna lombossacral

Disco	Raiz	Reflexos	Músculos	Sensação
L3-L4	L4	Reflexo patelar	Tibial anterior	Parte medial do pé e da perna
L4-L5	L5	Nenhum	Extensor longo	Parte lateral do pé e dorso do pé
L5-S1	S1	Reflexo aquileu	Fibular longo e curto	Parte lateral do pé

Testes especiais para a coluna lombar

1. Sinal de Lasègue – também muito semelhante ao chamado *straight leg raising* ou *stiff leg raising* dos autores anglo-saxões (Figura 6.4). A manobra pode ser feita com a perna estendida e depois fletindo a perna e reproduzindo a dor ciática. Pode-se também fletir o quadril com o joelho com o pé em flexão plantar; flete-se a coxa e, a seguir, estende-se lentamente o joelho. O estiramento das raízes é semelhante, causando o mesmo tipo de dor. Deve-se lembrar do "falso Lasègue" quando surge a dor em outras estruturas, como articulação sacroilíaca, coxofemoral, etc. O sinal de Bragard é deixar o pé numa posição de Lasègue sem dor; nesse ponto imprime-se enérgica flexão dorsal no pé, reaparecendo a dor em casos de radiculite. Em 25 a 30%, existe o sinal de Lasègue contralateral, surgindo a dor no outro lado, tendo grande valor semiológico na indicação de provável hérnia de disco.

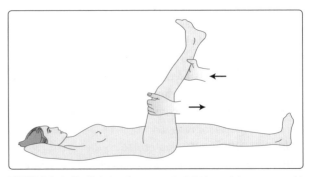

FIGURA 6.4 Sinal de Lasègue ou *straight leg raising*, como está indicado.

2. Sinal de Neri – com o paciente sentado, o joelho é estendido até o ponto de resistência. Nesse momento, o examinador flete a cabeça do paciente, o que aumenta a tensão das raízes e leva à dor.
3. Teste de Patrick – força-se o quadril em flexão, rotação externa e adução, com o joelho fletido. Haverá dor se a articulação sacroilíaca estiver envolvida (Figura 6.5).

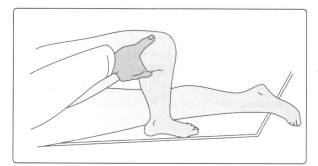

FIGURA 6.5 Teste de Patrick.

4. Sinal de Naffziger-Jones – compressão das jugulares por alguns minutos até as faces ficarem congestionadas; aumenta a tensão do liquor, o que aumento a dor radicular (Figura 6.6).

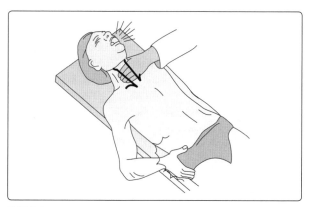

FIGURA 6.6 O teste de Naffziger-Jones aumenta a pressão intratecal.

5. Sinal de Dejerine e/ou Valsalva – o ato de tossir, espirrar, ou o esforço de vomitar podem precipitar a ciatalgia, por aumento da pressão liquórica.
6. Teste de Kernig – com o paciente em decúbito ventral, pede-se que levante a cabeça e o examinador força mais a flexão, produzindo dor na região lombar. Esse sinal é indicativo de irritação meníngea.
7. Sinal simulação – sentar o paciente com as pernas estendidas e fazer a flexão passiva da pelve sobre a coluna lombar. Esse movimento é doloroso e limitado, se a patologia for radicular. É uma espécie de Lasègue invertido, que os pacientes não conhecem.
8. Teste de Hoover – é um teste que permite avaliar o grau de simulação do paciente. Procura-se elevar o pé do paciente, que não está sentindo dores, segurando-o pelo calcanhar. O calcanhar do outro pé deverá fazer força para baixo, tentando "ajudar" o outro pé, mas, no afã de simular, o paciente deixa esse outro pé praticamente imóvel, contraído, sem forçar o outro calcanhar, mostrando que há simulação.
9. Teste de Milgram – este teste também colabora para evidenciar a simulação em um paciente que dramatiza a sua lombociatalgia. Com o paciente em decúbito, deve-se pedir que mantenha os pés esticados e elevados uns 10 cm da mesa de exame, durante 30 segundos. Quando há patologia intratecal, surge a dor e o paciente deixa cair uma das pernas elevadas o tempo todo (Figura 6.7).

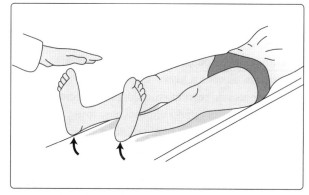

FIGURA 6.7 Teste de Milgram. Se o paciente pode manter os pés nessa posição por 30 segundos (sem dor), a patologia intratecal pode ser excluída.

Região sacroilíaca

A inspeção e a palpação das sacroilíacas raramente fornecem algum dado importante e a mobilidade é praticamente nula. Utilizam-se algumas manobras que visam a tracioná-las, desencadeando a dor:

- manobra de Volkmann: apoiam-se as mãos sobre ambas as espinhas ilíacas anteriores, forçando-as a um movimento de abertura da pelve;
- manobra de Lewin: decúbito lateral sobre o lado são. O médico exerce pressão com as mãos apoiadas sobre a crista ilíaca, aplicando todo o peso do seu corpo;
- manobra de Mennel: é a que melhor se presta para avaliar as sacroilíacas. Paciente em decúbito lateral com o joelho homolateral fletido e trazido junto ao tronco pelas mãos do paciente. O examinador apoia uma das mãos na nádega do paciente e, com a outra, aplicada no terço inferoanterior da coxa, traciona para trás o membro inferior.

Na presença de lesão sacroilíaca, ocorre dor no nível da nádega. A mesma manobra deve ser repetida para o lado oposto.

Exame físico e Medicina Baseada em Evidências

Deyo et al.[13,14] recomendam, baseados em revisão na literatura, a valorização dos seguintes achados na semiologia da coluna vertebral:

- febre associada à dor na coluna vertebral, acompanhada de sensibilidade vertebral específica que é um dos sinais de uma possível infecção;
- a flexão lombar limitada não é sinal específico de espondilite ancilosante ou artropatia nem de hérnia de disco ou de discopatia degenerativa;
- nos pacientes com dor ciática e com claudicação neurogênica, a pesquisa do Lasègue deve ser feita bilateralmente, de preferência usando um inclinômetro ou goniômetro;
- no exame neurológico, deve-se enfatizar a força da dorsiflexão do tornozelo e do artelho, os reflexos aquilianos. Fazer sempre um rápido exame da sensibilidade com testes de pinçamento nas regiões medial, dorsal e lateral dos pés (Quadro 6.1);
- a pesquisa de regiões com dores nos tecidos moles da coluna (incluindo endurações, músculos doloridos, etc.) não tem nenhum valor preditivo ou de orientação diagnóstica.

QUADRO 6.1 Exame neurológico dirigido (afecções da coluna vertebral)

1. Inspeção da coluna
2. Atitude
3. Marcha
4. Exame do sistema muscular
   a. Inspeção
   b. Palpação
   c. Percussão
   d. Movimentação passiva
   e. Balanço passivo das articulações
5. Sinais radiculares (meningorradiculares)
6. Equilíbrio
7. Motricidade
8. Reflexos superficiais e profundos (automatismo medular)
9. Sensibilidade
10. Funções tróficas e neurovegetativas

Referências bibliográficas

1. Nachemson A, Wanddellf G, Norlund AI. Epidemiology of neck and low back pain. In: Nachemson A, Jonsson E. Neck and back pain. Philadelphia: Lippincott; 2000.
2. Weill G, Ghadi V, Nicoulet I, et al. Back pain in France: epidemiology, present knowledge, current practice and costs. Paris: CD-Santé; 1998.
3. Schrader H, Obelieniene D, Bovim G, Surkiene D, Mickeviciene D, Miseviciene I, et al. Natural evolution of late whiplash syndrome outside the medico-legal context. Lancet. 1996;347:1207-11.
4. Suissa S, Harder S, Veilleux M. The Quebec whiplash-associated disorders cohort study. Spine.1995;20:12S-58S.
5. Herkowirz HN, Rothamn RH, Simeone F. The spine. 4.ed. Philadelphia: WB Saunders; 1999.
6. Moreira C, Carvalho MAP. Reumatologia: diagnóstico e tratamento. Rio de Janeiro: Medsi; 2001.
7. Linton S. Psychologic risk factors for neck and back pain. In: Nachemson A, Jonsson E. Neck and back pain. Philadelphia: Lippincott; 2000.
8. Weiser S, Cedraschi G. Psychosocial issues in the prevention of chronic low back pain – a literature review. Baillieres Clin Rheumatol. 1992;6(3):657-84.
9. Cockerill W, Ismail AA, Cooper C, Matthis C, Raspe H, Silman AJ, et al. Does location of vertebral deformity within the spine influence back pain and disability? European Vertebral Osteoporosis Study (EVOS) Group. Ann Rheum Dis. 2000;59(5):368-71.
10. Heliövaara M, Impivaara O, Sievers K, et al. Lumbar disc syndrome in Finland. J Epidemiol Comun Health. 1987;41:251-8.
11. Bongers PM, de Winter CR, Kompier MA, Hildebrandt VH. Psychosocial factors at work and musculoskeletal disease. Scand J Work Environ Health. 1993;19(5):297-312.
12. Frymoyer JW, Ducker TB, Hadler NM. The adult spine: principles and practice. 2.ed. New York: Lippincott; 1997.
13. Deyo RA, Rainville J, Kent DL. What can the history and physical examination tell us about low back pain? JAMA. 1992;268:760-5.
14. Deyo RA, Diehi AK. Cancer as the cause of back pain frequency: clinical presentation and diagnostic strategies. J Gen Inter Med. 1988;3:230-8.
15. Ransford AO, Cairns O, Mooney V. The pain driving as an idea of psychologic evaluation in patientes with low back pain. Spine. 1976;1:127-30.
16. Ohnmeiss DD, Vanharanta H, Ekholm J. Relation between pain location and disc pathology: a study of pain drawings and CT/discography. Clin J Pain. 1999;15(3):210-7.
17. Hoppenfeld S, Hutton R. Physical examination of the spine and extremities. New York: Appeton; 1976.

CAPÍTULO 7

Exames laboratoriais e eletromiografia

LABORATÓRIO CLÍNICO NAS AFECÇÕES DA COLUNA

Antes de apresentar a participação dos exames laboratoriais e de imagem e da eletromiografia, é importante ter uma noção precisa dos valores desses exames, os quais são usados na declaração de sensibilidade, especificidade e valor preditivo nas afecções da coluna vertebral.

Quem é doente?

Existem pessoas que se queixam muito (têm muitos sintomas imprecisos) e, quando vão ao médico, todos os exames solicitados para esclarecer esses sintomas dão resultados no limite da normalidade. Trata-se de uma pessoa doente? Por que, então, os exames são normais? Ela é sadia porque os exames deram normais? Por que se queixa tanto? E a pessoa que tem um sintoma, dor nas costas, por exemplo, e não se queixa e não faz exames, ela é sadia ou doente?

As respostas mais corretas para essas indagações são:

1. A pessoa que tem dor e se queixa de algum sintoma não é sadia, na definição da Organização Mundial da Saúde (OMS), pois saúde completa implica a sensação de bem-estar físico e mental. Talvez se possa dizer que não houve agravo exagerado na saúde, que não existe doença grave. Outra afirmação que se pode fazer é que esse sintoma inicial pode evoluir para uma doença, no futuro, dando, pois, um valor preditivo (positivo ou negativo) para esse sintoma de que o paciente se queixa – a alteração encontrada no exame laboratorial ou um dado encontrado no exame físico realizado no paciente.

Para saber se esse sintoma é um mal-estar passageiro ou o início de uma doença, solicitam-se exames auxiliares de diagnóstico. Podem ocorrer duas eventualidades: a) o paciente faz os exames, o resultado está normal, por isso não é um doente – se o sintoma vai embora, pode ser considerado uma pessoa sadia; b) o exame resulta alterado, descobre-se a doença, a pessoa se trata, será e volta a ser uma pessoa sadia; c) faz o exame, resulta alterado, mas este não tem sensibilidade suficiente para identificar a doença que foi pesquisada – a pessoa é considerada doente, mas é um falso-doente ou o resultado foi falso-positivo, porque o exame não foi adequado; d) faz o exame, resulta alterado, mas este não tem especificidade suficiente para identificar a doença que foi pesquisada – a pessoa é considerada sadia, mas é um falso-sadio ou o resultado foi falso-negativo (pois, na realidade, ele é positivo), porque o exame não foi analisado ou realizado de forma adequada.

2. A pessoa que tem uma queixa clínica e não faz exames, não vai ao médico, portanto não usa o sistema de saúde, não é uma pessoa sadia, avaliada por si própria (isso ninguém fica sabendo), mas é considerada sadia pelo sistema de saúde.[1,2]

Existe um ditado popular que diz: "se você for ao médico, ele descobrirá uma doença em você". Isso é cada vez mais verdadeiro com a medicina preventiva e com o envelhecimento da população, que está vivendo mais tempo neste século. Descobrir as doenças no início é um modo de gastar menos recursos em hospitalizações, evitar consequências mais graves dos agravos à saúde, diminuir os óbitos, melhorar a qualidade de vida dos idosos, etc. No entanto, isso tudo é facultativo, a pessoa faz se quiser e, como se sabe, grande número delas não faz essa prevenção; isso é válido para tudo, desde o câncer de mama à doença arterial coronariana e lombalgia na fábrica.[3]

Como achar o doente

Para descobrir quantas pessoas sofrem da coluna cervical em uma fábrica de 2 mil operários, por exemplo, deve-se, evidentemente, fazer uma pesquisa, um levantamento, uma análise de dados por meio de um questionário ou de um exame médico aplicado a cada um dos trabalhadores. Essa pesquisa é mais conhecida pela denominação em inglês *survey* ou *screening,* ou seja, são analisadas as pessoas não doentes em busca de uma doença específica, nesse caso uma alteração da coluna cervical. Para realizar essa *survey,* existe uma metodologia,[4] detalhada a seguir.

1. É preciso definir como a doença será reconhecida. Você já teve uma dor que começa no pescoço e vai para o braço? (Boa pergunta). Você já teve torcicolo? (Boa pergunta). Você já teve tontura? (Má pergunta, porque muitas doenças podem dar tonturas sem constituir patologia da coluna).[5]
2. Deveria haver um exame que identificasse as alterações da coluna cervical, pois fazer uma radiografia simples da coluna cervical em 2 mil empregados tem um custo que precisa ser adequado ao que se está procurando.[6]
3. Depois de descobrir quem está com problemas na coluna cervical, haverá condições de fazer o tratamento de todos? Isso possibilitará o acerto dos móveis e das máquinas, caso estejam ergonomicamente inadequados?[6-8]

Andersson et al.[7] fizeram um *survey* com 1.806 pessoas, com idades variando de 25 a 74 anos. Elas foram atendidas em dois postos de atendimento médico na Suécia, onde tinham de indicar, num desenho de uma figura humana, o local em que estavam sentindo as dores nos últimos três meses, sem verem o médico e sem interpretarem se a dor só do cotovelo para cima valia ou não, quando se perguntava por dor no braço. Verificou-se que 19,1% das mulheres e 14% dos homens tinham cervicalgia ou cervicobraquialgia, não havendo diferença entre trabalhadores braçais e do escritório. Verificou-se também que a dor na cervical incidia em maior proporção na faixa etária de 45 a 54 anos e, depois, decrescia. A área do pescoço-ombro foi mais atingida em 30,2%, e a lombar baixa, em 23,2%. Em geral, nessa população, 55% tinham dores persistentes há 3 meses e 49%, por 6 meses.

Usando essa mesma população de 1.806 pessoas, a mesma equipe fez novo trabalho, 6 anos depois (isso é possível nos países escandinavos, com a medicina socializada, informatizada e população disciplinada).[9] Não foi mais um *survey,* pois já havia pessoas com dores crônicas catalogadas. Esse segundo estudo é chamado de caso-controle, pois comparam o comportamento das pessoas com dores crônicas na coluna (cervical e lombar), que são os "casos", com as que não têm dores, que servem como "controle". Verificou-se, ainda, que 45,7% dessas pessoas continuavam se queixando de dores crônicas há três meses, por uma ou várias vezes; acontecendo o mesmo com 29,5% das pessoas que não tinham dores crônicas. Isso tem uma significância estatística representada pela letra p ($p < 0,05$ – lê-se, p é menor do que 0,05). Essa informação diz que essa diferença não foi por acaso, mas é uma diferença real de frequência maior ao ambulatório, pois no sistema sueco as pessoas fazem tratamento preventivo. A estatística biomédica tem condições de fazer as comparações tirando esse detalhe (ida exagerada ao médico), mesmo assim a diferença foi significativa. O resultado 0,05 é significativo, mas 0,005 é mais significativo e 0,00005, muito mais significativo. Os autores verificaram que 7,72% dos pacientes com dores crônicas foram consultar um fisioterapeuta diretamente, comparado com 1,2% dos que não tinham dores ($p < 0,05$). Fatores que influíram na procura do médico ou do fisioterapeuta: intensidade da dor, idade, depressão, etnia, nível socioeconômico. Cerca de 5,9% dos pacientes com dores crônicas procuraram tratamentos alternativos, acupuntura e ervas. As mulheres consumiam mais analgésico e sedativos.

Em um terceiro estudo realizado por Andersson et al.,[4] verificou-se que 165 pessoas com dores crônicas, dessas 1.806 pesquisadas, tinham o ácido úrico aumentado. No entanto, os autores consideraram que a amostragem era pequena para que esse exame servisse como um auxiliar de diagnóstico da dor, porque acharam que a análise não tinha nem sensibilidade nem especificidade. Prometeram estudar o tema, mas nada foi publicado até o primeiro semestre de 2001.

Teste de validade de um exame

Na identificação de um portador de dor crônica da coluna – como nesse caso do nível do ácido úrico no sangue –, a validade do exame é medida pela capacidade de identificar os casos realmente positivos (sensibilidade) e encontrar os realmente negativos (especificidade). Se fossem escolhidas 1.000 pessoas, sendo que mais homens que mulheres têm o ácido úrico aumentado, com a uricemia aumentada, e 85% delas tivessem dores na coluna, podia-se dizer que a sensibilidade de diagnosticar é de 85%, que é muito alta. No entanto, se fossem encontrados 25% de portadores de dores, em 1.000 pessoas com a uricemia normal, poderia se afirmar que a especificidade de encontrar os casos realmente negativos é baixa. Um bom exemplo tem de ter a sensibilidade e a especificidade altas. No exemplo citado, com sensibilidade de 85%, pode-se raciocinar que dentro desse resultado, 25% podem ser falsos (sendo positivo o teste normal, permite-se que 25% sejam identificados com dor), restando assim 85% − 25% = 60%, que é muito próximo de 50%, que é considerado, em estatística, sem significância – pois é uma chance em duas de ter essa associação ou como se fosse possível diagnosticar jogando-se uma moeda para o ar, num cara ou coroa.

Os testes são considerados fidedignos quando podem ser reproduzidos no mesmo indivíduo ou na espécie humana em vários países. Alta especificidade é considerada padrão-ouro no diagnóstico dessa doença, como a glicemia de jejum no diagnóstico de diabete.

TABELA 7.1 Valor preditivo dos testes positivos em função do índice de prevalência da doença

Prevalência da doença na população (%)	Valor preditivo positivo do teste
1	16,1
2	21,2
5	50,0
10	67,9
20	82,6
50	95,0

Valor preditivo

O valor preditivo positivo de um teste (VP+) é a proporção daqueles que têm o exame positivo para a doença ou a probabilidade de terem a doença. É representado pela fórmula VP+ = casos positivos divididos pelos casos realmente positivos mais ou falsos-positivos.

O valor preditivo negativo de um teste (VP-) é a proporção daqueles que têm o exame negativo para a doença ou a probabilidade de terem a doença. É representado pela fórmula VP = casos negativos divididos pelos casos negativos mais falsos-negativos.

O valor preditivo do teste está em decorrência da prevalência da doença. Assim, um teste para uma doença muito frequente dificilmente terá VP+ ou, na sua ausência, VP-. E só para lembrar: a prevalência de uma doença corresponde aos casos crônicos, os agudos são designados como incidência (ver início do capítulo sobre epidemiologia).

Quando uma doença é rara, atinge 1% da população, qualquer teste tem valor preditivo de 16,1%, mas o mesmo exame em uma doença com prevalência de 50% da população passa a ter preditivo de 96%.

Laboratório clínico nas afecções da coluna

A participação do laboratório clínico na elucidação do diagnóstico das afecções da coluna é muito discreta, pois, como é sabido, a maior incidência é de processos artrósicos, os quais não apresentam alterações sanguíneas importantes.

Em cada uma das patologias observadas, foram estudados os exames laboratoriais correspondentes, porém estes são importantes em reumatologia ou na clínica das doenças osteomusculares e articulares por sete razões:

1. Auxiliar no diagnóstico específico (p.ex., fosfatases alcalinas e ácidas no caso de metástases ósseas).
2. Diagnosticar a sede de lesão (p.ex., liquor no diagnóstico de tumores).
3. Avaliar a gravidade da doença (p.ex., osteoporose muito grande com títulos de cálcio sanguíneo muito baixos).
4. Acompanhar a evolução da moléstia (p.ex., controle do Paget por meio de fosfatase alcalina, geralmente alta).
5. Evidenciar a resposta terapêutica (p.ex., emprego de calcitonina no Paget ou quimioterapia no mieloma múltiplo).
6. Evidenciar manifestações de intolerância medicamentosa ou comprometimento orgânico (p.ex., anemia por hemorragia nos idosos, causada por medicação antiálgica).
7. Auxiliar na investigação etiológica (p.ex., prova de Mantoux para afastar mal de Pott).

Inúmeros autores têm procurado uma associação entre os exames laboratoriais e as doenças da coluna. O estudo mais original foi feito por Hasselhorn et al.,[10] que analisaram a seguinte associação: já que os fatores emocionais são importantes na gênese dos problemas das dores crônicas da coluna, é preciso investigar os exames que, induzindo ao estresse de longa duração, causam grande mobilização de energia, o que resulta em inibição do anabolismo, por isso devem-se dosar as substâncias relacionadas com os sistemas anabólico, catabólico, imune e opioide (que regulam a dor). Foram analisados 67 trabalhadores de ambos os sexos, de 21 a 59 anos de idade, com dores crônicas há seis meses e com componentes psicossomáticos evidentes. Dosaram-se no sangue o 3-metil, 5-hidroxifeniletileno glicol (MHPG em inglês, que representa a atividade simpatoadrenomedular), DHEA (avalia o anabolismo), imunoglobulina E, interleucina-6 (avalia a atividade imunológica), betaendorfina (avalia um modulador da dor). Em mulheres com baixos índices de MHPG, DHEA e betaendorfina, é preditivo de incapacitação em razão da dor lombar persistente. Os autores sugerem maior investigação nessa direção.

Yuceer et al.[11] fazem uma associação entre doença tumoral e doença degenerativa do disco intervertebral lombar, que tem uma queda do nível de imunoglobinas IgG, IGA e IgM no liquor e no sangue depois da cirurgia.

Skouen et al.[12] fazem trabalhos experimentais em porcos, mostrando que há relação entre o nível elevado de proteínas totais, marcadores de tecido nervoso e a presença de um pinçamento experimental do nervo ciático nesses animais, a qual é constatada com um crescente aumento do pinçamento ou uma compressão súbita.

Satoh et al.[13] estudam por meio de processo imuno-histoquímico a presença do complexo anticorpo-antígeno nos discos removidos cirurgicamente com hérnia do núcleo pulposo.

O capítulo sobre osteoporose e doenças metabólicas sofreu grande reformulação em relação aos exames diagnósticos e de prognósticos, os quais serão tratados no capítulo correspondente.[14]

É possível dividir as provas sorológicas em específicas e inespecíficas do processo inflamatório. Essa provas são usadas para classificar as artropatias inflamatórias da coluna ou espondiloartropatias em duas categorias: soropositivas e soronegativas em função da presença da reação do látex ou Waller-Rose. Essas patologias são, atualmente, mais estudadas em função do marcador genético HLA-B27.

Nas provas inespecíficas do processo inflamatório incluem:

- hemossedimentação;
- proteína C-reativa;
- mucoproteína;
- eletroforese de proteínas plasmáticas;
- exame de urina.

- **Hemossedimentação:** é um dado muito desacreditado, mas que deve ser valorizado na pessoa idosa que se queixa de muitas dores na coluna, as quais não cedem com os antiálgicos fortes. Pode ser um dos dados clínicos do aparecimento de um mieloma múltiplo.[15] Quando as dores são musculares, há sinal indicativo de polimialgia reumática. Brown et al.[16] relatam que em 11 casos de discite lombar em crianças de 1 a 3 anos, com o diagnóstico feito pela ressonância magnética, os exames de hemossedimentação e cultura foram normais.
- **Proteína C-reativa:** proteína presente nos casos de febre reumática que acomete as crianças. O exame sofreu uma série de modificações técnicas e está sendo muito valorizado em muitos campos da medicina como prova diagnóstica. Le Gars et al.[17] pesquisaram por meio de um ensaio do tipo imunoabsorvente (tipo Elisa) em relação à proteína C-reativa determinada no soro, que daria o índice de inflamação sistêmica. Em 35 pacientes de 23 a 64 anos com ciática, foram obtidos níveis

de 1,68 mg/L comparados a 0,74 mg/L em pacientes normais (p = 0,002). Concluem que deve existir um processo inflamatório no nível do nervo comprimido. Ruof e Stucki[18] fizeram uma metanálise para verificar se a hemossedimentação e a proteína C-reativa teria condições de avaliar o início, a atividade e a melhora clínica de pacientes com espondilite ancilosante. Os autores concluem que esses dois exames em conjunto, em termos de capacidade discriminativa mesmo na fase aguda da doença, têm valor inconclusivo.

- **Mucoproteína:** está elevada na artrite reumatoide, junto da hemossedimentação; porém, na artrite reumatoide da coluna cervical, nem sempre está presente, assim como está na espondilite ancilosante. Deve-se notar que a mucoproteína pode estar muito elevada nas doenças tumorais e metastáticas, elevando-se também, nesses casos, o ácido úrico circulante.[19]
- **Eletroforese de proteínas plasmáticas:** podem estar aumentadas as diversas frações por artrite reumatoide ou febre reumática anterior; entretanto, esse exame é importante no diagnóstico diferencial do mieloma múltiplo, quando a gamaglobulina fica muita elevada nas pessoas adultas.
- **Exames de urina:** além de dados importantes sobre o estado do parênquima renal, presença de diabete melito e infecções, a pesquisa da célula Bence-Jones é importante no diagnóstico do mieloma múltiplo; em 48 casos estudados, esta célula esteve presente somente em 19,4%.[15]

As provas laboratoriais específicas que interessam à patologia da coluna são:

- látex;
- cálcio, fósforo e fosfatases;
- Mantoux;
- ácido homogentísico na urina;
- ácido úrico no sangue;
- mielograma.

- **Látex:** assim como o Waaler-Rose, é indicador da presença de artrite reumatoide, exceto na criança. Existe forte impressão de que pacientes com títulos altos têm evolução radiológica e sistêmica pior.[15] Há casos de cervicalgia rebelde que pioram com a tração e que têm látex positivo ou não; deve ser aventada a hipótese de artrite reumatoide e iniciar-se o tratamento desta afecção[5,10] (ver Capítulo 14 – Doenças infecciosas e inflamatórias da coluna vertebral).
- **Cálcio, fósforo e fosfatases:** são elementos valiosos para estudos dos casos de intensa osteoporose na coluna (ver Capítulo 15 – Doenças metabólicas da coluna vertebral).[14] Na Tabela 7.2, há um resumo das alterações

desses parâmetros laboratoriais. Convém lembrar que as fosfatases alcalinas do soro provêm na maioria dos casos dos ossos e em parte também do fígado, principalmente quando se trata de pacientes idosos e com problemas de parênquima hepático alterado.[2]

- **Mantoux ou PPD:** é um exame auxiliar para verificar a possibilidade de anergia ao bacilo de Koch, nos casos de suspeita de mal de Pott (ver item sobre doenças infecciosas da coluna).

- **Ácido homogentísico na urina:** é exame que permite diagnosticar a ocronose. Pode-se fazer a exploração dinâmica do osso por meio das dosagens de cálcio e fósforo no sangue e na urina; fica-se conhecendo o prol, a reserva mineral. A determinação da fosfatase ácida, da hemossedimentação e da taxa de glicoproteínas auxilia no conhecimento da trama orgânica e a biópsia óssea permite estudar simultaneamente a trama orgânica e o componente mineral. A biópsia na coluna é empregada no diagnóstico de afecções tumorais (ver o item sobre tumores da coluna vertebral).

- **Ácido úrico no sangue:** o diagnóstico de artropatia única (gota) deve ser feito dentro de um quadro clínico global, em que o aumento do ácido úrico no sangue é um dos elementos. Esse indicativo não explica a presença das dores na coluna lombar, apesar de já terem sido descritos tofos gotosos na coluna.[19]

- **Mielograma:** realizado pela punção externa, permite diagnosticar o mieloma múltiplo e os linfomas que causam as dores intensas e constantes na coluna, em alguns casos. No caso do mieloma e de algumas doenças autoimunes, o estudo das imunoglobulinas no sangue e no liquor pode ajudar no diagnóstico do mieloma e de algumas doenças desmielinizantes que serão estudadas mais adiante.

TABELA 7.2 Alterações sanguíneas possíveis de causar cãibra

	Calcemia	Calciúria	Fosfatemia	Fosfatúria	Fosfatase alcalina	Fosfatase ácida
Hiperparatireoidismo primário	Alta	Alta	Baixa ou normal	Alta	Alta moderada	Normal
Mieloma múltiplo	Alta inconstante	Alta inconstante	Normal	Normal	Aumento discreto sempre aum. nas met. hep.	Alta (Ca próstata)
Neoplasias malignas	Alta + (casos com metástase)	Alta (Ca osteogênico)	Normal	Normal	Aumento discreto sempre aum. nas met. hep	Alta (Ca próstata)
Raquitismo e osteomalacia	Baixa	Baixa	Baixa inconstante	Baixa inconstante	Alta carac.	Normal
Paget	Normal	Normal	Normal	Normal	Alta carac.	Normal
Icterícia obstrutiva	Normal	Normal	Normal	Normal	Alta	Normal

Alta carac.: aumento característico; aum.: aumento; met. hep.: metabolismo hepático.

SISTEMA HLA – ANTÍGENOS LEUCOCITÁRIOS HUMANOS

Atualmente, o sistema dos antígenos leucocitários humanos (HLA) – abreviação do inglês, também chamado de complexo de histocompatibilidade (MHC em inglês) – é usado em inúmeras doenças como um marcador genético, além de ser empregado em várias especialidades, como na cirurgia dos transplantes, nos casos de esterilidade, oncologia, hematologia, etc.

Trata-se de um conjunto de proteínas codificadas pelos genes do sexto cromossomo e que desempenha um papel importante no reconhecimento imunológico de moléculas estranhas e no autoconhecimento das próprias moléculas do organismo. Uma desregularização desse sistema causa uma agressão às próprias células, que é o início de uma doença autoimunológica.

Os HLA podem ser definidos como componentes da membrana celular que são capazes de provocar uma resposta imunológica pós-transplante, resultando no fenômeno da rejeição.[20]

Esses antígenos acham-se expressos em todas as células do organismo e podem ser divididos em maiores ou menores, dependendo da rapidez e da intensidade com que desencadeiam a resposta imunológica.[21]

O cromossomo humano número 6 possui genes autossômicos dominantes que codificam não somente os antígenos de histocompatibilidade como também muitos outros antígenos comprometidos com a resposta imunológica.

Os antígenos de histocompatibilidade são distribuídos, principalmente, entre dois *loci* (*loci* = plural de *locus*; *locus* = lugar, em latim), o *locus* A e o *locus* B, que possuem diferentes alelos. Cada indivíduo possui quatro antígenos de histocompatibilidade, dois do *locus* A e dois do *locus* B. Cada pai transmite ao seu descendente um antígeno do *locus* A e um antígeno do *locus* B, formando esta combinação um haplótipo.

Os antígenos dos *loci* A e B são detectados por técnicas de microlinfocitoxicidade, utilizando-se soros de indivíduos politransfundidos ou de mulheres multíparas como fonte de anticorpos específicos. São os antígenos sorologicamente definidos.

Ainda sorologicamente definidos, existem os antígenos do *locus* C (Figura 7.1), que se acham localizados entre os *loci* A e B e mais próximos deste último.

Outros antígenos do sistema HLA só podem ser detectados por meio da cultura mista de linfócitos governados por genes do *locus* D, próximo ao *locus* B (Figura 7.1), que se acham localizados em linfócitos definidos.

Também pertinentes ao sistema HLA, existem os antígenos similares ao IgA (associados à resposta imune) do camundongo e que se acham expressos principalmente nos linfócitos B, cuja localização no cromossomo 6 não está totalmente definida (Figura 7.1). São detectados por técnicas especiais de citotoxicidade.[22]

Localizados na mesma região cromossômica, são genes que codificam certas enzimas, certos subgrupos sanguíneos e certos componentes do complemento.[23]

O sistema HLA é o grupo mais polimórfico de sistemas antigênicos no homem e constitui-se em excelente marcador genético, além de permitir a possível definição de individualidade biológica.

Embora sua função não esteja claramente estabelecida, admite-se que sirva de importante marco antigênico para a vigilância imunológica, ou seja, confere habilidade para reconhecer o que é próprio do que não é próprio.

Além da sua implicação nos transplantes de órgãos, transfusão de plaquetas e leucócitos, os antígenos de histocompatibilidade têm aplicação clínica pela associação com determinadas doenças.[24]

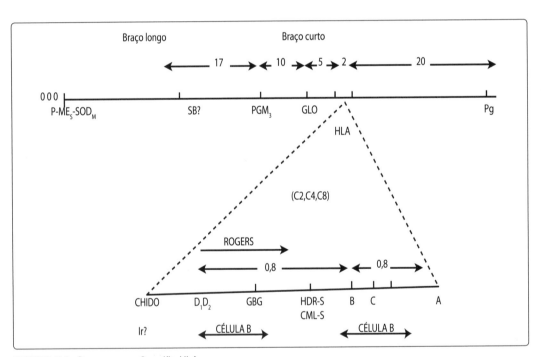

FIGURA 7.1 Cromossomo 6 região HLA.

Diversas são as teorias que tentam explicar a associação de um determinado antígeno de histocompatibilidade com certa doença, todas sem comprovação.[22]

Aqui, interessa o HLA-B27, introduzido na década de 1970 por Brewerton,[20] que em trabalho mais recente afirmou que esse marcador é importante em quatro patologias: espondilite ancilosante, artrite psoriática e as artrites reativas entre as espondiloartropatias, além da artrite reumatoide, principalmente da coluna cervical.

Epidemiologia
HLA-B27 na espondilite ancilosante

Pelos modernos métodos laboratoriais, podem ser identificados cerca de vinte subtipos diferentes de alelos de HLA-B27, os quais explicam a variedade de resultados de incidência que são encontrados em vários povos. Variam, segundo Khan,[22] de HLA-B*2701 a B*2720. A associação com a espondilite ancilosante (EA) ou com a espondiloartropatia só foi documentada em dez subtipos. Os subtipos

B*2706 no Sudeste da Ásia e B*2709 na Sardenha (Itália) podem apresentar uma associação relativamente menor com a espondilite. Os 10 subtipos de descrição mais recente ainda não foram estudados em associações com essas doenças. Pode ser que exista uma hierarquização desses subtipos, em parte resultante de ação genética e em parte por ação de fatores ambientais.

Por exemplo, o B*2705 está associado à EA e à espondiloartropatia em todo o mundo, mas não nas populações africanas do Senegal e do Gâmbia. Atualmente, os pesquisadores estão estudando essa associação das doenças a um subtipo B27 específico que poderá, talvez, identificar uma predisposição ao desenvolvimento da doença com maior ou menor gravidade. O HLA-B27 é encontrado em 8% do norte-americanos brancos da população geral, mas está presente em 87,5% dos americanos com espondilite, o que mostra ser um exame com alta especificidade. Nessa população que tem HLA-B27 positivo, 20% dos casos poderão desenvolver uma EA – porém não se sabe por que a maioria restante não desenvolve uma espondiloartropatia. Recentes avanços na genética permitem admitir a existência de fatores ambientais que tenham influência, principalmente peptídios derivados de bactérias, especialmente a salmonela, ou de vírus do tipo da aids.[23]

Brown et al.[25] afirmam que o melhor modelo genético explicativo da manifestação da espondilite é oligogênico, com predominância multiplicativa de interação entre os *loci.* A incidência é maior entre familiares e entre gêmeos monozigóticos. A etiologia da espondilite não é conhecida, e o fator genético é uma das características dos portadores da doença.

Espondilite B27 positivo e B27 negativo

Nasution et al.,[26] da Indonésia, pesquisaram onze subtipos de HLA-B27 em 34 pacientes com espondiloartropatia com HLA-B27 positivo (segundo os critérios da European Spondylarthropathy Study Group) – grupo A – e em 26 pacientes com HLA – B27 positivo, mas sem a doença – grupo B –, todos vivendo na capital, Java. Os 60 pacientes foram divididos segundo a sua presumível origem étnica para determinar o possível subtipo. Nenhum dos pacientes tinha os subtipos HLA-B*2701, *2702, *2703, *2708 e *2709. O HLA-B*2704 foi encontrado em 23 (68%) do grupo A e 4 (15%) do grupo B (p < 0,01). O HLA-B*2706 não foi encontrado em paciente nenhum do grupo A, mas em 21 (81%) do grupo B (p < 0,01). Os autores afirmam que os pacientes do grupo A tinham ascendência chinesa e os do grupo B eram de origem javanesa. Entretanto, a ausência de espondiloartropatia entre indivíduos com HLA-B*2706 positivo é um fato que precisa ser destacado.

O HLA-B*2704 está positivamente associado com a espondiloartropatia, tendo um valor de previsibilidade positiva de 11,5 vezes. Dito de outra forma, quem tem o HLA-B*2704 tem um fator de risco, ou um risco relativo ou a chance de ter uma espondiloartropatia 11,5 vezes maior do que quem não tem esse fator. Em contrapartida, a pessoa que tem HLA-B*2706 está com a previsibilidade negativa, ou seja, de não ter a doença. Esse fator de risco relativo negativo foi estatisticamente significativo (p < 0,007).

HLA-B27 na artrite reativa

Leirisalo-Repo et al.[27] estudaram 63 pacientes (28 mulheres e 35 homens, com idade média de 36,5 anos) portadores de artrite reativa por salmonela, e 27% tinha uretrite, 13% tinha uveíte e 44%, problemas de coluna. O HLA-B27 estava presente 88% dos casos, e isso ocorria em maior quantidade nos homens. Em um acompanhamento médio de 11 anos de 50 pacientes, 8 desenvolveram uma espondiloartropia crônica.

Baggia et al.[28] desenvolveram experimentalmente uma uveíte aguda anterior em ratos geneticamente propensos, produzindo com endotoxinas de *Escherichia coli*, cuja gravidade não tinha relação nenhuma com a expressão do HLA-B27 de baixa cópia em animais heterozigóticos.

Ringrose et al.[29] afirmam que a artrite reativa após infecções com várias bactérias Gram-negativas está fortemente associada com as moléculas dos antígenos de histocompatibilidade classe I, que é o HLA-B27. É possível aventar a hipótese de que a própria molécula do B27 tenha um papel na patogênese dessa artrite reativa, por meio da ação dos peptídios antigênicos aos linfócitos T citotóxicos. Os repertórios de peptídios apresentados pela salmonela, *Shigella*, e por células não infectadas foram comparados. Os autores descobriram que todos os peptídios identificados das células infectadas tinham o HLA-B*2705.

HLA-B27 na artrite reumatoide na cervical

Paimela et al.[21] estudaram o valor preditivo da presença dos antígenos HLA-DR4 e B27 investigados em um acompanhamento de três anos, em média, de 87 pacientes com artrite reumatoide inicial. Constataram que houve aumento da frequência do DR1, do DR4 e do B27 nesse grupo quando comparado com a população finlandesa que tinha um decréscimo de DR2, DR3 e DR7. Durante o tratamento antirreumático, houve uma correlação entre os níveis de melhora clínica e a redução desses antígenos, tanto nos DR4-positivos como nos DR3-negativos. Apesar disso, houve piora de quadro radiológico das articulações periféricas sem a influência do DR4 ou HLA-B27. Em alguns pacientes cuja artrite reumatoide afetou mais a coluna cervical, desde o início da doença, não houve correlação com a presença de DR4 ou HLA-B27 positivo. Os autores afirmam que esse trabalho reafirmou o aumento de pacientes que têm artrite reumatoide com a presença de HLA-B27 na população finlandesa, mas que esse fato não modificou a evolução da doença.

Young et al.[30] acompanharam durante três anos, por meio de radiografias de pés, mãos e coluna cervical, 149 pacientes ingleses com artrite reumatoide inicial. As alterações da coluna cervical foram previstas com sucesso em 82% dos casos usando HLA-Dw2, HLA-B27 e a idade do início dos sintomas da doença. Esses autores afirmam que é necessário fazer metanálises amplas para determinar o valor preditivo positivo do HLA-B27 na determinação da evolução da gravidade da artrite reumatoide da coluna cervical.

HLA-B27 na artrite psoriática

Tanto a artrite psoriática como a espondilite psoriática têm suas próprias características epidemiológicas, genéticas e clínicas, com semelhanças e diferenças com a artrite reumatoide, assim como com a EA do grupo das espondiloartropatias soronegativas. São chamadas de soronegativas, porque as provas sorológicas para o reumatismo estão negativas, principalmente a prova de látex.

Foi demonstrado, em pacientes com artrite psoriática, em que o fator reumatoide estava presente, que o índice de mortalidade em 8 anos era de 60% – mas, nesse período, entre pacientes que mantinham o fator reumatoide negativo, o índice de mortalidade era de 18%.

No caso do acometimento da coluna vertebral, que é raro na artrite reumatoide mas muito frequente na artrite psoriática, surge uma espondiloartropatia, com a presença frequente e positiva dos marcadores HLA-B27. Essa associação com o marcador genético é mais comum nos habitantes dos países europeus do norte e nos países do norte da América, que têm as formas mais graves e mutilantes dessa patologia vertebral. Essa associação com o HLA-B27 é pouco evidente no restante da população mundial, mas, atualmente, em razão da infecção pelo HIV, a incidência das espondiloartropatias na África está aumentando.

Winchester[31] afirma que, talvez, o HIV seja um antígeno microbiano artrogênico da artrite na coluna, o qual estimula os fragmentos bacterianos a criar os imunocomplexos na artrite psoriática. Cita como exemplo a associação da artrite psoriática e o conjunto de síndromes infecciosas graves denominadas SAPHO (sinovite, acne, pustulose, hiperostose e osteíte).

Punzi et al.[32] compararam 16 casos de artrite psoriática que tiveram início em pacientes com mais de 60 anos (o que é muito mais grave) com 50 pacientes com esse tipo de artrite iniciado na idade mais jovem. Os autores verificaram que esse comportamento é influenciado por alterações imunológicas, como a concentração de interleucina (IL) IL1 beta IL6 encontrada no líquido sinovial do grupo de idosos em relação aos jovens, porém sem a influência do HLA-B27.

Samuelsson et al.[24] estudaram outros marcadores genéticos, encontrados em 134 pacientes com artrite psoriática, e seus descendentes encontrados nos cromossomos 3 e 15, além do HLA-B27 encontrado no cromossomo 6.

ELETROMIOGRAFIA NAS AFECÇÕES DE COLUNA

O eletrodiagnóstico das lesões da coluna vertebral está ligado ao estudo do trajeto do estímulo nervoso do cérebro via medula, plexos e nervos periféricos, até o efetor final, que é o músculo. Estão incluídos nesse estudo, conforme as necessidades, os seguintes exames: a eletromiografia (EMG), que inclui o estudo do reflexo H e da resposta F, estudos de condução nervosa de nervos sensitivos e motores e o potencial evocado somatossensório. O propósito desses exames não é só documentar a presença de uma radiculopatia ou mielopatia, mas também fornecer o nível do segmento afetado e estimar o grau e a cronicidade da disfunção da raiz nervosa. A EMG é o exame neurofisiológico mais sensível para se avaliar pacientes com radiculopatia, dando informações sobre diagnóstico, localização de lesão e prognóstico.

Noções básicas

A avaliação do potencial elétrico da contração muscular, tanto no músculo em repouso como em atividade, pode ser usada para aferir uma compressão da raiz nervosa, inclusive na altura do orifício da conjugação. Um músculo sadio e normalmente inervado está eletricamente "silencioso" no repouso e, com a inserção de uma agulha eletromiográfica, não haverá descargas elétricas prolongadas. Entretanto, na presença de uma lesão da raiz nervosa, uma série de descargas elétricas involuntárias do músculo pode ser registrada.

Essas descargas podem ser caracterizadas por potenciais de ação diminuídos e com amplitudes reduzidas – sendo chamados de potenciais de fibrilação – ou a forma de ondas positivas só são produzidas com a inserção da agulha, mas os potenciais de fibrilação podem ser obtidos em qualquer tempo.

Na contração voluntária normal de qualquer músculo, o potencial de ação é bifásico, como pode ser visto na Figura 7.2. Na desnervação parcial, a quantidade de unidades motoras diminui e as ondas polifásicas irregulares são vistas. A musculatura paraespinhal é suprida pelos ramos primários posteriores dos ramos emergentes dos nervos espinhais que, quando comprimidos, poderão trazer no registro muscular as alterações já referidas.

O eletromiograma pode ser empregado para medir a condução do estímulo nervoso no nervo periférico, em associação com a contração muscular ou não. Como existem três tipos de fibras, podem se feitas as seguintes medidas: 1) fibra aferente motora – pode-se medir a condução do nervo motor; 2) fibra muscular aferente (sensitiva) – permite medir o reflexo monossináptico; e 3) fibra cutânea aferente (sensitiva) – pode-se medir a condução nervosa sensitiva.

Assim, é possível estudar: 1) a excitabilidade periférica do sistema neuromuscular; 2) o tempo de condução motora e sensitiva; 3) as anormalidades e as alterações do potencial de ação que ocorrem após a estimulação nervosa; 4) a duração do potencial de ação; 5) a fatigabilidade anormal do sistema neuromuscular periférico, por estimulação repetitiva.

Com interesse localizado nos problemas da coluna, é possível encontrar o que será descrito a seguir.

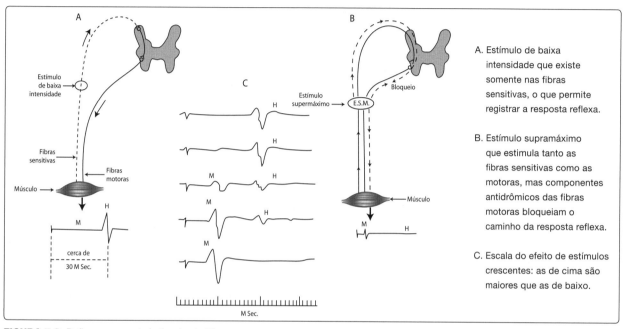

FIGURA 7.2 Reflexo monossináptico (onda H).

Eletromiografia para afecção da coluna

A EMG pode ser feita com eletrodos de agulhas, bi ou monopolares que são inseridas no músculo, e a atividade muscular é medida por um osciloscópio em que se executam várias funções musculares. Normalmente, o músculo está sem atividade quando em repouso, e o osciloscópio mostra uma linha reta sem oscilações. Se o nervo está desnervado, assim ocorre na radiculopatia, podem surgir, mesmo em repouso, manifestações de atividade no osciloscópio. Outras formas anormais de atividade são as ondas espontâneas que podem ter a forma de fibrilações ou formas de ondas positivas, que parecem fasciculações. Essas alterações ocorrem de 1 a 2 meses após terem surgido lesões decorrentes da radiculopatia.

Glants et al.[33] afirmam que devem ser feitos exames na musculatura dos membros inferiores e também nos músculos paraespinhais, embora estes tenham uma avaliação mais complexa.

Foi visto que as alterações eletromiográficas registradas em relação ao músculo são maiores quando há compressão da raiz nervosa ou do nervo periférico do que os potenciais de fibrilação e as ondas positivas acentuadas no músculo em repouso. No músculo em contração, há diminuição de potenciais ativos, com a presença de ondas polifásicas. Deve-se lembrar que, nos pacientes operados da coluna ou da região da musculatura paravertebral, os músculos ficam pelo menos 40 meses com alterações miográficas que podem confundir o diagnóstico.

Eisen e Elleker[34] demonstraram que a velocidade de condução do nervo periférico não serve de indicativo de radiculopatia, pois essas velocidades podem estar normais – além de que os sinais eletromiográficos de desnervação muscular podem sugerir, sem assegurar, o diagnóstico de lesão da raiz.[35]

Existe um grau de variação individual na inervação dos músculos e respectivas raízes.[36] Assim, o extensor breve dos dedos dos pés é inervado em 80% por L5 e 20% por S1.

Os estudos da condução nervosa motora e sensitiva estão, geralmente, dentro dos limites normais nas radiculopatias simples. Em razão da sua localização física, o gânglio dorsal da raiz usualmente não está traumatizado na maioria das causas de radiculopatia compressiva. Como resultado, os potenciais nervos sensoriais não estão afetados nessas radiculopatias, mas sim nas desmielinizações focais ou nas degenerações axiais.

Condução nervosa motora

Mede-se a velocidade da condução de um nervo em uma determinada extensão, na qual se suspeita que haja compressão, pois a velocidade de condução não é constante em toda a extensão do nervo. O impulso fica mais lento na medida em que se afasta da origem do nervo e se aproxima dos ramos mais distais; também o estímulo se atrasa na junção mioneural. A fim de eliminar o atraso na placa neuromuscular e na condução do estímulo pelas fibras musculares, estimula-se o nervo motor ao mesmo tempo em dois pontos e mede-se a distância entre esses pontos na pele, em milímetros; mede-se no gráfico o tempo em milissegundos que levou para surgir o estímulo e depois calcula-se o tempo de condução em metros por segundo (Figura 7.3).

$$\text{Velocidade} = \frac{\text{distância}}{\text{tempo}} =$$

$$= \text{metros por segundo} = \frac{\text{milímetros}}{\text{milissegundos}}$$

Os valores estão calculados em uma tabela e podem ser comparados com os resultados obtidos para verificar se, em determinados trechos, a velocidade está diminuída.

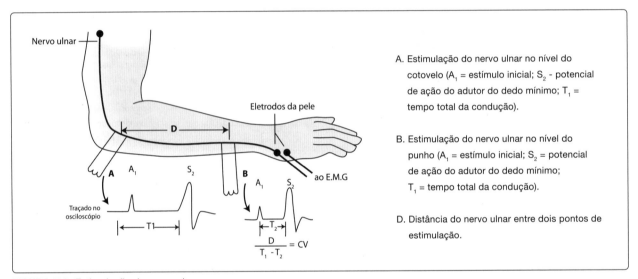

FIGURA 7.3 Estimulação do nervo ulnar.

A. Estimulação do nervo ulnar no nível do cotovelo (A_1 = estímulo inicial; S_2 - potencial de ação do adutor do dedo mínimo; T_1 = tempo total da condução).

B. Estimulação do nervo ulnar no nível do punho (A_1 = estímulo inicial; S_2 = potencial de ação do adutor do dedo mínimo; T_1 = tempo total da condução).

D. Distância do nervo ulnar entre dois pontos de estimulação.

Condução nervosa sensitiva

O estudo da sensibilidade da pele permite o diagnóstico das lesões dos nervos periféricos. Existem descritos os métodos de determinação direta, pela pele ou pelos eletrodos de agulha (técnica ortodrômica e técnica antidrômica, respectivamente), e o método indireto (método dos reflexos e do potencial evocado cerebral, obtido pelo estímulo periférico).[37]

Método dos reflexos (reflexo H)

O reflexo H é um reflexo espinhal monossináptico com vias motoras e sensitivas que cursam através da raiz do nervo S1, principalmente pelas fibras nervosas de grande diâmetro. O reflexo é obtido no músculo sóleo por estímulo do nervo tibial posterior na fossa poplítea.

O reflexo F é usado em neuropatias, diabéticas ou alcoólicas, mas o reflexo H pode medir a condução nervosa sensitiva que está diretamente ligada aos fusos musculares da raiz S1. É possível estimular o ramo eferente de S1 com o eletrodo na fossa poplítea e medindo o tempo requerido para o estímulo se ele for transmitido para o ramo dorsal e, via arco reflexo, se irradiar para o membro aferente, e, eventualmente, produzir uma contração do músculo gastrocnêmio. Esse é o reflexo de Hoffmann, conhecido como reflexo H.[38] Com a compressão da raiz S_1, o tempo entre o estímulo sensório na fossa poplítea até a reposta motora de contração da perna será prolongado e o padrão de potencial evocado ou potencial de ação será anormal.

A ausência do reflexo H está bem correlacionada com a ausência do reflexo aquileu. Em radiculopatia S1 discreta, a ausência desse reflexo pode ter valor diagnóstico, pois é um reflexo que surge logo no período inicial das lesões.

Reflexo F ou resposta F

É uma resposta tardia que pode ser registrada a partir do músculo depois que se obtete a estimulação máxima de seu nervo. Essa resposta é com frequência inconsistente e pequena, por isso é necessário fazer pelo menos dez estímulos para obtê-la. A ausência da resposta F pode ser o primeiro sinal do eletrodiagnóstico de uma radiculopatia.

1. **Lesões no plexo braquial e nas raízes cervicais:** são difíceis de diferenciar, usa-se o potencial de ação sensitivo que pode estar anormal ou ausente nos casos de lesão das raízes, mas presente nos casos de alterações dos plexos. Preston e Shapiro[39] verificaram a presença do reflexo H nos pacientes com lesão grave na cervical, tipo mielopatia, principalmente causada por osteófitos e não por hérnia discal. Simosto e Basmajian[40] acreditam que, sempre que há uma diminuição da velocidade motora por mielopatia, deve-se suspeitar que o nervo periférico também sofreu algum processo degenerativo.
2. **Lesões do plexo lombossacral:** principalmente nas lesões de compressão da raiz S1, verifica-se a grande eficiência diagnóstica da presença retardada do reflexo H. Nos pacientes já operados, as contrações musculares estão alteradas. Leyshon et al.[41] estudaram 100 pacientes com dores nas pernas, com o EMG, e que depois tiveram o seu diagnóstico confirmado pela operação. Estudaram o potencial de fibrilação, o reflexo H e a latência no arco reflexo do tornozelo (reflexo aquileu), e verificaram que a EMG teve um resultado mais acurado do que a radiculografia e o exame físico, pois não ocorre falso-positivo.

De 70 pacientes em que se confirmou a lesão compressiva do nervo, 50 foram operados, e em 43 se confirmou o nível de compressão por osteófitos posteriores ou deslocamento articular e posterior. Os casos de estenose do canal podem resultar alterações eletromiográficas.[41]

A importância do exame eletromiográfico (como não ocorre falso-negativo) é afastar os casos de histeria de conversão e de simulação.[39,41]

Como afirmam Glants et al.[33] a EMG, por si só, não é um exame conclusivo, mas um ótimo meio auxiliar, se for integrado às provas para exame dos processos duvidosos, em associação com a radiografia contrastada, a tomografia, etc.

Potencial evocado cerebral

Potencial evocado

A aplicação do potencial evocado somatossensorial é realizada durante as cirurgias da coluna, em problemas complexos de hérnias discais, principalmente na região cervical e lombar, na cirurgia da correção das deformidades da coluna, descompressão da medula nervosa nos casos de estenose espinhal, mobilizações após traumatismos graves, incluindo a medula, e na ressecção de tumores espinhais. Realiza-se um monitoramento intraoperatório pelo potencial evocado e pela EMG, os quais permitem evitar acidentes graves e irreparáveis na medula, nos plexos e no nervo. Existe uma quantidade enorme de técnicas cuja discussão escapa ao escopo desta obra.

Foi desenvolvida, em 1963, por Liberson a técnica que consiste em estimular dois pontos em um nervo sensitivo periférico e medir o potencial de ação (chamado de potencial evocado) na área parietal, contralateral do cérebro. É evidente que esse método, chamado de técnica cerebral, envolve diferentes fibras sensitivas em condições ortodrômicas e antidrômicas de fibras motoras. Esse método é mais complexo, necessita de estímulos maiores, oferece desconforto ao paciente e requer aparelhagem mais complicada, sendo que Eisen e Elleker[34] afirmam que, nas radiculopatias lombares e na doença discal, os potenciais evocados ou potenciais somatossensórios, como prefere chamar, ainda não têm uma correlação bem definida.

Exames eletromiográficos baseados em evidências

O Chochrane Report reviu a literatura desde 1993 em relação à EMG e ao reflexo H referente ao diagnóstico da disfunção da raiz nervosa nos pacientes com sintomas na perna com mais de quatro semanas e constatou que estes testes, associados com a história clínica e com os outros exames de imagem, não têm uma correlação clínica adequada. O mesmo foi constatado com a resposta F e a EMG para pacientes com dores crônicas na coluna. O potencial evocado por ser útil nos casos de estenose espinhal ou mielopatia lombar.

Arena et al.[42] compararam pacientes com lombalgia com pacientes normais, realizando o eletromiograma e constataram que não havia diferenciação suficiente nesse exame.

Date et al.[36] estudaram o eletromiograma na musculatura paravertebral, comparando pacientes com lombalgia e controle e encontraram atividade muscular espontânea em 30% dos pacientes com mais de 40 anos.

Park et al.[43] tentaram correlacionar os achados eletromiográficos, os achados cirúrgicos e os da tomografia computadorizada, e o resultado foi que o método não tinha nem sensibilidade nem especificidade.

Referências bibliográficas

1. Campbell MJ, Machin D. Medical statistics: a commonsense approach. 3.ed. Nova Iorque: John Willey; 1999.
2. Hellsing AL, Brungelsson IL. Predictors of musculoskeletal pain in men: A twenty-year follow-up from examination at enlistment. Spine. 2000;25(23):3080-6.
3. Shannon HS, Woodward CA, Cunningham CE, McIntosh J, Lendrum B, Brown J, et al. Changes in general health and musculoskeletal outcomes in the workforce of a hospital undergoing rapid change: a longitudinal study. J Occup Health Psychol. 2001;6(1):3-14.

4. Andersson HI, Ejlertsson G, Leden I, Rosenberg C. Characteristics of subjects with chronic pain, in relation to local and widerspread pain report. A prospective study of symptoms, clinical findings and blood tests in subgroups of a geographically defined population. Scand J Rheumatol. 1996;25(3):146-54.

5. Dreyer SJ, Boden SD. Natural history of rheumatoid arthritis of the cervical spine. Clin Orthop. 1999;(366):98-106.

6. Bent MJ, Oosting J, Laman DM, van Duinjn H. EMG before and after cervical anterior discectomy. Acta Neurol Scand. 1995;92(4):332-6.

7. Andersson HI, Ejlertsson G, Leden I, Rosenberg C. Chronic pain in a geographically defined general population: studies of differences in age, gender, social class, and pain localization. Clin J Pain. 1993;9(3):174-82.

8. Moty C, Michel E. Organizational and operational work of death analysis committees: review of experiences. Presse Med. 2001;30(6):259-63.

9. Andersson HI, Ejlertsson G, Leden I, Schersten B. Impact of chronic pain on health care seeking, self care, and medication. Results from a population-based Swedish study. J Epidemiol Community Health. 1999;53(8)503-9.

10. Hasselhorn HM, Theorell T, Vingård E. Endocrine and immunologic parameters indicative of 6-month prognosis after the onset of low back pain or neck/shoulder pain. Spine. 2001;26(3):E24-9.

11. Yuceer N, Arasil E, Temiz G. Serum immunoglobulins in brain tumours and lumbar disc diseases. Neuroreport. 2000;11(2):279-81.

12. Skouen JS, Brisby H, Otani K, Olmarker K, Rosengren L, Rydevik B. Protein markers cerebrospinal fluid in experimental nerve root injury. A study of slow-onset chronic compression effects or the biochemical effects of nucleus pulposus on sacral nerve roots. Spine. 1999;24(21):2196-200.

13. Satoh K, Konno S, Nishiyama K, Olmarker K, Kikychi S. Presence and distribution of antigen-antibody complexes in the herniated nucleus pulposus. Spine. 1999;24(19):1980-4.

14. Frost HM. Changing views about osteoporosis. Osteoporos Int. 1999;10(5):345-52.

15. Knoplich J, Souza ER. Fatores de prognóstico de sobrevida no mieloma múltiplo. Rev Bras Reum. 1980;20:203.

16. Brown MA, Laval SH, Brophy S, Calin A. Recurrence risk modelling of the fenetic susceptibility to anklosing spondylitis. Ann Rheum Dis. 2000;59(11):883-6.

17. Le Gars L, Borderie D, Kaplan G, Berenbaum E. Systemic inflammatory response with plasma C-reactive protein elevation in disk-related lumbosciatic syndrome. Joint Bone Spine. 2000;67(5):452-5.

18. Ruof J, Stucki G. Validity aspects of erythrocyte sedimentation rate and C-reactive protein in anylosing spondylitis: a literature review. J Rheumatol. 1999;26(4):966:70.

19. Thornton FJ, Torreggiani WC, Brennan P. Tophaceous gout of the lumbar spine in a renal transplant patient: a case report and literature review. Eur J Radiol. 2000;36(3):123-5.

20. Brewerton DA. Introduction: B27-associated diseases. Scand J Rheumatol Suppl. 1990;87:108-10.

21. Paimela L, Leirisalo-Repo M, Helve T, Koskimies S. The prognostic value of HLA DR4 and B27 antigens in early rheumathoid arthritis. Scand J Rheumatol. 1993;22(5):220-4.

22. Khan MA. Update: the twenty subtypes of HLA-B27. Curr Opin Rhematol. 2000;12(4):235-8.

23. Gonzalez S, Martinez-Borra J, Lopez-Larrea C. Immunogenetics, HLA-B27 and spondyloarthropathies. Curr Opin Rheumatol. 1999;11(4): 57-64.

24. Samuelsson L, Enlund F, Torinsson A, Yhr M, Inerot A, Enerback C, et al. A genome-wide search for genes predisposing to familial psoriasis by using a stratification approach. Hum Genet. 1999;105(6):523-9.

25. Brown R, Hussain M, McHugh K, Novelli V, Jones D. Discits in young children. J Bone Joint Surg Br. 2001;83(1):106-11.

26. Nasution AR, Mardjuadi A, Suryadhana NG, Daud R, Muslichan S. Higher relative risk of spondyloarthropathies among B27 positive Indonesian Chinese than native Indonesians. J Rheumatol. 1993;20(6):988-90.

27. Leirisalo-Repo M, Helenius P, Hannu T, Lehtinen A, Kreula J, Taavitsainen M, et al. Long-term prognosis of reactive salmonella arthritis. Ann Rheum Dis. 1997;56(9):516-20.

28. Baggia S, Lyons JL, Aneli E, Barkhuizen A, Han YB, Placnk SR, T, et al. A novel model of bacterially-induced acute anterior uveitis in rats and the lack of effect from HLA-B27 expression. J Investing Med. 1997;45(5):295-301.

29. Ringrose JH, Muijsers AO, Pannekoek Y, Yard BA, Boog CJ, van Alphen L, et al. Influence of infection of cells with bacteria associated with reactive arthritis on the peptide repertoire presented by HLA-B27. J Med Microbiol. 2001;50(4):385-9.

30. Young A, Corbett M, Winfield J, Jaqueremada D, Williams P, Papasawas G, et al. A prognostic index for erosive changes in the hands, feet, and cervical spines in early rheumatoid arthritis. Br J Rheumatol. 1998;27(2):94-101.

31. Winchester R. Psoriatic arthritis and the spectrum of syndromes related to the SAPHO (synovitis, acne, pustulosis, hyperostosis, and osteitis) syndrome. Curr Opin Rheumatol. 1999;11(4):251-6.

32. Punzi L, Pianon M, Rossini P, Schiavon F, Gambari PE. Clinical and laboratory manifestations of elderly onset psoriatic arthritis: a comparison with younger onset disease. Ann Rheum Dis. 1999;58(4):226-9.

33. Glants RH, Haldeman S. Electrodiagnosis. In: Frymoyer JW, Ducker T (eds.). The adult spine principles and practice. New York: Raven; 1991.

34. Eisen A, Elleker G. Sensory nerve stimulation and evoked cerebral potentials. Neurology. 1980;30(1):1087-105.

35. Delisa J, A Lee HJ, Baran EM. Manual of nerve conduction velocity and clinical neurophysiology. Philadelphia: Raven; 1994.

36. Date ES, Mar EY, Bugola MR, Teraoka JK. The prevalence of lumbar paraspinal spontaneous activity in asymptomatic subjects. Muscle Nerve. 1996;19:350-4.

37. Lomen-Hoerth C, Aminoff MJ. Clinical neurophysiologic studies: which test is useful and when? Neurol Clin. 1999;17(1):65-74.

38. Padberg AM, Bridwell KH. Spinal cord monitoring: current state of the art. Orthop Clin North Am. 1999;30(3):407-33.

39. Preston DC, Shapiro BE. Electromyography and neuro-muscular disorders: clinical-electromyography correlations. New York: Butterworth; 1998.

40. Simosto MP, Basmajian JV. Clinical electroneurography. Baltimore: Willians and Wilkins; 1972.

41. Leyshon A, Kirwan EO, Parry CB. Electrical studies in the diagnosis of compression of the lumbar root. J Bone Joint Surg Br. 1981;63-B(1):71-5.

42. Arena JG Sherman RA, Bruno GM, Young TR. Electromyographic recordings of low back pain subjects and non-pain controls in six different positions: effect of pain levels. Pain. 1991;45:23-8.

43. Park ES, Park CI, Kim AY, Park MK. Relationship between electromyography and computed tomography in the evaluation of low back pain. Yonsei Med J. 1993;34:84-9.

Bibliografia consultada

- Jones G, Crotty M, Brooks P. Interventions for psoriatic arthritis. Cochrane Database Syst Rev. 2000;(3):CD000212.
- Shbeeb M, Uramoto KM, Gibson LE, O'Fallon WM, Gabriel SE. The epidemiology of psoriatic arthritis in Olmsted County. Minnesota, USA, 1982-1991. J Rheumatol. 2000;27(5):1247-50.

CAPÍTULO 8

Exame de imagem da coluna

DIAGNÓSTICO DE IMAGEM

A maioria dos pacientes é submetida a um exame de imagem após a realização da anamnese e do exame físico.

Em todos os capítulos específicos, foram analisadas as técnicas de imagem; neste capítulo, será examinada a técnica de imagem em si, além da sua validade do ponto de vista da acurácia diagnóstica, embasada na medicina baseada em evidências. As informações não são todas completas, pois apenas recentemente iniciou-se o estudo da possibilidade de os diagnósticos de imagem, em relação à coluna vertebral – que são muito amplos, com muitos detalhes –, serem falsos-positivos, já que também estão presentes nos pacientes que são assintomáticos. A culpa não é do método tecnológico; ainda não se conhece a fisiopatologia da maioria dos processos dolorosos, por isso também as cirurgias e os tratamentos são difíceis de se interpretar.

Quem pede o exame de imagem?

Carey et al.,[1] dos Estados Unidos, verificaram que uma média de 38 a 46% dos pacientes, conforme o país e o tipo de assistência médica realizada, têm um exame de imagem recém-feito. Entretanto, se a dor na cervical ou na lombar já tiver duração de 90 dias, esse total de pacientes com exame de imagem já realizado sobe para 55 a 70%. Esses autores acompanharam 1.246 pacientes com lombalgia aguda durante 22 meses, examinando-os nas 2ª, 4ª, 8ª, 12ª e 24ª semanas e, finalmente, para uma nova consulta no 22º mês. Nesse período, 46 (2,6%) foram operados e 4,7% dos pacientes tinham dores intermitentes de coluna lombar.

Se o médico pedir o exame para um diagnóstico diferencial, certo tipo de paciente tende a induzi-lo a solicitar um excesso de exames de imagem, esperando encontrar algum detalhe novo de sua doença crônica. O medo sempre é de que a dor da coluna esteja relacionada a um câncer. Deyo et al.[2] afirmam que existe a possibilidade de achar um caso grave (tumor, espondilite e infecção) bem identificado em cada 2.500 exames de radiografia simples da coluna. Esse caso será descoberto desde que as radiografias simples sejam de boa qualidade, não feitas no pronto-socorro. A chance de descobrir esse caso grave sobe para 34% se também for feito um exame de hemossedimentação e este der um resultado acima de 25 mm na primeira hora.

Selim et al.[3] estudaram 401 pacientes com lombalgia em tratamento ambulatorial nas Forças Armadas Norte-americanas, os quais foram acompanhados durante 12 meses. Os prontuários foram examinados para verificar quem tinha exames de imagem recentes, e um questionário e o teste psicológicos da Medical Outcome Study Short Form Health Survey foram enviados a todos os pacientes, os quais responderam adequadamente. Os autores constataram que eles tinham queixas crônicas, mas que, nesse ano de observação, estavam com exames de imagem novos e ainda tinham pior desempenho físico e psicológico – indicativo, segundo os pesquisadores, de que esses pacientes faziam uso de exames em excesso, induzindo os médicos a solicitá-los. Aqueles com melhor desempenho físico e mental tinham exames de imagem antigos, não renovados nesse ano de observação.

Nomenclatura

Os radiologistas Zawadzki et al.[4] afirmam que há dificuldades na nomenclatura de termos ligados à patologia da coluna, mas isso deve ser resolvido empregando-se a terminologia da Classificação Internacional de Doenças (CID-10). Em qualquer dúvida dos termos do laudo radiológico, sempre há muita boa vontade dos radiologistas para explicar a terminologia empregada.[5]

Previsões do progresso das lesões

Existem algumas condições patológicas na coluna denunciadas pelas tecnologias de imagem que levam alguns médicos a fazer previsões para o futuro da evolução da lesão, assustando sem razão o paciente. Deve-se ter cuidado com as indicações cirúrgicas e as condenações à invalidez antecipadas, as quais nem sempre se confirmam.

Boden et al.[6] examinaram 57 pessoas com menos de 50 anos: 20% dos homens tinham hérnia de disco e 1%, estenose do canal, na ressonância, e que, anos depois, com mais de 60 anos, 35% estavam com hérnia de disco e 21%, com estenose do canal, assintomáticas.

Boos e Lander[7] fizeram um estudo semelhante em que compararam 46 pessoas assintomáticas com um grupo pareado por sexo, idade e fatores de risco iguais a um grupo de 46 pessoas que foram indicadas para a discectomia. No grupo assintomático, foram identificados 63% de protrusões e 13% de extrusões – portanto de hérnia – na ressonância, totalizando de 85% alterações degenerativas do disco e 22% distúrbios neurais. O exame foi repetido 7 anos após e constatou-se que esses pacientes não desenvolveram nem dor ciática nem prevalência maior de lombalgia do que a esperada.

Dor de irradiação

Para radiografar a coluna, deve-se penetrar profundamente nos tecidos, portanto as cargas a que os pacientes são submetidos são razoáveis. Hall[8] informa que a dose de irradiação das gônadas de uma menina, em um exame da coluna lombossacral em três incidências, é de 238 a 715 mR, o que corresponderia a uma radiografia do pulmão diária durante 6 a 16 anos (pois a radiografia de tórax em 3 posições é de 0,6 mR de carga para o homem e de 0,14 mR para a mulher).

Nottage et al.[9] constataram que, nos programas de identificação de escoliose, existe excesso de irradiação. Admitindo-se os padrões aceitáveis para a gônada masculina – de 19 mRem (outra unidade internacional para o controle de irradiações) – e para a gônada feminina – de no máximo 95 mRem –, esses autores verificaram que a radiação para o diagnóstico da escoliose chegava a 174 mRem em ambos os sexos, chamando a atenção para o excesso de exposições e recomendando que a radiografia seja feita na incidência posteroanterior.

A dose permitida pelo Comitê Internacional de Proteção Radiográfica (ICPR), sem que haja efeitos biológicos deletérios para as gônadas e órgãos hematopoéticos, é de 3 Rem em 13 semanas (1 Rem = 1.000 mR).

Logicamente, à primeira vista, a dose de irradiação em um exame da coluna lombossacral (238 a 715 mR) estaria bem abaixo da dose permitida.

Entretanto, deve-se lembrar que a dose de irradiação é acumulativa. Na radioterapia, o tempo entre a exposição a uma dose elevada e a manifestação de um efeito específico é relativamente curto – de alguns dias ou semanas.

No entanto, as pequenas doses repetidas constantemente durante meses e anos podem levar 20 anos ou mais para manifestar seus efeitos prejudiciais no indivíduo, como leucemia, carcinoma e efeitos genéticos. Levy et al.,[10] do Canadá, fizeram um amplo estudo com pacientes diagnosticados como portadores de escoliose em 1925, sendo acompanhados até 1965. Posteriormente, constataram no serviço de óbitos que tinham tido algum tipo de câncer, que foi comparado com a população em geral. Os autores concluem que há grande risco de aumentar a incidência de câncer tanto no homem como na mulher, comparado ao da população em geral. Eles acreditam que esse perigo seria reduzido de 30 a 50% se a incidência dos casos fosse posteroanterior em vez de anteroposterior.

Cordoliani et al.[11] chamam a atenção para o excesso de exposição na tomografia helicoidal, indicando o uso sempre de *hardware* e *software* que reduzem as cargas de exposição para o médico e para o paciente.

Imagens contrastadas

O exame radiológico simples da coluna vertebral estuda a morfologia e a estrutura dos diversos segmentos da vértebra, cujas modificações podem explicar uma compressão medular (fratura, tumores ósseos, etc.) ou mesmo uma compressão radicular, entretanto, o diagnóstico de certeza de uma compressão medular e/ou radicular geralmente é feito pelo exame contrastado da coluna, a chamada mielografia ou perimielografia, como era conhecida. Atualmente, esse exame está abandonado. Foi substituído em parte pela mielotomografia, um exame invasivo e que perdeu a sua utilidade pelo advento da ressonância magnética (RM), a qual fornece informações detalhadas sem necessidade de contraste e traz menos riscos para o paciente.

A mielografia com meio de contraste do canal vertebral pode ser um subsídio de evidência de herniação discal ou de compressão medular, por tumor ou fratura.

Os compostos hidrossolúveis substituíram contrastes lipossolúveis que passaram a ser utilizados com indicações precisas ou em suspeitas de compressão medular, em nível cervical ou torácico. Atualmente, usa-se o gadolínio, um metal pesado raro, por via intravenosa, na RM e, às vezes, na tomografia computadorizada (por razões técnicas, ver adiante que na tomografia ainda se usa contraste iodado). O gadolínio, por si só, é tóxico, por isso é usado como agente de contraste intravenoso para ressonância em um derivado quelado do gadolínio. O agente mais comumente utilizado é o gadopentato dimeglumina (Gd-DTPA), que atravessa a barreira hematoencefálica danificada de modo semelhante aos meios de contraste iodados usados na tomografia computadorizada.

Diferentemente do material de contraste iodado antigo, que causava irritação das meninges, a administração de DTPA causa poucas reações adversas. O acúmulo local de Gd-DTPA reduz os tempos de relaxamento T1 e T2, um efeito mais bem observado nas imagens *spin*-eco ponderadas em T. As lesões que acumulam Gd-DTPA aparecem como áreas com intensidade de sinal maior das imagens ponderadas em T1, até mesmo quando as imagens pré-contraste parecem normais. Os exames antigos de radiculomielografia, pesquisa de tumores de imagens intradurais e intramedulares, aracnoidites, malformações arteriovenosas, meningiomas e neurinomas ficaram facilitados pela RM com contraste (ver esse tema mais adiante).

RADIOGRAFIA SIMPLES

O estudo radiológico da coluna vertebral é feito de acordo com cada segmento: cervical, dorsal, lombar e sacro. Cada segmento possui características anatômicas próprias de suas vértebras, exigindo técnicas radiológicas específicas para seu estudo.

A radiografia panorâmica de toda a coluna vertebral é usada nos casos de avaliação e correção de escolioses, utilizando para isso chassis e filmes especiais de 91 cm de altura por 35 cm de largura.

O chassi é provido de três *écrans* de velocidades diferentes para compensar, em uma só exposição, as densidades diferentes dos três segmentos da coluna.

Escanograma é o nome da radiografia que mede em centímetro a báscula da bacia, medindo na coxofemoral, nos joelhos e nos tornozelos.

A radiografia simples da coluna vertebral, incluindo o somatório de todos os seus segmentos, é o exame mais solicitado pelos médicos e o mais realizado pelos departamentos de radiologia, mas a sua significância diagnóstica e terapêutica é quase nula. Pode-se afirmar que não existe evidência científica nenhuma de que a presença ou a ausência de determinado achado da radiografia simples tenha correlação com uma dor na cervical ou lombar. Eccles et al.[12] citam a radiografia da coluna lombar como a mais solicitada, e de forma exagerada. As autoridades médicas britânicas, depois de uma campanha de esclarecimento junto aos médicos, conseguiram reduzir a solicitação em 20%.

Incidências

As radiografias em posição posteroanterior ou perfil são suficientes para o diagnóstico da maioria dos casos. A posição oblíqua complementa a de Ferguson que, por sua vez, complementa a posição de frente na visualização das articulações sacroilíacas de transição, L5 e L1.

Rhea et al.[13] e Hall[8] concordam que a radiografia rotineira da incidência da posição oblíqua é desnecessária, a não ser que haja suspeita de espondilolistese. Scavone et al.[14] verificaram que, de 782 exames, apenas 4% necessitaram da incidência em posição oblíqua para o diagnóstico. Há autores que afirmam ser uma incidência só, a lateral, suficiente para a região lombar; com isso, haveria grande economia para os serviços médicos e menos carga para os pacientes. No entanto, a incidência oblíqua para a coluna lombar em crianças deve ser evitada ao máximo, segundo Roberts et al.[15]

Hall[8] também advoga a ideia de que se deveria limitar a realização dos exames radiológicos nas crises agudas ou subagudas da região cervical ou lombar, pois nessas ocasiões existe alteração importante, devendo-se deixar a realização dos exames para os casos de dores crônicas, se necessário. Dessa restrição estão excluídos os casos de traumatismo direto da coluna.

Eisenberg et al.[16], estudando os problemas da região cervical nos litígios trabalhistas, concluíram, após um estudo prospectivo, que de 245 reclamações, bastariam as incidências de frente e perfil, dispensando-se a da apófise odontoide em 100% dos casos. Em 704 casos de litígios trabalhistas, inclusive acidentes de trabalho, bastariam uma radiografia na posição anteroposterior e uma de perfil bem centrada, em 99,3% dos casos, podendo-se dispensar as oblíquas e a incidência de Ferguson. No serviço dos autores em 1978, foram pedidas 193 mil radiografias inúteis para 100 mil pacientes, o que representou um gasto inútil de 1 milhão de dólares.

O exame radiológico da coluna vertebral tem, segundo Nachemson,[17] uma limitação muito grande, porque há uma série enorme de modificações das estruturas cuja validade etiopatogênica é difícil de interpretar. Em grandes séries e pacientes, compararam os sintomáticos com os assintomáticos, com dores na coluna lombar, e não foi possível identificar estatisticamente diferença nenhuma, a não ser em casos de espondilite anquilosante, neoplasia e infecção.

White et al.[18] apresentaram as alterações radiológicas que podem causar alguma sintomatologia (Quadro 8.1).

A Tabela 8.1 deve ser interpretada da seguinte maneira: na coluna "relação", 2% dos pacientes sem dor na lombar têm espondilose, por exemplo, comparados a 1,2% dos pacientes que têm dor. Espondilose na lombar é sinônimo de estenose do canal; pode-se, pois, admitir que a espondilose isolada não causa dor.

Tulder et al.[19] fizeram a revisão de 28 estudos da Medline de 1966 a 1996, compreendendo uma análise de 17.266 pacientes, e 4.470 pacientes com dor lombar foram comparados e pareados por sexo e idade com três vezes esse total de pacientes que não tinham dores, para verificar se existia a mesma patologia óssea. O único dado que realmente teve relação moderada positiva foi o achatamento do disco intervertebral, que tem *odds ratio*, ou fator de risco de produzir dor, de 1,2 a 3,3 vezes mais frequente comparado com quem não tem achatamento. Os outros achados, espondilólise mais a espondilolistese, *spina* bífida, vértebra de transição e doença de Scheuermann tiveram correlação negativa. Ou seja, quem apresentava esse feito ósseo na radiografia tinha menos do que quem não tinha.

QUADRO 8.1 Alterações radiológicas da coluna que podem estar associadas a uma sintomatologia clínica

Muito provavelmente

Espondilolistese (moderada ou grave)

Diminuição acentuada de vários espaços intervertebrais

Cifose congênita

Escoliose grave

Osteoporose

Espondilite ancilosante

Cifose juvenil (doença de Scheuermann)

Muito improvavelmente

Spina bífida oculta

Ângulo lombossacral agudo

Diminuição discreta de um só espaço intervertebral e espondilose degenerativa

Artrose, subluxação e tropismo das facetas articulares

Calcificação do disco (exceção da coluna torácica)

Vértebras extranuméricas (na cervical, dorsal ou lombar)

Sacralização da lombar

Hiperlordose moderada

Herniação intravertebral (nódulos de Schmorl)

Ossículos acessórios em qualquer lugar

Questionável

Espondilose leve

Espondilolistese

Cifose (grave)

Escoliose (discreta e moderada)

Retrolistese da cervical, dorsal ou lombar

Escoliose lombar (acima de 80° Cobb)

Hiperlordose (grave)

TABELA 8.1 Diagnósticos associados à radiografia simples

Relação	Com dor lombar (A)	Sem dor lombar (B)	Relação (A-B)
Achatamento do espaço discal	2.448	2.577	1,2/3,3
Espondilose	807	749	1,2/2,0
Espondilose/ espondilolistese	410	2.221	0,82/1
Spina bífida	552	1.097	0,5/0,6
Vértebra de transição	187	1.328	0,5/0,36
Doença de Scheuermann	66	354	0,8/0,36

Variação com a idade

No nascimento, o corpo vertebral tem a forma de um ovoide transversal, separado horizontalmente por uma zona clara, em razão dos vasos. De cada lado do corpo, há uma imagem dos processos transversos. O arco posterior não está soldado ao corpo, e sua deiscência mediana é total. O intervalo entre as vértebras é praticamente igual à altura delas, porque esse intervalo compreende a altura do disco intervertebral mais a porção de cartilagem não calcificada do corpo vertebral. Com 1 ano de vida, esse intervalo diminui, passando a constituir quase a metade da altura do corpo vertebral. A soldadura dos arcos posteriores começa pelas vértebras dorsais inferiores e segue para cima e para baixo. Aos 2 anos, os arcos posteriores de D5 a L3 estão completamente soldados. A fenda anterior do corpo subsiste até os 5 anos, quando a posterior desaparece. Aos 7 anos, surgem importantes núcleos de cartilagem secundária que têm o aspecto de degraus de escada nos bordos do corpo vertebral, ossificam-se progressivamente e soldam-se ao corpo vertebral a partir de 15 a 16 anos.[20]

Análise de uma radiografia

Coluna cervical

É formada por sete vértebras e apresenta uma curvatura de concavidade posterior, na disposição fisiológica de suas vértebras.

A cervical apresenta duas regiões ósseas próprias, individualizadas pelas suas características anatômicas e fisiológicas: a primeira é formada por C1 e C2 (transição craniovertebral); a segunda é formada pelas vértebras cervicais inferiores C3 e C7.

Na região cervical, a espessura do disco varia de 2 a 4 mm, apresentando-se como um espaço radiotransparente entre os corpos vertebrais.

Técnica radiológica da cervical

A incidência em AP (anteroposterior) deve ser feita com inclinação de 15° no sentido descendente, para corrigir a curvatura cervical e melhorar a visualização dos espaços discais. A incidência permite o estudo de apenas cinco vértebras inferiores, em razão da superposição da mandíbula e da base do crânio. Por isso, utiliza-se a incidência de boca aberta em AP, como complemento e melhor estudo de C1 e C2.

A posição lateral ou perfil permite a visão completa de todas as vértebras (Figura 8.1).

As radiografias em posição oblíqua são para o estudo mais completo dos forames de conjugação (que se apresentam com a forma de sola de sapato) e também evidenciam bem os processos unciformes e articulares. Essa incidência deve ser feita com obliquidade de 55°, pois representa o ângulo de inclinação dos elementos relacionados em relação ao plano anteroposterior (Figura 8.2).

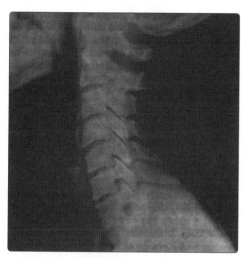

FIGURA 8.1 Radiografia de perfil da região cervical; notar a diminuição do espaço C5-C6 por discopatia.

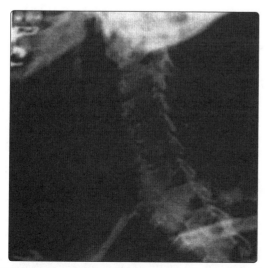

FIGURA 8.2 Radiografia oblíqua da região cervical: diminuição do orifício de conjugação que perde a sua forma típica.

Para o estudo dinâmico da função cervical, utiliza-se a posição lateral em flexão e extensão.

Outro recurso de grande exploração radiológica era a planigrafia, que perdeu a sua importância para a tomografia.

Gore et al.[21] verificaram que de 200 pessoas de 60 a 65 anos, de ambos os sexos, assintomáticos em relação a dores na coluna cervical, cerca de 90% dos homens e 70% das mulheres tinham ao menos um disco degenerado na radiografia simples, sem considerar alterações na lordose cervical. De 200 pacientes com dores na cervical, 10 anos depois, 32% continuavam se queixando delas, sem haver relações com o diâmetro sagital do canal espinhal, o grau da lordose cervical e as alterações degenerativas já descritas.

Lehto et al.,[22] ao examinarem 89 pacientes com ressonância nuclear, sem dores na cervical, com a idade de 9 a 63 anos, constataram que as alterações degenerativas do disco eram frequentes a partir dos 30 anos e 57% dos indivíduos com menos de 40 anos tinham alterações nos discos, sem sintomas.

Coluna dorsal

A coluna dorsal é formada por 12 vértebras e apresenta uma curvatura de concavidade anterior.

Os processos articulares se tornam cada vez mais verticais, o pedículo vertebral se torna mais alongado e evidente. O processo espinhoso se dirige mais caudalmente.

As radiografias de rotina são a AP e a de perfil. Em razão da superposição dos arcos na radiografia em perfil, usa-se uma técnica especial com tempo longo e paciente respirando normalmente; com isso consegue-se um borramento da imagem dos arcos costais e melhor nitidez da coluna dorsal em lateral.

Em razão da posição vertical dos processos articulares e de suas facetas, as radiografias em posição oblíqua não são utilizadas como fator de estudo na coluna dorsal, sendo mais útil o estudo tomográfico ou a ressonância.

Coluna lombar

A coluna lombar, constituída de cinco vértebras, apresenta uma curvatura de concavidade posterior (lordose lombar). O corpo vertebral apresenta maior diâmetro transverso que anteroposterior.

O arco posterior mostra pedículos no sentido horizontal, facetas articulares superiores e inferiores verticalizadas com inclinação de 45° em relação ao plano anteroposterior. As lâminas quadrilaterais são bem oblíquas e largas. Os processos espinhosos apresentam-se grosseiramente quadrilaterais.

Técnica radiológica da coluna lombar

As incidências clássicas são a AP e a de perfil, além das oblíquas. Como o ângulo lombossacral tem 30° em média, torna-se necessária e de grande importância a radiografia em posição de Ferguson, que consiste em radiografias localizadas de L5-S1 em AP, com raio central apresentando inclinação de 30° em relação ao plano vertical. Nessa projeção, consegue-se a verdadeira visualização do espaço discal entre L5 e S1, como as anomalias de transição de sacro em AP e das articulações sacroilíacas (Figuras 8.3 e 8.4).

Na radiografia em oblíqua, há um estudo bem detalhado dos processos articulares superiores e inferiores do seu istmo interapofisário e forame de conjugação. Tais elementos da vértebra nessa incidência são representados pela imagem de parte anterior de um cachorro (cachorrinho de Lachapelle), sendo a orelha representada pelo processo articular superior, a pata dianteira pelo processo articular superior, a pata traseira pelo processo articular inferior, o pescoço pelo istmo interapofisário, o olho pelo pedículo vertebral, o focinho pelo processo transverso e o corpo pela lâmina quadrilátera (Figura 8.5).

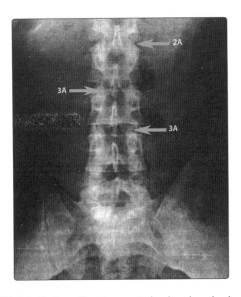

FIGURA 8.3 Radiografia anteroposterior da coluna lombar. 1A – Articulações sacroilíacas, que são mais bem estudadas na posição de Ferguson. 2A – Disco intervertebral que nessa posição tem poucos informes a dar. 3A – Articulações interapofisárias.

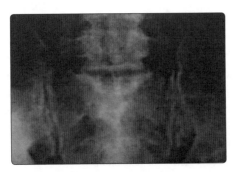

FIGURA 8.4 Posição de Ferguson, para estudo da transição lombossacral e do disco L5-S1, além das articulações sacroilíacas.

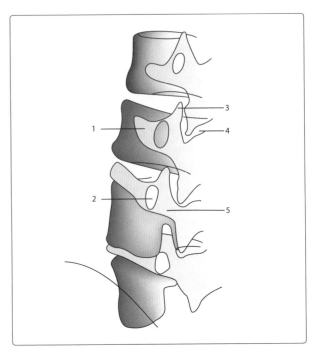

FIGURA 8.5 Esquema de uma radiografia lombar de perfil mostrando o cachorrinho de Lachapelle. 1 – Apófise transversa de L2. 2 – Pedículo. 3 – Apófise articular superior de L2. 4 – Apófise articular inferior de L1. 5 – Istmo.

Quando o pescoço do cachorro apresenta uma coleira, é sinal de que há uma rotura do istmo, o que acontece nas espondilólises do istmo interapofisário.

Estática normal e os seus desequilíbrios

A radiografia da coluna lombar deve ser sempre feita com o paciente de pé (radiografia em ortostática), usando-se filmes 30/40 ou, melhor ainda, 43/35, para que se possa incluir a bacia com a articulação coxofemoral. Isso é importante para uma avaliação da escoliose e seu relacionamento com as básculas de bacia.[23]

1. **Escoliose de ordem vertebral:** nesta, pode-se verificar que:
   a. as cúpulas do acetábulo das articulações coxofemorais se encontraram em um mesmo plano;
   b. o sacro está horizontal com as cristas ilíacas na mesma altura: há, porém, escoliose da coluna, às vezes, com rotação de vértebras e também alterações osteofíticas e discais.

Nesses casos, a escoliose é provocada por uma alteração da própria vértebra, se de natureza congênita (malformações), podendo haver alterações artrósicas, inflamatórias ou idiopáticas.

2. **Báscula de bacia:** trata-se de desequilíbrio vertebral que pode ter duas eventualidades (Figura 8.6).

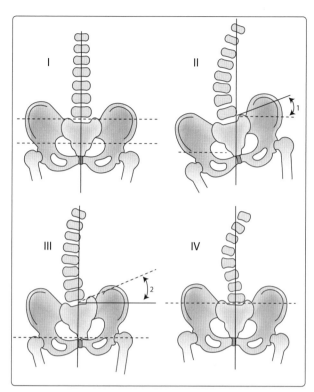

FIGURA 8.6 Desequilíbrio da bacia. I – Normal. II – Desequilíbrio de origem pélvica. III – Desequilíbrio de origem sacral. IV – Desequilíbrio de origem vertebral.

a. A plataforma sacral é oblíqua, a altura dos acetábulos é desigual; pode-se afirmar que a escoliose é motivada por um encurtamento dos membros inferiores;
b. se o sacro e as cristas ilíacas são verticalizados e os acetábulos estão no mesmo plano horizontal, pode-se dizer que a alteração está ligada à própria bacia, sendo consequência da displasia ou fratura da bacia.

Nos casos de báscula de bacia, pode-se corrigir a escoliose colocando-se um calço, debaixo do pé, de altura correspondente ao encurtamento verificado na radiografia anterior em AP. O calço deve ser mantido principalmente na radiografia de perfil, pois, corrigindo-se a escoliose, os corpos vertebrais e os espaços discais ficam perpendiculares ao feixe de raios X, permitindo melhor estudo destas estruturas.

3. **Hiperlordose:** na radiografia de perfil da coluna lombossacral, pode-se avaliar o grau de lordose e também avaliar a obliquidade do disco lombossacral.

No cálculo da lordose, usam-se várias medidas, porém as mais comuns são os índices de reversão (IR) (ver a legenda da Figura 8.7) e o ângulo lombossacral (Ls), que pode variar de 35° a 45°.

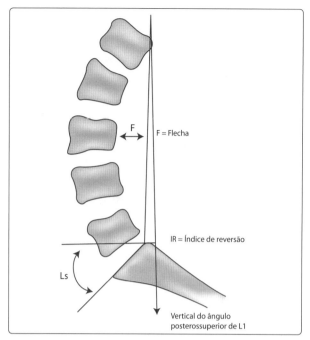

FIGURA 8.7 Medida de lordose. 1°) Do ângulo posterossuperior de L1, abaixa-se uma vertical; denomina-se índice de reversão a linha que se tira em perpendicular de ápice posterossuperior do sacro a essa vertical. A distância normal é de 1 a 2,5 cm. Dá-se um valor negativo quando esse índice está na parte anterior do sacro. 2°) Do ângulo posterossuperior de L1, abaixa-se uma linha que se liga ao ponto posterossuperior do sacro. A flecha F é a perpendicular e essa linha que é traçada da altura da metade da terceira vértebra lombar. O seu tamanho normal é de 1,8 a 2,2, cm. 3°) Ângulo Ls ou lombossacral varia de 30° a 45° (normais).

A hiperlordose faz parte do quadro clínico radiológico denominado "síndrome trofostática pós-menopausa". Esta síndrome, iniciada por uma hiperlordose, resulta na neoartrose dos processos espinhosos (*kissing spine* ou síndrome de Baastrup) com uma esclerose nesse local e das interapofisárias, além de uma osteoporose difusa (Figura 8.8). Essa hiperlordose leva a um desequilíbrio no nível de transição dorsolombar, decorrendo daí uma retrolistese alta em D12 e L1 e uma espondilolistese em D4-D5 com posterior artrose das articulações interapofisárias. A hiperlordose lombar acentua a cifose dorsal, resultando, nessa região, uma discartrose; a coluna cervical se projeta para a frente e com isso há uma contratura dos músculos trapézios. Clinicamente, caracteriza-se pela dor, associada à obesidade e à flacidez da musculatura do abdome.

4. **Hipercifose dorsal:** as radiografias de perfil da região dorsal podem mostrar, após traumatismos, osteoporose, tumores ou infecções, achatamento das vértebras dorsais. Na curva cifótica, a vértebra que fica mais acentuada está em forma de cunha.

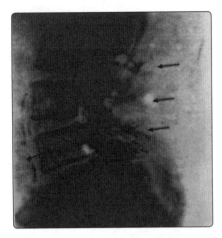

FIGURA 8.8 Síndrome trofostática pós-menopausa. Notar a hiperlordose causando uma artrose nas apófises interespinhosas (síndrome de Baastrup). Notar as vértebras osteoporóticas, com a condensação dos rebordos. Verificar que há uma artrose das interapofisárias L4-L5 e L5-S1. A vértebra L4 tem uma espondilolistese. A retrolistese alta não ficou caracterizada nessa radiografia.

A cifose juvenil ou doença de Scheuermann ocorre no adolescente de sexo masculino de 14 a 15 anos e merece um capítulo especial. Caracteriza-se por ligeira irregularidade nos bordos dos corpos vertebrais, que conservam a altura na região posterior, mas que estão diminuídos na frente, na curvatura. Há o aparecimento de hérnias discais interesponjosas (nódulos de Schmorl). Pode acometer todo o segmento ou apenas 2 ou 3 corpos vertebrais.[24]

Widhe[25] examinou 90 crianças de ambos os sexos, com idades de 5 a 6 anos, e as reexaminou aos 15 a 16 anos. Estudou a cifose e a lordose, e os pais responderam o questionário sobre a dor na coluna inicial e os jovens na adolescência. A postura mudou nesse período de 10 anos: a cifose torácica e a lordose lombar aumentaram em média 6º. A relação entre a cifose e a lordose era independente do sexo na idade de 5 a 6 anos, mas a cifose estava menos relacionada, significativamente, com a lordose em meninas com 15 a 16 anos, mas não entre os meninos.

Dores na lombar, ocasionais, foram relatadas por 38% dos jovens na idade de 15 a 16 anos, mas não estavam relacionadas à postura lordótica, nem à mobilidade da coluna ou à atividade física dos jovens.

No adulto que teve a cifose juvenil, a calcificação pode ser confundida com fratura ou mesmo com o "osso límbico", que é na realidade uma consequência de uma hérnia discal anterior (Figura 8.9).

Estudo da transição craniovertebral[25]

No estudo da transição craniovertebral, utilizaram-se linhas e ângulos como demarcação entre os limites normais e patológicos.

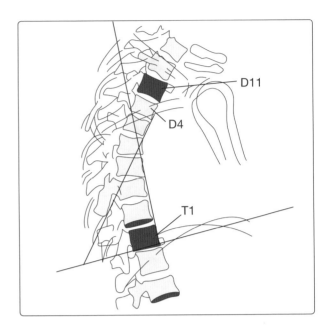

FIGURA 8.9 Medida da cifose dorsal. 1º método: a) tirar uma tangencial ao corpo vertebral de D4 e fazer uma paralela do lado; b) tirar uma tangencial ao corpo vertebral D11 e fazer uma paralela do lado, cruzando a linha anterior. O ângulo de cifose é a ou b. 2º método: tirar uma tangencial ao platô vertebral de D4 e tirar uma outra linha tangencial ao platô vertebral D11, o que resulta no ângulo C.

As linhas mais usadas, as linhas de Fischgold, são na projeção anteroposterior:

- linha bimastóidea;
- linha bidigástrica (Figura 8.10).

A linha bimastóidea passa pelas pontas dos processos mastoides. Normalmente, o processo odontoide não ultrapassa em mais de 2 mm esta linha. Já a linha bidigástrica passa pela base do processo mastoide. Normalmente, o processo odontoide não ultrapassa esta linha.

Na radiografia em lateral, a linha mais usada é a de Chamberlain. Esta linha vai do bordo posterior do palato duro ao bordo posterior do forame magno. O processo odontoide não deve ultrapassá-la além de 5 mm. Mas há também outras linhas, como a McRae, a MacGregor e o ângulo de Bull (Figura 8.11). Essas linhas têm importância no estudo das invaginações ou das impressões basilares. Doenças locais podem causar essas alterações (hipoplasia condilar, Klippel-Feil, deformidade de Sprengel) e também doenças ósseas generalizadas: osteoporose, doença de Paget, hiperparatireoidismo, osteogênese imperfeita, acondroplasia, etc.

Outro detalhe que deve ser considerado é que existe uma condição anatômica que se chama impressão basilar da coluna cervical, que é o afundamento das vértebras cervicais superiores na base posterior do crânio (Figuras 8.10 e 8.11).

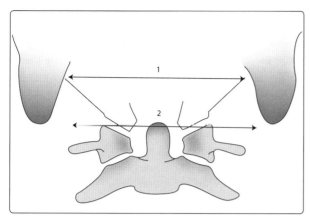

FIGURA 8.10 1 – Linha bidigástrica. 2 – Linha bimastóidea.

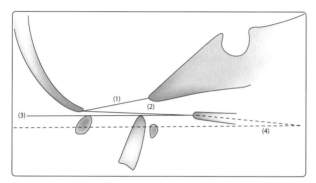

FIGURA 8.11 1 – Linha do orifício occipital (McRae). 2 – Linha occipital-palatina (Chamberlain). 3 – Linha suboccipital-palatina (MacGregor). 4 – Ângulo do atlas (Bull) ≤ 13.

ALTERAÇÕES RADIOLÓGICAS DAS DIVERSAS ESTRUTURAS

Corpo vertebral

Deve-se analisar na radiologia o corpo vertebral, na forma anatômica do contorno e no aspecto do conteúdo ósseo. Nas alterações da forma anatômica, estão incluídas todas as anomalias congênitas do corpo vertebral, como vértebras em bloco, hemivértebras, vértebras em borboleta, vértebras em cunha, as quais foram estudadas por Schmorl et al.[24] e já foram analisadas no capítulo sobre embriologia. A análise das outras estruturas ósseas permite o diagnóstico diferencial da anomalia óssea congênita com as alterações causadas na forma anatômica da vértebra pela osteoporose (vértebra bicôncava), pela destruição da vértebra pela metástase, ou da vértebra achatada ou plana, também chamada vértebra de Calvé (que é uma osteocondrite muito rara).

Em toda deformidade radiológica, deve-se suspeitar de falsa imagem por superposição de várias estruturas, por defeitos de técnica e por incidências inadequadas.

As vértebras em bloco podem ser congênitas, com a presença de restos de disco ou não, e também podem ser adquiridas; nesse caso, as apófises espinhosas divergem, o buraco de conjugação se abre.

Do estudo do contorno da vértebra é que pode surgir o diagnóstico diferencial de algumas entidades neurológicas, como demonstraram Resnick et al.,[26] que as resumiram no Quadro 8.2.

QUADRO 8.2 Alterações do contorno do corpo vertebral
Hiperostose
Espondilose deformante senil
DISH
Espondilite anquilosante e variantes
Fluorose, ocronose, acromegalia e neuroartropatia
Nódulos cartilaginosos (ou de Schmorl)
Cifose juvenil (doença de Scheuermann)
Trauma
Doença metabólica
Neoplasia
Doença degenerativa ou osteocondrose intervertebral
Vértebra de peixe
Osteoporose
Osteomalacia
Hiperparatireoidismo
Doença de Paget
Vértebra em H
Anemia falciforme

Essas alterações do contorno estão muito relacionadas com as das doenças degenerativas da coluna vertebral que são analisadas em capítulo especial, inclusive com respectivo quadro radiológico.

Quanto ao conteúdo da vértebra, devem ser considerados os aspectos de diminuição da densidade radiológica e aumento dessa densidade.

1. **Diminuição da densidade óssea da vértebra** – deve-se sempre pensar em osteoporose (ver esse tema).
2. **Osteoporose** – em presença do trabéculo ósseo rarefeito e com a radiografia em boas condições, impõe-se o diagnóstico de osteoporose. A margem do corpo vertebral se apresenta com uma linha muito fina e os trabéculos no seu interior se tornam quase trans-

parentes (vértebra de vidro). Em razão da fragilidade do corpo vertebral e da pressão do disco, o corpo se achata no sentido vertical, com aspecto bicôncavo, e o espaço discal fica biconvexo (chamada de vértebra de peixe). Às vezes, essa fragilidade acompanha-se de sinais de fratura, podendo seguir-se até um colapso total da vértebra, o que causa um achatamento muito frequente na região dorsal.

Deve-se diferenciar a osteoporose vertebral da destruição óssea da vértebra, que tem quadro radiológico completamente distinto.

3. **Cisto ósseo aneurismático** – no diagnóstico diferencial da osteoporose, quando a rarefação óssea se localiza em única vértebra e tem o aspecto cístico e insuflativo, deve-se suspeitar de cisto ósseo aneurismático. Em casos de colapso do corpo vertebral, a possibilidade da presença de um cisto ósseo deve ser lembrada, juntamente de osteoporose, mieloma e fraturas.

4. **Aumento da densidade óssea da vértebra** – deve-se pensar em três eventualidade: doença de Paget, hemangioma e metástases.
   - *doença de Paget:* caracteriza-se por um trabeculado desordenado e denso nas margens, com rarefação no centro do corpo vertebral, dando um aspecto típico conhecido como "vértebra em moldura", com relativo aumento tanto de altura como de largura da vértebra;
   - *hemangioma:* tem também uma formação radiológica típica; trabeculado denso no sentido vertical, quase sem alterações nos contornos;
   - *metástases:* quando há aumento de densidade de forma difusa ou localizada, deve-se pensar em metástases osteoblásticas, sendo as mais frequentes as de carcinoma de próstata, do câncer de mama, Hodgkin. A fluorose dá grande condensação óssea de todo o esqueleto, sendo bem rara e bem típica.

As vértebras com metástases, principalmente de tumores de linhagem hematológica (Hodgkin, mieloma), podem causar grande condensação radiológica, chamada de vértebra em "marfim", vértebra branca ou vértebra preta (essa diferença é pelo fato de no negatoscópio parecer branca; quando se faz o clichê para inversão, em um clichê negativo, fica "preta").

5. **Pedículo vertebral** – ao completar o estudo radiológico da vértebra, é preciso analisar as alterações do pedículo.
   - *destruição do pedículo* – em radiografia em AP, verifica-se a ausência de um ou mais pedículos que

se apresentam com dois "olhos", um de cada lado do corpo vertebral. Na ausência de um dos pedículos, deve-se afastar a hipótese de uma rotação da vértebra, que ocorre na escoliose. Quando a coluna não tem a rotação escoliótica e nota-se a ausência de um dos "olhos", a vértebra é chamada de vértebra caolha, sendo sinal de metástase nesse local.
   - *interrupção do pedículo* – em perfil e, principalmente, na incidência da radiografia em posição oblíqua, é possível identificar as alterações do pedículo, que correspondem à espondilólise e à espondilolistese, estudadas em capítulo especial.
   - *condensação do pedículo* – em raras vezes, o pedículo tem uma área de condensação óssea, por apresentar um osteoma osteoide, que deve entrar no diagnóstico diferencial de uma possível metástase condensante.

Jang et al.[27] demonstraram como é difícil localizar as lesões dos pedículos articulares colocando 120 pinos em todos os níveis das vértebras torácicas de cinco cadáveres embalsamados; verificou-se pela tomografia computadorizada que sete (5,8%) dos pinos penetraram no corpo vertebral.

6. **Articulações interapofisárias** – são sede de lesões atróficas e degenerativas, com muita frequência. O tropismo articular e a síndrome facetária serão estudados no Capítulo 10 – Doença degenerativa ou artrósica da coluna vertebral. A artrite reumatoide pode acometer as articulações interapofisárias da coluna cervical, que ficam borradas. Nos artríticos, quando se realiza uma radiografia de perfil com a cabeça em flexão e extensão, pode-se verificar que existe um intervalo maior do que 2 mm entre a apófise odontoide e o atlas (Figura 8.9).

7. **Apófise** – nas apófises transversais, além das supranumerárias na lombar (costela flutuante), deve-se verificar a costela cervical e, na região lombar, a megapófise, com ou sem neoartrose. Na apófise espinhosa, pode-se localizar *spina* bífida oculta, na coluna lombar com mais frequência que na cervical. A localização na região dorsal é mais rara. McNally et al.[28] verificaram que essas malformações ósseas são mais frequentes nos fetos de 18 a 42 semanas e desaparecem na evolução do feto.

8. **Canal vertebral cervical** – o canal medular, na cervical, pode estar alargado nos processos expansivos que correspondem aos tumores da medula e pode estar estreito nos processos degenerativos.

Lu et al.[29] mediram o diâmetro interpendicular em indivíduos normais e concluíram que esse processo tem alguns problemas nas radiografias de perfil da coluna cervical: primeiro, os pedículos tornam-se oblíquos em forma ascendente de C7 a C2; segundo, de C5 para cima, essa medida fica mais difícil. Além disso, a tomografia computadorizada traz dados mais evidentes na constatação de massas tumorais. O estreitamento do canal, que é chamado de espondilose, pode ter várias causas, desde congênitas até adquiridas, resultando em uma série de manifestações clínicas muito frequentes na prática médica, analisadas em capítulos separados.

9. **Canal vertebral lombar** – na região lombar, o conceito de espondilose, ou estreitamento do canal, fica mais difícil de se identificar nas lesões degenerativas, porque, por características anatômicas locais das apófises articulares, não existe uma expansão intramedular dos osteófitos como na região cervical, porém há maior penetração dos discos degenerados, o que pressiona a medula.[30] Na patologia conhecida como síndrome facetária e em outra chamada síndrome do recesso lateral, há também a presença desses osteófitos. A radiografia computadorizada. Na Figura 8.12, pode-se verificar que são comparados os produtos AB × CD, quando existe uma proporção de 1:2 a 1:4 (são normais). Nos pacientes com estenose do canal, essa relação é de 1:4 a 1:6. O estreitamento do canal lombar é discutido em capítulo especial.

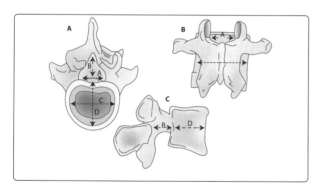

FIGURA 8.12 Diâmetros sugeridos para avaliar a estenose do canal. A – Secção axial obtida na tomografia. B – Medidas correspondentes na radiografia simples, na incidência posteroanterior. C – Medidas realizadas na radiografia simples de perfil.

10. **Sacroilíacas** – o estudo das articulações sacroilíacas completa a radiografia da coluna. A melhor posição para estudar essas articulações é a de Ferguson, mas pela posição oblíqua dessas articulações e a várias imagens superpostas, com frequência observam-se imagens difíceis de se interpretar (ver diagnóstico diferencial das sacroileítes). Nas espondilopatias soronegativas, as primeiras manifestações radiológicas ocorrem nas sacroilíacas. Elgafy et al.[31] compararam, por meio da tomografia computadorizada, 62 pacientes com dores na sacroilíaca que melhoraram com infiltrações locais com 50 outros pacientes pareados em idade e sexo, sem dores locais. A tomografia apresentou 57,5% dos pacientes sintomáticos com alterações na sacroilíaca, mas em 31% dos assintomáticos também. Em 37 (42,5%) dos pacientes sintomáticos a tomografia foi negativa. A sensibilidade da tomografia foi de 57,5% e a especificidade foi de 69%. Os autores chamam a atenção para o fraco desempenho da tomografia e recomendam fazer diagnóstico com a aplicação local da infiltração.

Alterações do disco intervertebral

Nas alterações degenerativas da coluna vertebral, as articulações interapofisárias e o disco intervertebral, em conjunto, sofrem profundas alterações, as quais pode ser constatadas facilmente nas radiografias. Assim, Resnick et al.[26] reuniram (Quadro 8.3) as alterações que causam a perda do espaço intervertebral e uma esclerose óssea adjacente semelhante a um processo artrósico; daí o nome de "discartrose", ou também discopatia ou discopatia degenerativa. Resnick et al.[26] denominam-na (ósteo) condrose intervertebral.

QUADRO 8.3 Alterações que diminuem o espaço discal, além de causar uma esclerose óssea adjacente
Discopatia
Infecção
Artrite reumatoide
Espondilite ancilosante
Traumatismo
Nódulo de Schmorl
Ocronose, pseudogota

A única possibilidade de aumentar o espaço do disco intervertebral é o aumento da lordose, com a osteoporose, como já foi visto.

Essas afecções serão estudadas em capítulo especial, mas os dados radiológicos mais evidentes são descritos a seguir.

1. **Discopatias ou discartrose** – constituem a alteração da estrutura do disco, principalmente do núcleo pulposo, seguida de uma proliferação excêntrica dos bordos laterais, o que forma a osteofitose vertebral típica. Com frequência, a perda da altura do disco vem acompanhada pelo sinal do vácuo e condensação óssea justadiscal (que serão estudados em capítulo

específico). Na progressão da degeneração discal, o *annulus fibrosus* fica alterado, produzindo intensa osteofitose que modifica o contorno da vértebra, como já foi visto. O terceiro local em que prossegue o processo degenerativo são as apófises articulares, que perdem o espaço intra-articular, resultando em esclerose óssea no pedículo que pode evoluir para uma anquilose óssea. Como consequência, o orifício de conjugação fica estreitado e há uma agressão à raiz nervosa (raquialgias). Deve-se chamar a atenção para a dissociação existente entre o quadro radiológico dessas alterações degenerativas e o quadro clínico do paciente, quando se notam radiografias muito alteradas, sem queixas e vice-versa (assunto que foi discutido no item "dor da coluna vertebral").

Luoma et al.[32] compararam as RM dos discos da região lombar de 41 operadores de máquina, 41 carpinteiros e 46 escriturários com idade de 40 a 45 anos com as de 22 estudantes de 19 a 20 anos. A altura do disco intervertebral era maior nos operários de vida sedentária comparada com as do que faziam trabalho físico mais pesado, com exceção do disco L5-S1. O sinal de maior intensidade relativa do núcleo foi decrescente em todos os níveis e nas mesmas profissões. Em relação aos jovens estudantes, o sinal de maior intensidade relativa estava proporcional à altura do disco. Os autores defendem a ideia de que o sinal de intensidade pode ser uma medida mais sensível da degeneração discal que a altura do disco (ver a discussão desse sinal, adiante).

2. **Infecções** – a mais frequente é a tuberculose, que começa com a destruição do corpo vertebral e do disco, como se verifica na artrose, de duas vértebras adjacentes.[33] Ademais, o corpo vertebral fica com altura reduzida. Um dado importante, que será estudado no capítulo dedicado a essa patologia, é a formação do abscesso paravertebral, que se salienta com maior evidência na coluna dorsal, pois ele abala a pleura mediastínica.
3. **Espondilite** – começa a patologia da espondilopatia soronegativa produzindo alterações nas sacroilíacas (ver esse tema). Em seguida, vem a quadratura da vértebra, que perde os contornos arredondados, e os discos apresentam-se com a diminuição da altura. Segue-se a calcificação do ligamento anterior, formando uma verdadeira ponte, que são os sindesmófitos (ver na Figura 8.13 a diferenciação radiológica dos osteófitos e sindesmófitos).

A osteoporose e as alterações das interapofisárias não são específicas e acompanham o quadro geral.

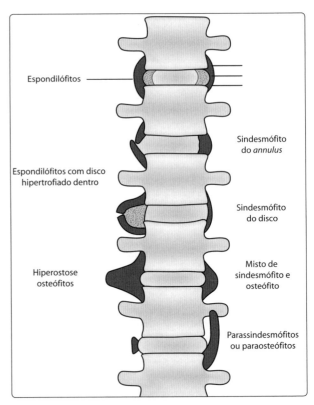

FIGURA 8.13 Diferentes tipos de ossificações paravertebrais na radiologia.[7] 1 – Apófise óssea das vértebras. 2 – *Annulus fibrosus* do disco. 3 – Espaço prediscal entre o *annulus* do disco e o ligamento longitudinal. 4 – Ligamento longitudinal.

EXAME DE IMAGENS: OPÇÕES

Não existem controvérsias a respeito. Quando não entram em questão problemas econômicos e tecnológicos, a melhor técnica de imagem para os casos graves (suspeitas de tumor, infecção, hérnia de disco intervertebral extrusa e fraturas de compressão) é a RM, comparada com a tomografia computadorizada; é a recomendação do Royal College of Radiologist da Inglaterra para os médicos do Serviço Nacional de Saúde, que corresponde ao SUS brasileiro. E exame com ou sem contraste é decisão do radiologista que faz o exame.

Em caso com lombalgia, distúrbios esfincterianos e de marcha, regiões anestesiadas no períneo, déficit neurológico, câncer anterior, suspeita de aids e, se esses sintomas são agudos ou têm evolução progressiva de 2 a 6 semanas, depois da radiografia simples e na necessidade de aprofundar o diagnóstico diferencial, deve-se ter como primeira opção a ressonância, e não a tomografia, que é mais barata, mas menos eficiente no diagnóstico e que obrigará a realização da ressonância posteriormente.

No controle pós-operatório, também deve ser feita a ressonância, a não ser que uma prótese metálica tenha sido colocada, a qual deforma a imagem.

A ressonância substitui 50% de todos os exames de tomografia computadorizada de coluna e 90% dos exames de mielografias.

TOMOGRAFIA COMPUTADORIZADA

A primeira tomografia computadorizada em humano foi realizada em 1971 pelo engenheiro eletrônico britânico Godfrey Hounsfield que, juntamente do físico americano Alan Cormack, recebeu o Prêmio Nobel de Medicina de 1979 pelas novas perspectivas adquiridas com o novo método. O advento da tomografia computadorizada representou um avanço extraordinário no diagnóstico por imagem, ao possibilitar a avaliação seccional, ou seja, de "fatias" do paciente.

Princípios físicos

A formação de imagens na tomografia baseia-se, assim como a radiografia, nas diferenças de densidade entre as estruturas, e também utiliza os raios X. As imagens bidimensionais são construídas pelo computador a partir de uma série de projeções unidimensionais. Apenas a área de interesse é irradiada, portanto não ocorre sobreposição, como na radiografia ou na tomografia convencional.

O tomógrafo é constituído basicamente pelo *gantry,* que é a unidade computadorizada que irá formar a imagem. A região a ser estudada é irradiada por estreito feixe de raios X que é captado por um detector após atravessar o paciente (Figura 8.14). O *gantry* pode ser angulado até certo limite, dependendo do aparelho, para se adequar o plano de corte à estrutura de interesse. Por meio da rotação do sistema em torno do paciente são obtidas múltiplas projeções. O detector mede a intensidade de energia nas várias posições do tubo ao redor do paciente e envia os dados ao computador. A partir desses dados obtidos o computador reconstrói a imagem em duas dimensões por meio de um algoritmo de reconstrução. Durante a reconstrução de cada imagem, milhões de operações matemáticas são realizadas. Os aparelhos de primeira geração possuem apenas um detector. Os de quarta geração apresentam um anel de múltiplos detectores e apenas o tubo de raios X se move.

A espessura do corte é determinada pela colimação do feixe. O voxel é a unidade volumétrica para a formação de imagem e inclui a espessura do corte (Figura 8.15). O pixel é o elemento de imagem e representa o coeficiente de atenuação linear do voxel. A imagem final é formada por múltiplos pixels, que são representados em uma escala de cinza de acordo com a densidade calculada para o respectivo voxel. Quanto mais denso o tecido, mais clara será a representação na imagem.

A unidade de densidade em tomografia é a Unidade Hounsfield (UH). Foram atribuídos valores numéricos para os tecidos (Tabela 8.2). O osso, muito denso, apresenta + 1.000 UH, a água, 0 UH e o ar ou gás, -1,000 UH. Partes moles e órgãos em geral apresentam densidades intermediárias acima da água, e a gordura, valores negativos.

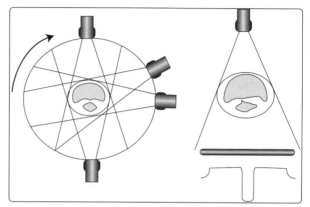

FIGURA 8.14 São obtidas várias projeções em torno do paciente. O detector mede a intensidade da radiação transmitida e envia ao computador. As estruturas mais densas, como o osso, atenuam mais o feixe de raios X.

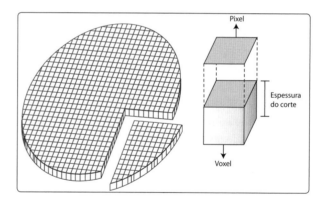

FIGURA 8.15 O voxel é a unidade de volume. O pixel representa a densidade das estruturas no interior do voxel. A imagem é formada por múltiplos pixels.

A escala de cinza das imagens pode ser ajustada para melhor visualização dos tecidos de interesse. É o conceito de janela. A amplitude desta representa o grau de variação de densidades em que os tons de cinza são distribuídos. Uma janela muito fechada atribui tons muito distintos de cinza para tecidos com densidades próximas, o que aumenta o contraste entre os tecidos. Em um janela muito aberta, deverá haver uma diferença muito grande de densidade entre duas estruturas para que a diferença entre os tons de cinza seja perceptível. O nível da janela indica onde, na escala de densidades, a janela terá seu centro. Para a diferenciação entre as partes moles, a janela deverá estar centrada em uma densidade pouco acima da água, por exemplo, 35/200. O primeiro número representa o nível da janela, ou seja, o centro da escala de cinza, e o segundo representa a amplitude da janela, a variação de densidades de escalas de cinza. Para o estudo de ossos, deve-se usar um janela óssea, bem aberta e com o centro em uma alta densidade, por exemplo, 150/2.000. Nas tomografias de coluna, são usadas as janelas para partes moles e a óssea.

TABELA 8.2 Densidade das substâncias teciduais na radiografia da coluna

Tecidos/substância	Densidade (UH)
Ar/gás	-1.000
Gordura	-60
Água	0
Fígado	60
Sangue coagulado	80
Osso esponjoso	130
Osso compacto	250

Disco núcleo (cervical) = 60 ou 80 UH
Disco periferia (cervical) = 100 ou 120 UH

A matriz representa a magnitude da memória do computador. Uma matriz maior será capaz de armazenar mais pixels, os quais representarão, cada um, uma área menor do objeto. Isso resultará em uma resolução espacial melhor. O FOV (*field of view)* é o tamanho do quadro, ou seja, da área examinada. Um FOV menor possibilita uma redução do tamanho do pixel e, assim, uma melhora na resolução. Em estados da coluna, pode-se utilizar um FOV suficiente para a coluna e os tecidos adjacentes.

A imagem de tomografia, no entanto, está sujeita a artefatos que a distorcem, podendo, então, ser interpretada erroneamente. Os artefatos de movimento são causados pela movimentação do paciente ou de estruturas como alças intestinais. Objetos metálicos como parafusos ou pinos causam um artefato estrelado em razão da sua alta densidade, o que impede a passagem da radiação. Um aparelho mal calibrado pode provocar um artefato em anel que aparece em todos os cortes. O efeito de volume parcial é causado pela inclusão de estruturas no interior do voxel. A densidade do pixel representa a densidade média de todas as estruturas no interior do voxel. Esse efeito pode ser fonte de erro ao se atribuir densidades falsas a determinadas estruturas.

Contraste em tomografia

Os meios de contraste usados em tomografia são substâncias à base de iodo. Eles causam aumento da densidade (realce) de tecidos perfundidos pela alta densidade do iodo. Vários efeitos colaterais estão associados ao uso de contrastes iodados, porém o mais temido é a reação alérgica. Reações alérgicas são pouco frequentes, e os casos graves são ainda mais raros. No entanto, as reações alérgicas podem ser fatais. Para minimizar o risco de reação, o paciente deve ser submetido previamente a uma entrevista e deve-se avaliar a relação entre o risco e o benefício do exame com contrate. Outro efeito colateral dos contrastes iodados se deve à sua alta osmolalidade, que é superior à do plasma. Os meios de contraste podem ser divididos em iônicos e não iônicos. Estes últimos são menos prejudiciais, pois não sofrem ionização *in vivo*. A ionização dos contrastes iônicos aumenta o número de partículas osmoticamente ativas, com aumento dos efeitos adversos. Os meios de contraste iodados são nefrotóxicos e podem agravar uma disfunção renal já existente.

Contraindicações ao uso do contraste intravenoso incluem: insuficiência renal, antecedentes alérgicos, asma grave, cardiopatia severa e outros. Os contrastes por via oral e endorretal são usados para opacificação da luz intestinal e têm pouca utilidade nos exames de coluna. Nestes, o contraste geralmente é usado em casos de tumores, pós-operatório de hérnias e infecções (ver o tema de contraste em ressonância).

Tomografia helicoidal

Na tomografia helicoidal, a mesa onde está o paciente movimenta-se continuamente durante a rotação do tubo de raios X e a aquisição dos dados. Muitos dos fatores são os mesmos da tomografia convencional (angulação, espessura do corte, FOV, kV, matriz). Deve-se determinar a velocidade da mesa e o piTomografiah no lugar do incremento; e mA no lugar de mAs por corte. PiTomografiah é definido como a razão da distância que a mesa se move por rotação de 360° dividida pela espessura do colimador. Se a mesa se mover pela distância igual à espessura de corte durante uma rotação de 360°, tem-se um piTomografiah de 1. Com um piTomografiah de 2, a mesa move-se o dobro da espessura. A dose de radiação na tomografia helicoidal também depende do kV, do mA, é proporcional à colimação e inversamente proporcional ao piTomografiah.

A tomografia helicoidal realiza os cortes com extraordinária rapidez. Por isso, permite a obtenção de imagens dinâmicas durante a injeção de contraste intravenoso. Outra utilidade de tomografia helicoidal é a realização de reconstruções tridimensionais, as quais têm a qualidade aumentada porque a aquisição de dados é feita de forma volumétrica.

Deve-se ter em mente que a medida de densidade pode ser diferente para a tomografia helicoidal. O efeito de volume parcial, que é a interferência na densidade de um objeto em razão da inclusão de estruturas adjacentes no voxel, é mais evidente do que em tomografia convencional.

Reconstrução tridimensional

Por meio de programas de computador, é possível reconstruir tridimensionalmente a imagem. Isso permite, principalmente para profissionais pouco acostumados com imagens seccionais, melhor entendimento das estruturas. Alguns parâmetros devem ser otimizados para a obtenção de uma reconstrução de boa qualidade: pequena espessura do corte (1 a 2 mm), sobreposição entre os cortes, aquisição helicoidal das imagens. A aquisição dos dados na tomografia helicoidal é volumétrica, pois isso ela proporciona reconstruções 3D de ótima qualidade.

Mielotomografia

As densidades do liquor, da medula espinhal e de outra estruturas, como disco intervertebral e tumores, são muito parecidas e por isso são pouco diferenciadas na tomografia. Com cortes tomográficos após a injeção intradural de meio de contraste iodado, que é muito denso, pode-se obter informações adicionais, como compressão medular. O espaço liquórico aparece hiperdenso em razão da alta densidade do iodo. Deve ser usado um contraste especial.

A mielotomografia é um exame invasivo e vem perdendo utilidade em virtude do advento da RM, que fornece informações anatômicas detalhadas e não apresenta risco para o paciente.

EXAME DE TOMOGRAFIA DA COLUNA

A espessura de corte e a angulação vão variar de acordo com o segmento da coluna a ser estudado e do objetivo do exame. O estudo da coluna cervical exige cortes mais finos (a partir de 1,5 mm). Para o restante da coluna, podem ser usados cortes de 3 ou 5 mm.

Para o estudo dos discos intervertebrais, os cortes devem ser paralelos ao plano de cada disco. Quando há suspeita de espondilólise, devem ser realizados cortes invertidos, em um plano perpendicular ao dos discos, para a melhor visualização da área de lise. Na pesquisa de lesões tumorais ou trauma, são feitos cortes em bloco, perpendiculares ao eixo do canal vertebral. As articulações sacroilíacas são estudadas nos planos transversal e coronal em relação ao sacral. Todas as imagens devem ser avaliadas nas janelas ósseas e de partes moles.

Podem ser feitas reformatações nos planos sagital ou coronal a partir das imagens axiais. Elas permitem melhor visualização, entre outras coisas, do espaço discal.

Aspectos anatômicos

As vértebras podem ser dividas em: elementos anteriores, que incluem os corpos vertebrais e discos intervertebrais; e posteriores, que são os pedículos e o arco neural, que é formado pelos pilares articulares, pelas facetas articulares, pelas lâminas e pelo processo espinhoso.

As vértebras cervicais, com exceção de C7, apresentam os forames vertebrais no processo transverso. As duas primeiras vértebras cervicais apresentam origem embriológica diferente do restante e, portanto, possuem aspectos anatômicos próprios. A primeira C1 ou atlas é um anel ósseo. Os arcos anterior e posterior se unem lateralmente às massas laterais que apresentam, cada uma, uma faceta superior e uma inferior. As superiores articulam-se superiormente com os côndilos occipitais. As inferiores articulam-se com as facetas superiores de C2. O arco anterior de C1 possui um tubérculo anterior no qual se insere o ligamento longitudinal anterior. A segunda vértebra cervical (áxis) caracteriza-se pelo processo odontoide, o qual se articula anteriormente com o arco anterior de C1. O espaço atlantoaxial não deve exceder de 4 a 5 mm em crianças de 2 mm em adultos. Lateralmente ao processo odontoide, existem duas facetas para a superfície inferior das massas laterais de C1.

As vértebras de C3 a C7 são anatomicamente semelhantes. Os corpos vertebrais possuem os processos uncinados posterolateralmente, os quais formam as articulações uncovertebrais. O tamanho dos corpos vertebrais aumenta de C3 a C7. Os pedículos unem os corpos vertebrais aos pilares articulares. As articulações interapofisárias são articulações sinoviais que conectam os pilares articulares de duas vértebras adjacentes por meio das facetas articulares. Os forames neurais situam-se entre os pedículos. Em imagens axiais, a faceta superior da vértebra inferior e a posterior correspondente à faceta inferior das vértebras torácicas e lombares. As facetas inferiores estão unidas às lâminas que, por sua vez, unem-se no processo espinhoso. O diâmetro anteroposterior do canal espinhal decresce inferiormente na coluna cervical, e o limite inferior é 12 mm no diâmetro anteroposterior. Os processos transversos projetam-se anterolateralmente e suas partes anterior e posterior formam o forame transverso, que contém artéria e veia vertebrais. Os nervos cervicais saem superiormente às vértebras respectivas, e os nervos C8, entre C7 e T1.

As vértebras torácicas articulam-se com as costelas em dois pontos. As cabeças das costelas articulam-se com os corpos e os discos, e os tubérculos, com os processos transversos. De T2 a T10 existem as articulações costovertebrais, que são articulares sinoviais. O canal espinhal deve apresentar diâmetro anteroposterior maior que 10 mm. Os forames neurais estão orientados lateralmente, assim como na coluna lombar. Na coluna torácica, as articulações facetárias estão orientadas em um plano coronal.

As vértebras lombares geralmente são em números de 5, porém vértebras de transição são comuns. Os discos intervertebrais lombares são discretamente côncavos, exceto L5-S1, que é redondo. O diâmetro anteroposterior do canal espinhal aumenta no sentido caudal e deve medir pelo menos 12 mm. Na coluna lombar, assim como na torácica, os nervos saem entre a vértebra correspondente e a inferior. No nível de S2, termina o saco dural, no qual começa o *filum terminale*. Em adultos, a medula se estende até L1-L2. Os nervos espinhais saem logo abaixo de platô da vértebra correspondente após passarem pelos recessos laterais. Estes não devem medir menos que 3 mm. Na coluna lombar, posterior ao corpo, pode-se ver uma estrutura de 2 a 3 mm que corresponde à veia epidural. Um corte no nível do meio da vértebra mostra a entrada da veia basivertebral, que aparece como uma falha na cortical óssea. No nível dos discos intervertebrais, o corte inclui as articulações intervertebrais e uma parte do processo espinhoso. O ligamento amarelo, que se insere nas lâminas, normalmente não ultrapassa 3 mm de espessura. A última vértebra lombar pode estar fundida com S1.

O sacro é formado por cinco vértebras fundidas. A face ventral apresenta os quatro pares de forames sacrais pélvicos. Na face dorsal, estão os quatro pares de forames sacrais dorsais, a crista mediana e as intermediárias. O canal sacral, que em cortes axiais é triangular superiormente e achatada inferiormente, termina no nível do hiato sacral. O cóccix consiste em 3 a 5 vértebras fundidas. O primeiro segmento pode estar ou não fundido ao sacro e apresenta curtos processos transversos.

Todas as vértebras devem ser delineadas por osso cortical bem definido, que aparece muito denso na tomografia. Os corpos vertebrais apresentam trabéculos no espaço medular que são mais proeminentes na região lombar. As superfícies articulares das facetas são lisas e densas.

Os discos intervertebrais apresentam densidade homogênea de partes moles (50 a 100 UH). A tomografia não pode distinguir o *annulus fibrosus* do núcleo pulposo, embora este último possa parecer discretamente menos denso. Os discos normais não devem ultrapassar os limites do corpo vertebral. Apresentam-se discretamente hiperdensos em relação ao saco dural, o que permite a identificação de hérnias.

O saco dural contém a medula e os nervos, porém eles não podem ser distinguidos pela tomografia. A gordura, localizada no espaço epidural entre o saco dural e a vértebra, estendendo-se para os recessos laterais, apresenta densidade negativa. Ela delineia o saco dural e as raízes nervosas. A ausência localizada da gordura pode indicar processo compressivo. A musculatura paravertebral, os nervos e os ligamentos apresentam densidade de partes moles.

RESSONÂNCIA MAGNÉTICA

Descoberta em 1946 e aplicada em medicina em 1979, a RM baseia-se na interação entre os núcleos de hidrogênio e um campo magnético externos. A RM é o exame de escolha para muitas patologias da coluna. Ela fornece informações anatômicas detalhadas e permite o estudo de ligamentos, nervos, músculos e discos intervertebrais, além de permitir a avaliação em múltiplos planos e em diferentes sequências. Apresenta contraste entre tecidos moles muito superior à tomografia.

Princípios físicos

Os núcleos de alguns átomos possuem um momento magnético que pode ser entendido como um pequeno ímã. Isso se deve a uma propriedade intrínseca do núcleo chamada de *spin*. Alguns isótopos possuem o momento magnético necessário para a imagem de RM e, entre eles, está o hidrogênio-1 (H-1). O próton (átomo de hidrogênio) é o átomo mais abundante no corpo humano e, por isso, é usado na RM. Os prótons formadores de imagem estão tanto na água como nos lipídios.

O campo magnético do aparelho de RM é medido em Tesla (T). Ele varia de 0,2 a 2,0 T. Existem três tipos de magnetos atualmente: os supercondutores, os resistivos e os ímãs permanentes. Os supercondutores produzem os campos de maior intensidade. Eles trabalham em temperaturas baixíssimas e têm alto custo de fabricação. Alguns aparelhos possuem magnetos abertos, que em razão da sua conformação possibilitam maior conforto ao paciente, podendo ser utilizados por pessoas com claustrofobia, e permite acesso mais fácil ao paciente para, por exemplo, a injeção de contraste.

Normalmente, os *spins* estão orientados aleatoriamente, e o vetor resultante da magnetização é zero. Quando submetidos a um campo magnético, os *spins* apresentam um movimento de rotação ou precessão em torno do eixo (z) do campo magnético. A frequência de precessão é chamada de frequência de Larmor, é proporcional à intensidade do campo e depende do isótopo envolvido. Os prótons estarão então alinhados paralelamente ou antiparalelamente ao eixo do campo. Um número pouco maior de núcleos fica no sentido do campo (paralelo) e isso resulta em uma magnetização diferente de zero, que é proporcional à intensidade do campo e é a base para a formação das imagens de RM (Figura 8.16).

Essa magnetização no sentido do campo magnético chama-se magnetização longitudinal. Ao se aplicar um curto pulso de onda eletromagnética, chamado de pulso de onda radiofrequência (RF), aos átomos que estão em magnetização longitudinal, eles irão absorver a energia. Isso terá dois efeitos: alguns átomos que estão em paralelo

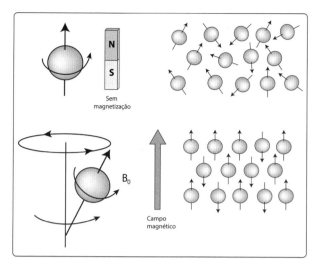

FIGURA 8.16 Quando submetidos a um campo magnético, os *spins* apresentam um movimento de rotação ou precessão em torno do eixo (z) do campo magnético.

passarão a antiparalelo, o que causará redução na magnetização longitudinal; e, além disso, os átomos começarão a efetuar o movimento de precessão em fase, ou seja, em sincronia e com uma angulação em relação ao campo magnético principal (Figura 8.17), o que resultará na formação de uma outra magnetização, cujo vetor resultante roda com os prótons em precessão. Essa é a magnetização transversal. A amplitude e a duração do pulso de RF determinam o ângulo do vetor em relação ao campo magnético. Esse ângulo é chamado de ângulo de inclinação (*flip angle*). O sinal máximo de RM é criado pela aplicação de um pulso de 90°. O movimento rotacional desse vetor funciona como um ímã em alta rotação, o que induz à formação de uma corrente elétrica em uma antena. Esse é o sinal da RM e a antena, no caso, corresponde à bobina receptora. Elas servem para captar o sinal emitido pelo tecido após os passos realizados em uma dada sequência. O sinal resultante tem também a frequência da precessão.

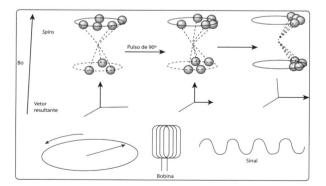

FIGURA 8.17 Ao se aplicar um curto pulso de onda eletromagnética, os átomos começaram a efetuar o movimento de precessão em fase, ou seja, em sincronia. A bobina capta o sinal gerado emitido como uma antena.

Ao final do pulso de RF, os prótons retornarão ao estado em que estavam antes do pulso. A magnetização longitudinal voltará a aumentar na medida em que mais prótons retornarem à posição em paralelo. Os prótons que estavam em fase por causa do pulso de RF perderão gradativamente a sincronia, e a magnetização transversal diminuirá até desaparecer. O retorno da magnetização longitudinal chama-se relaxamento longitudinal ou *spin-rede*, e o tempo para que ele ocorra é representado por T1 (Figura 8.18).

O desaparecimento da magnetização transversal chama-se relaxamento transversal ou *spin-spin*, e o tempo corresponde a T2 (Figura 8.19). Os valores de T1 e T2 variam entre os diferentes tecidos, o que permite sua diferenciação nas imagens de RM. Em tecidos biológicos, o T1 varia de 300 a 2.000 ms e o T2, de 30 a 150 ms. A água possui T1 e T2 longos, e a gordura, T1 e T2 curtos.

Para a formação de imagens *spin*-eco, são aplicados um pulso de 90° e outro de 180°. Este último é o pulso e a refocalização, que é simplesmente um gradiente de polaridade contrária que faz os prótons realizarem o movimento

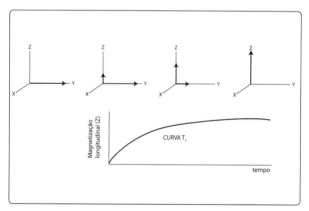

FIGURA 8.18 Ao final do pulso de RF, os prótons retornarão ao estado em que estavam antes do pulso e a magnetização longitudinal voltará a aumentar.

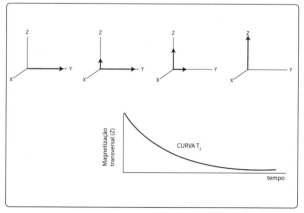

FIGURA 8.19 À medida que os prótons perdem a sincronia, a magnetização transversal cai.

contrário. O pulso funciona como uma parede que faz os prótons voltarem como um eco, daí o nome *spin*-eco. Ele serve para minimizar inomogeneidades magnéticas locais. O tempo entre um pulso de 90° e outro é chamado tempo de repetição (TR). Um TR menor que 500 ms é considerado curto, e maior que 1.500 ms, longo. O tempo entre o pulso de 90° e o eco é chamado de tempo de eco (TE). Um TE de até 30 ms é considerado curto, e acima de 80 ms, considerado longo.

Para se obter imagens ponderadas em T1, deve-se usar TR curto, pois os tecidos ainda não recuperaram sua magnetização longitudinal completamente. Como cada estrutura tem um tempo de relaxamento longitudinal diferente, a diferença de sinal entre elas causará um contraste. Nas imagens ponderadas em T1, as substâncias com T1 longo apresentam sinal fraco. As substâncias com T1 curto apresentam alto sinal e incluem lipídios, líquidos proteináceos e melanina. A metemoglobina nas hemorragias subagudas e a gadolínio também aumentam o sinal em T1.

Imagens ponderadas em T2 são formadas usando-se TR e TE longos. Após um longo TR, todas as estruturas já alcançaram sua magnetização longitudinal e o T1 não terá efeito na imagem. Após um longo TE, a diferença entre os tempos T2 dos tecidos torna-se evidente e resulta em um contraste de sinal dependente do T2. Nas imagens T2, os tecidos com T2 curto apresentam sinal fraco, como desoxiemoglobina, hemossiderina e ferritina. Estruturas com T2 longo, como a água, apresentam sinal alto. Neoplasia e inflamações tendem a aumentar o sinal dos tecidos em T2 (Figura 8.20).

Imagens formadas usando-se TR longo e TE curto são chamadas de densidade de prótons (DP). Nessas condições, nem o TI nem o T2 das substâncias afetarão seu sinal. Nelas, o sinal dos tecidos é proporcional à quantidade de prótons móveis. Eles correspondem a átomos em moléculas de água e em alguns grupos de moléculas lipídicas.

A sequência descrita é a *spin*-eco, que é a base da RM. Muitas outras sequências foram desenvolvidas e muitas ainda estão em estudo. Cada tecido ou estrutura se comporta diferentemente em cada sequência. Além dos dados morfológicos e anatômicos, a RM fornece dados da composição de uma estrutura por meio da intensidade de seu sinal.

Para que os prótons absorvam a energia da RF, é necessário que ela tenha a mesma frequência do movimento de precessão. A frequência da precessão de um próton depende da intensidade do campo magnético, que não é totalmente homogêneo ao longo do corpo do paciente. Os prótons apresentarão, então, frequências diferentes em cada ponto ao longo do eixo do campo magnético, e o sinal de RM de cada local do corpo terá uma frequência

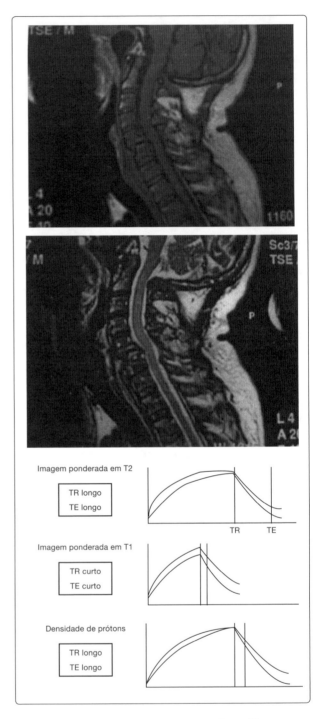

FIGURA 8.20 Em imagens ponderadas em T2, a diferença entre os tempos T2 dos tecidos torna-se evidente. Nas imagens ponderadas em T1, a diferença entre os tempos de relaxamento longitudinal torna-se evidente. Nas imagens em densidade de prótons (DP), a intensidade do sinal é proporcional à quantidade de prótons móveis.

específica. O paciente é submetido a um pulso de RF com uma estreita variação de frequências. Somente os núcleos na fina fatia com frequência de Larmor coincidente vão absorver a energia do pulso. Isso permite a identificação do local em que está sendo gerado o sinal (Figura 8.21).

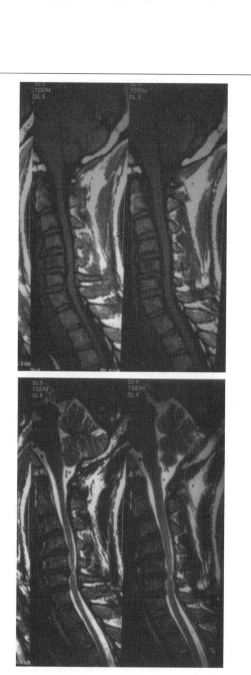

FIGURA 8.21 Os núcleos na fina fatia com frequência de Larmor coincidente vão absorver a energia do pulso. Isso permite que seja captado apenas o sinal desta fatia.

A aplicação de uma combinação de gradientes nos três planos permite localizar especialmente os núcleos. Esses gradientes são obtidos por meio de bobinas de gradiente. Os prótons em movimento sincronizado funcionam como ímã em rotação e induzem a formação de uma corrente elétrica nas bobinas.

A partir da localização dos sinais de RM, a imagem é formada. Isso é possível pela aplicação da Transformada de Fourier. Ela converte as informações de sinal, frequência e tempo em informações de posição e intensidade. A unidade de imagem é o pixel. Cada pixel tem uma interdisse que é determinada pelos prótons daquela região e por como eles se comportam em uma dada sequência. A intensidade de cada próton é representada em uma escala de cinza. Assim, cada estrutura pode ser representada por diferentes tons de cinza em cada sequência. Quanto mais intenso é o sinal de uma estrutura, mais clara ela aparece na imagem e quanto mais fraco o sinal, mais escura se apresenta. Estruturas brilhantes em RM, então, são chamadas de hipertensas e as escuras, de hipointensas.

Para a detecção do sinal produzido pelo tecido, podem ser usadas bobinas de corpo ou de superfície. Em exames da coluna, devem ser usadas bobinas de superfície, que fornecem qualidade de imagem superior. As bobinas de varredura em fase apresentam melhor relação sinal-ruído. Elas são compostas de múltiplas bobinas receptoras que realizam a aquisição do sinal simultaneamente.

A qualidade da imagem da RM é afetada por fatores como resolução espacial, relação sinal-ruído, contraste e artefatos. A resolução espacial é definida pelo tamanho do pixel, que é o elemento básico da imagem. A relação sinal-ruído melhora com a força do campo, o maior número de excitações e o maior tamanho do voxel. O contraste na RM depende de diferenças intrínsecas entre os tecidos, diferença nos relaxamentos T1 e T2, densidades de *spins* e composição macromolecular e é determinado pela escolha dos parâmetros do pulso. Em imagens *spin*-eco, a escolha de R e TE determina o contraste, enquanto nas sequências gradiente-eco, o *flip angle* tem maior importância.

Os artefatos mais comumente encontrados na RM são decorrentes dos campos magnéticos intrínsecos e extrínsecos (artefatos de suscetibilidade), da existência de múltiplas frequências de ressonância (*chemical shift*) e da magnetização de tecidos, além do volume da imagem e dos movimentos.

Artefatos de movimento são os mais difíceis de se controlar. Podem ser fisiológicos, como fluxo de liquor e respiração, ou não fisiológicos, como movimento do paciente. Para se diminuir esses artefatos, podem ser usadas sequências rápidas, sincronia cardíaca e respiratória. Alguns artefatos de fluxo podem ser reduzidos trocando-se os eixos de codificação de fase e usando-se um pulso de pré-saturação. O artefato de desvio químico (*chemical shift*) aparece como uma linha preta ou branca. Ele pode ser reduzido pelo uso da saturação adiposa. O artefato de truncamento aparece em interfaces de grande contraste e pode aparecer como uma linha preta sobre a coluna.

O tempo de aquisição de imagens aumenta com o número de excitações, o número de passos na aquisição e o TR. Atualmente, o uso rotineiro de sequências rápidas permitiu a redução importante no tempo total de exame e permite a obtenção de outras sequências.

Outras sequências

Atualmente, as sequências *spin*-eco amplamente substituídas por outras mais rápidas, reduzindo significativamente o tempo de exame e os artefatos de movimento. Nas sequências gradiente-eco (GRE), o pulso de RF causa uma angulação menor que 90° nos *spins*. Um ângulo usado é chamado *flip angle*. A sequência GRE é mais sensível aos produtos de degradação de hemoglobina, sendo útil na detecção de sangramentos. Na sequência GRE, não é usado o pulso de 180° refocalizador e a inomogeneidade do campo atua mais eficientemente. Técnicas ecoplanares constituem versões rápidas do GRE.

Nas técnicas *fast spin*-eco (FSE), múltiplos ecos são obtidos, cada um precedido de um eco de 180° refocalizador, dentro do intervalo de um TR. O número de ecos obtidos em um TR é referido como "fator turbo". A redução do tempo de exame é mais importante em T2, pois nela o TR é mais longo.

Algumas sequências são usadas para suprimir o sinal de determinadas estruturas, o que facilita a interpretação das imagens. As estruturas com sinal suprimido ficam com hipossinal, ou seja, escuras na imagens. As sequências FLAIR (*Fluid Attenuated Inversion Recovery*) suprimem o sinal de líquidos como a água e o liquor. Ela pode ser útil em exames da coluna para o estudo de lesões medulares com hipersinal em T2 que poderiam ser obscurecidas pelo hipersinal do liquor. Ela consiste de uma sequência ponderada em T2 em que um pulso de 180° é dado e o sinal é obtido após o tempo de relaxamento T1 da água, exatamente no tempo em que o sinal da água é nulo. Existem sequências que suprimem o sinal da gordura. A sequência STIR (*Short Time Inversion Recovery*) suprime o sinal da gordura da medula óssea e da gordura epidural.

Barrera et al.[34] comparam o turbo com a carga T2 *spin*-eco (TSE T2) e o turbo FLAIR *versus* a sequência de T1 acentuado com gadolínio *spin*-eco (SE T1) para o diagnóstico diferencial entre uma nova hérnia de disco e uma fibrose pós-cirúrgica, em 64 pacientes. Considerando a sequência SE T1 padrão-ouro, os autores encontraram sensibilidade de 100% nas sequências TSE T2 e turbo FLAIR. A especificidade foi de 94% para TSE T2 e 92%

para turbo FLAIR. O valor preditivo negativo foi de 100% para ambas as sequências, e o valor preditivo positivo foi de 84% para TSE T2 e 80% para turbo FLAIR T1 SE. Isso significa que as sequências rápidas evitam o uso do gadolínio.

O alto sinal do liquor em T2 permite um efeito mielográfico no estudo da medula espinhal. Sequências de transferência de magnetização suprimem seletivamente o sinal da medula e acentuam esse efeito mielográfico. Outras sequências, como True FISP e CISS, também são usadas para mielografia por RM.

A sequência HASTE (*Half-Fourier Acquísition Single-Shot Turbo Spin-Echo*) é usada na coluna para reduzir artefatos de implantes metálicos. Na sequência MTomografia (*Magnetization Transfer Saturation*), é obtido um contraste maior entre lesões intramedulares.

A difusão da água varia de tecidos saudáveis para tecidos lesados. Sequências de difusão se baseiam nessas diferenças para evidenciar lesões teciduais e têm aplicação principalmente no estudo de infartos cerebrais. O movimento da água resulta em perda do sinal, ao passo que a água com movimento restrito mantém seu sinal. Seu uso em exames da coluna ainda não foi estabelecido.

Aquisições 3D

Nas aquisições 3D, o sinal é obtido em bloco, de uma fatia espessa do corpo. Uma quantidade enorme de informações é relatada. A partir de cálculos de Fourier 3D, o computador pode produzir cortes em qualquer plano e reconstruções angiográficas em qualquer incidência. Uma das maiores aplicações das aquisições 3D é no estudo da coluna. O tempo total do exame é reduzido, e a qualidade da imagem é melhorada, além de ser possível a obtenção de reconstruções multiplanares e de cortes mais finos.

Mitulescu et al.[35] afirmam, em uma nova proposta de reconstrução em terceira dimensão da coluna, chamada de técnicas estéreo e não estéreo da coluna, terem usado um algoritmo DLT (*Direct Linear Transformation*) com boa acurácia. O método pode ter erro de 1,1, a 7,8 mm; em relação à medida direta, na peça anatômica, os autores afirmam que isso é o que se obtém com cortes de 1 mm.

Angio-RM

Nos estudos angiográficos por RM, é obtido o contraste entre o sangue em movimento e os tecidos estacionários. Na sequência TOF (*time-of-flight*), pulsos repetidos rápidos de RF saturam os tecidos parados, que aparecem escuros, ao passo que o sangue em movimento aparece brilhante.

Contraste em RM

O uso de meios de contraste em RM é muito frequente atualmente. Os agentes de contraste, chamados paramagnéticos, atuam alterando o tempo de relaxamento dos tecidos ao redor, por possuírem elétrons não pareados. Eles aumentam o sinal nos tecidos em que estão presentes encurtando os tempos de relaxamento T1. A maioria dos meios de contraste usados em RM tem como base o gadolíneo. O gadolíneo livre é tóxico, por isso é usado ligado ao ácido dietilenotriamina pentacético (DTPA) ou outros quelatos. Sua toxicidade está relacionada com alterações osmóticas do plasma, porém os efeitos osmóticos dos contrastes de RM são muito inferiores aos dos contrastes iodados usados em RC. Entre as reações, as alérgicas são raríssimas, sendo as mais comuns náuseas, cefaleia, urticária e sensação de frio. A excreção é feita pelos rins. Existe em risco teórico no uso de meios de contraste em RM, mas essa escassez de feitos colaterais torna o exame contrastado de RM muito mais seguro que uma tomografia com o contraste. O Gd-DTPA e o Gd-DOTA são iônicos, e o Gd-DTPA-BMA e o Gd-HP--D03A são não iônicos. Estes últimos têm a vantagem de apresentar osmolalidade mais próxima à do plasma.

Agentes de contraste T2 são as substâncias ferromagnéticas, por exemplo, o Fe304. Os prótons próximos e essas substâncias sofrem um relaxamento transversal mais eficiente, reduzindo seu sinal em T2.

A RM é contraindicada para pacientes que apresentam algum tipo de implante e/ou corpo estranho ferromagnético, em razão da possível movimentação e do aquecimento dos objetos. Vários fatos influenciam o risco do exame, como o grau de ferromagnetismo dos objetos, a força do campo magnético, a geometria e a posição do objeto e o grau de fixação dos objetos no interior do corpo do paciente. De modo geral, pessoas com clipes de aneurismas, *stents* ou molas intravasculares, implantes oculares, implantes otológicos e dispositivos elétricos ou eletrônico não podem ser submetidos a exames de RM. São considerados seguros os implantes ortopédicos e as válvulas cardíacas.

Apesar de não haver muita comprovação científica, o exame de RM é considerado seguro para pacientes gestantes. Já as pessoas com claustrofobia podem não o suportar.

EXAME DE RM DA COLUNA

Imagens sagitais ponderadas em T1 e T2 utilizando a técnica FSE, juntamente de imagens axiais em T1 ou GRE, são úteis na avaliação de processos degenerativos. As imagens T1 sagitais são ótimas na avaliação de hérnias discais e na compressão do saco dural. Imagens T2 sagitais ajudam na avaliação dos discos e das lesões intramedulares. Os forames intervertebrais, as raízes nervosas, os gânglios e as articulações interapofisárias são bem avaliados em T1 axial. Osteófitos são mais bem avaliados por técnicas GRE. Os cortes axiais devem ser feitos nos planos dos discos, no caso de hérnias discais.

Para exames da coluna cervical, uma espessura de corte de 3 mm é adequada. Na coluna torácica, os cortes podem ser de 3 a 4 mm e na coluna lombar, de 4 a 6 mm.

Usa-se o contraste nos exames de coluna principalmente em caso de tumores, infecções e pós-operatório. A RM com contraste é o exame de escolha para diferenciar uma cicatriz epidural de um disco herniado.

Aspectos anatômicos

O córtex vertebral apresenta baixo sinal, aparecendo como uma linha escura. O osso esponjoso tem sinal mais intenso em 1 em razão da gordura da medula óssea. As vértebras podem ser homogêneas ou não, dependendo da distribuição do tecido adiposo e da idade do indivíduo. Essas alterações de sinal não devem ser confundidas como patológicas. Os indivíduos mais jovens apresentam porcentagem maior de medula vermelha, de menor sinal. Com a idade, a substituição pela medula amarela causa um aumento de sinal em T1. Em T2, o sinal da medula óssea é menor que em T1. Nas sequência FSE, ela pode apresentar alto sinal também em T2. Em crianças pequenas, pode ocorrer realce da medula óssea após injeção do meio de contraste.

O disco intervertebral apresenta, em T1, sinal semelhante ou pouco menor que a medula. O *annulus fibrosus* aparece como uma área periférica de baixo sinal tanto em T1 como em T2. Neste último, o núcleo pulposo tem sinal intenso e apresenta uma linha horizontal de baixo sinal. Degeneração discal aparece como redução do sinal no interior do disco em imagens ponderadas em T2. A altura dos discos intervertebrais torácicos é menor que na coluna lombar ou cervical, mas o *annulus fibrosus* é mais espesso.

Os ligamentos apresentam hipossinal em T2. O ligamento longitudinal posterior é visto nas imagens sagitais como uma banda contínua de hipossinal que se molda ao contorno posterior dos discos. A gordura epidural e as veias se interpõem entre o ligamento e os corpos vertebrais. O ligamento longitudinal anterior se estende na superfície anterior dos corpos vertebrais desde o crânio até S1. Os ligamentos longitudinais são mais espessos na coluna torácica. O ligamento amarelo aparece nas figuras axiais como uma imagem linear oblíqua de baixo sinal e, nas imagens parassagitais, como uma imagem triangular.

O liquor apresenta baixo sinal em T1 e alto sinal nas imagens T2. A medula espinhal apresenta bom contraste com o baixo sinal do liquor em T1. A gordura epidural aparece brilhante em T1. Nas imagens parassagitais, as raízes nervosas aparecem como estruturas circulares escuras centrais circundadas por tecido adiposo. Na coluna cervical, pela menor quantidade de gordura nos forames neurais, as raízes não são vistas tão claramente, por isso pode-se usar contraste. O realce das estruturas venosas permite melhor identificação das raízes. As imagens coronais proporcionam boa visualização das raízes durante sua passagem pelos forames neurais. O plexo venoso epidural é visto na RM como focos finos de hipossinal, e o realce após injeção de contraste é variável.

O liquor apresenta alto sinal em sequências ponderadas em T2, produzindo assim o efeito mielográfico. Em T1, seu sinal é intermediário. O espaço subaracnóideo é mais amplo na região da junção craniovertebral e é contínuo com as cisternas intracranianas. Na região torácica, o espaço subaracnóideo é dividido por finos septos, o que resulta em diferenças de fluxo entre os compartimentos. Isso pode ocasionar artefatos de fluxo que podem ser confundidos com malformações vasculares.

A imagem GRE apresenta ótimo realce entre o osso e o liquor, por isso é útil na avaliação de processos degenerativos. Nessa sequência, porém, estreitamentos dos forames neurais podem ser superestimados. As articulações interapofisárias são mais bem caracterizadas nas imagens axiais T1 ou T2, nas quais a faceta localizada anteriormente corresponde à faceta inferior da vértebra superior.

A medula espinhal é bem delimitada em T2. Ela apresenta um sulco anterior e um posterior. Imagens axiais evidenciam a substância cinzenta central em forma de H. A medula apresenta forma elíptica em cortes axiais, embora seja mais redonda no nível torácico. Ocorrem a redução do diâmetro no sentido caudal e a dilatação em forma de diamante que termina no nível de L1-L2, que corresponde ao cone medular. Essa posição é adquirida nos primeiros meses de vida. As raízes inferiores que formam a cauda equina apresentam nos cortes axiais uma conformação simétrica, em crescente. No nível de S2 termina o saco dural, no qual começa o *filum terminale*. Nas imagens T2, as lesões intramedulares geralmente aparecem como áreas de hipersinal. Os nervos motores ficam ventrais aos sensitivos. Os gânglios dorsais variam de tamanho dependendo da região estudada.

Algumas estruturas podem apresentar realce após injeção de contraste nos exames de RM. Alguns exemplos são as veias epidurais, os gânglios das raízes, as meninges e, nas crianças, a medula óssea e a fibrocartilagem do disco (Figuras 8.22 e 8.23).

Zona de alta intensidade

Os exames de RM, quando usados como primeira escolha no lugar da tomografia em suspeita de hérnia de disco, triplicam em comparação aos exames anteriores e os custos sobem 60%. Admitiu-se que a zona de alta intensidade dentro do disco significasse a presença de um disco roto dolorido, mais isso não foi confirmado por outros estudos de ressonância nem de discografia (técnica hoje quase abandonada para diagnóstico; ver a seguir).

Weishaupt et al.[36] estudaram o disco doloroso em 50 pacientes com idade de 28 a 50 anos, portadores de lombalgia crônica sem a dor ciática. Foi feito um estudo prospectivo com ressonância e sinais em sagital T1, T2 sagital e T2 transversal. Os pacientes foram submetidos a uma discografia para provocar a dor em 116 discos. As imagens da ressonância foram avaliadas em relação à zona de alta sinalização do disco e às alterações da cartilagem (*endplate*). A discografia de disco normais não é dolorida. A ressonância previu a degeneração discal (sensibilidade = 98%; especificidade = 59%; valor preditivo positivo = 63%) na presença de zona de alta intensidade que alguns autores afirmavam ser um disco dolorido (esse sinal tem sensibilidade = 27%; especificidade = 85%; valor preditivo positivo = 56%), portanto a ressonância não teve bom desempenho em identificar os discos doloridos, quando havia um desarranjo muito grande na estrutura discal. Quando o desarranjo era muito mediano de tipos I e II (vistos no capítulo 11), as dores provocadas nos discos correspondiam às alterações da ressonância: sensibilidade = 38%; especificidade = 100%; valor preditivo positivo = 100%.

Slipman et al.[37] analisaram 40 casos de pacientes que fizeram tomografia, com alterações discais, mas, quando foi feita a discografia, só foi dolorida quando um terço do *annulus* estava roto, mostrando, quando isso não ocorre, que ali não havia um fator nociceptivo, portanto, não causava dor. A coincidência do lado da lesão do *annulus* com o lado da dor teve uma correlação positiva.

Carragee et al.,[38] norte-americanos que ganharam o prémio Volvo de Coluna no ano 2000, compararam 42 pacientes com lombalgia (grupo A) com 54 pacientes sem lombalgia (grupo B) que, quando submetidos à RM, apresentavam a zona de alta intensidade. No grupo A, foram avaliados 109 discos de 42 pacientes, com a presença de 86% dos discos com essa zona, e no grupo B foram examinados 143 discos em 54 pacientes. Foram feitos vários testes psicológicos, exames físicos nos dois grupos e também a discografia. A prevalência da zona foi de 59% no grupo A e de 24% no B.

No grupo A, 33 (30,2%) dos 109 discos tinham a zona e 13 dos 143 discos do grupo B. Mas 72,7% dos discos com a zona tinham a discografia positiva, comparada com 38,2% dos discos do grupo B.

Nesse mesmo grupo, 69,2% dos discos com a zona tinham a discografia positiva, mas também em 10% dos que não tinham a zona a discografia foi positiva. Nos pacientes dos dois grupos, quando o teste psicométrico era normal, 50% dos discos com a zona tiveram discografia positiva, mas nos pacientes que tinham os testes psicométricos alterados e tinham a presença da zona, 100% das discografias eram positivas.

Concluem os autores que a presença dessa zona não tem significado de alteração interna dolorida do disco intervertebral.

Estudos do disco cervical feitos na região com a ressonância logo após um acidente automobilístico do tipo chicote não mostraram diferenças nítidas em relação às alterações observadas nas primeiras 24 horas após o acidente, comparadas a 6 meses depois.[39]

Savage et al.[40] fizeram um estudo mostrando que as alterações na ressonância não têm correlação clínica evidente.

Os autores compararam 149 trabalhadores de 20 a 30 anos do grupo A com 71 trabalhadores de 31 a 58 anos

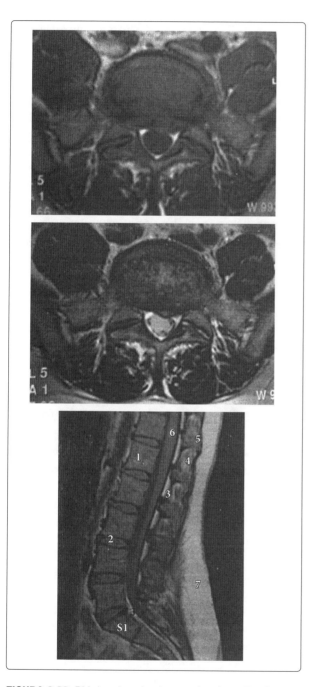

FIGURA 8.22 RM de coluna lombar ponderada em T1. Corpos vertebrais (1), discos intervertebrais (2). As gorduras epidural (3) e subcutânea (7) têm hipersinal. O cone medular (6) apresenta sinal superior ao do liquor. Processos espinhosos (5) e ligamentos interespinhosos (4).

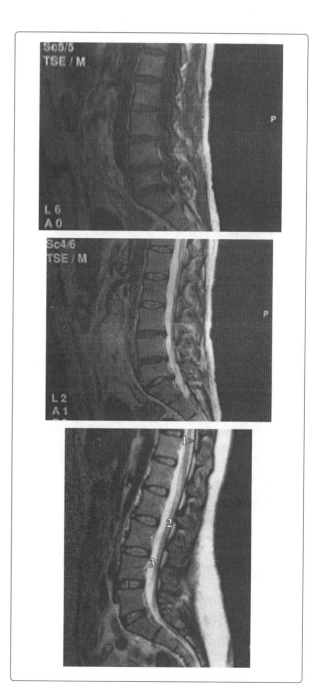

FIGURA 8.23 RM de coluna lombar ponderada em T2. Os discos intervertebrais (1) apresentam hipersinal. A cauda equina (2) é vista envolta pelo liquor (3) com sinal intenso. A ponta da seta indica a dura.

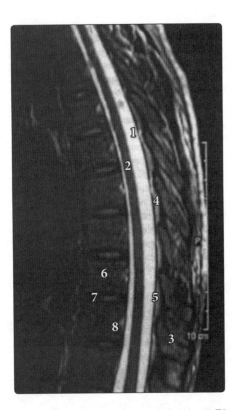

FIGURA 8.24 RM de coluna torácica ponderada em T2. O liquor (1) com hipersinal e a medula (2) com sinal fraco. Gordura epidural (4), dura (5), processos espinhosos (3). O corpo vertebral (6) apresenta a veia basivertebral (8). Disco intervertebral (7).

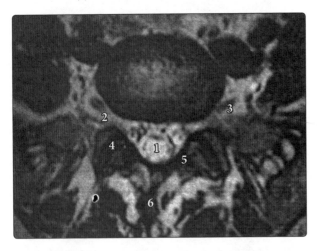

FIGURA 8.25 RM de coluna lombar no plano axial ponderada em T2. Saco dural (1) com as raízes da cauda equina. Forame intervertebral (2) e a raiz nervosa (3). Articulação interfacetária (4), lâmina (5) e processo espinhoso (6).

do grupo B, de cinco profissões diferentes, todos homens. De cada grupo, 25% nunca tiveram dores lombares anteriores. Depois de 12 meses, os mesmos pacientes foram submetidos a uma nova ressonância. No grupo B, 52% tinha degeneração discal e no grupo A somente 28% apresentavam essas alterações.

RM BASEADA EM EVIDÊNCIAS

Kent et al.[41] fizeram a avaliação de 14 estudos, cientificamente corretos do ponto de vista da Cochrane Library, comparando a acurácia da tomografia, da ressonância e da mielografia em relação ao diagnóstico da estenose do canal no adulto.

Os estudos compreendiam: 2 envolvendo só a ressonância, 9 só a tomografia e 3 comparando as duas técnicas e 6 somente mielografia. A sensibilidade variou de 81 a 97% para a ressonância, de 70 a 100% para a tomografia e de 67 a 78% para a mielografia. Não foi possível fazer comparações, pois os conceitos de estenose variavam de artigo para artigo. Em paciente assintomáticos, principalmente em pessoas idosas, os achados anormais encontrados tanto na tomografia como na ressonância variam de 4 a 28%, no diagnóstico da estenose lombar. Evidências científicas concretas da acurácia desses exames ficam prejudicadas, porque também existem erros tecnológicos decorrentes do aparelho e do operador na hora do exame.

Brant et al.[5] mediram a variabilidade intraobservacional entre os radiologistas que consideram disco normal extruso e os que consideram protrusão, dando uma variação kappa de 0,5 a 0,7 – o que significa que de 30 a 50% dos exames estão em desacordo, ocorrendo o diagnóstico de hérnia de disco extrusa em 23% de pacientes assintomáticos.

A RM traz um excesso de diagnóstico (detalhes) não patológico. Além disso, existem diferenças de nomenclatura entre os radiologistas e os especialistas na área. Essas disparidades confundem tanto os pacientes como os clínicos gerais, que têm dificuldades de ler os exames.

Jensen et al.[42] relatam que de 98 voluntários assintomáticos: 52% apresentaram abalamento do disco; 27% apresentaram protrusão do disco; 1%, extrusão (hérnia); 19%, nódulos de Schmorl; 4%, defeitos no *annulus*; 8%, defeitos nas facetas articulares. Pode-se, portanto, afirmar que praticamente nenhum exame foi "normal".

Shafaie et al.[43] constataram que não havia correlação entre a alteração discal e a queixa de dor lombar nas pessoas que as apresentavam, e:

- não houve diferença do exame de ressonância entre as cinco categorias profissionais;
- em 47% dos trabalhadores que se queixam de dor antes da primeira ressonância, o exame estava sem alterações discais evidentes;
- no prazo de 12 meses da segunda ressonância, 13 operários tiveram dor lombar, mas a ressonância não acusou alteração nenhuma em relação à primeira.

Naik et al.[44] verificaram que isso também ocorre com a tomografia, que no caso foi usada para detectar doenças benignas em 1.078 homens e 990 mulheres com idade média de 52 anos. Das 915 tomografias desses pacientes, 293 (32%) eram de articulações com suspeitas benignas e incluíam 255 (87%) para diagnóstico de lombalgia simples. O mesmo já tinham identificado Williams[45] e Twomey e Taylor.[46]

PÓS-CIRURGIA

A ressonância realizada com o gadolínio no casos pós-cirúrgicos ou de falhas cirúrgicas não garante ser um método viável de melhorar o estudo das raízes nervosas.

Ross et al.[47,48] verificaram em 94 adultos operados que os "restos" da cirurgia, vistos com o gadolínio, não são sinais de inflamação, pois ocorrem em indivíduos assintomáticos.

Grane e Lindqvist[49] relataram que em 192 pacientes operados não foi possível identificar a fibrose cirúrgica ou espessamento de nervos nos casos de dores pós-operatórias. No entanto, Ross et al. conseguiram identificar uma fibrose peridural três vezes mais frequentes nos pacientes com dores pós-cirúrgicas, vista na ressonância com gadolínio.

Na há evidências fortes, por falta de estudos comparativos, do valor dos contrastes usados na RM.

Mullin et al.[50] estudaram 165 pacientes operados de discectomia anterior, mas com sintomas de dores lombar e ciática, submetidos ao exame da ressonância T1 sagital e axial T1 *spin*-eco antes da injeção de contraste de gadolínio – depois de feitas as imagens T2 sagital e axial *fast spin*-eco. Os 28 pacientes que tiveram 32 níveis vertebrais operados de discectomia serviram de parâmetros. As imagens foram apresentadas para três radiologistas, sem conhecimento das cirurgias. Em média, o contraste deu uma sensibilidade de 86%, especificidade de 100% e acurácia de 90%. Em dados reais, em 9 casos, os radiologistas acharam que o contraste poderia dar um dado adicional no acerto do diagnóstico; em 3 casos, não mudaram de opinião; melhoraram em 2; mas pioraram em 4 casos. Concluem os autores que o contraste não ajuda a melhorar o diagnóstico e, em alguns casos, atrapalha.

Vroomen et al.,[51] em análise de 71 exames de pacientes operados avaliados com e sem contraste, afirmam que esta melhora o diagnóstico.

Bradley[52] afirma que o gadolínio é um bom contraste para diferenciar as causas de lombalgia das de radiculopatia, diferenciar a recidiva de hérnia de disco, a fibrose das meninges, o tumor ou estenose do canal, diferenciar uma inflamação viral de citomegalovírus ou síndrome de Guillain-Barré.

SÍNDROME DA CAUDA EQUINA

Não há dúvida de que os raros casos com suspeita de diagnóstico da síndrome da cauda equina aguda devem ser submetidos com urgência a uma ressonância; e, principalmente, se apresentarem sintomas urinários, uma cirurgia de urgência em 24 a 48 horas deve ser realizadas. Ahn et al.[53] coletaram 322 casos dessa síndrome que foram tratados cirurgicamente e concluíram que há significativa vantagem, do ponto de vista de recuperação dos déficits motor, sensorial, urinário e retal, com relação à operação dentro das primeiras 48 horas do diagnóstico.

RADICULOPATIA

Em pacientes com sinais de radiculopatia, tanto na cervical como na lombar, todos os *guidelines* recomendam a realização de exames do tipo ressonância, se necessário com contraste; a tomografia não ajuda muito a decidir quando é necessária a cirurgia.

A sensibilidade da ressonância é alta, ou seja, mostra as alterações, quando existem, mas tem especificidade muito baixa, ou seja, pode ser que essas alterações encontradas não sejam a causa dos sintomas e dos sinais relatados pelos pacientes. Os valores de previsão positiva também são altos na ressonância e na tomografia, com ou sem contraste.

Shafaie et al.[43] realizaram, em 20 pacientes com suspeitas clínicas de espondilose cervical, radiculopatia, mielografia, tanto a tomografia com contraste como a ressonância, e só houve concordância de diagnósticos em 144 (60%), dos 240 locais examinados (isso significa um kappa de 0,40). As alterações das facetas tiveram concordância maior (kappa = 0,52); a presença de recesso lateral foi mais fraca (kappa = 0,20). Além de estenose do canal foi difícil decidir: entre os dois métodos só houve concordância em kappa = 0,42. Em certas medidas, devem ser realizados os dois métodos de forma complementar.

Anderson e Israel[54] afirmam que os resultados de valor preditivo positivo da cirurgia de hérnia de disco baseado nos exames de ressonância são altos desde que não existam fatores psicossociais importantes associados, que a dor seja mais forte (na escala de visualização da dor VAS, tenha valor 7 ou mais em uma escala até 10), com a dor à noite ou em repouso, sem cirurgia prévia, com a imagem de ressonância com raízes nervosas nítidas e comprometidas com a hérnia de disco.

Outros fatores de importância na influência do resultado positivo ou negativo da cirurgia são: o paciente estar ligado a um seguro de invalidez e a situação de litígio trabalhista.

ENDOSCOPIA DO CANAL LOMBAR

Richardson et al.,[55] anestesiologistas ingleses, selecionaram 38 pacientes com radiculopatia crônica grave com duração média de 10,9 anos (variando de 2 a 26) e relatam que 50% já tinham a síndrome da *failed back surgery* com inúmeras cirurgias sem melhora e todos tinham uma fibrose, mas 14 (41%) eram muito densas. Foi feita uma endoscopia no canal, realizando-se uma liberação do nervo (neuroplastia), colocando-se bupivacaína, depo-medrol e clonidina. Não houve complicações e, depois de 12 meses, houve significativa redução da dor.

Referências bibliográficas

1. Carey TS, Garret JM, Jackman AM. Beyond the good prognosis. Examination of an inception cohort of patients with chronic low back pain. Spine. 2000;25(1):115-20.
2. Deyo RA, Diehl AK, Rosenthal M. Reducing roentgenography use. Can patient expectations be altered? Arch Intern Med. 1987;47(1):141-5.
3. Selim AJ, Fincke G, Ren XS, Deyo RA, Lee A, Skinner K, et al. Patient characteristics and patterns of use for lumbar spine radiographs: results from the Veterans Health Study. 2000;25(19):2440-4.
4. Zawadzki MB, Jensen M. Spinal nomenclature. Spine. 1995;20(3):388-90.
5. Brant MN, Jensen MC, Obuchwski N, Ross JS, Modic MT. Interobserver and intraobserver variability in interpretation of lumbar disc abnormalities. A comparison of two nomenclatures. Spine. 1995;20(11):1257-63.
6. Boden SD, Davis DO, Dina TS, Patronas NJ, Wiesel SW. Abnormal magnetic-resonance scans of the lumbar spine in asymptomatic subjects. A prospective investigation. J Bone Joint Surg Am. 1990;72(3):403-8.
7. Boos N, Lander PH. Clinical efficacy of imaging modalities in the diagnosis of low-back pain disorders. Eur Spine. 1996;5(1):2-22.
8. Hall FM. Back pain and the radiologist. Radiology. 1980; 137(3):861-3.
9. Nottage WM, Waugh TR, McMaster WC. Radiation exposure during scoliosis screening radiography. Spine. 1981;6(5):456-9.
10. Levy AR, Goldberg MS, Mayo NE, Hanley JA, Poitras B. Reducing the lifetime risk of cancer from spinal radiographs among people with adolescent idiopathic scoliosis. Spine. 1996;21(13):1540-7.
11. Cordoliani YS, Hazebroucq V, Sarrazin JL, Leveque C, Marque B, Goasdoue E. Proper technics and the reduction of radiation in helical computed tomography. JBR-BTR. 1999;82(1):23-8.
12. Eccles M, Steen N, Grimshaw J, Thomas L, McNamee P, Soutter J, et al. Effect of audit and feedback, and reminder messages on primary-care radiology referrals: a randomized trial. Lancet. 2001;357(9266):1406-9.
13. Rhea JT, DeLuca SA, Llewellyn HJ, Boyd RJ. The oblique view: an unnecessary component of the initial adult lumbar spine examination. Radiology. 1980;134(1):45-7.
14. Scavone JG, Latshaw RF, Weidner WA. Anteroposterior and lateral radiographs: an adequate lumbar spine examination. Am J Roentgenol. 1981;136(4):715-7.

15. Roberts FF, Kishore PR, Cunningham ME. Routine oblique radiography of the pediatric lumbar spine: is it necessary? Am J Roentgenol. 1978;131(2):297-8.
16. Eisenberg RL, Hedgcock MW, Williams EA, Lyden BJ, Akin JR, Gooding A, et al. Optimum radiographic examination for consideration of compensation awards: II. Cervical and lumba spines. AJR Am J Roentgenol. 1980;135(5):1071-4.
17. Nachemson AL. The lumbar spine. An orthopaedic challenge. Spine. 1976;1:59-62.
18. White AA, Panjabi MM. Clinical biomechanics of the spine. Philadelphia: Lippincott; 1978.
19. Tulder MW, Assendelft WJ, Koes BW, Bouter LM. Spinal radiographic findings and nonspecific low back pain. A systematic review of observational studies. Spine. 1997;22(4):427-34.
20. Knoplich J. Isolated vertebral blocks in the cervical spine. Rev Pal Med. 1992;110(1):2-7.
21. Gore DR, Sepic SB, Gardner GM. Roentgenographic findings of the cervical spine in asymptomatic people. Spine. 1986;11(6):521-4.
22. Lehto IJ, Tertti MO, Komu ME, Paajanen HE, Tuominen J, Kormano MK. Age-related MRI changes at 0.1 T in cervical discs in automatic subjects. Neuroradiology. 1994;36(1):49-53.
23. Knoplich J. Coluna vertebral da criança e do adolescente. São Paulo: Panamed; 1986.
24. Schmorl G, Junghans H. Clinique et radiologie de la colonne vertebrale normale et patologique. Paris: Doin; 1956.
25. Widhe T. Spine: posture, mobility and pain. A longitudinal study from childhood to adolescence. Eur Spine J. 2001;10(2):118-23.
26. Resnick D, Niwayama G. Diagnosis of bone and joint disorders. Philadelphia: Saunders; 1981.
27. Jang JS, Lee WB, Yuan HA. Use of a guide device to place pedicle screws in the thoracic spine: a cadaveric study. Technical note. J Neurosurg. 2001;94(2 Suppl):328-33.
28. McNally E, Sandin B, Wilkins RA. The ossification of the costal element of the seventh vertebra with particular reference to cervical ribs. J Anat. 1990;170:125-9.
29. Lu DS, Cheung KM, Yue KS, Tanaka Y, Luk KD. Correction method for determining anteroposterior diameter of the cervical spinal canal on lateral radiographs. J Spinal Disord. 2001;14(2):133-4.
30. Weinstein P, Ehn G, Wilson CB. Lumbar spondylosis. Chicago: Year Book; 1977.
31. Elgafy H, Semaan HB, Ebraheim NA, Coombs RJ. Computed tomography findings in patients with sacroiliac pain. Clin Orthop. 2001;(382):112-8.
32. Luoma K, Vehmas T, Rhiihimaki H, Raininki R. Disc height and signal intensity of the nucleus pulposus on magnetic resonance imaging as indicators of lumbar disc degeneration. Spine. 2001;26(6):680-6.
33. Modic MT, Masaryk TJ, Ross JS, Carter JR. Imaging of degenerative disk disease. Radiology. 1988;168(1):177-86.
34. Barrera MC, Alustiza JM, Gervas C, Recondo JA, Villanua JA, Salvador E. Post-operative lumbar spine: comparative study of TSE T2 and turbo-FLAIR sequences vs contrast-enhanced SE T1. Clin Radiol. 2001;56(2):133-7.
35. Mitulescu A, Semaan I, De Guise JA, Leborgne P, Adamsbaum

C, Skalli W. Validation of the non-stereo corresponding points stereoradiographic 3D reconstruction technique. Med Biol Eng Comput. 2001;39(2):152-8.

36. Weishaupt D, Zanetti M, Hodler J, Min K, Fuchs B, Pfirrmann CW, et al. Painful lumbar disk derangement: relevance of endplate abnormalities at MR imaging. Radiology. 2001;218(2):420-7.

37. Slipman CW, Patel RK, Zhang L, Vresilovic E, Lenrow D, Shin C, et al. Side of symptomatic annular tear and site of low back pain: is there a correlation? Spine. 2011;126(8):E165-9.

38. Carragee EJ, Paragioudakis SJ, Khurana S. 2000 Volvo Award winner in clinical studies: lumbar high-intensity zone and discography in subjects without low back problems. Spine. 2000;25(23):2987-92.

39. Borchgrevink G, Smevik O, Haave I, Haraldseth O, Nordby A, Lereim I. MRI of cerebrum and cervical columna within two days after whiplash neck sprain injury. Injury. 1997;28(5-6):331-5.

40. Savage RA, Whitehouse GH, Roberts N. The relationship between the magnetic resonance imaging appearance of the lumbar spine and low back pain, age and occupation in males. Eur Spine J. 1997;6(2):106-14.

41. Kent DL, Haynor DR, Larson EB, Deyo RA. Diagnosis of lumbar spinal stenosis in adults: a meta-analysis of the accuracy of CT, MR, and myelography. AJR Am J Roentgenol. 1992;158(5):1135-44.

42. Jensen MC, Brant-Zawadzki MN, Obuchowski N, Modic MT, Malkasian D, Ross JS. Magnetic resonance imaging of the lumbar spine in people without back pain. N Engl J Med. 1994;331(2):69-73.

43. Shafaie FF, Wippold FJ 2nd, Gado M, Pilgrant TK, Riew KD. Comparison of computed tomography myelography and magnetic resonance imaging in the evaluation of cervical spondylotic myelopathy and radiculopathy. Spine. 1999;24(17):1781-5.

44. Naik KS, Ness LM, Bowker Am, Robinsoh PJ. Is computed tomography of the body overused? An audit of 2068 attendances in a large acute hospital. Br J Radiol. 1996;69(818):126-31.

45. Williams AL. CT diagnosis of degenerative disc disease. The bulging annulus. Raiol Clin North Am. 1983;21(2):289-300.

46. Twomey LT, Taylor JR. Age changes in lumbar vertebrae and intervertebral discs. Clin Orthop. 1987;(224):9701-04.

47. Ross JS, Tkach J, VanDyke C, Modic MT. Clinical MR imaging of degenerative spinal disease: pulse sequences, gradient-echo techniques, and contrast agents. J Magn Reson Imaging. 1991;1(1):29-37.

48. Ross JS, Obuchowski N, Zepp R. The postoperative lumbar spine: evaluation of epidural scar over a 1-year period. Am J Neuroradiol. 1998;19(1):183-6.

49. Grane P, Lindqvist M. Evaluation of the post-operative lumbar spine with MR imaging. The role of contrast enhancement and thickening in nerve roots. Acta Radiol. 1997;38(6):1035-42.

50. Mullin WJ, Heithoff KB, Gilbert TJ Jr, Renfrew DL. Magnetic resonance evaluation of recurrent disc herniation: is gandolinium necessary? Spine. 2000;25(12):1493-9.

51. Vroomen PC, Van Hapert SJ, Van Acker RE, Beuls EA, Kessels AG, Wilmink JT. The clinical significance of gadolinium enhancement of lumbar disc herniations and nerve roots on preoperative MRI. Neuroradilogy. 1998;40(12):800-6.

52. Bradley WG. Use of contrast in MR imaging of the lumbar spine. Magn Reson Imaging Clin N Am. 1999;7(3):439-57.

53. Ahn UM, Ahn NU, Buchowski JM, Garret ES, Sieber AN, Kostuik JE. Cauda equina syndrome secondary to lumbar disc herniation: a meta-analysis of surgical outcomes. Spine. 2000;25(12):1512-22.

54. Anderson VC, Israel Z. Failed back surgery syndrome. Curr Rev Pain. 2000;4(2):105-11.

55. Richardson J, McGurgan P, Cheema S, Prasad R, Gupta S. Spinal endoscopy in chronic low back pain with radiculopathy. A prospective case series. Anaesthesia. 2001;56(5):454-60.

Bibliografia consultada

- Berns DH, Ross JS, Kormos D, Modic MT. The spinal vacuum phenomenon: evaluation by gradient echo MR imaging. J Comput Assist Tomogr. 1991;15(2):233-6.

- Held P, Seitz J, Frund R, Nitz W, Lenhart M, Geissler A. Comparison of two-dimensional gradient echo, turbo spin echo and two-dimensional turbo gradient spin echo sequences in MRI of the cervical spinal cord anatomy. Eur J Radiol. 2001;38(4):64-71.

- Milette PC. Classification, diagnostic imaging, and imaging characterization of a lumbar-herniated disk. Radiol Clin North Am. 2000;38(6):1267-92.

- Modic MT, Steinberg PM, Ross JS, Masaryk TJ, Carter JR. Degenerative disk disease: assessment of changes in vertebral body marrow with MR imaging. Radiology. 1988;166(1 Pt 1):193-9.

CAPÍTULO 9

Síndrome da fibromialgia

INTRODUÇÃO

Em 1869, Beard descreveu a neurastenia como sendo causada pela "exaustão ou astenia do sistema nervoso", que incluía entre outros sintomas a "tríade de Charcot": fraqueza (fadiga), dor de cabeça e dor nas costas.

Garrto, em 1890, aventou a hipótese de influência psíquica nos "reumatismos", o que foi confirmado por inúmeros outros pesquisadores, a tal ponto que as doenças do colágeno, em que estão incluídos os reumatismos, são chamadas de "doenças de autoagressão", tanto do ponto de vista imunológico como do psicológico. Resultam elas em uma agressividade interna para as estruturas orgânicas que impedem a locomoção e o trabalho.[1]

O neurologista William Growers, em 1904, foi elevado à condição de par do Reino da Inglaterra por ter idealizado a teoria da fibrosite, para explicar as lombalgias. O tecido fibroso da inserção dos músculos da região lombar sofreria uma inflamação (fibrosite) que causaria uma retração aponeurótica e, com isso, o nervo ciático ficaria comprimido, advindo a dor nevrálgica local. O calor e o ácido acetilsalicílico diminuem a dor, porque aliviam esse processo inflamatório.

A "fibrosite" explicaria o aparecimento da dor ciática, associada a pontos endurecidos nos músculos doloridos à palpação. É um termo inadequado, porque faz pressupor uma inflamação de um eventual tecido fibroso, que supostamente envolve o músculo, porém não tem substrato anatomopatológico visível.

Esse termo prevaleceu durante 40 anos, na literatura, como única explicação para as dores da coluna. Em 1944, Hench,[2] médico do exército americano, notou que, de 450 soldados que tiveram dores lombares durante a Segunda Guerra Mundial, 34% apresentavam um fator psicológico predominante. Em 1951, Arlet[3] descreveu 150 pacientes com dores intensas na coluna, sem alterações radiológicas evidentes. Definiu esses pacientes como portadores de uma "síndrome do aparelho locomotor de origem psíquica", que foi depois rotulada com inúmeras denominações, como: "neurose lombar", "raquialgia neurótica", "lombalgia psicogênica", "cervicalgia psicofisiológica", etc.

Havia a tentação de dar a esse tipos de dores erráticas, ora atingindo os músculos, ora atingindo as articulações, mas principalmente as regiões das costas, o nome de "reumatismo psicogênico".[1]

O emprego do termo "psicogênico" faz pressupor a existência de distúrbios da personalidade, como histeria (reação da conversão), ansiedade, hipocondria, depressão, etc.[4,5]

Boland[6] classificava os pacientes com esse tipo de "reumatismo psicogênico" em três categorias:

1. **Puro:** quando há completa ausência de componentes clínicos, laboratoriais ou radiológicos de comprometimento musculoesquelético, além de existir uma predisposição psiconeurótica na sua atividade diária – presença de conflito emocional com restrições de várias espécies (sociais, econômicas, psíquicas, etc.) a exprimir esse conflito.
2. **Agregado:** quando às manifestações psíquicas se acrescenta um quadro clínico bem definido de moléstia ou alteração radiológica existente.
3. **Residual:** a doença orgânica foi debelada, mas permanece a doença funcional, o distúrbio psíquico.

Boland[6] verificou, em 1.021 casos de "reumatismo psicogênico" em solados americanos na Segunda Guerra Mundial, a incidência de 41,6% do primeiro tipo, de 39,5%

do tipo agregado e de 18,9% do tipo residual. Constatou que todos esses casos eram mais raros entre os civis.

Ehlich[7] afirma que no tipo puro existe um espasmo muscular, principalmente no início da sintomatologia. Posteriormente, surgem alterações orgânicas de graus variáveis, incluindo as contraturas fibrosas dos músculos e dos tendões (fibrosite, no conceito primitivo de Growers) resultantes de contração permanente em que os músculos permanecem por longo tempo. Na maioria das vezes, acometem os mais jovens.

Conforme cita Bayles,[1] os reumatologistas continuam a usar o termo "fibrosite" para designar ampla gama de patologias, desde uma artrite em fase inicial até um série de condições dolorosas musculoesqueléticas, sem representação clínica, radiológica ou laboratorial, portanto, do conceito original de Growers.

Hench e Boland[2] separam as duas entidades: 1) na fibrosite, as dores musculoesqueléticas variam com temperatura, umidade, repouso, calor, frio, exercício, etc.; 2) no reumatismo psicogênico, as dores estão associadas a depressão, euforia, ansiedade, prazer, medo, distrações mentais, férias, fadigas, preocupações, etc.

Na década de 1970, Smythe e Moldofsky[8] introduziram a denominação de *tender points*, ou pontos sensíveis, localizados na musculatura das pessoas que se queixavam de dores crônicas pelo corpo e que tinham também distúrbios ligados ao sono. Posteriormente, Campbell[9] designou como síndrome miofacial essas dores musculares que vinham acompanhadas de fadiga crônica, introduzindo a ideia dos *trigger points* (pontos-gatilho), significando que esses pontos, quando apalpados, eram doloridos e desencadeavam dores irradiadas, do tipo cervicobraquialgia e lombociatalgia.

A ideia era de que os músculos continham alguma alteração que permitia a existência desses pontos no seu interior, como enorme preponderância na musculatura da coluna vertebral.

Os pacientes tinham, além de distúrbios do sono, fadiga crônica e também uma série de sintomas clínicos que serão vistos adiante.

Em 1990, um comitê multicêntrico designado American College of Rheumatology (ACR) unificou os conceitos de "fibrosite", "dor miofacial", *tender points, trigger points* e "reumatismo psicogênico" dentro de uma nova denominação de "fibromialgia", dando alguns critérios para o seu diagnóstico.

A definição atual da síndrome é decorrente da aplicação dos critérios de classificação desenvolvidos pelo ACR, em 1990, que utiliza duas variáveis:

1. Dor generalizada crônica (com mais de três meses de duração), dor bilateral, acima e abaixo da cintura, axial (na coluna).
2. Dor à palpação de pelo menos 11 de 18 locais específicos do corpo (os pontos dolorosos).

No trabalho desse comitê,[10] 293 pacientes com fibromialgia foram comparados com 265 pacientes-controle pareados por idade e sexo, os quais tinham um distúrbio reumático facilmente confundido com a fibromialgia, como artrite reumatoide na fase inicial, portadores de dores na coluna cervical e lombar. A utilidade clínica desses critérios para o diagnóstico de fibromialgia tem sido comprovada por estudos em todo o mundo, e a sua sensibilidade é de 88,4% e a especificidade é de 81,1%, sendo a identificação de pontos dolorosos o método mais eficaz em discriminar pacientes com fibromialgia de controles com outras condições dolorosas.

Um diagnóstico de fibromialgia pode ser feito quando o paciente apresentar dor generalizada crônica em 11 ou mais dos 18 pontos dolorosos. Nenhum outro estado ou teste laboratorial é necessário, pois esse não é um diagnóstico de exclusão. Não existe a classificação de fibromialgia primária ou secundária.[11] A pressão da palpação desses pontos deve ser feita com a força equivalente a 4 quilos, e o médico deve treinar essa técnica, pois com maiores pressões localizadas podem surgir dores indevidas, resultando em casos falso-positivos. O uso de aparelhos dificulta a identificação, sendo desnecessário para fins clínicos.

A localização dos nove pares de pontos dolorosos, conforme descrito pelo ACR (1990) é a seguinte:

1. Occipital: nas inserções dos músculos suboccipitais.
2. Cervical inferior: anterior, no espaço correspondente à projeção dos processos transversos de C5-C7 (1/3 dos músculos esternocleidomastóideos).
3. Trapézios: no ponto médio da borda superior.
4. Supraespinhoso: na origem, acima da espinha da escápula, próximo à borda medial.
5. Segunda costela: na segunda junção condrocostal.
6. Epicôndilos laterais: 2 cm distais em relação aos epicôndilos laterais.
7. Glúteos: no quadrante superoexterno das nádegas.
8. Trocanteres maiores: posteriores às eminências trocantéricas.
9. Joelhos: acima da linha articular, na face medial.

CONTESTAÇÃO DO DIAGNÓSTICO

A dor generalizada é um dos dois critérios básicos para a identificação da fibromialgia, mas esta síndrome também pode incomodar o paciente com dores localizadas, como cervicalgia, nucalgia, cefaleia, dor na região xifoesternal, coccidinia, dor na clavícula, na escápula, etc. Além disso, pacientes com fibromialgia exibem muitos sintomas que formam um quadro característico, dificilmente comparável com outras condições reumatológicas ou clínicas. Algumas das queixas clínicas são: garganta seca, sensação de peso nos olhos, sensação de aumento de volume arterial, distúrbio do sono, sensação de cansaço ao acordar, fadiga, rigidez matinal, parestesias, pernas inquietas, tonturas e instabilidade ao andar, fenômeno de Raynaud, síndrome uretral, dispepsia não ulcerosa, dificuldade de engolir, cólon irritável, tensão pré-menstrual, dores pélvicas na mulher, além de queixas do tipo ansiedade, depressão, fobias, síndrome de pânico, manias, etc.

Essa amplitude de queixas associada à dor crônica levou muitos médicos a questionarem a existência da síndrome da fibromialgia, considerando-a uma manifestação de um estado estressante em geral e não como uma entidade independente. O reumatologista Croft[12] e sua equipe afirmam que esse critério dos 11 pontos positivos entre 18 pesquisados resulta em muitas casos falso-positivos. Em uma pesquisa, ele comparou 250 pacientes com dor generalizada com o mesmo número de pacientes com dores localizadas e outro tanto sem dores e encontrou 40% dos pacientes com dor generalizada crônica, 19% com dor regional e os 5% com nenhum tipo de dor tinham 11 ou mais pontos dolorosos ao exame físico. Além disso, nestes últimos, a presença dos pontos dolorosos estava associada a depressão, fadiga e má qualidade de sono, sugerindo que esses locais são uma medida do estresse geral em vez de marcadores da síndrome da fibromialgia. Em outro trabalho, ele afirma que nos 177 pacientes analisados havia um risco relativo, variando de 1,3 a 3,1 vezes, de que o paciente que tem uma patologia específica em um segmento tenha um maior número de pontos doloridos naquele segmento. Por exemplo, próximos da coluna cervical estão localizados 6 a 9 pares, o que poderia também induzir a outros casos falso-positivos nos portadores de cervicalgia.

Na Classificação Internacional das Doenças (CID-10), o diagnóstico de fibrosite e fibromialgia está incluído na designação de reumatismo não especificado (M79.0). Deve ser excluído o reumatismo palindrômico (M12.3). A designação de reumatismo psicogênico e síndrome miofacial não está incluída na CID-10. A fadiga crônica está incluída dentro do diagnóstico da fibromialgia, mas sob essa rubrica existem alguns itens na CID-10: a) síndrome da fadiga = neurastenia (F48.0); b) psicastenia – cansaço ou fadiga mental (F48.8); c) estafa = cansaço físico (Z73.0); d) astenia ou mal-estar e fadiga (R53.0); e) fadiga após transtorno pós-traumático (F07.0) ou f) após estresse agudo (F43.0).

A simulação de dor ou a "sinistrose" de certos pacientes para receber seguros e indenizações é contemplada nas designações de: a) produção deliberada ou simulação de sintomas ou de incapacidade, física ou psicológica (transtorno factício) (F68.1); b) pessoa fingindo ser doente (simulação consciente) (Z76.5).

No livro de Nachemson e Jonson[13] todo dedicado ao estudo dos fatores sociais, psicológicos e econômicos das dores da coluna cervical e da lombar, a síndrome da fibromialgia só merece duas citações e cerca de cinco linhas. O tabagismo como fator etiológico nessas síndromes dolorosas mereceu uma subcapítulo inteiro no tratado de ortopedia Frymoyer[14] sobre a coluna, a síndrome também é citada de passagem. Os neurologistas também têm na maioria das vezes comportamentos semelhantes. Reumatologistas, fisiatras, anestesistas e especialistas em dor, entretanto, são os que mais estudam essa síndrome.

A fibromialgia preenche requisitos de verdadeira síndrome, exibindo padrão clínico reconhecível, com poucas variações de um paciente para outro.

É muito adequado fazer esse diagnóstico, pois permite que o paciente procure entender melhor essa complexa sintomatologia que, como será visto mais adiante, está relacionada a alteração na modulação da dor. E, com isso, tratamentos e cirurgias iatrogênicos podem ser evitados, além de inúmeras pesquisas laboratoriais inúteis e custosas. O paciente fica mais conformado de possuir uma doença que é real e de saber que outras pessoas também a têm, que não é imaginária e que as dores que sente não são invenção, apesar de médicos, familiares e amigos não acreditarem.

INCIDÊNCIA

A fibromialgia é uma síndrome comum, que tem prevalência diferente dependendo de onde foi feita a estatística, conforme afirma Goldenberg.[15] Já foi definido o termo prevalência, que se refere aos portadores crônicos de uma doença; se fossem os pacientes agudos, o que é impossível existir nessa síndrome, seria incidência. Segundo os critérios de identificação já definidos, existem os seguintes índices de prevalência:

- 2,1% dos pacientes de uma clínica de médico de família nos Estados Unidos, 5,7% dos pacientes de uma clínica de médico de família na Inglaterra, com prevalência de 1 a 2% nas clínicas de mesmas características na Suécia e na Noruega;
- 5 a 8% dos pacientes que procuram os prontos-socorros dos hospitais;
- 14 a 20% dos pacientes que procuram os ambulatórios de reumatologia, nos Estados Unidos, constituindo-se a segunda ou terceira causa mais frequente de consultas.

Wolfe et al.,[16] em levantamento populacional nos Estados Unidos com 3.006 pessoas de Wichita, Kansas, encontraram a prevalência de 2,0% de fibromialgia para ambos os sexos, sendo 3,4% para a mulher e 0,5% para o homem. A prevalência da síndrome aumentou com a idade, sendo o pico entre 60 e 79 anos, quando a mulher tem mais de 7% de prevalência.

No trabalho do comitê,[10] a idade média dos pacientes era de 49 anos, sendo 89% dos portadores da síndrome mulheres, 93% de brancos, 5% de origem hispânica e 1% de negros. A escolaridade e o nível econômico desse grupo de pessoas, formado por 293 pacientes com fibromialgia em comparação com 265 pacientes-controle pareados, queixando-se de dores generalizadas, eram mais altos que a média da população americana.

As dores musculoesqueléticas na infância e na adolescência constituem uma entidade complexa, com múltiplas etiologias. Acometem 4,2 a 15,5% das crianças e correspondem a 7% dos casos atendidos no ambulatório de pediatria geral, frequência esta semelhante à verificada para as dores abdominais recorrentes e cefaleia. Nos serviços de reumatologia pediátrica, 26% dos casos atendidos referem-se a dores musculares e articulares indefinidas: é possível fazer o diagnóstico de fibromialgia em 55 a 88% das crianças que apresentam dores musculoesqueléticas difusas. A idade de início dos sintomas varia de 5 a 17 anos, com maior frequência no sexo feminino (84% dos casos), predominando em meninas adolescentes (entre 13 e 15 anos) com manifestações dolorosas, musculoesqueléticas difusas ou localizadas.[17]

QUADRO CLÍNICO

Tipo de dor e imobilidade

O sintoma clínico fundamental é a dor, que pode começar com uma síndrome localizada, na região cervical, nos ombros e na cabeça e evoluir para uma dor difusa crônica generalizada da musculatura das costas e também de membros, conforme os critérios já apontados. Os pacientes geralmente têm dificuldades para identificar a origem das dores, se ocorrem em estruturas articulares, ósseas, tendíneas ou musculares; alguns dizem que dói "tudo", incluindo os nervos. O dolorimento no dorso é geral e difuso, incluindo não somente a massa muscular, mas também as inserções tendinosas e as proeminências ósseas.

A intensidade da dor dos pacientes com fibromialgia é mediada por métodos indiretos, como a Escala Visual da Dor [uma régua que quantifica a dor de 0 (sem dor) a 10 (muita dor)] ou pelo teste McGill Pain Questionnaire (compara uma dor com outra, como a dor do parto com a dor da fibromialgia). Esses dois métodos mostraram que a intensidade da dor autorreferida é maior do que a dor articular sentida pelos pacientes com artrite reumatoide. No entanto, vários autores afirmam que esse método de medir a dor é inadequado, pois é preciso incluir a

qualidade de vida e o imobilismo que a síndrome causa nas pessoas. Wolfe e Skevington[18] aplicaram em 1.399 fibromiálgicos e 1.490 pacientes com artrite reumatoide e artrose incapacitante o teste Clinical Health Assessment Questionnaire (CLINHAQ). Este instrumento inclui medidas gerais da dor, gravidade da doença, incapacidade funcional, ansiedade, depressão, distúrbios do sono, satisfação com o estado geral da saúde e comorbidades. Foi possível determinar um índice que era mais acentuado nos fibromiálgicos.

Na literatura, existe enorme quantidade de testes para medir esses outros parâmetros da dor no fibromiálgico em comparação com a artrite reumatoide e a artrose incapacitante, não disponíveis em português. O importante é que os pacientes fibromiálgicos com fadiga estão também propensos à invalidez, que é difícil de avaliar, porque está relacionado aos estados psicológicos tendentes à depressão.

Início do processo

Os pacientes podem associar o início dessa sintomatologia crônica com episódio agudo preciso, tal como ocorre em acidente de carro, estiramento em casa ou no serviço, raquianestesia ou processo febril, resfriado ou doença infecciosa crônica (processo intestinal ou ginecológico). O excesso de exercício ou esforço e mesmo uma postura inadequada têm sido apontados como causas iniciais por alguns pacientes. Entretanto, isso evidentemente é uma associação em que os pacientes querem caracterizar a síndrome como um processo orgânico. Inúmeros estudos mostram que a existência de processo catastróficos (acidentes, abusos sexuais, perdas econômicas e familiares, etc.) na história dos pacientes fibromiálgicos pode induzir ao aparecimento de dores mais acentuadas quando comparados com pacientes que têm artrite reumatoide, que também pode iniciar-se com esses acontecimentos, como mostraram Hassett et al.[19]

Boisset-Pioro et al.[20] já tinham comprovado que 37% das mulheres com fibromialgia sofreram abuso sexual na infância, comparadas com 22% de um grupo-controle, e 10% tinha distúrbios de apetite, comparadas com 3% do grupo-controle.

Com frequência, os pacientes relatam a piora da dor com as mudanças climáticas, como temperatura fria, umidade, evaporação, turbulência pré-chuvosa, pressão atmosférica e ar-condicionado. Por se tratar de pacientes com intensa habilidade emocional, as dores estão relacionadas às alterações estressantes do dia a dia. Se o conflito é na área sexual, percebe-se a piora das dores na cama, ao entardecer no fim do dia. Se o distúrbio está relacionado com a vivência do trabalho e das suas atividades profissionais, é evidente que os sintomas surgirão com maior intensidade nas horas do dia em que há o inter-

-relacionamento emocional com determinadas pessoas. Além do fator emocional ou da tensão sexual, para desencadear a dor, é necessário um fator mecânico da agressão, como um traumatismo, uma postura errada ao levantar peso ou mesmo a mudança climática, que agem sobre a musculatura, talvez causando um espasmo.

Os episódios agudos são mais marcantes, mas com o passar dos anos tem se tornado muito difícil identificar a diferença entre os agudos e os crônicos.

Queixas articulares

Uma das principais queixas inclui dolorimento e rigidez articular, especialmente pela manhã ou após um repouso prolongado. Essa sensação deve ser diferenciada da rigidez matinal das articulações da artrite reumatoide, que demora um tempo maior para se dissipar, dando a sensação, principalmente nas mãos, de que os dedos estão inchados. A diferenciação dos estádios iniciais da artrite reumatoide é muito difícil, pois os exames laboratoriais, também nessa fase, resultam negativos. Outra queixa feita com frequência é a redução dos movimentos em atividades da casa, de lazer ou do emprego, por dor ou pelo "medo" de que surja a dor.[21] Outras doenças reumáticas podem causar artralgias, rigidez matinal e fadiga no início dos sintomas, mas com o passar do tempo se diferenciam.

A fibromialgia coexiste em 12% dos pacientes com artrite reumatoide, em 22% com lúpus eritematoso sistêmico e em 7% com artrose incapacitante. Cerca de 20 a 35% dos pacientes com fenômeno de Raynaud, boca e olhos secos nos diversos tipos de reumatismos têm fibromialgia associada. O reumatismo poliandrômico ou polimialgia reumática, muito semelhante à fibromialgia, diferencia-se por acometer os idosos; estes pacientes têm hemossedimentação muito elevada, melhorando rapidamente com corticosteroide, o que não acontece na fibromialgia. Das doenças não reumáticas, deve-se afastar os casos de hipertireoidismo.

É importante chamar a atenção para as tendinites ligadas à LER/Dort (lesão por esforços repetitivos ou doenças ortopédicas relacionadas ao trabalho). Helfenstein e Feldman[22] encontraram uma prevalência de 73% de portadores de síndrome da fibromialgia.

Manifestações clínicas

Vários autores têm afirmado que 75% dos pacientes com síndrome da fibromialgia têm, além das dores generalizadas, outras queixas clínicas como fadiga, distúrbios do sono, rigidez, parestesias, dor de cabeça, sintomas de cólon irritável, depressão ou ansiedade. Nem sempre ocorrem ao mesmo tempo, e alguns desses sintomas são mais frequentes.

- Quase 100% dos pacientes fibromiálgicos possuem distúrbios do sono; acordam cansados mesmo tendo dormido de 8 a 10 horas. O padrão da fibromialgia das ondas alfa do eletroencefalograma pode ser visto em pacientes portadores de artrite reumatoide, síndrome da fadiga crônica, síndrome da perna inquieta (que também está incluída na fibromialgia) e até em pessoas normais;[23]
- em 25% dos pacientes, a depressão é tão intensa que devem tomar uma medicação por muito tempo, e 50% relatam episódio depressivo anterior;
- em 75% dos pacientes, há queixa de parestesias, adormecimento, falta de força, etc. em membros, os quais não têm correlação com exame neurológico;
- dor de cabeça e distúrbios do tipo cólon irritável presentes em 50% dos pacientes;
- há uma tendência familiar, com clara predileção pelas mulheres;
- cerca de 25 a 40% dos pacientes com doença de Lyme têm dores e fadiga como na fibromialgia. Algumas viroses podem precipitar a síndrome de fadiga, sendo que, na década de 1980, o vírus Epstein-Barr foi considerado causa etiológica, pelos títulos elevados no sangue, mas várias viroses dão essa sintomatologia por um período de no máximo 6 meses; quando este prazo passa, já existem os mesmos componentes emocionais que nos casos de fibromialgia.[24] Algumas substâncias químicas usadas nas guerras do Golfo e do Vietnã podem ter o mesmo efeito.[25]

ETIOPATOGENIA

Há numerosas evidências de que a fibromialgia inclui, em sua patogenia, alterações comportamentais, neuroendócrinas e imunológicas. A maior dificuldade talvez seja a possibilidade de envolvimento de grande número de variáveis a ser analisado, como os fatores comportamentais e sociais, que são diferentes de povo para povo.

Com frequência, são admitidos três tipos de dores na cadeia nervosa que os transmite, desde a periferia até o cérebro:

- **dor nociceptiva:** recebida por um estímulo definido, nas terminações nervosas livres que existem na pele, nos músculos, nas fáscias, nas articulações e nos vasos sanguíneos. Nesses locais que recebem os estímulos nociceptores nos nervos, há substâncias químicas como substâncias P, bradicininas, prostaglandinas, citoquinas, histamina, etc., muitas das quais fazem também parte da cadeia inflamatória. A hipoxia resultante de um espasmo muscular pode causar dor, assim como a inflamação;
- **dor neurogênica ou neuropática:** que se origina nos sistemas nervosos periférico e central, excluindo as

agressões físicas diretas; vários componentes químicos e celulares, como a substância P e o chamado fator de crescimento neural (NGF, em inglês), que estimulam os nociceptores, estão três vezes mais concentrados em pacientes com fibromialgia ou dores crônicas persistentes.[26] Estudos de lesão total ou parcial experimental do ciático demonstram a liberação de peptídios que podem estar ligados à dor.[11] Vários autores encontraram alterações neuroendócrinas em pacientes com fibromialgia e dores crônicas, admitindo a existência de uma "síndrome dolorosa central" nos pacientes com lumbago;[27]

- **dor psicogênica:** dor atípica que surge em estados emocionais alterados.

Os fatores psicossociais desempenham papel importante na transformação da dor aguda em crônica, por meio de comportamentos de mau adaptação, trazendo à dor um impacto negativo com a somatização, piorando a percepção da dor.[28,29]

Fatores culturais, étnicos e cognitivos também influem na experiência individual da dor.[29]

FATORES MÚSCULO E ESFORÇO

Não há alterações histológicas, convincentes nos órgãos acometidos, como bursas, tendões e músculos. A biópsia de nódulos nos locais dolorosos não apresenta expressão histológica convincente.

Os anatomopatologistas Pongratz e Sievers[30] encontraram o seguinte quadro histológico em biopsia de músculo de pacientes portadores de fibromialgia há muitos anos, visto na microscopia eletrônica:

- atrofia de fibras musculares do tipo II, fato que pode ocorrer em qualquer condição em que o paciente tenha alguma imobilidade, nas afecções do trato corticoespinhal, atrofia por uso de esteroides e outras doenças neuromusculares distróficas;
- aumento de gotículas e proliferação da mitocôndria nas fibras musculares do tipo I que estão correlacionadas com a duração da fibromialgia;
- em alguns casos, são encontrados restos de células vermelhas que têm histoquimicamente acúmulo acentuado de lipídios, mitocôndria, além de defeitos na citocromo-C-oxidase. Nesses casos, há deleção do genoma mitocondrial.

Park et al.[31] consideraram importantes essas alterações estruturais descritas se forem correlacionadas com alterações bioquímicas, falhas na produção de energia (ligadas ao metabolismo do ATP e do ADP, que estão diminuídos),

o que resulta em disfunção muscular na fibromialgia. Essas alterações são consistentes com as alterações neurológicas e os distúrbios neuroendócrinos do eixo hipotálamo-pituitário-adrenal. Essas alterações funcionais do músculo interferem diretamente nas medidas da força, da fadiga e do desempenho do músculo, que ainda são complicadas pela presença da dor e de fatores psicológicos. Para compensar a queda da eficiência do esforço, há a diminuição do desempenho do trabalho fibromiálgico constatada pelo sofisticado método de espectrografia pela ressonância magnética com o fósforo marcado (P-31), no cálculo da relação entre o esforço despendido e as tarefas realizadas. A essas alterações intrínsecas do músculo podem ser somadas as alterações extrínsecas de origem neurológica e endócrina, às quais o músculo está submetido durante o processo da fibromialgia. A correta identificação desses fatores trará novas luzes para a etiopatogenia da fibromialgia e seu tratamento específico.[32]

SISTEMA NERVOSO AUTÔNOMO

Na presença de alguma síndrome com fatores emocionais e neuroendócrinos, há sempre a participação do sistema neuroendócrino, que tem uma hiperatividade mensurável por diferentes alterações no paciente fibromiálgico, como:

- hiperatividade da pele, sensibilidade às mudanças climáticas, principalmente ao frio, presença de fenômeno de Raynaud;
- mudança em 20% das medidas da pressão arterial, com o teste da mesa inclinada;
- teste simpatovagal;
- variabilidade dos batimentos cardíacos a pequenos estímulos emocionais e exercícios.[33]

NEUROTRANSMISSORES

A totalidade dos autores aceita a ideia de que os pacientes com fibromialgia têm um limiar de dor alterado, em razão dos neurotransmissores, sendo os mais estudados: a serotonina, a endorfina ou substância P e a noradrenalina.

O nível da substância P no liquor está três vezes mais alto do que em pacientes normais. Russel et al.[24] afirmam que a liberação desse elemento é influenciada pela serotonina.

- A deficiência de serotonina, tanto no sistema nervoso periférico como no sistema nervoso central, pode causar uma percepção exagerada do estímulo nervoso e causar uma desregulação do sono profundo (restaurador). Essas são alterações sempre encontradas nos fibromiálgicos;

- em portadores da síndrome, há uma excreção significativamente aumentada de noradrenalina, comparada com controles normais. A noradrenalina e a serotonina podem exercer funções sinérgicas ao modular a interpretação de um estímulo sensorial doloroso; e um aumento na produção de noradrenalina poderia representar uma ação compensadora em pacientes com baixos níveis de serotonina;
- estudos e Legangneux et al.[34] constataram que no liquor certos terminais axônicos intracranianos apresentam recaptação de serotonina em seus sítios pré-sinápticos, semelhantes à que exibem as plaquetas do sangue periférico. São receptores de alta avidez e têm sítios de receptação para a serotonina nos grânulos das plaquetas e na ação das drogas psicoativas, que se ligam a esses sítios de recaptação de forma competitiva com a serotonina em seus sítios de ligação do tecido cerebral e das plaquetas. Há maior biodisponibilidade de serotonina para o desempenho de suas funções de modulador da dor. Não se conhece ainda, de forma clara, como e por que ocorrem as alterações na regulação homeostática da serotonina e demais aminas biogênicas e o quanto as alterações comportamentais poderiam influenciar nos níveis dessas substâncias. Encontram-se ainda alteradas, em mulheres portadoras de fibromialgia, a concentração de prolactina, a de cortisol sérico e a de hormônios de crescimento. Todas essas disfunções têm, de alguma forma, relação com a atividade de serotonina e o sono, como demonstraram Landis et al.[35]

INTERAÇÕES COMPORTAMENTAIS, NEUROENDÓCRINAS E IMUNOLÓGICAS

As interações sociais e emocionais da vida dos seres humanos são acompanhadas, primeiro, pela percepção da realidade e, depois, por esforços de adaptação a essas novas circunstâncias, que são marcadas por padrões complexos de alterações neuroendócrinas, já estudadas por Selye na síndrome do estresse ou de adaptação. A acomodação a esses novos fatores psicossociais pode causar a predisposição, ou a iniciação e em seguida a progressão, a várias enfermidades, incluindo infecções bacterianas, alérgicas, autoimunes e neoplásicas, o que envolve alterações dos mecanismos de defesa imunológica. Observam-se modificações na síntese de anticorpos e na imunidade celular mediada por células. Na depressão clínica, frequentemente observada em fibromiálgicos, podem ocorrer: aumento do número de neutrófilos circulantes; redução do número de células *natural killer* de linfócitos e da atividade das células *natural killer*. A função das células T também é afetada, e os pacientes deprimidos e/ou ansiosos apresentam aumento dos títulos de anticorpos para vírus, do herpes simples (HSV-1), Epstein-Barr e citomegalovírus, quando comparados com controles sadios ou hospitalizados por outras causas.[36]

Acredita-se que, muito possivelmente, as interações neuroendócrinas e imunológicas em pacientes fibromiálgicos sejam, pelo menos em parte, secundárias às interações comportamentais; muitas delas seriam provavelmente secundárias às interações neuroendócrinas e imunológicas.

A verdade é que muitos autores, como já foi verificado na introdução, não aceitam o diagnóstico da síndrome da fibromialgia, porque dizem que se trata de uma alteração induzida por fator estressante e que, na realidade, é uma patologia psiquiátrica, ligada à personalidade, aos eventos psicológicos e catastróficos da infância e da adolescência.

SÍNDROME DA FIBROMIALGIA E ALGIAS DA COLUNA

Huber,[37] na Alemanha, afirma que 30% dos pacientes que se aposentam têm alguma dor crônica na coluna, semelhante à fibromialgia, associada a várias manifestações sociopsicossomáticas. Hallberg e Carlsson[38] afirmam que os pacientes com fibromialgia e dores relacionadas à atividade ocupacional, mais jovens, têm dificuldade de conviver com o problema sem apoio psicológico. Wolfe,[39] reumatologista americano estudioso da fibromialgia, comparou pacientes com artrite reumatoide, artrose incapacitante e fibromialgia por meio de um teste, o Western Ontario MacMaster (WOMAC), para apurar quem sofria mais de lombalgia ou lumbago, depressão, fadiga ou dores em outras articulações. Esse teste leva em conta vários detalhes como idade, tipo de doença, mobilidade, etc., como já foi apontado anteriormente e foi constatado que 38% dos fibromiálgicos tinham lumbago.[39]

Os cirurgiões já se convenceram de que devem avaliar os pacientes candidatos à cirurgia da coluna antes de lamentar os maus resultados. Trief et al.[40] fizeram uma bateria de testes psicológicos em 102 pacientes 1 a 2 semanas antes da cirurgia da coluna e 6 e 12 meses depois, confrontando com o resultado da operação que teve falhas em 15 a 45% dos casos. O objetivo era avaliar se a depressão, a ansiedade e a hostilidade (incluída em síndrome de estresse) poderiam ter valor preditivo sobre se os pacientes voltariam a trabalhar, se teriam menos dores e se manteriam a capacidade laborativa. Os testes foram Spielberger Trait Anxiety Inventory, Zung Depression Scale, Modified Somatic Perception Questionnaire e Cook-Medley Hostility Scale. Os resultados mostraram que a ansiedade (P < 0,001) e a depressão (P > 0,01) foram os parâmetros psicológicos da personalidade dos pacientes que melhor definiram a volta ao trabalho, as dores e a capacidade laborativa.

Hueppe et al.[41] estudaram a personalidade de pacientes que iriam se submeter à cirurgia da coluna lombar, comparados a outros que iam se submeter a outras cirurgias no mesmo dia e no mesmo hospital e não encontraram diferenças significativas.

A ideia de que a dor na coluna é resultante de uma ação sobre a raiz nervosa de osteófito, uma hérnia discal ou outra agressão é mecanicista. Já foi demonstrado que existe liberação, na fase aguda, de vários mediadores da dor, mas depois há a estabilização com a continuidade do estímulo. A dor continua somente se o nervo ou a raiz sofrerem uma desmielinização ou se ocorrer um processo inflamatório persistente, com a presença de citoquinas e pelo menos mais dez outras substâncias bioativas.[42]

Seguindo a ideia de inúmeros autores, as dores crônicas da coluna podem ser uma manifestação da fibromialgia em pelo menos 20 a 40% dos pacientes. Como os fatores etiológicos são difíceis de se determinar, pode-se investir na pesquisa de personalidade desses pacientes.[43]

PERSONALIDADE

No Capítulo 4 – Estudo da pessoa doente, foi visto que Dunbar[44] e Alexander[45] aventaram a hipótese de que certos traços marcantes da personalidade do paciente podem determinar o aparecimento de uma psicossomatose (dor crônica na coluna) em vez de outra doença. Haveria um tipo de personalidade próprio do fibromiálgico para escolher a coluna em vez, por exemplo, do abdome para suas dores crônicas?

Psiquiatrias afirmam que esses pacientes portadores de fibromialgia têm uma neurose banal, que pode ser encontrada em outras pessoas, e o que traz a originalidade da doença é o seu sistema de eleição pela descarga muscular. A neurose consiste essencialmente em inibições de pulsões genitais e agressivas, o que faz a energia derivar da via muscular.[46]

Em uma crise emocional – a que uma pessoa pode reagir de forma madura, construtiva e alcançar uma solução –, esse tipo de paciente, com personalidade propensa a reagir somaticamente, pode ter, segundo Kaufman,[4] uma destas quatro reações: a) ruminação hipocondríaca, dirigida a articulações ou músculos, causando o surgimento

de "dores"; b) repressão de ansiedade, com ideias e sentimentos de infelicidade, o que leva a uma manifestação do tipo histeria de conversão, escolhendo os músculos como sede dos sintomas; c) temores do futuro, medo de enfrentar a volta ao serviço; d) atitude defensiva diante da vida, como indiferença, desdém ou ressentimento, entrando em ação músculos envolvidos com a expressão emocional, mímica, modo de andar, criando-se deformidades posturais que acabam produzindo dores crônicas e verdadeiras mudanças corporais.

Sternback[47] e Bayles[1] veem nesses pacientes um ressentimento, com descontentamento e revolta. Como não podem dar vazão a essa hostilidade no emprego, na família ou na sociedade, permanecem em constante estado de tensão muscular, o que leva a dor, tensão, rigidez e fadiga, além de não conseguirem relaxar.

Sternback[45] designa os pacientes com dores lombares frequentes como significativamente deprimidos, com um estilo de vida voltado à invalidez e fazendo jogos de dor com o médico a fim de obter seguro, licença e até mesmo forçar uma cirurgia.

O portador de problemas de coluna tem dó de si mesmo e facilita o aparecimento de uma síndrome depressiva. "As minhas costas não prestam, por isso não consigo ser isso ou aquilo." Desculpas como esta servem no caso dos homens, para justificar inúmeros fracassos e a ausência de iniciativas e, para as mulheres, o comportamento sexual inadequado. Geralmente, afirmam: *"no good back, no good job, no good home, no good anything!"*, ou seja, se a coluna tem problemas, tudo dá errado, tanto em casa como no trabalho e em todo o restante.

Melzack[48] constata que o sintoma mais devastador é a perda da dignidade e da autoconfiança, além da perda da confiança nos médicos.

Linton[49] afirma que a síndrome cervical psicossomática está intimamente ligada à mímica e tem o mesmo valor de uma "linguagem" corporal, sendo quase sempre resultante de um esforço de vontade suplementar apoiado em uma falsa atitude afetiva ou depressão crônica. Para o mesmo autor, as lombalgias crônicas devem equivaler à frustração ou à insatisfação sexual (falta de virilidade ou frigidez sexual).

Testes psicológicos

Várias pesquisas foram realizadas com inúmeros testes psicológicos, em geral com aqueles que procuram a personalidade de pessoas propensas a ter dor ou a reagir nas suas emoções com o sintoma dor. Para determinar a personalidade desses pacientes e identificar a presença de fatores emocionais relacionados às próprias dores crônicas em geral, e especificamente em relação às dores crônicas da coluna, existe ampla literatura disponível.[13]

Alguns testes determinam a propensão dos pacientes a ter dor, outros determinam a propensão a ter depressão, ansiedade, hostilidade. Grande parte dos teste é composta de associações de vários testes aplicados à coluna. Infelizmente, não são testes traduzidos para o português, nem foi feita uma validação para pacientes brasileiros (isso significa que não basta só traduzir o teste e aplicá-los em brasileiros). É necessário constatar se os termos usados no teste têm o mesmo significado para o público brasileiro. A expressão *low back pain*, dor lombar baixa, pode ser traduzida por "lumbago"? A palavra "lumbago" tem o mesmo significado para o nordestino e para o paulista? A seguir, serão citados os principais testes usados para dores da coluna vertebral, porém só existe uma evidência baseada em metanálise da avaliação da real eficácia de três desses testes pelo Cochrane Group, que mede a incapacidade associada à dor lombar.

1. No Roland-Morris Disability Questionnaire (RDQ), que é uma versão diminuída do Sickness Impact Profile (SIP) e do Oswestry Disability Index (ODI) associada ao Oswestry Low Back Pain Disability Questionnaire (OLBPDQ), Bombardier et al.[50] veem poucas diferenças na avaliação da lombalgia. Ambos têm 95% de confiabilidade no teste e no reteste quando aplicados no mesmo paciente em tempos diferentes. O teste Quebec Back Pain Disability Scale tem 92% de confiabilidade.

2. Proctor et al.[28] examinaram 50 pacientes com lombalgia sem sinais neurológicos de compressão radicular e aplicaram o teste psicológico conhecido como Middlesex Hospital Test, que avalia vários distúrbios psíquicos. Do total, 27 pacientes melhoraram com o tratamento usual (medicamentos e fisioterapia); o resultado do teste nesses pacientes foi praticamente dentro dos padrões de normalidade. Nos outros 23 pacientes, que não melhoraram, os resultados dos testes revelaram acentuada perda de libido e do apetite, além de possuírem padrões próximos aos de um psicótico.

3. Pongratz e Sievers[30] constataram que, de 100 pacientes com dor lombar crônica já submetidos a uma ou mais cirurgias, 80% tinham histeria de conversão e/ou síndrome depressiva e 15% tinham ansiedade e/ou agressividade reprimida. Menos de 5% tinham os testes dentro do padrão normal.

Autores que empregaram o teste de Szondi para realizar um psicodiagnóstico encontraram grande tendência sadomasoquista nos pacientes.

Teste MMPI

Vários autores têm submetido os pacientes com dor nas costas ao teste de personalidade do tipo MMPI (Minnesota Multiphasic Personality Inventory), e Hanvik[51] verificou que, por meio dessa avaliação, é possível identificar os casos em que a dor nas costas é funcional (psicogênica), por meio dos resultados que mostraram acentuação dos componentes de hipocondria, histeria e depressão, o que indica, assim, relativa dissociação afetiva. Comparando pacientes com dor lombar com pacientes psiquicamente deprimidos, o MMPI foi semelhante.

Neurocirugiões e ortopedistas têm submetido os seus pacientes a esse teste antes de indicar a cirurgia de coluna, em razão dos tantos insucessos desse procedimento nas pessoas com distúrbios da personalidade.

Campbell,[9] examinando 117 pacientes com dores crônicas na região lombar, achou 19 com dores há menos de 6 meses, os quais foram considerados agudos, e 98 com prazos maiores de sofrimento, considerados crônicos.

O MMPI mostrou que os "agudos" estavam dentro da normalidade e os crônicos apresentavam a tríade psicossomática ou o V típico com as escalas de hipocondria (Hs) e histeria (Hy) elevadas e a escala de depressão (D) também elevada, porém relativamente menos que as outras duas. Isso reflete, em associações com outras escalas, a preocupação somática e a tendência a ter distúrbios emocionais diante das pequenas batalhas da vida. Assim, na linguagem psicossomática, a somatização serve para desviar a atenção da preocupação de resolver um problema emocional, ou seja, o paciente se preocupa com a sua dor nas costas e, com isso, evita se conscientizar sobre a dor e o ficar deprimido.

A outra reação inconsciente pode ser a agitação que é vista na elevação das escalas de psicopatia (Pd), paranoia (PA) e mesmo mania (Ma), do teste MMPI.

Em resumo, os pacientes estão emocionalmente perturbados, e essa perturbação é uma neurose, que se caracteriza por hipocondria, depressão e histeria.

No entanto, para o paciente, não interessa resolver a neurose e sim a dor nas costas.

Hipocondria

É a absorção de um fator emocional por um distúrbio físico, preocupando-se o teste em estudá-lo e esclarecê-lo. Por definição, o paciente apresenta: a) preocupação com o corpo; b) fobia a doenças; c) convicção de presença de uma doença orgânica qualquer.

A maioria dessas preocupações é com a dor (75% dos casos); e a segunda característica (40%) é composta por ansiedade e depressão. Locais mais frequentes das dores são cabeça, pescoço e dorso.

Essa preocupação corporal hipocondríaca é, do ponto de vista psicodinâmico, a volta (a regressão) a se preocupar com a sua saúde como a sua mãe fazia quando criança. Há perda real ou imaginária ligada ao paciente: perda da mocidade, da potência, da beleza, do emprego, da promoção, etc., que atinge o indivíduo na altura da década de 40 a 50 anos, período mais propenso às dores da coluna.[8]

Depressão

Aparentemente, não há dificuldade em associar novamente a depressão com a dor. A depressão, excluindo a endógena, é a síndrome mais frequente no mundo atual. Há vários tipos de depressão: a) a depressão afetiva – com sentimento de culpa, perda de autoestima; b) as reações depressivas – perda de apetite, distúrbios do sono, constipação, inibição ao trabalho e perda de satisfação; c) depressão hipocondríaca – preocupado com o corpo, paciente inquisidor, irritável, com números problemas de saúde ao mesmo tempo.[47]

Histeria

Segundo Reich,[5] tanto a raiva como a angústia e a energia sexual podem ser fixadas em tensões musculares crônicas, constituindo uma couraça muscular que é o aspecto somático da depressão. Assim, o caráter histérico seria representado por essa couraça caracterológica, que, por um lado, serve como proteção aos estímulos provenientes do mundo e, por outro, depende de impulsos libidinais interiores. É expressa por timidez, ansiedade, coquetismo e agilidade física que oculta um desapontamento e fixação genital.

É importante acentuar que todas essas alterações de personalidade não são facilmente reconhecíveis, mas são suspeitadas pelo médico clínico, internista ou especialista, que atende o paciente. Os autores recomendam a aplicação do MMPI, pois o consideram o teste mais adequado para "enxergar" essas realidades dos pacientes com dores crônicas da coluna.[52]

Muitas vezes, esses distúrbios de personalidade, ou alterações psíquicas, não estão presentes no início da moléstia, mas em decorrência da própria dor crônica prolongada. Daí o pequeno sucesso obtido com a psicoterapia no tratamento da dor crônica.

Scudds et al.[53] utilizaram o Basic Personality Inventory (BPI) para comparar pacientes com fibromialgia, artrite reumatoide com pessoas normais. Encontraram diferenças significativas entre os três grupos na escala de hipocondria, com índices mais altos para a fibromialgia. As escalas de depressão, histeria e introversão mostraram-se alteradas na fibromialgia e na artrite reumatoide, quando comparadas com controles normais.

A utilização do MMPI para estabelecer o perfil de personalidade em pacientes com queixas dolorosas no aparelho locomotor é motivo de controvérsias na literatura. Smythe[54] questiona os estudos que utilizam esse instrumento. O autor argumenta que pacientes com doenças orgânicas dolorosas sempre responderiam positivamente a determinadas perguntas desse questionário e, consequentemente, sempre teriam escores altos nas escalas de hipocondria, depressão e histeria.

Rook et al.[52] realizaram um trabalho em que aplicaram o MMPI em 62 pacientes com doenças com sintomas dolorosos de origem orgânica e todos apresentaram valores elevados nas três escalas referidas. Assim sendo, recomendam precaução ao se atribuir um diagnóstico de distúrbios psicológicos a esses pacientes baseando-se apenas no MMPI.

Esse autores, provavelmente, não identificaram de forma adequada os pacientes com fibromialgia seguindo os critérios de 1990 do ACR, por isso essas discrepâncias. No entanto, Buckhardt et al.[55] aplicaram vários desses testes contestados em 100 pacientes com fibromialgia, corretamente diagnosticada e com a idade média de 43 anos, para identificar a depressão. Os testes foram:

1. *Diagnostic Interview Schedule* (DIS).
2. *Beck Depression Inventory* (BDI).
3. BDI com perguntas específicas da depressão (BDI-A).
4. *Minnesota Multiphasic Personality Inventory*, na subescala de depressão (MMPI-D).

O DIS detectou 22% das depressões nas fibromialgias; o BDI-A, 29%; o BDI encontrou 55%; e o MMPI-D, 44%.

Kaufman[4] demonstrou que pacientes com artrite reumatoide não apresentaram valores mais elevados que pacientes com fibromialgia nas escalas de hipocondria, depressão e histeria. Admitiu, *a priori*, que a causa da dor é de origem psicogênica.

POR QUE A COLUNA FOI ESCOLHIDA?

No Capítulo 4 – Estudo da pessoa doente, foi verificado que, na psicossomatose, há predileção por um órgão que tenha uma anomalia, aparentemente a zona de projeção da sintomatologia afetiva e emocional é todo o sistema musculoesquelético, principalmente os músculos da coluna.

Na psicodinâmica do reumatismo psicogênico, Dunbar[44] alega que os pacientes têm pais mais irascíveis ou severos ou o pai havia desaparecido ou morrido antes de o enfermo chegar à adolescência.

Sternback[47] também chama a atenção para o fato de que esses pacientes têm uma ligação afetiva mais forte com a mãe e foram educados por mulheres: mãe, avós, tias, tutoras, etc.

Os pacientes se referiam, frequentemente, aos conflitos em relação à vida sexual, com fortes elementos autoeróticos e homossexuais,[44] por isso acredita-se que essa neurose seria originária de bloqueios mentais a impulsos (movimentos) rejeitados. A "distonia" muscular e a hipertonia muscular representam uma luta entre o impulso motor e as tendências a bloquear esse movimento. Esse mau uso continuado dos músculos, nos espasmos neuróticos, produz a longo prazo a fadiga e as dores musculares, como aspecto manifesto nos casos de agressividade inibida. Com o aparecimento da dor, inicia-se um processo que se superpõe ao primeiro, produzindo mais tensão muscular, mais dor, em um ciclo vicioso.[56]

Rotes-Querol[57] também assinalou que há um conflito subjacente surgido do relacionamento dos pacientes com seus pais, o que leva a uma precária satisfação emocional na infância e também a sentimentos de compulsão e coerção. O conflito também poderia ocorrer em consequência do choque entre as aspirações pessoais do paciente e as exigências da família ou da sociedade.

A grande predominância é de mulheres, as quais sofrem maior repressão de personalidade, o que impede autoexpressão adequada. Nos homens, nos poucos casos de reumatismo psicogênico estudados, o distúrbio mais sério está relacionado com a homossexualidade reprimida.

Como a coluna é o eixo vertical do corpo, portanto o sinônimo de atividade e trabalho, situações que podem influir na segurança, na estabilidade do indivíduo, podem causar dores nos costas. Conflitos na família, no ambiente de trabalho e na sociedade acabam produzindo ressentimento, hostilidade, humilhação, frustração e culpa. Blumer[58] admite que esses fatores ocorrem em quase todas as doenças psicossomáticas e que as causas principais que levam os pacientes a fixar seus conflitos emocionais/afetivos nas dores de coluna são: 1) ter algum parente ou conhecido com dor semelhante; 2) ter tido um trauma anterior que deixou na "lembrança" uma dor na coluna.

O próprio traumatismo na coluna traz grande ansiedade, porque reduz o indivíduo a uma invalidez que a pessoa associa à paralisia.

A ausência da possibilidade de erguer a coluna agride o "eu", atingindo-o no "amor próprio" que fica ofendido, trazendo a ideia de que se está abandonando a dignidade humana, voltando a ser um animal, com "regressão" psicológica, o que produz relativa desorganização tanto na postura corporal como na conduta psicoafetiva.

Uma atividade profissional cansativa, pouco lucrativa e ligada a conflitos socioeconômicos e psicoafetivos pode deixar a musculatura das costas dolorida, fatigada, "tensa" e transferir para essa região as "frustrações" do trabalho, como demonstrou Linton[49] ao analisar várias profissões.

Croft et al.[59] demonstraram que nas pessoas que sofrem acidentes no trabalho e permanecem com dores crônicas da coluna, adotando um tipo de vida invalidante, os índices do MMPI estavam alterados; e Sternback[45] verificou que,

além de hipocondria, pressão e histeria, a escala psicopática estava alterada nos pacientes litigantes.

Segundo Ballint,[60] o paciente vai à consulta no início dos sintomas, no período em que não sabe qual a origem de seu mal e está "organizando" uma explicação para uma série de queixas indefinidas e faz uma "oferta" ao médico de algumas doenças somáticas: "não é o rim?"; "não é o útero?". Alguns médicos ajudam a fixar a "neurose de coluna" dizendo, por falta de melhor explicação, que aquelas dores ocasionais são decorrentes de bicos de papagaio (osteófitos), de discreta escoliose ou mesmo de inocente *spina* bífida. Apegando-se a esse dado concreto, que efetivamente existe e está descrito no relatório do radiologista, o paciente passa a explicar "tudo" por meio desses componentes orgânicos que, sabidamente, não são responsáveis pela sintomatologia.[37]

Não é só o poder terapêutico real do médico que ele visualiza, mas um mágico capaz de curar, de restituir-lhe os bons anos e satisfazer as suas necessidades emocionais, sociais e até econômicas.

Será que há realmente "ganhos" na vida e no comportamento desses pacientes? Sternback[47] chama-os de perdedores e de fracassados, necessitando de tratamento e compreensão médica.

Nesse contexto, neste livro, será aceita a relação terapêutica proposta por Michael Ballint,[60] que afirma "colocar em jogo o médico como medicamento". Utilizar o medicamento chamado médico, de fato, confere à relação médico-paciente uma dimensão terapêutica.

Ballint,[60] que tratava de pacientes funcionais no serviço previdenciário inglês, notou que poderia resolver o tratamento dessa multidão de pessoas somente com "psicoterapia pelo médico clínico", que se aproxima da tradicional "atitude humana do médico" (mesmo nos serviços apressados dos ambulatórios previdenciários) e significa uma terapia de acompanhamento mais global em termos médicos, emocionais e sociais, o que torna real o relacionamento médico-paciente e garante pleno êxito terapêutico (ver capítulo sobre o assunto).

Em resumo, pode-se afirmar que a coluna foi escolhida por: 1) uma associação inconsciente com as dores referidas pela mãe; 2) uma fixação insinuada pelo médico; 3) pelo exercício de uma profissão árdua ou por algum acidente.

Esses pacientes, como têm algum componente emocional acentuado e facilidade de somatização, apresentam outros distúrbios associados que complicam e ampliam a dor crônica da coluna. Eles não podem tomar medicamentos, porque estão com alergia, úlcera, colite, hipertensão ou glaucoma. Ou, então, têm medo de calmantes. Gostam de acentuar esses detalhes na consulta para dificultar o seu tratamento medicamentoso, pois os pacientes fazem um "jogo" com o médico.

Na maioria das vezes, este último é surpreendido com um telefonema: "doutor, o senhor queria me matar? O calmante me deu uma tontura que quase me fez morrer".

Na realidade, não foi o medicamento que causou o distúrbio, mas provavelmente o fato de se ter mexido no problema emocional mais importante durante a consulta, problema que o paciente esconde no subconsciente. De alguns desses pacientes, o médico deve conquistar a confiança ao longo de um tratamento, devendo, se possível, não tocar em problemas emocionais por demais evidentes, em um período de crise dolorosa, o que não ajudaria a aliviá-la, nem colaboraria para a solução do problema.

O contato durante a fisioterapia e o tratamento permitirá essa aproximação. Em outros casos, é necessária uma reconquista de confiança do paciente, abalada pelos inúmeros atendimentos médicos anteriores que o agrediram emocionalmente.

Os pacientes com dores na coluna em que não se encontra uma etiologia orgânica, portadores de fibromialgia, deixam a maioria dos médicos com uma sensação de incompetência. Isso faz com que eles se afastem desse tipo de paciente, o que complica o relacionamento médico-paciente e amplia as dificuldades do tratamento.[61]

POSTURA CORPORAL E EMOÇÕES

A postura pode ser a somatização do psiquismo, sendo uma "linguagem corporal" que representa os sentimentos interiores, do mesmo modo que a própria mímica facial.[48]

O deprimido, o triste, tem uma postura arqueada, com a parte superior dobrada e os ombros curvados, como "se carregasse o mundo sobre as suas costas".[5]

Essa posição facilita o aparecimento da fadiga muscular dos poderosos músculos dorsais, pois o estiramento causa uma tensão muscular que, por si só, já é dolorosa, além de produzir uma ação mecânica sobre o periósteo das vértebras, no qual estão aderidos os músculos, o que é algogênico. O músculo tenso, duro, dificulta as trocas metabólicas internas, por restringir a circulação sanguínea, o que favorece o aparecimento de cãibras e cansaço muscular.

A pessoa hiperativa, hipercinética, tem sua postura caracterizada pela grande intensidade de movimentos, acompanhados por abruptas mudanças na forma e na regularidade com que executa atos semelhantes. A observação do paciente no ato da entrevista médica demonstra claramente a "ansiedade" de pular etapas do histórico e de saber logo se vai sarar, se vai ganhar licença, etc. A mímica desses pacientes também é expressiva.[48]

O sistema límbico, provável centro das emoções, localizado no hipotálamo, pode liberar mecanismos que conseguem "paralisar" os músculos por alguma emoção.

No homem, o comportamento emocional relaciona-se principalmente com a musculatura somática.

DOR E RIGIDEZ MUSCULAR

A dor, que é a principal queixa clínica desses pacientes, nem sempre tem local definido como sede, sendo muito difícil diferenciar o que é dor local ou referida, pois, segundo relatam os pacientes, "dói tudo, doutor". Isso, porém, não exclui a possibilidade de terem uma síndrome dolorosa "real", não imaginária, como foi discutido no capítulo sobre dor.

A dor é real, presente, ampliada pelos problemas emocionais e complicada, porque se manifesta no sistema musculoesquelético, no qual tem o maior campo possível de manifestação (a enorme região das costas). Somente os pacientes portadores de lesões psicossomáticas relacionadas à pele têm uma área aparentemente equivalente para manifestar as suas tensões.[5]

Nesses casos, tentar fazer um esquema de como se irradia a dor é uma tarefa inútil, cansativa.

Sugere-se a técnica do desenho de Ransford et al.,[62] em que se pede para o paciente desenhar a sua dor em um gráfico; tem-se a vantagem de já surgirem alguns informes sobre o componente emocional do paciente e abreviar a parte somática do inquérito de consulta.

Deve-se avaliar, na consulta, também o tipo de linguagem que o paciente emprega para descrever a dor, pois, assim, já surge uma conotação sobre o seu estado emocional. Por exemplo, "sinto uma punhalada"; "tem ferro derretido nas costas", etc. São numerosos os questionários de dor que poderão auxiliar nesse setor.

A tensão muscular, sentida logo ao toque da musculatura, pode ser dolorosa, do tipo mialgia. Entretanto, percebe-se essa condição ao exame físico, pois os pacientes raramente referem-se a essa tensão espontaneamente. São pacientes que rangem os dentes, ou dormem com os dentes cerrados, os masseteres apertados, as mãos fechadas, pernas e corpo em hiperflexão.

JOGOS DE DOR (SIMULADOR OU DOENTE PSICOSSOMÁTICO NA PERÍCIA MÉDICA)

A simulação de dor ou a "sinistrose" de certos pacientes para receber seguros e indenizações são contempladas pela CID-10 nas seguintes designações:

- produção deliberada ou simulação de sintomas ou de incapacidades físicas ou psicológicas [transtorno factício (F68.1)];

- pessoa fingindo ser doente [simulação consciente (Z76.5)].

Alguns pacientes tornam-se muito enredados em suas próprias artimanhas, "medos", suposições e desinformações. A teoria da comunicação[47] concebe um sintoma (neurótico, psicossomático ou psicótico) como uma mensagem não verbal.

"Não sou eu quem não quer voltar ao trabalho, eu até que gostaria, mas é a minha coluna que não deixa." Assim, a pessoa se liberta tanto da censura dos outros como também da sua própria consciência. E, como afirma Blumer[58], a falha do médico em curá-lo da dor passa a ser a sua grande vitória. Vem ao médico, terapeuta, procurando um meio mágico para que ele resolva o problema, mas o próprio doente não admite se envolver, pessoalmente, no processo de cura. Esses pacientes, que se comportam como "coitadinhos", "inválidos", conseguem que, às vezes, os seus pedidos de afastamento e de licença sejam mais tirânicos do que uma ordem. Há outros que, mais "espertos", partem para confrontar sintomas com outras pacientes, exacerbar sinais clínicos que descobrem ser valorizados pelo médico – e na literatura há referências de que alguns chegam ao ponto de ler livros sobre o assunto para simularem melhor.

Excluindo-se os extremos, na maioria das vezes, os pacientes femininos agem como que em invalidez, ao passo que os masculinos são mais reivindicadores e agressivos. No entanto, ambos os sexos, depois de muitos exames, passam a adotar um comportamento equivalente. Tratam-se com dois ou mais médicos ao mesmo tempo, procurando explorar as contradições entre ambos, interpretando de forma errada as instruções ou fantasiando perigos, além de não esclarecem as dúvidas com o médico adequado. Por exemplo: discutem com o psiquiatra o receio de ficar paralítico do ponto de vista neurológico e discutem com um ortopedista o problema sexual.

Khostanteen et al.[63] compararam 19 pacientes mulheres com fibromialgia, 20 mulheres normais e 18 mulheres pagas para simular dores na coluna, baseadas em experiências anteriores. Os autores, aplicando uma escala visual da dor, observaram que as fibromiálgicas tinham as dores mais intensas, as normais, as menos e as que simulavam ficavam entre os dois grupos. E informaram ainda que, em 80% dos casos, foi possível identificar os simuladores baseados nos critérios do ACR para o diagnóstico da fibromialgia.

O médico, nesse jogo de dor, principalmente o perito que analisa as licenças, é um adversário, um inimigo a ser vencido e ludibriado. Os pacientes, geralmente, têm um relacionamento hostil, agressivo. No caso da coluna, eles passam a ser conhecidos como simuladores, portadores

de sinistrose (neologismo pericial, entre os médicos, que significa: paciente que quer aproveitar-se de um acidente de trabalho banal para ganhar uma aposentadoria ou um período longo de ausência do trabalho).

A saída e a recusa a voltar ao serviço podem de forma subconsciente desenvolver-se como defesa para não retornar a uma situação de subserviência em relação ao seu chefe. O recurso de uma adaptação ou de mudança de local de trabalho esbarra nesse processo mental, pois tudo irá se repetir em outra situação.[47]

O sintoma se endereça no meio ambiente; assim sendo, a dor parece ser mais suportável a partir do momento em que ela seja aceita pelo outro.

Inversamente, será mais angustiante quando o paciente tiver a impressão de que seu sofrimento não interessa a ninguém, Melzack,[48] entretanto, chamou a atenção para o fato de se dar apoio simplesmente às reivindicações, sem exigir esforço algum de colaboradores por parte do paciente. As atitudes de apoio passam a ser reforços positivos, tornando-se "operantes da dor", que, com o tempo, fazem com que esses doentes tenham um comportamento em relação à dor desproporcional ou independentemente da presença ou da ausência do estímulo orgânico inicial.

Esses pacientes, com personalidade própria, devem ser reconhecidos e tratados como mental ou emocionalmente desequilibrados, não com mais analgésicos ou indicações cirúrgicas, pois são portadores de uma somatização específica – dor nas costas. Esta é uma entidade funcional, não orgânica, que obriga a uma visão global da pessoa na tentativa de fazê-la trocar o "jogo da dor" pelo "jogo da vida e do prazer".

O médico do trabalho e o perito da assistência médica devem, contudo, excluir de sua concepção que esses pacientes são emuladores, malandros e simplesmente se negam "sem razão" a voltar ao serviço. Há razões, pelo menos para o próprio paciente, para agir desse modo: razões intrincadas, complexas, que são complicadas pelos problemas psicossociais e ampliadas pela própria maneira como o sistema médico-terapêutico (com suas deficiências) e o sistema social (desemprego, dificuldade de aprender outra profissão, mão de obra desqualificada) recebem e tratam esses indivíduos.

O sofredor crônico da coluna, com suas inúmeras e variadas queixas funcionais provavelmente ampliadas pela sua fantasia, é um doente psicossomático e deve ser tratado como tal, como será visto mais adiante. O médico que dá assistência ao trabalhador, tanto o que atende no ambulatório como o que atende na perícia, tem a responsabilidade profissional de resolver esses casos, não os rejeitando como se fossem malandros, o que obriga esses indivíduos a procurar a justiça, pois não lhes resta outra solução dentro do sistema previdenciário. Na há, no Brasil, condições de análise como as das clínicas de dor americanas (*pain clinics*), que internam esses pacientes por 30 dias, tentando fazer investigações para a procura etiológica, pela manhã e, no período da tarde, para fazer as modificações do comportamento postural no trabalho e mental para a vida.[48]

Neste livro, adota-se a orientação de que se deve tratar esses pacientes como doentes com distúrbios psicossomáticos graves, tentar entendê-los dentro do seu contexto social e da realidade previdenciária brasileira, não os rejeitando como se fossem criminosos. Só o médico tem condições de separar o que é causado por um distúrbio funcional ou orgânico (ou a associação de ambos), na dor ou na doença do paciente, daquilo que é resultante das pressões sociais furtadoras ou dos processos emocionais e mentais de experiências antigas de vida que estão sendo revividas e que, pelo emprego do termo "segundos ganhos", têm colocando esses sofredores sob suspeita de serem fingidores.

Dunbar[44] lembra que, se o paciente se obstina em reduzir o seu sofrimento existencial a uma disfunção orgânica, é evidente que, como doente, espera uma solução.

EXAME FÍSICO

Em todos os livros-texto, existe a recomendação de que os pacientes devem ter a sua coluna examinada sem roupa. Considero-a uma agressão ao paciente fibromiálgico, já diagnosticado só com a anamnese, e sem valor prático algum para o médico. Como se tentou demonstrar, esses pacientes têm um componente emocional complexo; têm problemas relacionados à estrutura corporal, rejeitando-a na maioria das vezes. Pedir para que tirem a roupa na primeira consulta, sem ter tido diálogo ou relacionamento algum, equivale a pedir que apresentem a sua intimidade, constrangendo-os e inibindo-os mais ainda.

Há dois modos tradicionais de se pesquisar esses *trigger points*, pontos motores, pontos miálgicos: um é pela compressão, com a polpa do polegar do examinador, dos locais em que paciente acusa a dor; o outro processo é fazer uma aplicação da pele e notar no próprio exame as zonas de maior resistência, que geralmente correspondem ao local de que o paciente mais se queixa.

Outro detalhe são as cócegas sentidas em exagero pelo paciente ao exame, o que representa um sinal de excessiva sensibilidade térmica (seriam associadas à sensibilidade neurogênica ou sexual?).

Há uma demografia em que o edema subcutâneo pode ser identificado pela sinal do "palito de fósforo" de Gunn (fica o sinal do palito preso na pele), ou pela típica "casca de laranja", quando é feita sua aplicação da pele na região do dorso.

A movimentação passiva dos membros e da coluna está reduzida por uma contração espástica da musculatura. Apesar dos pacientes queixarem-se de "fraqueza" (que é de fundo psicossomático), não há atrofias musculares presentes.

EXAMES LABORATORIAIS

No diagnóstico da síndrome da fibromialgia ligado à coluna vertebral, não existe exame laboratorial que possa identificá-la. As radiografias somente trazem os sinais indicativos das alterações ósseas e do desalinhamento estrutural, não mostrando alterações evidentes das estruturas das partes moles. A tomografia computadorizada e o ultrassom, cada vez mais empregados como meio de diagnóstico diferencial nas afecções musculoesqueléticas,[12] têm dado alguns informes valiosos no diagnóstico diferencial em casos de massas tumorais presentes na musculatura.

Os exames de laboratórios rotineiros devem ser realizados para afastar um possível processo orgânico em fase de instalação. Smythe e Moldofsky[8] sugerem a realização da pesquisa do triptofano no sangue. Quanto menor o seu nível, maior é a sintomatologia dolorosa no sistema musculoesquelético.

Russel et al.[26] notaram que o liquor das pessoas com problemas de dores psicogênicas tem um nível maior de endorfina. Esse nível também está aumentando nos pacientes deprimidos.

Os exames laboratoriais da série reumatológica que devem ser realizados nesses pacientes são: a) hemossedimentação – importante para diagnóstico da polimialgia reumática; b) mucoproteína, látex, proteína C e aumento de gama-proteína na eletroforese – no diagnóstico de uma possível artrite reumatoide relacionada com a coluna cervical e que não tenha sido diagnosticada (esses exames, mais o hemograma e a proteína de Bence-Jones na urina podem estar alterados no mieloma); c) ácido úrico – a presença de hiperuricemia alta nem sempre é sinal da presença de gota articular. Existem pessoas jovens com dores musculoesqueléticas difusas, associadas ao aumento do ácido úrico no sangue, mas que não apresentam dores do tipo artrite gotosa.

ESTUDOS ELETROMIOGRÁFICOS

Seria lógico esperar que, se houver uma patologia muscular na síndrome fibrosítica, deveria ser identificada no estudo eletromiográfico (EMG).

Hakkinen et al.[64] compararam o EMG de mulheres com fibromialgia com o de mulheres normais após um exercício extenuante e não encontraram diferenças significativas.

Mesmo os eletrodos ultrassensíveis de profundidade e os de superfície não registraram atividade elétrica – portanto, nenhum espasmo –, invalidando essa teoria do espasmo que causa a dor.

Turk e Okifuji[29] compararam dois grupos de pacientes pelo comportamento eletromiográfico de musculatura paravertebral; um grupo normal e outro com repetidas dores nas costas. Notaram que, em repouso, os pacientes que têm queixas de dores crônicas não conseguem relaxar a musculatura paravertebral, mesmo quando estão contraindo outros grupos musculares, por exemplo, o quadríceps. Os autores concluíram que esses pacientes têm excesso de atividade da musculatura paravertebral quando comparados com indivíduos sem dores nas costas.

DOR NA ESTRUTURA MUSCULAR – TENDINOSA

Krapf et al.,[65] utilizando-se de metodologia sofisticada, demonstram que existe um espasmo muscular na fibromialgia, mas não existe hipoxia generalizada como se supunha, e que seja a causa da dor.

Aparentemente, não existe um círculo vicioso de dor – tensão muscular – alterações emocionais – dor. E, sim, há três ciclos que se entrelaçam: um ciclo de dor – tensão emocional – distúrbios funcionais – somatização no músculo – dor, e um outro ciclo de contração contínua do músculo – distúrbios orgânicos (fibrosite) – dor. E um terceiro ciclo das emoções que se alteram diante da dor contínua.

Sabe-se, pelo conhecimento de outras patologias, que a isquemia é dolorida: a dor do membro na isquemia vascular diabética ou arteriosclerótica, a dor do infarto, etc.

O teste do torniquete, avaliado por Sternback,[47] permite tirar algumas conclusões interessantes sobre dor isquêmica no músculo esquelético.

Se a pessoa contrair repetidamente os músculos do braço, sem torniquete, surgirá a dor, dependendo da frequência da contração e da extensão dos períodos de relaxamento. Isso significa que a dor é causada pelo acúmulo de catabólitos do metabolismo muscular na contração. Esse fato fica mais evidente quando se aplica um torniquete no braço, próximo aos músculos em exercício; bastam meras contrações dos dedos das mãos para surgir a dor. No entanto, se logo que surgir a dor for solto o torniquete e o sangue fluir, eliminando os metabólitos, a dor cessará, mesmo continuando os exercícios com os dedos ou com

esses músculos, e nem a reaplicação do torniquete nem o exercício produzirão a dor.

Poderia a simples ausência de oxigênio ser a causa da dor? Se for colado um torniquete no braço da pessoa, sem esta fazer exercícios com os dedos, não surgirá a dor. Aparentemente, o acúmulo de catabólitos, ou a retenção deles, em razão da deficiente circulação capilar local, deve ter importância no aparecimento do fenômeno dor, mas não foi possível identificar qual seria essa substância.

Mesmo na doença congênita, em que não existem os ácidos láctico e pirúvico, o paciente sente dor.

Nos casos de radiculopatia por ação irritativa dos osteófitos, a raiz nervosa fica alterada por ação irritativa dos osteófitos, a raiz nervosa fica alterada nos pontos motores, produzindo uma hipersensibilidade muscular, porque a acetilcolina, que tinha receptores em locais precisos na placa motora, fica com maior receptividade em vários locais.

A dor pode ser produzida por um espasmo, por um estiramento, por uma cãibra, todos fenômenos pouco estudados, mas que podem ser explicados pela isquemia muscular que produzem. Já foi visto que o espasmo, a contração constante, não pode ser identificado pela eletromiografia, pois segundo os adeptos da teoria da fibrosite o músculo está alterado na sua estrutura histológica, o que impede o registro do impulso pelos mais sensíveis eletromiógrafos. Se o músculo está tão alterado, por que é necessária a microscopia eletrônica para achar esses desarranjos, imperceptíveis no microscópio de luz?

A resposta é que realmente esse processo de fibrosite não está elucidado. As poucas evidências falam a favor da teoria da isquemia, mais do que da teoria da inflamação.

Para complicar o quadro, existe a dor referida que surge de uma víscera profunda e se manifesta no mesmo dermátomo que está inervado pelo ramo dorsal que supre a víscera afetada e que acaba manifestando-se na pele da superfície corporal; essa deve ser claramente diferenciada da dor visceral profunda, que seria a dor projetada. O paciente com infarto sente a dor no próprio coração, surda, às vezes, de difícil localização, que é a "dor do coração isquêmico", mas há a dor relatada na superfície do peito com irradiação para o braço, que é a dor referida que usou o mesmo caminho para se manifestar, os ramos dorsais T1, que inervam também o miocárdio.

A sensibilidade tecidual profunda também foi pouco estudada, e existem poucos informes se a dor é na terminação nervosa (placa neuromuscular) ou no músculo em contração demorada.

A dor que se origina no sistema musculoesquelético ainda não está esclarecida, e nenhuma teoria é universalmente aceita, porém a nossa ignorância não deve provocar a complacência de se negar o benefício de uma mente exploradora, nem a vontade de experimentar um trabalho inovador.[30]

Pode-se, pois, admitir a existência de uma provável etiologia da síndrome fibrosítica descrita no esquema a seguir.

DIAGNÓSTICO DIFERENCIAL

Pincus et al.,[66] da equipe do Prof. Wolfe, aplicaram o teste Health Assessment Questionnaire (MDHAQ), que cruza dados da atividade diária e idade associados com alguns parâmetros psicológicos consecutivos, em 688 pacientes com doenças reumáticas e com fibromialgia, e foram acompanhados por dois anos: 162 com artrite reumatoide, 114 com fibromialgia, 63 com artrose, 34 com lúpus eritematoso sistêmico, 20 com vasculite e 261 com queixas reumáticas banais. Não informaram a idade dos pacientes.

Observaram que 68% tinham dificuldade de subir escadas, 79% tinham dificuldade de andar 1 quilômetro e 87%, dificuldade de realizar esportes e participar de jogos; 94% tinham dificuldades de correr. Desse total de pacientes reumáticos, 75% tinham dificuldade de dormir; 63%, estresse; 61%, ansiedade; e 57%, depressão.

Nas pessoas portadoras de dores difusas na coluna, nas quais é encontrada uma patologia orgânica (discopatia, espondilolistese, hérnia de disco, osteoporose, etc.), mesmo se não apresentam a sintomatologia específica dessas alterações orgânicas, justifica-se o diagnóstico de reumatismo psicogênico com a sua denominação imprecisa de síndrome fibrosítica difusa ou secundária.[8]

O diagnóstico principal, nesses casos, é da patologia orgânica, mas cabe ao médico identificar o que está incomodando mais o paciente, no momento da consulta.

O portador de espondilolistese pequena, sem sinais clínicos e identificada por meio de uma radiografia de rotina, pode apresentar alterações emocionais acentuadas. A informação ao paciente dessa alteração esquelética de valor duvidoso irá colaborar no tratamento e na situação emocional do assistido? A classificação de Boland,[6] de reumatismo psicogênico puro, agregado e residual, parece ser adequada. Realmente, a mistura de uma lesão orgânica demasiadamente valorizada com queixas funcionais associadas complica-se, como já foi visto, com a interação de fatores sociais e econômicos.

O verdadeiro diagnóstico diferencial deve ser feito com três entidades reumáticas definidas: 1) polimialgia reumática, nas pessoas mais idosas; 2) gota ou hiperuricemia; 3) artrite reumatoide da cervical. Isso porque, teoricamente, essas três patologias produzem, em certa fase da evolução, sintomas e queixas de dores difusas,

musculares e artrálgicas, que podem ser confundidas com reumatismo psicogênico da síndrome fibrosítica.

Polimialgia reumática

Existem dois tipos: uma grave, associada a uma artrite de células gigantes, que quando diagnosticada já existe uma arteriopatia inicial; e uma simples, sem artrite, mas que produz intensa mialgia nas pessoas acima de 60 anos. A resposta ao tratamento com corticosteroides tem sido espetacular. A doença simples é a que aparece mais em mulheres[61] de 55 anos ou mais. O quadro clínico inicial é insidioso, e a dor é muscular, simétrica, e não articular ou tendinosa.[8]

No repouso, a dor é mínima, mas piora ao se levantar e após exercícios. O sono é perturbado. Vêm associados a fadiga, letargia, perda de peso, mal-estar e depressão, sintomas estes que fazem levantar a suspeita de doença psicossomática. Na polimialgia reumática, não há fraqueza muscular associada à dor, como na dermatomiosite ou polimiosite, que quase nunca se confundem com um distúrbio funcional nem têm atrofias. O exame físico de músculos e das articulações é completamente normal. O exame laboratorial que fica muito alterado é o de hemossedimentação, que vem associada a eventual anemia, mas os estudos enzimáticos do músculo são normais. A resposta à medicação esteroide pode ser um teste diagnóstico, ao mesmo tempo que se faz a melhor terapia.

Gota

Os pacientes com ácido úrico alto no sangue (hiperuricêmicos) costumam apresentar nos períodos intercríticos, ou seja, entre um ataque agudo e outro de artrite gotosa, um dolorimento muscular e ligamentar que poderá eventualmente ser confundido com dores difusas da síndrome da fibromialgia.

Artrite reumatoide possível

Existe um grupo de pacientes cujos exames laboratoriais para artrite reumatoide são negativos, porém apresentam alguns sinais clínicos da doença (rigidez matinal, inchaços de articulações, artralgias, etc.) e que são rotulados como portadores de artrite reumatoide soronegativa ou, por critérios de classificação da ARA, de artrite reumatoide possível. Alguns pacientes que apresentam dolorimento na coluna cervical, mais tendinoso e ósseo do que realmente muscular, e que pioram com a tração cervical têm artralgias e, eventualmente, exames positivos, e quando tratados para artrite reumatoide têm tido resultados muito bons.

A radiografia da cervical desses pacientes apresenta uma série de dados sutis que fazem suspeitar de artrite reumatoide, na fase inicial, já que na fase adiantada da moléstia reumatoide não existe essa dúvida diagnóstica.

TRATAMENTO

Como esse tipo de paciente representa grande contingente de pessoas e tem um processo complexo de tratamento sociopsicossomático, ele merecerá um capítulo inteiro, com essa espécie de dor crônica (ver adiante).

FATORES EMOCIONAIS BASEADOS EM EVIDÊNCIAS

No livro de Nachemson, foram adotados os seguintes critérios relacionados ao Cochrane Report, a respeito de trabalhos realizados sobre determinado assunto:

- **evidência A:** estudos conclusivos baseados em meta-nálises ou revisões sistemáticas de boa qualidade de dois ou mais estudos;
- **evidência B:** estudos conclusivos baseados em um ou mais ensaios randomizados controlados por grupo placebo ou bons estudos observacionais;
- **evidência C:** estudos insuficientes ou evidências não conclusivas por falta de estudos controlados randomizados ou estudos observacionais;
- **evidência D:** não existe suporte científico adequado.

Baseado nesses critérios, Linton[49] afirma que os fatores emocionais podem ser assim resumidos em relação às dores crônicas em geral e em especial às dores crônicas da coluna:

- há uma evidência muito forte de que as variáveis psicossociais estão fortemente ligadas à transição de dor aguda para a dor crônica incapacitante: nível de evidência A;
- há uma evidência muito forte de que as variáveis psicossociais estão fortemente ligadas ao início das dores da coluna cervical e da lombar: nível de evidência A;
- há uma evidência muito forte de que as variáveis psicossociais têm impacto muito maior do que os fatores biomecânicos e biomédicos sobre a incapacidade causada pelas dores na coluna lombar: nível de evidência A;
- não há evidências que suportem a ideia de que há pacientes com personalidade com propensão a ter dores (chamados de *pain-prone*, em inglês), e os resultados dos testes em relação aos traços da personalidade como fatores de risco também têm o nível de evidência C;
- há forte evidência de que atitudes e conhecimento de medos são fatores fortemente relacionados com a dor e a incapacidade ao trabalho: nível de evidência A;

- – há forte evidência de que os métodos de aprendizado que fazem conviver (*coping*) com a dor estão fortemente relacionados com a dor crônica e a incapacitação ao trabalho: nível de evidência A;
- – há forte evidência de que o conhecimento da origem da dor (fatores catastróficos) está fortemente relacionado à dor crônica e à incapacitação ao trabalho: nível de evidência A;
- – há pequena evidência desses fatores em relação à dor aguda: nível de evidência C;
- há uma forte evidência de que a depressão, a ansiedade, o estresse e as emoções correlatas estão relacionados com a dor e a incapacitação para os trabalhos: nível de evidência A;
- há uma limitada evidência de que o abuso sexual ou agressão física pode ter relação com a dor crônica e a incapacitação: nível de evidência C;
- há uma evidência de que a falta de cuidado com a própria saúde está moderadamente relacionada com a dor crônica e a incapacitação para o trabalho: nível de evidência A;
- há uma evidência de que os fatores psicossociais são moderadamente preditores, a longo prazo, da dor e da incapacidade para o trabalho: níveis de evidência A e B;

A implicação desses conhecimentos indica que o tratamento dos fatores sociopsicossomáticos é parte do processo reabilitador que inclui aspectos emocionais cognitivos e comportamentais em relação a essas variáveis, que são mais importantes que os fatores biomédicos e ergonômicos no tratamento das afecções dolorosas da coluna vertebral, merecendo, assim, um capítulo especial.

Referências bibliográficas

1. Bayles TB. Psychogenic factors in rheumatic disease. In: Hollander JL (ed.). Arthritis and allied conditions. Philadelphia: Lea Febiger; 1969.
2. Hench PS, Boland EW. The management of chronic arthritis and other rheumatic diseases among soldiers of the United States Army. Ann Inter Med. 1946;24:808-15.
3. Arlet J. Les dorsalgies benignes de l'adulte. Rev Rhum Mal Oteoartic. 1954;21:303-11.
4. Kaufman A. Aspectos psicossomáticos em reumatologia. Contribuição ao estudo da artrite reumatoide e do reumatismo psicogênico. Dissertação de mestrado. São Paulo: Faculdade de Medicina da Universidade de São Paulo; 1981.
5. Reich W. Função do orgasmo. São Paulo: Brasiliense, 1972.
6. Boland EW. Psychogenic rheumatism. Calif Western Med. 1974;60:7-22.
7. Ehlich GE. The total management of the arthritic patient. Philadelphia: Lippincott; 1973.

8. Smythe HA, Moldofsky H. Two contributions to understanding of the "fibrositis" syndrome. Bull Rheum Dis. 1977-78;28(1):928-31.

9. Campbell SM. Regional myofascial pain syndromes. Rheum Dis Clin N Am. 1989;11:31-44.

10. Wolfe E, Smythe HA, Yunus MB, Bennett RM, Bombardier C, Goldenberg DL, et al. The American College of Rheumatology 1990 criteria for the classification of fibromyalgia: report of the multicenter criteria committee. Arthritis Rheum. 1990;33:160-72.

11. Bennet GJ. A neuroimmune interaction in painful peripheral neuropathy. Clin J Pain. 2000;16(3 Suppl):S139-43.

12. Croft E. Testing for tenderness: what's the point? J Rheumatol. 2000;27(11):2531-3.

13. Nachemson AL, Jonson E. Neck and back pain. Philadelphia: Lippincott; 2000.

14. Frymoyer JW (ed.). The adult spine. 2.ed. New York: Raven; 1997.

15. Goldenberg DL. Fibromyalgia and related syndromes. In: Klippel JH, Dieppe PA. Rheumatology. 2.ed. London: Mosby; 1998.

16. Wolfe F, Ross K, Anderson J, Russell IJ, Hebert L. The prevalence and characteristics of fibromyalgia in the general population. Arthritis Rheum. 1995;38(1):19-28.

17. Andiony KK, Schanberg L. Juvenile primary fibromyalgia syndrome. Curr Rheumatol Rep. 2001;3(2):165-71.

18. Wolfe F, Skevington SM. Measuring the epidemiology of distress: the rheumatology distress index. J Rheumatol. 2000;27(8):2000-9.

19. Hassett AL, Cone JD, Patella SJ, Sigal LH. The role of catastrophizing in the pain and depression of women with fibromyalgia syndrome. Arthritis Rheum. 2000;43(11):2493-500.

20. Boisset-Pioro MH, Esdaile JM, Fitzcharles MA. Sexual and physical abuse in women with fibromyalgia syndrome. Arthritis Rheum. 1995;38(2):235-41.

21. Goldenberg DL. Fibromyalgia, chronic fatigue syndrome, and myofascial pain syndrome. Cur Opin Rheumatol. 1997;9:135-43.

22. Helfenstein Jr M, Feldman D. Prevalência da síndrome da fibromialgia em pacientes diagnosticados como portadores de lesões por esforços repetivos (LER). Rev Bras Reumatol. 1998;38:71-7.

23. Mahowald ML, Mahowald MW. Nighttime sleep and daytime functioning (sleepiness and fatigue) in less well-defined chronic rheumatic diseases with particular reference to the "alpha-delta NREM sleep anomaly". Sleep Med. 2000;1(3):195-207.

24. Rea T, Russo J, Katon W, Ashley RL, Buchwald D. A prospective study of tender points and fibromyalgia during and after an acute viral infection. Arch Intern Med. 1999;159(8):865-70.

25. Reid S, Hotopf M, Hull L, Ismail K, Inwin C, Wessely S. Multiple chemical sensitivity and chronic fatigue syndrome in British gulf war veterans. Am J Epidemiol. 2001;153(6):604-9.

26. Russel IJ, Orr MD, Litman B, Vipraio GA, Alboukrek D. Elevated cerebrospinal fluid levels of substance P in patients with the fibromyalgia syndrome. Arthritis Rheum. 1994;37(11):1593-601.

27. Claw DJ, Williams D, Lauerman W, Dahlman M, Aslami A, Nachemson AL, et al. Pain sensitivity as a correlate of clinical status in individuals with chronic low back pain. Spine. 1999;24(19):2035-41.

28. Proctor T, Gatchel RJ, Robinson RC. Psychosocial factors and risk of pain and disability. Occup Med. 2000;15(4):803-12.

29. Turk DC, Okifuji A. Pain in patients with fibromyalgia syndrome. Curr Rheumatol Rep. 2000;2(2):109-15.

30. Pongratz DE, Sievers M. Fibromyalgia-symptom or diagnosis: a definition of the position. Scand J Rheumatol Suppl. 2000;113:3-7.

31. Park JH, Niermann KJ, Olsen N. Evidence for metabolic abnormalities in the muscles of patients with fibromyalgia. Curr Rheumatol Rep. 2000;2(2):131-40.

32. Sprott H, Rzanny R, Reichenbach JR, Kaiser WA, Hein G, Stein G. 31P magnetic resonance spectroscopy in fibromyalgia muscle. Rheumatology (Oxford). 2000;39(10):1121-5.

33. Petzke F, Clauw DJ. Sympathetic nervous system function in fibromyalgia. Curr Rheumatol Rep. 2000;2(2):116-23.

34. Legangneux E, Mora JJ, Spreux-Varoquaux O, Thorin I, Herrou M, Alvado G. Cerebrospinal fluid biogenic amine metabolites, plasma-rich platelet serotonina and fibromyalgy. Rheumatology (Oxford). 2001;40(3):290-6.

35. Landis CA, Lentz MJ, Rothermel J, Riffle SC, Chapman D, Buchwald D, et al. Decreased nocturnal levels of prolactin and growth hormone in women with fibromyalgia. J Clin Endocrinol Metab. 2001;86(4):1672-8.

36. Smart PA, Waylonis GW, Hackshaw KV. Immunologic profile of patients with fibromyalgia. Am J Phys Med Rehabil. 1997;76(3):231-4.

37. Huber M. Aspects of occupational disability in psychosomatic disorders. Versicherungsmedizin. 2000;52(2):66-75.

38. Hallberg LR, Carlsson SG. Anxiety and coping in patients with chronic work-related muscular pain and patients with fibromyalgia. Eur J Pain. 1998;2(4):309-19.

39. Wolfe E. Determinants of WOMAC function, pain and stiffness scores: evidence for the role of low back pain, symptom counts, fatigue and depression in osteoarthritis, rheumatoid arthritis and fibromyalgia. Rheumatology (Oxford). 1999;38(4):355-61.

40. Trief PM, Grant W, Fredrickson B. A prospective study of psychological predictors of lumbar surgery outcome. Spine. 2000;25(20):2616-21.

41. Hueppe M, Uhlig T, Vogelsang H, Schmucker R. Personality traits, coping styles, and mood in patients awaiting lumbar-disc surgery. J Clin Psychol. 2000;56(1):119-30.

42. Gronblad M, Virri J, Seitsalo S, Habtemariam A, Karaharju E. Inflammatory cells, motor weakness, and straight leg raising in transligamentous disc herniations. Spine. 2000;25(21):2803-7.

43. Wehling P, Molsberger A, Schulitz KP. Pain and the spine. A review. 1 On the pathophysiology of radicular pain syndromes. Current concepts explaining pain in nerve entrapment syndromes. Z Orthop Ihre Grenzgeb. 1989;127(2):197-201.

44. Dunbar F. Diagnóstico psicossomático. Buenos Aires: Lopes; 1950.

45. Alexander F. Phychosomatic medicine. New York: Norton; 1950.

46. McBeth J, Silman AJ. The role of psychiatric disorders in fibromyalgia. Curr Rheumatol Rep. 2001;3(2):157-64.

47. Sternback RA. Pain patients – traits and treatment. New York: Academic Press; 1974.

48. Melzack R. Pain measurement and assessment. New York: Raven; 1983.

49. Linton SJ. Psychological risk factors for neck and back pain. In: Nachemson AL, Jonsson E (ed.). Neck and back pain. London: Lippincott; 2000.

50. Bombardier C, Hayden J, Beaton DE. Minimal clinically important difference. Low back pain: outcome measures. J Rheumatol. 2001;28(2):431-8.

51. Hanvik LJ. MMPI profile in patients with low-back pain. J Consult Psychol. 1951;15:350-63.

52. Rook JC, Pesch RN, Keeler EC. Chronic pain and the questionable use of the Minnesota Multiphasic Personality Inventory. Arch Phys Med Rehabil. 1981;62(8):373-6.

53. Scudds RA, Rollman GB, Harth M, McCain GA. Pain perception and personality measures as discriminators in the classification of fibrositis. J Rheumatol. 1978;14(3):563-9.

54. Smythe HA. Problems with the MMPI. J Rheumatol. 1984;11(4):417-8.

55. Burckhardt CS, O'Reilly CA, Wiens AN, Clark SR, Campbell SM, Bennett RM. Assessing depression in fibrimyalgia patients. Arthritis Care Res. 1994;7(1):35-9.

56. Knoplich J. Tratamento psicossomático das dores da coluna. Experiência do Hospital do Servidor Público do Estado de São Paulo. Rev Goiana Med. 1980;26:1-35.

57. Rotes-Querol J. The syndromes of psychogenic rheumatism. Clin Rheum Dis. 1979;5:797-805.

58. Blumer D. Psychiatric considerations in pain. In: Herkowitz HN, Rothman RH, Simeone FA (eds.). Spine. 2.ed. Philadelphia: Saunders; 1999.

59. Croft P, Schollum J, Silman A. Population study of tender point counts and pain as evidence of fibromyalgia. BMJ. 1994;309(6956):696-9.

60. Ballint M. O médico, o seu paciente e a doença. São Paulo: Manole; 1975.

61. Goldenberg DL, Simns RW, Geiger A, Komaroff AL. High frequency of fibromyalgia in patients with chronic fatigue seen in a primary care practice. Arthritis Rheum. 1990;33:381-7.

62. Ransford AO, Cairns D, Mooney V. The pain drawing as an aid to the psychologic evaluation of patients with low-back pain. Spine. 1976;1:127-31.

63. Khostanteen I, Tunks ER, Goldsmith CH, Ennis J. Fibromyalgia: can one be distinguish it from simulation? An observer-blind controlled study. J Rheumatol. 2000;27(11):2671-6.

64. Hakkinen A, Hakkinen H, Hannonen P, Alen M. Force production capacity and acute neuromuscular responses to fatiguing loading in women with fibromyalgia are not different from those of healthy women. J Rheumatol. 2000;27(5):1277-82.

65. Krapf MW, Muller S, Mennet P, Stratz T, Samborski W. Recording muscle spasm in the musculus erector spinae using in vivo 31P magnetic resonance spectroscopy in patients with chronic lumbalgia and generatelized tendomyopathies. Z Rheumatol. 1992;51(5):229-37.

66. Pincus T, Swaringen C, Wolfe E. Toward a multidimensional Health Assessment Questionnaire (MDHAQ): assessment of advanced activities of daily living and psychological status in the patient-friendly health assessment questionnaire format. Arthritis Rheum. 1999;42(10):2220-30.

Bibliografia consultada

• Wolfe F, Simons DG, Friction JR, et al. The fibromyalgia and myofascial pain syndromes: a preliminary study of tender points and trigger points in persons with fibromyalgia, myofascial pain syndrome and no disease. J Rheumatol. 1992;19:944-51.

CAPÍTULO 10

Doença degenerativa ou artrósica da coluna vertebral

PROCESSO DEGENERATIVO DA COLUNA VERTEBRAL

Fatores que influem no processo degenerativo

Na literatura relacionada aos processos degenerativos da coluna vertebral da espécie humana, deve-se no início decidir o que determinará sua caracterização. Qual deve ser o parâmetro mais adequado de consideração de prevalência? As alterações morfológicas de articulações, discos, ligamentos e osteófitos presentes em exames cadavéricos e/ou presentes nas técnicas de imagem ou o fato de o indivíduo ou o trabalhador sentir dor na coluna? Em capítulos anteriores, já foi constatado que, pela medicina baseada em evidências, os fatores sociopsicossomáticos são mais importantes na gênese e depois no tratamento das dores da coluna do que as alterações biomédicas, mecânicas ou radiológicas existentes na coluna. Por isso, há duas maneiras de se abordar a problemática degenerativa:

- estudando o processo degenerativo como tal, na coluna inteira, procurando principalmente os fatores de constituição individual, corporal, que possam influir, no futuro, na possível presença da dor na coluna lombar;
- estudando todas as alterações morfológicas, inclusive as patológicas, que possam influir no aparecimento da cronicidade das dores.

Influência de fatores individuais, baseada em evidências

Bergenudd et al.,[1] da cidade de Malmo, Suécia, verificando as fichas médicas e radiográficas da coluna de 830 pessoas desde a infância até a idade de 62 anos, com um acompanhamento médio em torno de 50 anos, verificaram que 295 delas, nessa idade, tinham dores crônicas na coluna. Eles analisaram os fatores individuais que poderiam ter influído no aparecimento dessa sintomatologia e assim obtiveram um dos poucos trabalhos que têm tão longa evolução, com alguns dados resumidos a seguir.

No grupo de pacientes com dores, os fatores que influíram foram os testes de inteligência na infância com níveis mais baixos, em razão dos quais tiveram um aprendizado escolar menor e acabaram trabalhando mais precocemente na vida do que o grupo que não tinha dores, em serviços braçais, com carregamento de pesos. Os fatores que não tiveram influência como preditores de dores na coluna foram postura corporal (lordose ou cifose) e altura. Os fatores que tiveram associação fraca foram aumento do peso corporal no homem e desempenho muscular na mulher, mas não no homem (medido em idades de 18 a 19 anos).

Deve-se destacar na literatura sobre esses fatores individuais de influência no aparecimento de dores na coluna a grande dificuldade de separar os fatores ocupacionais, que variam muito no decurso de uma existência, e os fatores predisponentes individuais, que realmente são inerentes à própria pessoa.[2]

Nota-se, assim mesmo, que os estudos dos fatores predisponentes às dores na cervical são mais raros. Sobre a coluna lombar, existem trabalhos de acompanhamentos de um ano relacionados às dores na coluna lombar de populações de operários em determinados tipos de indústria e um segundo tipo de acompanhamento que analisa a presença da ciática ou da internação e cirurgia por hérnia de disco. Bigos et al.,[3] por exemplo, acompanharam 3.020 empregados em uma fábrica de aviões, durante quatro anos, e só anotaram 279 casos de dores agudas, que analisaram com o teste MMPI, apontando a influência de fatores psicossociais, os quais já foram estudados em outro capítulo e que não são considerados neste ponto. Heliovaara[4] faz o seguinte resumo dos fatores individuais que podem influir no aparecimento de dores lombares e do tipo ciática, em revisão de artigos sobre o assunto.

Fatores de risco para dor lombar[4]

QUADRO 10.1 Fator de risco para lombalgia ciática
Sexo masculino negativo ++
Idade entre 30 e 50 anos +++
Idade acima de 50 anos – –
Peso corporal negativo ++
Obesidade negativo +
Esportes negativo – +
Gravidezes +++

De modo geral, para o Cochrane Report, que ainda não está totalmente definido, existem os seguintes fatores individuais influenciadores com artigos de associação positiva e artigos de associação negativa, em um somatório de quase 300 estudos com condições científicas de realizações adequadas.

Idade

Na coluna vertebral, as alterações degenerativas das estruturas estão intimamente associadas com o processo de envelhecimento,[1] sendo difícil determinar, nos casos em que surgem dores, a verdadeira influência de cada um dos elementos anatômicos alterados na etiopatogenia da dor.

Mannion et al.[5] verificaram a influência da idade no aparecimento das degenerações da coluna: são localizadas nos músculos, que passam a ter atrofias e degenerações e não suportam mais a estrutura e os movimentos da coluna, causando as dores. Já foi visto no capítulo sobre epidemiologia que a faixa etária de 30 a 50 anos é a mais propícia para o aparecimento da lombalgia e principalmente das dores ciáticas. A partir dos 50 anos, mostram os estudos que as dores da coluna por problemas degenerativos têm acentuado decréscimo.

Sexo

A maioria dos estudos epidemiológicos é feita com pacientes do sexo masculino. Sandanger et al.[6] examinaram, em 1990, os arquivos médicos do Serviço de Saúde da Noruega, para verificar as ausências de trabalho em razão da lombalgia entre homens e mulheres da mesma idade, e constataram que, tanto em acidentes do trabalho como em faltas ao trabalho por problemas de saúde em geral, a prevalência foi idêntica entre os dois sexos. Por queixas psiquiátricas e emocionais, as mulheres tiveram 1,7 vez mais faltas que os homens. Em relação à lombalgia, os homens faltaram 1,3 vez mais do que as mulheres.

Peso corporal e altura

Admitindo o centro da gravidade na segunda vértebra sacral, pode-se admitir que o disco lombossacral deveria aguentar 50% do peso corporal. Aparentemente, não há sinais evidentes de que o peso corporal tenha influência, pois as pessoas obesas têm vértebras mais largas; o que influi é o volume do abdome.[7] As pessoas obesas têm problemas de osteoartrose no joelho (50,2%) e coxofemoral (18,8%).[8] Entretanto, têm mais fibrosite no ombro e no pescoço.

Heliovaara[4] já fez a associação da obesidade e da altura corporal (principalmente, esta última medida antropométrica) com a presença de maior número de casos de ciática e menor número de queixas lombares.

Fumo

A influência do fator fumo na gênese da degeneração discal foi enfatizada por Battié et al.[9] que, em 1998, compararam 20 pares de gêmeos em que um fumava e o outro não. Verificando a presença de discopatia degenerativa, foram estudadas a ocupação, as atividades esportivas e as comorbidades tais como bronquite, hipertensão, lipídios e peso. Mesmo assim, o fumo foi considerado fator de risco. A maioria dos autores tende a considerar que o risco cresce quando a pessoa fuma mais de 16 cigarros por dia para o homem e 13 cigarros para a mulher.

Esporte, flexibilidade, força muscular

É observado com frequência que o esporte causa uma série de esforços musculares que resultam em dores na coluna. Vários autores verificaram que certos esportes induzem à maior incidência de espondilolistese, além de grande incidência de nódulos de Schmorl.[10]

A radiografia da coluna dos indivíduos que praticam esporte apresenta fenômenos degenerativos maiores e mais frequentes do que a dos outros indivíduos da mesma idade; porém, nota-se também que não há sintomatologia correspondente.

Gyntelberg[11] verificou que pacientes que praticaram atividades esportivas durante um ano não haviam tido dores, mas não constatou se no futuro ficariam livres de problemas de lombalgia.

Vários trabalhos mostram que há influência positiva de exercícios e esportes na prevenção da lombalgia a longo prazo. No entanto, outros mostram que não existe predisposição preventiva para a lombalgia no futuro.

Kujala et al.[10,12] investigaram em estudo prospectivo de cinco anos a força muscular, a capacidade aeróbica e o tempo gasto na prática esportiva em 456 adultos com idade de 25 a 45 anos que não tinham dores nas costas; metade respondeu a um questionário. Os autores verificaram que a altura foi um fator preditivo para aqueles que apresentavam dores na coluna lombar, mas fatores como peso corporal, força muscular, tempo gasto na atividade física e capacidade aeróbica não tiveram influência na prevenção de dores lombares futuras. O mesmo grupo estudou a lombalgia em jovens atletas, identificando que espondilólise e espondilolistese são as causas mais frequentes de dores entre esses atletas.

Brattberg[13] fez um estudo longitudinal de 3 mil crianças de 7 anos de idade das quais levantaram todas as medidas antropométricas, a história familiar de dor na lombar e dor de cabeça e constatou que as meninas têm maior prevalência de lombalgia. Porém, não houve relação nenhuma entre a atividade física em qualquer idade e a prevalência da dor lombar.

Harreby et al.[14] fizeram outro estudo prospectivo de jovens de até 25 anos de idade e informaram que 13% tinham alterações radiológicas na adolescência, incluindo pequenas alterações morfológicas, mas principalmente a doença de Scheuermann; verificaram também que não havia relação positiva entre a incidência de dores nas costas durante o período de adolescência e de crescimento com essas dores.

Comprimento das pernas

Estatisticamente, Hult[15] verificou que a diferença de até 1,5 cm não aumenta a incidência de dor nas costas. Não foi possível a Farfan[7] estudar esse detalhe em cadáveres. Giles et al.,[15] com metodologia mais sofisticada, também não obtiveram resultados conclusivos.

Curvas

Do ponto de vista estatístico, o aumento da lordose cervical e lombar não traz aumento da incidência de problemas degenerativos da coluna, conforme será estudado em capítulo mais adiante. Porém, nos idosos com osteoporose, há menor formação de osteofitose, mesmo com lordose acentuada.

Escoliose

No exame de cadáveres, com escoliose de menos de 10º Cobb, não houve influência, mas, como afirma Vernon,[16] em curvas maiores é nítida essa influência.

Localização da quinta vértebra em relação à altura da crista ilíaca

Farfan[7] estudou 100 pacientes com hérnia de disco, dos quais, de 47 com hérnia em L4-L5, 83% tinham a quarta vértebra acima da crista ilíaca, e de 33 com hérnia em L5-S1, 54% tinham a quarta vértebra completamente acima da crista, concluindo o autor que quanto mais profunda (abaixo da crista) está a quinta vértebra mais difícil é sofrer de hérnia de disco.

Lombarização e sacralização (megapófise)

Durante vários anos, estas alterações eram responsabilizadas pelas dores na lombar, principalmente se houvesse um disco hipoplásico, que na cirurgia ou nas autópsias não apresentava sinais degenerativos como os demais. As megapófises uni ou bilaterais foram vistas em 32% das autópsias e em 48% das séries cirúrgicas. Fazendo a mielografia em 100 casos clínicos e 100 casos de autópsias, Farfan[7] conclui que uma megapófise bilateral na quinta vértebra protege-a da degeneração discal. A estabilidade da L5-S1 produz a degeneração precoce de L4-L5.

Spina bífida oculta

Provavelmente, não tem influência sobre a dor nas costas, nem da degeneração discal. Quando a *spina* bífida estiver associada a espondilolistese, megapófise e assimetria das facetas articulares, essas alterações, em conjunto, poderão tornar a região instável.

Espondilolistese e espondilólise

Parece evidente, como afirma Frymoyer,[17] que, dependendo da idade, a espondilolistese permita uma acomodação dos tecidos moles da região, não induzindo a uma degeneração discal precoce, mas na maioria das vezes esse desarranjo anatômico induz a uma alteração degenerativa, porém nem sempre acompanhada de dor.

Traumas

Acidentes da coluna, com provável lesão discal, têm sido considerados causas evidentes das degenerações discais, mas 40% dos pacientes submetidos à cirurgia não tinham história de trauma.

Processo degenerativo e artrose

Quase sempre os processos degenerativos da coluna são comparados com o aparecimento da artrose (ou osteoartrite, como a denominam os autores da língua inglesa) de outras articulações.

Esse modelo de conceituar as alterações degenerativas não se aplica totalmente à coluna, afirmam Resnick e Niwayama[18] pois, se existem algumas semelhanças secundárias, existem também duas diferenças fundamentais:

1. Na coluna, o processo degenerativo ocorre principalmente na estrutura do disco: *annulus* e núcleo pulposo, ao passo que, nas artroses em geral, a alteração mais importante ocorre na cartilagem.

2. A cartilagem intervertebral também sofre alterações, mas são pouco importantes no processo e não causam dores. O núcleo pulposo pode romper essa cartilagem, entrar no osso esponjoso da vértebra, constituindo-se no nódulo de Schmorl, além de ter às vezes a presença de ar (fenômeno do vácuo, que será visto mais adiante).

O que espanta é que estas duas alterações não trazem perturbação nenhuma para a mobilidade desse segmento da coluna e, do ponto de vista clínico, geralmente, são assintomáticas.

O processo degenerativo atinge todas as estruturas da coluna, mas só produz sintomatologia evidente quando comprime a raiz nervosa que está no orifício de conjugação ou a medula no canal vertebral, portanto, fora da possível estrutura articular, o que não ocorre com outra articulação. As artroses diartrodiais produzem dores por irritar terminações nervosas das próprias estruturas degeneradas, não tendo uma terminação nervosa tão nítida como são as raízes raquidianas.

As pequenas semelhanças das artroses diartrodiais com as de outras articulações são a eburnação do osso subcondral e a formação de osteófitos. Estes últimos também são bem característicos na coluna, podendo-se desenvolver com muita exuberância, talvez pela ação mecânica da posição bípede que o homem assumiu. Autores conseguiram reproduzir essa osteofitose na região lombar de ratos e cobaias cujos membros anteriores foram amputados (ver formação de osteófitos), o que os obrigou a andar.

A rigor, o modelo da artrose das outras articulações serviria para o estudo das alterações das articulações interapofisárias que ocorrem com frequência no conjunto das alterações degenerativas da coluna.

Outra característica importante dos processos degenerativos da coluna é que pelo exames das espécies cadavéricas e pela radiografia verifica-se que, na maioria dos casos, todas as estruturas da coluna vertebral se alteram no processo degenerativo, além das discartroses (artrose do disco intervertebral).

Uma articulação que poderia servir de modelo seria o joelho, comparando-se o disco ao menisco. No entanto, na gonartrose, existe uma relação de causa e efeito muito nítida, e em todos os casos em que a radiografia mostra ampla degeneração atrófica do joelho, de origem mecânica, a dor está presente. No caso da coluna, existe nítida dissociação entre o quadro degenerativo, do ponto de vista radiológico, e o quadro sintomatológico que o paciente apresenta, a tal ponto que já foi questionada a validade das alterações vistas na radiologia simples como meio de diagnóstico do processo degenerativo da coluna vertebral (ver Capítulo 8 – Exame de imagem da coluna). Esses processos degenerativos estão presentes em todos os segmentos da coluna, localizam-se nas regiões mais móveis da coluna cervical e lombar e, com menos frequência, na região dorsal. Apesar de a degeneração discal ser idêntica nas duas regiões, do ponto de vista histológico, físico-químico, molecular e biomecânico, as degenerações artrósicas da região cervical apresentam sintomatologia e etiopatogenia diversas das da região lombar, em relação à agressão da raiz nervosa, em razão da presença das apófises uniformes da cervical, conforme já visto no estudo da anatomia da coluna (Figura 10.1).

Incidência

Vernon[16] afirma que os estudos realizados em cadáveres mostram uma incidência muito maior dos processos degenerativos de toda a coluna do que os estudos radiológicos. Schmorl e Junghans[19] foram os que fizeram o estudo mais detalhado de espécimes de autópsia e constataram que, de 4.253 colunas examinadas, 60% das mulheres e 80% dos homens até os 49 anos e 95% de ambos os sexos com a idade de 70 anos tinham alterações negativas da coluna, que eram pouco identificadas no exame radiológico, porque as pequenas alterações não apareciam. Entretanto, essas alterações artrósicas degenerativas já foram identificadas em cadáveres de crianças de 7 a 10 anos.

Farfan[7] encontrou certa semelhança entre os achados radiológicos e os de autópsia, dando uma média de 66% de alterações degenerativas coincidentes nos espécimes examinados. Verificou que, nas pessoas de até 40 anos, o início dos sintomas correspondia ao aparecimento das alterações degenerativas. Esse autor acredita que a incidência de dores nos idosos diminui, apesar de aumentar o processo degenerativo, porque são pessoas que praticam menos

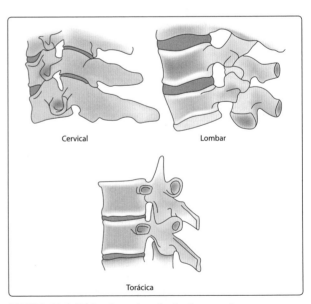

FIGURA 10.1 Vários tipos de articulações nos diversos segmentos da coluna.

atividades e descansam as articulações intervertebrais, às quais cabe a maior responsabilidade pelas dores da região.

A hérnia de disco, assim como a protrusão discal, estava presente na maioria dos espécimes cadavéricos examinados.

Classificação das alterações degenerativas (Figura 10.2)

Partindo da ideia de que o clínico só poderá classificar as alterações degenerativas pela radiologia, passa a ser adotada a classificação proposta pelo radiologista Resnick e Niwayama.[18] A classificação baseada nas alterações dos elementos constituintes do segmento motor, sugerida por Farfan,[7] é de difícil constatação clínica e controvertida do ponto de vista científico, mas a ela será feita referência posterior neste e em outros capítulos. Segundo Resnick e Niwayama[18] há três alterações fundamentais degenerativas das articulações espinhais, resumidas no Quadro 10.2.

Osteocondrose intervertebral

Alteração comum em pessoas idosas, ligada à degeneração do disco intervertebral, particularmente do núcleo pulposo. À desidratação do núcleo, fissuras do *annulus*, seguem-se o achatamento do disco, a perda do espaço discal e a esclerose do corpo vertebral. Há, com frequência, herniação do material discal para dentro do corpo

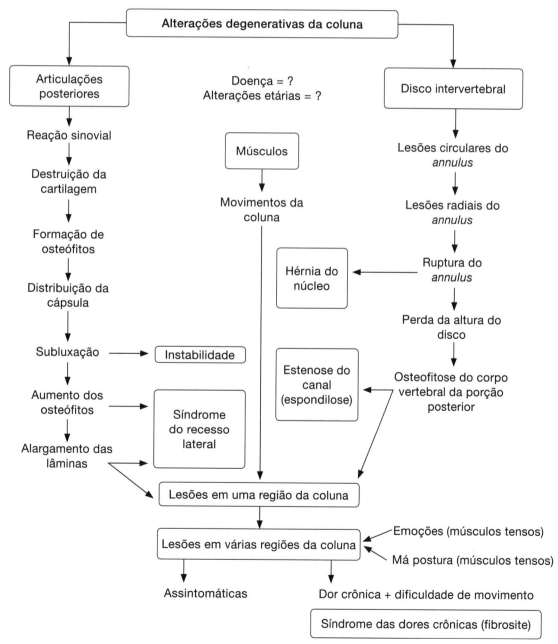

FIGURA 10.2 Alterações degenerativas da coluna.

QUADRO 10.2 Alterações morfológicas da coluna vertebral

1 – Osteocondrose do disco intervertebral, discartrose ou doença degenerativa discal

a – Doença degenerativa discal*

b – Hérnia do núcleo pulposo*

c – Síndrome da cauda equina – espondilose lombar*

d – Espondilose cervical*

e – Espondilose degenerativa*

f – Instabilidade segmentar da lombar = síndrome sacroilíaca e piriforme

2 – Espondilose deformante do corpo vertebral ou hiperostose de coluna

a – DISH

b – Espondilite ancilosante*

c – Flurose, alcaptonúria*

d – Acromegalia e hiperparatireoidismo*

e – Neuroartropatia

f – Osteoporose*

g – Nódulos de Schmorl – "osso límbico"

h – Ossificação do ligamento longitudinal posterior da coluna cervical

i – Síndrome de Barré-Lieou

j – Síndrome de Baastrup

3 – Osteoartrose ou osteoartrite das apofisárias – síndrome facetária

a – Facetas assimétricas

b – Tropismo facetário

Os itens assinalados (*) correspondem a capítulos específicos desta obra. DISH: *diffuse idiopathic skeletal hyperartrosis.*

vertebral (é o núcleo de Schmorl) ou o mesmo material pode causar uma herniação de direção inclinada, que é o "osso ou vértebra límbica". Condrose ou osteocondrose intervertebral, discartrose ou doença degenerativa discal, incluem a hérnia do núcleo pulposo, que por se tratar de patologia muito discutida mereceu descrição especial (a seguir). A instabilidade segmentar, que será vista mais adiante, inclui a espondilolistese, que também mereceu destaque especial. O processo degenerativo inclui, na degeneração discal, a síndrome da cauda equina ou a estenose do canal, além da síndrome do recesso lateral, que também, pela importância, mereceram destaques.

Espondilose deformante ou hiperostose

Também muito comum, é uma degeneração caracterizada pela presença de osteofitose abundante.

Esse distúrbio pode estar relacionado com a ruptura das fibras de Sharpey, da parte anterior externa do *annulus fibrosus*. Essas fibras estão firmemente aderidas no *annulus* e no corpo vertebral de duas vértebras adjacentes, e a ruptura delas causa a herniação discal. O deslocamento anterolateral do disco produz uma elevação do ligamento longitudinal anterior e a consequente tração no local de inserção do ligamento no corpo vertebral. A manifestação radiológica inclui a presença de osteófitos de tamanhos e formas variadas, que surgem de preferência no lado direito da coluna, mas o espaço discal está conservado e não há esclerose do corpo vertebral.

Nesse item estão incluídos: o DISH (*diffuse idiopathic skeletal hyperostosis*) ou doença de Forestier e Rotes Querol, a espondilite ancilosante, que mereceu pela importância uma menção especial, e doenças mais raras como fluorose, alcaptonúria (ocronose) (ver doenças metabólicas), acromegalia, hipoparatireoidismo e neuroartropatia.

Nesse item ainda, Farfan[7] inclui as alterações decorrentes do corpo vertebral, como nódulos de Schmorl, as osteofitoses já referidas e a osteoporose, que mereceram um capítulo especial. Inclui, também, as alterações degenerativas dos ligamentos longitudinais anteriores e posteriores e do ligamento amarelo. As alterações do ligamento longitudinal anterior estão ligadas à espondilite ancilosante e tiveram seu estudo em capítulo especial, mas têm nítida alteração radiológica. A ossificação do ligamento longitudinal posterior está ligada à nova patologia da coluna cervical, que a princípio acreditou-se incidir somente em japoneses, mas que agora está sendo identificada em outras etnias.[20,21]

A hipertrofia do ligamento amarelo, ou osteofitose de artrose das apofisárias, pode forçar o ligamento amarelo, causar diminuição do orifício de conjugação e, com isso, agredir o nervo.

Osteoartrose ou osteoartrite

Relaciona-se com anormalidades degenerativas das articulações sinoviais da coluna, as articulações apofisárias. Em etapas progressivas, surgem nas mesmas fibrilações e erosões na cartilagem articular, eburnização do osso subcondral, hiperplasia e até ancilose fibrosa ou óssea. As alterações radiográficas incluem perda do espaço articular, esclerose óssea e até ancilose articular, dados esses que são mais visíveis na coluna cervical e de mais difícil identificação na região lombar e dorsal. É também conhecida como síndrome facetária.

Descrição sumária de algumas alterações degenerativas

A maioria das patologias assinaladas no Quadro 10.2 é analisada especificamente em capítulos especiais, porém serão dados alguns informes dessas patologias mais raras ou mais controvertidas.

Instabilidade cervical

Na coluna cervical e nos casos de traumatismo deste segmento, o conceito de instabilidade clínica passa a ter grande importância, pois o limite da agressão pode ser até a completa secção da medula. White e Panjabi[22] definem a instabilidade nesse caso como a perda da condição de manter o seu padrão de movimento anterior ao acidente, sem um consequente dano ou irritação da medula nervosa ou das suas raízes. O dano pode ser dor excessiva ou deformidade.

Instabilidade segmentar ou disfunção lombar

Na coluna lombar, costumava-se definir uma síndrome de instabilidade segmentar. Uma instabilidade secundária pode surgir nos jovens portadores de espondilólise e espondilolistese: idiopática, por trauma ou por lassidão capsular (ver capítulo correspondente em que esse tema é discutido). Nas pessoas de meia idade ou idosas, pode ser resultante de trauma ou condições degenerativas já vistas anteriormente. Os manipuladores usam muito essa denominação.

O sinal clínico dessa instabilidade seria dor bilateral, de início súbito, que estaria associada com levantamento de peso e causaria uma escoliose antálgica protetora. A dor pioraria com a tosse, o espirro e a rotação.

Esse conceito de instabilidade, a não ser nos casos de espondilolistese, megapófise e variações morfológicas das vértebras do segmento lombar, não tem consistência morfológica e, atualmente, está substituído pela ideia do "estiramento muscular" (o *strain* dos autores ingleses), lumbago, distensão, mau jeito, lombalgia banal ou entorse lombar, que os pacientes apresentam no trabalho em decorrência de posições ergonômicas inadequadas. Pode ser que várias alterações reversíveis possam ser incluídas, como subluxação da faceta articular, prolapso discal transitório, laceração ligamentar parcial, laceração de inserção muscular e hemorragia muscular. (Ver o Capítulo 21 – A coluna vertebral e a gestação, no qual se discutem as alterações da sacroilíaca, e também o Capítulo 13 – Espondilite ancilosante e artrites reativas.)

Essa síndrome é autolimitada, e 70% dos pacientes saram em 30 dias e 90% em 3 meses, sem se fazer nada. Deve-se evitar operar esses casos quando estiverem associados a acidentes, em razão de problemas psicológicos e de segundos ganhos associados.

Helfet et al.[23] incluem nessa síndrome de instabilidade a subluxação da sacroilíaca, que é controvertida e não aceita por muitos ortopedistas e reumatologistas, mas muito diagnosticada clinicamente por osteopatas, quiropráticos e manipuladores.[24] Segundo esses autores, há certos grupos de pessoas que têm essa instabilidade da sacroilíaca mais frequentemente que o restante da população, apesar de a radiografia estar normal e não acusar essa subluxação. Em um bloqueio mecânico súbito e agudo do joelho e do ombro, nota-se que a radiografia, nessas ocasiões, também é normal. A instabilidade da sacroilíaca deve ser considerada de toda a pelve.

No último trimestre da gravidez, por efeito da relaxina, há uma lassidão ligamentar e, no pós-parto, pode surgir uma diástase da sínfise púbica, muito dolorosa.[25] Certas mulheres, ainda na década dos 20 anos, desenvolvem uma sacroilíaca dolorida com o aparecimento de alterações escleróticas no ilíaco, chamadas de "osteíte condensante", as quais se localizam nas regiões de maior tensão. Os atletas com lassidão ligamentar e instabilidade têm subluxações recorrentes das sacroilíacas, principalmente corredores de longa distância, saltadores e corredores com barreiras. No entanto, há pessoas que têm essa instabilidade pélvica congênita, sem gravidez ou lesões do esporte.

O tratamento é feito com repouso, restrição com cintas pélvicas, infiltrações com anestésicos e cortisona.

Frymoyer[17] inclui na instabilidade sacroilíaca a síndrome de piriforme, pela dificuldade de realizar o diagnóstico diferencial e porque também há um alívio rápido com a manipulação ou com a infiltração local. Na síndrome do piriforme, há dor na coxofemoral na rotação externa da coxa contra a resistência.

A infiltração do piriforme deve ser feita com o dedo no reto guiando a agulha entre o saco e o ísquio; calor local e manipulação ajudam a resolver o problema. Esse tema, a dor do músculo piriforme, é bastante controvertido, acreditando alguns autores que, na realidade, trata-se de uma dor ciática. Sulhein et al.[26] propõem a realização de cirurgia nos casos rebeldes, relacionados a uma sintomatologia ligada ao nervo ciático. Os autores[7,19,22] citam a instabilidade secundária iatrogênica, resultante da laminectomia lombar muito ampla e que melhora com a fusão vertebral.

Meralgia parestésica

As dores que surgem nas nádegas, nas coxas, nas pernas e na própria região lombar e, como já foi visto, confundem-se com vários quadros clínicos e fisiopatológicos têm no estreitamento do nervo femoral cutâneo lateral uma síndrome conhecida como meralgia parestésica. Esse nervo origina-se da segunda a terceira raízes lombares, emerge no bordo lateral do psoas e se dirige para a coxa, na altura da crista ilíaca anterossuperior, entre dois ligamentos inguinais. O nervo femorocutâneo lateral percorre uma pequena distância na fáscia profunda e, logo, torna-se subcutâneo, criando ramos superficiais que suprem a pele das faces anteriores e lateral da coxa até a altura do joelho.

Helfet et al.,[23] citando vários autores, sugerem que o túnel que vai desde os ligamentos inguinais até o ponto que emerge da fáscia lata é o ponto de estrangulamento do nervo. Quando a pessoa dobra o tronco para a frente ou as pernas para trás, pode produzir dor quando aduz a coxa, no cruzamento das pernas; poderão surgir formigamentos (disestesias), o que é sinal diagnóstico.

Associa-se a meralgia à protrusão discal, porém o seu aparecimento frequente ocorre por compressão de coletes e faixas na região inguinal, sendo raramente por infecções ou tumores.

Doença degenerativa discal

A doença degenerativa discal afeta mais os homens que as mulheres. Bigos et al.[3] afirmaram que essa degeneração discal está mais frequentemente associada com a postura de trabalho fletida do que com o levantamento de peso ou traumas. No entanto, vários autores[4,10,12] constataram que o trabalho pesado produz sinais degenerativos mais precoces na coluna cervical do que na lombar; chegou-se a aventar a hipótese, não confirmada, de que deve haver uma possível influência da hereditariedade em alguns grupos raciais, em que a degeneração discal é mais nítida com o trabalho pesado (p.ex., nos negros o trabalho pesado produz menos degeneração do que nos brancos).

O esporte também acentua a degeneração discal precoce,[22] além de se verificar uma acentuação de incidência de espondilolistese em atletas (18% em esportistas de ambos os sexos). Isso deve ocorrer, talvez, porque a ginástica e o esporte acentuem a hiperlordose e os repetidos traumas poderiam causar a espondilolistese.

A herniação ou a protrusão discal são tão controversas que serão objetivos de um capítulo especial.

Espondilose cervical e lombar

A espondilose cervical é o estreitamento do canal medular causado por osteofitose ou por herniação discal (mais rara). Pode haver dano à medula cervical com neuropatia associada ao cortejo de dores de radiculalgia da região cervical.

A espondilose lombar pode dar origem a uma síndrome de cauda equina ou claudicação intermitente, que foi analisada em capítulo separado. O pico da incidência da compressão da cauda equina por hérnia de disco é na quarta ou na quinta década de vida; várias mulheres desenvolveram essa síndrome no pós-parto (Figuras 10.1 e 10.3).

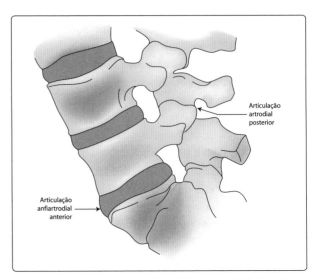

FIGURA 10.3 Articulações anfiartrodiais e artrodiais da coluna lombar.

Síndrome do recesso lateral

A síndrome descrita por Crock, em 1970, e que se confunde muito com a síndrome da estenose do canal é a compressão nervosa no recesso lateral, que causa dor nas nádegas, no trocanter e na parte posterior da coxa e das pernas. Os nervos espinhais são comprimidos em L4-L5 ou L5-S1, por processos artrósicos aumentados, que subluxam as articulações apofisárias, ou degenerações dorsais e osteofitoses da própria vértebra. Nessa síndrome, não há sinais neurológicos. Na radiografia em oblíqua, nota-se que as facetas articulares estão afetadas, e isso é um sinal de instabilidade, mas o diagnóstico é feito pela tomografia computadorizada. A infiltração também é muito benéfica; nesses casos, a manipulação pode, às vezes, agravar a sintomatologia.

Ciric et al.,[27] examinando 16 casos de síndrome do recesso lateral, afirmam que a claudicação intermitente também pode ocorrer em vários casos de estenose do canal, nos quais, quando operados, encontrou-se a hipertrofia da faceta articular superior; assim, o recesso lateral passou a ser na realidade uma variante da síndrome de estenose do canal, agora mais bem identificada na tomografia computadorizada. A diferença entre ambas, entretanto, é importante para o tipo de cirurgia que deverá ser realizada.

A espondilolistese degenerativa do idoso causa uma compressão da raiz nervosa.[17] Outros tipos de espondilolistese foram analisados em capítulo especial.

DISH

Foi descrita por Forestier e Rotes-Querol, em 1950, como uma hiperartrose ancilosante da coluna, em que, posteriormente, constatou-se também haver uma hiperostose difusa, daí a sua nova denominação de DISH, na literatura inglesa.

Na literatura europeia, continua a denominação moléstia de Forestier-Rotes-Querol.

Segundo Resnick e Niwayama[18] é caracterizada pelos seguintes critérios radiológicos:

- presença de ossificação ou calcificação do ligamento anterolateral de pelo menos quatro corpos vertebrais contíguos, com ou sem osteofitose dessas vértebras;
- ausência de alterações degenerativas nítidas do espaço discal e do fenômeno do vácuo ou esclerose marginal da vértebra;
- ausência de ancilose das facetas articulares e de alterações nas sacroilíacas (erosão, esclerose ou fusão, entesopatia).

No DISH, ocorre ossificação ligamentar em vários pontos fora da coluna, nos quais os ossos são submetidos ao "estresse", como crista ilíaca, trocanteres, olécrano, sínfise púbica, etc., e atualmente esse fenômeno tem a denominação de entesopatia. É interessante que no lado esquerdo da coluna essa calcificação não se verifica, muito provavelmente em virtude da presença dos batimentos da aorta.

Há diferenças radiológicas das diversas patologias que podem confundir-se com o DISH.

Tsukamoto et al.[28] verificaram a incidência do DISH em pacientes sobreviventes do ataque atômico de Hiroshima e não encontraram correlação com o nível de colesterol, obesidade, hiperuricemia, trabalho pesado, hemossedimentação elevada, catarata, sífilis, nem com a dose de irradiação radioativa. O diabete não foi mencionado.

A distinção entre DISH e osteofitose da espondilose deformante é mínima, e muitos autores consideram os dois termos sinônimos.

Fluorose

Ocorre condensação radiológica de todos os ossos da coluna e do corpo nessa patologia óssea rara, além de osteófitos e ossificação de ligamentos.

Alcaptonúria (ocronose)

Há, nesta afecção, calcificação do disco, perda de espaço discal e formação de pontes entre os corpos vertebrais.

Acromegalia

Ocorre, neste distúrbio endócrino, além da formação osteofitária, uma neoformação óssea na parte anterior da vértebra, que produz aumento do diâmetro anteroposterior, aumento da altura do disco e exagerada concavidade da parte posterior dos corpos vertebrais.

Neuroartropatia

É a deterioração das articulações em associação com o déficit neurológico, pois o paciente não sente dores. As neuroartropatias periféricas são conhecidas como juntas de Charcot e podem envolver as articulações da coluna. Essa neuroartropatia é observada na *tabes dorsalis* e no diabete (que acometem a coluna toracolombar) e na siringomielia (que ocorre na coluna cervical). Resnick e Niwayama[18] chamam a atenção para o diagnóstico diferencial com o DISH, as espondilites infecciosas, a artrite reumatoide e a condrocalcinose da coluna e a própria espondilite ancilosante.

Nódulos de Schmorl

Correspondem à herniação de uma parte do disco intervertebral através da cartilagem intervertebral, que separa o corpo vertebral do disco. Schmorl e Junghans[19] encontraram esses nódulos em 38% de 4.253 colunas examinadas.

Entre os 18 e 59 anos, havia uma incidência duas vezes maior no homem do que na mulher; depois de 60 anos, dava-se o inverso. Isso foi atribuído à maior atividade física do homem. No entanto, somente em 13,5% foi possível comprovar esses nódulos pela radiografia. Essa herniação pode ocorrer por enfraquecimento da cartilagem ou do próprio osso esponjoso. A cartilagem pode ser fissurada e, geralmente, o núcleo pulposo forma a hérnia através da cartilagem para o osso. Há uma reabsorção trabecular da vértebra esponjosa e forma-se uma cavidade. Na radiografia, pode-se perceber uma área translúcida no corpo vertebral circundada por vários graus de eburnização óssea. A falta de continuidade da cartilagem pode ser causada por alguns fatores, como traumáticos, metabólicos, degenerativos, neoplásicos e até congênitos.

Os traumatismos discovertebrais, principalmente os de compressão, nos acidentes esportivos, podem danificar a cartilagem e permitir a formação de nódulos mesmo em tenra idade.[7] Os processos metabólicos e neoplásicos que enfraquecem a estrutura da cartilagem podem ser hiperparatireoidismo, Paget, metástases e mieloma. Além dos nódulos, também pode surgir uma discopatia degenerativa (ver este assunto).

A cifose juvenil, ou doença de Scheuermann, também pode produzir nódulos, talvez por causar enfraquecimento congênito da cartilagem.

Esse distúrbio, que ocorre nos adolescentes, pode ser completamente assintomático ou produzir poucas dores localizadas e cifose. Os achados radiológicos incluem limites regulares do contorno vertebral, principalmente nas vértebras torácicas baixas, cifose acentuada e até a presença do osso límbico.

As alterações do contorno ósseo da vértebra devem ser diferenciadas dos chamados corpos vertebrais bicôncavos ou vértebras de peixe, que são encontrados nos casos de osteoporose ou osteomalacia. Nesses casos, apesar das curvas depressivas, a linha da cartilagem está intacta.[18] Deve-se também lembrar que, nos casos de anemia falciforme e por isquemia da cartilagem endocondral, a vértebra fica com uma deformidade típica, chamada de vértebra em H, que não deve ser confundida com a vértebra do tipo borboleta, que tem essa conformação na radiografia em decorrência de um defeito congênito na segmentação do corpo vertebral (ver Capítulo 9 – Síndrome da fibromialgia).

Vértebra límbica – osso "límbico"

Representa a herniação discal intraóssea na parte anterior do corpo vertebral, a qual corresponde ao nódulo de Schmorl, cuja herniação discal tomou outro rumo por influência de pressões intradiscais. Essa hérnia intraóssea desloca um pequeno fragmento ósseo do anel epifisário da vértebra da parte superior ou inferior dela.[29] Embora a imagem radiográfica possa simular a ideia de fratura, a discografia identifica perfeitamente que se trata de uma hérnia discal que, inclusive, pode vir acompanhada da presença do sinal do vácuo.[18] Surpreendentemente, a condição também é assintomática do ponto de vista clínico.

Fenômeno do "vácuo"

Corresponde à aparência radiológica da presença de gás no espaço intradiscal, em um ou mais níveis, na região lombar, sendo a mais rara na cervical. A incidência é de 1 a 3% das radiografias lombares e pode subir para 20% nos pacientes idosos. O fenômeno do "vácuo" é produzido pela liberação de gás, principalmente nitrogênio, dos tecidos circundantes, sendo depois acumulado dentro das fissuras do disco degenerado, fenômeno semelhante ao que ocorre em outras artroses periféricas.[18]

Embora esse fenômeno venha sempre associado à presença de uma doença discal degenerativa, Resnick e Niwayama,[18] revendo colunas de 400 cadáveres, verificaram esse achado também associado a neoplasia, pseudogota, traumatismos, instabilidade do arco neural (espondilolistese), espondilose deformante, nódulos de Schmorl, doença de Scheuermann, colapso vertebral (osteoporose), osteonecrose e, raramente, em infecções do disco.

Ossificação do ligamento longitudinal posterior

Em 1960, foi descrita essa nova patologia da cervical que ficou conhecida como "doença do japonês", pois só era encontrada em pessoas originárias dessa etnia.[20] Essa patologia produz, em 6 meses a 2 anos, os sinais clínicos de uma mielopatia nos membros superiores em razão da compressão da medula nervosa. Os sinais e os sintomas são os seguintes: 1) alteração da velocidade e dos movimentos menores dos dedos; 2) diminuição da força muscular e principalmente do ato de pegar objetos; 3) atrofia muscular; 4) alterações dos reflexos tendinosos no membro superior, que ficam exaltados; 5) presença de reflexos patológicos ou invertidos. Nos membros inferiores, são: 1) movimentos alterados; 2) força muscular diminuída; 3) reflexos hiperativos; 4) clônus e distúrbios da marcha. A sensibilidade superficial também fica alterada abaixo dos seios. A etiologia não está estabelecida, estando afastadas a espondilite e a degeneração discal ou apofisária. No trabalho de Ono,[30] de 160 casos, 71 tinham DISH associado. A idade mais frequente do acometimento era de 50 a 59 anos. Em muitos casos, além do acometimento da cervical, também havia o da lombar, e os melhores resultados são obtidos nos casos mais precocemente operados.

Síndrome de Baastrup

É a situação em que as apófises espinhosas, por acentuação da lordose lombar, acabam produzindo a pseudoneoartrose local com possibilidades de gerar dor local (também chamadas de *kissing-spine* pelos radiologistas).[18]

Síndrome facetária

Concomitantemente com a degeneração discal e do corpo vertebral, existe o desenvolvimento de uma artrose bilateral das articulações interapofisárias, as quais são cobertas com uma camada de cartilagem e têm líquido sinovial e sinóvia. O processo artrósico é semelhante ao que ocorre em outras articulações.[31] A cartilagem agredida fica com sua superfície erosada, e o processo de reparação substitui a cartilagem danificada por um tecido fibroso. A perda da congruência das duas superfícies articulares rompe a cápsula sinovial e, na tentativa de reparar e imobilizar, surgem osteófitos nas margens articulares. A cápsula sinovial fica hipertrófica, e a presença de corpúsculos marrons confirma a presença de restos sanguíneos de traumas repetitivos.

A artropatia facetária lombar historicamente precedeu, na explicação das dores lombares, a degeneração discal. Ghormley, em 1933, apresentou a ideia de que a dor lombar era resultante da artrose das interapofisárias e sugeriu um tipo de operação, a facetectomia, para resolver o problema.

Só no ano seguinte, Mixter e Barr comprovaram que a degeneração discal poderia produzir a lombociatalgia.

O interessante é que esse trabalho pioneiro de Ghormley e Kellgreen pode ser comprovado experimentalmente. Injetando-se uma substância irritante na cavidade articular das articulações apofisárias, pode-se reproduzir uma lombociatalgia com alterações dos reflexos profundos e até com alterações eletromiográficas. Alguns autores propuseram diferenciar as dores originárias das degenerações discais das facetárias. O diagnóstico é feito por tomografia computadorizada e ressonância magnética. Deve-se atentar para o fato de que as alterações radiológicas da degeneração artrósica podem estar presentes e os portadores podem não sentir dores e vice-versa.

Carrera et al.[32] propuseram, como meio diagnóstico e de tratamento, a infiltração de corticosteroide e anestésico nessa articulação: se a dor desaparecesse, provavelmente era decorrente de artropatia. A infiltração era feita com a orientação de radioscopia, para ter certeza de sua aplicação no local adequado. Carrera et al. também associaram a esse material de infiltração um contraste para fazer uma artrografia e ao mesmo tempo um tratamento.

Isso porque a radiografia simples não permite a visualização adequada dessas articulações, nem na posição posteroanterior, nem na oblíqua. A artrose das apofisárias fica, entretanto, mais bem visualizada na tomografia computadorizada.[32]

Assim como na degeneração discal, a degeneração articular não apresenta, como em outras artroses diartrósicas, associação do quadro radiológico (artroscópico ou tomográfico) com a sintomatologia clínica. Há nítidas degenerações artrósicas facetárias sem dores e vice-versa, pois o mecanismo pelo qual a artropia facetária causa dor na região tombar e na ciática não está completamente esclarecido.[32]

Um dado muito importante é que as facetas, ao contrário dos discos intervertebrais, são muito bem inervadas pelo ramo recorrente do ramo posterior ipsilateral do ramo primário do nervo raquidiano e também recebem ramos do nível acima, ao passo que o disco tem um ramo nervoso insignificante.[12,33]

Vernon[16] afirma que é muito raro haver alterações artrósicas das interapofisárias presentes sem alterações nítidas degenerativas do disco intervertebral. Os osteófitos das articulações podem produzir proliferação do ligamento amarelo e diminuir o orifício de conjugação, apertando a raiz nervosa ou, então, invadindo o canal medular, associando-se com uma hérnia de disco posterior e produzindo uma estenose do canal, ou por irradiação de terminações nervosas ali presentes (ver Figura 10.1).

A fratura da base do processo articular inferior, causada por torções forçadas da coluna, pode ser difícil de consolidar-se, sendo essa, segundo Farfan,[7] a causa do aparecimento da espondilolistese degenerativa.

Tropismo facetário

Cerca de 25% da população tem assimetria facetária, com uma superfície maior, mais côncava e mais plana que a outra. Farfan[7] demonstrou que 74% dos pacientes hospitalizados com ciática tinham assimetria facetária e havia alto grau de correlação entre o lado assimétrico e a dor.

Esse mesmo autor verificou que, nos casos de assimetria, há uma degeneração articular unilateral e o disco tem uma degeneração posterolateral (portanto, mais fácil de comprimir a raiz).

Mesmo sem se conhecer a efetiva participação da artropatia degenerativa na gênese da dor, foi sugerida a operação sobre as terminações nervosas,[26] em vez da facetectomia, e Shealey sugeriu a rizólise dessas raízes facetárias através da pele, com um aparelho de radiofrequência (ver esse assunto mais adiante).

Questão final

A questão que surge ao final da análise das alterações degenerativas da coluna é: "Quais desses processos descritos, que nos exames radiográficos são tão assustadores, são capazes de produzir as dores nas costas originárias da coluna?".

Como afirma Vernon,[16] todas as questões são puramente especulativas.

Nesta obra, tem-se defendido a opinião de que esses processos degenerativos da coluna estão relacionados ao envelhecimento do indivíduo e, na absoluta maioria dos casos, são indolores. Quando na coluna assim alterada instala-se um processo agressivo postural ou traumático e se estabelece a dor, inicia-se um processo próprio que poderá se resolver em 30 dias, no máximo em 90 dias, com qualquer tipo de tratamento descrito no capítulo correspondente. Quando o ciclo da dor desperta problemas emocionais, que se associam a problemas sociais, estabelece-se um ciclo de dores crônicas, típico de uma moléstia sociopsicossomática, quando o tratamento deve levar em conta não só o processo degenerativo presente, mas também o problema socioemocional já analisado, o qual não vem registrado na radiografia ou nos exames subsidiários.

Novas normas de vida poderão evitar que uma coluna com problemas degenerativos "degenere" a pessoa.

PATOLOGIA DEGENERATIVA DA COLUNA CERVICAL

A espondilose cervical corresponde à denominação ampla da patologia que inclui a degeneração progressiva e a protrusão de discos intervertebrais, osteófitos e hipertrofia do ligamento amarelo, que causam estenose do canal vertebral, a qual pode resultar em comprometimento medular, radicular e mesmo vascular intramedular. Ao comprometimento radicular reserva-se a denominação de osteoartrose da coluna cervical ou radiculopatia cervical. As alterações vasculares decorrentes da artéria vertebral e da basilar e de outras estruturas neuromusculares têm quadro clínico específico, constituindo as síndromes vertebrobasilares. Serão, pois, estudadas neste capítulo.

1. Osteoartrose ou artrose da coluna cervical e uncoartrose. Trata-se mais especificamente de radiculopatia.
2. Espondilose ou estenose do canal cervical que resulta em mielopatia, que pode ou não estar associada com uma radiculopatia.
3. Síndromes vertebrobasilares, que correspondem a afecções neurovasculares da coluna cervical.

Artrose da coluna cervical

A degeneração discal e as alterações degenerativas das articulações interapofisárias e das articulações de Luschka (apófise unciformes, que não são verdadeiras articulações, como já foi visto) ocorrem com maior frequência de C4 a C7. Há um estreitamento do espaço discal, com consequente: diminuição do comprimento da coluna cervical; orifícios de conjugação diminuídos; restrição dos movimentos, além de maior pressão sobre as facetas articulares das interapofisárias, que têm a sua cartilagem sinovial alterada. Esse processo degenerativo, que está relacionado com a idade, amplia-se com a degeneração das outras estruturas, como os ligamentos amarelos, as artérias vertebrais e até as próprias meninges.

Incidência

Schmorl e Junghans[19] constataram que no exame das espécies cadavéricas 90% dos homens aos 50 anos de idade e 90% das mulheres a partir dos 60 anos já tinham alterações em quase todas as estruturas da coluna cervical. Gore et al.[34,35] examinando radiografias simples de 200 pessoas de 60 a 65 anos, encontraram em 90% dos homens e 70% das mulheres pelo menos um espaço discal alterado e com a alteração da curva lordótica na região cervical.

Essa mesma equipe acompanhou por 10 anos 205 pacientes desde o início das dores cervicais e constatou que 43% ficaram livres das dores, 32% continuavam com dores, e o restante tinha dores ocasionais. No entanto, os pacientes com dores e os sem dores não tinham uma correspondente piora do quadro radiológico, nem do diâmetro do canal medular nem da alteração da lordose. Os autores observaram que os que continuaram com dores depois de 10 anos tinham associado um quadro inicial de traumatismo na cervical.

Esse quadro de alterações degenerativas da coluna cervical vista na radiologia ocorre em 75% das pessoas com mais de 65 anos; porém, não é a essa idade que corresponde o pico de prevalência de dores, mas, sim, às pessoas mais jovens (média de 35 anos) que não têm quadro radiológico correspondente. Essa dissociação clínico-radiológica ocorre, segundo Wilkinson, por duas razões:

1. Primeiro, porque o canal medular é relativamente grande em relação ao diâmetro da medula nervosa, por isso não existem compressões nervosas no nível de raízes e plexos.
2. Segundo, a diminuição do diâmetro do canal ósseo corresponde a um relativo "enrugamento" da medula nervosa, que ocorre com o envelhecimento e não vem acompanhado de dores.

Saase et al.[36] fizeram um estudo de prevalência de osteoartrose em geral em uma cidade na Holanda com 6.585 habitantes, de 20 a 65 anos de idade, em que todos foram radiografados. Os autores encontraram osteoartrose: na coluna cervical em 84,8% dos homens e 84,3% das mulheres, na lombar em 71,9% dos homens e 67,3% das mulheres e na interfalangiana distal em 64,4% dos homens e 76% das mulheres. A prevalência foi menor que 10% na sacroilíaca, carpometacarpiana e tarsometatarsiana. Isso significa que, comparativamente, as alterações degenerativas da cervical, do ponto de vista da pesquisa radiológica, são mais frequentes que na região lombar e nas articulações periféricas de mãos e pés.

Nesse trabalho de Saase et al.,[36] foi constatado que 14% das pessoas que apresentam alterações degenerativas na radiografia da coluna cervical queixam-se de dores, com frequência na idade média de 35 anos, havendo uma proporção de 1,8 mulher para 1 homem. Esses autores aplicaram um teste de personalidade chamado de Dutch Personality Questionnaire, que estava relativamente mais alterado em pacientes com dores do que nos que não tinham dores na coluna cervical, confirmando que os fatores psicossociais são mais importantes para o prognóstico da evolução da dor do que as alterações obtidas na radiografia, como já foi visto nos capítulos anteriores.

Cote et al.[37] fizeram um levantamento de 2.184 adultos de 20 a 69 anos de idade de uma cidade canadense e constataram que 1.131 (54%) tiveram dor na coluna cervical nos últimos 6 meses. Os autores fizeram uma escala de intensidade de dor na cervical de 1 até 4 e verificaram que 5% tiveram muita dor acompanhada de incapacitação (grau 4). Nos quatro graus de intensidade de queixas de dores, os autores identificaram a influência da escolaridade, a associação com dores de cabeça, dores na coluna lombar, e nos graus mais graves existia também a presença de distúrbios cardiovasculares e digestivos, além dos já apontados. Nas quatro categorias de intensidade de dor, foi observada a história de um acidente de trânsito com colisão, inclusive alguns tinham recebido indenização.

Como já visto anteriormente, esses pacientes podem ser considerados portadores de síndrome da fibromialgia.

Considerações anatômicas e fisiopatológicas

A coluna cervical é constituída, do ponto de vista ósseo, de sete vértebras. A partir de C2, seus corpos vertebrais são separados por discos intervertebrais, responsáveis pela lordose cervical, já que são mais espessos na região anterior do que na posterior. Ao contrário das demais, as vértebras 3, 4, 5 e 6 apresentam elementos anatômicos comuns, sendo denominadas "vértebras-tipo". A união atlas-áxias (C1-C2) é feita através do processo odontoide, local no qual podem ocorrer luxações em patologias, como a artrite reumatoide.

Na coluna cervical, são de magna importância os forames intervertebrais ou buracos de conjugação, pequenos orifícios de aproximadamente 5 a 10 mm de diâmetro, dirigidos anterior, inferior e lateralmente e constituídos por arcos, corpos e processos articulares vertebrais adjacentes. Com exceção da primeira e da segunda, todas as raízes cervicais transitam pelos buracos de conjugação, que contêm ainda tecido areolar, vênulas, pequenas artérias ramificadas das artérias vertebrais e nervos sinovertebrais.

Resnick e Niwayama,[18] em sua obra clássica, verificaram que as hipermobilidades da coluna e da cabeça estão intimamente associadas. Assim, 10% da flexão e 25% da extensão da cervical seriam realizadas pela articulação atlanto-occipital. Esses autores concluíram que o movimento maior das vértebras está no nível da quarta e da quinta vértebras cervicais nas crianças e entre a quinta e a sexta cervicais nos adolescentes e nos adultos. Nessa parte mais móvel, encontram-se os discos mais finos.

O movimento de rotação da cabeça e do pescoço está estimado em 80° a 90°, e 35° a 45° ocorrem por interferência da articulação atlantoaxial.

Durante a rotação cervical, há aproximação entre os corpos vertebrais, com pinçamento dos espaços articulares. Na flexão, que em C5 tem seu maior grau, as vértebras superiores possuem maior amplitude de movimentos do que as inferiores, sobre as quais escorregam, aumentando o espaço posterior e diminuindo o anterior, ocorrendo o inverso na extensão.

Etiopatogenia

A tendência atual é aceitar uma estreita relação entre a degeneração discal e a espondilose cervical: o achatamento do disco aproxima as vértebras, deformando os processos unciformes e resultando na formação de osteófitos na margem inferior da vértebra superior e na margem superior da vértebra inferior, verdadeiras "arestas" que provocam variados graus de oclusão dos buracos de conjugação.

História clínica

A dor pode ter início agudo ou insidioso, via de regra com sensação de dolorimento e rigidez, irradiando-se da nuca às regiões supraescapulares, interescapulovertebrais, couro cabeludo, com peso nos ombros e parte alta das costas (como se estivesse carregando uma mochila), às vezes com ardência (como "queimadura de sol"), caracterizando um quadro de dor e alterações sensitivas que abrange cintura escapular e extremidades superiores, com dormência e parestesias ("formigueiro") acompanhando os dermátomos correspondentes. Em muitos casos, são relatados sintomas auditivos e visuais, acompanhados de cefaleia pulsátil por irradiação da cadeia simpática cervical, em estreita relação com os discos intervertebrais, principalmente C3-C4.

Muitos pacientes relatam que, durante a rotação da cabeça, sentem como se houvesse "areia" ou "vidro moído" entre as vértebras, o que provoca uma crepitação, por vezes dolorosa. Outros queixam-se de fraqueza muscular no nível da cintura escapular, com sensação de descoordenação motora.

Em determinados enfermos, pode ser necessário estabelecer diagnóstico diferencial com síndrome do túnel do carpo, periartrite de ombro, tendinites ou mesmo neurites. Com menos frequência, são observados casos de neuralgia facial atípica ou dores que, irradiadas ao membro superior esquerdo, simulam isquemia miocárdica. Não existem estudos conclusivos a respeito da validade das queixas da história clínica na radiculopatia no âmbito do Cochrane Report.

Exame físico

Frequentemente, há importante espasmo muscular atingido as regiões cervicais e supraescapulares, cuja compressão é dolorosa. A digitopressão realizada sobre os processos espinhosos e forames intervertebrais por vezes determina, além da dor localizada, uma radiculalgia que simula a relatada pelo paciente, irradia da cervical a partir da região afetada.

A diminuição da amplitude dos movimentos de rotação, lateralidade e flexão/extensão da coluna cervical habitualmente é notada e pode ser decorrente da dor ou das alterações ósseas e de partes moles, de natureza estrutural.

A manobra de Spurling (compressão do vértice no sentido craniocaudal) aumenta a pressão intradiscal e pode determinar o aparecimento ou exacerbar a cervical e/ou a radiculite existentes.

Ellenberg et al.,[38] na revisão que fizeram, verificaram que esse sinal de Spurling tem alta especificidade. Viikari-Juntura et al.[39] aumentaram a eficácia desse teste, fazendo uma ligeira extensão da coluna cervical, rotação para o lado da dor e depois a pressão para baixo, provocando dor e parestesias no braço (ele é o autor do prefácio deste livro).

Um minucioso exame neurológico deve ser realizado em pacientes com cervicobraquialgia, tanto para avaliar a compressão radicular como para investigar possível mielopatia.

Viikari-Juntura et al.[39] realizaram todos os testes em 69 pacientes com sintomatologia clínica e exames radiológicos evidentes de severa espondilose (estenose do canal e neuropatia cervical), e nenhum dos testes clínicos foi capaz de identificar qual o nível de compressão em mais de 50% dos pacientes (entre C6 e C8).

Não esquecer que, dos 9 pares de sinais do diagnóstico da fibromialgia, 6 pares ficam na região cervical e adjacências (ver esse capítulo). O Quadro 10.3 traz a lista dos nervos e os possíveis sinais e sintomas neurológicos relacionados à coluna cervical.

QUADRO 10.3 Alterações degenerativas da coluna vertebral
Raiz C5 (lesão C4-C5)
Dor: cervical, ombro, face anterior do braço
Alterações sensitivas: deltoide
Alterações motoras: deltoide, bíceps
Alterações de reflexos: bíceps
Raiz C6 (lesão C5-C6)
Dor: cervical, ombro, bordo medial, omoplata, face lateral, braço, dorso do antebraço
Alterações sensitivas: polegar, indicador
Alterações motoras: bíceps
Alterações de reflexos: bíceps
Raiz C7 (lesão C6-C7)
Dor: cervical, ombro, bordo medial, omoplata, face lateral, braço, dorso do antebraço
Alterações sensitivas: indicador e médio
Alterações motoras: tríceps
Alterações de reflexos: tríceps
Raiz C8 (lesão C7-T1)
Dor: cervical, bordo medial, omoplata, região mediana de braço e antebraço
Alterações sensitivas: anular e mínimo
Alterações motoras: músculos intrínsecos da mão
Alterações de reflexos: não há

Há fraca correlação entre os exames neurológicos feitos pelo mesmo observador em épocas diferentes e os vários examinadores avaliando o caso em épocas diferentes. Sandmark e Nisell[40] usaram cinco testes diferentes na apalpação e na provocação da dor na região cervical, e o mais eficiente foi apertar os forames intervertebrais. O teste sugerido por Viikari-Juntura et al.[39] e o teste da flexão/extensão ativa não surtiram efeitos diagnósticos em 75 pacientes com dores, comparados com os sem dores.

Buchbinder et al.[41] fazem uma crítica à validade das classificações das dores da coluna cervical nos seguintes casos: com irradiação para os braços (no diagnóstico diferencial com a mielopatia), com irradiação para a nuca e com dor de cabeça (com a possibilidade de se tratar de processos degenerativos das primeiras duas vértebras cervicais), sem irradiação, mas com parestesias (associadas a problemas psicossociais e fibromialgia) e com irradiação para o tórax (diagnóstico diferencial das síndromes compressivas do plexo venoso e nervoso, do tipo síndrome do desfiladeiro, etc.). Os autores, em geral, afirmam que, quando se suspeita de mielopatia cervical, deve-se fazer o teste da marcha, pesquisar a sensibilidade, a força muscular e os reflexos motores dos membros inferiores. Mesmo assim, 50% dos achados clínicos não são confirmados na cirurgia da coluna cervical.[42]

Aspectos radiológicos das alterações degenerativas

Ellenberg et al.[38] fizeram uma revisão no Medline de 10 anos para o diagnóstico de radiculopatia cervical, com envolvimento da raiz nervosa, com hérnia de disco e artrose (ou espondiloartrose), usando os diagnósticos de imagem e de eletrodiagnóstico, e concluíram que esses métodos são muito sensíveis para o diagnóstico de quaisquer dessas alterações, mas são de baixa especificidade.

O exame radiológico rotineiro de investigação da coluna cervical inclui incidências em anteroposterior, perfil e oblíqua. Igualmente deve ser avaliada a articulação atlas-áxis. Na grande maioria dos casos, são desnecessárias as incidências em flexão/extensão máximas.

Os sinais radiológicos mais comumente encontrados na doença degenerativa discal são:

- diminuição do espaço intervertebral;
- presença de osteofitose;
- diminuição do lúmen do orifício de conjugação;
- alterações artrósicas das articulações interapofisárias;
- retificação da lordose cervical (postura protetora).

Esses achados devem ser cuidadosamente interpretados, pois não pode ser estabelecida relação direta entre a observação radiológica de lesões bastante evidentes e a obrigatoriedade de casos mais grave e vice-versa. Assim, pacientes assintomáticos podem apresentar marcadas alterações radiológicas, bem como pacientes com quadro álgico importante evidenciaram exames radiográficos pouco distantes do normal. Aos 40 anos, a maioria dos indivíduos apresenta alterações radiológicas de uma ou mais vértebras; aos 50 anos, as lesões costumam ser mais severas; e aos 70 anos, mais de 70% apresentam alterações importantes.

A tomografia e a ressonância magnética costumam apresentar riqueza de alterações nos pacientes com cervicobraquialgia por processo degenerativo da coluna cervical conforme a idade. Em contrapartida, quando há compressões neurológicas, o exame clínico apurado costuma estereotipá-las, tornando o exame de imagem um simples dado confirmatório.

Outras técnicas radiológicas (injeção intradiscal de soluções radiopacas, flebografia, cinerradiografia, eletromiografia) podem ser empregadas, mas não fazem parte da rotina diagnóstica das patologias da coluna cervical.

Exames de imagem, baseados em evidências

Já foi enfatizado que os exames radiológicos simples da coluna cervical mostram grande quantidade de detalhes de degeneração articular a partir da idade de 65 anos, que pelas estatísticas é o período em que a prevalência de dores cervicais está diminuindo no ser humano. O período de maior intensidade de dores é aos 35 anos, mas nessa ocasião há pequeno número de alterações degenerativas presentes na radiografia simples, nas tomografias e nas ressonâncias.

Síndromes clínicas
Radiculopatia com dores no ombro

Na maioria das vezes, as dores no ombro precisam ser diferenciadas das dores de origem da coluna cervical. Isso ocorre porque a maioria dos músculos dessa região interage e é difícil separar distúrbios específicos da coluna daqueles que combinam os dois locais anatômicos. Existem, entretanto, distúrbios específicos do ombro, incluindo o tendão do rotador do ombro, do bíceps longo e da articulação acromioclavicular, os quais não fazem parte dessa revisão. Essas dores, como não podem ser diferenciadas, são chamadas de síndrome cervicobraquial.

Na área da medicina ocupacional, essas cervicobraquialgias passaram a ter importância fundamental, pois no Brasil são assim denominadas as lesões por esforços repetidos (LER) ou distúrbios osteomusculares relacionados ao trabalho (DORT).

O termo LER/DORT é indefinido e não consta da CID-10; além de não ser cientificamente comprovado, inclui uma série de diagnósticos do tipo artrite reumatoide, cisto sinovial do punho, síndrome do túnel do carpo, etc.

Helfenstein e Feldman[43] apontam que, de 103 pacientes diagnosticados como portadores de LER, apenas 6 tinham dor localizada por enfermidades específicas; 7 tinham dor regional unilateral; 10, dor regional bilateral; e 80, dor difusa. Entre os 97 pacientes com dor regional ou difusa, apenas 13 apresentaram enfermidades específicas, porém as lesões identificadas não justificaram os quadros dolorosos desses pacientes. Dos 80 pacientes com dor difusa, 73 preencheram os critérios para a síndrome da fibromialgia (American College of Rheumatology). Os 73 pacientes foram comparados clínica e psicologicamente com 165 fibromiálgicos, e os resultados foram bastante similares em todos os parâmetros analisados. O estudo demonstra que muitos dos pacientes diagnosticados como portadores de LER são, na verdade, portadores da síndrome da fibromialgia, com múltiplas manifestações clínicas e distúrbios psicológicos importantes.

Kamwendo et al.[44] demonstraram que um ambiente de trabalho chamado de "pobre" em relação aos componentes psicossociais causa um fator de risco relativo maior de dores do tipo cervicobraquialgia. Eles estudaram 420 mulheres – secretárias que trabalhavam em computadores cerca de 5 horas por dia em serviços médicos diversos – e constataram que elas estavam sujeitas a uma frequência 3,32 vezes maior de dores de coluna cervical e de ombro, comparadas com pessoas de um ambiente considerado adequado (avaliação feita com testes entre as secretárias e os seus chefes e as secretárias entre si), no qual o fator de risco relativo foi de 2,85 vezes.

Fredriksson et al.[45] acompanharam uma população de 2.579 trabalhadores de 18 a 65 anos (em 1969) e um grupo remanescente de 783 pessoas de ambos os sexos (de 42 a 59 anos em 1993) e encontraram 484 com dores na cervical e no ombro e que, por essa queixa, procuraram o serviço médico. Os autores estudaram, depois de 24 anos, se houve influência de fatores mecânicos ou psicológicos no aparecimento dessas dores e concluíram que os homens tinham um fator de risco 1,5 vez maior de que os trabalhos de movimentos repetitivos pudessem causar dor na cervical e no ombro, mas que nas mulheres os fatores psicossociais seriam os causadores desses tipos de dores. Observaram também que, quando se associam os fatores mecânicos aos psicossociais, assim como os fatores relacionados ao ambiente de trabalho e mais os fatores não relacionados com o ambiente de trabalho, as chances de se ter dores na cervical e no ombro mais que duplicam, ou seja, o fator de risco relativo é um pouco superior a 2.

Josephson et al.[46] citam em ampla metanálise que várias profissões têm radiculopatia, por artropatia cervical com irradiação para ombro e braço, como 42 a 76% dos dentistas, 84% dos mineiros e 33% das enfermeiras.

Evidências dos fatores que agem sobre a dor cervical

O Cochrane Report não tem dados para concluir a importância de fatores mecânicos, movimentos repetitivos e trabalho estático como causa, de forma exclusiva, da cervicobraquialgia, porque a maioria dos estudos tem fatores complicadores incluídos na avaliação, como: satisfação no trabalho, estresse, relacionamento com os colegas e superiores, trabalhos monótonos, controles sociais e tipo de personalidade. Por isso, esse dado é considerado evidência C, ou seja, não tem estudos conclusivos. No entanto, o mesmo é dito em relação aos fatores psicossociais, pois faltam estudos prospectivos (evidência C). A mulher moderna tem dupla jornada, no trabalho e em casa, além da maternidade, por essa razão a maior prevalência dessa patologia na mulher não é comprovada por estudos adequados (evidência D).

Nesse particular, Wahlstrom et al.[47] concluem que as mulheres usam o *mouse* do computador no trabalho de uma forma e com força diferentes em relação ao trabalho do homem, mas ainda não podem concluir se isso tem importância no aparecimento das dores da cervical e do ombro.

Radiculopatia compressiva

São chamadas de radiculopatias compressivas as diversas patologias pouco estudadas que agridem as terminações nervosas; diretamente, em 30% das vezes, por alterações ósseas, como ossos supranumerários, costela cervical, calo ósseo de fratura de clavícula, canais estreitos; 70% são problemas ligados aos tecidos moles, com aderências fasciomusculares, etc.

Síndrome costoclavicular

O feixe vasculonervoso que passa perto da clavícula, entre as inserções dos músculos escalenos, pode produzir uma compressão da porção interna do plexo braquial que resulta em atrofia dos músculos lumbricoides da mão do lado ulnar e alterações de sensibilidade cutânea. A costela cervical tem ocorrência frequente na população, segundo Moreira et al.,[34] mas raramente apresenta sintomatologia clínica. É uma anomalia óssea que se liga à costela e às apófises transversas da sétima vértebra cervical.

Costela cervical

A costela cervical está presente em 0,2 a 2% da população, porém somente 10% é sintomática. Baileys[48] afirma que a costela cervical pode causar distúrbios de sensibilidade (cutânea e parestesias) e de motilidade (fadiga e diminuição da força preênsil da mão – atrofias musculares). Os sintomas vasculares, reconhecidos pela manobra de Addison, mostram o pulso radial diminuído. Os sintomas simpáticos quase sempre estão presentes: cianose, hiperidrose e mãos frias.

Síndrome dos escalenos

É bem mais rara e também pode causar, de modo variado, a pressão sobre o feixe vasculonervoso.[48]

Os ramos do plexo braquial emergem entre os músculos escalenos anteriores para formar os troncos superiores médio e inferior, o que teoricamente poderia causar uma alteração por compressão do plexo braquial.

Síndrome do túnel do carpo

Corresponde à compressão do nervo mediano na altura do carpo, apresentando como sinais clínicos a dor, as parestesias do polegar, do indicador e do dedo mediano e a perda da sensibilidade na superfície palmar do território do mediano (associada com fraqueza e atrofia da eminência tênar). Como essa série de sintomas piora à noite, confunde-se com a cervicobraquialgia. O eletromiograma deverá ser o elemento decisivo no diagnóstico diferencial, na medida da velocidade de condução. Tem havido confusão de tratamento e diagnóstico quando coexistem os problemas da cervical e alguns sintomas do túnel do carpo.

Esta última pode ter várias etiologias: locais, artrite reumatoide, edema gravídico, etc.

Tanaka et al.,[49] avaliando uma amostragem de 30.074 operários, constataram que a prevalência dessas patologias, incluindo a síndrome do túnel do carpo, corresponde a 0,46% da população de trabalhadores nos Estados Unidos. Geralmente, outros nervos podem sofrer essa compressão causada por cistos sinoviais, tendinosos, inflamações, lesões ligamentares, bursites, etc. Alguns incluem a síndrome ombro-mão.

McGlinchey-Berroth et al.[50] verificaram que a síndrome do túnel do carpo pode surgir nos idosos que sofreram lesões no trânsito do tipo chicote, provavelmente por lesão medular, sem sofrer uma neuropatia compressiva.

Kuo et al.,[51] estudando vários ângulos de inclinação do punho – 15° de flexão, posição neutra e 15° e 30° de extensão – com um aparelho especial de sonografia para verificar a posição do nervo mediano no punho, concluíram que a posição neutra é a que menos agride o nervo, no canal que percorre no punho. O nervo agredido pode sofrer um edema, depois uma degeneração valeriana, causando atrofias musculares precedidas por fasciculações, cãibras e neuropatias periféricas. Com estudos mais complexos, foram identificadas algumas neuropatias amiloidóticas que podem causar a síndrome do túnel do carpo.[52]

Síndrome do ulnar

Baileys[48] cita a síndrome de compressão do ulnar, no cotovelo, com sintomas semelhantes à síndrome anterior, porém, em relação ao dedo mínimo e ao anular. Os nervos comumente comprimidos são o mediano, o cubital e o radial, sendo a síndrome do túnel do carpo a patologia mais frequente.

Síndrome ombro-mão (distrofia reflexo-simpática ou síndrome de Sudeck-Leriche)

Esta síndrome é caracterizada por uma distrofia reflexa dolorosa do membro superior, em razão dos vasoespasmos pós-traumáticos, acompanhados por intensa hiperidrose no membro afetado. Alguns portadores de artrose da cervical podem ter essa síndrome, que deve ser tratada com o bloqueio do gânglio estrelado, por via paratraqueal. Um dos eventos que se seguem a essa infiltração, segundo os autores, é o aparecimento da síndrome Claude Bernard-Horne (miose, ptose da pálpebra superior, anoftalmia e cefaleia).

Esta última síndrome também pode ocorrer por compressão direta da artéria vertebral.

A distrofia simpática reflexa pode originar-se de um trauma direto no ombro ou no membro superior após infarto ou um acidente vascular cerebral. Por apresentar dor crônica no braço e no ombro, além de ter predomínio em mulheres, parestesia, instabilidade vasomotora, resposta ao bloqueio simpático e um componente de ansiedade e depressão, Martinez-Lavin[53] acredita que essa síndrome pode ser uma espécie de fibromialgia.

Síndrome do chicote

Existe uma série de trabalhos que associam os traumas discretos que as pessoas sofrem no trânsito às futuras dores na coluna cervical com irradiação para o ombro, que estão muito associadas a problemas emocionais e de indenização por perdas e danos dos seguros dos países mais desenvolvidos. Stovner,[54] fazendo extensa metanálise dos trabalhos segundo os padrões do Cochrane Report, afirma que não existem evidências de causa-efeito entre esses casos descritos e os sintomas descritos. Essa patologia será estudada mais adiante no capítulo sobre traumatismo.

Várias doenças – esclerose múltipla, tumores e infecções

No diagnóstico diferencial das dores da coluna cervical que será visto mais adiante, deve-se incluir a esclerose múltipla, que é uma doença que deve ser considerada, pelo seu aspecto, muito variada no diagnóstico diferencial das dores da coluna cervical, tanto na fase aguda como na crônica, mas principalmente pelo seu aspecto semelhante à mielopatia. Isso também ocorre com os casos de siringomielia, que serão vistos adiante.

Tumor de Pancoast

Ocorre na região apical de 5% dos casos de tumor broncogênico, causando dor na cervical e no ombro.

Infecções do tipo osteomielite ou tuberculosa da coluna podem causar dores na coluna cervical e serão estudadas em capítulo específico.

Uncartrose

Os processos unciformes da coluna cervical têm a presença das articulações de Luschka e no interior do processo corre a artéria vertebral, que pode sofrer vários problemas de estrangulamentos. A uncartrose seria a artrose, o processo degenerativo, dessa parte da vértebra cervical, que nunca constitui um processo solitário, mas vem incluído em todo o processo degenerativo que se instala na cervical. Ebraheim et al. chamam atenção para a complexa constituição anatômica e movimentação biomecânica dessa região depois de analisar 54 colunas secas de C3 a C7 (em um total de 270 vértebras cervicais).

Anatomicamente, o processo uncinado é maior de C4 a C6 (média de 6,1 mm, que em C3 ou C7 é de 5,8 mm). O orifício pelo qual passa a artéria vertebral (diâmetro anteroposterior) é menor em C4, C5 e C6, comparado com o de C3 ou C7.

O comprimento da raiz nervosa entre o bordo da dura da medula e o bordo medial da artéria vertebral gradualmente aumenta de C3 (3,3 mm) para C7 (8,1 mm). A combinação desses fatores e a proximidade do nervo perto das articulações uncovertebrais de C4 a C6 explica a sintomatologia nesse nível e a presença de maior número de osteófitos nessa região, o que predispõe à compressão da artéria nessa altura pelos osteófitos.

Espondilose cervical

O termo "espondilose", em relação à patologia degenerativa da cervical, deve ser restrito à estenose do canal medular, que é uma entidade clínica definida e resulta em um quadro clínico de mielopatia.

As relações degenerativas radiculares, as mais comuns na clínica, são denominadas de osteoartrose, artrose da coluna cervical (uncartrose é uma artrose específica). Na literatura internacional, o termo "espondilose" já está incluído nas alterações degenerativas do canal medular e nas alterações da hérnia discal, que teoricamente estariam mais ligadas à radiculopatia.

Carlsson e Nachemson[55] afirmam que seria impossível estabelecer uma região limítrofe entre essas duas patologias, pois, por razões anatômicas da coluna cervical, na espondilose existe uma hipertrofia facetária, além de uma uncartrose, acompanhando um abaulamento do disco intervertebral (protrusão) ou mesmo uma hérnia discal. Esses três elementos associados diminuem o diâmetro do canal medular. A herniação discal é dividida em dura e mole na literatura, quando referida pelos neurocirurgiões, nos aspectos cirúrgicos. A diferença é que os osteófitos interfacetários e da uncartrose da região posterior, que estão aderidos ao tecido discal, são chamados de hérnia dura, mesmo que não seja uma hérnia de núcleo pulposo típica, pois esses osteófitos agridem a raiz nervosa e a medula com maior intensidade que o tecido mole da verdadeira hérnia do núcleo pulposo que ocorre na região lombar.[56,57] Na patologia da artéria vertebral e basilar, a denominação será síndrome vertebrobasilar, mas alguns neurocirurgiões incluem essas alterações na denominação espondilose.

Incidência

Na complexidade de definir os limites da espondilose, os dados estatísticos são sempre difíceis de se obter, porém Makela et al.[58] avaliaram que a prevalência não deve ser mais do que 1 por 1.000, baseados em levantamento de 8.000 finlandeses acima de 30 anos, afirmando, porém, que a radiculopatia é mais frequente quando comparada à hérnia discal na cervical. É mais frequente no espaço C5-C6, seguindo-se C6-C7 e C4-C5.

Anomalia do canal medular

O canal medular (Figura 10.4), que contém a medula nervosa, é formado pela superposição dos orifícios medulares de cada vértebra. Na região cervical, esse orifício tem formato triangular, e o vértice desse triângulo é dirigido para a apófise espinhosa e a base para a porção posterior do corpo vertebral, do disco intervertebral e do ligamento longitudinal posterior. Os lados do triângulo são formados por pedículos e lâminas com seus ligamentos interlaminares ou ligamento amarelo. O forame do atlas é mais arredondado e maior do que os demais, para acomodar o começo da medula nervosa, que é dilatada (Figura 10.5).

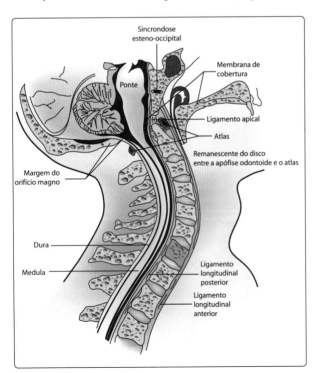

FIGURA 10.4 Corte transversal da cabeça e da coluna cervical, mostrando o relacionamento entre a medula, seus invólucros, as vértebras cervicais e os discos.

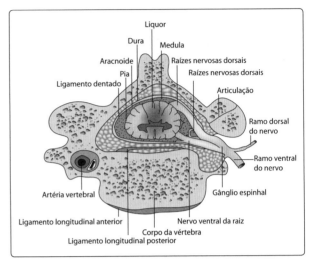

FIGURA 10.5 Corte longitudinal na altura da coluna cervical para mostrar o relacionamento entre medula, nervos e vértebras.

Na região torácica, a formação do orifício é ligeiramente mais circular, mantendo essa forma até a segunda vértebra lombar, voltando, a partir dessa vértebra, ao formato triangular.

Melhor do que dar a variação em milímetros (Figura 10.6), pode-se verificar na Figura 10.7 que há uma variação proporcional do diâmetro do canal central que corresponde, mais ou menos, à variação na intensidade de circulação da medula.

A média do diâmetro sagital do canal espinhal cervical é de 17 mm, e a média do diâmetro da medula é de 10 mm.[11,59] A média do diâmetro sagital do canal espinhal lombar é de 14 a 22 mm nas duas primeiras vértebras e nas últimas três vértebras, de 13 a 20 mm.

Remes et al.[60] mediram o canal medular na cervical em radiografias padronizadas de 441 crianças e 192 adultos com idade variando de dias até 39 anos. Constataram que os corpos vertebrais crescem relativamente mais em altura do que em profundidade até a pré-puberdade, dando essa relação o índice 1 até 7 a 8 anos; a partir daí, começa a diminuir lentamente. Os autores concluem que o canal vertebral na cervical também para de crescer a partir dessa idade.

A raiz nervosa só ocupa 20 a 25% do espaço do orifício intervertebral; o restante do volume é coberto com tecido vascular, linfático ou gorduroso. Na região lombar, a raiz ocupa 17 a 25% do espaço, e a metade inferior está ocupada com tecido conjuntivo ou saliência do disco intervertebral.

O orifício de conjugação da coluna cervical tem como limites as apófises unciformes que impedem que a degeneração do disco e os osteófitos avancem em direção à raiz, que fica protegida, mas que pode evoluir em direção ao canal medular.

Na região lombar, o orifício de conjugação não tem essa proteção e, por isso, há uma herniação do disco em direção à raiz e, raramente, em direção ao canal medular.

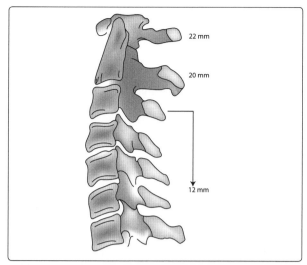

FIGURA 10.6 Orifício da cervical em milímetros, mostrando que nas primeiras vértebras o orifício é maior.

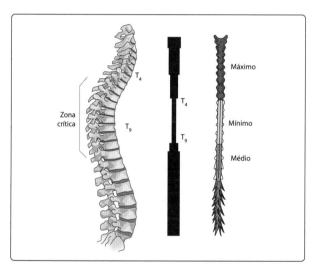

FIGURA 10.7 Esquema do diâmetro do canal medular e da correspondente irrigação sanguínea.

Essa é a razão pela qual os neurologistas incluem as radiculalgias na espondilose, pois, na maioria das vezes, estão incluídas na degeneração cervical; mas, por motivos didáticos e para facilitar o raciocínio diagnóstico, é preferível não incluir a radiculopatia.

Medula espinhal é a continuação da medula oblongata e está ligeiramente fletida anterior e posteriormente (Figura 10.4). A medula está coberta por três membranas, a pia-máter, a aracnoide e a dura-máter. A pia-máter é a que está mais intimamente ligada à medula e é bastante vascularizada, tendo na sua superfície interna alguns septos que penetram na medula. A membrana seguinte é a aracnoide, que cobre a medula frouxamente, deixando um espaço (espaço subaracnoide) que contém pouca quantidade de líquido cefalorraquidiano. A dura-máter é uma membrana forte que mantém a medula por meio de seus ligamentos denteados. Entre o canal medular e a dura-máter há um pequeno espaço chamado de extradural, que contém um tecido gorduroso e inúmeras pequenas veias.

A dura-máter espinhal é a continuação da dura cerebral e está presa no forame magno e na 2ª e 3ª vértebras, não havendo outra aderência na coluna até o final do cóccix, em que se funde com o periósteo. De cada lado, as raízes nervosas levam uma cobertura da dura-máter. Os traumatismos e as inflamações dessas membranas podem influir sobre a sintomatologia radicular ou central nas dores da região cervical e mesmo na lombar.

A artéria vertebral, na região cervical, é importante pela localização, passando no orifício transverso da 2ª até a 6ª cervical, situada diretamente sobre o plexo nervoso e medianamente localizada em relação aos músculos intertransversos; em seguida, entra pelo orifício magno para formar, junto da artéria vertebral oposta, a artéria basilar.

Etiopatogenia

White e Panjabi[22] apresentam um esquema teórico dos fatores que podem produzir um estreitamento do canal cervical, o qual causa problemas neurológicos, como mielopatia, e que pode estar associado à radiculopatia (Figura 10.8):

- espessamento do ligamento amarelo, encontrado nas pessoas idosas;
- estreitamento determinado pela presença de osteófitos nas apófises interfacetárias, além de aumento progressivo da degeneração discal somado com o espessamento do ligamento amarelo na região posterior;
- pinçamento causado por diversos tipos de traumas, com deslocamento, rotação, cisalhamento de vértebras e ligamentos (ver o tema "Traumatismos de coluna");
- ossificação do ligamento posterior. Acreditava-se que esta patologia, descrita inicialmente por Ono,[30] era muito rara no Ocidente; atualmente, há descrições em vários países;

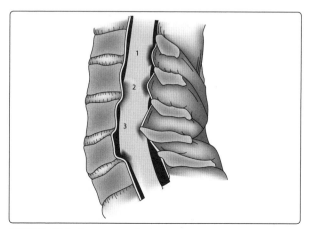

FIGURA 10.8 Fatores anatômicos que podem acusar uma mielopatia cervical.

- ossificação do ligamento longitudinal posterior da cervical.

Boden et al.[61] chamam a atenção para 63 pacientes sem sintomas na coluna cervical que foram submetidos a exames de ressonância magnética apresentados a três neurorradiologistas independentes, com muita experiência. Os resultados da interpretação foram que, em média, 19% dos pacientes assintomáticos tinham menos de 40 anos e 28% tinham acima de 41 anos. Os diagnósticos eram mais graves nos pacientes mais jovens assintomáticos; 10% se apresentavam com hérnia do núcleo pulposo e 4% com estenose foraminal. Nos pacientes assintomáticos com mais de 41 anos, 5% tinham hérnia de núcleo pulposo; 3%, extrusão do disco; e 20%, estenose foraminal. O estreitamento de pelo menos um espaço discal ou mais foi relatado em 25% dos pacientes com menos de 40 anos e em 60% dos acima dessa idade. Esse fato, segundo os autores, tira, de um lado, a sensibilidade desse exame, pois indica muitos casos falso-positivos e, por outro, dificulta a interpretação do que realmente causa dor, do ponto de vista biomecânico, nesse processo degenerativo da coluna cervical.

A Tabela 10.1 apresenta os sinais e os sintomas que diferenciam uma mielopatia crônica de uma radiculopatia; nos casos de acidente, o exame neurológico por si só é evidente.

TABELA 10.1 Sinais e sintomas que diferenciam radiculopatia de mielopatia

Sinais clínicos	Radiculopatia	Mielopatia
Dor axial	Presente	Raramente presente
Dor radicular	Presente	Ausente
Distúrbios sensoriais		
Membro superior	Presente (radicular)	Presente
Membro inferior	Ausente	Presente
Fraqueza muscular		
Membro superior	Presente	Presente
Membro inferior	Ausente	Presente
Adormecimento	Ausente	Presente
Distúrbios da marcha	Ausente	Presente
Teste de Spurling	Presente	Ausente
Tônus muscular	Normal	Aumentado
Reflexos fracos hiperativos		
Babinski	Negativo	Positivo

Ossificação do ligamento longitudinal posterior da cervical

Esta mielopatia, descrita por Ono,[30] apresenta a seguinte sintomatologia em 166 pacientes, a qual tem evolução rápida de 6 meses a 2 anos: alteração da velocidade e dos movimentos menores dos dedos; diminuição da força muscular e, principalmente, do ato de pegar os objetos; atrofia muscular; alteração dos reflexos tendinosos, que ficam exacerbados; presença de reflexos patológicos ou invertidos.

Nos membros inferiores, são movimentos alterados, força muscular diminuída, reflexos hiperativos, clônus e distúrbios da marcha. A sensibilidade superficial também fica alterada abaixo dos seios.

O diagnóstico é feito pelos exames de imagens, sendo a tomografia superior à ressonância. Epstein[29] afirma que existem diferenças entre os vários povos na dupla camada que aparece no exame na dura e que envolve a medula. Nos 54 pacientes norte-americanos, existia uma única camada fina de calcificação em 36 pacientes, os quais não tinham mais a dura no ato cirúrgico. Em 18 deles, havia a dupla camada, uma na frente da outra.

O tratamento é cirúrgico, nos casos graves, mas apresenta resultados duvidosos. Realiza-se tratamento conservador antes. Onari et al.[62] submeteram 30 pacientes a uma descompressão anterior, removendo a parte anterior do corpo vertebral e a parte do ligamento ossificado, com um acompanhamento médio de 14,7 anos (variando de 10 a 23). A ossificação voltou a aumentar em 26 pacientes sem necessitar de nova cirurgia. Nesse período, houve a seguinte avaliação: 16 pacientes melhoraram dois graus da sua condição funcional e foram considerados com resultados excelentes; 8 pacientes melhoraram um grau e o resultado cirúrgico foi considerado bom; 5 pacientes não tiveram alterações; e 1 piorou depois da cirurgia.

Yamauchi et al.[63] fizeram a densitometria óssea nos pacientes com ossificação do ligamento que tinham uma massa óssea superior a controles da mesma idade; inúmeros casos de OLPP tinham também DISH ou doença de Forestier, o que mostrou que existe um mecanismo de hiperostose a ser pesquisado (Figura 10.9).

Exames por imagem baseados em evidências

Todos os artigos sobre exames de imagem avaliados pelo Cochrane Report são considerados inadequados para estabelecer uma associação entre o quadro radiológico, a sintomatologia e os achados cirúrgicos, na sintomatologia degenerativa da coluna cervical.

O mais grave é que pelo menos 20 trabalhos realizados com metodologia adequada, com pacientes assintomáticos, mostram que a ressonância magnética, com e sem contraste, apresenta alterações graves, degenerativas, em pacientes jovens, tratando-se de casos falso-positivos que podem induzir a cirurgias inúteis e iatrogênicas.

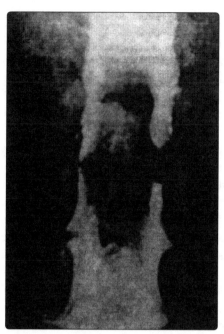

FIGURA 10.9 Perimielografia de coluna cervical. Notar defeito do tipo extradural ao nível do disco intervertebral, por protusão dorsolateral.

A associação dos radiologistas ingleses perguntou, por intermédio de um questionário, para os clínicos gerais ingleses se a ressonância magnética ajudou no diagnóstico e no tratamento de nove áreas clínicas. A resposta foi positiva para diagnóstico de lesões no menisco e ligamento do joelho, esclerose múltipla e lesões da coluna lombar e cervical, nessa ordem.[44]

Kent et al.,[64,65] após estudo de 3.200 artigos, concluem que a ressonância magnética mostra evidência de mais anormalidades que estão clinicamente em silêncio ou achados sem importância. A ressonância tem impacto discreto na indicação terapêutica e não tem importância para ajudar na qualidade de vida ou incapacidade do paciente, além de ter alto custo. No entanto, a ressonância substituiu, na prática média americana, em 50% das vezes, a tomografia computadorizada e, em 90% das vezes, a mielografia – e com isso, acreditam os autores, houve aumento de 60% nos custos da investigação.

Yug et al.[66] retiraram nervos da coluna cervical de cadáveres, fizeram a ressonância magnética e conseguiram identificar uma alteração no interior da estrutura do nervo que depois confirmaram por cortes histológico; relacionaram, pois, a imagem pela ressonância com as alterações histológicas, tamanha a riqueza de detalhes desse exame.

O valor preditivo da ressonância magnética também não é adequado. Matsumoto et al.[67] tentaram verificar se havia uma correlação entre a lesão da medula por meio da análise do aumento de intensidade do sinal (*increased signal intensity* – ISI) no resultado conservador com colar cervical de uma mielopatia cervical compressiva, discreta, em 52 pacientes; 29 com espondilose, 12 com hérnia de disco e 11 com ossificação do ligamento longitudinal posterior. Esse sinal, que representa o conteúdo aquoso da medula (pode ser também do disco, *annulus* e núcleo), não teve influência indicativa na melhora ou não do tratamento conservador. Entretanto, nos resultados cirúrgicos, há uma correlação vista de pacientes com áreas multissegmentadas em T2 que tendem a ter piores resultados cirúrgicos.[68]

Borchgrevink et al.[69] empregaram a ressonância dois dias após em 40 pessoas que sofreram um acidente do tipo chicote e refizeram o exame seis meses depois. Não havia diferença de imagem em relação ao cérebro, suspeita de hematomas, edemas ou estiramento no músculo entre as alterações encontradas nesse grupo de acidentados e as de um grupo que não sofreu acidente nenhum.

Síndrome vertebrobasilar

Está intimamente ligada a alterações da artéria vertebral e das artérias do ciclo da base do cérebro.

Aspectos anatômicos da artéria vertebral

É a artéria que nasce na artéria subclávia, caminha pela fossa supraclavicular, penetra no canal transversal na altura da sexta cervical, descreve uma curva no nível do atlas e, contornando a face lateral do bulbo, funde-se com a sua homóloga para formar o tronco basilar no nível do sulco bulboprotuberancial.

O território vascularizado pela artéria vertebral compreende o bulbo, a face inferior do cerebelo e, por intermédio da artéria espinhal, a medula.

O tronco basilar emite numerosos ramos: artérias perfurantes, artérias cerebelares, inferiores e superiores que vascularizam uma parte do bulbo, a ponte, os pedúnculos e a face superior do cerebelo.

O tronco basilar ainda irriga as vias cocleovestibulares centrais e periféricas, estas últimas pela artéria auditiva interna, ramo da artéria cerebelar inferior.

As artérias cerebrais posteriores, central e cortical têm territórios amplos e se anastomosam por intermédio das duas comunicantes posteriores, com sistema carotidiano. Este detalhe dá uma importância prognóstica muito grande na intercomunicação da circulação vertebrobasilar e carotidiana.

Nicolau et al.[33] afirmam que a artéria vertebral contribui com 11 a 20% do total do fluxo sanguíneo para o cérebro. Entretanto, o fluxo sanguíneo das artérias vertebrais, que desembocam no círculo de Willis (vértebra basilar), é muito variável e mais difícil de se avaliar do que o fluxo da carótida interna.

Haynes e Milne[70] verificaram em 20 voluntários que o movimento de rotação máximo da cabeça não influi na velocidade do fluxo sanguíneo das artérias vertebrais.

Estas últimas não têm ramificações antes de entrar no cérebro, ao passo que a artéria vertebral tem ramos para os músculos da região do pescoço e da região suboccipital, além da própria medula cervical. Os movimentos de flexoextensão não influem sobre a artéria vertebral, mas as alterações osteofitárias das uncartroses podem agredir a artéria, produzindo os sinais clínicos da insuficiência vertebrobasilar.

Gortan[59] afirma que 28% dos pacientes com síndrome de Ménière, sem doença cardíaca, têm distúrbios na circulação vertebrobasilar (que inclui a artéria vertebral). A insuficiência vertebrobasilar resulta em sintomas isquêmicos que incluem diplopia, tontura, síncopes súbitas (*drop attack*), distúrbios da marcha e ataque isquêmico cerebral transitório. Jenkins et al.[8] afirmam que o tratamento clínico e cirúrgico é semelhante ao da obstrução da artéria coronariana.

Agressões na artéria vertebral podem, pois, causar acidente vascular cerebral. Licht et al.[71] estudaram 8 pacientes com teste de ultrassom e mostraram que tinham uma diminuição na velocidade do fluxo, submetidos aos movimentos violentos da manipulação sem complicações; 6 ficaram livres dos sintomas e 2 melhoraram. Outros 8 pacientes que tinham as mesmas limitações de circulação se negaram a fazer a manipulação e continuaram com os sintomas.

Ebraheim et al.[57] já demonstraram no estudo cadavérico as relações entre a artéria vertebral e o processo unciforme, o qual parece que na prática diária não causa tantos problemas relacionados à insuficiência vascular e ligados a síndromes vertiginosas de Barré-Lieou.

Os osteófitos uncovertebrais levam as artérias vertebrais lateralmente, ao passo que os osteófitos das articulações interapofisárias deslocam-nas anteriormente. Na retrolistese, são levadas para trás.

Stevinson et al.[72] relatam casos de acidentes vasculares cerebrais resultantes de manipulações da coluna cervical, prática de ioga e tração cervical. Segundo eles, o mecanismo de agressão é por hiperextensão, excessiva rotação contralateral ou a soma de ambas, as quais agridem a artéria vertebral.

Etiopatogenia

Várias teorias foram formuladas na tentativa de explicar e correlacionar as vertigens em pacientes com os problemas de origem da coluna cervical por meio de exames otoneurológicos e otorrinolaringológicos normais. Sabe-se que, anatomicamente, a artéria vertebral, que irriga o sistema neurossensorial vestibular, os núcleos bulbo-protuberanciais e as vias centrais, em seu trajeto desde a subclávia até o forame magno, tem boa parte de seu percurso feito nos forames das vértebras cervicais C6 a C7.

Sintomas clínicos

Existem três teorias para explicar como a artéria vertebral pode influir na sintomatologia da vertigem, associada a sensação de desmaio, visão turva e cefaleia.

- *Teoria de Biemond*: observou que pacientes que haviam se submetido à radiculotomia da 2ª e 3ª raízes cervicais para tratamento do torcicolo tinham vertigens e nistagmo posicional, concluindo que as raízes posteriores altas podem se estender até os núcleos vestibulares inferiores;

- *teoria de Denny-Brown*: é a chamada teoria da insuficiência vertebrobasilar, que explica as vertigens e todos os outros sinais que as acompanham, como resultantes de um processo aterosclerótico no sistema vertebrobasilar, e que o estreitamento da artéria vertebral, em certas pessoas, poderia contribuir para o agravamento da crise em movimentos bruscos da cabeça. Esse sistema arterial irriga, além de outras áreas, o tronco cerebral, os núcleos bulbo-protuberanciais e o ouvido interno, e a participação da aterosclerose da artéria vertebral ou de seu estreitamento não seria muito importante na maior parte das vezes. Foi encontrada uma acentuada alteração patológica da artéria cervical em 48% dos pacientes com vertigens e com síndrome de insuficiência vertebrobasilar;

- *teoria de Barré-Lieou*: estes dois autores, em trabalhos separados, verificaram que, em pacientes que se queixavam de vertigens, zumbidos, cefaleias, problemas oculares e sintomatologia sensitiva nos membros superiores, os exames eram normais, com exceção de alterações degenerativas na coluna cervical. Esses autores aventaram a hipótese de que os osteófitos da região cervical fariam uma irritação sobre os ramos simpáticos e parassimpáticos que acompanham a artéria vertebral. A ação vasoconstritora seria realizada a distância sobre o ouvido interno e na zona cocleovestibular com o aparecimento do vasto cortejo sintomatológico. Assim, a síndrome de Barré-Lieou é também chamada de "síndrome do simpático cervical posterior" e tem como características clínicas específicas: dor de cabeça na região occipital e, às vezes, da região temporal, podendo ser uni ou bilateral, contínua ou episódica; há uma sensação de pressão atrás dos olhos e uma turvação da visão, não existem problemas de acomodação e coordenação visual, nem escotomas; há distúrbios vasomotores e parestesias na face; tontura, vertigens, *tinnitus* ou zumbidos, surdez temporária e até dores nas orelhas; disfonias e até distúrbios com a salivação. Não devem ser confundidos com os sinais da insuficiência vertebrobasilar, que são: *drop attacks*, uma súbita queda transitória, espécie de desmaio sem perda da consciência, que é provocada por tentar olhar para trás acima do ombro ou para o teto; a insuficiência também produz vertigens e tontura, cefaleia, visão turva (sem dor no fundo do olho).

Ocorre que vários autores associam uma síndrome depressiva a esses pacientes, que podem ter uma patologia cervical banal e sentir todo esse cortejo de sintomas, confundindo as síndromes. Assim, para definir bem os termos, deve-se só diagnosticar a síndrome de insuficiência vertebrobasilar decorrente da artéria vertebral quando existem os *drops attacks*; a síndrome de Barré-Lieou deve ser diagnosticada pelo menos com um sintoma de irritação simpática (cefaleia, disfonia, parestesia na face) para justificá-la. No entanto, na maior parte das vezes, trata-se somente de pacientes com distúrbios psicossomáticos, que já foram exaustivamente analisados nos capítulos anteriores.

Nas síndromes vertiginosas, não esquecer o diagnóstico diferencial com a síndrome de Ménière (labirintopatias), além dos tumores cerebrais e outras alterações clínicas como diabete, hipertensão arterial e doenças vasculares do cérebro.

Os distúrbios emocionais que existem nos pacientes com incidência das dores crônicas da coluna somam-se a esses sintomas vertiginosos a tal ponto que se associou à incidência maior de suicídios de pacientes portadores de síndrome vertiginosa ligada à artéria vertebral. Será causa ou efeito?

Não serão analisados os aneurismas, as tromboses, os espasmos arteriais da artéria vertebral, pois são raramente encaminhados ao especialista de coluna.

Diagnóstico

A suspeita clínica de uma síndrome de insuficiência vertebrobasilar deverá incluir a angiografia, para constatar o estreitamento, hoje com aparelhos Doppler ultrassonográficos de extrema sensibilidade. Estudos angiográficos têm demonstrado que, em pessoas normais, a rotação da cabeça para os lados pode interromper o fluxo das artérias vertebrais, mas não produz sintomas em razão das anastomoses com a carótida interna (que pertence ao círculo de Willis), as quais suprem temporariamente esse fluxo interrompido.

Quando ambas as artérias vertebrais ou carótidas internas estão com ateromas, visíveis na angiografia, mesmo sem mover a cabeça podem produzir sinais de insuficiência vertebrobasilar, que se caracteriza pela súbita perda dos sentidos e diplopia. Acidentes vasculares foram descritos em pacientes com problemas das artérias vertebrais, os quais foram submetidos a manipulações excessivas.

Hufnagel et al.[73] estudaram 10 casos de acidentes vasculares graves que se seguiram à manipulação de pacientes que não tinham sinais clínicos de insuficiência vascular anterior, 8 com lesões na artéria vertebral e 2 na carótida. Os sintomas ocorreram depois de poucas horas e até 3 semanas após. Depois de 4 semanas a 3 meses do evento neurológico, 5 não tinham mais sintoma nenhum, 3 tinham déficit neurológico discreto, 1 com déficit neurológico grave e 1 estava em vida vegetativa.

Diagnóstico etiológico diferencial

Na pesquisa etiológica da patologia da coluna cervical, deve-se lembrar da incidência das seguintes alterações no diagnóstico diferencial, as quais são estudadas em cada patologia em especial:

1. Anomalias congênitas (ver capítulo sobre embriologia): Klippel-Feil, alterações na transição occipitoaxial, vértebras em bloco, etc.
2. Artrite reumatoide, que tem um comprometimento relativamente menos frequente na coluna. Autores citam casos de artrite reumatoide cuja única incidência é na coluna cervical, principalmente na articulação atlantoaxial. Neva et al.[74] fizeram um dos poucos estudos de mortalidade relacionando os casos de artrite reumatoide em uma grande população. Os autores examinaram os atestados de óbito de 1.666 pacientes. Pela informação do serviço médico da Finlândia, foi possível ter acesso aos prontuários médicos desses pacientes, os quais continham informações de que 853 tinham dores cervicais. No entanto, os exames radiológicos permitiram identificar somente 38 (4,5%) com patologias mais específicas na região e em 17 eram graves; os atestados de óbito informam que 4 faleceram após cirurgias da coluna, 4 óbitos foram súbitos e em 3 surgiram tetraparesias.

    Reijnierse et al.,[75] estudando 46 pacientes com artrite reumatoide da cervical com ressonância magnética, verificaram que, quando há erosão do atlas e aumento da distância da apófise odontoide na linha McRae, há cinco vezes mais chances de surgirem sinais neurológicos de fraqueza muscular. Quando há sinais de enrugamento do espaço subaracnoide, o risco aumenta para 12 vezes.

    O tratamento inicial é clínico, mas em decorrência dessas alterações no início da coluna cervical surge uma instabilidade e uma mielopatia que, pela proximidade de centros vitais, podem ser fatais. Asselt et al.[76] relatam que das cirurgias realizadas em 55 pacientes com artrite reumatoide na cervical: 17 pacientes tinham neuralgia occipital, 14 tinham mielopatia e 24 tinham ambas; 62% dos pacientes com neuropatia e 67% dos portadores de mielopatia estavam bem e vivos depois de dois anos da cirurgia. A mortalidade pós-operatória de seis semanas foi de 6%, depois de dois anos foi de 27%. Em seis casos, houve óbito após uma tetraparesia na artrite reumatoide juvenil; esse envolvimento é mais frequente com a fusão das articulações interapofisárias, considerada a característica dessa patologia.

3. A espondilite ancilosante (ver Capítulo 13 – Espondilite ancilosante e artrites reativas) atinge a coluna lombar e só tardiamente a coluna cervical, ossificando o ligamento longitudinal anterior. Sampaio-Barros et al.,[77] estudando 147 pacientes brasileiros com espondilite ancilosante, encontraram 70,1% com lesões na cervical.

4. Traumatismo (ver esse capítulo). Há inúmeras alterações por deslocamento de vértebras e rupturas de estruturas.

5. Infecções (ver esse assunto). As infecções podem ser tuberculosas ou não tuberculosas, pois começam com muito menos frequência na cervical do que nas outras regiões.

6. Doença de Paget (ver esse assunto). Causa dores ósseas inclusive na coluna.

7. Tumores (ver Capítulo 16 – Tumores medulares e da coluna vertebral).

Tratamento conservador

O tratamento conservador, por possuir inúmeros detalhes, mereceu um capítulo especial.

Algumas patologias da região cervical são eminentemente cirúrgicas, às vezes com certa urgência, quando vêm acompanhadas de sinais de mielopatia. Os sinais neurológicos da mielopatia são irrecuperáveis. O sucesso do tratamento conservador das mielopatias é pequeno, confrontado com os pequenos resultados obtidos na cirurgia. O tratamento de radiculopatias banais está ligado à melhora dos problemas posturais e ao equilíbrio emocional.

O paciente deve rever quais os fatores que causam a piora da cervicobraquialgia no seu trabalho e na sua atividade diária.

Algumas recomendações úteis:

- posição sentada: deve-se levantar a mesa, a fim de não forçar a cabeça para baixo;
- ao fazer tricô ou crochê: usar uma cadeira com braços de apoio. Na posição deitada: dormir de lado, com travesseiro de tamanho pequeno da distância do ombro até a cabeça;
- não ler nem assistir à televisão na cama;
- posição de pé: evitar trabalhar com os braços estendidos (como ao colocar roupas sobre o varal ou como a professora que escreve no quadro-negro);
- andar com porte altivo, marcial, pois corresponde a um alongamento cervical;

- evitar balizar na direção do carro. Se o paciente tem o costume de virar muito a cabeça quando dirige, deve parar de dirigir;
- quando assistir à televisão, evitar ficar cochilando, pois os sucessivos sobressaltos correspondem a pequenas síndromes de chicote;
- evitar torções do pescoço ao usar vassouras, ao preparar a comida e ao fazer a cama;
- não carregar malas, bolsas e embrulhos;
- evitar carregar crianças no colo;
- usar carrinho do tipo de supermercado para levar peso de um lugar para outro.

Kadanka et al.[78] fizeram um estudo randomizado, prospectivo de dois anos, comparando casos de mielopatia de grau leve e moderado, por espondilose cervical em 48 pacientes, os quais tinham um escore de 12 ou mais pontos de uma escala da Japanese Orthopaedic Association, que constava de andar 10 metros, registrar as atividades diárias num vídeo e um questionário de qualidade de vida. Esses pacientes foram divididos aleatoriamente em dois grupos. No grupo A, 27 pacientes de idade média de 55,6 anos foram tratados conservadoramente. No grupo B, 21 pacientes com idade média de 52,7 anos sofreram cirurgia. A avaliação foi feita na base da mesma escala, 6, 12 e 24 meses depois. Não houve diferenças significativas entre os dois grupos em relação ao item de atividade diária nos meses 12 e 24, apesar de terem melhorado na avaliação aos 6 meses de acompanhamento.

Persson et al.[79] compararam a cirurgia, a fisioterapia e o colar cervical em 81 pacientes portadores de radiculopatia cervical comprovada pela ressonância magnética. Eles foram randomizados em três grupos, cujos efeitos terapêuticos em relação às dores foram avaliados pela escala visual a dor, a função pelo Sickness Impact Profile e o estado emocional pelo Mood Adjective Checklist, em três ocasiões: antes do tratamento, logo depois do tratamento e 12 meses depois, quando os autores não encontraram diferença significativa nenhuma entre os grupos, nas três escalas avaliadas.

Quadro clínico

O desenvolvimento de sinais e sintomas neurológicos decorrentes da espondilose cervical depende do comprometimento das estruturas nervosas, radiculares e medulares, bem como vasculares, consequentes da degeneração dos discos intervertebrais cervicais e da formação de osteófitos marginais, que leva à compressão delas. Acredita-se que essas alterações discais sejam consequências de distúrbios da nutrição dos discos intervertebrais, e a movimentação constante e os traumatismos também influem no processo degenerativo.

A frequência de quadros clínicos neurológicos é muito inferior às alterações discais verificadas por exames radiológicos e anatomopatológicos; elas são progressivamente mais comuns com a idade, podendo chegar a 75% em indivíduos com idade superior a 75 anos, mesmo assintomáticos. Isso se deve ao fato de haver proporções diferenciadas entre os diâmetros do canal raquidiano e dos forames radiculares e das estruturas nervosas nestes contidas. Quanto maior forem os continentes osteoarticulares e menores os conteúdos nervosos, menores as probabilidades de surgirem sinais e sintomas de comprometimento radicular e medular, mesmo havendo grau acentuado de protrusão discal e de osteofitose. Em contrapartida, sendo esta proporção inversa, mesmo pequenas protrusões discais e pequenos osteófitos poderão provocar quadros neurológicos importantes.[18]

Quanto à topografia, a protrusão discal pode ser assim classificada:

- protrusão posterior: pode determinar a compressão medular;
- protrusão posterolateral: pode determinar a compressão mielorradicular;
- protrusão intraforaminal: pode resultar em compressão radicular;
- protrusão lateral: pode acarretar em compressão da artéria vertebral;
- protrusão anterior: não determina quadro clínico neurológico.

Dependendo da topografia da protrusão discal e das demais alterações consequentes, diferentes quadros clínicos podem ser evidenciados. Na radiculopatia cervical, há sinais e sintomas correspondentes à raiz nervosa comprometida, com alterações sensitivas de parestesias e de hipoestesia, bem como dor no trajeto radicular, alterações motoras de perda de força, hipotrofia, fasciculações musculares e abolição de reflexos. Em 80% dos casos, o comprometimento radicular é unilateral. A raiz C6 é a mais comumente acometida, seguida da raiz C7, da C5 e da C8, pela ordem de frequência. Não é rara a compressão de duas ou mais raízes em um mesmo paciente. Na maioria dos casos, o grau de paresia é moderado, mas em cerca de 1/3 deles há atrofia muscular, e fasciculações podem ser observadas em alguns. Hipoestesia no trajeto radicular é constatada em 70% dos pacientes.

Na mielopatia cervical, há alterações motoras e sensitivas progressivas no segmento corpóreo abaixo da lesão medular, com distúrbios esfincterianos.

Desenvolvem-se paraparesia espástica com hiper-reflexia, dano, parestesias e hipoestesia dos membros inferiores; urgência miccional e perda da função sexual.

Na mielopatia grave pode haver paraplegia espástica, com automatismos medulares e bexigas neurogênicas.

No comprometimento das artérias vertebrais, surgem sinais de insuficiência vertebrobasilar, com crises de amaurose, escotomas, quedas súbitas, perda de consciência e vertigens. Estas são frequentemente desencadeadas por movimentos de extensão ou rotação da coluna cervical.

Incidência

As estatísticas sobre a incidência de mielopatias e neuropatias da cervical são raras, pois quase sempre são baseadas na presença de queixas de dores. Spivak et al.[21] fazem a seguinte consideração: a espondilose cervical, incluindo estenose e neuropatia, é muito mais frequente nos idosos acima de 65 anos de idade; nas estatísticas de acidentes que incluem a coluna cervical, tanto de automóveis como de quedas, há um índice de 26% de mortalidade. Os acidentes mínimos da cervical dessa faixa etária são 60 vezes maiores do que os dos jovens. Estes têm secções completas da medula em maior proporção, mas têm recuperação funcional mais rápida. Isso significa a presença de fatores mecânicos mais graves nos idosos, os quais fraturam a apófise odontoide com maior facilidade.

Tratamento cirúrgico

Apesar de o quadro clínico da espondilose cervical ser atualmente bem conhecido, o seu tratamento é ainda objeto de discussões. Há opiniões conflitantes a respeito das diferentes formas de tratamento existentes, entre elas as conservadoras e as cirúrgicas.

Mesmo em relação às várias técnicas cirúrgicas existentes, não há nenhum consenso dos diversos autores que as utilizam e propõem.

Nos casos em que a sintomatologia é frustrada e em que o comprometimento radicular se traduz apenas por dor tolerável para o paciente e parestesia no trajeto radicular, o tratamento pode de início ser conservador, pois geralmente é suficiente para a remissão dos sintomas.

Nos casos em que o comprometimento sensitivo e o motor são discretos e não evolutivos, o tratamento conservador pode ainda ser tentado, desde que sob vigilância clínica constante.

Já nos casos em que o comprometimento sensitivo e o motor são progressivos, com sinais objetivos de radiculopatia ou de mielopatia, o tratamento deve ser cirúrgico. Cabe ao neurocirurgião optar pela melhor técnica a ser utilizada em cada caso.

A abordagem pela via anterior, pelas técnicas de Cloward ou de Smith-Robinson, permite a retirada dos discos intervertebrais e dos osteófitos, com liberação das estruturas nervosas e vasculares, sendo completada ou não pela artrodese intersomática vertebral. Por meio da laminectomia cervical obtém-se a abertura do canal raquidiano, com resolução de sua estenose, particularmente quando decorrente de hipertrofia do ligamento amarelo e dos processos articulares. Pela facetectomia, geralmente associada à laminectomia, consegue-se a resolução da compressão radicular, por via posterior (Figura 10.10).

Os resultados cirúrgicos são variáveis, de acordo com o relato de diferentes autores. Alguns consideram essas variações resultados das diferenças técnicas cirúrgicas utilizadas. No entanto, resultados diferentes são observados de acordo com a intensidade do comprometimento neurológico, com a idade dos pacientes e com o número de discos intervertebrais alterados e responsáveis pela compressão das estruturas nervosas e vasculares. Assim sendo, a comparação de resultados cirúrgicos só pode ser feita a partir do momento em que esses parâmetros forem padronizados. De modo geral, no entanto, pode-se dizer que bons resultados cirúrgicos são observados em cerca de 80% dos pacientes com radiculopatia ou com mielopatia leve e moderada. Resultados piores são observados em pacientes com comprometimento neurológico intenso, nos portadores de atrofias e fasciculações musculares, de espasticidade intensa nos membros inferiores e naqueles com mais de 60 anos de idade, os quais geralmente têm quadros neurológicos mais graves.

A fisioterapia complementa o tratamento cirúrgico na recuperação funcional dos pacientes.

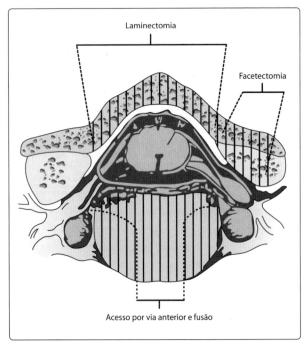

FIGURA 10.10 Esquema das diferentes técnicas cirúrgicas utilizadas no tratamento da espondilose cervical.

Resultados de cirurgias baseados em evidências

A maioria dos trabalhos publicados sobre tratamento cirúrgico é de autores que se utilizam de novas técnicas que alcançam índices médios de 70% de bons resultados, mas o Cochrane Report não considera esses artigos científicos, apesar de seu valor histórico e prático intrínseco. Nesse particular, um trabalho, o único, foi considerado de nível adequado de comparação de técnicas cirúrgicas em relação à coluna cervical, realizado por Savolainen et al.[80] Este grupo de neurocirurgiões finlandeses fez um estudo prospectivo, randomizado com 91 pacientes que tinham uma radiculopatia cervical em um único nível. Fizeram uma cirurgia com três metodologias diferentes para testar a eficácia da fusão: 1) discectomia sem fusão, 2) fusão com enxerto ósseo autólogo, 3) fusão com enxerto ósseo autólogo mais revestimento. Os pacientes foram acompanhados durante quatro anos, e os exames radiológicos mostraram que os três métodos eram equivalentes. Uma ligeira cifose surgiu em 62,5% dos pacientes do grupo 1, em 40% do grupo 2, e em 44% do grupo 3 (diferenças não significativas do ponto de vista estatístico). Os resultados clínicos foram considerados bons em 76% dos pacientes do grupo 1, no qual não houve casos com insucesso, 82% do grupo 2 tiveram resultados bons e 4% com insucesso, e 73% do grupo 3 foram considerados bons e 4% com insucesso (também não significativos do ponto de vista estatístico). De acordo com esse estudo, a fusão é desnecessária e a cirurgia simples de discectomia é suficiente para resolver os casos de neuropatia cervical. A cirurgia é mais rápida e mais barata; e, se alguns serviços usarem a mesma metodologia, a Cochrane Library poderá atestar que esse procedimento é baseado em evidências científicas.

Bent et al.[81] também fizeram um estudo comparativo de duas técnicas. Os autores tiveram bons resultados em 28 dos 42 pacientes (70%) tratados com fusão cerebral realizada não com enxerto ósseo, mas com cimento ortopédico (polimetilmetacrilato) que foi comparado com os bons resultados de 30 dos 39 (77%) pacientes tratados com a discectomia simples para o tratamento da radiculopatia cervical, após dois anos de cirurgia. Nesse trabalho, o tempo de acompanhamento foi menor, e eles não limitaram os casos de dor a um nível só, o que pode complicar a avaliação. No entanto, esse é o caminho: se avaliar os tratamentos cirúrgicos é difícil, mais complicadas são as avaliações dos tratamentos conservadores e a sua comparação com os cirúrgicos.

Também é citado um único trabalho com vigor metodológico, o de Persson et al.,[79] que tem, porém, curta duração, como já foi visto.

PATOLOGIA ARTRÓSICA, ESPONDILOSE DA COLUNA LOMBAR

O estudo das alterações degenerativas da coluna lombar não tem um quadro tão polimorfo quanto o da região cervical.

As alterações básicas são: a radiculopatia, que pode ser a lombalgia e a lombociatalgia, com quadro clínico mais bem definido do que a patologia correspondente na região cervical, e a estenose do canal lombar, que também é um processo mais bem definido do que na cervical. Por motivos didáticos, a patologia discal merecerá um destaque especial, no qual serão feitas referências à estenose do canal lombar, que está incluída nas patologias relacionadas aos processos de degeneração artrósica.

Estenose do canal lombar

A estenose do canal lombar é um estreitamento do canal medular que pode afetar primeiramente a cauda equina, mas também a parte lateral do canal na qual corre o nervo na chamada síndrome do recesso lateral. Às vezes, um único processo osteofitário pode atingir ambas. As hérnias do núcleo pulposo, as infecções e as neoplasias estão excluídas dessa classificação. A incidência é pequena: Epstein,[29] em cinco anos, encontrou 40 casos (Figura 10.11).

Classificação

A classificação da estenose do canal lombar é a seguinte:

- congênita: inclui os casos de acondroplasia e os chamados casos idiopáticos, em que o orifício adquire formas não arredondadas;
- adquirida: quando o canal central e a saída do nervo têm alterações osteofitária e degenerativas; espondilolistese degenerativa;
- mista: nessa forma, existe uma hérnia de disco combinada com quaisquer das entidades citadas;
- espondilolistese e espondilólise;
- estenose pós-operatória de laminectomia ou de fusão;
- estenose pós-traumática;
- outras: doença de Paget, fluorose.

Em termos de incidência, foi visto que o tipo 3 é o mais comum, na série de Lemaire et al.,[82] os quais analisaram 138 casos operados de estenose lombar e encontraram 111 com etiologia degenerativa, 26 casos congênitos e 21 casos mistos.

Com a introdução da tomografia computadorizada, o diagnóstico de estenose do canal ficou mais preciso, pois pôde-se medir o diâmetro transverso. Kent et al.,[64,65] entretanto, fazendo uma metanálise dos métodos de imagens e o diagnóstico da estenose, constataram que, tanto na tomografia computadorizada como na ressonância, de 4 a 28% dos pacientes assintomáticos idosos tinham estenose, ou seja, eram falso-positivo.

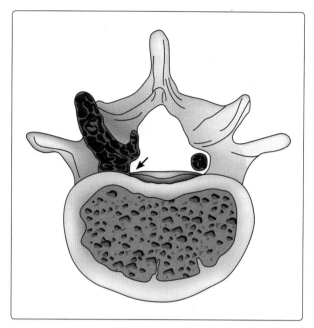

FIGURA 10.11 Desenho da estenose do recesso lateral em L5. Nota-se o pinçamento da raiz L5 pela torção hipertrofiada da faceta articular.

Estenose congênita

Gomez et al.[83] estudaram a coluna lombar de 24 acondroplásticos com idade média de 22,3 anos e compararam com a de pacientes da mesma idade e não encontraram sinais de estenose lombar.

Papp et al.[84] verificaram o diâmetro sagital e interpedicular e a forma em trevo (*trefoil*) do canal de vértebras de cadáveres de 1 a 70 anos. Essa forma de canal ocorre em 25% dos casos, na altura de L5, mas só aparece em crianças após os 6 anos, com isso diminui o diâmetro do canal. Os autores concluem que essa forma especial de canal medular é de provável origem congênita e não decorre de processos degenerativos.

Estenose degenerativa

O disco intervertebral altera-se, sem produzir uma hérnia do núcleo pulposo, que é um episódio agudo e raro na porção medial, em razão do ligamento longitudinal posterior, mas há uma extrusão do disco todo. O ligamento amarelo também fica espessado na parte posterior. Há uma degeneração das cartilagens dos processos articulares que pode diminuir os recessos laterais pelos osteófitos e comprimir os nervos. A dura-máter pode estar "endurecida" nessa região ou a gordura da região pode estar ausente. Os osteófitos da própria vértebra podem produzir um disco "duro" que diminui o espaço, sem ser hérnia de disco.

Espaçamento das lâminas também colabora para a estenose lombar.

Leroux et al.[24] estudaram 269 casos de estenose do canal sintomática e encontraram 33% com uma hiperostose definida como proliferação óssea anterior ou posterior nas superfícies não articulares de cápsulas e ligamentos (amarelo, longitudinal posterior e supraespinhosos).

Combinada

Em um canal medular com estreitamento no qual surge uma hérnia do núcleo pulposo, a rigor, não se pode apontar estenose (espondilose) lombar; trata-se de uma hérnia do núcleo pulposo que tem sintomatologia e quadro clínico definidos.

Estenose por espondilolistese

É fácil entender que este tipo de estenose também tem patologia própria, com a radiculalgia definida, e não se trata de estenose do canal lombar.

Floman[85] descreveu, de 1989 a 1995, em 18 pacientes (9 de cada sexo, com idades variando de 32 a 55 anos), a progressão da espondilolistese de assintomática para sintomática, a qual obrigou a uma cirurgia. A progressão documentada evoluiu em média de 14,6 (variando de 9 a 30%) em um período de 2 a 20 anos (média de 6,8 anos). A progressão começou na terceira década de vida, veio em associação com acentuada degeneração discal, osteofitose, diminuição do espaço discal e estenose do canal, acompanhada de sintomatologia clínica grave e instabilidade na lombar.

Berlemann et al.[86] não constataram a presença de estenose lombar em 69 pacientes estudados pela tomografia e pela ressonância com retrolistese.

Estenose iatrogênica

Produzida por laminectomia ou fusão anteriores, enquadra-se no conceito de espondilose lombar. Na laminectomia, pode haver aderência da dura ao disco remanescente ou ao recesso lateral; pode também ocorrer isquemia local ou fibrose intraneural. Nas fusões, o enxerto ósseo pode estimular a osteogênese do próprio enxerto, da vértebra superior ou inferior, das quais 20% são relutantes de operações de região.

Seitsalo et al.[87] fizeram uma longa evolução comparando 227 pacientes com deslocamento sistêmico total diagnosticado abaixo dos 20 anos (idade média 13,8 anos), que foram acompanhados em média por 15,4 anos (variando de 5 a 30). Desse total, 145 fizeram fusão segmentar e 82 foram tratados de forma conservadora.

Houve associação estatística entre o grau de degeneração discal, o grau de deslocamento e a não mobilidade do segmento, mas a prevalência de dor lombar não estava relacionada.

Estenose pós-trauma

Também se enquadra no conceito e já foi visto no capítulo correspondente.

Estenose do recesso lateral

Uma variedade da estenose do canal lombar é o aprisionamento da raiz nervosa antes de sair pelo orifício de conjugação, pela hipertrofia da faceta articular superior, a qual tem sido mais diagnosticada (Figura 10.12).

Fisiopatologia

Na síndrome da estenose lombar, há uma combinação de compressão e irritação dos nervos espinhais da cauda equina, irritação dos nervos locais e da própria circulação local com a oclusão de veias capilares e artérias dos próprios nervos e até certa hipertensão no interior da própria vértebra.[18]

Schonstrom et al.[88] fizeram um estudo pré-operatório por meio da tomografia computadorizada em 24 pacientes com estenose lombar que foram submetidos à cirurgia e verificaram que não havia correlação entre o diâmetro do canal ósseo e o do saco dural. As medidas do saco dural na cirurgia e do diâmetro anteroposterior do saco dural na tomografia tiveram uma correspondência.

Porter e Pavitt,[89] comparando 37 esqueletos de regiões arqueológicas distintas na Inglaterra, chegaram à conclusão de que fatores ambientais como a nutrição disponível afetam a altura do indivíduo, o tamanho e a forma (*trefoil*) do canal medular da lombar.

Seitsalo et al.[87] mostram que no acompanhamento de 227 pacientes com diagnóstico de espondilolistese total

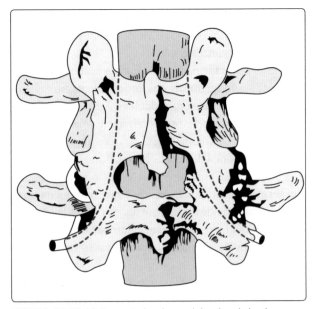

FIGURA 10.12 Visão posterior do caminho da raiz lombar em L5, mostrando os diversos níveis em que a hipertrofia articular pode comprimi-la.

de L5, com a idade média de 13,8 anos, durante 15 anos, parte tratada com cirurgia e parte com tratamento conservador, todos apresentavam dor na região sem relação com a degeneração discal, com o grau de escorregamento e com a não mobilidade da coluna, o que mostra como ainda não se tem a explicação da fisiopatologia desse processo.

Quadro clínico
Dor
Está localizada principalmente nas costas, mas com frequência atinge uma ou duas pernas. Pode ser constante ou intermitente, piorando muitas vezes com o exercício ou com o caminhar.

O paciente tem de descansar após uma pequena caminhada, por causa do aumento de dor na perna, a qual ocasiona algo semelhante a uma claudicação intermitente. Os exercícios pioram os distúrbios sensitivos e a fraqueza das pernas. A dor noturna na perna é aliviada pela caminhada por alguns minutos. A dor pode estar localizada em dermátomos correspondente aos nervos lombares superiores numa perna e nos inferiores na outra. A hiperextensão da perna pode piorar a dor, ao contrário da flexão, que melhora. Weinstein et al.[90] encontraram grande incidência de dor no testículo associado ao quadro. Yamanishi et al.[91] descreveram 49 pacientes com estenose do canal, com idade média de 56,7 anos; 29% tinham sinais e sintomas urinários ligados ao detrusor e à ereção peniana (priapismo).

Alterações sensoriais
São indefinidas. As pernas parecem frias, mas na realidade não estão. Os pacientes sentem como se as pernas fossem de "borracha".

Alterações motoras
Também são indefinidas. Em geral, é uma fraqueza que frequentemente piora com o exercício. Pode surgir queda, pela fraqueza das pernas, como se fosse um *drop attack*. Não confundir com a fraqueza relatada pelos pacientes que, na realidade, é uma fadiga ou um cansaço de origem depressiva. Whitehurst et al.[92] compararam vários testes em 56 pacientes com estenose lombar e 96 pacientes sadios pareados em idade e sexo. Os autores notaram que os pacientes com estenose tinham nítidas dificuldades de realizar os seguintes testes: teste da esteira até atingir 53,6 m/min, com 70% dos batimentos cardíacos máximos previstos; levantar da cadeira, o mais rápido possível, sem usar os braços; andar 20 metros, o mais rápido possível, carregando um peso que corresponda a 10% do peso corporal.

Reflexos
Podem ter alterações bizarras, mas devem ser excluídas as modificações psicológicas próprias dos idosos.

Claudicação
Os pacientes com esta sintomatologia pioram com a acentuação da lordose e, às vezes, com a extensão da coluna, mas melhoraram com a basculação da bacia ou a flexão da coluna.

Em 20 pacientes com a síndrome da claudicação neurogênica, Weinstein et al.[90] verificaram que mais da metade tinha mais de 65 anos. O sinal de Lasègue esteve presente em todos os casos, havendo em dois deles a paraparesia flácida, com impotência e incontinência urinária. Só um tinha dor nos testículos. Dos 20 pacientes, 11 começavam a ter dor depois de ficar de pé, a qual piorava depois de andar, e os 9 seguintes tinham a dor ao andar.

Na mielografia, 11 tinham bloqueio total e 5, parcial nítido. Dos 18 operados, 7 tinham protrusão discal e 3 tinham osteófitos ventrais, 2 casos de estenose pura, 4 com facetas articulares aumentadas e 1 com a lâmina espessada.

Em 12 casos, o ligamento amarelo estava espessado, o que contribui para a estenose. Em 75% dos pacientes, a laminectomia e a facetectomia aboliram a sintomatologia.

Radiculopatia sacral (síndrome da cauda equina)
A sintomatologia clínica, nesse grupo de pacientes mais raros, está localizada no períneo, sendo muito ampla.

Orendacova et al.[93] afirmam que existe uma multirradiculopatia que inclui nos sintomas a lombalgia, a anestesia de regiões do períneo, a ciática bilateral, a fraqueza muscular das extremidades, às vezes paraplégica, e a disfunção da bexiga. Lembram que pode ser causada por problemas compressivos intrínsecos como neoplasias do canal, hérnia de disco em canal estenosado e causas não compressivas, tais como infarto da medula, aracnoidite, inflamações e infecções que influem nos neurotransmissores locais dos estímulos nervosos.

Weinstein et al.[90] relatam 8 casos, dos quais 5 tinham incontinência urinária; 2, retenção; 2, incontinência fecal; e 1, impotência sexual. Dos 8 pacientes, 5 tinham claudicação neurogênica, sendo que 1 piorava muito com o aumento da lordose. Dos 8 pacientes, 4 tinham dores nos glúteos, 2 tinham ciática e 1 tinha dor testicular. O bloqueio na mielografia foi completo em 6 casos. A cirurgia foi benéfica em 75%.

A síndrome da cauda equina pode ser uma complicação em 0,2 a 1% dos casos de cirurgia de hérnia de disco que ocorrer em 48 horas no pós-operatório.[94]

Claudicação isquêmica
As arteriopatias podem produzir uma claudicação, porém têm sinais periféricos na cor da pele e na ausência de pulsos arteriais, diferenças na temperatura da perna e do pé e presença de murmúrios na altura da artéria aortoilíaca.

O paciente com insuficiência arterial, ao andar, tem o músculo duro, quando dolorido. No paciente com claudicação neurogênica, ou síndrome da cauda equina, o músculo está dolorido, mas descontraído. A dor na síndrome de cauda equina é por isquemia nos próprios nervos e não no músculo, como na insuficiência arterial.[27,49]

Yone et al.[95] aplicaram um poderoso vasodilatador local, uma lipoprostaglandina, em 11 pacientes com intensa sintomatologia de claudicação intermitente. Os autores observaram pela mieloscopia (aparelho semelhante ao artroscópio que é introduzido dentro do canal medular) que 6 pacientes tinham uma vasodilatação imediata, os quais, quando colocados de pé e andando, não sentiam mais as dores da claudicação neurogênica (ou isquêmica). Os outros 5 pacientes que tomaram a medicação, sem as alterações visíveis, não tiveram melhoras.

Jonsson (colaborador do livro do prof. Nachemson, muito citado) et al.[96,97] realizaram um trabalho que só pode ser feito nos países escandinavos, onde existe toda a documentação informatizada, para estudar a sintomatologia e a correlação clínica, radiológica e cirúrgica dos pacientes portadores de estenose lombar. Trata-se de um estudo retrospectivo de 105 pacientes consecutivos com cirurgia marcada, todos com intensa sintomatologia, reexaminados e reavaliados um dia antes da cirurgia, sendo os dados clínicos, radiológicos, epidemiológicos etc. colocados no computador. A estenose foi considerada quando o diâmetro anteroposterior era menor que 10 mm na tomografia, e os resultados foram os seguintes, só considerando-se os dados significativos do ponto de vista estatístico:

1. Dor ao repouso esteve presente em 68 pacientes e a dor noturna estava presente em 60, as duas dores tinham essas características em pacientes mais jovens.
2. A redução da capacidade de andar menos de 500 metros foi relatada por 70 pacientes. Não havia correlação significativa entre a dificuldade de andar e o nível de estenose mais significativa do canal.
3. O sinal de Lasègue era negativo em 70 pacientes, era positivo menor que 60º em 16, positivo entre 30 e 60º em 14 e positivo menor que 30º em 5 pacientes. Os mais jovens têm mais vezes Lasègue positivo.
4. Os distúrbios dos reflexos neurológicos estavam correlacionados com a idade, portanto os mais idosos tinham maior número de alterações. Não havia correlação entre a duração das dores pré-operatória e os distúrbios neurológicos. Não havia correlação entre o reflexo do extensor *hallucis longus* (Babinsky) e o nível de estenose radiológica do canal.
5. Não houve correlação entre a duração e a intensidade e a gravidade dos sintomas.

6. Em 13 pacientes, havia um bloqueio mielográfico completo do canal, mas em outros 92 pacientes o valor médio do diâmetro anteroposterior era de 6,8 mm (variando de 4 a 11 mm).
7. Em pacientes com menos de 70 anos, a estenose maior era em L4-L5; nos pacientes acima de 71 anos, o local de maior estenose era em L3-L4.
8. A espondilolistese degenerativa estava presente em 32 pacientes, os quais tinham estenose mais acentuada: 5,6 mm comparados a 6,7 mm dos outros 73 pacientes. Concluem os autores que não existem correlações entre sintomas, sinais e o nível de estenose radiológica.

Síndrome do recesso lateral
Existe, entre as alterações degenerativas da estenose do canal, uma alteração mais exuberante da faceta articular de um dos lados, a qual alguns autores chamam de síndrome do recesso lateral, porque, além da medula, a raiz nervosa sofre um estrangulamento maior, que precisa ser corrigido na cirurgia. A clínica se diferencia pela intensa dor nas pernas.

Diagnóstico
As radiografias tradicionais têm pouco valor para diagnóstico de espondilose, a não ser as alterações degenerativas e a espondilolistese.

A perimielografia feita com soluções hidrossolúveis é bom auxiliar, mas é a tomografia transaxial computadorizada que permite a análise adequada de situação.

Saifuddin[98] também acredita que a mielografia nas posições laterais e com visão de flexão/extensão demonstra um componente dinâmico da estenose que não é visto nem na tomografia nem na ressonância magnética, mas avisa que uma história bem-feita é quase suficiente para o diagnóstico, sendo as imagens usadas para a programação do tratamento.

Willen et al.[99] estudaram um total de 84 pacientes: 50 com a tomografia computadorizada com contraste, pesquisando a estenose em 94 pacientes: 50 com a tomografia computadorizada com contraste, pesquisando a estenose em 94 cortes; e 34 com ressonância magnética, pesquisando em 80 locais. Na posição do psoas relaxado, os autores, que eram ortopedistas, queriam investigar, entre L2 e S1, as deformações do saco dural das raízes nervosas e as alterações dos tecidos em torno do canal. Dos 84 pacientes, 66 tinham a redução da área do saco dural em pelo menos um nível. Em 29 pacientes, havia estenose relativa (100 mm²) ou estenose absoluta (75 mm²) em 40 locais. Nessa metodologia, o índice normal é de 130 mm² para o canal lombar na posição convencional do psoas relaxado. Em 30, havia deformação do saco dural em 46 locais. Em 11 pacientes que fizeram a ressonância, havia 13 locais com a síndrome do recesso lateral.

Tratamento conservador

Quando as alterações são pouco nítidas, os pacientes têm boa melhora, os músculos flexores das costas se fortalecem, com a redução de lordose lombar com a báscula da bacia (já que a hiperextensão da coluna diminui o canal e a flexão o aumenta). Usar uma cinta elástica para apoio das costas, evitar levantar peso, sentar e dirigir corretamente têm dado considerável alívio às pessoas.

Amundsen et al.[100] dividiram 100 pacientes com sintomatologia clínica de estenose do canal em três grupos não randomizados: o grupo A, com 19 pacientes com severa sintomatologia, foi submetido à cirurgia; o grupo B, com 50 pacientes com sintomas moderadas, foi tratado de modo conservador; e o grupo C, com 31 pacientes, foi dividido ao acaso em C1 (18 pacientes com tratamento conservador) e C2 (13 pacientes que sofreram a cirurgia). A dor constante foi o referencial para colocar os pacientes nos grupos. Todos eles foram acompanhados durante dez anos. Após três meses, o alívio da dor ocorreu nos quatro grupos, e alguns mantiveram esse alívio até um ano. Após quatro anos, os resultados de excelente e bom estavam presentes para 50% dos pacientes que fizeram o tratamento conservador e 80% para os que fizeram cirurgia. Para os pacientes cuja dor não melhorou após uma média de 3,5 meses (variando de 3 a 27 meses) com o tratamento conservador, foi oferecida a cirurgia; os quais tiveram resultados semelhantes aos operados logo de início. No grupo C2, os resultados foram melhores do que no C1; não foi observada, como relatado em estudos semelhantes, a piora do quadro clínico nos seis anos finais do acompanhamento desses casos, a não ser por 14 óbitos que ocorreram sem relação com a cirurgia ou a sintomatologia. Não houve correlação entre o resultado dos tratamentos e a gravidade das queixas clínicas, nem com a intensidade de alterações nos exames de imagens. Os autores recomendam iniciar com tratamento conservador e se, não surtir efeito, indicam a cirurgia.

Tratamento cirúrgico

A presença de dor nas pernas à deambulação é um dos dados favoráveis à operação, muito mais do que a dor nas costas. De qualquer maneira, operado ou não, o paciente deverá no futuro procurar um emprego mais leve.

A operação indicada é a laminectomia central, que deve ser feita com todo o cuidado, principalmente no controle da hemostasia e na boa avaliação da extensão de laminectomia. No pós-operatório, haverá distúrbios de micção. O levantar deve ser precoce, 3 a 4 dias, deixando

o hospital em 10 dias; ao final de um mês, deve-se fazer exercícios para fortalecer os músculos flexores e o paciente pode voltar ao serviço depois de três meses.

Weinstein et al.,[90] em 147 casos de estenose congênita, obtiveram 66% de resultados ótimos com a operação, tendo 80% dos pacientes voltado às atividades normais; mas tiveram de reoperar vários.

Deen et al.[101] usaram o exercício da esteira para avaliar os resultados da cirurgia de descompressão (laminectomia) nos 53 casos de estenose da lombar grave. O teste foi feito antes da cirurgia e mostrou que a média foi de 1,82 minuto para aparecer o primeiro sintoma e que aguentavam andar 6,91 minutos; 3 meses depois da cirurgia, haviam melhorado para os seguintes parâmetros: aos 11,93 minutos, em média, surgia o primeiro sintoma e a deambulação podia chegar a 13,26 minutos.

Jonsson et al.,[96] em um segundo trabalho, analisaram 105 pacientes consecutivos (ver relato antes do quadro clínico) que foram submetidos a uma cirurgia de laminectomia com a prevenção da faceta, sem fusão. A avaliação foi feita 4 meses, 1,2 e 5 anos após a cirurgia. Os resultados foram os seguintes:

- em 5 anos, 19 pacientes foram reoperados; 4 fizeram a operação de fusão, para aliviar a dor lombar; 13 tiveram reestenose progressiva e foi feita nova descompressão e 2 casos por complicações cirúrgicas;
- a dor na perna piorou com o passar do tempo. Aos 4 meses, 67% dos pacientes estavam livres da dor, aos 2 anos, 63%; e aos 5 anos, 52%. Em todas essas ocasiões, havia correlação entre a estenose do canal e a presença da dor;
- os pacientes que tinham 6 mm ou mais no local mais estreito tinham resultados cirúrgicos melhores;
- os bons resultados cirúrgicos estavam associados à duração menor de sintomatologia (menos de 4 anos e menos presença de lombalgia) pré-operatória e ao grau de estenose radiológica;
- a melhoria da capacidade de andar está associada ao nível de estenose radiológica.

Sanderson e Getty[31] fizeram uma revisão de 57 pacientes que tinham a síndrome do recesso lateral e que, por isso, foram submetidos a uma facetectomia. Depois de um acompanhamento médio de 8,4 anos, os autores encontraram 72% sem dor nas pernas, 16% com dores parciais que necessitavam de medicação e 12% com intensas dores.

Kambin et al.[102] fizeram uma liberação do feixe vasculonervoso pela artroscopia em 32 casos de recesso lateral, com 82% de bons resultados.

Referências bibliográficas

1. Bergenudd H, Nilsson B, Redlund-Johnell L. Frequency of radiographic procedures in an urban 62-years-old population in relation to general health, body build, bone mineral content, locomotor discomfort, occupational work load and socio-economic factors. Eur J Epidemiol. 1996;12(3):279-84.

2. Dempsey PG, Burdorf A, Webster BS. The influence of personal variables on work-related lowback disorders and implications for future research. J Occup Environ Med. 1997;39(8):748-59.

3. Bigos SJ, Battie MC, Spengler DM, Fisher LD, Fordyce WE, Hansson TH, et al. A prospective study of work perceptions and psychosocial factors affecting the report of back injury. Spine. 1991;16(1):1-6.

4. Heliovaara M. Risk factors for low back pain and sciatica. Ann Med. 1989;21(4):257-64.

5. Mannion AF, Kaser L, Weber E, Rhyner A, Dvorak J, Munterner M. Influence of age and duration of symptoms on fibre type distribution and size of the back muscle in chronic low back pain patients. Eur Spine J. 2000;9(4):273-81.

6. Sandanger I, Nygard JF, Brage S, Tellnes G. Relation between health problems and sickness absence: gender and age differences – a comparison of low-back pain, psychiatric disorders, and injuries. Scand J Public Health. 2000;28(4): 244-52.

7. Farfan HF. Mechanical disorders of the low back. Philadelphia: Lea Febiger; 1973.

8. Jenkins JS, White CJ, Ramee SR, Collins TJ, McKinley KL. Vertebral insufficiency: when to intervene and how? Curr Interv Cardiol Rep. 2000;2(2):91-4.

9. Battié MC, Videman T, Gill K, Moneta GB, Nyman R, Kaprio J, et al. Smoking and lumbar intervertebral disc degeneration: an MRI study of identical twins. Spine. 1991;16(9):1015-21.

10. Kujala UM, Kinnunen J, Helenius P, Orava S, Taavitsainen M, Karaharju E. Prolonged low-back pain in young athletes: a prospective case serius study of findings and prognosis. Eur Spine J. 1999;8(6):480-4.

11. Gyntelberg F. One year incidence of low back pain among male residents of Copenhagen aged 40-59. Dan Med Bull 1974;21(1):30-6.

12. Kujala UM, Taimela S, Viljanen T, Jutila H, Viitasalo JT, Videman T, et al. Physical loading and performance as predictors of back pain in healthy adults. A 5-year prospective study. Eur J Appl Physiol Occup Physiol. 1996;73(5):452-8.

13. Brattberg G. The incidence of back pain and headache among Swedish school children. Qual Life Res. 1994;3(Suppl 1): S27-31.

14. Harreby M, Neergaard K, Hesselsoe G, Kjer J. Are radiologic changes in the thoracic and lumbar spine of adolescents risk factor for low back pain in adults? A 25-year prospective cohort study of 640 school children. Spine. 1995;20(21):2298-302.

15. Giles LGF, Taylor JR. Low back pain associated with leg length inequality. Spine. 1981;6:510-3.

16. Vernon RB. Pathology of degenerative spondylosis. In: Jayson M (ed.). The lumbar spine and back pain. New York: Grune Stratton; 1978.

17. Frymoyer JW (ed.). The adult spine. 2.ed. New York: Raven; 1997.

18. Resnick D, Niwayama G. Diagnosis of the bone and joint disorders. Philadelphia: Saunders; 1981.

19. Schmorl G, Junghans H. Clinique et radiologie de la colonne vertebrale normal et pathologique. Paris: Doin; 1956.

20. Mennell JM. Back pain. Boston: Little-Brown; 1960.

21. Spivak JM, Weiss MA, Cotler JM, Call M. Cervical spine injuries in patients 65 and older. Spine. 1994;19(20): 2302-6.

22. White AA, Panjabi MM. Clinical biomechanics of the spine. Philadelphia: Lippincott; 1978.

23. Helfet AJ, Lee DMG. Disorders of lumbar spine. Philadelphia: Lippincott; 1978.

24. Leroux JL, Legeron P, Moulinier L, Laroche M, Mazieres B, Blotman F. Association of lumbar canal stenosis and ankylosing vertebral hyperostosis. Results of a multicenter study. Rev Rhum Osteoartic. 1991;58(5):331-7.

25. Knoplich J, Lima GR. Aspectos ortopédicos. In: Lima GR (ed.). Intercorrências médicas e cirúrgicas no ciclo gravídico puerperal. São Paulo: Manole; 1977.

26. Sulhein R, Siewets LF, Pairs B. The piriform muscle syndrome, sciatic nerve entrapment treated with section of the piriform muscle. Acta Orthop Scand. 1981;52:69-80.

27. Ciric I, Mikhael MA, Tarkington JA, Vick NA. The lateral recess syndrome – a variant of spinal stenosis. J Neurosurg. 1980;53:433-54.

28. Tsukamoto T, Quitsuka H, Lee K. Radiologic aspects of DISH in spine. Am J Roentgenol. 1977;129:913-21.

29. Epstein NE. Identification of ossification of the posterior longitudinal ligament extending the dura on preoperative computed tomographic examinations of the cervical spine. Spine. 2001;26(2):182-6.

30. Ono K. Ossified posterior longitudinal ligament. Spine. 1977;2:127-41.

31. Sanderson PL, Getty CJ. Long-term results of partial undercutting facetoctomy for lumbar lateral recess stenosis. Spine. 1996;21(11):1352-6.

32. Carrera GF, Haughton VM, Syvertesen A. Computed tomographic of the lumbar facet joints. Radiology. 1980;134: 145-54.

33. Nicolau C, Gilabert R, Garcia A, Blasco J, Chamorro A, Bru C. Effect of internal carotid artery occlusion on vertebral artery blood flow: a duplex ultrasonographic evaluation. J Ultrasound Med. 2001;20(2):105-11.

34. Gore DR, Sepic SB, Gardner GM, Murray MP. Neck pain: a long-term follow-up of 205 patients. Spine. 1987;12(1):1-5.

35. Gore DR, Sepic SB, Gardner GM. Roentgenographic findings of the cervical spine in asymptomatic people. Spine. 1986;11(6):521-4.

36. Saase JL, Van Romunde LK, Cats A, Vandenbroucke JP, Valkenburg HA. Epidemiology of osteoarthritis: Zoetermeer survey. Comparison of radiological osteoarthritis in a Dutch population with that in 10 other populations. Ann Rheum Dis. 1989;48(4):271-80.

37. Cote P, Cassidy JD, Carroll L. The factors associated with neck pain and its related disability in the Saskatchewan population. Spine. 2000;25(9):1109-17.

38. Ellenberg MR, Honet JC, Treanor WJ. Cervical radiculopathy. Arch Phys Med Rehabil. 1994;75(3):342-52.

39. Viikari-Juntura E, Porras M, Laasonen EM. Validity of clinical tests in diagnosis of root compression in cervical disc disease. Spine. 1989;14(3):253-7.

40. Sandmark H, Nisell R. Validity of five common manual neck pain provoking tests. Scand J Rehabil Med. 1995;27(3):131-6.

41. Buchbinder R, Goel V, Bombardier C, Hogg-Johnson S. Classification system of soft tissue disorders of the neck and upper limb: do they satisfy methodological guidelines? J Clin Epidemiol. 1996;49(2):141-9.

42. Kumar GR, Maurice-Williams RS, Bradford R. Cervical foraminotomy: an effective treatment for cervical spondylotic radiculopathy. Br J Neurosurg. 1998;12(6):563-8.

43. Helfenstein Jr. M, Feldman D. Prevalência da síndrome da fibromialgia em pacientes diagnosticados como portadores de lesões por esforços repetitivos (LER). Rev Bras Reumatol. 1998;38:71-7.

44. Kamwendo K, Linton SJ, Moritz U. Neck and shoulder disorders in medical secretaries. Part I. Pain prevalence and risk factors. Scand J Rehabil Med. 1991;23(3):127-33.

45. Fredriksson K, Alfredsson L, Thorbjörnsson CB, Punnett L, Toomingas A, Torgén M, et al. Risk factors for neck and shoulder disorders: a nested case-control study covering a 24-years period. Am J Int Med. 2000;38(5):516-28.

46. Josephson M, Lagerstrom M, Hagberg M, Wigaeus Hjelm E. Musculoskeletal symptoms and job strain among nursing personnel: a study over a three year period. Occup Environ Med. 1997;54(9):681-5.

47. Wahlstrom BJ, Svensson J, Hagberg M, Johnson PW. Differences between work methods and gender in computer mouse use. Scand J Work Environ Health. 2000;26(5):390-7.

48. Baileys RW. The cervical spine. Philadelphia: Lea Febiger; 1974.

49. Tanaka S, Petersen M, Cameron L. Prevalence and risk factors of tendinitis and related disorders of the distal upper extremity among U.S. workers: Comparison to carpal tunnel syndrome. Am J Ind Med. 2001;39(3):328-35.

50. McGlinchey-Berroth R, Morrow L, Ahlquist M, Sarkarati M, Minaker KL. Late-life spinal cord injury and aging with a long term injury: characteristics of two emerging populations. J Spinal Cord Med. 1995;18(3):183-93.

51. Kuo MH, Leong CP, Cheng YF, Chang HW. Static wrist position associated with associated with median nerve compression: sonographic evaluation. Am J Phys Med Rehabil. 2001;80(4):256-60.

52. Hund E, Linke RP, Willig F, Grau A. Transthyretin-associated neuropathic amyloidosis. Pathogenesis and treatment. Neurology. 2001;56(4):431-5.

53. Martinez-Lavin M. Is fibromyalgia a generalized reflex sympathetic dystrophy? Clin Exp Rheumatol. 2001:19(1):1-3.

54. Stovner LJ. The nosologic status of the whiplash syndrome: a critical review based on a methodological approach. Spine. 1996;21(23):2735-46.

55. Carlsson CA, Nachemson A. Surgical treatment and neck-pain. In: Nachemson A, Jonsson E (eds.). Neck and back pain. Philadelphia: Lippincott; 2000.

56. Ebraheim NA, Xu R, Bhatti RA, Yeasting RA. The project on the cervical disc and uncinate process on the posterior aspect of the cervical spine. Surg Neurol. 1999;51(4):363-7.

57. Ebraheim NA, Lu J, Biyani A, Brown JA, Yeasting RA. Anatomic considerations for uncovertebral involvement in cervical spondylosis. Clin Orthop. 1997;(334):200-6.

58. Makela M, Heliovaara M, Sievers K, Impivaara O, Knekt P, Aromaa A. Prevalence, determinants, and consequences of chronic neck pain in Finland. Am I Epidemiol. 1991;34(11):1356-67.

59. Gortan D. Transcranial Doppler sonography in patients with Meniere's disease. Acta Med Croatica. 2000;54(1):11-4.

60. Remes VM, Heinanen MT, Kinnunen JS, Mattinen EJ. Reference values for radiological evaluation of cervical vertebral body shape and spinal canal. Pediatr Radiol. 2000;30(3):190-5.

61. Boden SD, McCowin PR, Davis DO, Dina TS, Mark AS, Wiesel S. Abnormal magnetic-resonance scans of the cervical spine in asymptomatic subjects. A prospective investigation. J Bone Joint Surg Am. 1990;72(8):1178-84.

62. Onari K, Akiyama N, Kondo S, Toguchi A, Mihara H, Tsuchiya T. Long-term follow-up results of anterior interbody fusion applied for cervical myelopathy due to ossification of the posterior longitudinal ligament. Spine. 2001;26(5):488-93.

63. Yamauchi T, Taketomi E, Matsunaga S, Sakou T. Bone mineral density in patients with ossification of the posterior longitudinal ligament in the cervical spine. J Bone Miner Metab. 1999;17(4):296-300.

64. Kent DL, Haynor DR, Longstreth WT Jr, Larson EB. The clinical efficacy of magnetic resonance imaging in neuroimaging. Ann Intern Med. 1994;120(10):856-71.

65. Kent DL, Haynor DR, Larson EB, Deyo RA. Diagnosis of lumbar spinal stenosis in adults: a metaanalysis of the accuracy of CT, MR, and myelography. Am J Roentgenol. 1992;158(5):1135-44.

66. Yug DP, Haughton VM, Sether LA, Nowicki BH, Yetkin FZ. Proximal cervical spinal nerve: MR appearance. Radiology. 1992;184(2):405-8.

67. Matsumoto M, Toyama Y, Ishikawa M, Chiba K, Suzuki N, Fujimura Y. Increased signal intensity of the spinal cord on magnetic resonance images in cervical compressive myelopathy. Does it predict the outcome of conservative treatment? Spine. 2000;25(6):677-82.

68. Wada E, Yonenobu K, Suzuki S, Kanazawa A, Ochi T. Can intramedullary signal change on magnetic resonance imaging predict surgical outcome in cervical spondylotic myelopathy? Spine. 1999;24(5):455-61.

69. Borchgrevink G, Smevik O, Haave I, Haraldsedi O, Nordby A, Lereim I. MRI of cerebrum and cervical columna within two days after whiplash neck sprain injury. Injury. 1997;28(5-6):331-5.

70. Haynes M, Milne N. Color duplex sonographic findings in human vertebral arteries during cervical rotation. J Clin Ultrasound. 2001;20(1):14-24.

71. Licht PB, Christensen HW, Hoilund-Carlsen PE. Is there a role for premanipulative testing before cervical manipulation? J Manipulative Physiol Ther. 2000;23(3):175-9.

72. Stevinson C, Honan W, Cooke B, Ernst E. Neurological complications of cervical spine manipulation. J R Soe Med. 2001;94(3):107-10.

73. Hufnagel A, Hammers A, Schonle PW, Bohm KD, Leonhardt G. Stroke following chiropractic manipulation of the cervical spine. J Neurol. 1999;246(8):683-8.

74. Neva MH, Myllykangas-Luosujarvi R, Kautiainen H, Kauppi M. Mortality associated with cervical spine disorders: a population-based study of 1666 patients with rheumatoid arthritis who died in Finland in 1989. Rheumatology (Oxford). 2001;40(2):123-7.

75. Reijnierse M, Dijkmans BA, Hansen B, Pope TL, Kroon HM, Holscher HC, et al. Neurologic dysfunction in patients with rheumatoid arthritis of the cervical spine. Predictive value of clinical, radiographic and MR imaging parameters. Eur Radiol. 2001;11(3):467-73.

76. Asselt KM, Lems WF, Bongartz EB, Hamburger HL, Drossaers-Bakker KW. Outcome of cervical spine surgery in patients with rheumatoid arthritis. Ann Rheum Dis. 2001;60(5):448-52.

77. Sampaio-Barros PD, Bertolo MB, Kraemer MH, Neto JF, Samara AM. Primary ankylosing spondylitis: patterns of disease in a Brazilian population of 147 patients. J Rheumatol. 2001;28(3):560-5.

78. Kadanka Z, Bednarik J, Vohanka S, Vlach O, Stejskal L, Chaloupka R, et al. Conservative treatment versus surgery in spondylotic cervical myelopathy: a prospective randomized study. Eur Spine J. 2000;9(6):538-44.

79. Persson LC, Carlsson CA, Carsson JY. Long-lasting cervical radicular pain managed with surgery, physiotherapy, or a cervical collar. A prospective, randomized study. Spine. 1997;22(7):751-8.

80. Savolainen S, Rinne J, Hernesniemi J. A prospective randomized study of anterior single-level cervical disc operation with long-term follow-up: surgical fusion is unnecessary. Neurosurgery. 1998;43(1):51-5.

81. Bent MJ, Oosting J, Wouda EJ, van Acker EH, Ansink BJ, Braakman R. Anterior cervical discectomy with or without fusion with acrylate. A randomized trial. Spine. 1996;21(7):834-9.

82. Lemaire JJ, Sautreaux JL, Chabannes J, Irthum B, Chazal J, Reynoso O, et al. Lumbar canal stenosis Retrospective study of 158 operated cases. Neurochirurgie. 1994;(2):89-97.

83. Gomez Prat A, Garcia Olle L, Ginebreda Marti I, Gairi Tahull J, Vilarrubias Guillamet J. Lumbar canal stenosis in achondroplasia. Prevention and correction of lumbosacral lordosis. An Esp Pediatr. 2001;54(2):126-31.

84. Papp T, Porter RW, Aspden RM. Trefoil configuration and developmental stenosis of the lumbar vertebral canal. J Bone Joint Surg Br. 1995;77(3):469-72.

85. Floman Y. Progression of lumbosacral isthmic spondylolisthesis in adults. Spine. 2000;25(3):342-7.

86. Berlemann J, Jeszenszky DJ, Buhler DW, Harms J. Mechanisms of retrolisthesis in the lower lumbar spine. A radiographic study. Acta Orthop Belg. 1999;65(4):472-7.

87. Seitsalo S, Schlenzka D, Poussa M, Osterman K. Disc degeneration in young patients with isthmic spondylolisthesis treated operatively or conservatively: a long-term follow-up. Eur Spine J. 1997;6(6):393-7.

88. Schonstrom NS, Bolender NF, Spengler DM. The pathomorphology of spinal stenosis as seen on CT scans of the lumbar spine. Spine. 1985;10(9):806-11.

89. Porter RW, Pavitt D. The vertebral canal: I. Nutrition and development, an archaeological study. Spine. 1987;12(9):901-6.

90. Weinstein RR, Ehni G, Wilson BW. Lumbar spondylosis. Chicago: Year Book Medical; 1977.

91. Yamanishi T, Yasuda K, Sakakibara R, Murayama N, Hattori T, Ito H. Detrusor overactivity and penile erection in patients with lower lumbar spine lesions. Eur Urol. 1998;34(4):360-4.

92. Whitehurst M, Brown LE, Eidelson SG, D'angelo A. Functional mobility performance in an elderly population with lumbar spinal stenosis. Arch Phys Med Rehabil. 2001;82(4):464-7.

93. Orendacova J, Cizkova D, Kafka J, Lukacova N, Marsala M, Sulla I. Cauda equina syndrome. Prog Neurobiol. 2001;64(6):613-37.

94. Henriques T, Olerud C, Petren-Mallmin M, Ahl T. Cauda equina syndrome as a postoperative complication in five patients operated for lumbar disc herniation. Spine. 2001;26(3):293-7.

95. Yone K, Sakou T, Kawauchi Y. The effect of Lipo prostaglandin El on cauda equine blood flow in patients with lumbar spinal canal stenosis: myeloscopic observation. Spinal Cord. 1999;37(4):269-74.

96. Jonsson B, Annertz M, Sjoberg C, Stromqvist BA. A prospective and consecutive study of surgically treated lumbar spinal stenosis. Part II: Five-year follow-up by independent observer. Spine. 1997;22(24):2938-44.

97. Jonsson B, Annertz M, Sjoberg C, Stromqvist BA. A prospective and consecutive study of surgically treated lumbar spinal stenosis. Part I: Clinical features related to radiographic findings. Spine. 1997;22(24):2932-7.

98. Saifuddin A. The imaging of lumbar spinal stenosis. Clin Radiol. 2000;55(8):581-94.

99. Willen J, Danielson B, Gaulitz A, Nildason T, Schonstrom N, Hansson T. Dynamic effects on the lumbar spinal canal: axially loaded CT-myelography and MRI in patients with sciatica and/or neurogenic claudication. Spine. 1997;22(24):2968-76.

100. Amundsen T, Weber H, Nordal HJ, Magnaes B, Abdelnoor M, Lilleas F. Lumbar spinal stenosis: conservative or surgical management? A prospective 10-years study. Spine. 2000;25(11):1424-35.

101. Deen HG, Zimmerman RS, Lyons MK, McPhee MC, Verheijde JL, Lemens SM. Use of the exercise treadmill to measure baseline functional status and surgical outcome in patients with severe lumbar spinal stenosis. Spine. 1998;23(2):244-8.

102. Kambin P, Casey K, O'Brien E, Zhou L. Transforaminal arthroscopic decompression of lateral recess stenosis. J Neurosurg. 1996;84(3):462-7.

CAPÍTULO 11

Patologia discal da região lombar

INTRODUÇÃO

Deve-se ao Barão Antoine Portal a descrição, no século XVIII, do núcleo gelatinoso situado um pouco fora do centro do disco intervertebral. Virchow publica em 1857 a observação realizada durante uma autópsia em que relata a saída do núcleo gelatinoso para dentro do canal medular.

Von Luschka, em 1858, descreve as placas cartilaginosas das vértebras, o disco e o núcleo pulposo no indivíduo normal. Esse autor aventou o mecanismo da hérnia como sendo o trajeto do núcleo pulposo através de fendas naturais do próprio disco, porém, aos poucos, adotou-se a ideia de que essa fenda no disco só existe em condições traumáticas ou degenerativas. Em 1928, Schmorl e Junghans,[1] em obra clássica, demonstram que pode haver alteração tanto no disco como no núcleo, podendo-se constituir em uma hérnia.

Mister e Barr,[2] em 1934, fizeram a primeira intervenção cirúrgica em que a remoção desse material, que comprimia a raiz, fez cessar a dor do paciente. Desde essa época, passaram-se a explicar todas as dores na coluna como originárias do disco. Mas já está comprovado que em uma porcentagem muito pequena de casos o disco é responsável pela dor.[3]

A incidência de hérnia de disco não ultrapassa 3% dos pacientes portadores de dores na região lombar,[4] o que mesmo assim é uma grande quantidade de pacientes. Desse total, uma porcentagem muito pequena deverá ser encaminhada à cirurgia.

Carey et al.[5] acompanharam 1.246 pacientes com lombalgia aguda durante 22 meses. Foram revistos na 2ª, na 4ª, na 8ª, na 12ª e na 24ª semanas, com nova consulta aos 22 meses. Nesse período, 96 pacientes (7,7%) já tinham as dores havia 3 meses ou mais e passaram a ser consi-

derados crônicos. Os maiores preditores da cronicidade foram os seguintes dados: precárias condições funcionais de movimentar a coluna na 4ª semana de dores (66% dos 96 pacientes estavam nessas condições). Nesse período, 46 (2,6%) foram operados e 4,7% dos pacientes tinham dores intermitentes na coluna lombar.[5]

Todos os autores concordam que essa patologia é muito rara em jovens antes dos 20 anos. Graf et al.[6] operaram 25 pacientes com idades de 15 a 25 anos e acreditam que a hérnia tenha sido resultante de traumas diretos na coluna, durante a prática de esportes (em 60% dos casos).

Varlotta et al.[7] analisaram as famílias de 63 jovens operados de hérnia de disco antes dos 20 anos e compararam com famílias nas quais isso não ocorreu; constatou-se no grupo dos operados que havia 32% de familiares com dores na coluna e, no grupo-controle, somente 7%, admitindo-se que os jovens com menos de 20 anos que têm familiares com dores da coluna possuem cinco vezes mais chances de precisarem operar a hérnia de disco do que os jovens que não têm ninguém na família com essa queixa. Os anatomistas Chandraraj et al.[8] examinaram 20 discos intervertebrais de cadáveres, desde o nascimento até os 22 anos de idade, e afirmaram que existem pontos fracos na estrutura do disco dos jovens decorrentes da presença de vascularização local, que poderiam facilitar o aparecimento de hérnia de disco em alguns casos.

DISCO INTERVERTEBRAL NORMAL E PATOLÓGICO

O disco intervertebral "normal" sofre uma série de degenerações histológicas, bioquímicas e histoquímicas com a idade e, pela enorme frequência com que ocorrem, pode-se considerá-las "normais". A perda de água verificada na primeira década de vida, as alterações dos glicoproteoglicanos do tecido conjuntivo das lamelas dos discos, constatadas a partir da segunda década, e a presença de quantidades diferentes de sulfato de condroitina no núcleo, com o passar dos anos, tornam praticamente impossível determinar as alterações que são responsáveis pelo envelhecimento e quais o são por fatores degenerativos (ver Capítulo 2 – Morfologia da coluna vertebral).

Já foi abordada em capítulo anterior a evolução das alterações degenerativas das estruturas ósseas e discais da coluna lombar (mais estudada) e da cervical.

Fazzalari et al.[9] associaram três dados: a deformidade da vértebra, a desorganização do disco intervertebral e a arquitetura óssea das trabéculas dentro da vértebra. Selecionaram os segmentos da coluna lombar T12-L1, L2-L3 e L4-L5. Eram 27 cadáveres (8 mulheres de 35 a 94 anos e 19 homens de 20 a 90 anos). Os autores verificaram que o aumento da deformidade do corpo vertebral está correlacionado com a desorganização do disco intervertebral. Essa desorganização do disco leva a uma alteração da arquitetura do corpo vertebral em termos de trabéculas ósseas. As vértebras de área pequena ficam em forma de cunha e com concavidade, e as de área grande ficam achatadas. Goh et al.[10] examinaram essas três variáveis pela ressonância em 169 pacientes, na coluna torácica. A prevalência dos achados anormais nos *annulus*, nos núcleos e nas margens dos discos tem relação direta com a idade e piora na região inferior da torácica, quando já não tem mais a proteção da caixa torácica, e é mais observada em homens. Parece, pois, que a vértebra e o disco têm uma relação de alterações feitas em conjunto.

As pressões biomecânicas às quais o disco está submetido, pela posição ortostática, são outros fatores de degeneração;[11] também há hipóteses de que as proteínas degradadas atuariam como células imunologicamente competentes.

White e Panjabi,[12] baseados em estudos biomecânicos, sugerem as categorias de patologias discais descritas a seguir.

Tipo I – estiramento agudo das costas

Ocorre quando o trabalhador já está carregando um peso e, subitamente, tem de fazer um esforço extra. A dor é nas costas, sem ciática, e dura várias semanas. Lasègue negativo. Podem ocorrer rupturas de fibras dos *annulus*, ruptura de fibras musculares ou dos ligamentos e até fraturas de cartilagem (Figura 11.1).

Tipo II – aumento da pressão interna do disco

São os casos em que surgem as dores espontâneas e idiopáticas e que poderiam ser "explicadas" por aumento do líquido no núcleo pulposo produzido pelo espasmo muscular. Hirsch conseguiu produzir dor nas costas, injetando líquido no disco[4] (Figura 11.2).

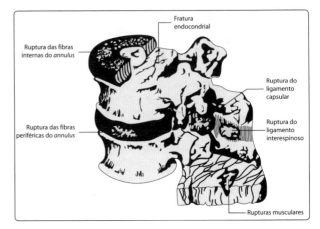

FIGURA 11.1 Estiramento agudo das costas (tipo I).

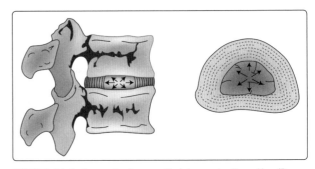

FIGURA 11.2 Aumento da pressão interna do disco (tipo II).

Tipo III – ruptura posterolateral do *annulus*

Depois da ruptura de algumas fibras do *annulus*, a irritação da zona posterolateral dessa região pode causar dor na coluna, com irradiação para a sacrolombar, as nádegas ou a parte posterior da coxa. É uma dor relatada nas situações de estimulações da inervação sensorial por irradiantes mecânicos, químicos e inflamatórios. É uma ciática por irradiação, porque o Lasègue é negativo (Figura 11.3).

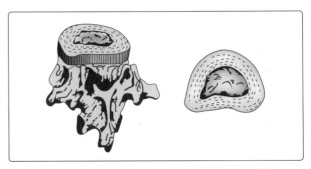

FIGURA 11.3 Ruptura posterolateral do *annulus* (tipo III).

Essa dor pode ser explicada pela "teoria das comportas" (ver estudo da dor). Essa situação do disco é resolvida com a neutralização ou a fagocitose desses elementos irritantes do local, que é auxiliada por repouso e analgésicos.

Tipo IV – ruptura do *annulus* e saliência do disco

Uma alteração um pouco mais acentuada da estrutura do *annulus* e uma saliência do disco poderão irritar, por ação mecânica, a raiz nervosa. Apesar disso, também pode haver irritantes químicos e inflamatórios no local. A dor poderá se irradiar até a barriga da perna e o pé, piorando com a tosse e o espirro. O Lasègue já é positivo. Repouso, analgésicos, tração e a manipulação poderão reverter o processo ao normal (Figura 11.4).

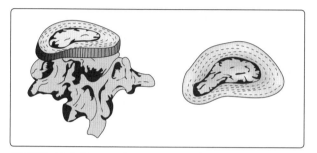

FIGURA 11.4 Ruptura do *annulus* e saliência do disco.

Tipo V – núcleo ou material discal sequestrado

O material (disco ou núcleo) fica no interior do *annulus* já degenerado. Esse material pode piorar com alguns movimentos e ficar mecanicamente irritando a raiz nervosa. Produz verdadeira ciática e radiculopatia. A cirurgia falha muito nesses casos (Figura 11.5).

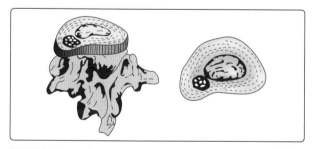

FIGURA 11.5 Núcleo ou material discal sequestrado.

Tipo VI – fragmento sequestrado no forame ou no canal medular

O fragmento (disco ou núcleo) comprime a raiz (no orifício de conjugação) ou a medula (no estreitamento do canal vertebral). É incomum que tração, manipulação e repouso influam sobre a dor desse tipo de alteração discal. A cirurgia é que resolve melhor esses casos, embora existam remissões espontâneas; então, teoriza-se que houve fagocitose e/ou ajustamento fisiológico entre os diversos elementos da estrutura (Figura 11.6).

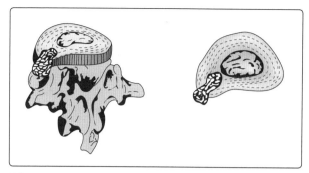

FIGURA 11.6 Fragmento sequestrado no forame cervical medular.

Tipo VII – disco total degenerado

Este tipo envolve a alteração completa da estrutura do *annulus*, provocando dores intermitentes e alterações radiológicas nítidas de estreitamento de espaços interdiscais. Podem surgir a ciática e episódios repetitivos (Figura 11.7).

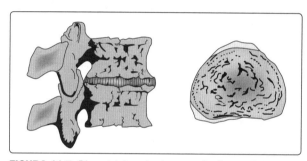

FIGURA 11.7 Disco totalmente degenerado discopatial.

O disco intervertebral é a causa mais frequente da dor na região lombar, mas há fatores bioquímicos, imunológicos, genéticos e mecânicos que alteram a estrutura do segmento de Junghans, que como prende a vértebra, o disco, as articulações interapofisárias, os ligamentos, as inserções musculares, o orifício de conjugação e a raiz nervosa.

Além desse componente orgânico, complexo e indefinido, existe o próprio mecanismo do fenômeno dor, também com uma série de incógnitas. A teoria que melhor explica o fenômeno dor é a "teoria das comportas" psiconeurológica, que demonstra a influência de fatores emocionais, sociais e, às vezes, racionais (Figura 11.8), formando um verdadeiro triângulo da dor.

O sofrimento físico representado pela área interna do triângulo é maior na medida em que os três lados aumentam, complicando o diagnóstico e o tratamento da hérnia de disco.

Slipman et al.[13] fazem a pergunta básica: será que a degeneração do disco e a sua relação com o núcleo pulposo causam a dor no mesmo lado da degeneração? Para isso, os autores realizaram 101 exames de discografia pela tomografia, em um único nível, e apuraram quais pacientes tinham dor irradiada no mesmo nível da queixa anterior; verificaram que isso só ocorre em 40% dos casos. A análise dos radiologistas do filme só concordou em 33% com o lado em que havia alterações visíveis do *annulus* e no núcleo do disco. Parece, pois, que as divisões didáticas apresentadas não se reproduzem na prática.

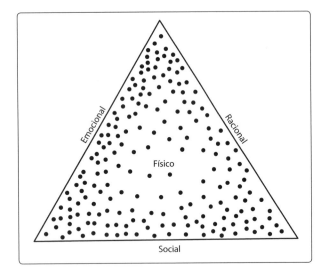

FIGURA 11.8 Triângulo da dor: representa a interação dos quatro elementos da dor. A redução de um ou mais lados do triângulo diminui a intensidade física da dor, representada pela área interna do triângulo. O contrário também é válido: quanto maior a dor física, maiores serão as dimensões dos três atributos referidos em cada lado do triângulo.

HISTÓRIA CLÍNICA E SINTOMAS DA HÉRNIA DE DISCO

Das primeiras edições deste tratado foi mantida a apresentação da experiência, de certa forma homogênea, de relatos de pacientes (militares) internados e operados de hérnia de disco e reavaliados 20 anos depois, em 1964; mas era um período em que não existiam os modernos exames de imagem, como tomografia e ressonância magnética, nem algumas das técnicas mais modernas de cirurgia.

Para atualizar esse tema controverso, são apresentadas as diversas metanálises da Cochrane Collaboration Report e do Swedish Council on Technology (SBU, em sueco), que foram a base do livro de Nachemson. A maioria dos trabalhos da literatura sobre hérnia de disco é baseada em um pequeno número de casos e não tem adequado tratamento estatístico; não é o caso da experiência relatada por Blaine Nashold, neurocirurgião, e Zdenek Hrubec, estatístico, que reuniram em um livro[14] a experiência de 14 mil pacientes, internados ou operados em 17 hospitais do exército americano no período de 1944 e 1945, cujo diagnóstico era hérnia do núcleo pulposo, acompanhada de um quadro clínico de lombalgias graves.

É bem verdade que, naquele período, não havia as modernas técnicas de imagem para o diagnóstico; usava-se a mielografia, hoje abandonada. Não que o exame fosse ruim para fazer o diagnóstico de hérnia de disco, mas o contraste iodado causava irritação das meningites e demorava para ser eliminado do canal raquidiano e, às vezes, ficava ali para sempre; nessa série, foi usado um contraste mais adequado, não iodado. Portanto, o questionamento do diagnóstico adequado não poderá ser feito: efetivamente, o diagnóstico de hérnia de disco devia estar correto. Outro mérito do trabalho foi comparar uma amostra selecionada, e tudo faz crer de acordo com os padrões científicos, quase 20 anos após (Tabela 11.1). De 1961 a 1964, esses autores selecionaram 1.123 soldados com registros completos. A idade média desses homens no período inicial de hospitalização era de 29,8 anos. Desse total inicial, 723 não foram operados e 395 o foram. À convocação dos 1.123 soldados, 20 anos depois, só compareceram 749 homens, o que ainda assim foi considerado uma amostragem estatisticamente válida.

Os resultados apresentados na sintomatologia e nos exames foram baseados em 1.123 prontuários médicos.

1. **Antecedentes familiares:** antecedentes familiares de dores na região lombar foram constatados em 21,5% dos pacientes, sendo interessante assinalar maior incidência nos parentes masculinos (pais, irmãos).
2. **Início de dor nas costas e nas pernas:** na hospitalização dos 1.123 pacientes, 95,5% tinham a dor nas costas e nas pernas. A perna esquerda tinha maior frequência (45%) do que a direita (36,1%). Na maioria dos pacientes, a dor nas costas precedeu a dor nas pernas, no início da sintomatologia, mas 2 meses antes da internação somente 9,8% tinham dor nas costas e 25,6% tinham dor nas pernas (ciática). A dor bilateral das pernas ocorre com maior frequência quando a sintomatologia é mais longa; 76% dos que apresentavam dor nas costas e 62% com dor nas pernas tiveram as dores associadas a atividades como levantar peso, agachar, pular, fazer ginástica, torção ou queda; 9% não estavam fazendo nada e 15% não tiveram os motivos mencionados.
3. **Outros sinais clínicos:** dos 1.123 pacientes, 395 foram operados na primeira hospitalização; desse total, 66,2% tinham o sinal da campainha e de percussão positivo. Dos 723 não operados, 57,3% tinham esses sinais positivos. O importante é assinalar que 48% dos documentos não faziam referências a esse dado. Das 1.030 papeletas que faziam menção a esse dado, 97,6% assinalaram restrição do movimento de coluna, que estava mais limitada para dobrar sobre a perna mais dolorida; em 71,2% (de 972 pacientes) foi confirmado que o lado da dor era o lado da lesão.

TABELA 11.1 Alterações radiológicas		
	Antes	Após 20 anos
Estreitamento do espaço discal	30,6%	68,48%
Estreitamento do espaço lombossacro	9,8%	23,2%
Osteófitos anteriores	7,4%	56,3%
Artrite lombar, superfícies articulares	1,4%	19,1%
Articulação entre processos espinhosos	2,4%	14,9%
Alterações na articulação sacroilíaca	5%	10,4%
Artrite reumatoide ou espondilite ancilosante	0%	0,7%

4. **Irradiação da dor:** do total de 719 pacientes examinados 20 anos depois, os operados tinham 47,7% de dor nas costas e ciática e os pacientes não operados tinham 58%, sem significância estatística. Não houve diferença em relação a mudança, sinais motores, sensoriais e reflexos no estudo do acompanhamento em relação a indivíduos que tiveram a sua sintomatologia nas costas ou na perna esquerda.

EXAME FÍSICO

Sinais posturais (escoliose e contratura postural)
Durante a hospitalização inicial, havia os seguintes dados: só escoliose 20,7%, contratura antálgica 34,6%, contratura e escoliose 32,1%, nenhum dos dois 12,7%. Escoliose diagnosticada clinicamente 52,8%, porém, radiologicamente, só foi possível comprovar escoliose em 27%. Contratura antálgica esteve presente em 72,4% dos operados e em 63,5% daqueles que não foram operados. A convexidade à D ou E da contratura e da escoliose foi ligeiramente maior à E, sugerindo que o mecanismo responsável pela escoliose ou contratura não está ligado diretamente à lesão da hérnia, mas deve ser outra manifestação da doença discal. No *follow-up*, a escoliose foi notada com maior frequência quando a pessoa estava de pé (14%) do que quando arqueada (5,7%), por causa do espasmo dos músculos paravertebrais, da perda da lordose lombar e da restrição dos movimentos da coluna. A contratura antálgica, com ou sem escoliose, constitui forte evidência de alteração postural, ao passo que a escoliose sem a contratura não tem significado.

Esse acompanhamento confirmou estudos anteriores que, em 87,3% de casos com deformidades posturais por contratura, confirmam uma moléstia discal, sendo, pois, sinal clínico importante.

Espasmos da musculatura paravertebral
O sinal foi encontrado em 78,9% dos soldados hospitalizados que tinham concomitante perda da lordose lombar e também em 61,6% dos que mantinham a lordose. O mesmo foi encontrado em 82,6% dos pacientes com todas as restrições de movimento da coluna, em comparação com 62,1% daqueles que tinham a movimentação íntegra. Dos que foram operados, 76,5% tinham contração paramuscular, e 68,8% dos que fizeram tratamento clínico também.

O espasmo da musculatura paravertebral só esteve presente em 1,9% no estudo do acompanhamento, em pacientes sintomáticos, concluindo-se, pois, que esse sinal físico é significativo de doença discal.

Perda da lordose lombar
Na internação hospitalar, esse sinal esteve presente em 57,7% dos pacientes, sendo mais frequente nos que tinham restrições de movimentos e nos que foram indicados à cirurgia (65,9%) do que nos não operados (52,6%). No *follow-up*, o sinal esteve presente em 30,5%, associando-se uma restrição de movimento da coluna.

Somente 11% dos pacientes sem restrição de movimentos tinham perda de lordose. Nos pacientes operados, 41,7% tinham essa perda e, nos não operados, 27,4%. É um sinal de limitada importância diagnóstica.

Restrições de movimentação
As restrições de movimentação, lateralização, rotação e flexão estiveram presentes em 58,2% dos pacientes com sinais motores na hospitalização e em 48,4% daqueles sem sinais motores. No exame de *follow-up*, 86,6% dos pacientes tinham alguma restrição de movimento da coluna lombar; 36% dos operados e 21,2% dos não operados tinham restrições completas de todos os movimentos.

A avaliação das restrições de movimentos é pouco elucidativa para o diagnóstico da discopatia.

SINAIS NEUROLÓGICOS

Sinais motores
Na hospitalização, a fraqueza muscular foi mencionada em 38,6% das admissões, a atrofia muscular em 49,4% e ambos os sinais em 63,2%. A fraqueza muscular era mais frequente na perna esquerda do que na direita, o extensor do hálux longo estava mais frequentemente afetado do que o quadríceps femoral. O total de 64,1% de pacientes com fraqueza muscular tinha atrofia muscular e, naqueles sem fraqueza muscular, a atrofia ocorreu em 40,3%. Os reflexos patelar e aquileu estavam diminuídos em 52,3% dos casos de atrofia muscular, mas estavam normais em 37,7%.

No *follow-up*, 70,5% dos pacientes tinham algum sinal motor, 35,5% tinham fraqueza muscular e 58,4%, atrofia muscular; portanto, quadro muito semelhante ao período da internação. São sinais, pois, persistentes no período de dor ou na acalmia.

O acompanhamento mostrou que apresentavam fraqueza muscular 50,7% dos operados e só 32,2% dos não operados. Os sinais motores são frequentes nos pacientes com hérnia. São persistentes e, aparentemente, não são aliviados pela cirurgia.

O achado da atrofia sem fraqueza é difícil de explicar.

Sinais sensoriais

Durante a hospitalização, foi visto que 67% tinham hipoestesia e 1,9%, hiperestesia, sempre mais à esquerda do que à direita. No *follow-up*, o déficit sensorial ocorreu em 51,2% dos pacientes operados e em 46% dos não operados. Os sinais sensoriais foram considerados ineficazes para localizar o nível de discopatia.

Assim como os sinais motores, os sinais sensoriais permaneceram persistentes após 20 anos de acompanhamento.

Reflexo

Na hospitalização, os reflexos estavam normais em 41,4% no aquileu e 57,8% no patelar, em ambos os pés, e ausentes em 23% no aquileu e 2,8% no patelar. Não houve significativo valor desses reflexos na indicação cirúrgica. No *follow-up*, a diminuição e a ausência dos reflexos em uma ou em ambas as pernas foram de 68,3%.

A hiper-reflexia raramente foi encontrada. Pacientes operados tinham os reflexos diminuídos ou abolidos em 77,7%, e em 62,2% nos não operados.

Por esse levantamento estatístico, associar a hérnia do núcleo pulposo de nível L5-S1 à ausência do reflexo aquileu não se mostrou dado diagnóstico eficiente. Há significância estatística entre a diminuição dos reflexos e a fraqueza dos dorsiflexores.

Sinal de Lasègue

O teste de Lasègue foi positivo em 97,6% dos pacientes submetidos à cirurgia no período de hospitalização, mas naqueles não operados a presença foi de 95,1%.

Estatisticamente significativo foi o sinal chamado de Lasègue cruzado, pois esteve presente em 18,7% dos pacientes operados e só em 9,5% dos não operados. No acompanhamento, 20 anos depois, 38,6% tinham Lasègue positivo (o autor considera Lasègue positivo até 7). Esse índice sobe a 49,2% se forem considerados somente os pacientes com sinais neurológicos.

Há casos em que o teste é negativo e o paciente foi submetido à operação de hérnia de disco que foi confirmada,

e pacientes com Lasègue muito acentuado recuperados sem operação.

Teste de compressão da jugular

Este teste foi positivo em 48,7% dos pacientes submetidos à cirurgia e em 37,8% dos pacientes não operados. No acompanhamento, a presença desse sinal esteve em 3,7% dos operados e em 2,8% dos não operados, também sem valor estatístico.

DIAGNÓSTICO RADIOLÓGICO

Mielografia

Era considerado exame de rotina em 1944/1945, assim como o exame radiológico. Dos 1.123 soldados internados, 604 foram submetidos à mielografia, sendo que 379 foram realizadas 20 anos depois.

A mielografia era feita com Pantopaque e dava 77,7% de resultados positivos, determinando o disco e o lado lesado. Havia resultados falso-negativos em 5,2%. O contraste era retirado após o exame e, mesmo assim, 5% dos filmes do *follow-up* mostravam resíduos.

Radiografia

Foram revistos os filmes do acompanhamento e os da internação pelo mesmo radiologista.

As anomalias congênitas: *spina* bífida (11,5 a 10,5%), espondilolistese (4,5 a 6,4%) e outras se mantiveram constantes no grupo de 1945 e no de 20 anos depois (Tabela 11.1).

Os defeitos congênitos não têm ligação com o aparecimento da hérnia de disco.

É digno de nota que pequeno número de radiografias foi submetido a dois ou mais radiologistas e houve grande desacordo em determinar o que é espaço estreitado, o que é protrusão do disco, o que é calcificação, etc.

AVALIAÇÃO DO TRATAMENTO CONSERVADOR E CIRÚRGICO

É difícil uma comparação estatística, porque os tratamentos conservadores foram diversos e sem uma coordenação única, apesar de serem hospitais de uma corporação das Forças Armadas.

Terapia conservadora

As mais comuns foram repouso (63,2%), fisioterapia (72,5%), trações (16,2%), infiltrações com procaína (13,3%) e colete (10,2%); esse total refere-se aos pacientes internados que foram ou não operados durante a primeira internação, em 1944-1945 ou em um período posterior antes de 1964. Dos 1.123 homens internados, 395 (35,2%) foram operados em 1944-1945, em um período de 90 dias de internação, de hérnia do núcleo pulposo. Mais de 101 pacientes não operados foram submetidos à cirurgia mais tarde, perfazendo um total de 496 pacientes (44,2%).

No tratamento conservador, tiveram alívio completo 3,1% dos 948 analisados. Uma melhora parcial ou temporal foi obtida em 64,1%, e 32,8% não obtiveram nenhuma melhora, correspondendo a 311 pacientes; desse grupo, 172 acabaram sendo operados. Não foi possível esclarecer quais os fatores que determinam a complexa seleção de pacientes para a cirurgia, porém, quando havia fatores posturais, o tratamento era mais conservador; quando havia sinais de comprometimento neurológico, o tratamento era mais cirúrgico. De início, a quase totalidade recebeu o tratamento conservador.

A cirurgia só foi indicada nos casos de falha desse tratamento.

Tratamento cirúrgico

Dos 395 homens operados de hérnia de disco, submetidos à operação em 1944-1945, 14,7% acabaram sendo operados novamente no período do acompanhamento. Dos 728 pacientes que não foram operados na primeira hospitalização, 13,9% vieram a sofrer cirurgia no período do acompanhamento.

O tipo de cirurgia mais comum foi a laminectomia parcial, 66,7%, sem, porém, fazer a fusão (a artrodese) dos corpos vertebrais. Esse tipo de operação é o empregado pelo neurocirurgião, não pelo ortopedista. Dos 159 casos operados após esse período de internação e de que foi possível colher os dados, 39 pacientes (23,9%) realizaram a intervenção provavelmente com ortopedista. O local mais comum foi L5-SI (55,4%) à esquerda, e o achado local era a protrusão do núcleo em 81,5% das vezes.

Os autores avaliam a influência que pode ter o fato de jovens com a média de idade de 30 anos se servirem da aposentadoria ou do seguro. A conclusão foi que nessa idade não havia influência significativa desse fato.

Avaliando a Tabela 11.2, parece que só o espasmo muscular paravertebral, a perda da lordose lombar e a posição antálgica é que realmente tiveram significação estatística. No período do *follow-up*, parece que a única diferença entre os dois grupos era a diminuição dos reflexos nas pernas. A readmissão hospitalar, por dores nas costas, foi mais frequente nos não operados.

AVALIAÇÃO DE INCAPACIDADE DA DISCOPATIA

Apesar de ser difícil avaliar a incapacidade (para tanto, os autores idealizaram um método incluindo 17 itens em que entram a impressão clínica do médico e do próprio doente), para efeitos de indenização, chegou-se à conclusão de que os operados têm maior indenização do que os não operados e que ambos apresentam uma incapacidade leve ou moderada. Na época da revisão, 20 anos depois, somente 7,7% estavam desempregados, 69,1% tinham sentido algum problema no seu emprego anterior e 85,1% estavam recebendo algum pagamento de seguro do Exército. Atlas et al.[15] verificaram que a volta ao trabalho de pacientes operados é muito menor do que a dos pacientes que fizeram tratamento conservador.

CONCLUSÕES

Observando o Quadro 11.1, só em termos de resultados estatísticos, o grupo cirúrgico não teve melhora significativa em relação ao grupo que não sofreu operação. O grupo operado, contudo, foi submetido à cirurgia, porque não melhorou com o tratamento conservador, portanto poderia sofrer de discopatia mais grave. Por outro lado, a persistência desses sinais anormais pode ser interpretada como séria razão para reexaminar a indicação cirúrgica.

Depois, esses mesmos autores[16] publicaram um estudo epidemiológico das lesões do disco lombar comparando 1.095 militares admitidos com o diagnóstico de hérnia do núcleo pulposo que foram pareados com soldados da mesma idade e sexo que serviram na segunda Guerra Mundial, para estudar quais fatores poderiam influir no aparecimento da hérnia, já que são populações homogêneas. Os fatores com associação positiva (ou seja, influem quando estão presentes) foram os seguintes: militares que usam muito as mãos em suas atividades fora da caserna (artesões, marceneiros, etc.), estado marital, residência rural, excesso de peso, forma corporal, boa postura, defeitos físicos visíveis nas costas e em pernas e pés, nível de combatente (infantaria). Fatores com associação negativa (quanto maior, aumenta a prevalência): ocupação sedentária, medalhas recebidas. Praticamente essas relações foram confirmadas com os casos de diagnósticos cirúrgicos de hérnia de disco, que tinham menos de 30 anos na admissão ao hospital. Os fatores mecânicos avaliados por peso e altura têm relação com o aparecimento da hérnia, assim como os fatores ocupacionais. É importante o trabalho dessa dupla pelo rigor científico do trabalho estatístico e pela homogeneidade da população militar e possível rigor do controle dos dados clínicos.

216   Enfermidades da coluna vertebral

TABELA 11.2 Porcentagem de pacientes com sinais e sintomas específicos na hospitalização, no período agudo e no *follow-up* de 20 anos depois, comparando pacientes operados

Sinais e sintomas na época de observação	Tempo de observação					
	Durante a hospitalização (1944-1945)*			Exame no período de *follow-up* (1964)		
	Cirurgia do núcleo pulposo	Sem cirurgia	Significância da diferença**	Cirurgia do núcleo pulposo	Sem cirurgia	Significância da diferença**
Postural						
Escoliose	56,3	50,6	-	13	14,5	-
Escoliose antálgica	72,4	63,5	< 0,02	1,6	1,6	-
Espasmo muscular paravertebral	76,5	68,8	< 0,02	13	11,2	-
Perda de lordose lombar	65,9	52,6	< 0,01	31,3	29,7	-
Restrições do movimento da coluna (em todas as direções)	52,2	52,4	-	31,3	29,7	-
Percussão localizada positiva	66,2	58,4	-	32,4	32,1	-
Neurológico						
Fraqueza do músculo da perna	40,2	37,7	-	38,5	33,3	-
Atrofia do músculo da perna	53,4	47	-	55,7	60,1	-
Diminuição de sensação nas pernas	66,7	67,3	-	51,2	46	-
Diminuição dos reflexos nas pernas	83	80	-	77,7	62,2	< 0,001
Lasègue positivo	97,6	95,1	-	39,5	38,1	-
Dores nas costas com irradiação para as pernas	96,9	95,9	-	47,7	58	< 0,005

* Antes da operação, se é que foi operado.
** Os valores positivos do teste de significância, chi-quadrado (χ^2), são iguais ou maiores que 0,05.
Sinal – significa menos de 0,05.s

QUADRO 11.1 Critérios diagnósticos da ciática verdadeira decorrente de hérnia de disco[11]

1. A dor nas pernas é o sintoma dominante quando comparada à dor nas costas. Só afeta um pé e tem a distribuição típica do nervo ciático ou femoral

2. As parestesias são localizadas na distribuição do dermátomo correspondente

3. O *straight leg raising* (Lasègue) está reduzido a 50% do normal, e a dor se reproduz quando a perna oposta é levantada e/ou a dor irradia-se proximal ou distalmente com a pressão digital do nervo tibial na fossa poplítea

4. Ter dois dos quatro sinais neurológicos presentes: debilidade, fraqueza motora, diminuição sensorial ou diminuição dos reflexos

5. A mielografia é positiva, correspondendo ao nível clínico da raiz afetada

INDICAÇÕES DE CIRURGIA DISCAL

Helfet e Lee[17] afirmam que não se deve cogitar realizar uma cirurgia discal para remover somente a dor. A única indicação para uma operação de emergência é a completa perda do controle da sensação de bexiga (prolapso central agudo). A cirurgia é uma emergência, porque impede uma incontinência permanente.[4] Em todos os outros casos, a indicação cirúrgica é relativa – e quando o paciente está adequadamente convencido. Alguns pacientes decidem logo, outros pretendem certificar-se do problema por alguns meses, quando entram em cogitação os episódios que constam no Quadro 11.2.

QUADRO 11.2 Escala descendente de indicação cirúrgica

Incontinência urinária
Impossibilidade de se mover da cama
Episódios recorrentes e com grande imobilidade
Impossibilidade de voltar ao trabalho
Dor crônica (ciática), com perda da capacidade de trabalho, com deterioração psíquica

A fim de evitar as consequências da má indicação cirúrgica, Helfet e Lee[17] apresentam um interessante quadro que inclui os sinais, os sintomas e a indicação cirúrgica que permitem melhor compreensão dos fatos na hérnia discal (Tabela 11.3).

A cirurgia deve ser indicada:[11,12,18]

- quando a dor não desaparecer em 2 a 4 semanas de repouso, com ou sem tração contínua no hospital;
- se a dor ciática é progressiva e os sinais neurológicos progridem, apesar do repouso (isso é sinal de tumor);
- no caso de envolvimento neurológico da bexiga e do intestino;
- em ataques recorrentes de ciática que impeçam o trabalho e a vida normal e quando falha o tratamento conservador.

TIPOS DE CIRURGIAS BASEADOS EM EVIDÊNCIA

Gibson et al.[19] fizeram uma avaliação dos procedimentos cirúrgicos para o tratamento da ciática e da hérnia de disco para o Cochrane Collaboration Review e constataram 27 ensaios com validade científica; desse total, 16 eram sobre quimionucleólise, 11 comparando técnicas diferentes e somente 1 comparou a discectomia com o tratamento conservador. Nos trabalhos apresentados, a discectomia trouxe melhor resultado que a quimionucleólise, e esta foi melhor que um placebo. Três estudos compararam as diferenças entre a microdiscectomia e a discectomia-padrão. Um estudo mostrou que a colocação de gel, cobrindo a dura-máter após, pode evitar a formação de fibrose, embora dois outros estudos mostrem que esse procedimento é inócuo para os resultados cirúrgicos. Três estudos usando a discectomia percutânea demonstraram moderada evidência de que produzem resultados piores quando comparados à discectomia e à quimionucleólise. Concluem os autores que a quimionucleólise é mais eficaz que o placebo e é um procedimento menos invasivo, mas é menos eficaz que a discectomia. A discectomia tradicional traz, em pacientes selecionados com ciática decorrente de prolapso do disco lombar, um alívio mais eficaz e mais rápido, no ataque agudo, do que o tratamento conservador. Todos os resultados, tanto da cirurgia de todas as técnicas cirúrgicas, como dos tratamentos conservadores a longo prazo, têm evolução incerta e às vezes de difícil explicação.[20]

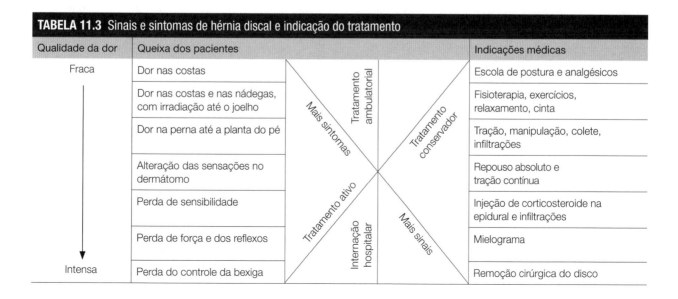

TABELA 11.3 Sinais e sintomas de hérnia discal e indicação do tratamento

Laminectomia

Pode-se observar que, nas considerações do artigo de Gibson,[19] não foi mencionada a cirurgia do tipo laminectomia ou hemilaminectomia para cirurgia da hérnia de disco lombar; essa cirurgia, usada com frequência pelos ortopedistas, é empregada para os casos de ciática por alterações degenerativas, que incluem a estenose do canal e também a rara síndrome da cauda equina, como já foi visto no capítulo correspondente. Na literatura anglo-saxã, essa cirurgia é denominada descompressão; Mister e Barrn,[2] na sua primeira intervenção histórica, fizeram uma laminectomia para liberar o nervo.

Wang et al.[21] afirmam que laminectomia e foraminotomia são cirurgias usadas quando existe uma hérnia discal extraforaminal identificada pela ressonância. A zona extraforaminal é o espaço fora do bordo lateral do pedículo.

A foraminectomia e a facetectomia são as cirurgias mais frequentes na cervical. Segnarbieux et al.,[22] em 301 pacientes operados de discectomia para uma hérnia de disco lombar, constataram que 29 deles (9,6%) tinham hérnias foraminais ou extraforaminais.

Fritsch et al.,[23] ortopedistas alemães, em uma revisão de 182 casos de insucesso na cirurgia por hérnia de disco na lombar, depois de 2 a 27 anos da cirurgia original, apontaram a laminectomia como fator mais frequente de insucesso, porque causa um aumento de casos de fibrose e de instabilidade, obrigando a uma reoperação com fusão.

MacKay et al.,[24] ortopedistas americanos, relataram 156 pacientes operados com laminectomia por hérnia de disco lombar, com 83% de resultados excelentes e bons, em uma evolução de um ano; experimentou-se o uso de geofon, uma lâmina de produto sintético e nada, e controlou-se a escara cirúrgica por seis meses por meio da ressonância magnética e não se obteve diferença significativa.

Quimionucleólise

Benoist et al.,[25] um dos serviços citados na revisão de Gibson,[19] têm uma experiência de 20 anos com a quimionucleólise ou quimiopapaína e afirmam que, se a escolha dos pacientes for correta, traz uma cura de 75% dos que não tiveram sucesso com o tratamento clínico conservador; se os 25% restantes que não melhoraram forem submetidos à nova seção de quimiopapaína, haverá alívio de dor em 75% desse outro grupo de pacientes. O risco de complicações é mais baixo que o das cirurgias da coluna em geral. Cerca de 30 a 40% dos pacientes que se submetem ao processo relatam dores. Os custos são 40% mais baixos que os da forma tradicional de cirurgia.

O autor é o ortopedista do Hospital Beaujon, na cidade de Clichy, na França. Lá, o serviço de saúde pública é socializado e paga esse tipo de intervenção. No Brasil, nem o SUS nem os convênios médicos pagam esse tipo de intervenção, pois deve-se importar a medicação que já vem com o material descartável para a sua aplicação, cujos custos, em dólares, são próximos ao total de gastos com hospitais e cirurgião, portanto ficando muito mais oneroso e complicado que a cirurgia tradicional.

Discectomia percutânea

O mesmo problema ocorre com a discectomia percutânea, cujo aparelho descartável também deve ser importado; faz-se a aspiração do núcleo pulposo por meio de uma espécie de artroscopia, e as limitações no Brasil são idênticas. Chatterjee et al.,[26] neurocirurgiões de Liverpool, Inglaterra, verificaram que só 9 (29%) de 31 pacientes submetidos a esse tipo de procedimento tiveram sucesso, comparados a 32 de 40 (80%) pacientes que fizeram a microdiscectomia depois de seis meses. Após esse prazo, 20 dos 22 pacientes que não melhoraram fizeram a microdiscectomia, o que resultou em 71% de bons resultados num grupo que fez as duas intervenções, comparados a 80% de sucesso da microdiscectomia inicial. Os autores não recomendam esse processo, que é chamado de discectomia percutânea lombar.

Microdiscectomia e discectomia

Henriksen et al.,[27] neurocirurgiões de Copenhagen, Dinamarca, randomizaram 79 pacientes com ciática: 39 foram submetidos à microdiscectomia, grupo A – o ato operatório levou 48 minutos em média, ficaram 5,2 dias no hospital; e 40 pacientes do grupo B fizeram a discectomia tradicional, que levou 35 minutos em média, e ficaram 4,6 dias no hospital. As melhoras foram semelhantes e, apesar de a microdiscectomia fazer uma incisão menor, o paciente ficou mais dias no hospital.

Loupasis et al.,[28] neurocirurgiões gregos, fizeram um estudo retrospectivo de 109 pacientes operados de hérnia lombar pela técnica da discectomia que foram contatados 12,2 anos depois, em média, por meio de um questionário enviado pelo correio, que também incluía uma avaliação da qualidade de vida e psicológica pelo Oswestry Questionnaire. Dos 101 pacientes que responderam, 28% ainda têm queixas importantes de dores ciáticas, 65% estão muito satisfeitos com os resultados da cirurgia, 29% satisfeitos e 6% insatisfeitos. O índice de reoperação foi de 7,3% (8 pacientes, sendo que em 3 houve recorrência da hérnia). Fatores psicossociais, gênero feminino, baixa escolaridade e trabalho pesado predispuseram à insatisfação aos resultados cirúrgicos.

Ozgen et al.,[29] neurocirurgiões da Turquia, avaliaram 114 pacientes (64 homens e 50 mulheres), já anteriormente operados da lombar e que estavam com dores intratáveis na lombar e ciática. Na cirurgia de revisão, acharam nova hérnia de disco em 89 casos (78%), sendo que em 56 foi no mesmo nível, fibrose epidural em 14 casos (12,2%), aracnoidite adesiva em 4 casos (3,5%), síndrome do recesso lateral em 3 casos (2,6%), instabilidade iatrogênica em 4 casos (3,5%). Na cirurgia anterior, 7 casos (12,5%) fizeram a laminectomia sem a discectomia. A hérnia estava protrusa em 38 casos (42,8%), extrusa em 44 casos (49,4%) e sequestrada em 7 casos (7,8%).

Para melhorar os resultados cirúrgicos e evitar a fibrose pós-operatória, Jensen et al.[30] usaram em 99 pacientes operados, divididos aleatoriamente, um enxerto de gordura para evitar a fibrose; concluíram que em 66% a tomografia computadorizada mostrou que, depois de um ano, a gordura estava presente sem ter sido absorvida. O resultado cirúrgico foi igual, concluindo os autores que esse procedimento é inócuo.

Rizólise

Foram Bogduk et al.[31] que chamaram a atenção para o nervo sinovertebral, que é o ramo dorsal dos nervos raquidianos de L1 até L4, sendo que o L5 é o mais longo, enerva as articulações interapofisárias da região e pode causar dores; por isso surgiu a ideia de "cortar", através de uma onda sonora, esse ramo para cessarem as dores na região. Esse processo é eficiente em relação ao nervo trigêmeo, mas não tem nenhum valor para a coluna lombar.

A denervação por radiofrequência atualmente é uma intervenção usada em casos selecionados de dor interfacetária bem localizada.

McCulloch e Organ[32] afirmam que deve ser usada quando se tem certeza de que a lombalgia é originária de alterações degenerativas das articulações posteriores da coluna lombar e que não incluem alterações discais L. Essas articulações são inervadas pelos ramos posteriores dos nervos espinhais da região, cuja dor pode ser interrompida pela coagulação ou pelo corte do nervo (rizólise) por uma onda de radiofrequência com eletrodos que ali são colocados de forma percutânea e com anestesia local. Usaram esse método em 82 pacientes e tiveram 67% de bons resultados, o que é pouco. Savitz,[33] em 10 anos de experiência com o método, obteve também 60% de resultados positivos em 143 pacientes, que tiveram radiculite com o procedimento. O nervo lesado regenera, e a dor volta. Ferrante et al.[34] usaram esse método em 33 pacientes com a síndrome da sacroilíaca, que tiveram o diagnóstico feito por meio de aplicações de infiltrações locais com corticosteroides que tiravam a dor. Depois de um período de seis meses, 50% relatavam um decréscimo da dor.

CIRURGIA E TRATAMENTO CLÍNICO

Os trabalhos comparando o valor do tratamento clínico com o tratamento cirúrgico são em pequeno número e realmente difíceis de realizar, porque se na maioria das vezes os controles sobre o tratamento cirúrgico são adequados, pois esse tratamento é feito no hospital e o paciente é internado e bem documentado, o tratamento clínico é mais difícil de controlar, pois é feito no ambulatório e em casa, sem se saber se foi feito adequadamente. Nesse aspecto, o trabalho apresentado com os militares fica mais valorizado, pois o tratamento fisioterápico foi feito no hospital, com o paciente internado, que é a mais correta comparação, pois a cirurgia obriga a um repouso que não é feito no tratamento ambulatorial.

Spangfort[3] verificou em 2.504 operações que os resultados mais adequados foram encontrados nos casos de hérnia de disco estabelecida (90% desses pacientes em qualquer idade) do tipo VI, já referidos. Entretanto, esse índice caia para 80% de eficiência em remover a ciática, quando a herniação não era completa (tipo V) e chegava a 60% de sucesso quando só havia uma protuberância ou saliência do disco, isto é, idêntico resultado que se obtém quando se realiza o tratamento conservador, não cirúrgico.

Naqueles pacientes em que não se achou nenhuma alteração no disco, o resultado foi de 35% de melhora, igual ao do efeito placebo dos remédios (Figura 11.9 e Tabela 11.4).

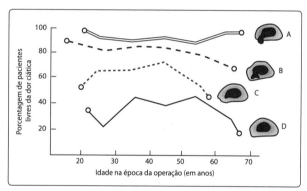

FIGURA 11.9 O gráfico mostra a eficiência da operação do disco no alívio da dor ciática nas várias idades, de acordo com a alteração encontrada no ato cirúrgico (A), herniação completa (B), herniação incompleta (C), saliência do disco (D), sem hérnia.

Nachemson e Jonsson[4] verificam, em ampla revisão da literatura, que o diagnóstico apurado aumenta as chances de uma operação eficiente. Baseado somente na história e nos sinais neurológicos, um cirurgião pode acertar em 60% das vezes. Se o sinal de Lasègue ou *straight leg raising* (SLR) estiver presente no pré-operatório, as chances aumentam para 70%. Se for acrescido na avaliação o EMG, a eficiência do diagnóstico aumenta para 80% e, se for realizado o mielograma com contraste solúvel, a eficiência aumenta para 90%.

Nachemson e Jonsson[4] ainda afirmam que é importante considerar que essa aproximação de 90% de certeza no diagnóstico da hérnia é do nível e significa que 90% desses pacientes terão alívio das dores das pernas, mas 60 a

Enfermidades da coluna vertebral

TABELA 11.4 Correlação entre o tipo de hérnia, radiografia e tratamento

Hérnia		Radiografia	Tratamento
Tipo I – estiramento agudo Lasègue negativo Espasmo muscular Dor local, sem ciática	- Ruptura de fibras musculares - Ruptura de fibras do *annulus* - Alterações da placa cartilaginosa - Ruptura de ligamentos	Radiografia negativa	Repouso, analgésicos
Tipo II – idiopático Núcleo íntegro = disco íntegro Pessoa jovem Sem ciática Lombalgia		Radiografia negativa	Repouso, analgésicos
Tipo III – ruptura do *annulus* Núcleo em início de degeneração = *annulus* rompe. Dor referida Lombalgia = início de ciática até a coxa. Lasègue negativo		Radiografia negativa	Repouso, analgésicos
Tipo IV – saliência do núcleo Dor do tipo ciática, até a planta do pé Piora com tosse e espirro Lasègue positivo		Radiografia negativa Perimielografia positiva	Repouso, analgésicos, tração, manipulação
Tipo V – núcleo sequestrado É igual ao anterior, porém mais agravado. Com a diferença de que a dor ciática pode não aparecer; a cirurgia já está indicada		Parte do disco no canal medular	Repouso, analgésico e colete
Tipo VI – fragmento deslocado no orifício ou no canal Dor ciática intensa; piora com os movimentos Raros períodos de calmaria		Perimielografia positiva Distúrbios esfincterianos	Repouso, analgésico, cirurgia
Tipo VII – disco degenerado Dores: ciáticas e lombalgia intermitentes, dores indefinidas		Radiografia Espaços discais diminuídos	Repouso, analgésicos; às vezes, cirurgia

70% dos pacientes continuarão a sentir dores na região lombar. A grande dificuldade da indicação persiste, pois é sabido que esperar é não fazer nada; 70% dos pacientes melhorarão em 3 semanas e 90% em 2 meses.

Hakelius[35] examinou 583 pacientes com o diagnóstico de hérnia de disco, em L4-L5 e L5-SI, pela mielografia e com sintomas há mais de seis meses; em 166 pacientes, realizou a cirurgia; em 417, só realizou o tratamento conservador e acompanhou esse grupo de pacientes durante 7 anos e 4 meses. Pode-se verificar a evolução dos dois grupos na Tabela 11.5, em que há ligeira vantagem para os pacientes operados. Veja-se a esse respeito estudo semelhante realizado com um *follow-up* de 25 anos em que o tratamento conservador foi ligeiramente melhor.

Os pacientes com o diagnóstico de hérnia de disco extrusa, e que ficam com incapacidade no decorrer de um ano, têm 50% menos de chances de aliviar os seus sintomas, porque há uma fibrose no trajeto do nervo, no orifício ou no canal medular, resultante da longa compres-

são e dos fatores psicológicos resultantes do longo período de dor, que se somam à patologia inicial, obrigando esses pacientes a um tratamento psiquiátrico associado, mesmo quando se remove a causa da dor (hérnia). São pacientes que precisam ser constantemente reoperados.[36]

NEUROCIRURGIÕES OU ORTOPEDISTAS

Selecki[37] e um grande grupo de cirurgiões australianos realizaram uma experiência em conjunto e verificaram que ambos (grupos de ortopedistas e de neurocirurgiões) tinham idêntica porcentagem de bons resultados (59% para os ortopedistas e 63% para os neurocirurgiões). Os neurocirurgiões são mais intervencionistas em seus pacientes, realizando cirurgia na média de 75% dos doentes encaminhados, e os ortopedistas, somente 56%. Isso talvez explique o fato de que aos neurocirurgiões são encaminhados os pacientes com sinais radiculares e neurológicos mais gra-

TABELA 11.5 Comparação dos resultados de 166 pacientes operados e 417 tratados conservadoramente, todos com hérnia de disco comprovada pela perimielografia. *Follow-up* de 7 anos e 4 meses[35]

Resultados após o tratamento	Remoção cirúrgica do disco (%)	Tratamento conservador (%) (ênfase na imobilização)
Redução de capacidade laborativa	12	15
Completa perda da capacidade de trabalhar	0,75	1,5
Restrições nas atividades de lazer	15	15
Distúrbios do sono	20	13
Dores nas costas e ciática recorrente (período de 90 dias)	13	14
Acentuada ciática residual	12	20
Acentuada paresia residual	20	16
Acentuados sintomas motores subjetivos	7	6
Acentuados sintomas sensoriais subjetivos	8	5
Perdas sensitivas objetivas	34	33
Cirurgias	5 (repetidas)	6 (realizadas)

ves que, como visto, são uma das indicações de cirurgia, e os pacientes que procuram os ortopedistas são os que apresentam somente lombalgias.

Frymoyer,[11] na Inglaterra, também afirma que os neurocirurgiões operam mais os pacientes (43%).

SELEÇÃO DE PACIENTES PARA A CIRURGIA

Na seleção do paciente para cirurgia de hérnia de disco, deve-se levar em conta o aspecto emocional, caso contrário irão se acentuar os insucessos. Gibson et al.[19] apresentam um modo de avaliar esses pacientes usando o MMPI e desenhos da dor, empregado por uma unidade neurocirúrgica.

Vários grupos de ortopedistas empregam uma avaliação realizada pelo cirurgião, pelo psicólogo e pelo teste MMPI, para afastar os pacientes com grandes distúrbios emocionais.[18]

Long et al.[38] apresentaram um estudo de 80 pacientes com intensa dor na coluna lombar ou nas pernas. Os neurocirurgiões avaliaram os casos e concluíram que, em quase todos, havia um componente emocional que poderia ser um dos fatores da falha de cirurgia. Nesse trabalho, tentaram verificar se é possível avaliar a validade da previsão do resultado da operação feita seis meses antes. Fizeram uma escala de valores de 0 a 5; nessa escala, 0 e 1 são pacientes muito alterados emocionalmente, que necessitam de psicoterapia e não devem ser operados; 2 e 3 são os pacientes mistos: têm um componente orgânico ao qual está associado um componente emocional. Nesses dois grupos de pacientes, é preferível fazer fisioterapia. Na escala, 4 e 5 são os de fator orgânico mais evidente, sendo o psicológico de pequena monta; os resultados cirúrgicos são bons.

Dos 80 pacientes, 44 foram operados e 36 não; mas pelos testes aplicados (MMPI, Cornell Index, Questionário da Dor), em 38 foi predita a resposta favorável e, em 42, nenhum alívio. Assim sendo, a decisão de operar foi tomada apesar da presença desses distúrbios emocionais. Dos 44 casos operados, 22 foram bem-sucedidos e 22 foram considerados falhos. Nos dois grupos, notou-se que, nos casos de falhas cirúrgicas (maus resultados), havia mais homens (18 homens contra 9 nos casos bem-sucedidos) e pessoas com menos escolaridade (o grupo do insucesso tinha uma média de 9,4 anos de escolaridade e o grupo do sucesso, 11,8 anos). Nos dois grupos, 34 pacientes (16 nos bem-sucedidos e 18 nos malsucedidos) já tinham sido operados de coluna. Esse esquema permitiu verificar que 84% das previsões deram certo (77% dos bons resultados e 91% dos maus resultados).

Dos 36 pacientes não operados, nos 17 em que se previa um sucesso, por revelarem pouca emoção, o tratamento fisioterápico foi eficaz em 3. Mas, nos 20 em que se previa falha, com grande componente emocional, somente 3 melhoraram, com alguma psicoterapia que a maioria não aceitou.

FALHAS NA CIRURGIA

Macnab,[39] ortopedista canadense, propõe o raciocínio para falhas da cirurgia descrito a seguir.

Operações que só removem o disco (discectomia)

1. Se a dor ciática não for aliviada no pós-operatório, ocorrem:
   - diagnóstico errado; a dor era relatada, e não de compressão radicular;
   - erro no nível;
   - anomalia anatômica;
   - erro na técnica cirúrgica, não removendo todo o núcleo.
2. Se a ciática foi aliviada e depois de 3 meses volta, então deve-se pensar em:
   - nova hérnia de disco, no mesmo nível ou em outro nível;
   - compressão óssea, por colapso;
   - desenvolvimento pós-operatório de uma fibrose perirradicular ou peridural.
3. Grave lombalgia após a operação de hérnia. O que ocorre é que o paciente, além da hérnia de disco, tinha grande instabilidade na coluna lombar; tem-se de remover o disco e realizar a fusão posterior.

Laminectomias

Quando, após a operação, persistem as dores, deve-se ter em mente que:

- a raiz nervosa pode ter mais de uma compressão (dois níveis);
- pode haver o envolvimento de duas raízes;
- a raiz pode estar comprimida na altura das articulações apofisárias;
- descompressão medial incompleta. Lombalgia persistente – uma laminectomia ampla, incluindo as articulações posteriores, pode causar instabilidade, dando origem à lombalgia persistente, por uma espondilolistese patogênica. Ciática persistente – fibrose peridural, causada pela invasão dos fibroblastos.

Sintomas persistentes após fusão vertebral

A dor pode ser derivada da área doadora do enxerto (asa do ilíaco), da área receptora, na coluna acima do enxerto, sacroilíaca, escara local.

- Área doadora do enxerto: no ilíaco, pode se desenvolver um neuroma do nervo glúteo superficial que inerva nessa região;
- área receptora: o enxerto ósseo pode não pegar e formar-se uma pseudoartrose difícil de verificar na radiografia. O melhor método é a discografia; o leito do disco não absorve o enxerto ósseo;

- estenose do canal: o fato de se "descascar" a lâmina muitas vezes cria uma proliferação intensa de osteoblastos, diminuindo a luz do canal;
- na coluna acima do enxerto, no espaço seguinte, pode-se desenvolver uma espondilose adquirida, um estiramento das estruturas que ainda não está bem estudado;
- na articulação sacroilíaca, também pode surgir instabilidade, que pode se tornar tensa e dolorida;
- a própria escara cirúrgica, com músculos, pele, aponeuroses, pode ficar em tensão, produzindo dores.

Fatores psicogênicos e de compensação

O autor cita Steindler: "é perigoso adquirir a convicção de que aquilo que não se pode explicar não existe". E admite que há condições psicológicas (dos pacientes emocionalmente arrasados) que são difíceis de explicar.[39]

Herkowitz[18] relata a sua experiência em 20 anos de atividade e 1.500 operações, em um período de *follow-up* de 8 anos, sendo que 195 pacientes foram acompanhados por mais de 10 anos; a média de idade de todos os pacientes foi de 40 anos.

Dos pacientes operados em L5 e L4, 15% têm ainda lombalgia, 7% têm ciática e 14% têm ambos. Inquiridos, 60% dos pacientes tiveram alívio completo da dor nas costas e na perna, 30% consideram-se parcialmente aliviados e 88% dos pacientes acreditam que a cirurgia foi benéfica; e de 2 a 3% acreditam que a cirurgia falhou.

Macnab[39] conclui que, além de todo o complexo de causas etiológicas desconhecidas imprevistas, o cirurgião que não avaliar o perfil emocional de seu paciente que será submetido à cirurgia da coluna não só terá um mau resultado, como contribuirá para a deterioração de sua situação.

Suk et al.,[40] ortopedistas da Coreia, fazem uma revisão de 28 pacientes (20 homens e 8 mulheres) operados de hérnia lombar, pela técnica da discectomia, que surgiram depois de uma média de intervalo de 60,5 meses livres da dor após a cirurgia. Essa recidiva correspondeu a 5 a 11% dos pacientes operados de hérnia recente e definida como sendo no mesmo nível lateral ou contralateral, depois de um tempo livre de dor maior que 6 meses. Houve 21 casos de hérnia ipsilateral e 7 casos de hérnia contralateral.

Yorimitsu et al.,[41] ortopedistas japoneses, encontraram, em uma evolução de 10 anos de pacientes operados de hérnia lombar, 74,6% deles com dores residuais e 12,7% com dores graves.

HÉRNIA DE DISCO EM CRIANÇAS E ADOLESCENTES

Todos os autores concordam que essa patologia é muito rara em jovens antes dos 20 anos. Revuelta et al.[42] relataram um caso de hérnia de disco lombar em uma criança de 27 meses.

Graf et al.[6] operaram 25 pacientes com idades de 15 a 25 anos e acreditam que a hérnia tenha sido resultante de traumas diretos na coluna, como nos esportes (em 60% dos casos).

Varlotta et al.[7] analisaram as famílias de 63 jovens operados de hérnia de disco antes dos 20 anos e compararam com famílias em que isso não ocorreu; constatou-se, no grupo dos operados, que havia 32% de familiares com dores na coluna, e no grupo-controle, somente 7%, admitindo que os jovens com menos de 20 anos que têm familiares com dores da coluna têm cinco vezes mais chances de precisarem operar a hérnia de disco do que os jovens que não têm ninguém na família com essa queixa. Os anatomistas Chandraraj et al.[8] examinaram 20 discos intervertebrais de cadáveres desde o nascimento até os 22 anos de idade e afirmaram que existem pontos fracos na estrutura do disco dos jovens decorrentes da presença de vascularização local, que poderia facilitar o aparecimento de hérnia de disco, em alguns casos.

A hérnia de disco em adolescentes é rara, e em crianças mais ainda, mas a literatura recente tem registrado número crescente de casos. Numa revisão de Kurihara e Kataoka,[43] nota-se que nas estatísticas de cirurgia de hérnia discal, a de jovens e crianças tem a incrível incidência de 7,8 a 22,3% do total dos casos operados. O pico da incidência da hérnia de disco entre a segunda e a terceira década, enquanto entre europeus e americanos é mais frequente entre a terceira e a quarta década.

Será uma patologia especial dos japoneses, como a ossificação do ligamento longitudinal posterior (ver esse assunto)?

Fischer et al.[23] acreditam que as hérnias de crianças jovens só correspondem a 1 a 3% dos casos operados; não foram encontradas diferenças significativas em relação à incidência entre os sexos. Nos 30 casos operados por Bradford,[44] houve um predomínio do sexo masculino. Na série de 70 casos de Kurihara e Kataoka,[43] há uma incidência nos homens duas a três vezes maior do que na mulher. Oosterveld et al.[45] verificaram que a discrepância do comprimento das pernas nas crianças não tem influência sobre o aparecimento de hérnia discal.

Etiologia

Vários autores têm apontado como causa importante o traumatismo, tanto no esporte como no trabalho. Entretanto, como Frymoyer[11] e Fischer e Saunders[46] concluem, deve haver uma degeneração discal precoce e o traumatismo representa o fator desencadeante. Há nítidas controvérsias nessa patologia, pois Bradford et al.[44] informam que nas operações o núcleo pulposo está com aspecto são, e o *annulus* não está rompido. A ideia mais aceita é que há uma anomalia preexistente na inserção do *annulus*, na cartilagem, e não propriamente uma degeneração e que o traumatismo agiria sobre essa região mais frágil.

Lee et al.,[47] neurocirurgiões alemães, dão prevalência de 1 a 5% de todos os casos cirúrgicos de hérnia lombar em crianças. Os autores examinaram sob o ponto de vista histológico o disco de 15 pacientes de 14 a 19 anos, em que somente 1 relatou a existência de um trauma anterior. Todos os discos tinham alterações degenerativas, mas em 11 pacientes (73%) eram acentuadas. Segundo os autores, em adolescentes assim como nos adultos deve-se pensar em fenômenos degenerativos, mais do que nos traumáticos.

Nessa série de 70 casos de Kurihara e Kataoka,[43] 33 casos tiveram um traumatismo agudo no início da sintomatologia e mais 12 tiveram um trauma repetitivo nos esportes ou no trabalho como provável fator desencadeante.

Tratamento

O quadro clínico é semelhante ao do adulto, mas os sinais neurológicos são menos intensos.

O tratamento conservador, apesar de realizado, não foi eficiente, com a recorrência das dores. A cirurgia em 98% apresenta ótimos resultados. No entanto, há reincidência em apreciável número de casos.

Na série de autores japoneses[43] obteve-se melhora com a cirurgia em 75 a 90% dos casos; concluem os autores que a cirurgia de hérnia discal em pacientes abaixo de 19 anos é muito melhor do que no adulto. Esses mesmos autores afirmam que não se justifica o tratamento conservador prolongado, mesmo sem a presença de sinais neurológicos, desde que os exames subsidiários mostrem a presença da protrusão ou hérnia discal com sintomatologia. A operação mais indicada pelos autores é a laminectomia sem a fusão vertebral.

Nessa série de 70 casos de Kurihara e Kataoka,[43] o paciente mais jovem tinha 9 anos, e o mais velho, 19 anos. Em 26 desses pacientes, foi possível fazer um acompanhamento de no mínimo cinco anos e verificou-se que 17 estavam assintomáticos; nos outros 8, os sintomas eram discretos e não influenciavam nas suas atividades diárias. Fischer et al.,[46] numa série de 43 casos operados de jovens de menos de 21 anos, verificaram que 10% tiveram de ser reoperados depois de três anos.

CALCIFICAÇÃO DO DISCO INTERVERTEBRAL NA INFÂNCIA

Pilliard et al.[48] descrevem três casos de calcificação do disco na cervical, em uma menina de 6 anos, um menino de 10 anos e uma menina de 11 anos, a qual, apesar de rara, já mereceu 15 artigos nos últimos anos. O principal sinal clínico foi o torcicolo agudo e a limitação de movimentos; somente em um caso houve concomitância de infecção gripal. A descoberta dessa calcificação intradiscal é um achado radiológico. A tendência da calcificação é de fragmentar e desaparecer com o tratamento conservador (repouso, analgésico e colar cervical). Na realidade, essa condensação intradiscal não deve ser uma calcificação, caso contrário, como se explicaria essa fragmentação e o desaparecimento na radiologia com o tratamento conservador?

Referências bibliográficas

1. Schmorl G, Junghans. Clinique et radiologie de la colonne vertebrale normale et pathologique. Paris: Doin; 1956.
2. Mister WJ, Barr JS. Rupture of the intervertebral disc into the spinal canal. New Engl J Med. 1934;211:210-17.
3. Spangford EV. The lumbar disc herniation. A computer-aided analysis of 2,504 operations. Acta Orthop Scand Suppl. 1972;142:1-95.
4. Nachemson AL, Jonsson E. Neck and back pain. Philadelphia: Lippincott; 2000.
5. Carey TS, Garrett JM, Jackman AM. Beyond the good prognosis. Examination of an inception cohort of patients with chronic low back pain. Spine. 2000;25(1):115-20.
6. Graf R, Reinhardt H, Gratzl O. Lumbar intervertebral disk prolapse in adolescence. I. Clinical observations. Neurochirurgia (Stuttg). 1984;27(1):12-5.
7. Varlotta GP, Brown MD, Kelsey JL, Golden AL. Familial predisposition for herniation of lumbar disc in patients who are less than twenty-one years old. J Bone Joint Surg Am. 1991;73(1):124-8.
8. Chandraraj S, Briggs CA, Opeskin K. Disc herniations in the young and end-plate vascularity. Clin Anat. 1998;11(3):171-6.
9. Fazzalari NL, Manthey B, Parkinson IH. Intervertebral disc disorganization and its relationship to age adjusted vertebral body morphometry and vertebral bone architecture. Anat Rec. 2001;262(3):331-9.
10. Goh S, Tan C, Price RI, Edmondston SJ, Song S, Davis S, et al. Influence of age and gender on thoracic vertebral body shape and disc degeneration: an MR investigation of 169 cases. J Anat. 2000;197 Pt 4:647-57.
11. Frymoyer JW (ed.). The adults spine. 2.ed. New York: Raven; 1997.
12. White AA, Panjabi MM. Clinical biomechanics of the spine. 2.ed. Philadelphia: Lippincott; 1990.
13. Slipman CW, Patel RK, Zhang L, Vresilovic E, Lenrow D, Shin C, et al. Side of symptomatic annular tear and site of low back pain: is there a correlation? Spine. 2001;26(8):E165-9.
14. Nashold B, Hrubec Z. Lumbar disease – a twenty year clinical follow-up study. Saint Louis: Mosby; 1971.
15. Atlas SJ, Chang Y, Kammann E, Keller RB, Deyo RA, Singer DE. Long-term disability and return to work among patients who have a herniated lumbar disc: the effect of disability compensation. J Bone Joint Surg Am. 2000;82(1):4-15.

16. Hrubec Z, Nashold BS Jr. Epidemiology of lumbar disc lesions in the military in World War II. Am J Epidemiol. 1975;102(5):367-76
17. Helfet A, Lee DMG. Disorders of the lumbar spine. Philadelphia: Lippincott; 1978.
18. Herkowitz HN, Rothman RH, Simeone E. The spine. Philadelphia: Saunders; 1999.
19. Gibson JN, Grant IC, Waddell G. Surgery for lumbar disc prolapse (Cochrane Review). Books, LinkOut Cochrane Database Syst Rev 2000;(3):CD001350.
20. Balague F, Nordin M, Sheikhzadeh A, Echegoyen AC, Brisby H, Hoogewoud HM, et al. Recovery of severe sciatica. Spine. 1999;24(23):2516-24.
21. Wang QP, Lee NS, Zhang Y, Liu J, Zhu JY. Intertransverse approach for extraforaminal herniations. Spine. 1997;22(6):701-5.
22. Segnarbieux F, van de Kelft E, Candon E, Bitoun J, Frerebeau R. Disco-computed tomography in extraforaminal and foraminal lumbar disc herniation: influence on surgical approaches. Neurosurgery. 1994;34(4):643-7.
23. Fritsch EW, Heisel J, Rupp S. The failed back surgery syndrome: reasons, intraoperative finding, and longterm results: a report of 182 operative treatments. Spine. 1996;21(5):626-33.
24. MacKay MA, Hschgrund JS, Herkowitz HN, Kurz LT, Hecht B, Schwartz M. The effect of interposition membrane on the outcome of lumbar laminectomy and discectomy. Spine. 1995;20(16):1793-6.
25. Benoist M, Bonneville JF, Lassale B, Runge M, Gillard C, Vazquez-Suarez J, et al. A randomized, double-blind study to compare low-dose with standard-dose chymopapain in the treatment of herniated lumbar intervertebral discs. Spine. 1993;18(1):28-34.
26. Chatterjee S, Foy PM, Findlay GF. Report of a controlled clinical trial comparing automated percutaneous lumbar discectomy and microdiscectomy in the treatment of contained lumbar disc herniations. Spine. 1995;20(6):734-8.
27. Henriksen L, Schmidt K, Eskesen V, Jantzen E. A controlled study of microsurgical versus standard lumbar discectomy. Br J Neurosurg. 1996;10(3):289-93.
28. Loupasis GA, Stamos K, Katonis PG, Sapka G, Korres DS, Hartofilakidis G. Seven-to 20 years outcome of lumbar discectomy. Spine. 1999;24(22):2313-7.
29. Ozgen S, Naderi S, Ozek MM, Pamir MN. Findings and outcome of revision lumbar disc surgery. J Spinal Disord. 1999;12(4):287-92.
30. Jensen TT, Asmussen K, Berg-Hansen EM, Lauritsen B, Manniche C, Vinterberg H, et al. First-time operation for lumbar disc herniations with or without free fat transplantation. Prospective triple-blind randomized study with reference to clinical factors and enhanced computed tomographic scan 1 year after operation. Spine. 1996;21(9):1072-6.
31. Bogduk N, Colman RR, Winer CE. An anatomical assessment of the "percutaneous rhizolysis" procedure. Med J Aust. 1997;(12):397-9.
32. McCulloch JA, Organ LW. Percutaneous radiofrequency lumbar rhizolysis (rhizotomy). Can Med Assoc J. 1977;116(1):28-30.
33. Savitz MH. Percutaneous radiofrequency rhizotomy of the lumbar facets: ten years' experience. Mt Sinai J Med. 1991;58(2):177-8.
34. Ferrante FM, King LF, Roche EA, Kim PS, Aranda M, Delaney LR, et al. Radiofrequency sacroiliac joint denervation for sacroiliac syndrome. Reg Anesth Pain Med. 2001;26(2):137-42.

35. Hakelius A. Prognosis in sciatica. A clinical follow-up of surgical and non-surgical treatment. Acta Orthop Scand. 1970;129 (Suppl.).
36. Vroomen PC, de Krom MC, Knottnerus JA. Diagnostic value of history and physical examination in patients suspected of sciatica due to disc herniation: a systematic review. J Neurol. 1999;246(10):899-906.
37. Selecki BR. Low back pain: a joint neurosurgical and orthopaedic project. Med J Aust. 1973;2:889-96.
38. Long CJ, Brown DA, Engelberg J. Intervertebral disc-surgery strategies for patients selection to improve surgical outcome. Neurosurg. 1980;52:818-32.
39. Macnab I. Backache. Baltimore: Willians and Wilkins; 1977.
40. Suk KS, Lee HM, Moon SH, Kim NH. Recurrent lumbar disc herniation: results of operative management. Spine. 2001;26(6):672-6.
41. Yorimitsu E, Chiba K, Ibyama Y, Hirabayashi K. Long-term outcomes of standard discectomy for lumbar disc herniation: a follow-up study of more than 10 years. Spine. 2001;26(6):652-7.
42. Revuelta R, De Juambelz PP, Fernandez B, Flores JA. Lumbar disc herniation in a 27-month-old child. Case report. J Neurosurg. 2000;92(1 Suppl):98-100.
43. Kurihara A, Kataoka O. Lumbar disc herniations in children and adolescents. Spine. 1980;5:443-51.
44. Bradford DS, Garcia A. Herniation of the lumbar interventebral disc in children and adolescents. JAMA. 1969;210:2045-56.
45. Oosterveld E, ten Brinke A, van der Aa HE, van der Palen J. Is leg length discrepancy associated with the side of radiating pain in patients with a lumbar herniated disc? Spine. 1999;24(7):684-6.
46. Fischer RG, Saunders RL. Lumbar disc protrusion in children. J Neurosurg. 1981;54-480-90.
47. Lee JY, Ernestus RI, Schoroder R, Klug N. Histological study of lumbar intervertebral disc herniation in adolescents. Acta Neurochir (Wien). 2000;142(10):1107-10.
48. Pilliard D, Marie P, Taussing G. Discopath calcificante de l'enfant. Rev Chir Orthop. 1980;66:515-25.

Bibliografia consultada

- Kerttula LI, Serio WS, Tervonen OA, Paakko EL, Vanharanta HV. Post-traumatic findings of the spine after earlier vertebral fracture in young patients: clinical and MRI study. Spine. 2000;25(9):1104-8.
- Orendacova J, Cizkova D, Kafka J, Lukacova N, Masala M, Sulla I, et al. Cauda equina syndrome. Prog Neurobiol. 2001;64(6):613-37.
- Valls I, Saraux A, Goupille R, Khoreichi A, Baron D, Le Goff P. Factors predicting radical treatment after in-hospital conservative management of disk-related sciatica. Joint Bone Spine. 2001;68(1);50-8.

CAPÍTULO 12

Tratamento preventivo das dores das colunas cervical e lombar

INTRODUÇÃO

Na maioria das doenças crônicas de evolução lenta, associadas com a idade e o desgaste causado pelo trabalho, como as dores da coluna, é recomendada uma intervenção preventiva pelas principais agências internacionais de saúde.

Existe uma prevenção primária para as dores das colunas lombar e cervical, que reúne os cuidados que as pessoas sadias fazem para evitar futuras dores, como: evitar carregar malas escolares pesadas, evitar trabalho infantil com pesos excessivos, evitar acidentes esportivos e automobilísticos, praticar exercícios, etc.

A prevenção secundária é a realizada com as pessoas que já tiveram uma manifestação das dores da coluna ou fibromialgia juvenil, etc.[1,2]

O grande problema é definir o que deve ser prevenido especificamente na área da coluna cervical e da lombar, uma vez que o processo degenerativo é ligado ao envelhecimento da estrutura do animal bípede que trabalha e aos acidentes que, na maioria das vezes, são imprevisíveis.

Por isso, alguns aspectos da problemática das dores crônicas parecem que ficam excluídos da atividade preventiva. Por exemplo, como aumentar a capacidade da percepção do limiar de dor, como evitar o absenteísmo, como saber usar os recursos médicos da comunidade, etc.

Outra dificuldade é como avaliar uma intervenção preventiva, já que para qualquer método se mostrar eficaz deve ser avaliado por um grande número de pessoas, que não se sabe se apresentarão dor ou não. São populações sem queixas, sem condições de fazer grupos de controle e acompanhamentos longos.

Talvez os critérios de avaliação do Cochrane Collaboration Report devam ser modificados, para avaliar as medidas preventivas, diferentes das avaliações das medidas curativas e cirúrgicas.

Serão considerados os seguintes níveis de evidências:

- evidência A: significa uma evidência forte baseada em dados consistentes em múltiplos ensaios controlados e randomizados (RCT, sigla em inglês) de alta qualidade;
- evidência B: significa uma evidência moderada providenciada por dados encontrados em pelo menos um RCT de alta qualidade ou vários RCT de menor qualidade;
- evidência C: significa uma evidência limitada ou contraditória, obtida por RCT (de alta ou média qualidade) ou dados inconsistentes em múltiplos RCT;
- evidência D: significa que não existe nenhum dado comprovatório ou nenhum RCT confirmatório.

ESCOLA DE POSTURA E ATIVIDADES EDUCATIVAS

A fisioterapeuta do serviço do professor Alf Nachemson institui a Escola de Postura (Back School) em 1969, mas publicou o artigo em 1981, que foi trazido para o Brasil em 1975.[3]

Esse tipo de realidade é, na verdade, um conjunto de ensinamentos preventivos e curativos, que passou a ser administrado a um conjunto de 20 a 60 pacientes que já tinham tido dores na coluna – seria, pois, uma forma de prevenção secundária.

Como a Escola de Postura saiu publicada em forma de livro e de vídeo, passou a ser usada como prevenção primária em cerca de 1.200 fábricas no Brasil, pois os trabalhadores assistiam a esse vídeo antes de terem dores na coluna e antes de iniciarem as atividades laborativas na fábrica.

Tudo isso feito com o enfoque educacional, como se fosse uma escola, em que se aprende uma nova metodologia de prevenção primária para quem nunca teve a dor e de prevenção secundária para quem já apresentou uma dor.[4]

O importante é que estavam incluídas as prevenções dentro do ambiente da fábrica, assim como as prevenções relacionadas às atividades dentro do lar, no lazer (na prática esportiva) e também na prevenção de acidentes.

O enfoque era que a pessoa tem de se preparar para a atividade laborativa, assim como o atleta se prepara para a sua atividade esportiva.

Outra ideia desses programas educacionais era fazer uma promoção graduada de aumentos frequentes de atividade física para reduzir a invalidez, adotar um comportamento mais sadio em relação à dieta, ao sono regular e ao comportamento sexual e emocional.

Outra concepção dessas aulas era fazer um controle da musculatura tensa que, aos poucos, deve ser relaxada com o aprendizado de técnicas de relaxamento muscular progressivo ou relaxamento autógeno, ensinando como se dava a somatização das emoções de diversas doenças psicossomáticas e, inclusive, as dores crônicas da coluna.

Existem fatos inevitáveis, independentes da vontade, que causam alterações emocionais, socioeconômicas, que devem ser enfrentados na sua realidade, mas que em muitos casos precisam ser contornados para a vivência do dia a dia na fábrica, na família e na sociedade. Essas técnicas chamam-se *coping* (em português seria adaptações).

A resolução de problemas, e não a fuga dos conflitos, e a redução do estresse diário precisam de um aprendizado para a vida.

É difícil, pois, metodizar todas as etapas e fazer comparações dos estudos realizados.[5] Na Back School original, havia ainda aulas de anatomia, biomecânica, postura e técnicas de levantar peso.

Assim, em tese, há dois tipos de trabalhos diversos na literatura reunidos em uma atividade. A Back School original foi ampliada na Escola de Postura com as várias modificações na área comportamental, que foi explicada na obra *Viva bem com a coluna que você tem*, em livro e vídeo. Na literatura mundial, existem duas formas diferentes, a Back School e o tratamento cognitivo-comportamental, incluídas nas várias técnicas psicológicas no tratamento da dor crônica da coluna.

AVALIAÇÃO DA ESCOLA DE POSTURA BASEADA EM EVIDÊNCIAS

Nas avaliações realizadas, não houve trabalhos científicos randomizados, em número suficiente, para concluir que não existe uma evidência forte (com força de evidência A) de que a Escola de Postura atue na prevenção das dores da coluna vertebral e para que a educação proposta tenha aderência superior a oito meses.[6]

Há vários trabalhos que dão valor positivo para a Back School e outros que a consideram sem valor como trabalho preventivo.[7]

A seguir, aborda-se a importância da Escola de Postura acompanhada de ensinamentos cognitivo-comportamentais para a prevenção secundária e o tratamento das dores crônicas da coluna.

CINTAS E APOIO LOMBAR

Já que a movimentação corporal e as posturas inadequadas podem causar dores na coluna lombar, a ideia é apoiar com cintas e suportes o tronco e a região lombar para impedir o aparecimento das dores. Outra função seria fazer a pessoa se lembrar, constantemente, que deve tomar cuidado com esse detalhe.

Conclui-se que, nos trabalhos existentes com adequado nível científico, não há eficiente proteção das cintas e dos suportes lombares (nível de evidência A) no aparecimento das dores da coluna lombar e cervical.[8]

Reddell et al.[9] acompanharam 896 carregadores de malas no aeroporto; 145 usaram uma cinta protetora, 127 usaram a cinta e tiveram mais uma hora de aula preventiva, 122 só tiveram essa hora de aula e 248 serviram de controle. Depois de oito meses, não havia diferença em relação a nenhuma forma de prevenção de carregar as malas entre os grupos e os controles e 58% dos integrantes dos grupos não usaram nem por oito meses a cinta protetora.

Apesar de reconhecer que o suporte lombar reduz o movimento do tronco na flexão/extensão e nos movimentos de lateralidade, van Tulder et al.[8] reafirmaram que os trabalhadores não se adaptaram aos apoios lombares.

EXERCÍCIOS NA ATIVIDADE PREVENTIVA

Acredita-se que os exercícios aprendidos antes de surgirem as dores da coluna teriam as seguintes funções:

- alongariam os músculos dorsais, dando-lhes mais flexibilidade;

- melhorariam a circulação intrínseca dos músculos e das articulações, facilitando a restauração fisiológica pós-trauma;
- melhorariam o humor e permitiriam a adequada percepção da dor.

Há vários trabalhos que comprovam o valor efetivo dos exercícios na prevenção da dor lombar e cervical (nível de evidência A).[10]

ATIVIDADE ERGONÔMICA

A ergonomia é uma disciplina científica baseada na biomecânica (que avalia todos os movimentos e as atividades do organismo segundo as leis da mecânica).

O organismo humano é considerado uma máquina que interage durante sua atividade laborativa com outras máquinas e o meio ambiente.

A ergonomia tem como primeiro objetivo aumentar o conforto do operário, melhorando a segurança, a eficiência e a produtividade de seu trabalho, depois diminuir as doenças relacionados ao trabalho, os acidentes e as faltas ao serviço. As interações ergonômicas estão relacionadas ao ensino de como levantar peso, realizar o trabalho sentado, pesado, estático, repetitivo e exposto a vibrações. Tudo isso já foi avaliado nos itens da Escola de Postura, porém os revisores do SBU (Swedish Council on Technology) e do Cochrane Collaboration Report concluem que não há estudos ergonômicos específicos fora do contexto amplo da Escola de Postura, por isso não há evidências da eficácia na modificação dos fatores ergonômicos de levantar peso, dobrar o corpo, apoiar o pulso na mesa do computador, etc., porque não há trabalhos nesse campo (nível de evidência D).

Os autores Linton e Tulde[11] lembram que, apesar da derrubada de alguns mitos nesses conclusões, deve-se continuar nesse caminho de pesquisas e atividades. Avaliar a eficácia de medidas preventivas é difícil em todos os campos da saúde.

Risco de acidentes

É preciso fazer as mesmas considerações em relação às correções ergonômicas e à explicação na prevenção de acidentes. Yassi et al.[12] fizeram um trabalho preventivo para a lombalgia aguda com 416 enfermeiras de um hospital terciário, que mesmo assim continuaram a acidentar-se depois de dois anos de ensinamento.

Na maioria dos países, os acidentes ligados ao trabalho têm formas eficientes e educativas, como as "Semanas de Prevenção Interna de Acidentes", a criação de Cipas, etc., que têm realmente diminuído os acidentes de trabalho, porém sem nítida comprovação pelos critérios da Cochrane Collaboration Report (nível de evidência D).

ESCOLA DE POSTURA COMO TRATAMENTO

A ideia da Escola de Postura surgiu em 1972, quando, em um curso, o professor João Alvarenga Rossi, na Faculdade de Medicina da Universidade de São Paulo, sugeriu apresentar para um grande número de pacientes sofredores crônicos da coluna, em forma de aula, como deveriam portar-se em relação ao modo de se sentar, deitar, vestir, etc.

Nesse mesmo ano, trabalhando voluntariamente no Hospital do Servidor Público Estadual, no Departamento de Ortopedia – Serviço do doutor Plinio de Souza Dias –, verificou-se com o doutor Luiz Alves Pereira – chefe da clínica e do ambulatório – que mais de 80% dos pacientes queixavam-se de dores crônicas na coluna, superlotando o ambulatório e criando atritos por dispensa do trabalho e dificuldades de atendimento pela quantidade de pessoas, tanto na parte médica como na fisioterápica.

Foi submetido a eles um plano de um Curso de Postura indefinido, com muitas ideias de Williams,[13] Cailliet[14,15] e Nachemson e Jonsson,[16] que visasse a informar os pacientes sobre seus problemas posturais e emocionais, além de fazê-los reduzir a ingestão de medicamentos.

Entretanto, a estruturação do Curso de Postura só ficou bem definida, em relação à sistemática dos temas das aulas, aos exercícios físicos e às técnicas de relaxamento, em fins de 1975, quando psicólogos foram introduzidos na equipe. Após um curso de pós-graduação com Sandor,[17] foi introduzida a técnica de Jacobson[18], modificada para os problemas de coluna (ver adiante), além do treinamento autógeno de Schultz,[19] aprendido com o professor William Kentzler, introdutor do método no Brasil.

A princípio, o curso era ministrado para 10 a 15 pacientes e, depois, ampliou-se para 30 a 40, o que é boa notícia. Houve vezes em que, nos períodos das férias escolares, havia entre 60 e 80 pessoas por aula, porém, esse número revelou-se excessivo e o aproveitamento não foi adequado. Após as aulas, eram fornecidas apostilas aos pacientes, que, apesar de as disputarem com avidez, tinham dificuldades de entendimento. Surgiu a ideia de publicar um livro, que efetivamente saiu editado em julho de 1978, com o título *Viva bem com a coluna que você tem*, e já está na 29ª edição, com cerca de 110 mil exemplares vendidos.

Em julho de 1979, o professor Alf Nachemson veio ao Brasil para participar do Congresso Brasileiro de Ortopedia em São Paulo. Ele era e ainda é o presidente da Internacional Society for the Study of Lumbar Spine, e o seu laboratório, no Hospital de Gotemburgo (Suécia), tem uma tradição de 70 anos de estudos médicos, biofísicos, bioquímicos, clínicos e radiológicos da coluna. Ele substitui, nesse mister, o professor Carl Hirsch, pioneiro do emprego de uma metodologia científica no estudo das algias da coluna, nesse mesmo centro. Nesse Congresso, enfatizou que, na época, com mais 30 anos de tempo integral no estudo da dor nas costas, "ela é ainda uma incógnita". É muito melhor, para os pacientes e para os próprios médicos, que estes prescrevam tratamentos simples e baratos, com ênfase para os problemas posturais do dia a dia e do trabalho. "Especial atenção deve ser dada a criar no paciente a confiança de que ele é capaz de fazer um autocontrole de seus distúrbios da coluna, evitando também um excesso de terapia. Isso evitará os gastos tantos para o indivíduo como para a sociedade."

Com o nome de Escola de Coluna ou das Costas (Back School), uma assistente do professor Nachemson, doutoranda Marianne Zachrisson Forssel,[3] começou esse tipo de atividade em 1969, porém só publicou o método em inglês em 1981.

Apesar de desenvolver-se com outras ideias, a Escola de Postura realizada no Brasil equivale à Back School, preconizada por Nachemson como método muito eficiente no tratamento e na prevenção das algias da coluna. Estimulados por esse apoio, foi possível editar uma coleção audiovisual desse Curso de Postura, que passou a circular pelo Brasil e, em 1991, tornou-se um vídeo; quase 2 mil profissionais o estão adotando, em fábricas e instituições, para orientar o problema das dores crônicas da coluna.

O professor Robert Sweezy, reumatologista americano e autor de uma obra sobre reabilitação, esteve presente no Congresso Brasileiro de Reumatologia em Belo Horizonte, realizado em julho de 1980, e teceu elogios à coleção e aos métodos. Sweezy[20] relata que emprega o vídeo para ensinar as pessoas a terem uma postura melhor (ver adiante).

Entretanto, foi no Congresso da Sociedade Internacional de Cirurgia Ortopédica e Traumatológica (Sicot), realizado no Rio de Janeiro, em setembro de 1981, que surgiu a oportunidade de comparar os diversos tipos de Escola da Postura de outros países. Sob a presidência de Leon Wiltse (ex-presidente da Associação Americana de Ortopedistas), foi realizada, nesse Congresso, uma mesa redonda com a participação de Arthur Withe, de São Francisco; D.K. Selby, do Texas (ambos nos Estados Unidos); E.H. Wildell (também dos Estados Unidos), que adota a mesma filosofia da Escola de Toronto; professor Alf Nachemson (da Suécia) e os autores deste livro. Foi mostrada a experiência da Escola de Postura do Brasil, e ficou evidente que todas as outras Back Schools apresentadas seguiam uma linha mestra de apresentação, que será vista a seguir. A experiência brasileira deu mais ênfase aos problemas psicossomáticos, sendo os exercícios poucos e isométricos, ao passo que nas outras experiências relatadas foram empregados exercícios e ginásticas muito ampliados, que serão discutimos a seguir. Há objeções a tais procedimentos, pois, na experiência brasileira, pessoas que nunca fizeram ginástica e que subitamente, depois dos 45 anos e já com dores nas costas, passam a fazê-la, sentirão piora nas dores da coluna.

Isso tudo foi história da introdução da Escola de Postura no Brasil e a experiência pioneira do Hospital do Servidor Público Estadual de São Paulo, primeiro na Clínica Ortopédica e depois na Medicina Social, pois foi direcionada à Medicina do Trabalho. Um pouco mais de história pode ser encontrado nas referências bibliográficas de doutoramento sobre o tema defendido na Faculdade de Saúde Pública da Universidade de São Paulo, na Cadeira de Prática da Saúde (prof. Nelly Candeias).[21]

ESQUEMA GERAL DA ESCOLA DE POSTURA

Desde 1980, a Escola de Postura, que preferimos ao nome Escola de Coluna (Back School), passou a ser ministrada no Serviço de Medicina Social e Preventiva do Hospital do Servidor Público Estadual, em São Paulo, cujo diretor à época, doutor Luiz Carlos Morrone, entendeu o alcance da ideia e procurou difundi-la para os médicos ligados à medicina ocupacional.[22]

A Escola destina-se a informar os pacientes com dores crônicas da coluna sobre seus distúrbios orgânicos principais e mostrar-lhes a importância que tem a tensão muscular no desencadeamento da sintomatologia. Como se dá muita ênfase à tensão muscular, deve-se ensinar a técnica de relaxamento muscular. Há uma preocupação de não restringir os movimentos e não aceitar a ideia da invalidez e dos jogos da dor (ver esse tema), que o paciente quer continuar a realizar. Por isso, são dadas aulas de movimentação, com ênfase menor à ginástica.

O esquema da Escola da Postura divide-se em três partes: (1) três aulas teóricas de postura corporal, com *slides* e explicações; (2) incluídas as aulas de relaxamento muscular e (3) de movimentação, com ênfase menor à ginástica.

As três aulas teóricas são divididas como o esquema a seguir.

Primeira aula

Anatomia da coluna (vértebras, discos, orifícios de conjugação). Deixando um pouco de lado o rigor científico, esclarecem-se todas as dúvidas dos pacientes. É mostrado que a dor na coluna, assim como qualquer tipo de dor, sempre é uma agressão ao nervo. Os 32 pares de nervos raquidianos, quando agredidos, dão origem às dores irradiadas. A agressão ao nervo, dentro do orifício de conjugação, é feita de duas maneiras: fisicamente, pelas posturas erradas ao executar os movimentos, tanto no lar como no serviço; e emocionalmente, deixando os músculos tensos, duros, o que comprime o nervo. A agressão física causa alterações das vértebras, dos discos e das articulações.

É feita a descrição dos "bicos de papagaio", desmistificando a ideia de que são incuráveis e mostrando serem alterações "normais" que existem na quase totalidade das pessoas com mais de 50 anos. Analisam-se alguns termos usados nos relatórios radiográficos.

Como já está provado, não existem meios de se prever a gravidade do caso clínico simplesmente analisando a radiografia, como muitos colegas fizeram alguns pacientes entender ("a coluna é de um velho de 80 anos", quando na realidade se trata de senhor um esportista de 45 anos).

Ensina-se como levantar peso e evitar as torções e o estiramento do braço (agredindo a coluna cervical). Analisam-se a cadeira (suas características para apoiar corretamente as costas; o ato de sentar e o de levantar da cadeira) e a mesa, com inúmeros *slides* de exemplos tirados das atividades diárias.

Nessa primeira aula, ensina-se a técnica de relaxamento muscular de Jacobson[18] modificada para a coluna (ver adiante); os exercícios de contração isométrica dos abdominais e o encaixe da bacia (ver adiante exercícios).

A duração média da aula, muito explicativa e com respostas a perguntas, é de 1 ou 1,5 hora. Com o vídeo, pode-se reduzir esse tempo das três aulas para 45 minutos, sendo a explicação dada por educador sanitário, fisioterapeuta, assistente social ou terapeuta ocupacional.

Segunda aula

É uma aula sobre o sistema nervoso voluntário, central e periférico, responsável pelas reações racionais, e o sistema nervoso involuntário, simpático e parassimpático, que com seus milhares de fibras nervosas inerva os órgãos internos, responsáveis pelas reações emocionais. Explica-se como surge uma doença psicossomática fácil de entender, como úlcera de estômago, na qual a emoção acaba produzindo uma lesão e, quase sempre, os pacientes querem apenas tratar da lesão final, sem lidar com lesão inicial, que é o nervosismo. Nos pacientes com dores crônicas da coluna, ocorre o mesmo: o órgão de choque é o músculo, que fica duro, contraído pela agressão das emoções e que, com o passar dos anos, desenvolve uma doença benigna chamada fibrosite ou fibromialgia. A característica emocional de cada doença psicossomática é vista sucintamente, mostrando-se que as dores crônicas da coluna ocorrem com um quadro depressivo, ansioso e hipocondríaco, frequentemente ligado a uma problemática sexual. As dispensas de trabalho, as fantasias de aposentadoria, as soluções de fuga da realidade, irracionais e irrealistas, são analisadas com as pessoas presentes. Nessa aula, são estudadas as posturas de dormir (colchão, travesseiro e forma de dormir), os modos de se vestir, a higiene matinal, as torções comuns em casa na hora de fazer a limpeza, levantar da cama, tomar banho, etc. Os exercícios de relaxamento e os isométricos, são recordados adiante.

Terceira aula

Começa com a evolução da espécie *Homo sapiens*, para mostrar a postura da coluna vertebral desde o deslocamento sob os quatro membros até a postura ereta atual e a evolução dos pés. Passa-se pelo estudo da evolução das curas da coluna na própria espécie; dentro do útero, a coluna não tem curvatura, evoluindo no período adulto e na posição ereta com as curvas lordóticas equilibradas. Explica-se o equilíbrio muscular, dos eretores flexores da coluna com os abdominais e do iliopsoas com os glúteos, o que é completado com nova revisão dos exercícios isométricos. São explicadas a escoliose, a cifose e a hiperlordose, acentuada na mulher pelo calçado.

Estudam-se os sapatos, com todas as suas características (salto, forma, plataforma, contraforte e exercícios para os pés). Ao final, ensinam-se os exercícios de estiramento, que são chamados de "espreguiçamento", para mais fácil entendimento.

Nessa terceira aula, procura-se responder à pergunta: "o que fazer quando começam a doer as costas?". A resposta é constituída por quatro partes:

- Repouso (como fazer).
- Medicação antiálgica (melhor, aspirina); evitar B12 e corticosteroides, pelos efeitos colaterais. Discutem-se todos os medicamentos analgésicos, miorrelaxantes e anti-inflamatórios.
- Sedação psíquica (relaxamento, calmante e sono).
- Fisioterapia caseira – calor nas diversas formas.

Na vigência da dor, não fazer exercícios violentos, mas repouso relativo – porém, com movimentação e, se possível, trabalhando (ver detalhes em tratamento). Quando falham esses recursos, explica-se o que significam acupuntura, manipulações, infiltrações, bloqueios, uso de cintas, coletes, etc. Enfatiza-se que quem tem de cuidar da coluna é o próprio paciente, que deve aprender a distinguir os episódios banais das complicações mais sérias que necessitam de cuidados especiais e médicos.

É importante assinalar que, nas técnicas posturais, usam-se as bases teóricas e práticas dos métodos de Alexander,[23] Barlow,[24] Feldenkrais[25] e Reich,[26] que serão explicados adiante.

Técnicas de relaxamento

Adiante serão discutidas as dificuldades que as pessoas portadoras de dores crônicas (cefaleia, dor nas costas) têm de relaxar o tônus da sua musculatura.

Assim, tenta-se fazer as pessoas aprenderem várias técnicas, para verificarem quais se adaptam melhor.

Todas as técnicas de relaxamento atuam igualmente sobre a personalidade na sua totalidade, provocando modificações mais ou menos profundas das posições afetivas e tensionais. Assim, o próprio curso de três aulas já está incluído nessa categoria, pois permite a tranquilização dos pacientes em relação a muitas fobias e preconceitos.

Inicia-se com o método de relaxamento de Jacobson[17] modificado, atraindo a atenção do paciente para uma contração muscular forte, às vezes dolorida, para os músculos longe das costas (músculos de braço e pernas). Em seguida, deve-se tentar realizar as contrações com os próprios músculos dorsais, em uma segunda etapa. O exercício e o relaxamento confundem-se propositadamente, a tal ponto que aqueles que conseguem realizá-lo sentem-se sonolentos, com 5 a 10 minutos de exercícios. Na técnica original do autor, isso só era possível depois de horas de treinamento.

Tentam-se, em algumas pessoas, as técnicas de ioga, as quais, contudo, só levam ao relaxamento pelos exercícios físicos que antecedem a concentração. Alguns desses exercícios, sob o ponto de vista biomecânico, são maléficos para a coluna.

Treinamento autógeno de Schultz

Consiste em conduzir o paciente à descontração membro por membro. Começa-se por um braço. Quando se consegue a descontração auto-hipnótica perfeita de um braço, por exercício repetido, faz-se o mesmo para outros segmentos do corpo. Depois, induz-se o controle da vagomotricidade, com a forma de concentração do tipo "meu braço está quente". Os passos iniciais de peso e calor são suficientes para grande número de pessoas, mas àquelas mais tensas e difíceis ensina-se em dez vezes o restante do método.[17,19,27]

Movimentação e postura corporal e integração social

No Capítulo 4 – Estudo da pessoa doente, foi abordada a complexidade do controle neuromuscular da postura do movimento e da imagem corporal, que estão alteradas e intimamente ligadas à tonicidade muscular nas pessoas com problemas psicossomáticos ou dores crônicas, como fibromialgia.

Assim, propugna-se uma série de exercícios lentos, que não causam sudorese, que podem ser realizados com roupa comum, não necessariamente em ginásios esportivos. São métodos de redução psicotônica, que fazem uma boa abordagem corporal ligada à bioenergética,[28] usados como uma espécie de psicoterapia da relação inter-humana.[27] A biodança[29] e as danças rítmicas de modo geral (jazz, capoeira, samba, etc.) servem como meio de integrar certos tipos de personalidade. São enfatizados os exercícios reichianos, lentos, de conscientização corporal (ver adiante), modificando a concepção aloplástica que o paciente tem de si. Uma outra atitude tomada é propor a psicoterapia breve (concentrada na dor) e a análise

transacional, que permitem ao paciente verificar como as pessoas em sua volta o enxergam e o recebem, e ele próprio qual a mensagem que transmite.

A ideia de se fazer um centro de convivência para pessoas solitárias ainda não foi passível de ser colocada totalmente em prática, a não ser em uma pequena experiência bem-sucedida, em clínica particular.

COMPARANDO ESCOLA DE POSTURA E BACK SCHOOL

Pela descrição sumária da Escola de Postura, percebeu-se que a pretensão é mais do que dar um simples informe sobre males da coluna: fazer uma tentativa de modificar a totalidade da personalidade, em uma espécie de psicoterapia breve, abordando o tema por uma concepção psicossomatista; mesclam-se noções práticas de postura e exercícios com orientações gerais de comportamento mental. Nesses dois setores, soma e psique, tentam-se modificações no comportamento da pessoa.

A Back School sueca dá muita ênfase aos exercícios e cobra cada falha do paciente (a volta da dor) que deixou de fazer exercícios. A seguir, será discutida exaustivamente a ideia de os exercícios realmente melhorarem uma coluna cheia de alterações degenerativas, decorrentes da idade e até de uma patologia discal.

A Back School, preconizada por Forssell,[3] realiza cinco aulas, sendo que a última inclui exercícios dentro da piscina, o que está fora da nossa realidade previdenciária e de atendimento de massa.

Attix e Nichols,[30] que resumem o tipo de Back School americana, seguem a mesma linha de exercícios e explicações, mas realizam um teste de avaliação antes e depois do curso. Esse teste consiste em realizar uma série de tarefas caseiras (varrer, fazer a cama, colocar um peso em uma prateleira, etc.), com a sua postura normal e corrigida depois do curso. As pessoas que não obtiveram notas compatíveis são obrigadas a repetir as aulas.

Sweezy,[20] aproveitando-se de câmeras, realiza o estudo dos movimentos no trabalho, e isso permite, segundo ele, um aprendizado mais rápido.

Zybergold e Piper[31] experimentaram, em 28 pacientes de 25 a 65 anos, com diagnóstico de discopatia lombar, um dos seguintes tratamentos: 1º grupo – calor úmido durante 15 minutos de exercício de flexão; 2º grupo – 15 minutos de massagem e manipulação; e 3º grupo – só Back School, sem exercícios e sem fisioterapia.

Depois de um mês, os pacientes foram examinados em relação a cinco variáveis: dor, flexão anterior, flexão à direita, flexão à esquerda e atividades em geral. Todos os tratamentos apresentaram resultados equivalentes.

De um conjunto de 1.548 pacientes atendidos no primeiro semestre de 1975 no Hospital do Servidor Público de São Paulo,[22,32] selecionou-se, ao acaso, uma amostra de 145 pacientes, que apresentavam sinais de alterações radiológicas do tipo degenerativo (excluindo-se tumores, infecções e espondilite ancilosante) e tinham queixas de dores crônicas na coluna. Esses pacientes foram divididos em dois grupos:

- grupo A: constituído por 95 pacientes, atendidos pelo autor, cujo tratamento instituído foi o Curso de Postura e atendimento psicossomático, sem fisioterapia ou medicação;
- grupo B: formado por 50 pacientes aos cuidados de outros colegas, com tratamento e atendimento usuais. Consulta, mais medicação álgica e fisioterapia.

Dois anos e meio depois, no segundo semestre de 1977, foi enviado um questionário a esses 95 pacientes e reexaminados os prontuários dos 145 para verificar se o paciente voltou ao hospital para cuidar das dores da coluna. Os dois grupos tinham a sua composição equivalente, sob o ponto de vista de sexo (predomínio feminino). O grupo B tinha os seus componentes mais jovens, com 54% do total entre 41 e 60 anos, ao passo que o grupo A tinha 63,1%. Quanto à profissão, o grupo A tinha percentual de pessoas com trabalho pesado maior do que o grupo B (21 contra 12%) e o grupo B tinha maior quantidade de donas de casa (36 contra 16,9%). Quanto à região acometida, havia equivalência dos grupos, com predomínio da região lombar. Na radiografia, o grupo B tinha menor número de pacientes (60%) com alterações degenerativas nítidas do que o grupo A (76,8%). Além disso, o grupo A tinha uma porcentagem maior (30,5%) de pacientes que já haviam estado em tratamento psiquiátrico do que o grupo B (18%).

O grupo A era "pior", constituído por pacientes mais idosos, que tinham trabalho mais pesado, maior número de degenerações na radiografia e maior incidência de pessoas que já tinham feito tratamento psiquiátrico. Depois de 2 anos e meio, desse grupo A voltaram 42,17% dos pacientes ao hospital, comparados a 62% do grupo-controle.

Entre os pacientes que voltaram, 52,5% tiveram de fazer novo tratamento psiquiátrico, além de dores da coluna, comparados com 40% do grupo-controle.

Isso significa que, pelo resultado, depois de 2 anos e meio sem contato com esses 145 pacientes, pode-se verificar que os que foram instruídos sobre como conviver com sua coluna e o que fazer quando ela começa a doer efetivamente colocaram em prática os ensinamentos. Desses que voltaram (42,1%), mais da metade (52,5%) também precisou fazer tratamento psiquiátrico conco-mitante nesse período pós-curso. A análise estatística desses dados foi significativa.[21]

Já foi visto que Cochrane Collaboration Report não reconhece o valor na Back School como atividade preventiva; na fase aguda da dor lombar, há evidências conflitantes (nível de evidência C) do valor da Back School. Na fase da dor crônica, o programa da Back School tem a mesma eficácia da realização de nenhum tratamento[33,34] nos pacientes que tiverem problemas sociopsicossomáticos.[35] Van Tulder et al.[36] fizeram uma metanálise sobre o tema para a Cochrane Collaboration Report e concluíram que faltam trabalhos em maior número e com maior rigor científico, mas puderam concluir que a Back School podia ser eficiente para pacientes com dores recorrentes e crônicas no ambiente das fábricas, mas não se sabe calcular o seu custo-benefício.

MODELO DE CRENÇAS EM SAÚDE

O paciente somático com dores na coluna e nas articulações tem seu corpo invadido por sofrimento e uma série de limitações que o levam à invalidez; necessita da colaboração de outras pessoas para ajudá-lo nas suas tarefas.

Quando o ataque é agudo, há certa solidariedade dos companheiros no trabalho e dos familiares. Quem nunca teve uma dor ciática súbita? Ou uma pontada no joelho?

Mas, quando esse sofrimento é crônico, intermitente, que obriga o paciente a uma série de faltas, perdas de compromissos assumidos, necessidade de adaptações pessoais às atividades do trabalho e da família, com a colaboração de outras pessoas, a solidariedade termina.

O paciente sofre, incomoda na maioria das vezes e acaba criando atritos, com comprometimento da sua autoestima e tendência para o pessimismo e, logo em seguida, para a depressão.

O indivíduo com dores na coluna e nas articulações passa a ter uma dependência de pessoas, de médicos, depois quer se livrar das dores, passa a ter uma dependência dos medicamentos, depois das fisioterapias, da acupuntura, dos antidepressivos, etc.

Esses doentes passam a ter dificuldades de se comunicar com os seus familiares e amigos, porque estão sempre doloridos, com mau humor, sem disposição para sair e se divertir, queixam-se muito, comparam tratamentos que outras pessoas estão fazendo. Ficam com "medo" de câncer e doenças graves ocultas. Perdem a libido, o erotismo. Passam a ter dificuldade de mostrar afeto às pessoas, principalmente àquelas que tratam suas dores e queixas com desdém. Essa dificuldade de mostrar afeto é chamada alexitimia. Por outro lado, são pessoas com dificuldade de fazer contato de amizade, confidências a dois, que alguns psicólogos chamam de esquizoides, pois são pessoas desconfiadas, caladas, isoladas, sem muito contato social.

Esse grupo de pessoas com dores de coluna tem, pois, algumas necessidades básicas que a Escola de Postura, diferentemente da Back School, ajuda:

- sair do isolamento e conviver com pessoas. De início, com aquelas que têm queixas de dores semelhantes. Aprender e ensinar o que fazer para superar essas dores (fibromialgia);
- trocar o grupo de amigos e familiar que rejeita fortemente ouvir as queixas e colaborar por um outro grupo que eventualmente ouve, apoia e quer ajudar.

Foi o fisiologista Pratt quem, em 1905, reuniu em Boston turmas de 20 pacientes tuberculosos internados para conversar sobre dieta, pois acreditava-se que pela alimentação poderia se chegar à cura da tuberculose, em época em que se sabia pouco sobre bacilos e não existiam antibióticos.[37]

Pratt não era psicólogo, mas observou que aqueles pacientes que estavam no sanatório, longe do convívio da família (para evitar o contágio), identificavam-se entre si. Observou que depois de cada palestra os pacientes ficavam mais animados. Por isso passou a dar aulas semanais. Discutia, além da dieta, a relação entre si e com a família e parentes, animava-os para enfrentar a doença, explicava como evitar disseminá-la, dava esperança de cura.[38] Dizem que o grupo dos Alcoólatras Anônimos, que surgiu em 1935 direcionado por um médico alcoólatra e um corretor de seguros, foi resultado dessa metodologia que depois foi sistematizada por psicólogos e psiquiatras naquilo que hoje se conhece como terapia grupal ou psicoterapia em grupo, hoje uma especialidade.[37]

No interior de qualquer conjunto de pessoas (grupo) tanto para a psicoterapia, como na família, na Escola de Postura ou no condomínio onde moram as pessoas que pouco se conhecem entre si, surgem naturalmente uma série de padrões de funcionamento, que se constituem na "dinâmica do grupo" estudada por Kurt Lewin[39] na década de 1930. Isto é, surgem lideranças, consensos, influências fortes, os que mandam, os que obedecem, etc.

Lewin, que tinha formação de físico, tentou entender a dinâmica (essa palavra significa movimento e faz parte da Física) que interage dentro de um grupo de pessoas como se fossem forças mecânicas ou elétricas que interagem, atraindo-se ou repelindo-se. A pessoa é, pois, mais do que resultante da classe social à qual pertence, é produto do meio em que vive e absorve, podendo ser modificado com técnicas difíceis de expor didaticamente. Tinha a ideia de que se aprendia treinando, vendo e absorvendo experiências próprias e alheias.

Modelo de crenças

No início da década de 1950, um grupo de psicólogos sociais propõe o Modelo de Crenças em Saúde (Health Belief Model), baseado na teoria de Lewin.

Pretendia-se compreender melhor a resistência de pessoas em relação à aceitação de medidas preventivas em saúde ou a testes para detectar precocemente doenças assintomáticas. Essa teoria tentava entender por que pacientes desconsideram os primeiros sintomas das doenças e por que, uma vez estabelecido o diagnóstico e já informados dos cuidados que devem ter com a moléstia, negam-se a seguir as prescrições terapêuticas. Em resumo, o paciente, em um mundo que valoriza a saúde perfeita, rejeita a doença, recorre a determinados artifícios para alterar a natureza daquilo que o perturba, justificando alguns comportamentos, que passa a acreditar como certos. É uma dissonância cognitiva, uma incoerência entre aquilo que se acredita e aquilo que se faz. Por exemplo, sabe que o fumo ou a gordura corporal fazem mal, mas não para de fumar, nem consegue emagrecer. Para diminuir as tensões, recorre a determinados artifícios para alterar a natureza daquilo que o perturba. Passa a criar um Modelo de Crenças em Saúde, próprio, que atua segundo as ameaças sentidas.

Em 1993, foi defendida uma tese tentando associar as ideias de dinâmica de grupo de Lewis e o Modelo de Crenças em Saúde para explicar esse tipo de atividade, que passou a ser chamada de terapia cognitivo-comportamental em vez de psicoterapia de grupo, pois não era uma técnica psicológica.[21]

A concepção age ativamente, dando uma orientação cognitiva, isto é, agindo sobre o racional (ações negativas, pensamentos pessimistas, conhecimentos, valores, riscos percebidos), além de informações ergonômicas e sobre medicações, como fez o fisiologista Pratt em 1905 com seus pacientes, e em parte como sugeriu Lewin nos *T-groups*.

Tudo isso feito com o enfoque educacional de uma Escola, que cria um novo grupo de interesses e de objetivos.

A ideia desses programas educacionais multiprofissionais era fazer uma atividade graduada de aumentos frequentes de atividade física para reduzir a invalidez (a pessoa dolorida é isolada por si, pela família e pela própria invalidez da dor) para aos poucos ir retirando os medicamentos sedativos (analgésicos e sedativos); principalmente, o objetivo era trocar o comportamento do dolorido crônico ("não posso fazer tudo, mas isso ou aquilo") por um comportamento mais sadio ("posso fazer, mas tem de ser de forma adequada. Não levanto esse peso, porque é maior do que o permitido pela minha coluna").

Outro fator, além desse controle de postura e movimento de forças, é o aprendizado do controle da musculatura tensa, que aos poucos deve ser relaxada, por meio de um treinamento de relaxamento muscular progressivo.

A grande tônica do aprendizado é que o paciente com dores crônicas da coluna (portador de fibromialgia) pode tudo, desde que feito de maneira correta, sem tensões físicas (postura adequada), sem tensões psicológicas (no trabalho, na família e na vida). Essas técnicas chamam-se *coping*, questionários que avaliam as pessoas que podem aprender essas estratégias.[40]

A terapia cognitivo-comportamental da Escola de Postura inclui: técnicas de relaxamento, adaptações de comportamento, treino para melhora da atividade física com a diminuição de medicações, aderência a esse tratamento para muitos anos, resolução de problemas e não fuga dos conflitos, redução do estresse, aprendizado de como trabalhar em posições adequadas e volta ao convívio social, à família, ao emprego e às atividades laborativas anteriores (ou aprendizado de uma outra profissão ou função).

É difícil, pois, metodizar todas as etapas e fazer comparações dos estudos realizados.

Turner e Jensen,[41] em uma primeira metanálise, concluíram que, quando são incluídos os tratamentos comportamentais, as Back Schools tornam-se mais adequadas no controle das dores crônicas da coluna, na imobilidade e na qualidade de vida.

Na Back School sueca original e de outros serviços de ortopedia, havia ainda aula de anatomia, biomecânica, postura, técnicas de levantar peso e exercícios – mas a Escola de Postura aqui proposta é tudo isso além da atuação sociopsicossomática.[41]

Na literatura mundial, há duas formas diferentes de apresentação: a Back School e o tratamento cognitivo-comportamental, que inclui as várias técnicas psicológicas no tratamento da dor crônica da coluna. Este último, associado à Back School, é que se denomina Escola de Postura neste tratado.

Tratamentos psicológicos e comportamentais baseados em evidências analisados por Nachemson e Jonsson[16] e Yates.[42]

Os programas multidimensionais, com atuação na área psicológica, têm melhoras estatísticas e clínicas superiores aos grupos-controle, com nível de evidência A.

O resultado com pacientes dos grupos de acompanhamento psiquiátrico-comportamental é, sob o ponto de vista estatístico e clínico, superior a um grupo de pacientes que só fica sem fazer nenhum tratamento; isso está no nível de evidência A.

Quando a comparação é feita entre os dados percentuais de melhoria das dores dos pacientes que fazem as técnicas comportamentais e psiquiátricas em relação a um tratamento ativo com medicação ou fisioterapia assistida, o nível de melhora é moderado (nível de evidência B).

Essas técnicas comportamentais e psiquiátricas relacionadas à porcentagem de pacientes que voltam ao trabalho têm uma evidência não relevante, por falta de estudos (nível de evidência C).

Entre as técnicas cognitivo-comportamentais psiquiátricas que melhoram os pacientes com dores crônicas, há evidências relevantes do predomínio de uma sobre a outra (nível de evidência C), por falta de estudos.

O nível de aderência ao tratamento e os longos acompanhamentos praticados pelos pacientes por esses métodos cognitivos-psicológicos-comportamentais não têm comprovação, por falta de estudos (nível de evidência C).

Pode-se praticamente afirmar que a Back School simples, mecânica, sem técnicas de relaxamento muscular e a dinâmica de grupo trazem poucos resultados estatísticos da eficácia sobre a influência sobre as dores, as estratégias para conviver com as dores e as práticas preventivas da Escola de Postura.

Mannion et al.[43,44] avaliaram 188 pacientes com lombalgia crônica, recidivante, com questionários sobre os componentes emocionais e crenças, se uma terapia de exercícios ativos ou uma de comportamentais surtiria mais efeitos. Concluem os autores que os exercícios feitos de forma leve e dentro dos ensinamentos cognitivos são uma experiência positiva que, inclusive, melhora os parâmetros psicológicos, a tolerância à dor e a motivação para o tratamento, mesmo sem melhorar a fadiga e a força muscular. Hernandez-Reif et al.[45] conseguiram isso sem exercícios, mas somente com massagem.

EXERCÍCIOS E RELAXAMENTO

Existe um conceito difundido entre terapeutas e pacientes a respeito dos exercícios considerados parte fundamental da recuperação dos pacientes com dores na coluna. Em um inquérito realizado entre fisioterapeutas e fisiatras na Inglaterra, verificou-se que as ondas curtas e os exercícios são os procedimentos mais comumente usados no tratamento das algias da coluna.[46] Pela concepção psicossomática dessas dores crônicas, ficou claro que o paciente tem um período de preocupação, de conflito com o seu próprio corpo. Por isso, acredita-se que, para aqueles que têm problemas emocionais, devem ser ensinados exercícios de relaxamento e uns poucos exercícios isométricos. A ginástica, de forma obrigatória, para pessoas que não apreciam a prática esportiva (maioria dos pacientes), é ineficiente e às vezes até danosa, pois é frequente que pacientes que melhoram do surto de dor voltem a tê-lo após o início da ginástica, intempestivamente. Os pacientes obsessivos exigirão e manterão um programa de exercícios enquanto a maioria não deseja fazê-lo.

Pois bem, a revisão do Cochrane Library Report feita por van Tulder et al.[47] em 37 trabalhos científicos adequados constatou que os exercícios não são adequados para o tratamento de fase aguda da lombalgia, com já foi visto. Nas dores crônicas da coluna, há evidência contraditória da eficiência do tratamento com exercícios comparados com o repouso. Os exercícios mostraram-se mais eficientes que os tratamentos com medicação e tão eficientes quanto qualquer tipo de fisioterapia nas dores crônicas.

Os exercícios podem ajudar os pacientes crônicos a voltar ao trabalho e às atividades normais.

Existe uma persistente controvérsia sobre quais os melhores programas de exercícios para as pessoas com dores crônicas da coluna. Vários são os defensores de exercícios específicos com sendo os melhores, o que não se confirma pelas pesquisas da medicina baseada em evidências (Cochrane Review). Portanto, são considerados equivalentes os exercícios de flexão, extensão e alongamento, ou a combinação deles.

De modo geral, a melhor orientação é iniciar qualquer um deles com exercícios aeróbicos, para melhorar o condicionamento físico e a respiração, diminuir a fadiga (um dos componentes da fibromialgia), para depois iniciar um programa leve de exercícios, testando se a dor não volta.

Todos os trabalhos mostram que os exercícios têm efeito favorável na ansiedade e na depressão.

Segundo Nachemson e Jonsson,[16] existe forte evidência de que a terapia pelos exercícios é eficiente (nível de evidência A) no tratamento das dores crônicas da lombar e também há moderada evidência (nível de evidência B) de que todos os tipos de exercícios são equivalentes.[48]

A seguir, são descritos alguns exemplos de exercícios criados especificamente para a coluna, por autores especialistas nesta área, porém, como foi dito, não existe nenhuma vantagem de um tipo sobre o outro. No Cochrane Review, são citados os exercícios McKenzie[49] como um tipo antiestressante adequado para as dores crônicas da coluna. Esses exercícios são semelhantes à reeducação postura global (RPG), que também será mencionada.

Pelos trabalhos de Nachemson,[50] existe um conflito nas posturas corporais e nos exercícios entre a pressão intradiscal e o comportamento de um músculo. Assim, nesse conflito, é preciso dar mais atenção à pressão intradiscal, porque, quando aumentada, agride o nervo e causa a dor.

Não há nenhuma vantagem em exercitar um músculo à custa de danos causados à estrutura formada por vértebra, disco intervertebral, facetas e orifícios de conjugação.

Parece que um tipo de exercício adequado ao segmento motor de Junghans, o qual contém vértebra, disco, orifício de conjugação e facetas articulares, seriam os exercícios de estiramento, que os professores de educação física chamam de alongamento.

Exercícios: para quê?

Qual seria a finalidade dos exercícios para a coluna vertebral?

White et al.[51] afirmam que a civilização ocidental tem aumentado a lordose das pessoas, principalmente em razão da posição adotada para se sentar e executar a maioria dos trabalhos; nos países orientais (Índia, Tailândia, Indonésia), a dor nas costas e a ciática são raras, porque as pessoas sentam-se sobre os calcanhares, forçando a posição de flexão.

1. Os músculos da coluna, na evolução da espécie, têm a função extensora, que é realizada pelos músculos flexores-eretores da coluna. Por isso, é preciso fortalecer esses músculos, o que será visto nas séries de exercícios conhecidos como Williams.[13] Argumento contra esse fortalecimento é que esportistas com esses músculos fortes sentem dores idênticas e, muitas vezes, param de se queixar justamente quando param de fazer ginástica.

2. Com frequência, percebe-se que a flacidez abdominal é considerada a causadora das dores nas costas, porque os músculos abdominais não dão suficiente equilíbrio à poderosa musculatura eretora-flexora das costas. Entretanto, observa-que os exercícios abdominais vigorosos, como o de fletir o corpo até tocar os dedos no chão, podem causar estiramento agudo da lombar, resultando em grave episódio de dor.

3. Partindo da ideia de que os discos estão comprimindo a raiz nervosa no orifício de conjugação do segmento motor de Junghans, dever-se-ia estimular os exercícios de estiramento ou alongamento. A grande dificuldade é obter exercícios desse tipo que sejam eficazes. Alguns fisiatras recomendam exercícios de barra fixa que, na realidade, não alongam a coluna, mas sim os braços, causando efeito contrário na coluna cervical, com compressão dos orifícios, causando dor (Figura 12.1). Cailliet[14,15] recomenda o estiramento lateral da coluna (ver adiante), pouco eficiente para a lombar, mas que está incluído nos exercícios de McKenzie.[49] Os exercícios de alongamento têm essa finalidade, já que é difícil fazê-los sem aparelhos e sem auxílio de outra pessoa. Alguns autores, que recomendam o fortalecimento dos flexores, que são os eretores da coluna, sugerem exercícios danosos para a coluna.

4. Outros admitem que os exercícios da coluna devem visar a uma mobilização geral, de todo o corpo, que tem finalidade psicológica e melhoria do nível de respiração, sem especificar grupos musculares definidos. Risser sugeriu uma série de exercícios com essa finalidade (ver adiante).

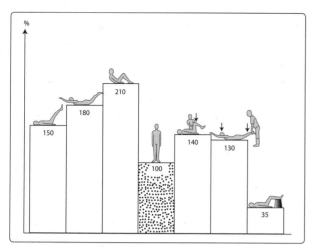

FIGURA 12.1 Esquema mostrando a pressão intradiscal, pelo método de Nachemson, em vários tipos de exercícios.

5. A melhora da postura implica uma série de exercícios isométricos, que devem ser realizados durante o dia todo.[22]
6. O que parece claro é que pacientes portadores de algias crônicas da coluna devem evitar fazer exercícios a esmo, sem orientação. Exercícios para emagrecer são pouco eficientes. O que se deve fazer é uma dieta adequada; para melhorar o fôlego e o condicionamento físico, corrida, caminhada e natação são mais eficientes.

Em resumo, os exercícios da coluna são recomendados para corrigir a lordose, aumentar a força dos eretores-flexores, abrir o orifício de conjugação (alongamento), aumentar a potência dos abdominais e melhorar a postura (isométricos). Entretanto, os exercícios mais violentos não são indicados para emagrecer nem para melhorar o fôlego nos pacientes que já têm problemas de coluna. Não estão incluídos neste capítulo os exercícios de ginástica corretiva para escoliose e cifose. Pelo pouco tempo de que as pessoas dispõem e o pequeno entusiasmo que a ginástica desperta entre os brasileiros, tem-se insistido em exercícios isométricos posturais.

Entre eles, constam um exercício de correção da lordose e um de correção da flacidez abdominal e de alongamento, que mesmo assim são realizados por menos de 20% dos pacientes.

Entretanto, adiante, são feitas referências a todos os exercícios sugeridos, com a série de cuidados que as pessoas com problemas de coluna devem ter para executá-los.

Considera-se óbvio que não devem fazê-lo quem tem problemas específicos que os contraindiquem.

Exercícios: para quem?

A pacientes jovens e de até 50 anos, que já praticavam algum tipo de ginástica ou esporte, tem sido recomendado que façam exercícios isométricos de contração da musculatura abdominal e de redução da lordose quando em repouso, durante o período da dor. Como são exercícios isométricos, não demandam movimento.

Após permanecerem 15 dias sem dor, quando não estão mais tensos, podem reiniciar os exercícios a que estão acostumados.

Recomenda-se a volta aos esportes que praticavam após 30 dias, com o uso de cintas elásticas protetoras.

As pessoas com mais de 50 anos que nunca fizeram exercícios devem ser preparadas, indicando-se que antes façam um período de caminhada, que será cada vez mais longa e mais veloz. Depois, podem correr. Nadar é uma solução para testar a disposição e o grau de flexibilidade da coluna dessas pessoas. Em seguida, pode-se recomendar uma série de exercícios de intensidade crescente.
Com pessoas idosas que gostam de fazer exercícios deve-se proceder como os jovens que praticam esportes.

É fundamental diferenciar bem quais os pacientes que podem e devem fazer exercícios e aqueles que estão sem condições psicológicas e físicas de fazê-lo.

Em pacientes adultos, com escoliose muito acentuada e com espaço discal muito diminuído, osteofitose intensa, espondilolistese ou retrolistese, desalinhamento entre as facetas articulares, presença de infecção ou tumor são fatores limitantes e restritivos. Os exercícios da espondilite ancilosante devem visar a distender ao máximo os flexores-eretores da coluna, alongando-os para combater a cifose (ver este capítulo).

Nem sempre é necessário fazer ginástica. Entre as atividades recreativas, há vários tipos de dança que servem para mobilizar a coluna e movimentar o corpo.

Outros exemplos: andar descontraidamente, correr no mesmo lugar e fazer *cooper*. Nadar é recreativo e um ótimo esporte.

Exercícios: como?

Decidido que o médico quer indicar a realização de exercícios, deverá sugerir os seguintes cuidados, para evitar traumatismo à coluna:

- todos os exercícios devem ser feitos com a coluna encostada no chão ou na parede. Todas as vezes que o paciente sentir que o exercício afasta a coluna dessas superfícies, analisar se realmente não está "machucando" a coluna;
- fazer os exercícios duas vezes ao dia, começando com 3 a 5 vezes para cada movimento e aumentando o número de vezes com o passar do tempo;
- não fazer exercícios de manhã ao acordar, pois é nessa hora que a maioria das pessoas tem a coluna "em ordem". Fazê-lo na metade da manhã e/ou na metade da tarde;

- antes de começar a exercitar os músculos, é recomendado iniciar ou terminar com um relaxamento muscular (ver adiante), conforme a preferência;
- não fazer os exercícios apressadamente, como se fosse um trabalho enfadonho. Executá-los devagar, sentindo o movimento,[25] saboreando e usufruindo o exercício. É melhor fazer menos vezes, porém, com mais "consciência do movimento" (ver adiante os exercícios relaxantes);
- exercitar também a respiração. Não fazer os exercícios com o fôlego preso, pois aumenta a pressão intra-abdominal e intratorácica, e como consequência a pressão intradiscal, agredindo a raiz nervosa (Figura 12.1);
- os exercícios para a coluna cervical devem ser feitos em frente ao espelho, para tentar policiar os movimentos exagerados e apressados;
- respeite a dor. Apesar de existirem fisiatras que recomendam realizar o exercício para passar a dor, é um contrassenso insistir em uma ginástica que causa dor em vez de prazer.

Os exercícios estão em voga, e o número de pessoas que passaram a realizá-los está aumentando. Provavelmente, a próxima geração de brasileiros aceitará melhor os exercícios físicos. Por ora, sugere-se aos reumatologistas, ortopedistas, fisiatras e neurologistas que recomendem aos pacientes exercícios que eles mesmos também façam, para sentirem as vantagens e as desvantagens do método.

EXERCÍCIOS DE WILLIAMS

Os exercícios para a coluna, desenvolvidos por Williams,[13] ortopedista de Dallas, são os mais difundidos nos Estados Unidos, porque o autor escreveu um livro para o público leigo em 1974 que, posteriormente, foi adotado pela classe médica. Na Figura 12.2, que foi baseada no livro do autor, pode-se verificar que existem seis exercícios básicos para a coluna lombar, os quais teriam a seguinte finalidade:

- **exercício n. 1:** favorece o desenvolvimento da musculatura abdominal. A variedade A é para a maioria das pessoas; a variedade B, para pessoas com restrições articulares no quadril, no joelho, etc.;
- **exercício n. 2:** tem a finalidade de desenvolver os músculos da nádega, que ajudam o equilíbrio em relação aos passos;[14,15]
- **exercício n. 3:** serve para estirar os fortes músculos das costas. Notar que o autor recomenda o uso do travesseiro;
- **exercício n. 4:** tem finalidade idêntica à do anterior e também a de exercitar os abdominais. Wilke et al.[52] demonstraram que, neste exercício, há um aumento

muito grande da pressão intradiscal, que poderá causar dor (Figura 12.1). Vários autores recomendam fazer esse exercício com as pernas fletidas; ele assim passa a ser idêntico ao exercício n. 1-A;
- **exercício n. 5:** tem a finalidade de reduzir a lordose, forçando a báscula da bacia. White e Panjabi[53] contestam, afirmando que não existe um grande estudo estatístico multirracial para demonstrar que a diminuição da lordose alivia as dores lombar, como afirmam vários autores;
- **exercício n. 6:** na realidade não é um exercício, mas sim uma conscientização do ato de se levantar da cadeira (ver técnica de Feldenkrais), em que devem ser usados mais os músculos da coxa do que os da região lombar. É uma espécie de exercício de alongamento.

Para a coluna cervical

Williams também se preocupa com a diminuição da curva lordótica por meio de três exercícios que forçam a retificação da coluna cervical.

Exercícios condenados por Williams para a região lombar são:

- estirar o tronco, forçando a extensão. Este exercício é fundamental para a correção da cifose e para os pacientes com espondilite que estão ficando com o corpo cifótico (ver cifose);
- deitado no chão, de barriga para baixo, levantar as pernas e os braços – notar na Figura 12.1 como a posição aumenta a pressão intradiscal e causa dores. Essas duas posições devem ser evitadas para não aumentar a lordose;
- fletir o corpo para tentar tocar os dedos dos pés. Williams diz que isso deve ser evitado, pois é a posição errada de levantar peso. Mas recomenda o exercício n. 4, que é o mesmo exercício, só que sentado;
- deitado de barriga para cima, segurar os pés esticados como se estivesse fazendo a pesquisa do Lasègue. Williams afirma que esse tipo de exercício contrai o iliopsoas, comprimindo a raiz nervosa.

Esportes

Williams não recomenda andar nem correr para não forçar a musculatura das costas, aumentando a lordose (ver adiante como se recomenda a báscula da bacia para corrigir esse detalhe. Gracovetsky et al.[54] também sugerem esse movimento).

Os esportes mais adequados para esse autor são: andar de bicicleta, natação e subir escadas e montanhas. Devem-se evitar golfe, tênis, boliche ou bocha. Recomenda educação postural, já vista.

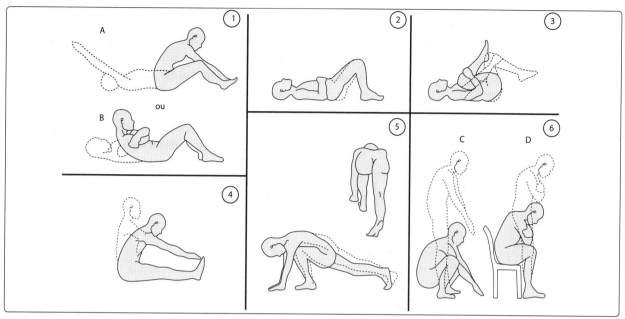

FIGURA 12.2 Exercícios de Williams que visam a obter uma coluna lombar menos estendida e mais flexionada. O exercício A, com a medida da pressão intradiscal (Figura 12.1), piora; o exercício B é para fortalecer os músculos que rodam a pelve, para reduzir a extensão pélvica. O exercício C é para fortalecer as estruturas posteriores. O exercício D é para fortalecer os flexores do quadril.

EXERCÍCIOS DE CAILLIET (FIGURAS 12.3 A 12.5)

Os livros do fisiatra americano R. Cailliet também foram escritos para o público leigo em geral e para manipuladores, osteopatas e massagistas, tendo alcançado extraordinária difusão em todo o mundo. Depois, veio a ter enorme aceitação na classe médica, apesar de não estar escrito dentro dos rigores da bibliografia médica.

Para a região lombar

1. Báscula da bacia – na posição deitada, tentar encostar as costas no chão, para diminuir a lordose lombar. Este exercício é igual ao exercício n. 2 de Williams.
2. Com os pés fletidos a 30° e fixos em um apoio (p.ex., guarda-roupa), a bacia fica fixa e o tronco abaixa e levanta; corresponde ao exercício n. 1-B.
3. Estiramento dos músculos das costas, em que os pés são puxados dez vezes ritmicamente em direção ao peito; exercício igual ao n. 3 de Williams.
4. Estiramento dos músculos das pernas, com força de flexão e extensão dos braços contra a parede e dos pés contra o chão.
5. Exercícios de flexibilidade lateral – apoiando-se de lado, esticar a musculatura lateral de cada lado do tronco.
6. Estiramento dos flexores do quadril, que corresponde ao exercício n. 5 de Williams.

Pode-se, pois, afirmar que ambos os autores possuem o mesmo grupo de exercícios.

Em seu livro sobre coluna cervical, o autor não apresenta exercícios para essa região.

Cailliet também insiste na importância dos problemas posturais, mas somente refere-se à posição de sentar.

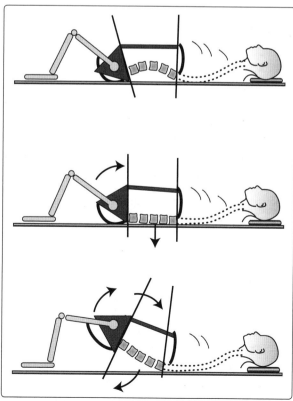

FIGURA 12.3 Estes exercícios são executados com a pessoa deitada, sendo que a báscula da bacia é pouco eficiente.

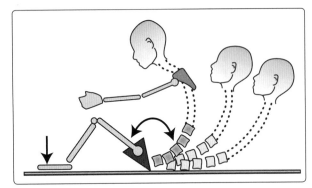

FIGURA 12.4 Praticamente corresponde a um exercício de abdominais.

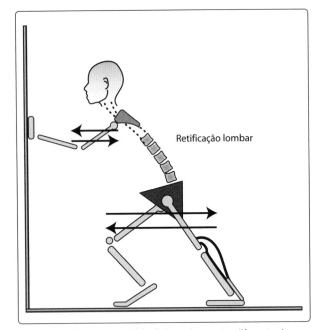

FIGURA 12.5 Este exercício é de estiramento, diferente dos exercícios isométricos.

EXERCÍCIOS DE RISSER
(FIGURAS 12.6 A 12.15)

O doutor José Ruy Alvarenga Sampaio, ortopedista de São Paulo, fez estágio no serviço do professor Risser em 1960, que tinha em relação aos exercícios da coluna (serviço dedicado ao tratamento de escoliose) a concepção relatada a seguir.

As curvas da coluna normal e não dolorida são sempre harmônicas umas com as outras e compensantes. Deve-se fazer uma série completa de exercícios para qualquer nível de dor em que for a queixa, pois é preciso agir não só sobre a curva, mas sobre todas.

Os exercícios básicos são os seguintes:

1. Distensão dos músculos posteriores da nuca, para diminuir a lordose cervical e aumentar a elasticidade dos músculos posteriores do pescoço. Deitado, com as mãos na nuca, puxar a cabeça procurando flexioná-la até tocar o queixo no peito e, em seguida, tentando manter o queixo colado no peito, voltar a cabeça ao solo. Aumenta-se o esforço, se fizer o mesmo movimento em ligeira rotação para cada lado.
2. Deitado, com as pernas flexionadas, com as mãos na nuca, fazer a hiperextensão da coluna dorsal. Deste modo, os músculos dorsais altos são fortalecidos e os lombares baixos não, que é o que acentua a lordose.
3. Deitado, abraçar os joelhos fletidos contra o peito, de frente e com ligeira rotação lateral para ambos os lados, mantendo o tronco em posição indiferente. Produz diminuição da lordose por alongamento passivo dos músculos lombares.
4. Deitado, com as mãos na nuca, contrair somente os músculos glúteos, produzindo a rotação pélvica e retificação da lordose.
5. Deitado, com as mãos na nuca e os joelhos fletidos, deixar cair, para um lado e depois para o outro, os joelhos juntos, produzindo uma rotação passiva da coluna lombar, mantendo o tórax em posição indiferente. Esses estiramentos são mais forçados colocando-se o pé sobre o joelho e fazendo certa pressão. Aumenta-se, desse modo, a rotação passiva lombar.
6. Deitado, com as mãos na nuca, um joelho fletido e outro estendido. Com o pé do membro estendido em dorsiflexão máxima, fazer o membro estendido o mais longo possível à custa da obliquidade pélvica. Em seguida, o mesmo exercício do lado oposto. Aumenta a elasticidade dos músculos laterais do tronco e a excursão lateral dos movimentos articulares da coluna.
7. Deitado na mesma posição do exercício anterior, quando alongar o membro, dar um chute no ar até a flexão máxima do quadril. Repetir do outro lado. Aumenta a elasticidade dos músculos posteriores da coxa (os isquiotibiais).
8. Deitado, com os membros superiores ao lado do corpo, levantar os membros inferiores estendidos nos joelhos e com dorsiflexão forçada dos pés até a flexão máxima das coxofemorais; em seguida, executar movimentos de flexão-extensão, abdução-adução dos quadris. Aumenta a elasticidade dos posteriores da coxa e tonifica os músculos abdominais.
9. Em posição de saída de corrida de velocidade, ou seja, as duas mãos no chão, uma das pernas fletida e a outra estendida, forçar, com o peso do corpo e com um balanço, hiperextensão passiva da coxofemoral; repetir do outro lado. Aumenta a elasticidade dos flexores do quadril.
10. Em pé, fazer flexão passiva do tronco, mantendo os joelhos estendidos, forçando o alongamento passivo dos músculos lombares e dos posteriores da coxa.

Tratamento preventivo das dores das colunas cervical e lombar 241

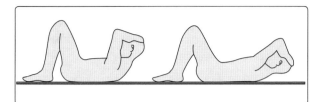

FIGURA 12.6 Exercício encosta a coluna no solo.

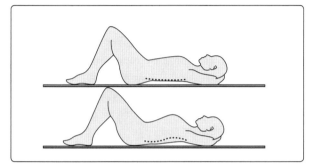

FIGURA 12.7 Exercício encosta a coluna no solo.

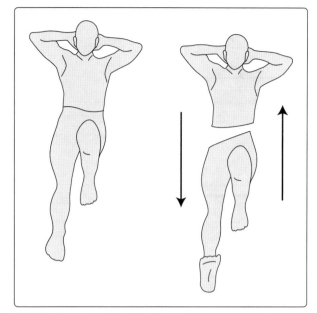

FIGURA 12.11 Extensão e flexão das pernas com a coluna apoiada no solo.

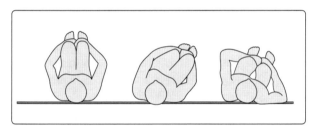

FIGURA 12.8 Rolar a coluna encostada no solo.

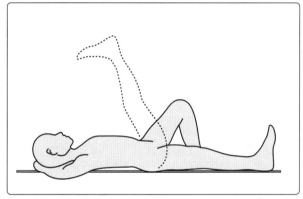

FIGURA 12.12 Movimentos de flexão e extensão com a coluna apoiada no solo.

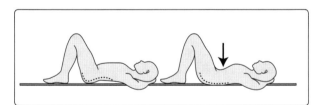

FIGURA 12.9 Exercício encosta a coluna no solo.

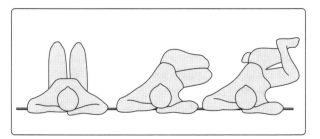

FIGURA 12.10 Exercício semelhante ao da Figura 12.8.

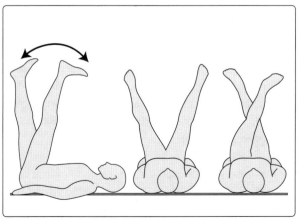

FIGURA 12.13 Movimentos com a coluna apoiada no solo e com os pés encostados na parede.

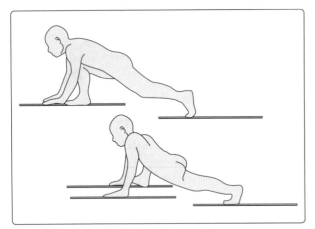

FIGURA 12.14 Extensão e flexão da coluna lombar sem apoio do solo.

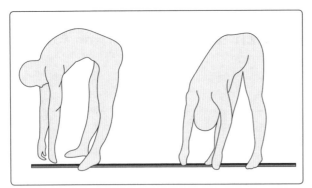

FIGURA 12.15 Postura da lombar que deve ser evitada ao se levantar peso do chão.

Todos esses exercícios deverão ser feitos 2 ou 3 vezes ao dia, quebrando a continuidade dos esforços sobre a coluna produzidos pela má postura, pela execução de determinados trabalhos ou pela vida sedentária.

Inicia-se com 10 a 12 vezes cada exercício, sugerindo-se que atinjam 25 vezes cada um, três vezes ao dia.

Pacientes de todas as idades obtêm sempre alívio das dores com esses exercícios, mesmo na fase aguda. Por menor capacidade que tenham os pacientes idosos de fazê-lo, produzem sempre uma pequena melhora dos sintomas. Frequentemente, por questões de inatividade, nos primeiros dias, os exercícios podem até piorar a dor; deve-se encorajar o paciente a praticá-los com intensidade menor, porém de maneira contínua. Nessa fase, os analgésicos são bem receitados.

Os exercícios n. 1 e n. 2 são iguais aos de Williams. O n. 3 e o n. 4 são semelhantes aos de Cailliet. O exercício 5 é do próprio Risser, porém produz uma rotação de bacia em relação ao tronco muito perigosa nos casos de discopatia lombar. O exercício n. 6 é razoável. O n. 7 é condenado por Williams. O exercício n. 8 é bom. O exercício n. 9 é do próprio Williams e o n. 10 é condenado por Williams.

Assim, os exercícios de Risser não trazem uma filosofia nova de exercícios e incluem alguns de Williams, outros condenados por esse autor.

EXERCÍCIOS ISOMÉTRICOS POSTURAIS

Gracovetsky et al.,[54] Feldenkrais[25] e Reich[26] já demonstraram que a presença de maior pressão abdominal e torácica permite a manutenção da coluna em melhor posição de estiramento, com isso há diminuição da lordose. Assim, forçando-se os músculos a manterem a coluna em uma posição de estiramento forçado ou alongamento, tanto na região cervical como na lombar, haverá diminuição das dores.

Foi o autor australiano Frederick M. Alexander[23] quem, em 1869, passou a defender a ideia de que uma melhor postura corporal evita o aparecimento de doenças e dores no corpo. E o esforço que fez para manter a sua coluna cervical ereta possibilitou-lhe curar sua rouquidão.

A difusão da ideia de que a retificação das colunas cervical e lombar permitia uma melhora orgânica geral passou a ser chamada de "The Alexander Technique", mas com pouca difusão fora do mundo da língua inglesa.

Wilhelm Reich, no começo do século, chama a atenção para o fato de que a postura corporal está intimamente relacionada com a contração muscular (couraça muscular), que, por sua vez, está em associação com problemas emocionais da pessoa.

Kendall e Jenkins,[55] fisiatras de Baltimore, escreveram um livro em 1967 em que chamavam atenção para o fato de que só a correção postural permite a melhora das dores da coluna, dos pés e das pernas.

Surgem inúmeras escolas e autores que procuram estudar a melhora da postura corporal, em associação com a superação dos problemas emocionais, até que, em 1972, Moshe Feldenkrais, um professor de judô, escreveu um livro que tenta explicar que a postura corporal só pode ser realizada quando se tem "consciência do movimento" realizado.

O próprio Williams incluiu, no seu sexto exercício, o fato de a pessoa treinar o sentar-se e levantar-se de uma cadeira sem usar os músculos de região lombar, mas sim usando os músculos da coxa. Isso parece muito simples, mas é complexo de realizar se a pessoa não fica "consciente" desse fato. Outro dado: quando andar, colocar o dedão do pé em primeiro lugar quando der o passo, em vez do calcanhar. Muitas pessoas, só com esse detalhe, melhoram de cefaleia e cervicalgias.

Além do exercício isométrico n. 2 – o do encaixe, que é semelhante ao movimento de báscula para o anel pélvico –, existem outros exercícios reichianos para liberar a "bioenergia sexual".

Os exercícios isométricos posturais não são exercícios na verdadeira acepção do termo, pois não implicam movimentos, mas correções posturais, ao andar, sentar, deitar e trabalhar.

Kendall e Jenkins[55] verificaram que os exercícios isométricos de contração abdominal não são tão eficientes quanto os de extensão.

Técnica

Consiste em fazer uma verdadeira manobra de Valsalva, com contração de toda a musculatura do tronco, do abdome e dos esfíncteres cerca de 10 a 15 vezes, segurando a contração e a respiração por 3 a 5 segundos e repetindo 3 a 4 vezes ao dia. É preciso incluir os exercícios para o quadríceps, músculo que ajuda a levantar os objetos do chão, feitos com caminhadas, bicicleta ou mesa romana com pesos.

Segundo White e Panjabi,[53] esses são os melhores exercícios para a coluna, para os pacientes que podem tolerá-los, pois não agridem a coluna lombar, nem a cervical.

EXERCÍCIOS ISOMÉTRICOS DE KNOPLICH

Como outros autores, os autores deste livro publicaram em 1978 um livro para o público leigo, *Viva bem com a coluna que você tem*, que visava a ensinar os problemas posturais e incluía uma série proposta de exercícios aí desenvolvida.

Apresenta-se duas séries de exercícios, que são isométricos e que, pela sua simplicidade e valor intrínseco, toma-se a liberdade de incluir neste capítulo.

1º exercício – isométrico abdominal

O paciente adora a postura ereta, segundo a técnica de Alexander. Olhar para o infinito em um ponto imaginário a distância, pescoço distendido, peito arqueado (porém, sem inspirar o ar). Contraem-se os músculos abdominais, a princípio estudando-os. Em vez de manter o ar inspirado, como na manobra de Valsalva, que dificulta a sua manutenção e pode provocar taquicardia, o exercício é feito só com a contração da musculatura abdominal, na posição ereta (Figura 12.16).

Esse exercício isométrico abdominal deve ser realizado durante uma hora por dia, concomitantemente com as atividades rotineiras, em intervalos de 5 a 10 minutos.

Recomenda-se que o exercício de contração isométrica seja feito de pé e andando (o que representa um exercício duplo). Mas o exercício pode ser feito sentado e deitado. Recomenda-se cautela no início do período doloroso, pois o exercício aumenta a pressão intra-abdominal, causando uma força que leva a um estiramento na lordose lombar, como se fosse uma tração lombar.

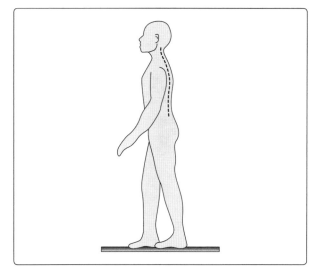

FIGURA 12.16 Contrair os músculos da barriga e das nádegas e andar assim.

Esse exercício é muito semelhante aos ensinados na técnica de Jacobson, de contração isométrica, que facilitam o aprendizado das técnicas de relaxamento muscular.

A pessoa deve fazê-lo contraindo a musculatura abdominal no ato de levantar um objeto do chão, pois isso atua como se fosse uma cinta protetora. As pessoas obesas argumentam que ficam mais barrigudas, mas com esses exercícios melhoram a sua prensa abdominal, aliviando-se dos gases intestinais e de constipação, e passam a sentir-se melhores.

Na linguagem popular do livro, ele foi denominado de "exercício de barriga dura", o que em última análise é o fortalecimento dos abdominais.

Esse exercício estaria na RPG, pois não se trata de um "exercício", mas de uma correção postural e poderia também ser incluída nos exercícios de McKenzie.

2º exercício – báscula da bacia e isométrico da bacia

O segundo exercício isométrico é feito com o encaixe da bacia, basculando-a sobre o eixo que passa pelas duas coxofemorais, contraindo os músculos glúteos das nádegas e os quadríceps das coxas. Depois de fazer a báscula de bacia ou o encaixe, o paciente deve andar assim durante uma hora por dia, em pequenos intervalos de 10 a 20 minutos, totalizando 30 minutos pela manhã e 30 minutos à tarde (Figura 12.17).

Esse exercício tem a vantagem de exercitar a báscula da bacia, os glúteos e o quadríceps, além de diminuir a lordose lombar, porque relaxa o iliopsoas, praticamente sem fazer movimentos com a coluna toda.

Nessa posição, o paciente deve praticar corrida, subir escadas e andar. É assim que andam os modelos quando desfilam, portanto, é uma postura bonita e elegante.

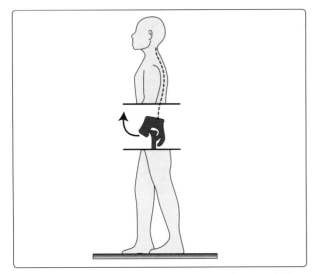

FIGURA 12.17 Movimentar a bacia para a frente, contraindo as nádegas, e andar assim.

Nota-se grande dificuldade das pessoas com problemas sexuais de realizarem esse exercício. Segundo Reich, esse exercício mexe com o anel pélvico, que a pessoa deixa imobilizado com receio de "tocar" nos seus instintos sexuais.

O aumento da lordose, que em última análise representa o sinal mais visível dessa limitação, não seria realmente expressão dos problemas sexuais que essas pessoas com problemas crônicos da coluna enfrentam?

A liberação desse anel, a realização desse exercício isométrico durante uma hora por dia, ajudaria a liberar esses problemas?

Foram presenciados tímidos relatos pessoais de que algo mudou, porém faltam melhores dados estatísticos.

3º exercício – associação dos dois anteriores

De pé, encostado em uma parede, somam-se dois exercícios anteriores: o da contração isométrica dos abdominais e o do encaixe da coluna (o 2º exercício de Cailliet, mas de pé). O paciente abaixa e levanta, tomando o cuidado de contrair bem os músculos da caixa torácica e esticar o pescoço, em uma postura adequada. Exercitam-se, pois, o quadríceps, a bacia, os glúteos, os abdominais e o iliopsoas, quase sem machucar a coluna (Figura 12.18).

VARIANTE PARA A COLUNA CERVICAL

Assim como existe a preocupação de retificar a lordose lombar, também existe a vantagem de diminuir a lordose cervical. Assim, sugerem-se os seguintes exercícios para essa variante cervical:

1. Contrai-se o platisma do pescoço, com o auxílio do prognatismo forçado do queixo, o que corresponde teoricamente à contração dos abdominais na região lombar.

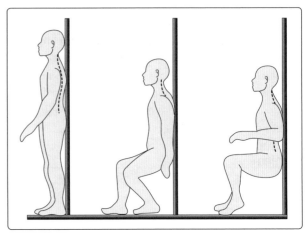

FIGURA 12.18 Abaixar e levantar, encostando a coluna em uma parede.

2. Retifica-se a coluna cervical, endireitando os ombros e tentando encostar o queixo no tórax.
3. Mantém-se a lordose lombar: sem fazer força nos abdominais e sem encaixe, abaixa-se e levanta-se várias vezes.
4. Outra variante é segurar um livro ou uma toalha contra a parede com a testa ou a nuca, fazendo uma contração isométrica.

Não o fazer com muita intensidade, para evitar tonturas.

Esses exercícios podem ser realizados em qualquer ambiente (p.ex., sala de aula, cozinha ou banheiro), depois de um trabalho estafante. Recomenda-se, duas vezes ao dia, uma série de abaixamento de dez vezes cada.

Eles também têm a vantagem de não promover perda de tempo, como quando se locomove a um ginásio esportivo, podendo ser realizados a qualquer hora, mesmo durante o trabalho (o que, como já visto, não é boa técnica, pois assim não se usufrui com prazer o ato de se exercitar).

4º exercício isométrico

Corresponde à postura semelhante ao 4º exercício de Cailliet, porém com outra filosofia. O paciente submete a musculatura de todo o corpo a uma dupla força, tentando empurrar uma parede como se ela estivesse caindo sobre ele. Inicia a contração dos pés contra o chão, dos músculos da panturrilha, do dorso das costas, do pescoço, dos braços e das mãos como se estivesse em espasmo, com uma "força constritiva" e uma "força expansiva" ao mesmo tempo. É a técnica dos famosos exercícios de Charles Atlas, que procura flexionar um braço tentando colocar a força do outro braço, que o impede. Só que não é necessário fazer a força contrária com o braço: mentalmente, consegue-se opor essas duas forças antagônicas em qualquer músculo estirado do corpo.

Tendo-se contraído todos os músculos de baixo para cima, dos pés até a cabeça, conta-se até 5 ou 10 e solta-se, soltando os músculos em direção contrária de cima para baixo, conseguindo relaxar os músculos do pescoço e das costas. Esse exercício produz um relaxamento muscular agradável, constituindo-se uma verdadeira massagem por amassamento, e faz parte dos exercícios de relaxamento da técnica de Jacobson, modificada pelo autores deste livro.

5º exercício isométrico

A postura é igual à do 1º exercício de Williams, à do 3º de Cailliet e à do 3º de Risser, mas a filosofia é diferente, pois é um exercício isométrico. Realiza-se com o paciente deitado, sem travesseiro para a lombar e com travesseiro para a cervical. Contraem-se os músculos das costas, do pescoço e dos braços (isometricamente) e, depois, tenta-se estender os joelhos fletidos com força oposta equivalente. Com os braços, contraem-se os joelhos, que fazem força contrária para se abrir. Há uma contração e uma descontração de musculatura paravertebral, de grande eficiência (Figura 12.19).

6º exercício isométrico

É feito de maneira semelhante, sentado, procurando forçar a região lombar contra os joelhos, o que diminui muito a lordose (para a lombar), e fletir a cabeça sobre os joelhos, diminuindo a lordose cervical. Corresponde ao exercício de Williams para essa região (esse exercício faz parte do relaxamento muscular das costas).

7º exercício – balancim

O exercício que deixa extravasar a alegria e o prazer com que a pessoa o conseguiu realizar é o balancim. A pessoa posiciona-se como se fosse fazer o exercício isométrico n. 6 e, com um impulso inicial, consegue massagear as costas, a musculatura, inclusive as apófises espinhosas (tem pouca semelhança com o exercício n. 3 de Risser, mas não inclui a lateralidade, que é danosa). Esse massagear e a alegria de realizar esse exercício faz com que as pessoas queiram só realizar esse, em detrimento dos demais. O balancim é empregado na ioga, com as mesmas finalidades.

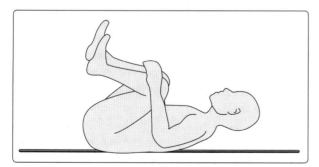

FIGURA 12.19 Apertar os joelhos com as mãos e, ao mesmo tempo, fazer força com as coxas e os joelhos para afastar as mãos.

Exercícios isométricos para a coluna cervical

São ensinados, a seguir, alguns exercícios isométricos que correspondem ao espreguiçar e são eficientes para a coluna cervical.

1º exercício isométrico

Faça de conta que alguém está puxando você pelos cabelos, fazendo uma tração para cima. Procure contrair o músculo trapézio para baixo como se alguém tivesse empurrando o ombro para baixo, opondo uma força isométrica. Sentirá o seu pescoço se alongar e, para melhorar a eficácia do exercício, rode a cabeça de 10º a 15º de lado. Poderão ocorrer nesse momento uns estalidos, do tipo encaixe de manipulação, automanipulação.

É aconselhável fazer esse exercício com inspiração forçada, para não produzir intensa rotação. É bom fazê-lo pela manhã, ao acordar. Pode ser repetido várias vezes por dia, depois de períodos prolongados de posições viciosas, como trabalhar no computador com a cabeça dobrada ou fazer crochê na mesma posição.

2º exercício isométrico

O mesmo tipo de exercício é feito como se estivesse espreguiçando a parte do tronco e da bacia. O pescoço e o trapézio estão sendo puxados para cima, e o tronco para baixo, com o ar inspirado sendo solto lentamente.

Exercícios McKenzie

Os exercícios deste fisioterapeuta neozelandês baseiam-se em um conceito que ele denominou "centralização da dor", descoberto em 1956 quando um paciente com intensa dor ciática deitou-se na cama na posição da Figura 12.1, em hiperextensão da coluna por dez minutos, e a dor, nessa posição bizarra, sumiu completamente. O mais importante é que para esse paciente a dor não voltou mais.

O autor admitiu que houve acomodação central dos integrantes da coluna para aliviar a dor. Quando esse paciente assumiu a posição fletida, houve o retorno da dor periférica. Com essa mesma posição da Figura 12.1 adorada por outros pacientes, havia piora da dor, o que obrigava a pessoa a ficar em uma posição de lateralidade conforme a Figura 12.2, trazendo, então, alívio para a dor ciática quase de imediato. O método desse fisioterapeuta é procurar a melhor "centralização da dor" na posição de hiperextensão ou lateralidade. Criou um sistema de exercícios que procura aos poucos descobrir, juntamente com o paciente, quais são os melhores movimentos do corpo para liberar a dor periférica. Na realidade, não se constitui em exercícios, mas sim uma certa conscientização corporal à procura daquilo que seria a posição escoliótica antálgica, em pacientes com sinais de dor ciática por irritação de hérnia discal na região lombar. Seria uma espécie de RPG ao contrário. Werneke e

Enfermidades da coluna vertebral

Hart[56] estudaram essa capacidade que alguns pacientes têm de conseguir "centralizar" a dor em uma posição viciosa em 223 pacientes com lombalgia crônica durante um ano e realmente constataram que existem nove fatores orgânicos e psicológicos capazes de serem associados a essa capacidade. Consideram que a não centralização da dor é um fator de prognóstico do aparecimento de invalidez da coluna.

ESCOLA FRANCESA – RPG

Inúmeros fisioterapeutas franceses apresentaram exercícios para coluna, baseados em teorias que, sob o ponto de vista científico, não têm comprovação anatômica (mas a acupuntura também não tem); Souchard[57] foi o que obteve maior sucesso graças às frequentes visitas ao Brasil e à enorme aceitação pelos fisioterapeutas. A teoria das cadeias musculares e a possibilidade de endireitar as escolioses estruturadas são destituídas de comprovação científica, como todos os outros exercícios, segundo a medicina baseada em evidências, possui pequena comprovação de sua eficiência porque faltam trabalhos científicos; o mesmo ocorre com a RPG.

EXERCÍCIOS PARA ESCOLHER

Pode-se perceber que os exercícios físicos, desses que causam sudorese após 10 a 15 minutos, realizados com agasalhos vistosos, em ginásios esportivos, na sua maioria são contraindicados, porque realizam flexões, torções e estiramentos exagerados, inadequados para os portadores de dores crônicas da coluna.

Nas séries mais conhecidas desses exercícios, Williams, Cailliet, Risser e a Escola Francesa, os movimentos são semelhantes e, se bem coordenados pelo clínico/fisiatra e/ou fisioterapeuta, possibilitam, sem agredir a coluna, a realização do exercício com prazer.

Apresenta-se, a seguir, a alternativa dos exercícios isométricos, que não causam sudorese e podem ser realizados em qualquer ocasião e ambiente, durante aquele período de espera enervante de um sinal de trânsito fechado ou em uma fila de pé.

A frequência com que os pacientes realizam exercícios é pequena, a não ser no caso de alguns poucos pacientes obsessivos. Parece-se que um esquema de exercícios isométricos que se incluem nas técnicas de relaxamento muscular e podem ser realizados diretamente em qualquer ambiente é, pelo menos, mais realista. Mas só a própria pesquisa do paciente interessado no seu corpo poderá definir quais são os exercícios mais adequados. As propostas são expostas para que cada especialista organize o seu programa de exercícios, segundo a sua filosofia e vivência.

EXERCÍCIOS RELAXANTES

Há considerável número de técnicas que procuram fazer uma interação entre o corpo e a mente.

São conhecidas técnicas corporais psicoterapêuticas (como os exercícios reichianos), ligadas à filosofia oriental (ioga, *tai-chi*),[58] ou de mais conscientização corporal.[25,59]

Só o resumo de todas essas técnicas daria um livro à parte, porém, serão examinados alguns dos temas, expostos com a respectiva referência, para permitir melhor conhecimento do assunto.

Numerosas danças – *jazz*, samba, capoeira – também se prestam a soltar o corpo. Há inúmeros campos que ainda poderão fornecer novos caminhos para tratar psicossomaticamente a problemática.

Essas técnicas corporais, também chamadas reichianas ou bioenergéticas,[28] procuram realizar os exercícios ao mesmo tempo em que relaxam os músculos ou a mente, conscientizando a pessoa a se integrar com seu corpo. O supremo contraste de realizar um exercício com o músculo e relaxá-lo ao mesmo tempo não seria uma prática isométrica?

Sem preocupação com nomes, o procedimento com esses pacientes portadores de dores crônicas não pode ser somente físico, organicista, de lidar com a massa muscular, pois esse caminho é ineficiente, e mais de 90% dos praticantes de ginástica desistem nos primeiros meses. O exercício deve também atentar para o fato de que essas pessoas sofrem de alexitimia (incapacidade de expressar seus sentimentos, principalmente afetos, por palavras), o que resulta na somatização, conceito já discutido no capítulo de psicossomática.[60]

Já foi visto que essas pessoas se preocupam com o seu corpo, em uma primeira fase, tornando-se hipocondríacas em relação a qualquer sensação diferente, associando a dor e a imobilidade com o "medo" de morrer. Ligam a ideia de que o movimento causa a dor, por isso o desprazer. A volta à nova realidade deve ser lenta e considerada parte fundamental do tratamento.

O choque produzido por um processo doloroso agudo da coluna, com toda a série de desequilíbrios desde repouso e injeções até dramas com dispensas, que o paciente quer superar rapidamente (primeiros ganhos), deixa no subconsciente um conjunto de sensações que incluem vários subconflitos, positivos e negativos, anteriormente existentes.

Não basta dar o livrinho com os exercícios da Força Aérea Canadense e considerar que se realizou amplo esforço para ajudar o seu paciente.

A COURAÇA MUSCULAR

Segundo Reich,[26] tanto a raiva como a angústia e a energia sexuais são tensões ou três excitações biológicas básicas que podem ser fixadas nos músculos. Quando se tornam crônicas, deixam os músculos duros, tensos, formando uma "couraça muscular" (nesse caso, o músculo fica duro; na fibromialgia, estado mental semelhante, o músculo fica dolorido). Ele conclui que a "rigidez da musculatura constitui-se no aspecto somático do processo de repressão (impedimento da liberdade) e é a base para a continuação da existência desta".

As tendências destrutivas encontradas nos pacientes são reações à desilusão ou à perda de amor.

O amor frustrado causa ódio, e o ódio que não pode expressar-se gera angústia, ocorrendo então mecanismo semelhante ao da agressividade reprimida. Essa angústia criada inibe, por sua vez, a expressão do ódio e do amor, criando, assim, um círculo vicioso. Dessa forma, o sofrimento e o desejo de sofrer (geralmente, não consciente) são resultados da perda da capacidade orgânica do prazer.

Nas partes inferiores do corpo, os músculos comprometidos com mais frequência são aqueles que retraem a pelve, produzindo uma lordose. Como é sabido, a retração crônica da pelve tem a função de suprimir a excitação genital. Isso se observa com frequência em doentes que mantêm os músculos glúteos em hipertensão crônica, com a finalidade de suprimir sensações anais. Também ocorre nos adutores superficiais e profundos das coxas, que causam o "apertamento das pernas"; a função dessa contração, mais observável nas mulheres, é a de suprimir a excitação genital. Convencionou-se chamá-los "músculo da moralidade" ou *custodes virginitatis.*

A TENSÃO E O RELAXAMENTO

Os estudos de Cannon e de Selye[61] demonstram que o estresse (tensão) de vida desencadeia uma série de alterações fisiológicas, a qual ficou conhecida como "reação de emergência" ou "reação de fuga ou luta", e prepara o animal ou o homem para correr ou lutar. Essa reação, que é mediada por hormônios, como adrenalina e noradrenalina, inclui o aumento da pressão arterial e a aceleração dos ritmos cardíaco e respiratório e do metabolismo celular. Há ainda um fluxo sanguíneo aumentado para os músculos dos braços e das pernas, além de aumento da atividade do sistema nervoso simpático (com sudorese, palidez, etc.), que seria uma reação hipermetabólica (ver o assunto em Medicina psicossomática).

Mas o ser humano na sua vida em sociedade, nos sucessivos períodos de tensão diária, pode desencadear uma resposta oposta. Esta foi chamada, pelo fisiologista Benson,[62] de *relaxation response* (reação de relaxamento) e permite afastar, por um mecanismo protetor natural, os efeitos físicos nocivos da reação de fuga ou luta. Essa reação é uma resposta involuntária e mediada também no hipotálamo, por meio do sistema nervoso simpático.

Há um hipometabolismo, caracterizado pela queda de oxigênio e diminuição da pressão arterial e dos batimentos cardíacos. O doutor Walter Rudolf Hess,[62] prêmio Nobel de Fisiologia, reproduziu a reação de estresse, excitando uma determinada zona do hipotálamo, e em outra área conseguiu uma reação contrária, à qual deu o nome de trofotrópica.

Esta corresponde à reação de relaxamento, segundo Benson, e pode ser desencadeada voluntariamente pela técnica de relaxamento que ele estudou e descreveu na meditação transcendental (ver adiante). O objetivo da terapia pelo relaxamento em todas as doenças psicossomáticas é baseado na teoria de que o estresse emocional pode atuar como precipitador ou exacerbador, tanto na fase aguda como na crônica.

Há controvérsia sobre onde se realiza o processo de relaxamento, se no músculo (periférico) ou na mente (cerebral).

Admite-se que as técnicas com o relaxamento progressivo de Jacobson[18] atuam sobre a estrutura da musculatura, sendo, portanto, periférico o processo. Dundee[63] apresenta um argumento muito convincente do efeito central, pois o indivíduo ansioso e com músculos duros pode ficar completamente flácido pela ação da curare, que atua por via central.

As técnicas de autossugestão (hipnóticas), controle da mente, rezas ou meditações, são técnicas baseadas na concepção de que o relaxamento é central. As danças, os exercícios posturais, a técnica de Jacobson, são mais voltadas para explicação de que o centro do processo ocorre no próprio músculo, sendo, portanto, perifericamente. Wolpe[64] afirma que, provavelmente, os dois mecanismos se integram no processo, mas a ansiedade, estado emocional, mental e central, é incompatível com o estado de relaxamento muscular, periférico.[65]

SONO *VERSUS* RELAXAMENTO

Herbert Benson, professor de Fisiologia de Harvard, publicou em 1974, uma série de parâmetros fisiológicos que observou em indivíduos que praticavam as técnicas de relaxamento e escreveu um livro sobre o assunto para leigos. Tais parâmetros foram confirmados por Lazar et al.[66] e Warrenburg et al.[67]

1. *Decréscimo notável de consumo de oxigênio.* No estado de vigília normal, há um consumo de 250 cm^3 de oxigênio por minuto; no relaxamento, passa para 210 cm^3 por minuto depois de 20 minutos, depois mantém-se por 20 minutos, enquanto dura o relaxamento, e depois volta para 250 cm^3 por minuto. É uma situação de hipometabolismo, que só ocorre fisiologicamente durante o sono e a hibernação. Como no relaxamento não se trata de hibernação, porque a temperatura retal não cai, seria então uma espécie de sono. As pesquisas

Enfermidades da coluna vertebral

desses autores mostraram que a queda de oxigênio durante as 4 a 5 horas de sono é de 8% e durante a meditação transcendental (relaxamento) é de 10 a 20% nos três primeiros minutos.

2. *Alterações no eletroencefalograma.* As ondas alfa aumentam de intensidade e de frequência durante a prática da meditação, mas isso não ocorre comumente quando se dorme. As alterações que ocorrem durante o REM (o movimento rápido dos olhos associado aos sonhos da pessoa que dorme) não ocorrem na meditação.

3. *Notável baixa de lactato no sangue.* Como se sabe, o lactato é um resíduo do catabolismo dos músculos esqueléticos e tem suposta associação com a angústia. Cerca de 20% dos indivíduos normais têm crise de angústia quando recebem injeção de lactato na veia. As pessoas que praticam o relaxamento têm uma queda de nível do lactato de 12 para 7 mg/mL.

4. *Diminuição do número de batimentos cardíacos e dos movimentos respiratórios.* Por ação sobre o sistema nervoso simpático, os voluntários da prática da meditação diminuíram em três batidas por minuto os batimentos cardíacos, com os movimentos respiratórios ficando mais lentos. O sono é um estado muito semelhante ao relaxamento, por isso é tão fundamental no tratamento conservador do controle das dores crônicas da coluna (ver Tratamento). Nakao et al.,[68] da equipe de Benson, afirmam que outro parâmetro importante para diminuir e equilibrar, além do sono, é a ansiedade que essas pessoas têm.

OUTRAS TÉCNICAS

Na Tabela 12.1, pode-se verificar que outras técnicas, além da meditação transcendental, também diminuem a tensão, provocando hipometabolismo. Atualmente, a equipe de Benson acredita que a medicina comportamental, que permite essa resposta pelo relaxamento, age por meio do óxido nítrico, causando uma vasodilatação.[69]

Técnica de relaxamento muscular

Base do tratamento psicossomático da coluna é ensinar uma maneira eficiente para se combater a espasmodicidade muscular nos diversos períodos do dia.

É muito importante insistir com os pacientes para aprenderem algumas técnicas simples, na posição deitada, em quarto na penumbra, sem odores ou ruídos e com os olhos fechados; depois de sentir as sensações de repouso muscular, poderão praticá-las sentados e até de pé.

Há um conflito intrínseco entre ficar tenso, ser agredido por um problema ou uma emoção, e o músculo ficar relaxado. O relaxamento passa a ser um calmante de efeito imediato ou de efeito preventivo, se preferirem, e tem a sua aplicação em todas as doenças psicossomáticas.

Há quatro itens básicos da técnica de relaxamento, descritos a seguir:

1. O primeiro elemento é o ambiente tranquilo. O indivíduo precisa "desligar-se", não só dos estímulos internos, mas também das distrações externas. Um quarto silencioso ou um lugar de devoção são adequados. Os místicos por natureza meditavam ao ar livre.

2. O segundo elemento é um ponto de referência para fixar a atenção. Ele pode ser uma palavra ou um som repetidos, olhar fixamente um símbolo, concentrar-se em um sentimento especial. Por exemplo, concentrar a atenção na repetição de uma sílaba pode ajudar a aclarar a mente. Quando irromperem pensamentos que distraem, volta-se à repetição da sílaba para evitar outros pensamentos.

3. O terceiro elemento é a atitude passiva. É um esvaziamento de todos os pensamentos e distrações da mente

TABELA 12.1 Diferentes técnicas que provocam as mudanças fisiológicas da reação relaxamento						
Dados fisiológicos Técnica	Consumo de oxigênio	Ritmo respiratório	Ritmo cardíaco	Ondas alfa	Pressão arterial	Tensão muscular
Meditação transcendental	Diminui	Diminui	Diminui	Aumentam	Diminui*	Não avaliada
Zen e ioga	Diminui	Diminui	Diminui	Aumentam	Diminui*	Não avaliada
Tratamento autógeno	Não avaliado	Diminui	Diminui	Aumentam	Resultados não conclusivos	Diminui
Relaxamento progressivo (Jacobson)	Não avaliado	Não avaliado	Não avaliado	Não avaliadas	Resultados não conclusivos	Diminui
Hipnose com sugestão de relaxamento profundo	Diminui	Diminui	Diminui	Não avaliadas	Resultados não conclusivos	Não avaliada

* Em pacientes com pressão arterial alta.

de alguém. Uma atitude passiva parece ser o fator mais importante na solicitação da reação de relaxamento. Ideias, imagens, sentimentos podem acumular-se no cérebro. Uma pessoa pode não se dar conta dessas percepções, mas permite que elas penetrem. Não se deve ficar preocupado com o êxito que se está, ou não, obtendo na experiência.

4. O quarto elemento é uma posição favorável. Deve-se ficar em uma postura que permita ao indivíduo manter-se nela ao menos por 20 minutos. Ajoelhado, de cócoras ou em posturas inclinadas que se assume em várias formas de prece; essas posições foram desenvolvidas para impedir o indivíduo de dormir. O desejado estado de alteração de consciência não é sono, mas os mesmos quatro elementos conduzirão ao sono se o praticante estiver deitado.

Técnicas orais ou hipnóticas

Nas primeiras etapas da criação da ideia da Escola da Postura, acreditava-se que, em última análise, fazia-se uma hipnose coletiva. Com o conhecimento da hipnose, tomava-se o cuidado de fazer a regressão, para evitar acidentes. Essa técnica era muito cansativa, pois era preciso repetir, em voz alta, contra o excesso de ruído do hospital, toda a indução hipnótica, várias vezes. Introduziam-se imagens de cenas tranquilizadoras de "lagos, campos e gramas", que eram recebidos de maneiras diversas pelos serventes e professores universitários, pelos escriturários e profissionais de alto gabarito. Nickelson et al.[70] acreditam que essas técnicas sãos as mais adequadas.

Treinamento autógeno de Schultz

Treinamento autógeno significa exercitar-se em "si mesmo" e tem origem na experiência médica com a auto-hipnose. A pessoa, em hipnose tranquila, percebe uma mudança característica em seu corpo, que consiste na peculiar sensação de peso e calor.

A sensação de peso tem a sua origem no relaxamento dos músculos, que habitualmente mantêm o corpo em equilíbrio, mediante sua tonicidade; a sensação de calor deve-se à dilatação dos vasos sanguíneos e ao consequente aumento da irrigação. Disso se deduz que, para entrar em estado de hipnose, é necessária a relaxação dos músculos e dos vasos sanguíneos, como ocorre no sono profundo, e isso se consegue pelo domínio progressivo da concentração.

O treinamento autógeno ou autorrelaxação concentrativa permite alcançar o mencionado repouso semelhante ao sono, sem auxílio de outra pessoa, por meio do autocontrole de iniciativa própria e ordenada. O treinamento autógeno exige a participação incondicional e perseverante da concentração interna, com uma entrega interior a determinadas "representações" preestabelecidas (exercícios).

Segundo o autor, é possível obter:

1. Repouso reparador.
2. Autotranquilização. Na hora de uma angústia (do latim *angustus*, estreito, apertado = músculo apertado), a pessoa consegue dominar-se com uma autorrelaxação concentrativa.
3. Autorregulação das funções orgânicas consideradas ligadas ao sistema nervoso involuntário.
4. Aumento do rendimento intelectual.
5. Supressão da dor; não se trata de aumento da capacidade de resistência do sofrimento, mas do desaparecimento total, ou melhor, um "não aparecimento" da dor.
6. Autodeterminação, conseguida pela formulação de propósitos representados que atuam como se fossem induções pós-hipnóticas.
7. Autocrítica e autodomínio, conseguidos na visão interior no decurso da concentração.

A técnica é um relaxamento concentrativo em seis zonas (músculos, vasos sanguíneos, coração, sistema respiratório, órgãos abdominais e cabeça). Tem-se empregado, nos problemas de coluna, os dois exercícios iniciais, que são básicos, porém é desejável um aprendizado mais completo, que normalmente é adquirido em aulas. Ensina-se os dois primeiros exercícios, em cursos mais abreviados, em quatro aulas.

1º exercício – peso (relaxação muscular)

O autor recomenda a posição sentada ou de cocheiro; recomenda-se fazer com os pacientes deitados, sem travesseiros, em quarto na penumbra. A posição de cocheiro faz com que a pessoa sinta o que é um músculo tenso e como ele se libera, porém essa experiência é abreviada fazendo os exercícios isométricos, do tipo de Jacobson, já enunciados. Procura-se soltar a musculatura voluntária do braço, que é a mais conhecida e obedece à vontade. Fecham-se os olhos e diminui-se o tônus muscular, como se a coluna estivesse sob seu próprio peso. Repete-se seis vezes, compassadamente, "o meu braço direito (esquerdo) está pesado" e seis vezes "eu estou tranquilo". Exercícios de 0,5 a 1 minuto de duração, 2 ou 3 vezes por dia, nos primeiros 15 dias. Deve-se evitar "querer" fazer bem os exercícios, pois o treino deve ser bem descontraído.

Deve-se fazer o retrocesso hipnótico, flexionando o braço, respirando profundamente e abrindo os olhos. Após a primeira semana, começa a surgir a sensação de peso mais intenso nos braços, que passa para o outro e depois para as pernas; falando do mesmo modo monótono a primeira frase, seis vezes, e a segunda, uma vez ("estou tranquilo"). Depois de 15 dias, verá que não se precisa nem repetir o estribilho e ficará com os braços parados.

Prolongue esse estado por 5 a 10 minutos, só depois faça o retrocesso e passe ao 2º exercício. Deve-se fazer o mesmo também nos músculos da mandíbula.

2º exercício – calor (relaxação muscular)

Quando se domina a sensação de peso, amplia-se o exercício:

- "os braços (pernas) estão pesados(as)", depois diga "pesados(as)" seis vezes;
- "estou completamente tranquilo", seis vezes;
- "o braço direito (esquerdo) está quente". Diga "quente" seis vezes, e diga uma vez a frase 2, repetindo "tranquilo" uma vez e, assim, continuadamente.

Quase sempre aparece, no cotovelo e no antebraço, uma sensação interna de calor fluente, atribuída à vasodilatação. À medida que progride o treinamento, o peso e o calor vão se estendendo pelo tronco.

Os outros exercícios necessitam de um treinamento especial que poderão ser vistos nos textos específicos.[17,19,27] A supressão da dor é fácil de se conseguir. Se a pessoa se acha em boa concentração, representa imaginativamente um leve esfriamento cutâneo, por exemplo, no dorso da mão semelhante ao esfriamento frontal, e em seguida se representa a fórmula: "a pele não dói"; então se pode demonstrar, em 50% dos casos, uma diminuição ou abolição da sensibilidade dolorosa.

Segundo Hossri,[27] o treinamento autógeno é uma ginástica mental que permite a formação, nos indivíduos normais, de uma personalidade harmoniosa. Deve-se notar que o treinamento autógeno, como o próprio nome diz, é independente de uma outra pessoa ou fita gravada; é um recurso autônomo, próprio da pessoa. No zen-budismo, de técnica semelhante, usam-se a respiração e a concentração fixa como técnicas relaxantes, porém, dependentes da presença do mestre.

A ansiedade produz a tensão muscular e o sintoma (dor nas costas); no instante que se consiga controlar o sintoma e a ansiedade pelo relaxamento, consegue-se o controle sobre o organismo.

A psicoterapia de Schultz[19] é organísmica, porque escolhe como ponto de partida as reações do próprio organismo e não as manifestações psíquicas da consciência, porém não as omite. Nessa técnica de autocontrole, existem hipnose, sugestão, relaxamento e também na reflexoterapia,[17] em que o relaxamento ocupa posição de destaque.

Biofeedback

É uma técnica de relaxamento com aparelhos muito sofisticados, que usa a teoria do reforço de Skinner,[71] em que a pessoa, observando um eletromiógrafo simplificado que lhe mostra como está conseguindo relaxar, obtém maior relaxamento muscular. O eletromiógrafo desse aparelho transforma a contração muscular espástica em uma luz vermelha ou um som agudo, que o paciente "entende", aplicando as técnicas de relaxamento, com mais certeza de que está fazendo um exercício psicoterapêutico.

A vantagem é que o paciente treina sozinho com a máquina, não dependendo da voz do instrutor, mas a desvantagem é que esse aprendizado não é facilmente autoaprendido, pois há grande dependência da aparelhagem.

É muito usado para cefaleia e dores na coluna, nos Estados Unidos, já que Basmajian[72] enfatiza que o indivíduo tenso precisa de um relaxamento muscular que ele possa controlar. No Brasil, não deu certo; a técnica foi testada, sem resultados, durante dois anos.

Crockett et al.[73] enfatizam que o que realmente funciona no *biofeedback* são as técnicas de relaxamento, mais que a aparelhagem. Essa técnica de relaxamento é uma associação entre a ação periférica (músculo) e central (mente).

ioga e zen-budismo

Segundo De Rose,[74] a palavra ioga significa unidade e pretende ser um método que possa desenvolver o funcionamento harmonioso da personalidade por meio de um aumento de autocontrole e da diminuição do impacto das influências do meio ambiente. Tem intenção de modificar o comportamento social, sem a necessidade do terapeuta, de aparelhagem elétrica ou de drogas.

A ioga é um sistema muito difundido, de alcance popular evidente. Existem nela, entretanto, técnicas de relaxamento muscular, que se obtêm somente após vários exercícios contraindicados para a coluna (ver os contraindicados por Williams, Cailliet e outros movimentos incorretos – ver Escola da Postura). Por exemplo: a postura de pernas cruzadas, para quem tem problemas de ciatalgia, ou a posição de "vela", de apoiar todo o peso do corpo sobre a cabeça, para quem tem problemas na coluna cervical.

As práticas de ioga visam a certas posturas corporais que são danosas à coluna, por isso devem ser praticadas com certo cuidado. Os relaxamentos musculares e o controle visceral para chegar à excelsa harmonia do samadhi são positivos também para pacientes portadores de dores crônicas, conforme relata Kabat-Zinn.[75] A parte da ioga que realiza os exercícios é chamada de Asana; esta deve ser restrita. A pranayama e a pratyahara, controle visceral pela respiração e harmonia interna, podem ser praticadas.

Com os ensinamentos da Escola da Postura, um praticante de ioga pode concluir quais os exercícios mais adequados e quais os mais danosos para o seu problema.

A meditação zen-budista procura a relaxação sem empregar a sugestão de maneira direta, usando-se então a respiração como técnica do ajustamento psicológico. Os monges budistas, assim como os praticantes da ioga, segundo Benson,[62] desenvolveram predominantemente as ondas alfa, aumentando a amplitude e a frequência das ondas cerebrais normalmente associadas a sensações de bem-estar.

Em resumo, essa busca de harmonia intensa varia na aplicação dos iogues e do zen-budista, alguns por meio de repouso com descontração total do corpo, enquanto a mente permanece relaxada, mas inteiramente alerta, não adormecida nem hipnotizada (essa técnica é a melhor para os problemas de coluna); outros, ainda, fazem o relaxamento muscular depois de extenuantes exercícios físicos, com muitas torções e posições viciosas e danosas para a coluna. Um terceiro grupo procura fazer uma concentração mental, controlando certas funções, como a respiração.

Meditação transcendental

Maharishi Mahesh Yogi, um guru que estudou medicina, suprimiu da ioga seus elementos considerados dispensáveis e difundiu essa técnica de meditação, surpreendentemente simples.

Em todas as grandes cidades brasileiras, encontram-se esses centros de aprendizados, nos quais um instrutor habilitado dá uma palavra, som ou frase, um "mantra", que o paciente promete não divulgar.

Esse "mantra" é repetido mentalmente muitas vezes em posição sentada confortável. Essa repetição é para impedir que os pensamentos o distraiam. Os alunos recebem ordens de deixar-se ficar na atitude passiva e, quando forem distraídos, devem voltar a repetir o "mantra". É preciso fazer 20 minutos de meditação pela manhã, antes do café, e à noite antes de dormir.

Zuroff e Schwarz[76] questionam a validade do método, admitindo-o válido para 2% dos pacientes.

Rezar, meditar

William James, um dos pais da psicologia moderna, comentou sobre a variedade de experiências religiosas: "encontrar a religião é apenas um dos muitos caminhos de alcançar a integração; e o processo de remediar a imperfeição interior e reduzir a discórdia íntima deve ser enquadrado em um processo psicológico geral".

Místicos judaicos, santos cristãos, estoicos, budistas, taoistas e iogues conseguiram um controle mental voluntário sobre o sistema nervoso involuntário. Por essa razão, são vistos poucos religiosos convictos com distúrbios psicossomáticos relacionados com a coluna. Harmon e Myers[77] confirmam o estado de relaxamento que as orações proporcionam em muitas doenças osteomusculares.

Controle da mente (*Silva mind control, mind power*)

Já existe nas grandes cidades brasileiras, tendo sido publicado o livro[78] sobre o método que emprega a palavra e

é dado sob forma de CD para cada paciente. Todas essas técnicas são ótimas, mas têm um inconveniente: ligam a pessoa à voz do médico e dependem da facilidade de ter um gravador para serem realizadas, e ao final, condicionado a essa necessidade de aparelhagem, o paciente não relaxa facilmente sentado ou nas emergências. Essas técnicas foram abandonadas por essas razões, deixando-as para casos excepcionais, como tonturas de fundo emocional.

Técnica neurofisiológica

Técnica de Jacobson, modificada por Knoplich.[22] Em 1935, o neurologista americano Edmond Jacobson apresentou uma técnica de relaxamento ampla, que incluía uma série de "exercícios" pequenos para todas as articulações, desde as falanges das mãos e dos pés até pernas e braços, repetindo mentalmente extensa "ladainha" ("meu braço direito está relaxado, relaxado, mais que a minha mão, que está relaxada, relaxada"), e funcionava como se fosse uma indução hipnótica. O livro *You must relax*, escrito para o público leigo e que não tinha mais do que 200 páginas de um *pocket book,* abriu a grande senda nas técnicas de relaxamento. Sentia-se enorme dificuldade em aplicá-lo, pela ideia antagônica implícita em decorar uma "ladainha" e realizar movimentos relaxantes com os membros. Ademais, as pessoas simples tinham muita dificuldade de decorar a ordem dos relaxamentos dos membros e realizá-los, com consequentes parcos resultados. Desde 1978, começou a ser aplicada uma técnica de relaxamento com a seguinte fundamentação teórica:

1. Explicar o que é relaxar para uma pessoa tensa é difícil, então passou-se a aplicar o seguinte artifício: na posição deitada, já descrita, faz-se uma contração forçada dos dedos contra a palma, contraindo os músculos do antebraço e do braço e ao mesmo tempo procurando-se "descontrair" os músculos do rosto, do outro braço e das duas pernas. Pede-se que a pessoa se concentre nos músculos descontraídos e não na contração do braço. Começa-se com o braço e a mão direitos, nos destros, e com os esquerdos, nos canhotos. Conta-se, mentalmente, no início até cinco e começa-se a descontração do braço todo duro, porém, como recomenda Jacobson, do ombro para a mão. A contração, a espasmodização até dolorosa, vai dos dedos das mãos até o ombro, o pescoço; a descontração é feita na ordem inversa.

2. Faz-se o mesmo com o braço esquerdo. A grande maioria das pessoas já sente o braço direito, recém-espasmodizado, como mais pesado, mais quente (estas são as primeiras etapas do relaxamento da técnica de Schultz).

3. Contraem-se os dedos dos pés, em flexão ou extensão (por causa de cãibra que muitas pessoas sentem, devem testar qual é a melhor posição), da panturrilha,

das coxas e até da lombar. É preciso fazê-lo sem se concentrar nesse ato, mas na descontração dos braços, das mãos e dos músculos do rosto e da testa. Realiza-se primeiro com o membro inferior direito e depois com o esquerdo.

4. Contraem-se os dois braços e soltam-se as pernas e depois vice-versa.

5. Ao final, o mais difícil de realizar: a contração dos quatro membros, para se concentrar no relaxamento dos músculos das costas, que é o procedimento mais difícil.

Para facilitar a sensibilização dos músculos das costas, tão poderosos, mas tão pouco conhecidos da nossa consciência motora, sugere-se a realização dos exercícios de contração isométricos da segunda série, os números 4, 5 e 6, que dão maior localização crescente de quais músculos precisam ser relaxados. Esses exercícios são ensinados na 2ª aula e, na realidade, não fazem parte da técnica de relaxamento, mas colaboram para entendê-la e ajudam a conscientização psicossomática corporal. Nesses exercícios indicados, como na contração do relaxamento muscular, a espasmodização é centrípeta e o relaxamento é centrífugo, como sugerem os exercícios de Jacobson. O teste tem grande valor psicossomático, que precisa ser acentuado nas aulas.

Esse tipo de contração e demonstração tem a vantagem, sobre a técnica de Jacobson, de a pessoa poder concentrar-se no relaxamento muscular (e não falar ou pensar nele) e sentir com mais intensidade a diferença entre o que é um músculo relaxado e o que é um tenso.

A outra vantagem é que pode ser realizado quando a pessoa está sentada, enquanto está no trânsito congestionado, ou mesmo, depois de bem treinado, de olhos abertos, quando alguém está falando ou dando uma aula desinteressante, por exemplo.

Essa área está sendo mais investigada, acredita-se que é uma contribuição original aos métodos de relaxamento, pois os pacientes relatam razoável aprendizado e boa melhora, dormindo após a sua realização. O mais importante é que esse tipo de relaxamento é recomendado no meio do dia, entre 12 e 14 horas, como uma contribuição para o paciente evitar chegar ao fim do dia muito tenso e sem condições de dormir.

As pessoas que conseguem fazê-lo durante o dia, por 15 minutos, tiram uma soneca reparadora, de fundamental importância para o equilíbrio psicotônico diário. Antes de dormir, facilita conciliar o sono, sem calmantes ou sedativos. Acredita-se que esse método não seja hipnótico, pois não há uma voz influindo; corresponde mais a uma "massagem" muscular interna, pois contrai e descontrai as massas musculares, melhorando a sua circulação e eliminando os metabólitos residuais, que induzem ao cansaço e à fadiga muscular crônica.

De resto, como os outros métodos, deixa o paciente com um controle mental mais aguçado sobre as funções cerebrais. Memória, controle sobre dores, resistência física e equilíbrio emocional ficam mais equilibrados.

Tai-Chi/capoeira

Trata-se de movimentos vigorosos, porém sem violência, realizados com músculos em contração isométrica, como os posturais.

Como afirma Huang,[58] nos movimentos e nos gestos do *tai-chi*, há uma contração muscular que se libera; no gesto que não se realizou, há um abandono (relaxamento) e uma maior consciência do gesto. É como se alguém fosse bater com a palma da mão na vertical em um embrulho e, no último momento, descobrisse que é um tijolo e freasse o movimento, em contração, mas sentisse o alívio de não ter realizado o ato. A capoeira usa também esses movimentos que se autolimitam. Essas duas técnicas são do tipo periférico, usando mais a ação direta sobre o músculo.

Biodança

Introduzida no Brasil pelo psicólogo chileno Toro,[29] emprega as concepções reichianas de que se pode libertar a energia sexual liberando os anéis presos. *Jazz* e samba, que são ritmados e deixam a pessoa suada, produzem depois de um bom banho morno uma sensação de cansaço e relaxamento. Leste e Rust[79] afirmam que a ação periférica, diretamente nos músculos, e a ação de relaxamento, sobre a ansiedade, acontecem por causa da dança, do movimento, mas Worden[80] afirma que os efeitos benéficos da dança são decorrentes da música, o que seria a musicoterapia.

Esportes

A sensação descrita anteriormente também pode ocorrer com a realização da ginástica e da prática esportiva. As práticas de relaxamento muscular podem melhorar os índices esportivos e vice-versa, como demonstraram Solberg et al.[81] em nadadores.

Teorias comportamentais

Segundo Alexander,[23] as teorias comportamentais ou behavioristas procuram modificar a situação existencial momentânea, para que o paciente não se defronte com os estímulos ambientais que mobilizam os seus sintomas. Esses procedimentos, idealizados principalmente por Wolpe[64] e Skinner,[71] permitem à pessoa desenvolver um autocontrole, aprendendo, por diversas técnicas (que aqui não serão abordadas), como superar essa reação psicossomática (a dor nas costas), agindo sobre o fator social que mantém o sintoma.

Um desses fatores que mais influem sobre a vasta gama de funcionários públicos e outros pacientes depois dos 45 anos é a solidão. São pessoas que entregaram a sua vida física e emocional à carreira e chegam decepcionados às vésperas da aposentadoria.

Na maioria das vezes solteiras, sem pais, originárias de outros estados ou do interior, não absorvem o modo de vida da cidade grande. Enquanto tinham o pai ou a mãe, mantinham-se bem, quase sem "psicossomatoses", mas, ao perderem esse apoio, ficam solitárias e sucumbem.

A dor nas costas, que psicologicamente não sara, permite as inúmeras idas ao ambulatório, que são gratuitas, além de lhes dar motivo para dispensa do trabalho. Preenche a solidão, pois o médico é obrigado a fazer-lhe uma consulta, nem que seja um diálogo curto e traumatizante. Há, ainda, a possibilidade de se fazer fisioterapia, que aumenta ainda mais o número de vezes que deverá ir ao hospital.

Essas visitas hospitalares passam a ser uma alternativa para a solidão e uma pequena justificativa para deixar o serviço ("dei a minha vida para essa repartição e agora não posso nem ficar doente").

Foi feita uma tentativa de transferir essa vontade de transformar o serviço médico em "prolongamento do lar", instituindo um "Clube de solidariedade", no qual várias pessoas com os mesmos problemas encontram novas amizades e contatos humanos que já se iniciaram nas sessões de relaxamento. A tentativa foi ampliada com o incentivo do pessoal paramédico, com os pacientes de maiores posses alugando um ônibus e indo para uma estação termal (Lindoia e Poços de Caldas), com resultados muito positivos.

A tentativa de influir no comportamento social para diminuir as tensões é muito enfatizada no Curso de Postura, quando se discute na segunda aula a reação de uma mãe ante um filho que chega tarde em casa, de um chefe exigente e até das razões de uma não concessão de licença para tratar a saúde.

Mas, a partir de 1981, passou-se usar a terapia pela análise transacional,[82] para permitir que as pessoas observem, em outra perspectiva, o tipo de vida (o *script*, como se diz) que levam. Essa sensação de mal-estar em relação aos problemas e à situação social é que gera a doença (ver Medicina Psicossomática). A palavra doença em inglês, *disease*, significa mal-estar. A análise transacional permite a abordagem dessa temática em grandes grupos e se constitui em uma psicoterapia breve.[83]

Com a grande resistência desses pacientes com dores crônicas de fazer psicoterapia ou psicanálise, foi feita uma reunião desses casos mais rebeldes e, em dez sessões, sob a orientação de duas psicólogas, realiza-se uma psicoterapia centrada no sintoma dor em que, durante uma hora, cada um é obrigado pelos outros participantes do grupo a recordar todas as tensões emocionais e posturais inadequadas que precederam o aparecimento da dor.

Essa ideia, que se acredita ser original, faz com que uma pessoa que resista a admitir o componente emocional no desencadear das dores, porque foram os médicos que disseram ("tudo é nervoso para os médicos"), mude de atitude quando uma pessoa simples como ela faz esse mesmo diagnóstico, baseada nas informações que obteve durante o curso e na análise transacional. Esses pacientes resistentes são sempre submetidos ao MMPI (ver os testes da dor).

AVALIAÇÃO GLOBAL DAS TÉCNICAS DE RELAXAMENTO

Existe uma concordância de que esses diferentes métodos apresentados induzem a uma resposta relaxadora e têm pontos de contato e semelhanças.

A meditação transcendental, várias formas de ioga, zen-budismo, relaxamento progressivo, técnicas de hipnose, auto-hipnose, o *biofeedback* e a terapia comportamental, todas essas técnicas têm em comum:

- ser o um instrumento mental, que pode ser usado com a participação ativa ou passiva do paciente. Todas as técnicas tentam diminuir o tônus muscular e necessitam de um lugar calmo e de um aprendizado relativamente curto;
- seguir, entretanto, alguns procedimentos psicológicos básicos: algumas técnicas são autoinduzidas e outras são heteroinstruídas; umas fazem ação topográfica e outras, global; umas dão diretivas, outras não; umas contra um sintoma, outras inespecíficas; umas usam uma técnica verbal, outras, uma corporal.

No caso específico das dores nas costas em geral, é muito importante obter a sensação de que esse processo de relaxamento está sendo obtido como se fosse um exercício. Por essa razão, usa-se a técnica dos exercícios isométricos, com a contração do tipo Jacobson modificada, completada pela série de exercícios referidos. São ensinados os dois exercícios do treinamento autógeno, com alguns exercícios reichianos, e verifica-se o aprendizado de 80 a 90% dos pacientes; porém, um ano após, a persistência nos exercícios não chega a 10% dos pacientes. Isso porque, como acentua Luthe,[84] o paciente ao sentir-se melhor não acredita na necessidade de continuar um método que mantém o indivíduo sem atividade, fora de suas funções e atividades lucrativas.

PRÁTICAS HETERODOXAS EM GERAL

Um programa de televisão americano fez referência a um paciente que, descrente dos métodos tradicionais no combate à dor nas costas, é curado por um "feiticeiro", que transfere a dor do paciente para uma galinha, que depois é sacrificada. Jocosamente, o apresentador diz que não existe um acompanhamento de cinco anos do tratamento desse caso.

Citam-se inúmeros outros processos de "exorcismo" da dor, acompanhados ou não de algumas técnicas suscetíveis de produzirem algum efeito (manipulação, massagem, passes, pinçadas na pele, colocação de agulha, etc.), porém é importante afirmar que o cirurgião não deve acreditar que a cirurgia da coluna seja um bom meio de exorcizar a dor.

Nachemson e Jonsson[16] listam mais de 50 práticas heterodoxas de combate à dor crônica (ver adiante), e o número de pessoas que usam métodos empíricos de osteopatas, quiropráticos, acupunturistas, herbalistas, naturopatas talvez seja superior ao atendimento pela medicina institucionalizada na Inglaterra e nos países europeus mais adiantados, cuja medicina socializada funciona. É possível avaliar esses números transportados para a realidade socioeconômica do Brasil, com o elevado preço dos tratamentos particulares, acessíveis somente a 2 a 5% da população, e a enorme população mal atendida pela maioria dos convênios médicos.

Por outro lado, Foster et al.[85] fizeram uma enquete entre 1.509 fisioterapeutas ingleses que atendem pacientes com dores crônicas na coluna, que só empregam os exercícios de McKenzie, manipulação, ultrassonografia, diatermia e TENS e não têm a menor preocupação com problemas emocionais e comportamentais desses pacientes.

TRATAMENTO DA DOR AGUDA OU SUBAGUDA BASEADO EM EVIDÊNCIAS

Deve-se de início concordar com A. Nachemson, ao afirmar que, embora o médico prático tenha uma concepção (ou orientação baseada em evidências científicas), ele deve ter empatia (sentir com simpatia) ao ouvir o problema do paciente com dores, que apela para todo tipo de tratamento alternativo, às vezes sem lógica, que resulta em seu benefício. Ele apresenta uma lista com mais de 50 tipos de tratamento (alternativos e médicos); às vezes, fica difícil afirmar se são eficientes (ver lista a seguir).

Acupuntura	Medicina herbal
Alongamento	Meditação
Anestesia epidural	Mobilização
Anestésico	Modulação, *biofeedback* e iontoforese

(continua)

(continuação)

Banhos termais	Muleta
Bloqueio analgésico	Onda curta
Cinta	Operação espírita
Cirurgia de vários tipos	Passes ou exorcismo
Colar	Placebo
Colete	Psicoterapia
Condições cardiovasculares	Sem marca-passo
Denervação facetária	Repouso no leito
Dieta	RPG
Drenagem	Sauna
Escola de Postura	*Spray* contra dor
Exercícios	Tecido conjuntivo
Hidroterapia	Técnicas de acomodação
Homeopatia	Técnicas de relaxamento
Imobilização	TENS
Infiltrações no disco	Terapia comportamental
Infiltrações, água, cortisona	Terapia corporal
Iontoforese	Terapia em grupo
Iridioterapia	Terapia holística
Laserterapia	Terapia Rolfing
Manipulação	Termoterapia
Magnetoterapia	Tração
Massagem relaxante	Ultrassom
Medicina antroposófica	Vibrador

Há fortes evidências (nível A) de que o repouso no leito não é um tratamento eficaz na lombalgia aguda, com relação aos seguintes parâmetros: aliviar a dor, impedir o retorno da dor, permitir voltar às atividades laborativas ou diminuir os dias perdidos de trabalho.

1. Há limitada evidência (nível C de evidência) de que o repouso seja efetivo na ciática. Hagen et al.[86] verificam que o repouso no leito, comparado com a solicitação de permanecer ativo, tem pouca influência na lombalgia com ou sem ciática. Também não há evidência de que o repouso ou os exercícios tenham efeito sobre o tratamento da dor aguda com ou sem ciática.

2. O repouso com tração no leito aumenta os riscos das complicações do repouso, com rigidez articular, perda de massa muscular e óssea, escarras e tromboembolismo.

Deyo et al.[87] fizeram um trabalho bem constituído sob o ponto de vista científico, mostrando que dois dias de repouso na dor aguda são melhores do que sete dias.

Desde que Nachemson[50] determinou a pressão intradiscal nas diversas posições da coluna vertebral, sabe-se que é na posição de repouso, de decúbito dorsal, que o disco tem a menor pressão, pelo relaxamento muscular e pela ausência de controle do peso corporal. Essa posição deve ser com travesseiros na cabeça. Se a dor na região lombossacra for intensa, o paciente pode adotar a posição de joelhos elevados, apoiados ou não em um banquinho (Figura 12.1). Se houver dor no pescoço, colocar uma toalha na altura da omoplata ou na lordose cervical. Quarto silencioso, na penumbra, para facilitar o repouso muscular e psicológico.

O repouso deve ser no leito firme; quando realizado no chão, o paciente deve solicitar a ajuda de alguém para se levantar.

O repouso na fase de dor aguda ou reagudizada deve ser um decúbito dorsal, e o próprio paciente pode escolher o melhor método para o repouso.

De início, deve ficar com os pés estendidos, e poderão ocorrer duas situações:

1. A dor fica aliviada ou não piora – neste caso, o paciente deverá permanecer nessa posição, pois irá se desenvolver uma pequena força de tração, originária do peso dos órgãos internos do abdome sobre a lordose lombar. Os pacientes aprendem a aumentar essa força, realizando exercícios isométricos de contração dos músculos anteriores do abdome, o que tem trazido resultados surpreendentes (ver o "exercício da barriga dura"). O paciente sente que está "fazendo alguma coisa por si".
2. Se essa manobra descrita aumentar a dor, ou a posição de decúbito dorsal for muito dolorosa, deve ser adotada a retificação da lordose, que é melhor do que colocar o travesseiro nas regiões lombar e cervical. Recomenda-se colocar os travesseiros nas pernas para dormir, já que a posição com o banquinho dificulta a circulação.

Atividade com dor
Há fortes evidências (nível A) de que os conselhos para continuar com as atividades normais com a presença da dor podem causar uma recuperação mais rápida do ataque agudo da dor, causando menos casos de cronicidade de dor e ausência ao trabalho do que os casos de repouso com medicamentos.

Atlas e Volinn[88] refizeram o trabalho anterior de Deyo e verificaram que, na fase aguda da dor, uma relativa movimentação apresenta resultados superiores ao repouso relativo.

Medicamentos na fase aguda da dor
Analgésicos
Em razão dos rigores exigidos pelos estudos randomizados e com controle placebo pelo Cochrane Collaboration Report, só foram selecionados seis trabalhos que usaram técnicas adequadas.

Conclui-se que só há moderada evidência de que os analgésicos (paracetamol associado a codeína e derivados) não tinham a mesma eficácia analgésica quando comparados aos anti-inflamatórios não hormonais, eletroacupuntura ou ultrassonografia, mas os efeitos colaterais, constipação e tonturas, são ligeiramente maiores nos analgésicos com codeína.

Antirreumáticos
Sobre os antirreumáticos, existem pelo menos 20 estudos adequados; pode-se concluir:

- há forte evidência (nível A) de que os anti-inflamatórios, prescritos em tomadas regulares, aliviam a lombalgia aguda, mas não afetam o retorno ao trabalho, a evolução da dor aguda em crônica ou a história natural de alterações degenerativas dos componentes da coluna;
- há limitada evidência (nível C) de que os anti-inflamatórios permitam um alívio da radiculopatia;
- há forte evidência (nível A) de que as diferentes famílias de anti-inflamatórios são de eficácia equivalente no tratamento da lombalgia aguda. O ibuprofeno e o diclofenaco são os de uso mais frequente, e o COX-2, com mais proteção gástrica, tem poucos testes;
- na revisão de van Tulder et al.[89] baseada em uma análise quantitativa, há poucas evidências, e são conflitantes (nível C), de que os anti-inflamatórios não hormonais sejam mais eficientes que o paracetamol (analgésico) na lombalgia aguda. Há forte evidência (nível A) de que os vários tipos de antirreumáticos são eficientes para um alívio sintomático por um curto período de tempo. Não há suficiente evidência de que essa medicação tenha alguma eficiência na dor crônica lombar;
- Pohjolainen et al.[90] testaram uma nova classe de anti-inflamatórios recém-introduzida no tratamento da lombalgia aguda, que são os inibidores da COX-2. Os autores tiveram bons resultados comparados ao ibuprofeno, mas o número de pacientes é pequeno; porém, os efeitos colaterais gástricos são menores. Miyamoto et al.[91] tiveram também bons resultados nas dores de pacientes com hérnia.

Musculorrelaxantes e benzodiazepínicos
Também existem pelo menos 10 estudos de nível adequado que permitem concluir que há forte evidência (nível A)

de que os musculorrelaxantes reduzem com eficiência a lombalgia aguda.[1]

Os diferentes tipos de musculorrelaxantes são equivalentes; causam, porém, tontura e possuem um razoável risco de causar dependência, até com o uso por uma semana, no caso do benzodiazepínico.[92]

Antidepressivos

Fishbain[93] conclui que os antidepressivos não influem na dor aguda da lombalgia, por falta de trabalhos (nível de evidência D), e Turner et al.[94] concluem o mesmo, mas todos concordam que essa medicação age na dor crônica. Os autores concluem que esses medicamentos não têm efeito antinociceptivo (analgésico), independentemente de seu efeito antidepressivo.

Colchicina

Simmons et al.[95] empregaram a colchicina intravenosa, que causou uma melhora da lombalgia aguda, mas de curta duração, com a possibilidade de alguns efeitos colaterais.

Nos estudos realizados, há conclusões contraditórias do valor dessa medida na crise aguda (nível de evidência C).

Infiltrações

- Com corticosteroide na epidural: Mathews et al.[96] compararam as aplicações de corticosteroides na epidural com a tração lombar e a manipulação, obtendo melhores resultados na fase aguda. Há limitadas evidências (nível C) de que as injeções com corticosteroides na epidural sejam mais eficientes que placebo e repouso no combate à ciática. No caso de lombalgia sem ciática, o nível de evidência é D. O emprego do corticosteroide por via oral ou parental na fase aguda não tem nenhuma eficácia (nível de evidência C);
- corticosteroide nos ligamentos, *trigger points* e facetas articulares: todos esses procedimentos na fase aguda da lombalgia têm nível de evidência D.[97,98]

EXERCÍCIOS NA FASE AGUDA

Existe longa série de trabalhos usando diversos tipos de exercícios na fase aguda, principalmente os de alongamento, mas também os de flexão/extensão, isométricos e aeróbicos.

Van Tulder et al.[47] afirmam que esses tipos de exercícios específicos para a lombalgia aguda têm forte evidência (nível A) de que não são mais eficazes que os outros tratamentos com que foram comparados (repouso, medicamentos, manipulação, etc.) e, inclusive, de que não fazem nada. Os exercícios são adequados na fase crônica da dor lombar, pois agilizam o retorno mais rápido ao trabalho.

Especificamente em relação aos exercícios de McKenzie, pode haver ligeira melhora na fase aguda (nível de evidência C).

Simonsen[99] afirma que esses exercícios são, na realidade, técnicas antiestressantes.

Fisioterapia

Massagem

Furlan et al.[100] fizeram uma revisão desse tema e concluíram que a massagem exclusivamente usada no tratamento da lombalgia aguda tem nível de evidência D.

Manipulação

Existe moderada evidência de que a manipulação (nível de evidência B) é superior ao placebo para causar alívio temporário da lombalgia aguda. Em virtude da existência de diversas formas de manipulações e dos resultados variáveis obtidos, é difícil a comparação com outras formas de fisioterapia (como massagens, ondas curtas e exercícios) ou medicação. Todas as comparações estão incluídas nas evidências de nível C. Não há nenhuma constatação de que a manipulação feita sob anestesia, para relaxar os músculos, tenha mais eficácia, além de trazer mais possibilidade de causar déficits neurológicos.[101]

Pope et al.[102] compararam vários métodos ativos (massagem, tensis e manipulação comparados à imobilização com o colete) e não obtiveram diferenças significativas em relação a pacientes com lombalgia subaguda tratada com calor, gelo, diatermia, ultrassonografia, *laser*.

São aplicações fisioterapêuticas que, na fase aguda da dor, não possuem nenhuma evidência de eficácia (nível de evidência D).[103,104]

Tensis e acupuntura

Milne et al.[105] fazem uma metanálise do efeito do tensis na lombalgia crônica, afirmando que nela o efeito tem nível de evidência C.

Herman et al.[106] afirmam, em uma comparação do tensis com a acupuntura, que existem evidências conflitantes sobre a eficácia do tratamento da lombalgia aguda (evidência no nível C) para as duas terapias. Há limitadas evidências de que a acupuntura é mais eficiente do que o placebo no tratamento da dor crônica.[107]

Tração lombar

Os trabalhos com a tração lombar (tanto de mesa, por autotração, como intermitente) não têm qualidade adequada, por isso a eficácia desse tratamento está em nível de evidência C.[108]

Colete e suportes lombares

Van Tulder et al.[8] afirmam que há limitada evidência de que o tratamento com a imobilização com colete e cintas seja superior a outros tratamentos na fase aguda, ou mesmo à falta de tratamento, pois o número de trabalhos é pequeno (nível de evidência D).

TRATAMENTO DE REABILITAÇÃO PSICOSSOCIAL

Vários autores afirmam que, na primeira crise de lombalgia aguda, ou na recidiva desta, deve ser iniciado um tratamento como o da Escola da Postura, prevenção secundária para um novo surto, pois em muitos pacientes começam a surgir os chamados problemas psicossociais, decorrentes do medo de perder o emprego, de ficar inválido, e o começo do ciclo da cronicidade que já foi abordado. Karjalainen et al.[109] verificaram se essas técnicas surtem resultados dentro dos padrões do Cochrane Collaboration Report. Foram estudadas as técnicas multidisciplinares de reabilitação biopsicossocial para pacientes que apresentavam dores lombares subagudas e que ainda estavam em idade de trabalhar. Concluem que há evidências moderadas (nível C) de que esse tipo de conduta – que vai estudar o ambiente de trabalho do trabalhador sob o ponto de vista ergonômico e lhe dá apoio multidisciplinar no tratamento para recuperar-se e impedir novos surtos de dor – ajuda o trabalhador a voltar mais depressa para o serviço, diminui as faltas e proporciona suporte psicológico. Mas os estudos dessa área são em pequeno número e de curta duração.

Orientação adequada baseada em evidências para o tratamento da lombalgia aguda (os estudos da cervical são em menos número e possuem essa sistematização).

Existem fortes evidências científicas para os seguintes fatos:

1. Os anti-inflamatórios não hormonais prescritos regularmente são eficazes no alívio da dor aguda da lombalgia. Todos os anti-inflamatórios são equivalentes.
2. Os musculorrelaxantes são eficazes em reduzir a lombalgia aguda. Todos os musculorrelaxantes são equivalentes.
3. O repouso na cama não é adequado para combater a lombalgia.
4. A recomendação de continuar com as atividades, mesmo que com a dor aguda, permite recuperação mais rápida da lombalgia aguda, com retorno mais precoce ao trabalho.
5. Exercícios específicos para a coluna não são adequados para combater a dor na fase aguda.

6. As medidas de fisioterapia manual ou com aparelhos não têm comprovação científica de eficácia no tratamento da dor aguda.

TRATAMENTO CLÍNICO DA DOR CRÔNICA

O homem, por ter se tornado bípede, sofreu uma série de adaptações da coluna vertebral na evolução da espécie. Essas alterações ficaram mais acentuadas após a Revolução Industrial, quando o homem passou a usar o corpo (coluna) como alavanca e adorar a posição sentada para quase todas as suas atividades. Como resultado, passou a sentir mais dores nas costas.[22]

Na evolução dos conhecimentos sobre esse tema, de início deu-se ênfase acentuada às alterações orgânicas, morfológicas, em que a degeneração do disco intervertebral e das interapofisárias tem fundamental importância.

Essa posição organicista é ainda a grande preocupação da maioria dos médicos que, após receitar todos os analgésicos conhecidos, desanimam, pelos parcos resultados obtidos, mostrando mesmo certa hostilidade em atender esse tipo de paciente.

Nos últimos anos, tem-se suspeitado, com razão, que os problemas emocionais (depressão, dificuldades sexuais, ansiedade, fobias, etc.) têm influência sobre a musculatura, deixando-a tensa, dolorida. Ela acaba agredindo mais ainda o disco e as articulações já danificadas, diminuindo a luz do orifício de conjugação. Isso finda por produzir a compressão das terminações nervosas, resultando em dores irradiadas.[27] Assim, a dor tem um ciclo evolutivo em si própria ao piorar o estado orgânico inicial, acrescentando em 40% dos casos um componente emocional à própria sintomatologia orgânica.

À presença de evidente degeneração somática, postural, nos elementos constituintes da coluna e à existência de fatores emocionais que agem sobre a musculatura, espasmodizando-a, soma-se um terceiro fator, que é a problemática socioeconômica, em relação ao trabalho (emprego, dispensa, licenças, etc.), à família (casamento, separação, filhos, dinheiro, etc.) e a si mesmo (futuro, velhice, depressão, solidão, medos, etc.).

Somam-se a preocupação de como o paciente vê a própria doença e o que a própria incapacidade representa para si e para a família. Como assinala Kaufman,[110] a doença passa a pertencer ao universo emocional e físico da pessoa e do ambiente familiar, e em muitos casos há necessidade de perpetuar-se essa situação, impedindo a "cura".

As interpretações da dor pelo paciente e pelo observador, assim como as expectativas de fazer desaparecer essa dor pelo tratamento, podem permanecer em concepções diversas, às vezes conflitantes, pelas pessoas envolvidas em todo o processo terapêutico.[24]

Os pacientes com algias da coluna vertebral passam a ter uma personalidade própria, decorrente de seus conflitos emocionais, alguns reais e outros imaginários, na sua maioria transferidos para a sua mente, e ainda mais para o seu corpo (músculos e postura).

Mas esse corpo contém também uma coluna vertebral desgastada pelos anos e acrescida de evidentes modificações morfológicas: nos discos, nas facetas articulares, nas vértebras, nas curvas, com fortes suposições de que haja alterações nos ligamentos, nos nervos, nas artérias e nas veias.

Eis configurada uma doença psicossomática, com todo o desgaste que a palavra possa ter sofrido, por chamar atenção para a dicotomia mente-corpo.

A difusão que o termo alcançou obriga, contudo, a sua conservação. Mas a essência fundamental dessa concepção é a orientação geral que se deve dar ao tratamento.

Deve ser axiomático, no tratamento psicossomático, que:

- a abordagem deve ser, desde o início, em conjunto, somática e psicológica;
- não haverá o predomínio de uma sobre a outra, a não ser por breves períodos e por razões táticas;
- a possibilidade de reciclagens periódicas deve permanecer com o paciente, pois lhe devem ser ensinadas novas normas de vida, tanto psíquicas como orgânicas;
- essa abordagem conjunta, sob supervisão médica e paramédica, deve ser necessariamente breve. A psicoterapia é breve (técnicas de relaxamento, análise transacional, etc.), assim como a fisioterapia (20 sessões no máximo). Essa brevidade é importante para limitar e não confundir o tratamento psicossomático da algia da coluna com o tratamento psicológico do paciente, em que as medidas como fisioterapia, analgesia, etc. podem facilitar ao paciente a perpetuação de seu jogo da dor (ver adiante) e a ideia de segundos ganhos;
- para liberar esses sofredores crônicos da coluna, deve-se ter uma abordagem pedagógica, afirmativa, a mais longa possível, sobre os dois tipos de mecanismos: ergométricos e posturais de agressão da coluna (mobiliário, posturas corporais, órteses corretivas, etc.) e psíquicos e sexuais, que influem nas dores.

As pessoas, por reflexo condicionados, continuam a realizar os mesmos hábitos adquiridos na infância, continuam a trabalhar na mesma cadeira e mesa inadequadas, embora tenham sido convencidas de que estão erradas. Em uma estatística realizada, 69% resistem a modificar a mesa e 53,8%, a cadeira.

Assim, na Medicina do Trabalho e em ambulatórios e consultórios, os cursos, os folhetos e os livros – a reciclagem – devem ser periódicos para terem o valor preventivo que se pretende.

COMO AVALIAR A EFICIÊNCIA DOS TRATAMENTOS

Antes de discutir os diferentes tipos de tratamento propostos para as dores na coluna, deve-se admitir que as causas das dores de 70 a 80% dos pacientes é desconhecida, por isso os tratamentos são sintomáticos.[16]

Em 2 a 3% de todas as algias da coluna, pode-se determinar um processo de hérnia de disco, cujo tratamento é casual, com a remoção da hérnia no ato cirúrgico. Soma-se uma série de entidades com fisiopatologia conhecida (espondilite ancilosante, tuberculose, tumores, curvas anômalas, listeses, etc.), que tiveram o seu tratamento descrito no respectivo capítulo, mas que não representam mais do que 7 a 18% de todos os pacientes que se queixam de dores nas costas.

Há, portanto, no máximo 30% dessa grande quantidade de pacientes com dores crônicas da coluna com diagnóstico etiológico definido ou muito aproximado da definição. Assim, com rigor científico, pode-se definir 70% ou mais como portadores de problemas crônicos na coluna, com dores frequentes ou não, que deverão ser submetidos a tratamento. No Capítulo 9 – Síndrome da fibromialgia, foi visto como um grupo grande desses pacientes faz muitos tratamentos com resultados duvidosos.

Furlan et al.[111] concluem que, nos chamados pacientes portadores de dores crônicas específicas na coluna lombar, a maioria dos tratamentos conservadores usuais apresenta evidências contraditórias (nível C) da sua eficácia. Isso ocorre porque a maioria dos trabalhos examinados não tem princípios científicos adequados.

A avaliação da eficiência de qualquer tipo de tratamento encontra inúmeros fatores limitantes, pois pode-se afirmar que 70% dos pacientes, com dor em qualquer parte da coluna, ficarão livres de suas dores na coluna em três semanas e 90% em dois meses, com qualquer tipo de terapia.[16] Deve-se notar, também, que 30 a 35% dos pacientes melhorarão sob efeito placebo, qualquer que seja o tratamento, até mesmo a cirurgia não indicada. Assim sendo, a imensa maioria dos casos tem orientação terapêutica puramente sintomática.

Grahame[46] enfatiza cinco dificuldades em avaliar a eficácia dos tratamentos para as dores da coluna:

1. Dificuldade de diagnóstico etiológico das algias da coluna, principalmente aquelas que não têm nítido comprometimento da raiz nervosa, que poderia ocorrer por conta de uma patologia discal. É antiético expor o paciente a inúmeros exames, aumentando o risco da piora do seu quadro clínico somente para satisfazer rigores de uma investigação.

2. Esquematizar um trabalho com pacientes com dores nas costas é muito difícil em um mesmo serviço, porque as dores são espontaneamente reversíveis, em grande número de casos. Para essa razão, haveria necessidade de fazer com que todos os grupos tivessem idêntica constituição, em termos de idade, sexo, duração dos sintomas, ocupação, componente emocional, etc., o que é difícil de obter, em um mesmo serviço, em número suficiente para ter validade estatística. Os estudos multicêntricos ficam mais complicados pela dificuldade de se ter uma uniformidade da conduta.

3. Efeito placebo. Mesmo que o estudo seja padronizado por determinada técnica, dependerá de quem aplica, do carisma e do entusiasmo do médico ou do fisioterapeuta.

4. Fatores éticos, que não permitem fazer uso de substâncias supostamente "inócuas".

5. Na avaliação final do resultado, os dados podem ser objetivos, subjetivos ou funcionais, de difícil determinação pelos pesquisadores em seus pacientes. Além disso, dificilmente os dados servirão para comparação com os outros autores.

Assim, a falta de diagnóstico preciso, a alta porcentagem de remissão, as dificuldades de padronizar o tratamento fisiátrico e os meios inadequados de avaliar os resultados têm dificultado a verificação de qualquer eficácia dos processos tradicionais e dos novos sugeridos.

Esta edição está adotando a técnica da metanálise da medicina baseada em evidências da Cochrane Library e da SBU – Swedish Council on Technology Assessment in Health Care, como já foi explicado no prefácio e em vários capítulos. Essa metodologia científica encontra dificuldades em selecionar trabalhos adequados para tirar conclusões cientificamente corretas que passaram a ser adotadas por todos os médicos e clientes. Isso por enquanto é tópico e, como já visto em capítulos anteriores, quase desclassifica todos os tratamentos por dados insuficientes de pesquisa (níveis de evidência C e D).

Os portadores de dores crônicas esperam e exigem do médico que não realize tratamento padronizado, mas que o individualize para seu caso. O ciclo das expectativas do paciente, não só de ficar livre da dor, mas quanto à sua vida posterior, deve ser discutido em uma interação psicossocial importante.

O médico que encontra esses pacientes deve criar uma filosofia de tratamento próprio, já que, cientificamente, há uma série de falhas em todos os tipos de tratamento.

Defende-se a ideia de que qualquer que seja a orientação do tratamento instituído, o que deve ser levado em conta é que o paciente é portador de uma síndrome sociopsicossomática. O aspecto social e a preocupação com

novos ataques recorrentes das dores devem fazer parte do tratamento. Devem ser ensinadas novas normas de vida ao paciente na atividade do dia a dia sob o ponto de vista ergonômico, assim como do ponto de vista psicológico.

A prescrição de períodos de retornos, em que o paciente tem contato com o médico clínico ou especialista, o fisioterapeuta ou outro integrante da equipe de saúde que o trata, permitirá melhor relacionamento médico/paciente/doença psicossomática.

Como assinala Balin,[112] esse é o elemento mais benéfico do tratamento.

OBJETIVOS DO TRATAMENTO

Segundo Herkowitz et al.,[113] o tratamento deve visar a três objetivos: sedar a dor o mais depressa possível; retorno do paciente à atividade funcional anterior, revendo as posturas no trabalho; e evitar novas agressões à coluna que possam trazer uma piora do quadro clínico no futuro.

COMBATE AO CICLO DA DOR AGUDA E CRÔNICA

O paciente com dores crônicas da coluna ou em um episódio agudo deve ser imediatamente liberto da dor, para não se perpetuar o ciclo vicioso de dor que causa tensão muscular e nervosa, que, por sua vez, causa mais dor. Mesmo o alívio por algumas horas permite equilibrar momentaneamente o eixo psicoendocrinoneurológico, trazendo nova homeostase, que favorece o tratamento, e trazendo importante relacionamento médico-paciente.

Há uma diferença muito importante entre a dor aguda e a dor crônica da coluna. A dor aguda acompanha-se da reação do sistema nervoso involuntário, característica do estresse descrito por Selye, em que o organismo se prepara para "lutar ou fugir". Aumentam os batimentos e a contração do coração e a pressão arterial, um maior fluxo de sangue vem das vísceras e da pele para os músculos estriados. Os brônquios ficam dilatados para receber mais oxigênio, a adrenalina é secretada, a glicose do fígado é liberada. As pupilas dilatam-se, as palmas das mãos suam, e a respiração fica mais rápida. Essas alterações são típicas dos estados ansiosos. E o contrário também é verdadeiro; os ataques de ansiedade quase sempre incluem um tipo de dor musculoesquelética.

Segundo Sternbach et al.[114] e Sternbach,[115] desde a tenra infância a dor causa alterações do sistema nervoso autônomo ou involuntário associadas ao medo. Na vida adulta, por um condicionamento, o medo e a dor estão interligados.

A experiência "dor-medo" fica na memória do paciente com dor aguda na coluna, que fica ansioso, com medo de que a dor volte. É o chamado primeiro ganho: deixar de ter uma dor para ter um retorno ao conforto, ao prazer de não sentir dor.

Com a passagem do tempo, e com episódios intermitentes de dor, as respostas do sistema nervoso autônomo vão mostrando uma acomodação, e as reações são mais lentas na dor crônica. Surgem os sinais clínicos dos distúrbios "neurovegetativos", como distúrbio de sono e do apetite, diminuição da libido, aumento da irritabilidade, gradual afastamento das atividades sociais, nítido aumento das sensações de rejeição e diminuição das esperanças de superar a crise. Ora, esses distúrbios todos também ocorrem nos estados depressivos.

Assim, os pacientes com dores crônicas da coluna são quase sempre depressivos (ver fibromialgia).

Quando uma dor aguda transforma-se em uma dor crônica, o estado de ansiedade se transforma em depressão.

O binômio "dor-medo" se fixa na ideia de evitar os futuros episódios de dor. Denomina-se segundo ganho a tentativa que o paciente faz de se proteger contra a volta dos episódios dolorosos: não quer voltar ao trabalho, quer maiores períodos de licença e indenizações, tem vários receios e preconceitos em relação ao papel do médico e da instituição médica que o atende e que, provavelmente, julga querer enganá-lo.[116]

Surge um conflito entre paciente e médico, que agrava a depressão e a angústia em relação ao tratamento instituído; daí o paciente parte à procura de leigos (massagistas, acupunturistas, manipuladores, etc.) para completar o tratamento.

Essa é a razão pela qual o tratamento, na fase aguda ou na crônica, deve incluir repetidas explicações adequadas das causas e das consequências do estado do paciente, garantindo a ele segurança no seu retorno ao trabalho, ensinando-lhes novas posturas físicas e novo comportamento mental (antidepressivo). O médico deixa de ser aquele ser infalível e se transforma em um adversário a ser vencido, por isso deve justificar com explicações precisas suas decisões, para readquirir a confiança do paciente.

Imobilismo e atividade com dor

Outro conflito que surge com a possibilidade de a dor aguda se cronificar é o repouso no leito, como forma de tratamento já discutida anteriormente. Deve-se mencionar o fato de muitos ortopedistas fazerem o "repouso" com gesso ou colete. No único trabalho realizado com a imobilização por colete, por Sims-Williams et al.,[117] constatou-se melhora somente depois de quatro semanas de uso. O uso imediato do colete tem impacto psicológico negativo sobre o paciente. Para ajudar a imobilizar a coluna, quando o paciente levanta-se do leito, sugerem-se as cintas-calças (para mulheres) e as faixas elásticas abdominais e sacrolombares, que têm muito boa eficiência biomecânica e são bem aceitas.

As pessoas que sofrem de dores nas costas, inicialmente, não têm vontade de fazer repouso no seu período de dor por motivos psicológicos, porque ficando deitadas confirmam em seu íntimo a ideia de invalidez e de indivíduo doente, ideia que o paciente procura afastar.

A coluna, como eixo vertical do corpo, é sinônimo de atividade e trabalho. A ausência da possibilidade de erguer a coluna agride o "eu", atingindo-o no amor-próprio, que fica ofendido, trazendo a ideia de que a pessoa está abandonando a sua dignidade, voltando a ser um animal, com uma "regressão" psicológica. Produz-se relativa desorganização tanto na postura corporal como na conduta psicoafetiva.[50]

Efeito placebo

Segundo Turner et al.,[94] o efeito placebo na medicação das algias da coluna é enorme, chegando a melhorar 70% dos pacientes. As mais recentes pesquisas têm demonstrado que tanto a acupuntura como os placebos agem mais acentuadamente em pessoas com distúrbios emocionais. Confundem-se com o efeito placebo os casos em que haveria remissão espontânea.

Whitney e Von Korff[118] confirmam que cerca de 36% dos pacientes que sofrem qualquer tipo de dor são realmente aliviados por um placebo qualquer, quer seja em forma de medicação, quer seja de algum tipo de aparelho de aplicação física (ver práticas heterodoxas). Nelemans et al.[97,98] fizeram uma metanálise de vários métodos de aplicação de injeções, como infiltrações de água, de corticosteroide, etc., que realmente atuam como simples placebos.

Sedação

Como já visto anteriormente, o paciente com dor aguda apresenta ansiedade e, quando surge uma cronicidade da dor, instala-se um estado depressivo, que vem acompanhado por distúrbios do sono, nas dores crônicas da coluna e na fibromialgia.

Sedativos: tranquilizantes menores

Os sedativos constituem um tipo heterogêneo de drogas que diferem em sua estrutura química, mas têm efeito farmacológico e sobre a conduta muito semelhantes.

Eles são conhecidos como tranquilizantes menores ou agentes ansiolíticos, e todos têm propriedades hipnóticas, pois, quando receitados em doses adequadas, induzem ao sono. Todas essas substâncias são depressores globais da função cerebral e diminuem a ansiedade, produzindo desinibição e diminuição do retraimento passivo, quando em dose suficiente. Eles são aditivos entre si e conduzem a dependência e intolerância cruzadas. Podem ter algumas propriedades anticonvulsivantes e mesmo relaxantes.

Nesses grupos, os benzodiazepínicos são os que oferecem mais segurança. São geralmente eficazes em doses moderadas, apresentam grande margem de segurança e, provavelmente, são os que menos induzem ao hábito (Tabela 12.2).

Esses sedativos, em doses maiores, são também hipnóticos, induzindo ao sono. Os anti-histamínicos podem ser incluídos como medicação sedativa, potencializadora dos analgésicos, nos pacientes que mostram medo exagerado (sinal de instabilidade nervosa e distúrbio psicossomático) dos calmantes tradicionais.

Medicação
Analgésicos

Existem poucos trabalhos sobre analgésicos usados para os pacientes com dores crônicas da coluna lombar. Um dos últimos introduzidos é o tramadol, que tem efeito adequado nas lombalgias crônicas comparado ao placebo, mas alguns efeitos colaterais em idosos.

Em relação aos analgésicos antigos, há limitada evidência (nível de evidência C) de que tenham ação superior ao placebo, a não ser em um pequeno tempo de alívio sintomático das dores crônicas.

Anti-inflamatórios não hormonais

Existe uma gama enorme de medicações sintomáticas incluídas na denominação de anti-inflamatórios não hormonais. A maioria dos fármacos traz efeitos colaterais importantes, depois de alguns dias de uso.

Na revisão de van Tulder et al.[36,89] baseada em uma análise quantitativa, há poucas evidências e são conflitantes (nível de evidência C) de que os anti-inflamatórios

não hormonais sejam mais eficientes que o paracetamol (analgésico) na lombalgia aguda. Há forte evidência (nível A) de que os vários tipos de antirreumáticos são eficientes para o alívio sintomático em curto período. Não há evidência suficiente de que essa medicação tenha alguma eficácia na dor crônica lombar.

Há forte evidência (nível A) de que todos os anti-inflamatórios têm o mesmo efeito (foram estudados piroxicam, indometacina, ibuprofeno, diclofenaco, cetoprofeno, naproxeno e diflunisal).

Miyamoto et al.[91] analisam em um trabalho os efeitos de uma nova classe de anti-inflamatórios, os inibidores da COX-2, que poderia atuar em pacientes com hérnia de disco na lombar, melhorando a radiculopatia.

No Quadro 12.1 está compilada a maioria dos anti-inflamatórios existentes.

Musculorrelaxante

As drogas farmacêuticas conhecidas como musculorrelaxantes são empregadas no combate à dor da coluna.

Vários autores questionam a existência de uma substância que tenha essa ação farmacológica, a não ser os derivados do curare, usados na anestesia. Não há condições de "relaxar" a musculatura da pessoa de pé ou em atividade; concluem que o melhor relaxante são os derivados diazepínicos, que provocam o sono. A melhor posição de relaxamento muscular é o repouso, pois libera os músculos da função de manter a posição ereta. A posição deitada, em repouso, é a melhor para os discos intervertebrais, com a diminuição da pressão intradiscal.

TABELA 12.2 Tranquilizantes menores, sedativos-hipnóticos comumente usados			
	Dose sedativa oral comum	Dose hipnótica oral comum	Dose oral máxima diária
Barbitúricos			
Amabarbital (cuiat N) 200 g	300 mg	100 mg	300 mg
Fenobarbital - amp. 2 mL c/ 200 ou 100 mg	15 a 30 mg	150 mg	300 a 400 mg
Não barbitúricos			
Cloral hidratado vidro 600 mL	200 mg	500 mg	2 mg
Benzodiazepínicos			
Diazepam* (Valium 2 a 5 mg/inj) 10 mg	2 a 10 mg	20 a 30 mg	50 mg
Oxazepam** (Adumbram) 10 mg	10 a 30 mg	30 a 60 mg	90 mg
Clorodiazepóxico (Tranxilene) 5 a 10 mg (Librium)	7,5 a 15 mg	30 mg	40 mg
Flurazepam* (Dalmadorm) 30 mg	15 mg	30 mg	60 mg
Outros			
Meprobamato (Equanil) 400 mg	200 a 400 mg	800 mg	1,2 mg
Doxepina (Sinequan) 10 a 25 mg	10 a 25 mg	50 a 100 mg	300 mg

* Ação intermediária.
** Ação curta.

262 Enfermidades da coluna vertebral

QUADRO 12.1 Anti-inflamatórios não hormonais

1) Aspirina: AAS Ecotrim, Ronal, Alcacil, Luzine

2) Butazonas: Butazona, Cálcica, Alka-Butazolidina, Febutazona, Butazolidina, Tanderil, Tandrex, Irgapirin

3) Derivados do ácido indolacético:
	Benzidamina: Benflogin
	Indometacina: Indocid
	Glucosamina: Teoremin

4) Derivados do ácido niflúmico: Inflaril, Niflux

5) Derivados do ácido antranílico: Arlef, Ponstan

6) Derivados do ácido propiônico:
	Naproxen: Fenoprofen
	Cetoprofeno: Profenid
	Ibuprofeno: Motrin

7) Alclofenac: Zumaril

8) Derivados da COX-2

No capítulo sobre a biomecânica, foi mostrado que, nas posições sentada e de pé, a medida da pressão intradiscal e a da contração muscular (avaliada no eletromiograma) têm resultados conflitantes, ou seja, o que é bom para o músculo nem sempre é bom para o disco.

O sono é o relaxante muscular mais completo, por isso é importante que o paciente com dores crônicas durma adequadamente (ver fibromialgia).

Deyo[87,116] afirma que as medicações para o tratamento da dor crônica da coluna vertebral têm efeitos menos claros que no episódio agudo e são sujeitas a grande controvérsia. Deve-se evitar o uso dos analgésicos com codeína por tempo prolongado pelos efeitos colaterais, principalmente nos pacientes idosos.

Em relação aos musculorrelaxantes, os estudos mostraram que existe limitada evidência (nível de evidência C) de que essa medicação pode produzir alívio sintomático de curta duração, porém causando como efeito secundário a tontura em 30% dos pacientes.

Antidepressivo (Tabela 12.3)

Fishbain[93] faz extensa metanálise sobre os antidepressivos e a dor crônica, tentando identificar se esses medicamentos têm efeito antinociceptivo (analgésico) na dor crônica, independentemente de seu efeito antidepressivo. Existem evidências consistentes (nível B) indicativas de que os antidepressivos têm efeito antinociceptivo sobre a dor crônica e inclusive agem sobre a dor neuropática (nevrálgica). Também há alguma evidência de que essas medicações agem de forma eficaz em distúrbios psicogênicos e somatotróficos associados à dor (como lombalgias

crônicas, fibromialgia e artrose degenerativa). Há fortes evidências (nível A) de que os antidepressivos serotonérgicos-noradrenérgicos (são os tricíclicos – imipramina e amitriptilina) têm efeito antinociceptivo maior do que os antidepressivos serotonérgicos (inibidores da recaptação seletiva da serotonina), mas estes últimos são mais toleráveis e causam menos efeitos colaterais.

Há dois grupos principais nessa categoria: os compostos tricíclicos e os inibidores da MAO (monoaminoxidase), sendo que este último grupo é pouco usado. Os antidepressivos tricíclicos não causam dependência, mas apresentam pequena margem de segurança entre as doses terapêuticas e as tóxicas.[119]

As principais indicações clínicas são retardo psicomotor, distúrbio severo do humor com sentimento de culpa, desesperança, inadequação, retraimento das atividades diárias e do convívio com as pessoas, preocupação somática, ruminações, manifestações físicas de problemas emocionais, como insônia, constipação, anorexia e perda de peso (Tabela 12.3).

Antipsicóticos neurolépticos, tranquilizantes maiores

As indicações desse grande número de substâncias são para o tratamento de esquizofrenia, psicoses orgânicas, depressão psicótica, mania e outras psicoses, quando usadas em doses elevadas. Em doses menores, podem ser efetivos auxiliares no combate de hiperatividade, hostilidade, delírios, alucinações, negativismo e insônia.

O uso contínuo de agentes ansiolíticos, quando o paciente passou para a fase de dor crônica, aumenta o estado depressivo. A depressão deve ser tratada, além da medicação, também com curso de postura, aumento da recreação, férias, palavras de encorajamento.

As drogas antidepressivas são estimulantes e devem ser administradas durante o dia, se bem que há autores que indicam, nos pacientes com distúrbios do sono, que tomem o sedativo e antidepressivo na hora de dormir (Tabela 12.4).

TABELA 12.3 Antidepressivos comumente usados

Compostos tricíclicos	Uso diário	Máximo diário usual
	Dose oral	Dose oral
Imipramina (Tofranil®) 25 mg	50 a 150 mg	300 mg
Nortriptilina (Motivai®) 10 mg	50 a 150 mg	200 mg
Amitriptilina (Tryptanol®) 10 a 25 mg	50 a 150 mg	300 mg
Doxepina (Sinequan®) 10 a 25 mg	75 a 150 mg	300 mg
Inibidores da monoaminoxidase (MAO) Tranilcipromina (Pamate®) 10 mg	20 a 30 mg	30 mg

TABELA 12.4 Tranquilizantes maiores comumente usados

Tranquilizantes	Cloropromazina Proporção	Dose oral diária comum	Dose diária máxima habitual
Fenotiazinas –			
Cloropromazina (Amplictil®) 25 a 100 mg	1:1	100 a 200 mg	1.000 mg
Tioridazina (Melleril®) 50 mg	1:1	100 a 200 mg	600 mg
Trifluoperazina (Stelazine®) 1,2 a 5 mg	1:20	5 a 15 mg	40 mg
Flufenazina (Anatensol®) 1 mg	1:50	2 a 10 mg	30 mg
Tioxantenas –			
Tiotixene (Navane®) 2 a 10 mg	1:20	5 a 20 mg	60 mg
Butirofenona –			
Haloperidol (Haldol®) 1 a 5 mg	1:50	2 a 10 mg	30 mg

O uso prolongado dos medicamentos sedativos nos processos dolorosos é inadequado, pois eles, por si só, intensificam a insônia, a impotência sexual e os distúrbios do apetite e impedem a boa coordenação psicomotora, além de produzirem um estado de hiperalgia que intensifica as dores musculoesqueléticas indefinidas e, consequentemente, as dores nas costas. Recomenda-se que se faça uma sedação mais profunda com menor duração.

Atkinson et al.[120] compararam dois tipos de antidepressivos no tratamento da dor crônica da lombar, maprotilina (um bloqueador da recaptação da norepinefrina) e paroxetina (um bloqueador da recaptação da serotonina) em 103 pacientes com dor crônica lombar. A paroxetina causou em 45% dos pacientes redução da dor, comparada a 27% do placebo e 26% da paroxetina.

Foi aprovada pelo FDA americano, com apoio das entidades científicas, a chamada erva-de-são-joão (*Hypericum perforatum*), já disponível em forma de comprimido, que age como antidepressivo.[121]

Psicoterapia breve

Foi Balint[112] quem chamou a atenção para o fato de que o clínico geral deve fazer, na sua rotina de atendimento, a psicoterapia breve, de apoio, deixando para os psiquiatras, nos desvios psicóticos, a psicoterapia profunda.

Os pacientes com dores crônicas da coluna são frequentemente agredidos pelos médicos que os atendem, com frases inadequadas para quem vive um momento de ansiedade ou depressão ("as dores da coluna não têm cura, tome esse remedinho e vá levando"; "a sua radiografia é a de um velho de 80 anos"; "é realmente de admirar que você esteja andando, pela radiografia já deveria estar em uma cadeira de rodas"; "o bico de papagaio que você tem é tão grande, que não tem cura"; "o melhor que você faz é operar a sua hérnia de disco, mas se ficar paralítico em uma cadeira de rodas, não venha reclamar").

Estas declarações não serão comentadas aqui sobre os irritados colegas que as fazem dezenas de vezes por dia, aumentando o caudal desses infelizes que vão à procura de lenitivo, de especialidade em especialidade.

A ansiedade, em alternância com a depressão, causa nesses pacientes um rebaixamento do limiar da resposta aos estímulos dolorosos, associados a um aumento de irritabilidade, causando dois resultados básicos, já estudados no capítulo da fibromialgia: modificação no estilo de vida, mudando a sua personalidade, e desenvolvimento de preocupação hipocondríaca com seu corpo.

Fordyce[38] afirma que o paciente com dor crônica faz gestos de colocar as mãos nas costas, no pescoço, geme, gosta de usar colar cervical (para mostrar que não é brincadeira). Esses sinais e ações são os operantes da dor, que os familiares recebem com aviso e a que respondem com mais atenção, gentilezas, carinho, medicação, produzindo um reforço positivo para que na próxima vez, de forma voluntária ou involuntária, sejam usados, até mesmo independentemente da presença de dor.

Isso pode evoluir psicoticamente, e uma paciente pode ter dor para "punir" o marido e os filhos e ficar impedida de realizar a rotina da casa. É o que se chama de jogos da dor, que incluem mudanças fundamentais no estilo de vida do paciente e de sua família.

O paciente, na sua fantasia, aceita o papel de doente, que traz vantagens e desvantagens próprias, e como já visto passa a ter interações novas com os outros membros da família. Quando o jogo da dor está em andamento, as exigências de atenção são muito intensas, inclusive dos médicos, que às vezes se recusam a esse papel, preferindo aquelas frases agressivas ou encaminhando o queixoso a outro especialista (ou mesmo receitando excesso de analgésicos), em uma atitude de rejeição complexa a esses infelizes pacientes.

A psicoterapia breve consiste em analisar as causas da depressão ou da ansiedade, essas interações de familiares e paciente, a sexualidade, o emprego, as perspectivas de vida, o futuro e os meios de superar a crise.

A preocupação exagerada com o corpo está em nítida correlação com a ideia de que o doente vai ficar inválido, sem movimento, e que seu corpo ficou inútil. Por isso, é bem-aceita a ideia de fazer ginástica, mas não realizada, porque agride a coluna e faz reaparecer a dor.

O sentimento de hostilidade, para consigo e o mundo, faz com que os músculos estejam constantemente tensos, o que causa dor, rigidez e fadiga e os impede de relaxar e de se movimentarem.

Há luta entre o impulso motor, em direção da vida e do prazer, e a tendência de bloquear o movimento (dor).

Isso só pode ser resolvido com a técnica de relaxamento muscular, que será vista adiante e sendo é considerada uma psicoterapia breve.

A preocupação hipocondríaca com o próprio corpo e suas funções faz com que esses pacientes tenham outros distúrbios psicossomáticos associados.[16]

Comprova-se essa presença com testes psicológicos, principalmente o MMPI (que tem o índice de hipocondria elevado) (ver esse assunto em dor na coluna).

Para pacientes com esse problema (fazem o jogo da dor), em menor ou maior escala, o Curso de Postura, ministrado em três aulas, aborda esses temas de maneira geral, com muitas pessoas em cada aula.

Nos casos mais simples, os pacientes são encaminhados aos exercícios de abordagem corporal, com técnicas reichianas, treinamento autógeno Jacobson, Alexander, Feldenkrais, que os liberam da ideia de que o corpo ficará imóvel e que os induzem a se movimentar para sentirem prazer. Muitos pacientes ampliam essas sensações, fazendo exercícios de *cooper*, natação e mesmo ginástica, posteriormente, quando libertos da dor.

Em alguns casos, que são encaminhados a uma abordagem corporal com interação psicológica (relaxamento muscular), são feitas concomitantemente duas abordagens corporais, com interação física. Uma delas é no ato da massagem, no período da fisioterapia em que se testa a massagem dolorosa (como *rolfing*, tecido conjuntivo – ver adiante), para o portador de dor crônica da coluna "sentir" uma dor agressiva que lhe é sedada com calor e alisamento: o fisioterapeuta que atende poucas pessoas pode completar a abordagem psicossomática corporal, pois, após as massagens, os pacientes estão dispostos a falar de seus problemas (o que, fatalmente, acaba ocorrendo nas dez sessões).

A segunda abordagem corporal é ensinar os exercícios (poucos) que poderá fazer para movimentar o corpo sem agredir a coluna. Em 80% dos casos crônicos de coluna, esse esquema é efetivo. Em 20%, há necessidade de técnicas psiquiátricas mais profundas, as quais a maioria rejeita, preferindo os jogos de dor e espasmodização muscular periódica.

Van Tulder et al.[36] fizeram uma revisão do combate à incapacidade de enfrentar a dor crônica tanto na fibromialgia como na dor lombar ou cervical crônica (*disability*, em inglês) por meio de algumas modificações comportamentais e processos cognitivos, o que já foi amplamente discutido. Afirmam que há forte evidência (nível A) de que esse tipo de tratamento comportamental tenha efeito positivo moderado sobre a intensidade da dor e um efeito positivo pequeno sobre a melhoria do quadro funcional (movimentação e atividades diárias) e sobre o comportamento psicológico geral em pacientes com dores crônicas da coluna lombar, quando comparados a pacientes que não fazem tratamento.

Há moderada evidência (nível B) de que esse tipo de tratamento comportamental cognitivo, quando adicionado a outro programa de tratamento conservador, não tem efeito a curto prazo sobre a intensidade da dor e o comportamento psicológico. Como os tratamentos sugeridos são de diversas formas, ainda não se tem condições de determinar quais tipos de pacientes teriam melhores benefícios.

Outras medicações
Vitamina B12 e corticosteroides
O emprego de vitamina B12 no combate à dor, nas algias da coluna, visa a combater a possível "inflamação" da raiz nervosa, à semelhança do que ocorre no diabete e no alcoolismo crônico; porém, não existe nenhum estudo sério que comprove a eficácia de altas doses de vitamina B12.

Tratamento homeopático
A homeopatia, criada em 1810 pelo médico alemão Samuel Hahnemann, tornou prática uma lei enunciada por Hipócrates: "*Similia similibus curantur*" – os semelhantes se curam pelos semelhantes.

Em termos concretos, diante de um paciente com sintomas ABCD, o médico deve receitar uma substância que tenha a propriedade de despertar esses mesmos sintomas ABCD, quando experimentada no homem são. Só esse tipo de experimentação permite saber, com segurança, o efeito de uma droga sobre o ser humano.

A droga escolhida, comparada à semelhança da sintomatologia do paciente com a "patogenesia" (conjunto de sintomas despertados na experimentação) das diversas substâncias já estudadas, deverá ser administrada em doses infinitesimais e isoladamente.

Os princípios básicos da homeopatia são: lei dos semelhantes, experiência no homem são, dose mínima, remédio único e individualização do medicamento, que leva em conta o estado mental do enfermo.

Na dependência da totalidade dos sintomas, os homeopatas indicam, para a mesma patologia, um remédio diferente em função da personalidade do paciente. A homeopatia trata o enfermo prioritariamente; a enfermidade fica em segundo plano, segundo o doutor Waltecir Linhares.

O doente é visto na sua totalidade, enfatizando constituição, herança, ambiente, condição de trabalho e seu relacionamento social, cultural e familiar.

Um pequeno grupo de medicamentos é mais frequentemente utilizado quando a queixa clínica é "dor na coluna". Fica bem claro que não são os únicos.

1. ***Bryonia alba*** (vegetal): piora pelo repouso. Não encontra posição confortável na cama. Agitação física e química. Medo, principalmente à noite.
2. ***Rhododendron*** (vegetal): muito semelhante ao anterior. É, todavia, fortemente influenciado pelas condições meteorológicas, piorando antes das tempestades e melhorando quando terminam.
3. ***Symphytum*** e ***Calcarea phosphorica***: apressam extraordinariamente a consolidação de fraturas em geral.

A maioria dos médicos alopatas afirma que a homeopatia não atua como placebo, e os medicamentos possuem efeitos clínicos, mas o nível de evidência é insuficiente para afirmar que atuam em alguma patologia específica (nível de evidência D), necessitando ainda de novos ensaios randomizados.

Entretanto, esse artigo foi questionado na própria revista *Lancet*, com inúmeras cartas, e em outras revistas.[122]

Infiltrações

Um dos meios mais eficazes de se obter alívio rápido das dores da coluna é a infiltração de corticosteroides ou analgésicos, região dos *trigger points*. O efeito imediato é às vezes espetacular, mas de curta duração, mas ainda assim permite uma quebra do ciclo de dor – contração muscular – tensão nervosa – dor, segundo o autor deste tratado. Mas, na medicina baseada em evidências, os trabalhos existentes sobre as infiltrações e outros tipos de tratamentos com agulhas (inclusive a acupuntura) são poucos e de inadequado formato científico, portanto, todo este capítulo não pode ser avaliado se não com um nível de evidência C, quando se compara a aplicação de infiltrações na epidural e no tecido mole.

Nelemans et al.[97,98] analisaram seis trabalhos e concluem que as infiltrações nas articulações interfacetárias, na epidural e nos *trigger points* têm, a curto e médio prazos, pouca eficácia.

Infiltrações locais nas partes moles

As infiltrações de anestésico nas regiões paravertebrais podem proporcionar alívio tão grande quanto as infiltrações com corticosteroides e são menos iatrogênicas. É feita infiltração nos *trigger points*, na musculatura paravertebral, tanto na cervical (desde a região occipitocervical até o trapézio) como na lombar (na região sacral e no cóccix), mas principalmente nas regiões sacroilíacas do lado onde o paciente alega sentir a dor ciática, até a parte alta das coxas, em caso de dores localizadas. São empregadas a

solução anestésica (xilocaína a 2% sem adrenalina) e a prednisolona, suspensão aquosa intra-articular, que tem 25 mg da substância em cada 1 mL.

A fisioterapia completa a medicação antiálgica e sedativa. Nos 2 a 3% dos casos sem alterações emocionais em que a dor continua intensa, procura-se patologia tumoral ou hérnia de disco. Nos pacientes idosos, diabéticos ou não, pede-se o controle do exame de urina pela glicofita. Será que é um efeito placebo?

Parece, entretanto, que o procedimento é válido pela excelente resposta que apresenta na prática do tratamento do paciente com algias crônicas da coluna, sem efeitos colaterais da corticoterapia oral ou parental.

Infiltrações intratecais

Grahame[46] reviu os 14 trabalhos publicados de 1961 a 1978 sobre aplicação de corticosteroide intratecal, ou seja, diretamente no espaço epidural e na raiz nervosa, inclusive com o uso da via caudal. A conclusão a que 13 autores chegaram é que esse tipo de infiltração é eficiente e realmente traz benefícios ao paciente, porém é difícil os resultados em termos de valores estatísticos.

O interessante é que dois autores, nesses estudos, obtiveram melhora do quadro da dor com a injeção de soluções salinas, outros só com procaína. Entre os corticosteroides, foram usados metilprednisolona, prednisolona e triamcinolona.

Carette et al.[123] fizeram um experimento que foi considerado dentro das normas do Cochrane Report com escore de 81 pontos de controle científico em 100 pacientes. Um grupo de 158 pacientes com ciática e sinais de hérnia de disco foi randomizado e eles receberam três infiltrações intratecais, no grupo A, 80 mg de metilprednisolona, e no grupo B, uma solução aquosa. A dor na ciática e outros parâmetros clínicos foram medidos por testes, e foi constatado que depois de três semanas não havia diferenças significativas entre os grupos em relação à melhora da ciática. Depois de 12 meses, 25,8% do grupo A e 24,8% do grupo B foram para cirurgia.

White et al.[51] verificaram, em 200 casos consecutivos, que 87% dos pacientes melhoravam de imediato com esse procedimento e que em 34% o alívio da dor durou mais de seis meses. Os pacientes com problemas psicológicos são os que menos se beneficiam desse processo, e só 1,5% dos pacientes psicossomáticos ficou sem dor por seis meses, contra 24% dos somáticos. O problema, segundo esses autores, é colocar a agulha em local correto: 25% dos casos analisados com radioterapia não estavam na posição adequada.

Byrod et al.[124] fizeram um trabalho experimental em porcos mostrando que o material autólogo do núcleo pulposo do disco causa efeitos inflamatórios e imunológicos sobre as raízes nervosas, quando aplicado na epidural, pela liberação de várias citoquinas que iniciam um processo inflamatório; esses autores conseguiram bloquear esse mecanismo com a liberação das substâncias e da influência sobre o mecanismo que afeta, por via endoneural, os vasos das raízes nervosas.

Fanciullo et al.,[125] anestesistas americanos, fizeram 25.479 aplicações de infiltrações na epidural em razão de dores na coluna e dores do tipo radiculopatia, sendo 12,6% na lombar, 3,7% na cervical e 1,8% na torácica. Sob o ponto de vista dos trabalhos da Cochrane, esse trabalho é falho e não teria sido aceito, mas os autores concluem que é um bom método para os pacientes e proporciona alívio temporário de dor (em muitos desses casos, a dor deveria ser originária de tumores).

Berger et al.[126] defendem as aplicações de corticosteroides no orifício de conjugação nas radiculopatias crônicas, mas quando a aplicação é guiada pela ressonância magnética. Em 103 casos, 66,6% tiveram remissão duradoura da dor. Esse trabalho também não será incluído na revisão da Cochrane Report por falhas de controle.

Cohn et al.[127] sugeriram a associação de corticosteroide e morfina no tratamento da dor crônica, que não prosperou em razão dos efeitos colaterais, apesar dos bons resultados que os autores apresentam.

Acupuntura

Há cerca de 5 mil anos, os chineses descreveram pontos e caminhos de energia no organismo, os quais denominaram meridianos. Seriam canais muito finos, que não foram até hoje demonstrados (anatômica ou histologicamente). Sobre esses meridianos, estariam localizados pontos na pele, relacionados a órgãos internos, e esses pontos têm maior acúmulo de terminações nervosas. Em casos de disfunção ou patologia dolorosa, esses pontos tornam-se sensíveis, dolorosos. Os pontos de acupuntura têm a resistência elétrica diminuída em relação aos pontos da pele na sua vizinhança. Em caso de dor ou doença, a resistência elétrica da pele fica ainda mais diminuída nesses locais.

Os pontos de acupuntura podem ser detectados por aparelhos eletrônicos, que ao encontrá-los emitem um som mais agudo ou acendem uma luz ou deslocam uma agulha em um ohmímetro.

A acupuntura segue a filosofia oriental chinesa, segundo a qual existiriam duas forças opostas: *yang* e *yin*, que corresponderiam ao simpático-parassimpático. A vida começou com uma célula, e nela já existia o equilíbrio *yang-yin* representado pelo sódio e pelo potássio. Em tudo há a oposição de duas forças: inspiração-expiração, alegria-tristeza, flexão-extensão, etc. Na rigidez, elas estão em equilíbrio; quando uma está em excesso, é possível pela acupuntura dispersá-la (sedá-la) ou, no caso de insuficiência, tonificá-la (estimulá-la), o que é melhor, já que não é aconselhá-

vel retirar energia; no entanto, muitas vezes, é necessário agir dispersando a energia de um meridiano em excesso, dirigindo-a para outro que está em déficit. Os meridianos principais são doze, pares e simétricos: *yang* – de caráter masculino, ativo; *yin* – de caráter feminino, passivo.[128]

Mecanismo de ação

Sabia-se, pela prática, que a acupuntura era eficaz em alta porcentagem de casos de dores funcionais musculoesqueléticas, porém, ainda não havia uma explicação satisfatória para o seu mecanismo de ação. A teoria da comporta da dor, de Melzack-Wall em 1965, explicou pelo menos uma das formas de ação da acupuntura, que é a liberação de analgésicos endógenos: encefalinas e endorfinas. Verificou-se também que o antagonista "puro" dos opiáceos, o naloxona, combatia o efeito analgésico da acupuntura.

Alguns autores atribuem o efeito analgésico da acupuntura a um efeito hipnótico; na realidade, ambos parecem ser fenômenos paralelos, não idênticos. Assim, qualquer animal pode ser acupunturado com certa facilidade e, uma vez atingida a analgesia, a injeção de naloxone faz cessar o seu efeito, o que não acontece na hipnose.

A acupuntura em muitos casos elimina a dor, mas para alguns autores ela eleva o limiar da dor.

Linton[11] relata que a acupuntura é eficaz em alguns tipos de dor, sendo uma forma de neuroestimulação periférica, daí a sua semelhança com o TENS ou tensis, neuroestimuladores transcutâneos.

Ernst e White[129] fizeram uma metanálise do calor da acupuntura em qualquer tipo de dor na região lombar, tanto a aguda como crônica, comparando a aplicação de agulhas nos pontos da acupuntura e aplicada como efeito placebo (em qualquer lugar). Os estudos demonstraram que a acupuntura foi superior em comparação a outras práticas terapêuticas, mas com insuficiente evidência (nível C) para afirmar que é superior ao placebo. No entanto, a mesma equipe concluiu que os acidentes são raros.

A revisão feita para o Cochrane Collaboration Report por van Tulder et al.[107] informa que a acupuntura para o tratamento da dor lombar crônica em moderada evidência é mais eficiente que as infiltrações nos *trigger points* ou a aplicação de tensis. Há limitadas evidências (nível C) de que a acupuntura real seja mais eficiente que a acupuntura placebo no tratamento da dor lombar crônica.

Cherkin et al.[130] verificaram, em um estudo comparativo, que a massagem terapêutica é mais eficaz e promove efeitos mais permanentes para dor crônica na coluna lombar do que a acupuntura.

Fisioterapia

O tratamento com agentes físicos, que compreende diversos tipos de aparelhagem, também inclui o ato físico de contato com paciente, desenvolvendo-se aí um enorme conjunto de reações emotivas, de catarse para o próprio doente portador de uma dor crônica.

O psiquiatra inglês Wolpe afirma que o tratamento fisioterapêutico deve ser um real complemento psicossomático no manuseio desses pacientes, pois o relacionamento médico/fisioterapeuta/paciente é renovado sempre que se fazem as aplicações.

Isso poderá funcionar como uma psicoterapia breve, pois é sabido que os pacientes, estimulados pela massagem e pelo contato humano, desejam falar ou chorar, o que colabora para o bom andamento do tratamento.

Se possível, o médico que trata do paciente com dor na coluna deve manuseá-lo com infiltrações ou com manipulações. Em um consultório particular, isso é possível e desejável. No atendimento de massa, no Curso de Posturas, as aulas representam esse contato necessário, e parte dessa psicoterapia breve precisa ser desempenhada pelo fisioterapeuta, pelo massagista ou pelo manipulador.

Esse bom relacionamento é a parte mais importante para o sucesso do tratamento.

É muito importante que se delimite o número de sessões, logo de início. Apesar das críticas, acredita-se que dez sessões correspondam a um número razoável, pois é o equivalente aos outros procedimentos da psicoterapia breve: dez vezes na análise transacional, dez vezes no treinamento autógeno, etc. Esses procedimentos têm inúmeras vantagens e algumas desvantagens. A limitação do processo exige a colaboração intensa do paciente, que se obriga a repousar depois da fisioterapia, em casa, o que, como já foi visto, ajuda muito no bom resultado.

As obrigações familiares e de trabalho dessas pessoas podem ser planejadas para que essas alterações de pequena interrupção colaborem. Sugere-se que, se a melhora for mais rápida, ele terá alta mais rápido.

As aplicações são feitas em dias alternados, nos casos crônicos, e diários, nos agudos. A única desvantagem que realmente pode ocorrer é que em dez vezes não se obtenha a melhora completa do processo; nesse caso, deve-se fazer a revisão dos problemas. Já iniciando a fase de relaxamento muscular, o paciente "entende", desde que tenha melhorado, que eventualmente poderá necessitar de mais algumas aplicações.

Deve-se evitar, a todo custo, tirar o valor psicossomático e físico dos benefícios que a fisioterapia pode trazer, banalizando-a, prescrevendo-a a qualquer tempo, em condições emocionais adversas dos pacientes.

Calor superficial

De modo geral, o calor, que seja superficial ao profundo, tem um efeito conhecido como relaxante muscular e ativador da circulação local.

A esses soma-se o fato de o calor representar uma sensação de carinho, de grande efeito psicossomático.

O calor superficial pode ser obtido em casa com banho de imersão, ou de chuveiro, bolsa de água quente, os inúmeros aparelhos elétricos (bolsa elétrica) e a própria lâmpada infravermelha. O forno de Bier é uma outra modalidade de calor superficial que pode produzir inúmeros benefícios. Nos pacientes com problemas emocionais, o forno de Bier, naquela sua forma conhecida, deixa o paciente preocupado e ansioso (claustrofobia?). Existem alguns autores que usam o forno de Bier acoplado com a mesa de tração para economizar tempo. Essa técnica não é adequada, pois aquela hora da fisioterapia deve ser usada para repouso e relaxamento e essa "economia" de tempo não permite criar uma boa atmosfera de bom relacionamento com o paciente que é aproveitado para ensinar posturas, rever exercícios, etc.

Calor profundo

As ondas curtas são correntes de alta frequência, acima de 20 mil ciclos por segundo. Elas têm a frequência de 10 a 100 megaciclos por segundo, em uma onda de 3 a 30 metros. A duração, em média, é de 20 minutos, em dias alternados ou seguidos, em 10 a 15 sessões. As micro-ondas, pouco usadas, têm as mesmas indicações. Os efeitos das correntes de alta frequência, do mesmo modo que os anteriores, são térmicos e circulatórios.[131] A massagem pode produzir resultados benéficos correspondentes aos do calor profundo.

Ultrassonografia

A ultrassonografia é constituída por movimentos vibratórios que se transmitem a uma alta frequência. O mecanismo de ação não é bem conhecido: parece que há uma liberação de energia formando uma eletromassagem ou talvez que favoreça a ação sobre as membranas celulares. Há autores que não aceitam a ideia de que a ultrassonografia seja uma forma de calor.

Usa-se de 0,5 a 1,5 watt por cm^2 com sessões de 5 a 10 minutos de duração, em um total de 3 a 10 sessões. Geralmente, usa-se ultrassonografia na cervical, quase nunca na lombar. Na maioria das vezes, é dada preferência ao calor profundo, pois permite uma associação psicossomática mais intensa.

A iontoforese, que é a introdução de íons e drogas pela corrente elétrica, é usada por alguns fisiatras com sucesso relativo; as infiltrações são consideradas de efeito muito superior.

Gelo, vaco-coolant

Apesar de Cailliet[14,15] mencionar que o efeito do gelo é benéfico, psicologicamente sua aplicação provoca uma sensação desagradável, além do seu emprego ser relativamente complicado.

Sob o ponto de vista psicossomático, receber uma "gelada" do médico não é o método mais adequado para receber o paciente, mesmo que, terapeuticamente, seja muito eficiente. Além disso, existe a objeção do próprio paciente em associar "reumatismo" a "tratamento pelo frio".

A única atividade realizada com frio é uma espécie de "infiltração" sem agulha. Nos pacientes muito apavorados e temerosos, pode-se usar um gelo seco ou *vaco-coolant* americano. O efeito analgésico, quando aplicado nos *trigger points*, é evidente, mas de pequena duração, sendo a infiltração muito superior em termos de eficiência e duração. Já que se tem de aplicar uma sensação desagradável ao paciente, deve-se fazê-lo com um tratamento mais adequado.

Tração vertebral

As trações vertebrais têm sido aplicadas há várias décadas, independentemente de se comprovar o seu efetivo valor no tratamento. White et al.[51] admitem que a tração, além de alargar o orifício de conjugação, abrir o espaço intradiscal, separar as articulações intervertebrais e liberar algumas aderências musculares, todos fatores positivos, também estira os músculos, membranas sinoviais, nervos e invólucros. Porém, o que seria altamente desejável é que se produzisse um vácuo dentro do espaço intervertebral e se conseguisse reduzir a hérnia de disco.

Colachis e Strhom[132] comprovaram os dados de que o grau de separação das vértebras, que pode ser atestado pela radiografia, é de curta duração, pois 20 minutos depois o efeito desaparece. Nachemson[50] conclui que de 60 a 70% dos pacientes têm a coluna em condição de ser alongada por tração, apesar da curta duração desse efeito, porém, no restante, o procedimento é ineficiente e às vezes doloroso. Na prática, porém, pode-se verificar que a tração colabora com a melhora das algias da coluna.

A tração cervical ou lombar contínua por 24 horas tem a vantagem de associar os possíveis benefícios da tração com os do repouso no leito e é usada mais para tratamento de condições específicas (fraturas, escolioses ou dor intensa). A tração intermitente é aplicada em enorme número de técnicas, com variados ângulos e duração de aplicação, desde pouco peso até centenas de quilos – procedimentos todos de eficácia dificilmente comprovável.

Sob o ponto de vista psicossomático, a tração vertebral é apavorante e traz uma conotação negativa para o paciente emocionalmente alterado. São obtidos melhores resultados mostrando na primeira consulta, pela projeção de *slides*, o estado de achatamento do disco. Deve-se deixar claro que somente por meio da tração será possível atuar mecanicamente sobre o disco, melhorando as suas condições biológicas, com isso ampliando-se o orifício de conjugação, o que, por sua vez, libertaria da agressão a raiz nervosa intervertebral.

A localização da origem da dor, nesse conflito da raiz apertada em um orifício, tem uma finalidade psicossomática, pois tira a preocupação e o medo do paciente de que tenha uma doença incurável ou tumor, já que ele, geralmente, fez inúmeros tratamentos sem resultados concretos na diminuição da dor.

O grande valor desse procedimento é que, psicologicamente, o paciente sente-se fazendo um sacrifício em prol de seu tratamento, assim como quando aceita a infiltração. Esses pacientes, deprimidos e ansiosos, que já tinham desistido de cuidar da sua dor e estavam em condições emocionais inadequadas para se tratar, aceitam realizar a tração, que acaba produzindo resultados palpáveis na prática do consultório.

Outro fator positivo da tração é a "ideia" que o paciente começa formar, na sua consciência, de que os movimentos de alongamento, distração e estiramento ajudam sua coluna.

Esses movimentos são importantes para "conscientizar o movimento"[23,25] da postura correta.

A tração, tão combatida por alguns especialistas e de tão difícil comprovação na sua eficiência, sob o ponto de vista ergonômico e psicossomático, tem o seu valor assegurado nesse esquema de tratamento, desde que não agrave os conflitos emocionais latentes no paciente. Qualquer intolerância ou rejeição do tratamento pelo paciente é imediatamente aceita, mas, sempre que possível, o tratamento é reintroduzido.

Tração cervical sentada

Os trabalhos de Colachis e Strhom,[132] que resumem resultados de outros autores, concluem que, dependendo dos casos, na técnica de aplicação sentada obtêm-se 60 a 70% de acentuadas melhoras dos pacientes estudados. O peso variou de 13,5 a 45 kg (com uma média de 27 kg), aplicados durante 1 a 3 minutos, duas vezes ao dia, segundo a tolerância de cada paciente. Cailliet[14,15] afirma que deve haver um ângulo de 20° na tração sentada para permitir o emprego de força adequada. Sempre que houver piora do quadro clínico no ato de realizar a tração cervical sentada, com o aumento da dor, tonturas, sensações de desmaio e enjoo, esse procedimento deve ser revisto.

Pela experiência em pacientes com componentes emocionais acentuados, é desaconselhável a tração cervical sentada, sendo preferível a horizontal.

Há controvérsia entre os autores em relação à indicação da tração cervical sentada na crise aguda, preferindo-se sedação, calor e repouso com colar.

Em pacientes obesos, deve ser evitada a tração cervical sentada, pois o contrapeso é grande. Em pacientes idosos, é preciso também ter cuidados.

Parece que a brevidade do tratamento (de 1 a 5 minutos) e a grande sobrecarga (em certos pacientes chega a 50 ou

60 kg) para a coluna cervical devem ter um efeito evidente na separação das vértebras, mas um efeito danoso sob o ponto de vista muscular, pois o músculo está sempre contraído e tenso nesses pacientes. Também deve-se evitar esse tipo de tração, pois, sob o ponto de vista psicossomático, configura-se que o fisiatra ou psicoterapeuta está "enforcando" ou "castigando" o paciente, que, como visto anteriormente, passa por um período emocional ansioso-depressivo.

Por outro lado, argumentam os organicistas, para se obter um mínimo de eficiência biomecânica, devem-se aplicar forças eficientes, o que só se consegue na posição sentada. De Sèze e Livernieux[133] verificaram que, para separar 2 mm a 5ª e 6ª vértebras cervicais, deve-se aplicar uma força de 120 kg, o que é impossível de se fazer na clínica. Em resumo, a tração cervical sentada, provavelmente biomecânicos das vértebras e dos discos, levando em conta os músculos e os fatores emocionais, é, porém, o tratamento menos adequado, sendo responsável pelo pavor de tão grande número de pacientes em relação à tração.

Cyriax[134] defende a ideia de que o fisioterapeuta/manipulador poderá fazer a tração cervical sentada com as mãos: apoiada a cabeça do paciente nos antebraços do manipulador, este faz o estiramento com força manual, conseguindo alívio em poucos segundos. Essa técnica, a não ser em casos muito agudos e em que não haja outros recursos, tem as mesmas restrições já apontadas.

Tração cervical sentada mecanizada

Existe um aparelho de tração cervical sentada, ou mesmo deitada, mecanizado (Truc-Trac) que pretende fazer trações intervaladas por um mecanismo do relógio, com a finalidade de diminuir a agressão à estrutura muscular, podendo-se controlar o peso e o tempo de aplicação. Além das restrições apontadas em relação aos pacientes com problemas emocionais, esse tipo de aplicação traz mais traumas psicológicos, pois fica acrescido o medo de que "a máquina vai enguiçar e eu vou ficar aqui preso".

Tração cervical horizontal

A tração cervical horizontal ou deitada, sob o ponto de vista biomecânico, tem efeito mais difícil de ser explicado, em razão da fricção do corpo na mesa, em termos de separação do espaço intervertebral e aumento do orifício de conjugação – mas, na prática, tem demonstrado o seu valor, quando associada com o conjunto de medidas fisioterápicas.

A mesa de tração com controle de roldana se inclina e permite uma ação mecânica sobre a coluna cervical. Cailliet[14,15] afirma que um ângulo de flexão de 20º da cabeça auxilia no afastamento das articulações posteriores.

Na tração cervical deitada, o próprio peso corporal funciona como contrapeso, e a aplicação recomendada é de 2 a 3 vezes por semana, no máximo de 3 a 4 semanas, com a duração de 10 a 20 minutos por vez, precedida de aplicação de calor para o relaxamento da musculatura.

As vantagens sobre a posição sentada já foram consideradas, devendo-se somar mais uma: os métodos de manipulação da cabeça ficam mais suaves quando realizados na tração deitada. A manipulação cervical, na tração sentada, é mais agressiva e mais "livre" (a coluna fica mais liberta), com o perigo de se passar dos limites, como relatam vários autores. Mencionam casos raros de pacientes que ficam paraplégicos por fratura de C5-C6 e ruptura do disco. Nos casos agudos, é possível usar infiltração, calor e tração cervical suave seguida de colocação de colar cervical, com muitos resultados bons e imediatos, o que não ocorre com a tração sentada.

Tração lombar deitada

A aplicação de tração lombar é sempre na posição deitada, porém já existem técnicas verticais.

Sob o ponto de vista biomecânico, White e Panjabi[53] afirmam que, para aplicar uma força válida para separar os espaços intervertebrais, deve-se vencer uma força de resistência e de fricção que o corpo faz na própria mesa de tração. Essa força foi calculada por esses autores como sendo de 26% do peso corporal da pessoa.

Assim, as trações lombares deveriam ter um peso extra para serem eficientes. Mas onde colocá-lo? Se colocado nas pernas, deixará de ter eficiência, porque a articulação do joelho e a do quadril interrompem a continuidade. A colocação do peso de tração na cintura pélvica já é mais adequada e biomecanicamente mais correta, porém, para ter qualquer eficiência, deverá ter uma força de 135 a 390 kg, para afastar as poderosas vértebras lombares. Para tentar aproximação desses valores, foram inventadas técnicas verticais (ver adiante).

Em uma tentativa de superar essa força de fricção, as mesas ficam abertas na altura da coluna lombar. Para melhor eficácia, a tração lombar deveria ser realizada com a diminuição da lordose lombar, porém isso só é possível com a cama do tipo Fowler ou com um banquinho que eleve os pés, que é impossível aplicar nessas mesas de tração de consultório.

Resolve-se essa aparente dificuldade, colocando-se preso na mesa de tração um colete tipo Putti, que prende o paciente contra uma superfície rígida, retificando, assim, a sua coluna, e aplicando a tração tradicional. Pede-se ao paciente que faça o exercício da "barriga dura" para ajudar a retificar a lordose.

Novamente, entram em conflito os dados de eficiência biomecânica de aplicação de forças de alongamento da coluna lombar e da ampliação dos orifícios de conjugação e a observação clínica dos resultados para os pacientes, que variam de 60 a 80% de melhora das dores.

Vários autores compararam pacientes com lombalgias aguda e crônica submetidos à tração lombar e obtiveram os mesmos resultados que um grupo de pacientes com as mesmas queixas ao qual foi administrado um placebo por via oral.

O emprego somente de tração lombar não produz o efeito adequado, mas, no conjunto, quando associado a calor, infiltração e massagem, tem o seu lugar na terapia, como se pode constatar na prática.

A tração lombar deitada deve ser aplicada 2 ou 3 vezes por semana, por 3 a 4 semanas, com a duração de 20 a 30 minutos; o paciente aproveita esse tempo para fazer relaxamento ou exercício isométrico de barriga dura, como já foi visto.

Sob o ponto de vista emocional, esse tipo de tração acompanhado pelo exercício atua muito bem, pois o paciente sente-se "seguro" para fazer a manobra, pois sabe que, se piorar, terá o médico e o fisioterapeuta por perto. Isso aumenta muito a confiança e ajuda na evolução. Quando apresenta melhoras nesse período (30 minutos), inicia as técnicas de relaxamento, com ótimos resultados, desde que o ambiente seja calmo.

Tração lombar deitada mecanizada

De Sèze e Livernieux,[133] baseados em exames de peças anatômicas, apresentam um aparelho de tração cervical e lombar com tração continuada. Os autores construíram um aparelho que, por mecanismo de relógio, faz com que a tração vá aumentando até atingir um peso determinado depois de 10 minutos de aplicação. Os autores podem determinar o valor desse peso e o tempo de aplicação. A força de tração é suave e constante, conseguindo uma melhora de 68% nas algias cervicais e 60% nas lombares. Os autores acreditam que esse tipo de tração axial é superior à manipulação, que produz uma ação helicoidal.

Mathews et al.[96] verificaram, por meio da epidurografia, que os discos, quando submetidos à tração de 45,5 kg, ficam reduzidos logo nos quatro primeiros minutos e que essa redução aumentava no vigésimo minuto, porém que havia uma volta parcial logo que se suspendia a tração ou se diminuía o peso. Repetido o exame 20 dias depois, os discos estavam na mesma situação que na primeira vez, mas o paciente já estava sem dor.

Tração lombar vertical

Com a finalidade de vencer a força de fricção do corpo, que se opõe à eficiência da tração, foram idealizados dois sistemas de tração verticalizados.

No Sister Kenny Institute, Minneapolis, faziam a tração por redução de gravidade lombar; colocavam um corpete bem ajustado à caixa torácica da pessoa, deitada em uma cama que, por controle elétrico, poderá permitir um movimento completo do paciente, de 30° a 90°. Ele permanece de cabeça para baixo, pelo menos algumas horas por dia.

A ideia dos autores é que o peso da parte inferior do corpo corresponde a 30% do peso corporal; e, como o paciente fica suspenso por esse corpete, essa força é efetiva. Eles mesmos concluem que o método não age nos casos comprovados de hérnia de disco.

Nesse instituto, além desse tipo de tração, é feita toda a fisioterapia tradicional mais relaxamento, curso de postura e são aplicados todos os meios possíveis para realizar um verdadeiro tratamento psicossomático.

Também aplicam outro tipo de tração lombar vertical, que se livra da força de fricção, porém tracionando com um colete pélvico para baixo e com colete torácico para cima. A pressão é controlada por um dinamômetro.

Autotração

Tendo em vista a cronicidade das dores, foi sugerido pelas casas ortopédicas um tipo de aparelho de tração lombar que pode ser aplicado em casa, com o próprio paciente realizando a "força" extensora com os pés.

Para a coluna cervical, já existe à venda no mercado nacional uma série de aparelhos simples de uso doméstico, cujo peso de tração é realizado pela água que é colocada em um recipiente apropriado ou pelo próprio paciente (Figura 12.20).

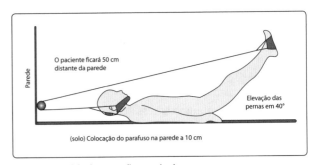

FIGURA 12.20 Autotração cervical.

Mas os autores escandinavos desenvolveram um aparelho fisioterápico médico que usa o princípio da autotração. Esse aparelho foi submetido a um estudo multicêntrico por Larsson et al.,[135] pacientes que se submeteram a sessões de uma hora, três vezes por dia, durante uma semana; no grupo-controle, empregou-se a imobilização por colete.

A melhora no grupo de autotração foi de 42%, o qual três semanas depois ainda mantinha essa melhora, contra 4% do grupo-controle. A dificuldade é saber se apenas o repouso de uma hora, três vezes por dia, não traria o mesmo resultado.

A autotração, sob o ponto de vista de uma concepção psicossomática e social do tratamento de uma algia da coluna, é uma atitude positiva do paciente que resolveu assumir a sua condição de "cura" da dor. O incentivo de sua participação no controle e no tratamento corresponde à fase em que o indivíduo na psicoterapia entende seu problema emocional, reconhece algumas das limitações em resolvê-lo e convive com ele. É a fase em que o indivíduo "adulto" deixa de ser a "criança" que precisa ouvir novamente a recomendação para fazer exatamente aquilo que já sabia que tinha de fazer e que sabe que trará resultados imediatos. Supera-se, assim, a maior parte das crises de depressão, ansiedade e angústia diante de um novo período de dores, que por sua vez reiniciam o ciclo vicioso, que já foi visto no capítulo referente à dor crônica.

Tração contínua de 24 horas

Nos casos de traumatismo cervical ou lombar, em uma lombociatalgia ou cervicobraquialgia por discopatia ou degenerativa, em que o paciente não faz o tratamento adequado em casa, interna-se em hospital e aproveita-se para, em repouso, fazer a tração contínua, de 24 horas, com duplo benefício: o repouso e a tração.

Na tração contínua da cervical, em casos de traumatismo, pode ser colocada a fixação mentoniana com suporte de couro ou a halotração com aparelho adequado, que está preso por pinos à calota craniana.

A tração contínua na lombar deve ser feita com a colocação de peso de tração no quadril com suporte adequado: deve-se evitar a tração pelas pernas, pois, como visto anteriormente, interrupção da articulação do joelho e do quadril causa descontinuidade da força[14,15] (Figura 12.21).

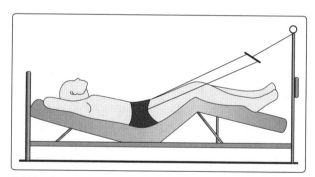

FIGURA 12.21 Tração pélvica do paciente em flexão lombar moderada.

A tração contínua também pode ser instalada em casa com a colocação de pesos adequados, que devem ser de no mínimo 36% do peso da pessoa, já que 26% são gastos com a força de atrito; assim, em um indivíduo de 70 kg, deve-se colocar 25 kg para ter o mínimo de ação descompressiva.

A tração contínua, em pacientes internados ou não, é realizada em uma crise dolorosa grave, que também pode surgir em momento de crise emocional mais intensa. A imobilidade no leito com um peso estirando a coluna tem um efeito psicológico desastroso e, por essa razão, deve ser acompanhada por uma sedação medicamentosa bem ampla que, além de facilitar a permanência no leito na posição adequada, permite o relaxamento muscular profundo que auxilia enormemente no tratamento.

Deve-se chamar a atenção para o fato de que uma dor intensa, mesmo com sinais neurológicos evidentes, pode ser uma crise de conversão histérica, quando evidentemente a tração contínua irá piorar o quadro clínico.

Na indicação da cirurgia, o teste da tração contínua é importante, mas não se deve esquecer que, passadas 24 a 72 horas, os efeitos da tensão muscular resultantes do estado emocional, provocados pela imobilidade no leito em grande número de pacientes, anulam qualquer benefício que se possa obter desse tipo de tratamento sob o ponto de vista mecânico. Deve-se fazer a sedação medicamentosa concomitante e proporcional ao distúrbio emocional, para se obter significativa melhora.

Massagem

A massagem é usada desde a antiguidade para aliviar as dores musculares, articulares e ósseas, mas na medicina oriental também é usada para aliviar inúmeros problemas dos órgãos internos. Segundo Licht,[136] a massagem teria influência sobre a pele, a musculatura esquelética, a circulação em geral e o fluxo linfático, fazendo com que houvesse, por meio do efeito mecânico local, uma mobilização sanguínea.

Wolpe[64] admite que o contrato pessoal do terapeuta com o paciente tem um efeito psicológico de grande intensidade, que transcende a ação mecânica da massagem.

Pela "teoria das comportas", a massagem teria efeito sedativo sobre a dor, pois os movimentos contínuos cansam as fibras sensitivas.

A massagem, o toque humano que o terapeuta faz com o paciente, tem uma conotação psicoterapêutica já referida. Muitas vezes, só o toque suave, como na calatonia,[17] pode determinar um efeito terapêutico e relaxante.

Em várias ocasiões, a massagem reflexa, a manipulação ou o *rolfing* (ver adiante), que são atividades doloridas, poderão também satisfazer as necessidades sadomasoquistas de alguns pacientes.[59] A massagem mais intensa ou mais suave dependerá do paciente e da compreensão global que o fisioterapeuta tem das necessidades do doente. O importante é que a massagem deve ser compreendida como um complemento fisioterápico importante, e as pessoas liberam-se tendo vontade de falar, chorar e se comunicar, o que deve ser aproveitado pelo médico para se aprofundar nas necessidades emocionais momentâneas do paciente.

É evidente que casos mais complexos devem ser encaminhados aos especialistas da área psicológica. A massagem "libera" ou "complica" mais o componente erótico do contato com a pele. Na personalidade do paciente com dores crônicas, a problemática sexual é um dos fatores que influem sobre a espasmodização ou a tensão muscular. A palavra tesão, que na gíria significa excitação sexual, é derivada de tensão (ver capítulo sobre a musculatura).

O que ocorre no processo da massagem em relação à problemática sexual é de grande complexidade que escapa às finalidades deste capítulo, mas deve se ter como norma para observar, orientar e conversar com o paciente sobre o assunto.

Geralmente, fisioterapeutas homens, quando fazem massagens em mulheres, podem fazer surgir esses fenômenos, por razões óbvias. Quando mulheres fisioterapeutas fazem massagens em homens, deveria ocorrer o mesmo – porém, em virtude de inibições sociais, esse despertar do problema sexual é muito menor. A massagem de homens em outros homens talvez não tenha esse componente erótico, mas libera as inibições, com isso eles passam a conversar sobre a problemática com evidentes benefícios; o mesmo ocorre, em menor escala, entre massagistas ou manipuladora mulher para outra mulher.

As características de personalidade do homossexual, já complexas, ficam ainda mais complicadas nesse contexto de dores crônicas, espasmodicidade muscular e influência do fator erótico.

O ambiente de calma, com fundo musical ou a descontração alegre com contagiante otimismo influenciam muito no próprio ânimo do sofredor crônico, que não vê no tratamento fisiátrico uma "tortura", sentindo que deve usufruí-lo com prazer, no período de uma hora em que realiza o tratamento.

Tipos de massagem

Leitão[131] cita os seguintes tipos de massagens, que por si só as definem: deslizamento, amassadura, fricção, percussão e vibração. As manobras lentas teriam efeito calmante, analgésico e antiespasmódico. As manobras rápidas teriam efeito estimulante, circulatório e desintoxicante.

A massagem intermitente, segundo Licht,[136] consegue uma ativação rítmica dos músculos e ajuda a evitar as atrofias das regiões imóveis.

A aplicação do TENS (ver esse assunto) tem a finalidade de produzir uma massagem desse tipo intermitente, de pequena intensidade.

Os pacientes com problemas crônicos de coluna apresentam, como já visto, uma "fibrosite" ou "fibromialgia", com a existência de uma "aderência" entre as diversas camadas de músculos, tanto da região dorsal como dos membros.

Como afirma Feldenkrais, há nítidas alterações circulatórias, resultantes em uma hipóxia celular, que são pontos doloridos que, quando massageados demoradamente, produzem uma sensação de relaxamento muscular e de

alívio da dor, que não pode ser desprezada no tratamento fisioterápico. Os músculos, fatigados pela retenção dos metabólitos, têm recuperação mais intensa com a massagem, pois a ativação circulatória e a remoção desses detritos permitem melhor desempenho muscular e movimentação corporal e superação da sensação de fadiga crônica (ver Capítulo 9 – Síndrome da fibromialgia).

Licht[136] afirma que, em condições experimentais, um minuto de massagem no músculo equivale ao dobro do tempo, em trabalho ativo, desse músculo.

Há inúmeras técnicas de relaxamento muscular que simplesmente empregam toques em vez de massagens mais fortes.[17,137]

Há outras técnicas que empregam massagens mais doloridas, como *rolfing* (ver adiante), e também há um somatório das duas (massagem reflexa).

A ação mecânica da massagem produz um atrito que resulta em calor local, que por si só também é benéfico.

A aplicação de medicamentos anti-inflamatórios ou vasodilatadores periféricos (à base de metilatos), antes da massagem, para ampliar esse calor, não tem apoio de nenhum ensaio que comprove a sua validade. É possível que haja um efeito do tipo iontoforese, que permite a absorção local do medicamento pela vasodilatação periférica causada pela fricção da pele.

Massagem reflexa ou do tecido conjuntivo

A massagem de zonas reflexas é realizada na ideia desenvolvida pelo neurologista inglês Head que, em 1898, verificou que os órgãos internos, por ligações como o sistema nervoso autônomo, têm representação na pele. Assim, se forem massageadas essas regiões na pele, estar-se-ia fazendo teoricamente uma massagem no órgão interno. Essas áreas estão muito relacionadas com os pontos da acupuntura e com os locais da acupuntura ou *do-in*.[138]

Em 1917, o neurologista Mackenzie chamou a atenção para o fato de que os órgãos internos, via sistema nervoso, não só afetam regiões específicas na pele, mas também a tonicidade dos músculos, produzindo uma hipertonia ou espasticidade muscular, e que, ao mesmo tempo em que esses músculos são massageados, há uma melhora orgânica interna que, provavelmente, acompanharia o relaxamento muscular.[138]

Em 1930, a fisioterapeuta alemã Elizabeth Dicke, depois que sofreu um acidente vascular, começou a verificar que, além da pele e dos músculos, o tecido subcutâneo, ou seja, o tecido conjuntivo, também poderia trazer o somatório dos informes dos problemas dos órgãos internos e externos, localizando pontos dolorosos para o paciente.

Ebner[138] relaciona esses três elementos, a pele, o músculo e o tecido conjuntivo, como os que sofrem a massagem reflexa, ou melhor, a massagem do tecido conjuntivo, o que, talvez, por ação hormonal ou por via do sistema nervoso autônomo, agiria sobre as emoções da pessoa. Seria, pois, uma massagem reflexa (nos órgãos), mecânica (nos músculos) e emocional (no sistema nervoso autônomo).

Ampliando essa ideia, a massagem poderia ser substituída por pequenos movimentos corporais e isso também libertaria as emoções com a "couraça muscular" de Reich (ver adiante).

A técnica dessa massagem consiste em um tipo especial de fricção, uma espécie de "beliscamento" que se faz por ação tangencial sobre a pele e os tecidos subcutâneos na direção das linhas de tensão da pele.[138]

Rolfing

Ida Rolf,[59] em 1958, em seu Instituto no Colorado, iniciou um outro tipo de massagem do tecido conjuntivo que chama de miofascial, ou seja, a massagem é dirigida à inserção do músculo e à fáscia do músculo, que, como é sabido, não tem quase circulação e está intimamente presa ao periósteo. Essas inserções miofasciais de todo o organismo são massageadas seguidamente, por ciclos de até 10 horas, desde que isso seja suportado pelo paciente, pois é uma massagem muito dolorida. A ideia da autora é de que não está tratando de nenhuma patologia específica, como dor nas costas, mas procurando obter o que chama de integração estrutural do corpo, melhorando a postura, alinhando os pés, a bacia e a coluna. A autora reconhece, como Alexander[23] e Feldenkrais[25], que ela não cita nenhuma vez, que, melhorando a postura, melhoram as dificuldades emocionais e o estado geral do organismo.

Não há nenhuma referência, na literatura, à vantagem desse tipo de tratamento.

Manipulação

É um tema controvertido. Esse tipo de procedimento não era usado pelos médicos, mas atualmente existe crescente interesse por essas manobras que, em mãos hábeis, podem produzir bons resultados, porém de efêmera duração.

O termo manipulação significa curar com as mãos, e já foi visto anteriormente que esse contato pessoal tem também conotações psicológicas, além de eventuais influências biomecânicas. Os manipuladores, que sempre procuram produzir os estalidos típicos nas costas, dizem que colocaram as "subluxações" no lugar.

Segundo White e Panjabi,[53] esse conceito de "subluxação" é, por enquanto, uma hipótese. O Senado americano pediu ao professor Nachemson que estudasse a terapia manipulatória, e ele concluiu que "cientificamente não há sinais de que a 'subluxação' exista e estatisticamente não há sinais evidentes de que sua eficiência supere os efeitos placebos de qualquer outro tratamento e que seja superior à administração de salicilatos e repousos".

Mas a prática demonstra, mais uma vez, o que os dados científicos não conseguem alcançar: que um número enorme de pessoas fica aliviado com as manobras manipulatórias, as quais, diferentemente da tração, procuram agir nas forças helicoidais ou oblíquas.

Farfan[139] procura explicar, por esse mecanismo biomecânico, as alterações que ocorreriam nas facetas articulares e no disco intervertebral que, submetidos ao ato manipulatório, poderiam facilitar o desaparecimento da dor.

Os autores americanos não são tão favoráveis à manipulação quanto os europeus.

Há inúmeros artigos que concluem que as técnicas manipulatórias têm valor para os problemas de coluna, embora não influam sobre as doenças viscerais internas, como pretendem os quiropráticos americanos.

Mathews et al.[96] demonstraram, experimentalmente, com a epidurografia, antes e depois de manipulação realizada sem anestesia, que o disco modificou a sua forma após a manifestação, porém que, 20 minutos depois, tinha voltado à posição anterior.

Nos casos de pacientes com dores nas costas tratados por médicos e por manipuladores, verificou-se, ao final, que os resultados foram iguais em ambos os grupos, porém os pacientes preferiram, em maior número, o tratamento feito pelo manipulador. Isso porque o manipulador é mais simpático, não está apressado, comunica-se melhor com os pacientes e trata-os de maneira igual, sem afetação.

Esse aspecto psicológico do bom relacionamento entre terapeuta e paciente é importante em todas as áreas médicas, mas tem importância crucial no tratamento das algias da coluna, quando as informações objetivas são tão talhas e os fatores subjetivos, tão importantes.

Experiência realizada por Jayson et al.[140] comparou, em 96 pacientes com uma dor inespecífica nas costas, os efeitos da manipulação com um grupo-controle e com outro grupo do mesmo número de casos internados e concluiu que, a curto prazo, o grupo manipulado teve ligeira vantagem sobre os pacientes de ambulatório, mas a médio prazo, dois meses, essa vantagem tinha desaparecido. Nos pacientes internados não houve nenhuma melhora. Os autores lembram que esses casos manipulados que melhoram não devem ultrapassar os casos que têm remissões espontâneas.

Técnicas manipulatórias

Finneson[137] sugere, em seu livro, que os médicos deveriam aprender seis manobras simples para a coluna lombar: compressão de coluna (Figura 12.22); impulso paravertebral; hiperextensão da coxa (Figura 12.23); hiperextensão espinhal e rotação pélvica (Figura 12.24); contorção do tronco (Figura 12.25); rotação pélvica. Cyriax[134] recomenda para a coluna cervical, na qual a manipulação

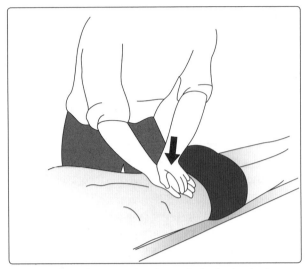

FIGURA 12.22 Essa manobra de manipulação simples tem permitido aliviar, inexplicavelmente, muitos processos dolorosos.

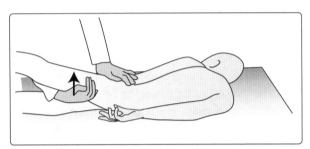

FIGURA 12.23 Hiperextensão das coxas. Com a mão esquerda, aperta-se firmemente com pressão para baixo; a mão direita levanta a coxa, com o joelho estendido.

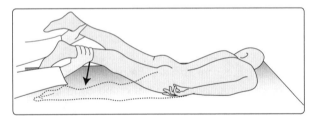

FIGURA 12.24 Hiperextensão espinhal e rotação pélvica. Enquanto o paciente mantém as extremidades inferiores em extensão, segura-se pelos pés e roda-se a coluna. Pode-se fazer com uma perna elevada e a outra apoiada na mesa.

é menos eficaz e traz o maior número de acidentes, as seguintes manobras: tração manual, rotação parcial do lado contrário da dor, rotação parcial do lado da dor e flexão completa para o lado da dor.

Manipulação sob anestesia

Para evitar acidentes, os médicos têm recomendado que só se manipule quando a radiografia for normal ou tiver poucos osteófitos, discreta osteoporose ou pequena escoliose. Os manipuladores não aceitam esses cuidados,

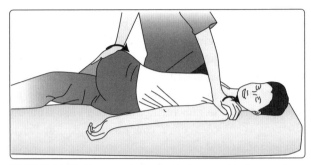

FIGURA 12.25 Essa manipulação produz uma torção na coluna lombar, deve ser feita com firmeza, porém, não exagerada. Na coluna cervical, pode ser feita durante a tração cervical.

pois, como leigos, teriam de evitar manipular a maioria dos pacientes. Mas, mesmo sem esses cuidados, o número de acidentes é relativamente pequeno.

A manipulação feita sem anestesia encontra a resistência muscular que, se por um lado limita, por outro protege a medula de danos. A manipulação sem aquecimento muscular, com movimentos bruscos, pode ser que funcione biomecanicamente, mas, sob o ponto de vista psicossomático, provoca inúmeras restrições dos pacientes com problemas emocionais associados.

A manipulação deve ser precedida por calor local, infiltrações e massagens e deve começar com os dedos polegares; depois, usam-se as mãos e os braços.

Massagistas leigos que usam cotovelo ou joelho acabam danificando a coluna. A manipulação com os pés, realizada por alguns professores de ioga, configura o mais completo absurdo.

Para liberar a coluna da ação dos músculos e permitir uma manipulação mais livre, alguns médicos empregavam a anestesia peridural baixa para manipular melhor, porém deve-se tomar muito cuidado, pois em virtude dessa "facilidade" é que pode surgir o maior número de acidentes. Essa prática de fazer manipulações com a anestesia está praticamente abandonada.

Em resumo, a manipulação sozinha não é um tratamento completo, embora em um episódio agudo ela possa trazer, em mãos hábeis, um alívio completo, porém, de efeito efêmero.

Nos casos crônicos, deve fazer parte do conjunto de manobras realizadas para obter-se melhor aproximação pessoal com o paciente, criando nele a ideia de que o seu corpo é maleável e de que pode forçar a movimentação sob os cuidados do médico.

Essas manobras preparam o paciente para os exercícios, testando sua mobilidade e sua flexibilidade.

A manipulação da coluna que, para libertar a ação contentora dos músculos, só pode ser feita em um paciente que é apanhado de surpresa e está consequentemente desprevenido e descontraído; mas é muito danosa sob o ponto de vista psicológico, pois o paciente se sente "apanhado" e ludibriado. Mas também, se fosse explicado o que será realizado na sua coluna, haveria enorme número de pessoas que não aceitaria a manipulação. Nos Estados Unidos e nos países europeus, o manipulador quiroprático é formado em escolas e tem mais respeitabilidade do que entre os brasileiros, que têm pessoas leigas, em sua maioria, atuando como manipuladores.

Esse elemento de surpresa, pelo menos realizado entre os brasileiros, atua como se fosse uma "agressão" em termos físicos e até psíquicos. É evidente que esse tipo de manipulação agressiva de surpresa poderá piorar e, às vezes, até melhorar, eventualmente, o quadro clínico de dor nas costas, mas, com toda certeza, piorará o relacionamento médico/terapeuta/paciente, pois a "confiança" que o indivíduo dolorido tinha foi "traída", abusou-se de um instante em que ele estava descontraído, não tenso, portanto, fora do seu estado "normal". "E, se em uma dessas vezes, ele me aleijar?".

Os pacientes emocionalmente complicados não aceitam essas manobras manipulatórias abruptas e abandonam o tratamento mesmo quando a manipulação foi bem-sucedida.

Essas manipulações feitas de surpresa são, na maioria das vezes, mais desastrosas do que eficientes, pois aumentam o temor no prosseguimento do tratamento fisiátrico, pela expectativa de que virão outras surpresas.

A manipulação, aplicada por etapas, começando como complementação da massagem, principalmente com os polegares, não se torna uma surpresa desagradável, porque não é agressiva. Nas outras vezes, após explicar ao paciente e solicitar a sua aprovação, aplicam-se as manipulações correspondentes às regiões doloridas. A aceitação psicológica é mais nítida, e já existe a colaboração para a etapa de exercícios e melhoria de postura. A manipulação, quando aceita e bem-sucedida no quadro geral da melhoria do paciente, resulta em uma sensação muito positiva quando sente o "estalido" na coluna, tendo a ideia de que a coluna "foi para o lugar" ou, então, com as manobras de torção, sem dor, fica com a sensação de que sua coluna está maleável, afinal não tão "gasta", já que conseguiu fazer esses movimentos e sentir-se bem.

O paciente com um componente emocional nítido, ligado a uma tensão muscular evidente, é um caso de provável mau resultado da manipulação do tipo surpresa ou do tipo de aplicação lenta já descrito. Por isso, a manipulação é feita após a infiltração, o calor e a massagem, aumentando as chances de obter bons resultados, não arriscando o relacionamento médico/paciente e, além disso, não criando a sensação de que o tratamento terá mais surpresas desagradáveis, depois de fazer vários procedimentos prazerosos (calor, massagens). Deve-se evitar a manipulação, já que

ela traz um distúrbio no relacionamento do paciente com o seu tratamento psicossomático.[141]

Estimulação elétrica (TENS)

Na evolução histórica da medicina, verifica-se que vários autores usaram as descargas elétricas no combate às dores.

Segundo Long,[140] os métodos que mostraram melhores resultados foram:

- estimulação transcutânea, conhecida como TENS (*transcutaneous electrical nerve stimulation*), que é aplicada na região dos maiores plexos ou em torno de áreas dolorosas. Em 1973, um simpósio em Minneapolis entusiasmou pacientes e médicos com a possibilidade de aplicar um estimulador cutâneo que, emitindo uma onda elétrica chamada "onda quadrada", anularia a dor, transformando-a em um prurido suportável. O aparelho, do tamanho de um "bip", é usado pelo paciente o dia todo: quando tem dor, liga o aparelho; quando melhora, desliga. A teoria das comportas de Melzak e Wall explica que as ondas elétricas sobrecarregam as fibras condutoras do estímulo nervoso e isso permite controlar a dor;
- estimulação percutânea, realizada com descargas elétricas do tipo farádicas de pequena intensidade, e cuja eficácia seria explicada pelo cansaço das fibras da dor. Long[142] aplicou a corrente elétrica farádica por 10 a 45 minutos e obteve respostas boas, porém de curta duração do efeito (por horas ou alguns dias).

Na avaliação de Nachemson,[50] essa TENS também não apresenta resultado superior ao do efeito placebo de outros tratamentos.

O interessante é que inúmeros pacientes alegam que esse estímulo dado pela TENS causa, na realidade, uma sensação de relaxamento muscular, chegando alguns pacientes a dormir.

Long[142] refere que a TENS amplia as dores nos pacientes com componente emocional.

COLETES E FAIXAS

Galeno (131-201 d.C.) foi o primeiro a empregar um colete na correção da cifose e escoliose. Mas Ambroise Pare (1509-1590) é considerado o pioneiro na moderna arte de fazer coletes e faixas, com materiais como metal, couro e lona.[137]

Nos séculos XVIII e XIX, surgiu uma enorme variedade de modelos e materiais, procurando aplicar os princípios mecânicos para tentar modificar a estrutura da coluna. Em uma análise das órteses (nome genérico de todos esses aparelhos, incluindo coletes, faixas, cintas, apoios,

Enfermidades da coluna vertebral

suportes, etc.) contemporâneas, pode-se verificar que não houve mudanças significativas nos conceitos, mesmo com o advento da biomecânica, a não ser a grande quantidade de novos materiais e técnicas de construir o colete.

Funções

As órteses têm a finalidade de aplicar força à coluna, para controlá-la.

As funções das órteses podem ser: suporte, repouso e correção das curvas da coluna; portanto, imobilização, proteção ou correção. A aplicação de novas forças altera e limita os movimentos e as deformidades. Os coletes teriam o objetivo teórico de substituir as funções desempenhadas pelos músculos e também, em certas ocasiões, o de impedir posturas erradas (Quadro 12.2).

QUADRO 12.2 Fatores que influem na escolha de órtese

1. Qual o objetivo da órtese?

Suporte (apoio, repouso)
Imobilização (proteção)
Correção

2. Quais os graus de liberdade de movimentos?

Flexão/extensão
Flexão lateral
Tração axial
Rotação axial

3. Qual a magnitude de controle?

Mínima
Intermediária

Fatores biomecânicos

- A órtese deve transmitir uma força para a coluna, que não é aplicada diretamente, mas sim por intermédio do corpo, com pele, gordura, músculos, ossos, vísceras, etc.;
- a pele comprimida dói e passa a ser um fator limitante;
- escolher um dos objetivos: combater a dor (repouso, imobilização); oferecer suporte para uma instabilidade (proteção); corrigir uma curva (na escoliose);
- deve-se pensar quais movimentos é possível bloquear: flexão, extensão, dobrar lateralmente, rotação axial ou distração (esticar) axial;
- se essa força deve ser de intensidade mínima, intermediária ou mais efetiva.

White e Panjabi[53] citam como princípios básicos das órteses: forças horizontais adequadas, compressão das partes moles, tração, envolvimento e fixação esquelética.

1. **Forças horizontais:** nas curvas laterais da escoliose, deve-se aplicar uma força horizontal para correção.

Nas correções laterais, devem-se analisar as forças que atuam no sistema, impedindo que haja curvatura ou movimento, princípio usado no colete de Milwaukee.
2. **Ação sobre partes moles:** a natureza já usa o diafragma e os músculos abdominais para comprimir e suportar a coluna. O mesmo é feito pelo ortista para comprimir a coluna, por meio da compressão do abdome, como nos coletes de William e de Putti.
3. **Força de tração:** fazendo uma força de tração, consegue-se certa imobilização e estabilidade; é o que ocorre no colar cervical.
4. **Envolvimento:** é importante que haja envolvimento, o mais completo possível, do segmento tratado.
5. **Faixas esqueléticas:** tem de haver pontos esqueléticos de apoio para melhor eficiência da força aplicada pela órtese. Exemplos são o Jewit ou tração halopélvica.

Órteses da região cervical

Johnson[143] fez estudos fundamentais *in vitro* com radiografias e cinerradiografias nas diversas órteses disponíveis no mercado e verificou que, em termos de eficiência, pode-se concluir que há uma imobilização muito pequena com o colar cervical (Tabela 12.5).

TABELA 12.5 Eficiência das órteses cervicais na imobilização. Expressas em % de restrição de movimento de C1 a C7

Órteses	Movimentação clínica			Cinerradiografia		
	Flexão--extensão	Lateral	Rotação	Flexão--extensão	Lateral	Rotação
Colar mole	5 a 10%	5 a 10%	0%	0%	0%	0%
Colar duro	75%	75%	50%	75%	75%	50%
Colar com apoio no ombro	90 a 95%	90 a 95%	90 a 95%	90%	90 a 95%	90%
Halotração	Não há movimento			Não há movimento		

Colar cervical

No Brasil, é conhecido como colar de Shcanz, e nos EUA, como colar de Thomas. Quando é colocado um colar mole feito em papelão e envolvido com malha, a restrição que se consegue é praticamente de 5 a 10% dos movimentos de flexão e extensão. Com a amplitude de 110°, a lateralização e o movimento axial de rotação continuam sem restrições. O colar plástico duro já restringe os dois primeiros movimentos em 75% e pode-se verificar uma redução da amplitude de flexão/extensão para 58°. Há, porém, também uma restrição da rotação axial, havendo ademais uma tração, desde que o colar tenha possibilidade de ajustar-se no sentido da altura e tenha apoio para o queixo e para a nuca, ambos no tórax.

O controle que exercem é mínimo, comparando com os outros, porém têm a vantagem de serem baratos e fáceis de fabricar. Muitos pacientes, por motivos psicológicos, para impressionar os circundantes de suas dificuldades e para "mostrar" que sofrem, usam com muito "prazer" esse colar.

Indicação – o colar mole é de pouca eficiência, mas o colar duro, de plástico, é indicado no caso de batidas leves, estiramentos, síndrome de chicote (*whiplash*) (ver Traumatismo e Discopia Cervical). Pode ser usado preventivamente em pessoas muito tensas, que não conseguem se educar sob o ponto de vista econômico e torcem muito a cabeça na direção, nos afazeres domésticos ou na prática da profissão. Por exemplo, a secretária que dobra de lado a cabeça para copiar um manuscrito ou que, ao escrever sobre a mesa, flete a cabeça.

Colar cervical com apoio nos ombros (Figura 12.26)

No Brasil, é confeccionado sob receita médica, não há fabricação em série. Na literatura americana, é chamado de Guilford, Duke ou colar cervical longo.

Os movimentos ficam realmente restritos, principalmente os de lateralização e de flexão/extensão, que são restringidos em 80 a 95%, sobrando uma flexão forçada de 25°, que porém se reduz a 3° se for colocado um dispositivo de tração para encaixar o queixo e o occipício.

Indicação – acidentes da coluna cervical com subluxação ou após cirurgia.

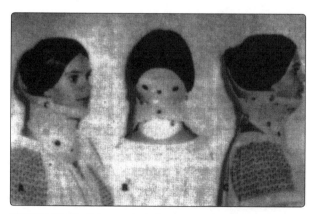

FIGURA 12.26 Colar cervical alto, com apoio na nuca e no mento, para imobilizações mais intensas.

Colete gessado de Minerva e halotração (Figura 12.27)

Para pacientes irresponsáveis, que sofreram um acidente de coluna cervical, principalmente quando a subluxação está em nível de C1 e com o perigo de uma secção medular, emprega-se o colar gessado de Minerva, que inclui a cabeça, o tórax, os ombros, o abdome e até a pelve. Este também não produz imobilidade completa, porque o paciente precisa abrir a boca. Em casos mais graves de instabilidade, usa-se a halotração de fixação no colete gessado e na calota craniana. Nesses casos, deve-se verificar se a tração longitudinal não está lesionando os nervos cranianos. O controle é obtido, fazendo o paciente sorrir, mover os olhos e colocar a língua para fora e movimentá-la.

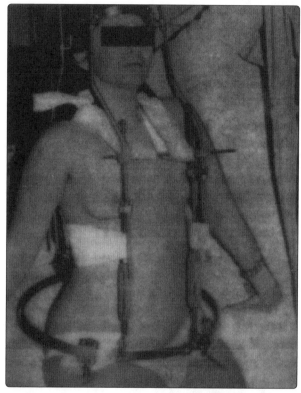

FIGURA 12.27 Halotração para fraturas ou subluxações graves da cervical e da torácica.

Órtese na região torácica
Colete de Jewett (Griswold)

É aquele que combate uma hiperflexão, quando existe uma vértebra achatada, osteoporótica, e é necessário fazer o apoio no púbis e no esterno, na frente e atrás da região mais cifótica.

Indicação – achatamento vertebral por tuberculose ou osteoporose; para evitar a completa secção medular.

Colete Regis-Spala

É também conhecido, na literatura anglo-saxã, como Taylor toracolombar. É um colete que tem como ponto de hiperextensão os ombros e as axilas, pressionando os corpos vertebrais com uma haste e prendendo na frente. A força aplicada nos ombros e na coluna serve como advertência terapêutica para melhorar a postura.

Indicação – usado na cifose discreta do adolescente (ver capítulo correspondente) e nas escolioses localizadas dos adultos. Observa-se que vários pacientes com dores na face anterior do tórax com irradiação para os membros e que se confundem com problemas cardíacos apresentam uma escoliose alta localizada na região dorsal. Esses pacientes obtêm melhora acentuada com fisioterapia, infiltrações locais, adequada posição de dormir e uso do colete Regis-Spala, com um apoio de alumínio e couro.

Colete de Milwaukee (Figuras 12.28 e 12.29)

É o colete ideal para realizar as correções adequadas, com almofadas corretoras nas colunas de escoliose e cifose mais pronunciadas, que podem ser individualizadas para cada tipo de alteração com base nas quatro forças sugeridas por Blount.[144]

O mecanismo de ação pode ser explicado como sendo um equilíbrio de forças que procura agir na coluna por um período longo do dia (23 horas seguidas, com uma hora para exercícios e higiene), sendo de uso obrigatório para dormir, tempo do dia em que se pressupõe que a coluna "cresce"; assim, aproveitar-se-ia o impulso do crescimento para corrigir a deformidade. A força F1 é exercida pelo apoio na mandíbula e no occipício, tendo a força F2 com oponente em apoio, nas duas asas do ilíaco, dividida em duas metades. Nesse aspecto, deve haver constante adaptação do colete ao jovem que cresce e usa essa força de correção, pois, como será visto adiante, existem casos em que a almofada pode ser dispensada. As forças F3 (almofada torácica), F4 (suporte axilar) e F5 (suporte pélvico) formam a base de um sistema de três pontos de apoio, que tem a finalidade de dobrar a curva escoliótica. O sistema F1 e F2 e o sistema de forças F3, F4 e F5 podem ser associados, conforme o caso, e usados separadamente. Nos casos de dorso curvo, as forças F3, F4 e F5 podem ser usadas com o sistema de três pontos de apoio posteroanterior, como foi demonstrado no colete Jewit, para correção da curva.

Gesso de Risser (Figura 12.30)

O tratamento da escoliose e mesmo o da cifose podem ser feitos com colete gessado, que é mais econômico, porém de mais difícil adaptação nos países tropicais (ver escoliose).

Para se obter o efeito máximo do colete, quando construído, deve ser moldado em tração máxima e com compensação do comprimento dos pés, para que a pelve fique de modo mais horizontal possível. As almofadas torácicas são aplicadas ligeiramente para trás, para produzirem uma força que também tente corrigir a rotação da vértebra. Há discussões sobre o ponto no qual deve-se localizar o suporte torácico, no ápice da curva ou entre o apoio pélvico e mentoniano. Os exercícios de respiração e de báscula da bacia e de estiramento devem evitar a lordose excessiva. Para escoliose mais baixas apenas lombares, usa-se o colete Boston (ver escoliose).

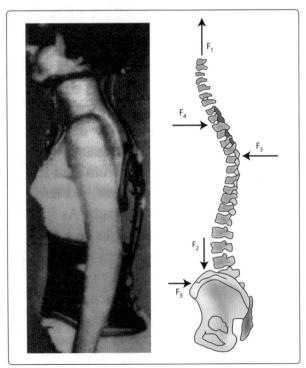

FIGURA 12.28 Colete de Milwaukee, com as respectivas forças que agem na correção da cifose dorsal.

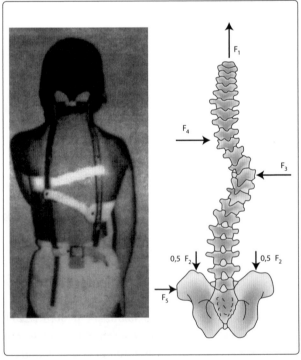

FIGURA 12.29 Colete de Milwaukee, com as forças de correção que atuam na escoliose.

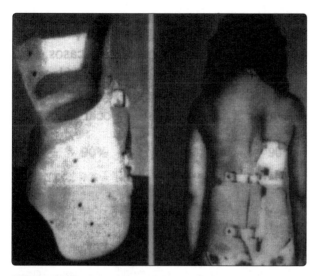

FIGURA 12.30 Colete do tipo Boston, para correção de escoliose dorsolombar.

Órteses da região lombar

Existe uma confusão de nomes e modelos que são usados como suporte e induzem a uma imobilização localizada na coluna lombar no tratamento das dores lombares. Mecanicamente, esses colares procuram obter aumento de apoio abdominal, com redução do estiramento da coluna lombar e diminuição da lordose. É conhecido o fato de que curvas menos lordóticas são mais confortáveis.

Uma pessoa que senta com um colete, mesmo quando ereta, está causando mobilização em flexão das duas últimas vértebras lombares, portanto aquelas que precisam realmente ser imobilizadas, pois é nessa região que se encontram com mais frequência as degenerações discais. Paradoxalmente, quanto mais alto é o colete, mais móvel fica a coluna lombossacra, porque ele forma um braço de alavanca mais rígido, concentrando o movimento na coluna lombar. Assim, concluem os autores, para melhor imobilização da coluna lombar em caso de dor, de espondilolistese ou após cirurgia, deve-se fazer um colete gessado, incluindo pelo menos uma coxa.

Os coletes sugeridos para a região não produzem verdadeira imobilização, e a ação deles é direcionada mais ao desconforto que causam quando os pacientes não realizam posturas adequadas do que na realidade às forças adequadas que agem na coluna.

O aumento da pressão abdominal, que age sobre a lordose lombar, é a única força que realmente colabora na melhor biomecânica da região lombar. A fraqueza da musculatura abdominal surge por excessivo uso da posição de sentar para o trabalho e atividades do dia a dia, obesidade, gravidezes, operações abdominais, que, ao enfraquecerem a prensa abdominal, liberam as forças de contração muscular da região lombar que aumentam a lordose, aumentando as dores.

Há, realmente, a diminuição da contração da musculatura paraespinhal com uso do colete?

White e Panjabi[53] analisaram os estudos eletromiográficos e constataram que há diminuição do trabalho muscular dos músculos abdominais, tanto com o colete como com a cinta, mas há aumento da atividade muscular da região lombar com o uso da órtese na atividade normal. Portanto, se a dor é decorrente de contração muscular, o colete e a faixa às vezes podem piorar o estado do paciente.

As funções das órteses podem ser: servir para lembrar e como irritante nessa restrição de movimentos na atividade lombar; dar apoio e permitir à prensa abdominal agir sobre a coluna; proporcionar relativa eficiência na imobilização da lombar alta e da região torácica; oferecer conforto na região posterior, funcionando como verdadeira muleta, às vezes, até psicológica.

A ideia de que o colete causa atrofia muscular ou perda da função muscular intrínseca da musculatura da coluna e abdominal não está comprovada,[137] embora seja aceita por grande número de pesquisadores.

1. **Colete de Knight** (James Knight, americano, 1884): limita os movimentos de lateralidade, flexão e extensão; é formado por barras metálicas.
2. **Colete de Taylor** (Charles F. Taylor, americano, 1863): colete mais alto, tem duas amarras na região toracolombar e uma barra intraescapular (Figura 12.31).
3. **Colete Putti** (A. Putti, italiano, 1927): é o mais usado, pela facilidade de execução e por ser esteticamente mais aceitável. Deve ter uma "saia", que permite segurar o colete, impedindo que ele suba até o tórax, quando a pessoa se senta (Figura 12.32).

Faixas

As faixas são feitas de material elástico ou de tecido forte, porém, sem estruturas rígidas ou metálicas. Elas foram vistas no trabalho anterior citado de White e Panjabi.[53]

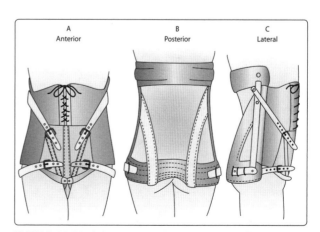

FIGURA 12.31 Colete para região lombar, do tipo Taylor.

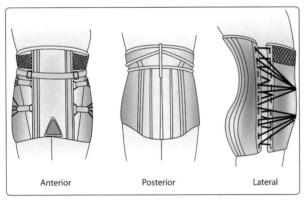

FIGURA 12.32 Colete para região lombar, do tipo Putti.

Coluna cervical
Não há faixas para a coluna cervical, porém as pessoas com postura errada, com cifose acentuada, melhoram muito com as faixas da coluna torácica.

Coluna torácica
Espaldeira – é uma faixa elástica que se assemelha à parte superior do colete de Taylor e corrige a postura de adolescentes e adultos com cifose. Quando há necessidade de apoio melhor, deve-se usar o colete Regis-Spala, com apoio de couro.

Faixa torácica – as marcas existentes no mercado permitem razoável imobilização nas dores nevrálgicas da coluna dorsal.

Coluna lombar (Figura 12.33)
Há várias marcas e modelos de cintas elásticas de borracha ou de Lycra®: cinta Dale (americana, Lycra®); cinta "Pró--coluna" (brasileira, Lycra®); cinta Esbelt (brasileira, borracha); cinta Vespa (brasileira, Lycra®). Essas faixas deveriam incluir a nádega para ter efeito e restrição de movimentos.

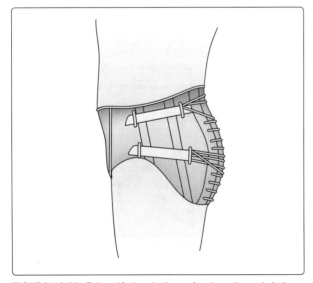

FIGURA 12.33 Faixa elástica do tipo pró-coluna de apoio baixo.

Suporte sacroilíaco – principalmente para a prática de esportes, deve ser usado depois do período de readaptação.

CONCLUSÕES

Fatores mecânicos e psicológicos podem interagir para que o médico decida qual tipo de órtese deve ser usada na coluna. A imobilização é na realidade muito pequena, e a aplicação de forças comprovadamente eficazes na coluna só é obtida com Milwaukee. A limitação dos movimentos é possível com as faixas e os coletes, que lembram os pacientes quais as posturas corretas. O método mais completo de imobilização é obtido com o aparelho halopélvico.

É de boa norma começar a imobilização (com exceção do tratamento de escoliose com mais de 25° Cobb) com faixas (até cinta-calça para lombar) e, depois, pode-se recorrer aos coletes.

Muitos pacientes usam essas órteses como uma "muleta psicológica", com medo de piorar ou para "mostrar" aos circundantes que realmente estão doentes. Em termo iatrogênicos, essas órteses são menos danosas que a excessiva medicação antiálgica. A atrofia muscular, contestada por alguns autores e não comprovada, pode ser evitada pelo uso intermitente da órtese e pela realização de exercícios isométricos de contração abdominal e ginástica corretiva.

Referências bibliográficas

1. Frank JW, Kerr MS, Brooker AS, DeMaio SE, Maetzel A, Shannon HS, et al. Disability resulting from occupational low back pain. Part I: What do we know about primary prevention? A review of the scientific evidence on prevention before disability begins. Spine. 1996;21(24):2908-17.
2. Frank JW, Brooker AS, DeMaio SE, Kerr MS, Maetzel A, Shannon HS, et al. Disability resulting from occupational low back pain. Part II: What do we know about secondary prevention? A review of the scientific evidence on prevention after disability begins. Spine. 1996;21(24): 2918-29.
3. Forssell MZ. The back school. Spine. 1981;6(1):104-6.
4. Brown KC, Sirles AT, Hilyer JC, Thomas MJ. Cost-effectiveness of a back school intervention for municipal employees. Spine. 1992;17(10):1224-8.
5. Di Fábio RR. Efficacy of comprehensive rehabilitation programs and back school for patients with low back pain: a meta-analysis. Phys Ther. 1995;75(10):865-78.
6. van Tulder MW, Esmail R, Bombardier C, Koes BW. Back schools for non-specific low back pain (Cochrane Review). In: Oxford: The Cochrane Library, 2; 2001.
7. Koes BW, van Tulder MW, van der Windt WM, Bouter LM. The efficacy of back schools: a review of randomized clinical trials. J Clin Epidemiol. 1994;47(8):851-62.

8. van Tulder MW, Jellema P, van Poppel MNM, Nachemson AL, Bouter LM. Lumbar supports for prevention and treatment of low back pain (Cochrane Review). In: Oxford: The Cochrane Library, 2; 2001.

9. Reddell CR, Congleton JJ, Huchingson RD, Montgomery JF. An evaluation of a weightlifting belt and back injury prevention training class for airline baggage handlers. Appl Ergon. 1992;23:319-29.

10. Lundberg G, Gerdle B. Correlations between joint and spinal mobility, spinal sagittal configuration, segmental mobility, segmental pain, symptoms and disabilities in female homecare personnel. Scand J Rehabil Med. 2000;32(3):124-33.

11. Linton S, Tulde MW. Preventive interventions on back and neck pain. In: Nachemson A, Jonsson E (eds.). Neck and back pain. Philadelphia: Lippincott; 2000.

12. Yassi A, Cooper J, Tate R. Early intervention for back-injured nurses at a large hospital. Spine. 2000;25(19):2549-53.

13. Williams PC. Low back and neck pain. 4.ed. Springfield: Tomas; 1979.

14. Cailliet R. Low back pain syndrome. 2.ed. Philadelphia: Davis; 1968.

15. Cailliet R. Neck and arm pain. 5.ed. Philadelphia: Davis; 1995.

16. Nachemson A, Jonsson E (eds.). Neck and back pain. Philadelphia: Lippincott; 2000.

17. Sandor P. Técnicas de relaxamento. São Paulo: Vetor; 1970.

18. Jacobson E. You must relax. New York: Pocket Book; 1945.

19. Schultz SH. O treinamento autógeno. São Paulo: Mestre Jou; 1967.

20. Sweezy RL, Sweezy AM, Molina T. Videotape: a tool for teaching exercise and body mechanics. Arch Phsy Med Rehab. 1980;61:502-11.

21. Knoplich J. Modelo de crença em saúde – aplicado a funcionários públicos com dores na coluna vertebral. Tese de doutorado apresentada à Faculdade de Saúde Pública da Universidade de São Paulo; 1993.

22. Knoplich J. Viva bem com a coluna que você tem. 28.ed. São Paulo: Ibrasa; 2000.

23. Alexander F. Psychosomatic medicine. New York: Norton; 1950.

24. Barlow W. The Alexander technique. New York: Warner; 1973.

25. Feldenkrais M. Consciência do movimento. São Paulo: Summus; 1979.

26. Reich W. A função do orgasmo. São Paulo: Brasiliense; 1972.

27. Hossri CM. Treinamento autógeno e equilíbrio psicotônico. 3.ed. São Paulo: Mestre Jou; 1976.

28. Lowen A. O corpo em terapia: a abordagem bioenergética. São Paulo: Summus; 1978.

29. Toro P. Biodança. Psicologia de hoje. 1980;61:112-23.

30. Attix EA, Nichols J. Establishing a low back school. South Med J. 1981;74(3):327-31.

31. Zybergold GS, Piper MC. Lumbar disease: comparative analysis of physical therapy treatments. Arch Phys Med Rehabil. 1981;62:176-82.

32. Knoplich J. Tratamento psicossomático das dores da coluna. Rev Goiania Me. 1980;26:1-39.

33. Hurri H. The Swedish back school in chronic low back pain. Part I. Benefits. Scand J Rehabil Med. 1989;21(1):33-40.

34. Hurri H. The Swedish back school in chronic low back pain. Part II. Factors predicting the outcome. Scand J Rehabil Med. 1989;21(1):41-4.

35. Julkunen J, Hurri H, Kankainen J. Psychological factors in the treatment of chronic low back pain. Follow-up study of a back school intervention. Psychother Psychosom. 1988;50(4):173-81.

36. van Tulder MW, Ostelo R, Vlaeyen JW, Linton SJ, Mordey SJ, Assendelft WJ. Behavioral treatment for chronic low back pain: a systematic review within the framework of the Cochrane Back Review Group. Spine. 2001;26(3):270-81.

37. Mello Filho J. Grupo e corpo. Porto Alegre: Artmed; 2000.

38. Fordyce WE. Behavior methods for chronic pain and illness. St. Louis: Mosby; 1976.

39. Lewin K. Teoria de campo em crença social. São Paulo: Pioneira; 1965.

40. Hadjistavropoulos HD, MacLeod FK, Asmundson GJ. Validation of the chronic pain coping inventory. Pain. 1999;80(3):471-81.

41. Turner JA, Jensen ME. Efficacy of cognitive therapy for chronic low back pain. Pain. 1993;52(2):169-77.

42. Yates A. Treatment of back pain. In: Jayson M (ed.). The lumbar spine and back pain. New York: Grune, Stration; 1976.

43. Mannion AF, Taimela S, Muntener M, Dvorak J. Active therapy for chronic low back pain part 1. Effects on back muscle activation, fatigability, and strength. Spine. 2001;26(8):897-908.

44. Mannion AF, Junge A, Taimela S, Muntener M, Lorenzo K, Dvorak J. Active therapy for chronic low back pain: part 3. Factors influencing self-rated disability and its changes following therapy. Spine. 2001;26(8):920-9.

45. Hernandez-Reif M, Field T, Krasnegor J, Theakston H. Lower back pain is reduced and range of motion increased after massage therapy. Int J Neurosci. 2001;106(3-4):131-45.

46. Grahame R. Clinical trial in low back pain. Clin Rheum Dis. 1980;6:143-52.

47. van Tulder MW, Malmivaara A, Esmail R, Koes BW. Exercise therapy for low back pain (Cochrane Review). The Cochrane Library, 2; 2001.

48. Hansen FR, Bendix T, Skov P. Intensive, dynamic back muscle exercises, conventional physiotherapy, or placebo control treatment of low-back pain. Spine. 1993;18:98-107.

49. McKenzie RA. The lumbar spine: mechanical diagnosis and therapy. New Zeland: Spinal; 1981.

50. Nachemson A. A critical look at the treatment for low back pain. The research status of spinal manipulative therapy. Mincos Monograph 15. Washington: US Dep Helth; 1975.

51. White AH, Derby R, Wynne G. Epidural injections for the diagnosis and treatment of low-back pain. Spine. 1980;5(1):78-86.

52. Wilke HJ, Neef P, Caimi M, Hoogland T, Claes LE. New in vivo measurements of pressures in the intervertebral disc in daily life. Spine. 1999;24(8):755-62.

53. White AA, Panjabi MM. Clinical biomechanics of the spine. Philadelphia: Lippincott; 1978.

54. Gracovetsky S, Kary M, Pitchen I, Levy S, Ben Said R. The importance of pelvic tilt in reducing compressive stress in the spine during flexion-extension exercises. Spine. 1989;14(4):412-6.

55. Kendall PH, Jenkins JM. Lumbar isometric flexion exercises. Physiotherapy. 1968;54:158-69.

56. Werneke M, Hart DL. Centralization phenomenon as a prognostic factor for chronic low back pain and disability. Spine. 2001;26(7):758-65.

57. Souchard RE. Reeducação postural global. São Paulo: Ícone; 1995.

58. Huang AC. A essência do Tai Chi: expansão e recolhimento. São Paulo: Summus; 1979.

59. Rolf IP. Rolfing: the integration of human structures. New York: Harper & Row; 1977.

60. Stone LA, Nielson KA. Intact physiological response to arousal with impaired emotional recognition in alexithymia. Psychother Psychosom. 2001;70(2):92-102.

61. Selye H. Stress–tensão e vida. São Paulo: Ibrasa; 1969.

62. Benson H, Klipper M. Aprendendo a relaxar. Rio de Janeiro: Arte Nova; 1977.

63. Dundee JW. Using a priming dose of relaxant is not new. Anesthesiology. 1985;63(5):569-70.

64. Wolpe J. The practice of behavior therapy. New York: Pergamon; 1969.

65. Canter A, Kondo CY, Knott JR. A comparison of EMG feedback and progressive muscle relaxation training in anxiety neurosis. Br J Psychiatry. 1975;127:470-7.

66. Lazar SW, Bush G, Gollub RL, Fricchione GL, Khalsa G, Benson H. Functional brain mapping of the relaxation response and meditation. Neuroreport. 2000;11(7):1581-5.

67. Warrenburg S, Pagano RR, Woods M, Hlastala M. A comparison of somatic relaxation and EEG activity in classical progressive relaxation and transcendental meditation. J Behav Med. 1980;3(1):73-93.

68. Nakao M, Fricchione G, Myers P, Zuttermeister PC, Baim M, Mandle Arcari P, et al. Anxiety is a good indicator for somatic symptom reduction through behavioral medicine intervention in a mind/body medicine clinic. Psychother Psychosom. 2001;70(1):50-7.

69. Stefano GB, Fricchione GL, Slingsby BT, Benson H. The placebo effect and relaxation response: neural processes and their coupling to constitutive nitric oxide. Brain Res Brain Rev. 2001;35(1):1-19.

70. Nickelson C, Brende JO, Gonzalez J. What if your self-hypnosis in the control of pain. South Med J. 1999;92(5):521-3.

71. Skinner BE. O mito da liberdade. Rio de Janeiro: Block; 1979.

72. Basmajian JV. Biofeedback – principles and practice for clinicians. Baltimore: Williams & Wilkins; 1979.

73. Crockett DJ, Foreman ME, Alden L, Blasberg B. A comparison of treatment modes in the management of myofascial pain dysfunction syndrome. Biofeedback Self Regul. 1986;11(4):279-91.

74. De Rose P. Prontuário de svásthya yoga. Rio de Janeiro: Ground; 1977.

75. Kabat-Zinn J. An outpatient program in behavioral medicine for chronic pain patients based on the practice of mindfulness meditation: theoretical considerations and preliminary results. Gen Hosp Psychiatry. 1982;4(1):33-47.

76. Zuroff DC, Schwarz. Transcendental meditation versus muscle relaxation: a two year follow up of a controlled experiment. Am J Psychiatry. 1980;137:1229-35.

77. Harmon RL, Myers MA. Prayer and meditation as medical therapies. Phys Med Rehabil Clin N Am. 1999;10(3):651-62.

78. Silva J, Miele E. The Silva mind control method. New York: Simon, Schuster; 1977.

79. Leste A, Rust J. Effects of dance on anxiety. Percept Mot Skills. 1984;58(3):767-72.

80. Worden MC. The effect of music on differences in body movement of college music majors, dance majors, and survivors of sexual abuse. J Music Ther. 1998;35(4):259-63.

81. Solberg EE, Ingjer F, Holen A, Sundgot-Borgen J, Nilsson S, Home I. Stress reactivity to and recovery from a standardised exercises bout: a study of 31 runners practicing relaxation techniques. Br J Sports Med. 2000;34(4):268-72.

82. Caracushansky S. Análise transacional, estímulos e convivência. Rio de Janeiro: Documentário; 1976.

83. Sonnenreich C. Psicoterapia breve. Rev Med IAMSPE. 1975;5:112-23.

84. Luthe W. Autogenic therapy. New York: Grune, Stratton; 1973.

85. Foster D, Johnson MD, Harrelson A. Osteopathic treatment of low back pain. N Engl J Med. 2000;342(11):817-8.

86. Hagen KG, Hilde G, Jamtvedt G, Winnem M. Bed rest for acute low back pain and sciatica (Cochrane Review). In: The Cochrane Library, 2; 2001.

87. Deyo RA, Diehl AK, Rosenthal M. How many days of bed rest for acute low back pain? A randomized clinical trial. N Engl J Med. 1986;315(17):1064-70.

88. Atlas SJ, Volinn E. Classics from the spine literature revisited: a randomized trial of 2 versus 7 day of recommended bed rest for acute low back pain. Spine. 1997;22(20):2331-7.

89. van Tulder MW, Scholten RJ, Koes BW, Deyo RA. Nonsteroidal anti-inflammatory drugs for low back pain: a systematic review within the framework of the Cochrane Collaboration Back Review Group. Spine. 2000;25(19):2501-13.

90. Pohjolainen T, Jekunen A, Autio L, Vuorela H. Treatment of acute low back pain with the COX-2-seletive anti-inflammatory drug nimesulide: results of a randomized, double-blind comparative trial versus ibuprofen. Spine. 2000;25(12):1579-85.

91. Miyamoto H, Saura R, Harada T, Doita M, Mizuno K. The role of cyclooxygenase-2 and inflammatory cytokines in pain induction of herniated lumbar intervertebral disc. Kobe J Med Sci. 2000;46(1-2):13-28.

92. Posternak MA, Mueller TI. The risks and benefits of benzodiazepines for anxiety disorders in patients with a history of substance abuse or dependence. Ara J Addict. 2001; 10(1):48-68.

93. Fishbain D. Evidence-based data on pain relief with antidepressants. Ann Med. 2000;32(5):305-16.

94. Turner JA, Deyo RA, Loeser JD, Von Korff M, Fordyce WE. The importance of placebo effects in pain treatment and research. JAMA. 1994;271(20):1690-14.

95. Simmons JW, Harris WP, Koulisis CW, Kimmich SJ. Intravenous colchicine for low-back pain: a double-blind study. Spine. 1990;15(7):716-7.

96. Mathews JA, Mills SB, Jenkins VM, Grimes SM, Morkel MJ, Mathews W, et al. Back pain and sciativa: controlled trials of manipulation, traction, sclerosant and epidural injections. Br J Rheumatol. 1987;26(6):416-23.

97. Nelemans PJ, deBie RA, DeVet HCW, Sturmans AF. Injection therapy for subacute and chronic benign low back pain. Spine. 2001;26(5):501-15.

98. Nelemans PJ, deBie RA, DeVet HCW, Sturmans AF. Injection therapy for subcute and chronic benign low back pain (Cochrane Review). In: Oxford: The Cochrane Library, 2; 2001.

99. Simonsen RJ. Principle-centered spine care: McKenzie principles. Occup Med. 1998;13(1):167-83.

100. Furlan AD, Brosseau L, Welch V, Wong J. Massage for low back pain (Cochrane Review). Oxford: The Cochrane Library, 2; 2001.

101. Haldeman S, Rubinstein SM. The precipitation or aggravation of musculoskeletal pain in patients receiving spinal manipulative therapy. J Manipulative Physiol Ther. 1993;16(1):47-50.

102. Pope MH, Philips RB, Haugh LD, Hsieh CY, MacDonald L, Haldeman S. A prospective randomizes three-week trial of spinal manipulation, transcutaneous muscle stimulation, massage and corset in the treatment of subacute low back pain. Spine. 1994;19(22):2571-7.

103. Gam NA, Thorsen H, Lonnberg F. The effect of low-level laser therapy on musculoskeletal pain: a meta-analysis. Pain. 1993;52(1):63-6.

104. Gam AN, Johannsen F. Ultrasound therapy in musculoskeletal disorders: a meta-analysis. Pain. 1995;63(1):85-91.

105. Milne S, Welch V, Brosseau L, Saginur M, Shea B, Tugwell R, et al. Transcutaneous electrical never stimulation (TENS) for chronic low back pain (Cochrane Review). In: Oxford: The Cochrane Library. 2; 2001.

106. Herman E, Williams R, Stratford P, Fargas-Babjak A, Trott M. A randomized controlled trial of transcutaneous electrical nerve stimulation (CODETRON) to determine its benefits in a rehabilitation program for acute occupational low back pain. Spine. 1994;19(5):561-8.

107. van Tulder MW, Cherkin DC, Berman B, Lao L, Koes BW. Acupuncture for low back pain (Cochrane Review). In: Oxford: The Cochrane Library, 2; 2001.

108. Beursken AJ, de Vet HC, Koke AJ, Regtop W, van der Heijden GJ, Lindeman E, et al. Efficacy of traction for nonspecific low back pain. 12-week and 6-month result of a randomized clinical trial. Spine.1997;22(23):2756-62.

109. Karjalainen K, Malmivaara A, van Tulder M, Roine R, Jauhiainen M, Hurri H, et al. Multidisciplinary biopsychosocial rehabilitation for subacute low back pain in working-age adults: a systematic review within the framework of the Cochrane Collaboration Back Review Group. Spine. 2001;26(3):262-9.

110. Kaufman A. A psicossomática em reumatologia. Contribuição ao estudo de artrite reumatoide e reumatismo psicogênico. Tese de mestrado. Fac Med Univ de S Paulo; 1980.

111. Furlan AD, Clarke J, Esmail R, Sinclair S, Irvin E, Bombardier C. A critical review of review on the treatment of chronic low back pain. Spine. 2001;26(7):E155-E162.

112. Balint M. O médico, o seu paciente e a doença. Barueri: Manole; 1975.

113. Herkowitz HN, Rothman RH, Simeone F. The spine. 4.ed. Philadelphia: Saunders; 1999.

114. Sternbach RA, Sanford RW, Murphy RW, Akeson WH. Traits of pain patients: the low back loser. Postgrad Med. 1973;53:135-197-210.

115. Sternbach RA. Pain patients: traits and treatments. Philadelphia: Lippincott; 1990.

116. Deyo RA. Drug therapy for back pain. Which drugs help which patients? Spine. 1996;21(24):2840-9.

117. Sims-Williams H, Jayson MI, Young SM, Baddeley H, Collins E. Controlled trial of mobilisation and manipulation for patients with low back pain in general practice. Br Med J. 1978;2(6148):1338-40.

118. Whitney CW, Von Korff M. Regression to the mean in treated versus untreated chronic pain. Pain. 1992;50(3):281-5.

119. Feighner JP. Overview of antidepressants currently used to treat anxiety disorders. J Clin Psychiatry. 1999;60 Suppl 22:18-22.

120. Atkinson JH, Slater MA, Wahlgren DR, Williams RA, Zissok S, Pruitt SD, et al. Effects of noradrenergic and serotonergic antidepressants on chronic low back pain intensity. Pain. 1999;83(2):137-45.

121. Calapai G, Crupi A, Firenzuoli F, Inferrera G, Squadrito F, Parisi A, et al. Serotonin, norepinephrine and dopamine involvement in the antidepressant action of hypericum perforatum. Pharmacopsychiatry. 2001;34(2):45-9.

122. Scheen A, Lefèbvre E. Is homeopathy superior to placebo? Controversy apropos of a meta-analysis of controlled studies. Bull Mem Acad R Med Belg. 1999;154(7-9):295-304.

123. Carette S, Leclaire R, Marcoux S, Morin F, Blaise GA, St-Pierre A, et al. Epidural corticosteroid injections for sciatica due to herniated nucleus pulposus. N Engl J Med. 1997;336(23):1634-40.

124. Byrod G, Otani K, Rydevik B, Olmarker K. Methylprednisolone reduces the early vascular permeability increase in spinal nerve roots induced by epidural nucleus pulposus application. J Orthop Res. 2000;18(6):983-7.

125. Fanciullo GJ, Hanscom B, Seville J, Bali PA, Rose RJ. An observational study of the frequency and pattern of use of epidural steroid injection in 25,479 patients with spinal and radicular pain. Reg Anesth Pain Med. 2001;26(1):5-11.

126. Berger O, Dousset V, Delmer O, Pointillart V, Vital JM, Caillé JM. Evaluation of the efficacy of foraminal infusions of corticosteroids guilded by computed tomography in the treatment of radicular pain by foraminal injection. J Radiol. 1999;80(9):917-25.

127. Cohn ML, Huntington CT, Byrd SE, Machado AF, Cohn M. Epidural morphine and methylprednisolone. New therapy for recurrent low-back pain. Spine. 1986;11(9):960-3.

128. Menezes RA. Síndromes dolorosas. Rio de Janeiro: Revinter; 1999.

129. Ernst E, White AR. Acupuncture for back pain: a meta-analysis of randomized controlled trials. Arch Intern Med. 1998;158(20):2235-41.

130. Cherkin DC, Eisenberg D, Sherman KJ, Barlow W, Kaptchuk TJ, Street J, et al. Randomized trial comparing traditional Chinese medical acupuncture, therapeutic massage, and self-care education for chronic low back pain. Arch Intern Med. 2001;161(8):1081-8.

131. Leitão A. Elementos da fisioterapia. 2.ed. Rio de Janeiro: Arte Nova; 1970.

132. Colachis SC Jr, Strhom BR. Effects of intermittent traction on separation of lumbar vertebrae. Arch Phys Med Rehabil. 1969;50(5):251-8.

133. De Sèze S, Livernieux J. Les tractions vertebrales. Sem Hosp Paris. 1951;27:2075

134. Cyriax J. Cervical spondylosis. New York: Appleton; 1971.

135. Larsson V, Choler V, Lindstron A. Auto-traction for treatment of lumbago. Acta Orthop Scand. 1980;51:791-10.

136. Licht S. Masaje manipulación y tracción. Barcelona: Toray; 1973.

137. Finneson BE. Low back pain. Philadelphia: Lippincott; 1973.

138. Ebner M. Connective tissue massage. 3.ed. New York: Krieger; 1977.

139. Farfan HF. The scientific basic of manipulative procedure. Clin Rheum Dis. 1980;6:159-70.

140. Jayson MIV, Sims Williams A, Young S, Baddeley H, Collins E. Mobilization and manipulation for low back pain. Spine. 1981;6:409-20.

141. Macnab I. Backache. Baltimore: Williams and Wilkins; 1977.

142. Long D. The comparative efficacy of drugs electrical modulation in the management of chronic pain. In: Le Roy PL (ed.). Current concepts in the management of chronic pain. Miami: Symposium Specialists; 1977.

143. Johnson RM. Cervical orthoses. A study comparing their effectiveness in restricting cervical motion in normal subjects. J Bones Surg. 1977;59-A:332-46.

144. Blount WP, Moe JH. The Milwaukee brace. 2.ed. Baltmore: Williams & Wilkins; 1980.

Bibliografia consultada

- Ader R. Psychosomatic and psychoimmunologic research. Psyhos Med. 1980;42:307-17

- Almay BG. Johansson F, Von Knorring L, Terenius L, Wahlstrom A. Endorphins in chronic pain. I. Differences in CSF endorphin levels between organic and psychogenic pain syndromes. Pain. 1978;5(2):153-62.

- Bowman SJ, Wedderburn L, Whaley A, Grahame R, Newman S. Outcome assessment after epidural corticosteroid injection for low back pain and sciatica. Spine. 1993;18(10):1345-50.

- Ernst E, White AR. Prospective studies of the safety of acupuncture: a systematic review. Am J Med. 2001;110(6):481-5.

- Gaiarsa A. A estátua e a bailarina. São Paulo: Brasiliense; 1967.

- Holmes HE, Rothman RH. The Pennsylvania Plan: An algorithm for the management of lumbar degenerative disc disease. Spine. 1979;4:156-68.

- Janz NK, Becker MH. The Health Belief Model: a decade later. Health Educ Q. 1984;11(1):1-47.

- Johnson EV, Hovent RP. Skeletal muscle spasm: a conceptual and physiologic misnomer? Arch Phys Med Rehabil. 1980;61:497-507.

- Lazorthes Y, Gouarderes CH, Verdie JC. Analgesie par injection intrathecale de morphine. Neuroch. 1980;26:159-62.

- Linde K, Clausius N, Ramirez G, Melchart D, Eitel F, Hedges LV, et al. Are the clinical effects of homeopathy placebo effects? A meta-analysis of placebo-controlled trials. Lancet. 1997;350(9081):834-43.

- Schirazi-Adl A, Parnianpour M. Effect of changes is lordosis on mechanics of the lumbar spine-lumbar curvature in lifting. J Spinal Disord. 1999;12(5):436-47.

- Schnitzer TJ, Gray WL, Paster RZ, Kamin M. Efficacy of tramadol in treatment of chronic low back pain. J Rheumatol. 2000;(3):772-8.

- Turner JA, Denny MG. Do antidepressant medications relieve chronic low back pain? J Fam Pract. 1993;37(6):545-53.

- Turner JA. Education and behavioral interventions for back pain in primary care. Spine. 1996;21(24);2851-7; discussion 2858-9.

- Waddell G, Burton AK. Occupational health guidelines for the management of low back pain at work: evidence review. Occup Med (Lond). 2001;51(2):124-35.

CAPÍTULO 13

Espondilite ancilosante e artrites reativas

ESPONDILOARTROPATIAS

Designa-se como espondiloartropatias uma das afecções que se caracterizam por sintomatologia artrítica inflamatória das articulações periféricas (mãos, pés, membros), além de apresentarem inflamação nas articulações sacroilíacas (sacroileítes), que acabam trazendo um envolvimento da coluna vertebral e também um comprometimento extra-articular, como uveíte, conjuntivite, cistite, balanite, colite, etc.

Essas afecções podem ser divididas em espondiloartropatias soropositivas quando o fator reumatoide (látex ou Waaler Rose) é positivo, ou soronegativas, se o fator reumatoide é negativo. Outra denominação é artropatias soropositivas ou artropatias soronegativas.

As alterações patológicas das espondiloartropatias ocorrem não somente nas articulações, mas também em um lugar denominado entese, que é o local no qual o músculo, por meio dos seus ligamentos, fica aderido ao osso.

Estão incluídas entre as espondiloartropatias a espondilite ancilosante, doença de Crohn, colite ulcerativa, artrites reativas, incluindo a síndrome de Reiter, artrite psoriática e várias outras menos frequentes. Todas essas afecções serão estudadas neste capítulo, sendo a espondilite ancilosante a mais importante.

Hukuda et al.[1] identificaram de 1985 a 1996 cerca de 990 pacientes (760 homens, 227 mulheres) com espondiloartropatias soronegativas no Japão, que foram identificadas como sendo: espondilite ancilosante (68,3%), artrite psoriática (12,7%), artrite reativa (4,0%), espondilite indiferenciada (5,4%), doenças inflamatórias dos intestinos (2,2%), *pustulosis palmaris et plantaris* (4,7%)

e outras (polientesites, etc.) (0,8%). Os autores aventam a hipótese de que a incidência é de 0,48 caso para 100 mil habitantes e a prevalência é estimada em 9,5 casos para 100.000 pessoas/ano, no Japão.

O Grupo Europeu de Estudos das Espondiloartropatias estabeleceu vários critérios para inclusão de pacientes nesse diagnóstico (veja quadro).

Foeldvari e Bidde[2] tiveram dificuldades para classificar 12 (cerca de 12%) de 97 pacientes pediátricos que tinham as seguintes características: 67 pacientes com artrite reumatoide juvenil poligoarticular; 6 com artrite reumatoide juvenil poliarticular – mas fator reumatoide negativo –; 8 com artrite reumatoide juvenil sistêmica, todos classificados segundo o critério American College of Rheumatology; além disso, 5 com artrite psoriática juvenil de acordo com o critério de Vancouver e mais 11 pacientes com espondiloartropatia juvenil de acordo com os critérios do European Spondyloarthropathy Study Group (ESSG). Dos 97 pacientes, 85 (88%) podem ser classificados de acordo com os critérios da ILAR – International League of Association for Rheumatology. Ramsey et al.[3] confirmam esse nível de dificuldade com crianças.

Os dois critérios do ESSG são:[4]

1. **Dor espinhal inflamatória:** história ou sintomas presentes de dor lombar, dorsal ou cervical, com pelo menos quatro das seguintes características:
   - início antes dos 45 anos;
   - início insidioso;
   - melhora com exercícios;
   - associada à rigidez matinal; e
   - pelo menos três meses de duração ou truncado.

2. **Sinovite**: no passado ou na presença atual de artrite assimétrica ou artrite predominantemente de membros inferiores.

Além disso, precisa ter um ou mais dos seguintes dados:

– história familiar positiva: presença em parentes de primeiro ou segundo grau de um dos seguintes fatores: espondilite ancilosante; psoríase; uveíte aguda; artrite reativa e doença inflamatória intestinal;

– psoríase: presença atual ou no passado de psoríase diagnosticada por médico;

– doença inflamatória intestinal: presença atual ou no passado de doença de Crohn ou colite ulcerativa, diagnosticada por médico e confirmada por exame radiográfico ou endoscopia;

– uretrite ou cervicite: uretrite não gonocócica ou cervicite ocorrendo dentro de um mês antes do início da artrite;

– diarreia aguda: episódio de diarreia precedendo a artrite dentro de um mês;

– entesopatia: presença atual ou no passado de dor espontânea ou dolorimento ao exame de inserção do tendão do calcâneo ou da fáscia plantar;

– dor alternante nas nádegas, em áreas glúteas correspondentes às articulações sacrilíacas: grau 2-4 bilateral ou grau 3-4 unilateral, de acordo com os seguintes achados radiográficos: 0 = normal; 1 = possível; 2 = mínima; 3 = moderada; 4 = ancilose.

Braun et al.[5] fizeram um caminho inverso por um questionário: selecionaram 58 doadores de sangue (32 B27 positivo, 26 B27 negativo), com idade média de 38,9 anos, que concordaram em ser examinados e se submeter a uma ressonância magnética da sacrilíaca. No diagnóstico de espondiloartropatia e espondilite ancilosante, foram usados os critérios do ESSG e de New York. Concluem os autores que as pessoas com HLA-B27 positivo têm 20 vezes mais riscos de desenvolver uma espondiloartropatia (principalmente espondilite) e uma soroartropatia inespecífica. Pessoas com HLA-B27 e dor do tipo inflamatória na lombar têm 50% de chance de ter sacrilíeta na ressonância magnética.

Baddoura et al.[6] usam em uma população dois critérios para validar o diagnóstico de espondiloartropatia de B. Amor (reumatologista francês) e ESSG. Os autores concluem que, para as espondiloartropatias definidas, a sensibilidade e a especificidade foram de 77,19% e 97,55% para o critério de B. Amor e de 91,23% e 100% para o critério do ESSG.

Cury et al.[7] também validaram os critérios do ESSG para a população brasileira como sendo de 98,5% de sensibilidade e de 88,7% de especificidade.

A reumatologista B. Amorci, que é do Hospital Cochin de Paris (ex-professor De Seze), e Dougados fizeram duas classificações de critérios, o ESSG e a de Amor,[8] que se completam. O próprio autor Amor chegou à conclusão de que seus critérios, na realidade, permitem fazer um diagnóstico preditivo.

No artigo de Amor et al.,[9] entre 2.228 pacientes com espondiloartropatias, 124 tinham os critérios de espondilite ancilosante com certeza (foram identificados pelos dois critérios); 140 pacientes tinham a espondilite possível, 37 preenchiam os dois critérios, 22 só o do ESSG e 12 só o de Amor; o restante, de nenhum dos dois. Concluem os autores que os dois critérios são similares e ambos atuam melhor nos casos já definidos. Os casos indefinidos precisam de maior observação para serem enquadrados em algum dos dois critérios.

Diagnóstico de imagem das sacroileítes

Em vários critérios de identificação de espondiloartropatias, é dada grande importância para a presença de sacroileíte, no diagnóstico e como fator prognóstico da evolução das doenças, segundo o critério de Amor.

Segundo o ESSG, a sacroileíte deve ser do grau II-IV bilateral ou grau III ou IV unilateral, de acordo com os seguintes achados radiológicos: 0 = normal; 1 = possível; 2 = mínima; 3 = moderada e 4 = ancilose.

A presença da sacroileíte precoce e bilateral é dado fundamental para o diagnóstico de espondilite ancilosante, sendo raros os casos descritos (menos de 5%) sem essa alteração.

A situação anatômica curvada e o contorno oblíquo da sacroilíaca dificultam seu estudo. Dilsen et al.[10] estudaram a evolução radiológica das sacroileítes, verificando que existe uma série de alterações que ocorrem com o tempo de evolução da moléstia.

As alterações radiológicas da sacroileíte da espondilite podem ser assim classificadas:[10]

- grau I = borramento dos espaços cartilaginosos e das margens subcondrais, com discreto estreitamento do espaço (o alargamento não serve como critério e deve ser abandonado, segundo o critério de New York). Não há presença de osteoporose subcondral e/ou esclerose;
- grau II = irregularidade das margens articulares, surgindo a osteoporose ou esclerose subcondral. Espaço articular, diminuição mais acentuada;
- grau III = acentuam-se os dados anteriores e notam-se erosões das superfícies articulares, formações císticas;
- grau IV = completa obliteração do espaço e/ou ancilose óssea.

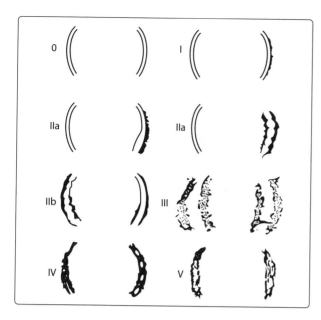

FIGURA 13.1 Alterações radiográficas das sacroilíacas na espondilite. Grau 0 = condições normais. O aumento da fenda articular não tem significado; *osteitis condensans ilii* pode estar presente. Grau I = suspeito de lesões descritas a seguir. Grau II = alterações precoces – pseudoalargamento do espaço e áreas com erosões. Esclerose de ambos os lados. "Borramento" das margens geralmente presente; a) alterações unilaterais e b) alterações bilaterais. Grau III = lesões destrutivas, geralmente bilaterais. Presença de pontes ósseas. Grau IV = lesões regressivas – diminuição de esclerose. Grau V = anquilose completa.

Resnik e Resnik[11] afirmam que o diagnóstico nem sempre é fácil na sacroileíte, sendo que a melhor incidência para o diagnóstico é a posição de Ferguson. As alterações mais importantes para o diagnóstico da sacroileíte são aspecto da erosão óssea predominante no ílio; associação a um "borramento" (eburnização), ou esclerose no sacro; anormalidades do espaço interarticular; ausência de osteofitose significativa. A Tabela 13.1 resume os achados nas diversas patologias diferenciais estudadas por Resnik e Resnik.[11]

TABELA 13.1 Características da distribuição das anormalidades da articulação sacroilíaca

Patologia	Bilateral simétrica	Bilateral assimétrica	Unilateral
Doença degenerativa	+	+	+
Espondilite anquilosante	+	-	-
Espondilite psoriásica	+	+	+
Síndrome de Reiter	+	+	+

(continua)

TABELA 13.1 Características da distribuição das anormalidades da articulação sacroilíaca *(Continuação)*

Patologia	Bilateral simétrica	Bilateral assimétrica	Unilateral
Osteitis condensans ilii	+	-	-
Artrite reumatoide	-	+	+
Gota	+	+	+
Infecção (TBC)	-	-	+
Hiperparatireoidismo	+	-	-

O comprometimento unilateral das sacroilíacas pode levar de 1 a 10 anos para se tornar bilateral.

Existem vários índices de avaliação de movimentação dos pacientes com espondiloartropatias, como Bata Ankylosing Spondylitis Functional Index (BASFI) (Bata é a cidade inglesa onde existe um centro de estudos dessas patologias) e Dougados Functional Index for Spondyloarthropathies (DFI) (Dougados é o reumatologista francês responsável pela criação dos critérios do ESSG); esses critérios levam em conta a situação radiológica das sacroilíacas (incluem também a hemossedimentação, testes de Schroder, movimentos da coluna, expansão torácica e alterações da coluna lombar).[12]

Queiro et al.[13] estudaram 62 casos de pacientes com síndromes inflamatórias intestinais e 24% apresentavam sacroileíte subclínica e alta frequência de artrite periférica. Em 60%, a sacroileíte era de grau II unilateral. Só 3 pacientes eram HLAA B27 positivo e 9,5% desses pacientes tinham psoríase.

Battistone et al.[14] estudaram 202 pacientes com artrite psoriática, com a média de 12 anos de duração da doença; em 78%, havia evidências de uma sacroileíte (grau II ou maior), sendo que 71% dos pacientes tinham grau III da psoríase.

Os relatos anteriores da prevalência da sacroileíte na psoríase eram de 30 a 50%; nesse trabalho americano, foi mais alta.

Tomografia e ressonância

Carrera et al.[15] sugerem o emprego da tomografia computadorizada no estudo das alterações inflamatórias e infecciosas da sacroileíte, pois se tem condições técnicas de estudar a articulação nos planos oblíquo e transaxial, além de quantificar em graus as condensações (esclerose, eburnização e "borramento") e as rarefações (osteoporose), tanto do sacro como do ilíaco.

Esses autores submeteram 20 pacientes com suspeita de sacroileíte inflamatória a um estudo duplo-cego. Desses 20 pacientes, 17 tinham sinais clínicos de espondilite, e 12 deles foram identificados na tomografia; na radiologia convencional, somente foram identificados 5 casos. A Tabela 13.2 apresenta a diferença entre os dois métodos. Dos 8 casos negativos na tomografia, em 3 verificou-se a presença de uma artropatia degenerativa; porém, nos 5 casos restantes, não havia alterações nítidas na radiografia nem na tomografia, apesar da sugestão clínica da presença de sacroileíte.

TABELA 13.2 Comparação da sacroileíte vista pela tomografia e pela radiografia simples em 20 casos

Imagem da tomografia	Radiografia da região sacroilíaca			
	Positivo	Duvidoso	Negativo	Total
Sacroileíte	5	4	3	12
Sem sacroileíte	0	0	8	8
Total	5	4	11	20

No diagnóstico completo dos 20 casos estudados, 9 eram espondilite ancilosante; 6 tinham síndrome de Reiter; 1 tinha artrite psoriática e poliartrite assimétrica e 3 tinham osteoartrose. No Quadro 13.2, pode-se ver que a tomografia foi mais acurada no diagnóstico do que a radiografia.

Já foi visto que Yu et al.[16] consideram a ressonância superior à tomografia no diagnóstico da espondilite ancilosante e das alterações sacroilíacas.

A Figura 13.2 mostra um caso controvertido.

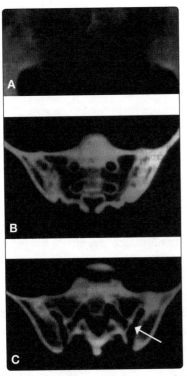

FIGURA 13.2 A: Radiografia normal; B: Tomografia também normal; C: Em outro corte a presença de uma erosão (seta).

Ressonância magnética

Oosteveen e van de Laar[17] já analisaram o valor das imagens no diagnóstico da sacroileíte e da espondilite ancilosante (veja adiante).

Bollow et al.[18] analisam o valor da ressonância no diagnóstico das sacroileítes em 185 crianças assim subdivididas com base dos critérios do ESSG: grupo 1, 53 crianças com espondiloartropatia indiferenciada, sendo que 94,5% eram HLA-B27 positivo; grupo 2, 45 crianças com espondiloartropatia diferenciada, 93,3% HLA-B27; grupo 3, 39 pacientes sem espondiloartropatia, mas com oligoartrite, com 92,3% HLA-B27 positivo; grupo 4, 22 crianças com HLA-B27 positivo, sem espondiloartropatia e sem artrite, serviram de controle; e grupo 5, 26 crianças com HLA-B27 negativo serviram de controle, com vários outros diagnósticos reumatológicos, mas sem espondiloartropatia ou artrite. A radiografia demonstrou sacroileíte em 18 pacientes: 4 (7,5%) no grupo 1; 14 no grupo 2 (31%), mas nenhum nos grupos 3, 4 e 5. A ressonância magnética demonstrou a presença de sacroileíte aguda ou crônica em 44: 18 no grupo 1 (34%); 21 no grupo 2 (46,7%) e 5 no grupo 3 (12,8%), e nenhum nos grupos 4 e 5. Os autores afirmam que esse é o método mais adequado de pesquisa da sacroilíaca em crianças com espondiloartropatia, fazendo inclusive um diagnóstico mais preciso e mais precoce que a radiografia.

Mapeamento ósseo

Nos processos tumorais e metastáticos, o mapeamento informa as alterações antes da radiologia. A vantagem deste método, em tumores ósseos, é que as lesões surgem com maior precocidade, pois a imagem radiográfica só aparece com a destruição de 30% das trabéculas ósseas.

Entretanto, nos processos inflamatórios, assim como nas doenças metabólicas, nas alterações degenerativas e na artrite reumatoide, a cintilografia só apresenta nítidas alterações quando o quadro radiológico já está bem alterado. Além do mais, há pessoas normais que têm uma captação razoável desse radioisótopo, o que dificulta avaliar as lesões em estágio bem inicial.

Esdaile e Rosenthall[19] verificaram que, mesmo em pacientes em espondilite ancilosante adiantada, se estiverem ingerindo anti-inflamatórios, esse exame fica alterado, e afirmam que a cintilografia com fosfato de tecnécio-99 só antecipa a radiografia no diagnóstico de osteomielite, Legg-Perthes e osteonecroses, e também para diagnosticar fraturas na coluna e pseudoartrose nos casos de espondilite ancilosante. Mesmo nesses casos, Shih et al.[20] constataram que a ressonância faz um diagnóstico mais preciso e bem localizado das fraturas da espondilite e das pseudoartroses.

Vlam et al.[21] afirmam que a técnica moderna chamada de cintilografia com imunoglobulina G policlonal humana marcada com tecnécio-99m (HIG-*scan*), que serve para detectar infecções ósseas, não tem capacidade de diagnóstico nas espondiloartropatias.

Sacroileítes sépticas

Existem inúmeras doenças infecciosas da coluna, principalmente sacroileítes infecciosas que são descobertas nas investigações *post-mortem*, mas que em vida dão sinais e sintomas subclínicos difíceis de identificar.

Feldmann et al.[22] só conseguiram reunir 214 observações de sacroileítes infecciosas, em 10 anos, de 27 centros reumatológicos franceses. Os pacientes eram 99 mulheres e 115 homens, e a idade variava de 14 a 83 anos. Nesses 214 casos, foi constatado que a radiografia é normal em 25% dos casos, nas 2 a 3 semanas iniciais. Erosão, geodes e condensação são danos mais frequentes nas sacroileítes tuberculosas. A tomografia, realizada em 75% dos casos estudados, só auxiliou no diagnóstico em seis observações.

Na cintilografia feita em 65 casos, observou-se que, em 17 casos, a lesão foi denunciada mais precocemente que na radiografia.

Em todos os 214 casos, foram feitas biópsias e punções para identificar os germes. Constatou-se que, em 138 casos (65%), o germe foi banal e, em 47, a punção foi negativa. Em 54 casos (25%), o diagnóstico foi de tuberculose; em 22 casos (10%), foi de brucelose.

Tasova et al.[23] estudaram 238 pacientes com a idade média de 32,3 anos, com diagnóstico de brucelose, sendo que 18 pacientes (36,5%) tinham complicações osteoarticulares (58,6% mulheres, 41,4% homens), sacroileíte (60,9%), artrite periférica (19,5%), espondilite (13,8%) e bursite (5,7%). A cintilografia foi positiva em 15 pacientes cuja radiografia foi normal.

Cheirot et al.[24] relataram que, em 28 biópsias realizadas, 4 casos eram metástases e, em 24, a suspeita era infecciosa, que se confirmou em 13 casos; em outros 9, foi necessária a biópsia óssea a céu aberto, sendo que, em 5, havia tuberculose e, em 4, o cocos era banal.

Em resumo, pela boa semiologia não invasiva, usa-se radiologia, se possível a ressonância, se não a tomografia, e o mapeamento. Em dúvida, realizam-se a punção biópsia e, por fim, a biópsia óssea.

Entretanto, deve-se tomar cuidado para, nas punções biópsias, tanto para diagnóstico como para tratamento, não inocular germes patogênicos. Rouard e Caroit[25] fizeram um levantamento em 27 serviços de reumatologia e verificaram que, de 1967 a 1979, foram identificados 122 casos de discites (inflamação no disco) causadas por tentativas de diagnóstico ou terapêutica. A radiologia foi responsável por 13% (discografia – 17 casos; mielografia – 1; aortografia – 4 casos), e a cirurgia por 58% (curetagem do disco – 77 casos; laminectomia – 1 caso, e as outras cirurgias por 19%).

Gougeon e Seignon[26] conseguiram levantar 193 punções discais realizadas em dez anos, com televisão, sem acidentes.

Foi possível identificar, em 121 casos (62,7%), a bactéria causadora (bacilo de Koch, presente em 54 casos). Em 72 casos (37,3%), nos quais não foi possível concluir qual era o agente causador, a evolução mostrou que, em 12 casos, tratava-se de discite tuberculosa. Assim, dos 121 casos, somente 30 deles não eram de discite tuberculosa, sendo o diagnóstico dos patógenos realizado pela hemocultura em 6 casos, pelo sorodiagnóstico em 2, pela evolução em 18 e pela cirurgia em 4.

Espondilite ancilosante

Vários autores descreveram as alterações ósseas da espondilite em múmias do Egito e de outros lugares,[27] mas coube a Vlademir Bechterew, em 1983, a Adolf Strümpell, em 1887, e a Pierre Marie, em 1989, a descrição clínica dessa doença, que em muitos países ainda é conhecida como doença de Bechterew ou doença de Marie-Strümpell.

Somente nas três últimas décadas é que a espondilite foi identificada como uma doença diferente da artrite reumatoide e incluída nesse conjunto de doenças agora denominadas de espondiloartropatias em razão da presença de um fator ligado ao antígeno de histocompatibilidade denominado HLA-B27, que é o atual paradigma genético dessas doenças (veja esse tema).

Em relação ao antígeno HLA-B27, é encontrado em 8% da população americana branca, mas está presente também em 87,5% dos americanos brancos portadores de espondilite ancilosante, o que sugere que é um fator importante na patogênese dessa doença. Kankonkar et al.[28] examinaram 1.340 pacientes com espondilite e outras doenças autoimunes e compararam com 5 mil controles, para verificar se existia alguma associação entre o antígeno HLA-B27 [foram incluídos outros alelos – HLA-B7, B40 (B60), B22 (B55), B13] e a espondilite. Os autores acharam uma considerável e consistente associação da HLA-B27 com a espondilite ancilosante, principalmente nos pacientes de 21 a 39 anos.

Entretanto, o papel do HLA-B27 não está perfeitamente definido.

Segundo o professor Segismundo Spina, o certo em português é escrever espondilite ancilosante, que vem do elemento grego *ankylos* – traz a ideia fundamental de curvo e ideias decorrentes de privação de movimentos. Todas as palavras derivadas dessa base grega, que seria *ancilos*, devem ser gravadas com "ci" e não como "qui", portanto o termo certo é espondilite ancilosante. Assim, consta da Classificação Internacional das Doenças, 10ª edição (CID-10): espondilite ancilosante juvenil M08.1 e espondilite ancilosante M45.

Epidemiologia

Os dados equivalentes da espondilite ancilosante variam de país para país dependendo dos critérios adotados e da população estudada.

A frequência da espondilite é estimada em 0,1 a 2% da população geral, dependendo do clima do país. Nas estatísticas de Serviço Médicos das Forças Armadas, encontram-se diagnósticos suspeitos em até 20% dos casos examinados. As estatísticas de longo acompanhamento mostram que de 1,5 a 10% dos portadores de espondilite são assintomáticos, têm forma leve da doença ou são identificados na velhice em decorrência de doenças cardiovasculares.

Carter et al.[29] afirmam que a prevalência é de 0,1% na cidade de Rochester, em Minnesota, ou seja, 129 casos em 100 mil habitantes no período de 1935 a 1973. Mas Carbone et al.[30] realizaram a mesma pesquisa no período de 1935 a 1989 e encontraram índices menores, 7,3 casos em 100 mil pessoas/ano. Usaram outro critério de referência, porque a prevalência foi muito pequena, menor do que 0,1%. Afirmam que isso deve ter ocorrido porque os métodos diagnósticos são mais precisos e a conceituação da doença ficou mais definida. Deve-se lembrar que em Rochester ficam a Clínica Mayo e a Faculdade de Medicina de mesmo nome, que tem toda a ficha médica da população cadastrada desde o nascimento e um dos centros de epidemiologia de toda a medicina mais importante do mundo.

Há predileção por homens em relação a mulheres em proporções que cairiam de 2 a 4 para 1, na literatura, sendo incluída em muitas estatísticas formas atípicas e subclínicas que dificultam a separação. Uppal et al.[31] comparam a espondilite da mulher e a do homem, o início insidioso em 56% das mulheres e 64% dos homens. A idade média em que começam os sintomas na mulher é de 26,2 anos, comparada à de 19,4 anos nos homens, sendo que a mulher tem 8 anos de queixas antes do diagnóstico, comparado a 2 do homem. A média de articulações periféricas envolvidas na doença da mulher é de 4,8 comparada a 7,7 dos homens, além de ser uma assimetria de envolvimento articular só em 62% dos casos, comparado a 76% dos homens. Cerca de 92% das mulheres se queixam de dor na coluna lombar, do tipo inflamatória, que não melhora com o repouso, mas somente 56% têm sacroileíte, comparado aos homens, que têm dor lombar em 74%, mas 76% têm sacroileíte.

Na Noruega, a incidência foi de 1 a 2% da população da Lapônia, em um estudo realizado por Johnsen et al.[32]

Relata-se que os pacientes de origem negra nos Estados Unidos têm a prevalência 75% menor do que os brancos, porque na população geral somente 2% têm o HLA-B27 positivo.

Existem estatísticas que fornecem uma relação branco/negro na proporção de 9,4 para 1. Mijiyawa et al.[33] dizem que o HLA-B27 e a espondilite ancilosante são raros na África; quando surge, a doença tem uma evolução como se fosse no paciente branco HLA-B27, de início mais tardio, sem uveíte e outras manifestações extra-articulares, e a influência familiar é rara. A intensa epidemia de infecção familiar é rara. A intensa epidemia de infecção do vírus HIV está associada na África a um dramático aumento da prevalência de espondiloartropatias, como artrites reativas, artropatia psoriática e outras formas indiferenciadas, menos a espondilite ancilosante, que continua rara. Os autores afirmam que o HLA-B27 não pode ser usado como meio de diagnóstico entre os negros de África.

A grande maioria dos pacientes desenvolve os primeiros sintomas entre 18 e 25 anos de idade, tendo-se observado que a doença é mais frequente em famílias nas quais já existem portadores da doença ou do antígeno HLA-B27. É raro que o início dessa doença ocorra depois dos 40 anos.

Job-Deslandre[34] afirma que cerca de 20% das artrites idiopáticas juvenis crônicas evoluem para uma espondiloartropatia juvenil com a mesma sintomática dos adultos, com a associação com HLA-B27 predominando em meninos com uma média de idade de 11 anos. Em 30 a 50%, surgem entesopatias. Cerca de 80% desses pacientes, depois de dez anos, têm pequena ou nenhuma incapacidade.

A descoberta da correlação entre os antígenos de histocompatibilidade leucocitária e a espondilite ancilosante trouxe a ideia da importância genética.

Atualmente, depois que o genoma humano foi mais entendido e manuseado, Jawaheer et al.[35] coordenam o projeto The North American Rheumatoid Arthritis Consortium, determinando as características genéticas de 257 famílias que tinham artrite reumatoide bem definida em 1 integrante e 301 outros descendentes. Foi feito um estudo do genoma de 379 desses pacientes, nos cromossomos[9,36-39] mais afetados pelas doenças artrite reumatoide, espondiloartropatias e do conectivo associados ao lócus HLA. O estudo conclui que pacientes com artrite reumatoide com alterações nos cromossomos 16 e 17 podem ter outras doenças de natureza autoimune como lúpus eritematoso sistêmico, doenças intestinais inflamatórias, esclerose múltipla e espondilite ancilosante. Os genes do complexo HLA desempenham importante papel na suscetibilidade a artrite reumatoide, mas outras regiões contribuem com significativo aumento do risco genético de outras patologias.

Entretanto, até o momento, o modo da herança não está inteiramente claro.

Brown et al.[40] afirmam que o melhor modelo genético explicativo da manifestação da espondilite é o oligogênico, com predominância multiplicativa de interação entre os *loci*. A incidência é maior entre familiares e entre gêmeos monozigóticos. A etiologia da espondilite não é conhecida, e o fator genético é uma das características dos portadores da doença.

Rubin et al.[41] acham que a doença está ligada a um fator autossômico dominante, com 70% de penetração em homens e 10% em mulheres. Assim, se apenas 1 entre 13 indivíduos predispostos manifesta a doença, é natural supor-se que outros fatores, como infecção genital ou pela *Yersinia*, inflamação de intestino delgado ou grosso e psoríase, possam representar o mecanismo disparador da doença. Vários outros determinantes requerem melhores estudos nesse setor.

Pelo fato de que a doença se inicia em grande proporção de casos por sacroileíte, vem à tona a ideia de que uma infecção geniturinária seja importante como fator etiológico da doença. Esse tipo de infecção é muito frequente nos homens sem espondilite (30 a 50%), por isso alguns trabalhos negam essa correlação.

Seta et al.[42] defendem a ideia de que a artrite reativa é causada pelas forças defensivas do organismo que procuram se defender contra a agressão de bactérias Gram-negativas. O HLA-B27 poderia ter um papel importante nesse processo quando fosse positivo; nos pacientes HLA-B27 negativos, agiria um macrófago designado MARCO – *macrophage receptor with collagenous structure*, que os autores identificaram em pacientes que tiveram *Salmonella* e passaram a ter uma artrite reativa do tipo artrite reumatoide e do tipo espondiloartropatia.

Até agora, não está explicada a associação da espondilite com doenças inflamatórias do intestino delgado ou grosso, como a doença de Crohn, a colite ulcerativa grave e a doença de Whipple[43] e também as relações com a síndrome de Reiter e a artropatia psoriásica, bem como a correlação com a infecção por *Yersinia*.

Quadro clínico

O sintoma inicial mais frequente é a lombossacralgia. A dor tem, inicialmente, pouca intensidade e a característica importante de ser de natureza inflamatória, isto é, de não aliviar com o repouso, mesmo no leito.

As modificações de posição no leito são doloridas, o que contrasta com as dores lombares banais.

No exame físico, pode-se observar a redução e até a retificação da lordose lombar, inicialmente por espasmo muscular doloroso e por início da ancilose da coluna.

Pode-se fazer a manobra de Schöber: com o paciente de pé, mede-se 10 cm na altura da coluna lombar, fazendo-se dois traços nas duas extremidades; pede-se ao paciente que faça uma flexão. No indivíduo normal, a medição deve ser de no mínimo 15 cm. Na figura, passa-se apenas para 12 cm. Considera-se que o Schöber está alterado quando for inferior a 5 cm.

O índice de Schöber poderá servir de controle evolutivo da doença, dada a notável tendência à rigidez. O movimento de flexão da coluna lombar é limitado desde o início da doença, constituindo-se em ponto básico para o diagnóstico.

Na progressão da doença, verificar-se-á o aparecimento da dorsalgia decorrente da participação das articulações costovertebrais e esternocostais. Ela surgirá principalmente à inspiração profunda e terá, em breve, repercussão sobre a dinâmica respiratória, diminuindo a amplitude da inspiração, medida pelo espirômetro, ou mesmo pelo número de centímetros na circunferência torácica. Com a evolução, o tórax tornar-se-á discreta ou moderadamente cifótico, em uma atitude que é peculiar na maioria dos pacientes.

A coluna cervical torna-se rígida e dolorosa logo depois da participação da coluna dorsal, principalmente nos seus movimentos de flexão e inclinação lateral, com conservação por muito tempo da rotação. A marcha evolutiva é para a ancilose, com aproximação do mento ao esterno.

Sampaio-Barros et al.[44] analisam 147 casos de espondilite ancilosante no Brasil, reunidos de 1988 a 1998, diagnosticados de acordo com os critérios de New York modificados. Nessa amostra, o predomínio era de homens (84,4%) brancos (75,5%); em 85% deles, os sintomas começaram depois dos 16 anos e o HLA-B27 era positivo (78,2%). História familiar da moléstia ocorria em 14,3% dos pacientes. A forma de espondilite axial pura foi observada em 37 pacientes (25,2%). Os sintomas iniciais foram dor lombar do tipo inflamatória (61,9%) e artrite periférica (22,4%).

O envolvimento torácico e cervical estava presente em 70,1% dos pacientes; os achados radiológicos sindesmófitos, em 46,9% e "coluna de bambu" em 20,4% dos pacientes. As articulações periféricas mais envolvidas foram tornozelos (39,5%), coxofemoral (36,1%), joelhos (29,3%), ombros (19%) e esternoclaviculares (14,3%). A entesite do calcâneo estava presente em 22,4%, e as uveítes anteriores agudas, em 14,3% dos pacientes. Os homens estavam associados à presença da doença na coluna torácica e cervical e na coxofemoral, mas as mulheres estavam associadas ao envolvimento da esternoclavicular. Os brancos tinham história familiar da doença com maior frequência. Não houve diferenças significativas entre brancos e negros em relação ao quadro clínico e ao quadro radiológico. O início da espondilite ancilosante em idade mais juvenil ficou mais associado com envolvimento dos tornozelos e dos joelhos, entesite do calcâneo e artroplastia da coxofemoral. Os casos de início mais tardio, na fase adulta, estavam associados com envolvimento torácico e da coluna cervical e presença de história familiar. Os casos com HLA-B27 positivo estavam associados com comprometimento dos tornozelos e entesite do calcâneo.

Gomes de Freitas e Menezes[45] reuniram 180 casos de espondilite ancilosante de vários serviços de reumatologia do Brasil, que tinham as seguintes características:

- de 180 casos, 5 (2,8%) tinham idades de 0 a 10 anos. A maior faixa etária dos casos era de 11 a 30 anos de idade (124 casos – 68,9%);
- o sexo masculino prevaleceu: 156 casos (86%), em uma proporção de pouco menos de 10 homens para cada mulher;
- 164 casos de espondilite ancilosante foram em brancos, 11 em pardos e 5 em negros;
- as articulações periféricas foram acometidas em 106 casos – 58,8% dos 108 casos, nos quais predominou o acometimento de joelhos (76,4%), tornozelos (48,1%), coxofemoral (39,6%) e ombros (19,8%);
- o HLA-B27 foi pesquisado em 71 casos; 58 foram positivos (81,7%);
- foram registrados 22 casos de uveíte anterior, 12 casos de comprometimento cardiovascular;
- em 22 casos, houve incidência familiar.

Artrites periféricas

A participação de outras articulações, fora as da coluna vertebral, ocorre com frequência variável. Existem as formas de espondilite exclusivamente da coluna e outras que evoluem com acometimento articular periférico.

Ocorrem dor, edema, calor e limitação de movimentos, principalmente nas grandes articulações, como coxofemorais, joelhos, ombros, tornozelos e metatarsofalangeanas. Will et al.[46] estudaram a participação da dor e a limitação do ombro na espondilite e encontraram em dois estudos a variação de 9,6 a 15,2% de queixas de dor e de 13,8 a 17% de dificuldade de mobilização dessa articulação, de moderada a grave. No entanto, em 31% em média nos dois estudos, os pacientes tinham alterações radiológicas no ombro. Sampaio-Barros et al.[44] analisaram 147 casos de espondilite ancilosante no Brasil reunidos de 1988 a 1998, diagnosticados de acordo com os critérios de New York modificados. As articulações periféricas mais envolvidas foram tornozelos (39,5%), coxofemoral (36,1%), joelhos (29,3%), ombros (19%) e esternoclaviculares (14,3%); entesite do calcâneo estava presente em 22,4%.

Esses fatos ocorrem em 30% dos casos, as lesões tencionadas em decorrência da entesopatia também surgem em cerca de 30% dos casos nas inserções dos músculos costoesternais, costovertebrais, tendão do calcâneo, sínfise púbica e cristas ilíacas. Os critérios de Amor se baseiam no índice de gravidade da doença em função do comprometimento da coxofemoral.

Manifestações extra-articulares
Olhos

Uma uveíte anterior ou iridociclite ocorre frequentemente na vida de um paciente com espondilite ancilosante. Por vezes, é o sintoma inicial, precedendo em meses ou anos a sintomatologia articular. O aforismo de que nenhum espondilítico atravessa a vida sem ter pelo menos um surto de irite é válido. A uveíte ocorre de 2 a 10 anos após o início da espondilite e em pacientes HLA-B27. Frequentemente, a irite é unilateral, mas o outro lado pode ser afetado em surtos sucessivos. A uveíte anterior aguda está presente em 14 a 20% dos pacientes.[47]

Os surtos de irite não guardam relação nítida com a sintomatologia articular, podendo ocorrer em períodos quiescentes. São mais frequentes em pacientes com articulações periféricas comprometidas.

Como uma uveíte não granulomatosa anterior pode ser a única manifestação da doença durante alguns anos, o clínico e o oftalmologista obrigam-se a radiografar sacroilíacas e tentar identificar a presença do HLA-B27 em todo jovem com essa doença ocular.

Tarasova e Drozdova[48] examinaram 147 pacientes com espondilite da coluna vertebral, encontrando uveíte em todos e HLA-B27 positivo em 75,5% dos pacientes. Os homens jovens com sacroileíte tinham 2,5 vezes mais chances de ter comprometimento ocular.

A uveíte aguda anterior fibrosa ocorreu em 83,7% dos pacientes, a uveíte anterior serosa em 16,3%, e a uveíte bilateral em 46,8%. As anormalidades do fundo do olho estiveram presentes em 12,6% dos portadores de uveíte anterior. Essas alterações ocorreram quatro vezes mais em portadores de espondilite com HLA-B27 negativo, e a uveíte periférica ocorreu com frequência sete vezes maior nesses pacientes. As complicações oculares foram observadas em 29,5% dos pacientes, mas a frequência e a gravidade da lesão não estavam relacionadas com a presença do antígeno HLA-B27.

Participação cardíaca

Bergfeldt[49] define uma síndrome cardíaca que consiste em grave distúrbio da condução associado a uma regurgitação aórtica, associado à presença, em 67 a 88% dos pacientes do HLA-B27. Essa proporção de HLA-B27 é semelhante à encontrada em pacientes com espondilite ancilosante e síndrome de Reiter. Os tecidos cardíacos e aórticos mostram uma proliferação de pequenas artérias (endarterite obliterante) e fibrose semelhante a que se encontra nos tecidos sinoviais. Em 50% dos pacientes com esses distúrbios cardíacos, não há sintomatologia articular, nem periférica, nem na coluna. Esse fato complica a correlação da espondilite com a doença cardíaca. Ela está relacionada à presença do marcador HLA-B27 ou à evolução da espondilite?

Insuficiência aórtica

Resulta de uma aortite inicial, com alargamento da raiz aórtica e dilatação do anel valvular aórtico. Sua frequência aumenta com o tempo da doença, havendo registro de que ocorre em todo espondilítico que ficar velho. Huppertz et al.[50] já observaram, em 10% de 40 pacientes com artrite reumatoide juvenil, mas que eram HLA-B27 positivos, a presença de inflamação da aorta com início de regurgitamento.

Pericardite

Anatomicamente, a lesão do folheto visceral é frequente, com produção de pequenas quantidades de líquido e com espessamento granuloso. Há, histologicamente, um infiltrado linfoplasmocitário.

Alterações eletrocardiográficas

Os defeitos de condução parecem frequentes, havendo ou não lesão aórtica. Bloqueios completos ou incompletos podem, portanto, ocorrer.

Participação respiratória

Lee-Chiong[51] afirma que os portadores de espondilite ancilosante parecem propícios a desenvolver fibrose dos ápices pulmonares, condição benigna que surge depois de anos da doença básica. Essa alteração fibrocística pode vir acompanhada de tosse, expectoração, dispneia e até hemoptise. Outra alteração descrita pelo autor são as restrições da movimentação da parede torácica. Em raros casos, pode surgir uma policondrite que age sobre os anéis cartilaginosos dos brônquios.

Os pacientes com espondilite ancilosante de longa evolução podem apresentar, além das restrições da movimentação do tórax, por lesões osteoligamentares, outras alterações respiratórias, como pleurisia e fibrose não tuberculosa nos ápices e em todo o parênquima pulmonar, podendo resultar em tosse, dispneia e até hemoptise.

Turetschek et al.[52] descreveram essas alterações nas tomografias de 15 pacientes (60%) entre 25 portadores de espondilite, não fumantes, que tinham o exame radiológico normal. Em 4 pacientes, a função respiratória estava alterada, mas a tomografia estava normal.

Participação renal

Strobel e Fritschka[53] fizeram uma revisão da literatura para estudar as anormalidades dos rins na espondilite ancilosante, que é rara. Quando ocorre, a amiloidose renal secundária é a mais frequente (62%), seguida pela nefropatia por IgA (30%), glomerulonefrite mesangioproliferativa (5%) e outras mais raras. Mas a amiloidose, de modo geral, está diminuindo como complicação renal ou não nas doenças articulares. Laiho et al.[54] estudaram um total de 4.508 biópsias renais de pacientes com artrite reumatoide, artrite psoriática e espondilite ancilosante e verificaram a queda desse diagnóstico de 68% em 1987 para menos de 10% em 1997, na Finlândia. Os autores acreditam que isso seja consequência do uso dos citostáticos.

Participação neurológica

Bilgen et al.[37] descrevem um caso e citam muitos outros de espondilite ancilosante que evoluiu para uma síndrome de cauda equina, que foi precedida por uma calcificação da dura vista nos exames de imagem. Libbrecht e De Bleecker[55] analisam a possibilidade remota da associação da presença da esclerose múltipla e da espondilite ancilosante. Os estudos do genoma mostraram a possibilidade dessa associação.

Outras manifestações neurológicas podem ocorrer por conta de uma subluxação atlantoaxoidiana ou uma fratura vertebral lesionando a medula nos pacientes com espondilite.

Exames de laboratório

Em 20% dos casos de espondilite, a hemossedimentação está normal e é um exame de algum valor no acompanhamento da doença. Outros autores dão importância à hemossedimentação (ver critérios de Amor) e à proteína C-reativa.[56]

O nível de imunoglobulinas no soro está aumentado, e a eletroforese mostrará aumento de alfa-2 e gamaglobulina, com albumina sempre normal. Tani et al.[57] mediram os anticorpos contra as fibras do colágeno humano dos tipos I, II, III e IV em pacientes japoneses com espondilite. Houve significativa elevação dos anticorpos contra o tipo II (IgG e IgA) e o tipo IV (IgA), que foram observados no paciente com espondilite, não havendo significativa elevação contra as fibras do colágeno dos tipos I e III.

A determinação do HLA-B27 pode ser decisiva no diagnóstico (veja assunto).

Diagnóstico pela imagem

A presença de uma sacroileíte precoce e bilateral é o dano precoce mais fundamental para o diagnóstico da espondilite ancilosante, sendo raros os casos descritos (menos de 5%) de espondilite sem essa alteração.

De acordo com os critérios de New York (1996), os graus da sacroileíte da espondilite são os seguintes:

- grau 0 – normal;
- grau I – suspeito de alteração, porém não pode ser considerado uma alteração definida;
- grau II – sacroileíte mínima referente à perda de definição das bordas articulares, já com alguma esclerose, podendo haver inclusive erosões mínimas ou discreta redução do espaço articular;

- grau III – sacroileíte moderada, podendo haver uma esclerose em ambos os lados da articulação sacroilíaca com borramento e irregularidade das superfícies articulares, erosões e redução do espaço articular;
- grau IV – as alterações já resultaram na fusão das superfícies articulares, com ou sem esclerose residual.

As alterações das sacroilíacas se fazem em estágios diferentes, de acordo com o tempo de evolução da doença (ver sacroileíte adiante).

Segundo os critérios de New York que permitem o diagnóstico, espondilite ancilosante é definida quando houver sacroileíte bilateral de graus III e IV com pelo menos um critério clínico a seguir mencionado ou sacroileíte unilateral de graus III e IV ou grau II bilateral com o primeiro critério clínico ou com os critérios 2 e 3. Os critérios clínicos utilizados são: limitação da mobilidade lombar, tanto para a frente, como para trás e para as laterais; dor lombar ou na região lombossacra do tipo inflamatória (dor em repouso); limitação da expansão torácica no nível do quarto espaço intercostal em torno de 2,5 cm.

Yu et al.[16] compararam a ressonância magnética, a tomografia computadorizada e a radiografia simples da sacroilíaca de 24 pacientes com espondilite ancilosante e 9 voluntários sadios. A ressonância conseguiu ver a cartilagem normal das 16 articulações sacroilíacas dos pacientes sadios comparados com os 24 pacientes com espondilite, nos quais foram vistas anormalidades nas cartilagens de 42 articulações estudadas. Segundo os autores, a ressonância faz o diagnóstico precoce das alterações da sacroileíte com muito mais sensibilidade que a radiografia e a tomografia.

As alterações vertebrais surgem posteriormente às lesões da sacroilíaca. As principais lesões estão descritas a seguir.

Ossificação paravertebral

Dá origem às pontes, ligando os corpos vertebrais, cujo início é na periferia do disco intervertebral, mais do que no ligamento paravertebral. É a formação denominada sindesmófito.

O local no qual mais tipicamente é encontrada é na junção dorsolombar, na face lateral do corpo vertebral. Ocorrência anterior e até mesmo posterior é possível, embora pouco frequente. Quando a sindesmofitose ocorre de modo generalizado, dá origem à coluna em bambu.

Quadratura da vértebra (squaring)

Na radiografia em perfil, pode-se ver o desaparecimento da concavidade normal do bordo anterior do corpo vertebral, confinado às porções superior e inferior. Ralston et al.[58] evidenciaram essa quadratura da vértebra definida pela medida da concavidade de 1 mm ou menos, em 28% das vértebras de 103 pacientes com espondilite e em 8% das vértebras de 10 pacientes com Reiter.

Osteoporose

Pouco importante, porque sua frequência é somente de 25 a 30% dos casos. Além disso, não é precoce nem específica. Juanola et al.[59] estudaram a osteoporose em mulheres espondilíticas pós-menopausadas e não encontraram correlação significativa entre a massa óssea (BMD) e a duração da doença, o escore radiológico da sacroilíaca e a mobilidade da coluna. Os achados na densitometria tiveram diferenças não significantes com as mulheres da mesma idade da população em geral.

Mitra et al.[60] estudaram a densitometria óssea de 66 espondilíticos homens, sendo que 11 (16,7%) já tinham fratura vertebral, e compararam com um grupo pareado de homens da mesma idade sem espondilite, no qual havia 2,6% de fraturas na coluna. Isso significa que existe um *odds ratio* 5.92 de fratura no espondilítico. Os espondilíticos que fraturaram vértebras tinham idade média de 41,4 anos, comparada a 37,8 anos dos espondilíticos que não fraturaram vértebras, mas tinham a doença há mais tempo – 12,4 anos, comparado a 9,3 anos dos sem fraturas. Os autores constataram que não havia diferenças significativas na BMD da coluna e da coxofemoral entre os que tinham e os que não tinham fraturas vertebrais.

Meirelles et al.[61] verificaram que a osteoporose em homens com espondilite é mais bem estudada no fêmur, pois na coluna a calcificação dos ligamentos constitui-se em artefato que dificulta a avaliação. Em 30 casos examinados, com idade média de 37 anos e média de duração da doença de 17 anos, comparados com o grupo pareado, concluem que a BMD está diminuída em 50% dos pacientes na lombar e em 86% no colo do fêmur.

Alterações discais

Pensava-se, outrora, que os discos estivessem poupados, mas, atualmente, aceita-se a existência de espondilodiscites, que promovem a diminuição do espaço intervertebral, com lesões características da biópsia do disco. O diagnóstico diferencial com as discites tuberculosa, brucelósica ou piogênica é muito difícil, caso se utilize apenas a exploração radiológica. Kenny et al.[62] afirmam que as imagens da tomografia e da ressonância mostram que os discos ficam destruídos na espondilite ancilosante em alguns casos.

Participação das articulações interapofisárias

A dificuldade radiológica da correta exposição e a não precocidade desse evento tornam pouco prática sua identificação. Há, sempre, uma sequência dessa participação da coluna lombar para a torácica e depois para a cervical.[63]

Outros achados radiológicos

Uma particular frequência de lesões nas articulações coxofemorais é notada. Também é notória a preferência por articulações de membros inferiores. Observam-se igualmente, e quase exclusivamente, a participação da sínfise pubiana e das articulações costoesternais e manúbrio-esternais,[64] a formação de esporões de calcâneo, a formação osteofítica na protuberância occipital, na tuberosidade do úmero e na grande trocanter; a neoformação óssea nas cristas ilíacas e nas tuberosidades isquiáticas e a ossificação de vários ligamentos.

Tomografia e ressonância

Turetschek et al.[52] afirmam que 71% dos pacientes com espondilite têm alterações na tomografia computadorizada dos pulmões, sendo as mais frequentes: septointerlobular (33%), espessamento relativo das paredes dos brônquios médios (29%), espessamento pleural e irregularidades.

Oosteveen e van de Laar[17] fizeram uma metanálise da importância da ressonância no diagnóstico diferencial entre as várias patologias da coluna, concluindo que é o melhor método de diagnóstico por imagem. Compararam as imagens das articulações sacroilíacas na artrite reumatoide, espondilite ancilosante, espondilodiscite infecciosa, infecções da sacroilíaca, gota, depósito de pirofosfato de cálcio (pseudogota) e fratura do sacro incompleta e concluíram que esse método é superior à tomografia, à radiologia simples e à mielografia, sem necessidade de contraste.

Alterações imunológicas

A possibilidade de que mecanismos imunológicos possam estar implicados na patogênese da espondilite ancilosante foi aventada por inúmeros autores. Kankonkar et al.[28] relacionaram a espondilite com outras doenças autoimunes. Roch et al.[65] descreveram manifestações clínicas de pacientes HLA-B27 positivo submetidos a transplante de medula óssea. Jawaheer et al.[35] também demonstraram com estudos genéticos a semelhança que existe entre a espondilite e várias doenças autoimunes.

Diagnóstico

Lombalgia com características inflamatórias, de meses ou anos de duração, em pacientes jovens, do sexo masculino, com possível história de uveíte com hemossedimentação aumentada, é quadro altamente sugestivo de espondilite ancilosante. O exame radiológico e a determinação do HLA serão decisivos para o diagnóstico. Antes de existirem a tomografia computadorizada e a ressonância magnética, os casos clínicos descritos anteriormente apresentavam várias dúvidas diagnósticas, porque surgiam em inúmeras doenças reumatológicas. No início do século XXI, essas dúvidas diagnósticas puderam ser facilmente solucionadas com os modernos exames de imagem; entretanto, visando facilitar e uniformizar o diagnóstico da espondilite, todos os trabalhos científicos vêm usando os critérios emitidos nas Conferências de Roma (1963) e New York (1968, já mencionado antes). Atualmente, surgiram os critérios do ESSG, que são baseados mais ou menos nos mesmos sinais clínicos e radiológicos. Outro critério que surgiu foi o de B. Amor, reumatologista francês, para o diagnóstico da espondiloartropatia.

Hukuda et al.[1] usaram esses dois critérios de validação em uma população de 990 pacientes japoneses e verificaram que a sensibilidade do critério de Amor foi de 84% e a do critério do ESSG, de 84,6%. A International League of Associations for Rheumatology (ELAR) também criou um critério para identificar a artrite juvenil idiopática, que geralmente evolui para uma espondilite.[2,6,7,65]

Critérios clínicos de Roma

- Lombalgia e rigidez, com duração maior que três meses e sem alívio com o repouso;
- dor e rigidez na região torácica;
- limitação do movimento da coluna lombar;
- limitação da expansibilidade torácica;
- história ou evidência de uveíte ou suas sequelas.

O diagnóstico da espondilite ancilosante será feito pela presença de sacroileíte e de qualquer um dos critérios clínicos anteriormente citados.

Critérios clínicos de New York

Estes critérios já foram vistos anteriormente, mas cabe lembrar que as limitações ao seu emprego situam-se na área da expansibilidade torácica, que se apresenta diminuída nos idosos e nas mulheres, e que está muito sujeita a erros de apreciação, pois acontecem nítidas diminuições em pessoas sadias.

Há também tendência à inclusão da sindesmofitose ao lado da sacroileíte, nos critérios de Roma.

Prognóstico
Critérios preditivos da espondilite de B. Amor

Os pacientes com espondilite ancilosante são divididos em três graus de gravidade, na presença ou não de sete sinais clínicos durante os dois anos iniciais da doença, coletados na anamnese da primeira consulta. A espondilite é dividida em leve, moderada e grave. A forma grave tem sete índices de gravidade:

1. Comprometimento artrítico da coxofemoral.
2. Hemossedimentação acima de 30 mm/h.
3. Sem resposta ao tratamento com anti-inflamatório.
4. Limitação da coluna lombar.

5. Dedos da mão em forma de salsicha ou mesmo aspecto no dedão do pé.

6. Oligoartrite.

7. Início da doença antes ou aos 16 anos.

Se não existisse nenhum desses sete sinais, a espondilite é classificada como moderada (este critério tem sensibilidade de 92,5% e especificidade de 78%).

Se existe o comprometimento da coxofemoral ou a existência de três dos sete fatores apontados, o caso de espondilite ainda é designado como grave (este novo critério tem sensibilidade de 50%); a doença é leve quando não tem nenhum dos sete sinais (nesse caso, especificidade de 97,5%). Por esses critérios, a espondiloartropatia pode ser classificada precocemente com relação à sua gravidade.

Tratamento

O livro editado sobre espondilite conclui que, no rigor da pesquisa científica, não existe nenhum trabalho que possa comprovar a validade de qualquer tipo de medicação ou fisioterapia, a longo prazo, para a espondilite.

Keyser et al.[66] chamam a atenção para duas novas drogas preparadas pela engenharia genética, que são os anticorpos anti-TNF (fator de necrose tumoral) alfamonoclonal (infliximab), que é uma nova classe de compostos que abre uma nova era no tratamento das espondiloartropatias indiferenciadas, da doença de Crohn, da espondilite e da artrite psoriática; etanercept é um outro produto nessa linha antagonista de receptor TNF-alfa. Além do bloqueio do TNF-alfa, outras estratégias estão sendo estudadas com IL-10, ICAM-1 ou anticorpos antibeta.[15,67] Brandt et al.[39] já experimentaram em 11 pacientes, com resultados muito bons em 8, tendo 1 desistido pela reação alérgica ocasionada pela medicação.

Drogas antirreumáticas

Fenilbutazona e derivados

Em 1952, a fenilbutazona foi introduzida no tratamento da espondilite. Oferece excelentes resultados imediatos nos pacientes não acostumados a ela. A resposta é tão acentuada que pode servir como teste terapêutico para o diagnóstico diferencial. Hart e Boardman[68] concluíram que a ação principal da droga é analgésica, não agindo no processo patológico, mas Boersma, em um estudo prospectivo e com controle radiológico, em pacientes que tomaram com frequência e nos que não tomaram a droga, conclui que a sua ação também inibe a ossificação paravertebral. O tratamento é feito com uma dose inicial de 600 mg diários, que se procura reduzir até uma dose de manutenção de 100 a 200 mg diários.

Indometacina

Foi introduzida em 1963 e passou a ser outra droga de primeira linha no combate à dor da espondilite. Qual das duas é mais eficiente, não é possível diferenciar;[67,68] reumatologistas, no Brasil, têm preferido os derivados da fenilbutazona.

A dosagem inicial é de 100 a 150 mg, que, paulatinamente, é diminuída para uma dose de manutenção de 25 a 50 mg por dia.

Os seguintes anti-inflamatórios são usados: naproxeno (500 a 1.000 mg), piroxicam ou tenoxicam (10 a 20 mg), cetoprofeno (50 a 200 mg), diclofenaco (50 a 150 mg), nimesulide (200 mg), celecoxib (200 mg), rofecoxib (25 mg) e meloxicam (25 mg).

Corticosteroides

São os indicados quando há comprometimento de articulações periféricas, por via oral ou por meio de infiltrações locais. Nos casos de uveíte, também se recomendam os corticosteroides.

Mintz et al.[69] usaram a pulsoterapia (altas doses, 1 g de metilprednisolona, administrado em 30 minutos, na veia) em 5 pacientes com espondilite grave. Essa aplicação, feita várias vezes, resultou na melhora de 4 pacientes e na permanência da moléstia em 1.

Makymowych et al.[70] usaram uma pulsoterapia com aminobifosfonato, o pamidronato, em 5 pacientes com espondilite, 3 com espondiloartropatia indiferenciada e 1 com artrite reativa; desses pacientes, 7 tinham HLA-B27 positivo e 2, doença intestinal inflamatória. A dosagem de pamidronato foi de 60 mg, dada na veia nos dias 1, 2, 14, 28 e 56, durante 4 horas em 500 mL de soro com 5% de dextrose. Na avaliação do dia 84, todos os pacientes melhoraram, inclusive com o controle pela ressonância com gadolínio das articulações, que ficaram menos inchadas. O único efeito colateral relatado foi uma leucopenia aguda em 8 pacientes, 24 horas após a primeira aplicação, que não se repetiu.

Bollow et al.[71] aplicaram uma infiltração na sacroilíaca de pacientes com espondilite guiada pela ressonância, em 66 pacientes com dor lombossacra do tipo inflamatório que não melhora com o repouso; os pacientes já haviam tomado quatro semanas de medicação anti-inflamatória sem melhora, foram feitas 37 infiltrações bilaterais, 29 infiltrações unilaterais. Foram aplicados 40 mL de um corticosteroide de longa ação, e os pacientes foram acompanhados com intervalos de 10 a 12 semanas, até 18 meses.

Em 61 dos pacientes (92,5%), houve melhora subjetiva da dor medida por uma escala que melhorou desde a primeira semana depois da infiltração e durou pelo menos até o centésimo mês, em média.

Houve também uma correspondente melhora na imagem da ressonância.

Imunossupressores

O metotrexato pode ser utilizado em pacientes com doença persistentemente ativa, em associação com os tratamentos convencionais, principalmente quando houver envolvimento articular periférico e entesites rebeldes.

A D-penicilamina e a azatioprina não são eficazes, assim como os antimaláricos e os sais de ouro.[72]

A sulfassalazina apresenta resultados razoáveis em pacientes com envolvimento periférico, mas nas formas axiais não proporciona bons resultados.

Goebel et al.[73] estudaram o efeito do levamisole em 37 pacientes com espondiloartropatias soronegativas, incluindo 18 espondilites clássicas.

O estudo duplo-cego provou que, depois de 12 semanas, em 28 pacientes houve melhora da movimentação articular em geral, da coluna especialmente, e da rigidez matinal. A dose foi de 150 mg por dia, três vezes por semana. Christensen et al.[74] informaram que o levamisole atuaria nos tecidos inflamados.

Fisioterapia e postura

Não existe nenhum estudo científico que comprove que o tratamento físico (calor local, massagem, ginástica) tenha influência conclusiva na evolução da moléstia. Wynn Parry[75] verificou que, em 242 pacientes espondilíticos, 63% foram capazes de servir às forças armadas, desde que seguissem rigoroso esquema de exercícios.

Instruções posturais

Os objetivos são:

- obter e manter a posição mais normal possível da coluna vertebral;
- fortalecer os músculos da coluna e aumentar a capacidade respiratória;
- aliviar os sintomas.

O treinamento postural é muito importante, porque a doença tende a produzir uma curvatura para a frente e um arredondamento da parte superior das costas. A evolução da doença pode resultar em uma posição rígida; o paciente deve tentar mantê-la a mais correta possível durante todo o tempo (tanto em pé como deitado ou sentado). Exercícios respiratórios particularmente profundos podem impedir o achatamento do tórax e o aumento da curvatura para a frente da parte superior da coluna. Os exercícios mais adequados são os que fazem aumentar a circunferência do tórax, mais ou menos de 1 a 5 cm, por inalação profunda. Essa informação e a demonstração com a fita métrica são detalhes importantes da conscientização corporal postural.

Deve-se medir a altura todos os meses. Não importa o rigor dos centímetros, mas o ponto de referência. Medindo-se periodicamente, o paciente estará apto a detectar rapidamente qualquer tendência para curvar-se para a frente, com consequente diminuição na altura.

Durante as horas de repouso, o paciente deve se deitar relaxadamente em decúbito dorsal, sem usar qualquer travesseiro sob a cabeça. Se, em razão da curvatura para a frente da coluna vertebral, não for possível deitar sem travesseiro, deve-se usar um pequeno, e, gradualmente, tentar livrar-se dele, assim que ocorram melhoras, para forçar o alinhamento da coluna.

Pode-se colocar uma tábua debaixo do colchão para impedir que a cama ceda e para obter apoio firme para os músculos da coluna. Poderá usar um travesseiro pequeno e macio ou uma toalha sob as costas enquanto estiver deitado. Se ocorrer a curvatura para a frente, deverá deitar em decúbito ventral para forçar a musculatura dorsal a se alongar.

Certas formas de atividade física devem ser evitadas por pacientes que tenham espondilite. As atividades mais indesejáveis são as de se curvar, carregar pesos grandes ou ficar de pé por muito tempo. Todas as atividades físicas devem ser realizadas com moderação ou omitidas inteiramente, se fizerem piorar as condições da dor.

Exercícios terapêuticos

Uhrin et al.[76] informam, em um acompanhamento de 220 pacientes espondilíticos por 4,5 anos, que só tem valor terapêutico a realização de exercícios durante 30 minutos todos os dias ou 5 dias por semana.

As informações a seguir podem ser copiadas e dadas para o paciente.

Deitado de costas

- Prender as duas mãos sob a cabeça: empurrar os cotovelos flexionados firmemente sobre o colchão enquanto respira-se profundamente; conservar essa posição, contando de 5 a 10; expirar e relaxar; repetir de 5 a 20 vezes;
- colocar uma toalha enrolada ou um pequeno travesseiro sob a parte posterior das costas entre as omoplatas (sem travesseiro sob a cabeça): expirar vagarosamente e levantar os braços para cima e para trás sobre a cabeça; expirar e abaixar os braços ao lado do corpo; repetir de 5 a 20 vezes.

Debruçado (de borco)

Distender os braços para fora do lado do corpo na altura dos ombros: a) levantar cabeça, tórax, ombros e braços para fora do colchão; b) relaxar; c) repetir de 10 a 20 vezes.

Sentado

Colocar as mãos na base do crânio, de modo que as pontas dos dedos se toquem:

- respirar e empurrar os cotovelos flexionados para trás, elevando o tórax;
- expirar e relaxar;
- repetir de 5 a 20 vezes.

De pé
- Ficar de pé, olhando um canto do quarto e manter-se à distância de um braço da parede. Colocar uma mão em cada parede na mesma distância dos ombros e na mesma altura. Curvar bastante os cotovelos e segurar o abdome: a) deixar o peso do corpo ir para a frente vagarosamente, forçando o tórax em direção ao canto; b) voltar à posição inicial; c) repetir de 5 a 20 vezes;
- levantar o corpo sem inclinar os cotovelos, apertando uma barra suspensa com as mãos, conservando-as na mesma distância dos ombros. Exceto pelas mãos, permanecer tão relaxado quanto possível, contando de 5 a 10. Descansar e repetir de 5 a 10 vezes.

Hidding et al.[77,78] verificaram, em um grupo de 68 espondilíticos, que o mais importante dos exercícios é que devem ser feitos de forma contínua e em um ambiente e em grupo, que é mais eficiente depois de nove meses de avaliação, do que os exercícios feitos em casa e individualmente.

Radioterapia
Até 1952, o tratamento de escolha para espondilite era a radioterapia, que foi abandonada com a introdução da fenilbutazona no arsenal terapêutico. Kaprove et al.[79] acompanharam, durante 27 anos, 138 canadenses com espondilite. Desses, 76 foram submetidos à radioterapia e 62 foram tratados pelos métodos usuais. Verificou-se que os que receberam radioterapia tiveram menor sobrevida, além de maior incidência de tumores da linhagem linfática e hematopoiética. Little et al.[80] compararam os 383 casos de leucemia que surgiram no total de 283.139 pessoas que foram submetidas a três tipos de irradiação, entre eles, sobreviventes japoneses da bomba atômica, mulheres que fizeram tratamento para câncer cervical e pacientes que fizeram tratamento de radioterapia para a espondilite; concluem os autores que os perigos dependiam de vários fatores, como idade, ajuste dos dosímetros e distância do foco.

Cirurgia
A cirurgia do espondilítico visa a corrigir as deformidades em flexão da coluna e as deformidades cifóticas das colunas torácicas, lombar e cervical.

A grande dificuldade é o problema anestésico, pois a rigidez da coluna cervical muitas vezes impede a realização da entubação.[81]

Com a evolução da moléstia, o espondilítico pode ser obrigado a submeter-se a dois tipos de operações: artroplastia da coxofemoral ou osteotomia espinal. Welch e Charnley[82] reviram 20 pacientes espondilíticos submetidos à artroplastia do coxofemoral, 13 dos quais foram bilaterais; os resultados foram considerados excelentes, sendo os riscos intra e pós-operatórios melhores que os verificados com portadores de artrite reumatoide. Apesar das eventuais dificuldades de entubar esses pacientes na anestesia, a osteotomia da coluna pode ser feita em qualquer das três regiões, embora seja mais frequente nas regiões lombar e cervical e raramente feita na dorsal. Simmons,[83] que reviu esse tipo de tratamento, sugere a aplicação em colete gessado durante 3 a 4 meses e controle radiográfico, para evitar pseudoartrose e ossificação do local recém-operado. As complicações mais frequentes, segundo esse autor, são o íleo paralítico (na osteotomia lombar) e as lesões neurológicas (na osteotomia da cervical).

Fratura na espondilite
Em razão da rigidez da coluna, o espondilítico tem maior probabilidade de fraturá-la. Park et al.[84] chamam a atenção para o fato de que, quando ocorre piora súbita da dor, deve-se pensar nessa possibilidade. A consolidação dessa fratura é difícil, produzindo uma pseudoartrose. A região mais comumente afetada é a cervical, mas esses autores, em 16 casos, tiveram lesões na costovertebral (14 vezes) e no processo espinhoso (sete vezes). Essas pseudoartroses, na maioria das vezes, necessitam de correção cirúrgica para alívio da dor e como prevenção de possível lesão neurológica na medula. Já foi visto que a osteoporose que surge no homem espondilítico também permite o aumento de fratura da coluna vertebral.

ARTRITES REATIVAS

Os modernos meios de pesquisa laboratorial permitiram identificar muitos vírus, bactérias e fungos conhecidos por métodos indiretos, que agridem o organismo humano. Assim, em várias formas de artrites em que não se conseguia identificar a etiologia, com as pesquisas no líquido sinovial e os exames de imagem, hoje é possível pressupor a presença de micro-organismo etiológico por meio da tipificação sorológica e pelo seu componente genético. Essas artrites são chamadas reativas e têm aumentado muito o número de agentes viróticos, bacterianos, alguns fungos e até parasitas conhecidos que podem ser a possível causa desse tipo de artrite. Existe o mesmo fenômeno relacionado com os tumores chamados de síndromes paraneoplásicas, com menor exuberância sintomatológica e menor agressão à coluna vertebral.

As doenças com manifestações articulares do tipo artrite típica, caracterizadas por dor, calor, tumor e rubor, podem ser causadas diretamente por um agente infeccioso; este pode agir por dois mecanismos diferentes.

No primeiro, o micro-organismo pode ser encontrado no interior da articulação e, quer por ação direta ou pela sua toxina, pode causar destruição extensa da articulação, como ocorre nas pioartrites e nos casos da osteomielite da coluna já estudados.

No segundo mecanismo, o agente infeccioso pode causar uma reação tipo artrite sem estar presente na articulação. O exemplo mais conhecido é o que ocorre na febre reumática, que é uma reação tardia a uma infecção estreptocócica pelos cocos do grupo A de Lancefield, em indivíduos sensíveis às toxinas liberadas por essas bactérias. As artrites a distância, desse segundo grupo, são chamadas de artrites reativas. Há um extenso rol de agentes infecciosos que podem causar essas artrites. Muitas das reações a distância podem ser simples artralgias mais intensas, que logo desaparecem, quando o agente causal também desaparecer, mas existem muitos desses agentes que estimulam o sistema imune a liberar quininas, fatores importantes que iniciam a cadeia do processo inflamatório (não infeccioso), dando todos os sintomas reumáticos e, como já foi visto, algumas dessas reações atingem a coluna.

As artrites a distância por ação de agentes infecciosos são chamadas de artrites reativas soronegativas ou artropatias soronegativas (na realidade, nem sempre têm os sinais clássicos de artrite). A designação soronegativa é dada porque todas essas afecções têm o fator reumatoide ou a reação do látex negativa (esse exame era considerado indicativo da presença da artrite reumatoide – o modelo básico de artrite). Entre as artropatias soronegativas, estão incluídas muitas afecções reumáticas, que agridem a coluna e alguns outros órgãos, que se passou a chamar de espondiloartropatias, sendo a principal a espondilite ancilosante já estudada; agora, serão abordadas as outras integrantes desse grupo.

Etiopatogenia

A predisposição que determinados indivíduos apresentam para desenvolver manifestação articular com essas características parece ser influenciada por fatores genéticos, provavelmente relacionados com o sistema de histocompatibilidade HLA. A exemplo da associação inicial descrita entre o antígeno HLA-B27 e a espondilite ancilosante, esse marcador tem se mostrado presente em 65 a 100% dos pacientes com a síndrome da artrite reativa. A presença do B27 é observada nas formas axial e periférica da doença, embora esteja mais fortemente relacionada com a presença

de sacroileíte e uveíte. Na artrite pós-salmonelose, 60 a 69% dos pacientes são HLA-B27 positivos e, na artrite pós-yersiniose, 58 a 76%. Nesses pacientes, a artrite reativa que segue a infecção intestinal caracteriza-se por oligoartrite, por vezes associada à uveíte anterior aguda e à sacroileíte. Na uretrite não específica causada pela *Chlamydia trachomatis*, a presença do antígeno aumenta em dez vezes a chance de desenvolvimento de artrite reativa.

A associação do HLA-B27 com as artropatias mencionadas parece indicar a existência de uma suscetibilidade herdada para a doença, agindo por meio de um mecanismo comum de resposta imune desencadeada por um grupo de micro-organismos.

Como explicar pacientes com a espondilite clássica, sob o ponto de vista clínico e radiológico, e que são HLA-B27 negativo? Linden e van der Heijde[85] fizeram um estudo com 187 pacientes com espondilite clássica (152 masculinos e 35 femininos), cuja idade média foi de 32 anos. Desse total, 170 pacientes (90,9%) tinham HLA-B27 positivos, havendo, pois, 17 (9,1%) com HLA-B27 negativo. Verificaram que, apesar de não haver diferenças radiológicas significativas, a uveíte estava presente em 21% dos positivos e só em 12% dos negativos; entretanto, a participação periférica estava presente em 38% dos positivos e em 47% dos negativos. Além disso, admitem que existem diferenças nos peptídios endógenos dos vários subtipos do HLA-B27 que podem desempenhar papel relevante na etiopatogenia da espondilite, associado aos fatores derivados das enterobactérias.

Chamam a atenção para a síndrome de Sweet, que associa a espondilite ancilosante e a síndrome do Crohn (ver adiante).[86]

Rachid, em 52 pacientes com espondilite, obteve 39 positivos e 13 negativos, com uma positividade de 75%, dando a impressão, na análise de vários parâmetros, que se trata, nos casos de B27 negativos, de uma doença de evolução mais benigna.

Jajic et al.[87] determinaram o HLA-B27 em 652 pacientes com lombalgia banal de diversas idades (de 15 a 70 anos), sendo 402 (61,6%) homens e 246 (38,4%) mulheres, e compararam os resultados com o grupo-controle de 302 pessoas sem queixas. Observaram que, em 276 pacientes (42,4%), o HLA-B27 foi positivo, enquanto no grupo-controle, apenas 12,2% dando alta significância estatística. Ao exame mais apurado dos 276 pacientes positivos, verificou-se que 128 apresentavam sinais de espondilite incipiente (114 homens e 14 mulheres). Os autores concluíram que, se existe a presença desse marcador genético em jovens com lombociatalgia, torna-se obrigatório o controle clinicolaboratorial por longo tempo.

Por outro lado, os achados descritos nessas entidades levantaram a possibilidade de que um micro-organismo, provavelmente integrante da flora comensal (intestinal ou também ginecológica, urinária, etc.) pudesse estar implicado na etiologia da espondilite ancilosante. O estudo bacteriológico das fezes de espondilíticos sugere a presença mais frequente das enterobactérias do gênero *Klebsiella* nas fases ativas da doença. No entanto, os diferentes resultados obtidos são ainda conflitantes. Já foi visto que Seta et al.[42] admitem que, nos pacientes HLA-B27 negativos, existe um macrófago com estrutura de colágeno (MARCO, do inglês *macrophage receptor with collagenous structure*), que seria responsável pelas reações reativas. Existem muitas outras explicações. Ringrose et al.[88] acreditam que as bactérias *Salmonella* e *Shigella* teriam peptídios que agiriam com antígenos diretos ou associados às moléculas MHC classe I do HLA-B27.

Inúmeras teorias e mecanismos aventados fazem com que as artrites reativas sejam um dos assuntos mais estudados atualmente.

Síndrome de Reiter (síndrome da artrite reativa)

Wallace e Weisman[89] identificaram que Hans Reiter, o médico cujo nome foi dado à síndrome de Reiter como homenagem, foi um criminoso de guerra nazista; assim, a Spondylitis Association of America sugeriu que essa síndrome fosse substituída pela designação de síndrome da artrite reativa, adotada neste tratado.

A síndrome da artrite reativa foi definida em 1981 pela American Rheumatism Association (ARA) como um episódio de artrite periférica com mais de um mês de duração, associado a uma uretrite no homem (ou na mulher) e a uma lesão mucocutânea (sendo mais frequente a conjuntivite).

Epidemiologia

A síndrome da artrite reativa é uma espondiloartropatia soronegativa que afeta mais homens na terceira a quarta década da vida. É pouco comum em crianças abaixo de 15 anos.

Cuttica et al.[90] descreveram 26 crianças com síndrome da artrite reativa e 22 homens (85%); a idade média do início da síndrome foi de 10,5 anos (variando de 4 a 15,5). Diarreia foi o início (em 69%), nenhum teve doença venérea. A tríade clássica foi encontrada em 35%; uretrite só em 23% e conjuntivite só em 15%. A artrite esteve presente em todos os pacientes e em 96% dos casos localizada nos membros inferiores; pauciarticular (69%), poliarticular (27%) e monoarticular (4%). Houve completa remissão do quadro (58%), ficou flutuante (27%) e foi crônica (11,5%). Balanitis estava presente em 50% dos casos masculinos. Em 67% dos casos, o HLA-B27 era positivo e 21% tinham sacroileíte.

Afeta mais os homens, sendo que em algumas estatísticas existe a predominância de 10 homens para cada mulher.

A síndrome é caracterizada por ataques recorrentes de poliartrite predominante em membros inferiores e por envolvimento das articulações da coluna e da sacroilíaca. Conjuntivite, irite, lesões de pele e mucosa são comuns. Está epidemiologicamente associada a infecções por *Chlamydia* e *Shigella*. Alguns casos estão associados à *Salmonella*, à *Yersinia* e, possivelmente, a outros agentes causadores de uretrites não específicas. Al-Arfaj,[91] da Arábia Saudita, em 34 casos de síndrome, constatou que 29 (85%) eram homens; a relação era de 5,8 homens para 1 mulher. A idade média de início foi de 29,4 anos. Foi possível identificar infecções gastrointestinais e geniturinárias em 24 pacientes (71%). Em pacientes brancos, americanos e europeus, a presença do HLA-B27 nos portadores da síndrome da artrite reativa é de 70 a 90%.

Modo de início

Pode-se admitir um quadro-padrão típico de início da síndrome:

- uretrite franca que segue uma relação sexual, no prazo máximo de duas semanas e é do tipo não específica, ou seja, não gonocócica. Se a blenorragia for contraída simultaneamente, o diagnóstico diferencial de artrite gonocócica deve ser excluído;
- artrite pode se desenvolver após ataque de disenteria. Está, frequentemente, associada à epidemia de disenteria bacilar. Os achados da síndrome se manifestam de duas a quatro semanas após o início da disenteria. Uretrite pode aparecer após as manifestações intestinais;
- o paciente apresenta-se com queixa de artrite ocasionalmente acompanhada de manifestação ocular, de pele ou de mucosa. A uretrite ou a disenteria são discretas e não levam o paciente ao médico. Evidências desses envolvimentos são encontradas no exame cuidadoso, quando o diagnóstico pode ser feito.

Hogarth et al.[92] descrevem um caso de mulher com câncer de bexiga que fez tratamento com BCG, desenvolveu uma síndrome de artrite reativa típica e precisou ser tratada com medicação antituberculosa.

Artrite

É, usualmente, aguda e tem início poliarticular, acometendo os joelhos, as articulações do tarso, os tornozelos, as metatarsofalangeanas e as interfalangianas dos dedos dos pés. As articulações dos membros superiores podem estar também afetadas.

A artrite é comumente aguda, acompanhada de eritema da pele, que recobre a junta, e de hipersensibilidade intensa. O fluido sinovial apresenta as alterações próprias do fluido inflamatório, ou seja, turvação, diminuição da viscosidade e aumento de células. Inflamações de bainhas tendinosas e fáscias são frequentes e características, como a tendinite do aquileu e a fascite plantar. Nos casos mais graves, o acometimento das sacroilíacas pode produzir lombalgia grave.

No início, os surtos são autolimitados e cedem em três meses. Novos surtos acompanham as exacerbações clínicas de conjuntivite, uretrite, erupção de pele, ou ainda a recorrência de diarreia. A poliartrite pode cronificar-se, e a sacroileíte passa a ser a manifestação proeminente. Nessa fase, pode-se desenvolver espondilite lentamente progressiva, por vezes indistinguível da espondilite ancilosante clássica. Nos casos da série de Al-Arfaj,[91] os pacientes tiveram: febre (18%), fadiga (38%), conjuntivite (38%), artralgia das grandes articulações dos membros inferiores (68%), artralgias na coluna e articulações periféricas (30%), sacroileíte (15%), entesopatia (18%). O HLA-B27 foi testado em 15 dos 34 pacientes; 27% foram positivos. Um dos pacientes iniciou com uma espondilite ancilosante clássica.

Uretrite

A uretrite dolorosa costuma ser a manifestação inicial que leva o paciente ao médico, principalmente quando associada à infecção gonocócica coincidente. Pode estar associada a cistite e hematúria. Mais frequentemente é leve ou mesmo sem sintomas, identificada pela névoa ou filamento de pus formado na primeira amostra de urina da manhã.

Ressalta-se que a uretrite que ocorre na síndrome da artrite reativa que se segue à diarreia é indistinguível da resultante da doença sexualmente adquirida. Infecção gonocócica coincidente ocorre em 25% dos pacientes com uretrite não específica e síndrome da artrite reativa. Uma proporção ainda maior apresenta evidência de infecção gonocócica prévia pelo teste de fixação do complemento para o gonococo. Prostatite detectada ao exame especializado pode ser a única manifestação de envolvimento geniturinário.

O critério para diagnóstico de infecção urogenital na mulher é, ainda, bem menos definido; o significado de cervicite, vaginite e mesmo uretrite ainda não foi adequadamente analisado. Portanto, o diagnóstico de síndrome da artrite reativa em mulheres é mais dependente dos outros achados da doença, como lesões mucocutâneas, dactilite, alterações ungueais, talalgia, sacroileíte e presença de HLA-B27.[93] Shimamoto et al.[47] descreveram um caso de um jovem japonês de 22 anos que tinha a síndrome da artrite reativa típica, com HLA-B27 negativo, mas positivo para HLA-B51 (marcador mais ligado à síndrome de Behçet, que como se sabe causa lesões orais e genitais). Tinham títulos altos de anticorpos IgG e IgA anti-*Chlamydia*. Precisou de ampla terapia para sarar com doxiciclina, naproxeno, salazossulfapiridina e metotrexato, que resultou em queda dos anticorpos com a anti-*Chlamydia*.

O diagnóstico em mulheres poderá ser facilitado com a aceitação do critério mais simplificado que o da ARA, que estabelece que a síndrome consiste no surto de artrite periférica de mais de um mês de duração, acompanhado de uretrite e/ou cervicite.[94]

A avaliação retrospectiva, baseada nesse critério de 83 pacientes com síndrome de artrite reativa e de 166 pacientes portadores de outras artrites soronegativas, mostrou que, durante o episódio inicial de doença, 70 dos 84,3%, enquanto somente 3 dos outros 166 pacientes o fizeram (especificidade de 98,2%). Esse critério poderá se mostrar igualmente sensível para ambos os sexos.

Yli-Kerttula et al.[95] afirmaram que a salpingite tem um fator de risco de 4,4 de mulheres desenvolverem a síndrome da artrite reativa; gonorreia, fator de risco 3,9; infecção no trato urinário, fator de risco 3,1, que sobe para 4,5 se houver infecção de *Trichomonas vaginalis*.

Em 1987, foi descrito o primeiro caso de aids e síndrome de artrite reativa, seguindo-se muitas outras descrições em indivíduos HLA-B27 positivos, como descreveram Altman et al.[36]

Uretrite não específica pode ser determinada por micro-organismos como a *Chlamydia* e o *Mycoplasma*, sendo por vezes complicada por artrite do tipo reativa. A clamídia também tem sido incriminada no desenvolvimento de alguns casos de síndrome da artrite reativa. Por outro lado, a participação do gonococo no desenvolvimento dessas síndromes articulares ainda é motivo de controvérsia, desde que uma infecção simultânea por agente causal da uretrite não específica dificilmente seja excluída. Alguns autores acreditam que a artrite gonocócica é sempre do tipo piogênico, enquanto outros admitem mecanismo patogênico do tipo reativo.

Lesões de pele e mucosa

Ceratodermia ocorre em 10% dos pacientes com a forma venérea, sendo menos comum na forma disentérica. O local envolvido com mais frequência é a sola dos pés, podendo ocorrer nos membros inferiores e superiores e no couro cabeludo. Ocasionalmente, as lesões são generalizadas, assemelhando-se à dermatite esfoliativa. A ceratodermia se inicia como uma pequena mácula vermelha pouco expressiva, torna-se pustular e posteriormente ceratótica, lembrando a lesão psoriática, diferenciando-se pelo desaparecimento espontâneo em dias ou semanas. Algumas vezes, torna-se crônica e indistinguível da psoríase. A lesão da glande peniana no circuncidado é crostosa e semelhante à anteriormente descrita. No paciente não circuncidado, a lesão é erosiva e denominada balanite circinada.

Podem ocorrer pústulas subungueais não dolorosas; na evolução, a unha torna-se espessada e separada de seu leito. As lesões mucosas na face interna da bochecha, no palato, na úvula e, ocasionalmente, na língua consistem de úlceras superficiais indolores e transientes.

Magro et al.[96] aventam a hipótese de que as lesões cutâneas da síndrome da artrite reativa sejam vasculites; afirmam que, na biópsia, as lesões da síndrome da artrite reativa da psoríase pustular são indistinguíveis e ambas têm vasculites.

Olhos

Conjuntivite ocorre em 30% dos casos, usualmente no início da doença. É de manifestação discreta, acometendo a conjuntiva das pálpebras inferiores bilateralmente. Nas formas mais graves, apresenta maior desconforto, fotofobia e secreção purulenta. Pode evoluir para ceratite e ulceração da córnea.

Uveíte anterior aguda, a manifestação ocular mais grave, é incomum na fase inicial da doença, ocorrendo mais frequentemente naqueles casos que progridem para artrite crônica e sacroileíte e que apresentam a doença na sua forma mais grave.

Geralmente, é unilateral e responde bem à corticoterapia local e sistêmica. Raramente, apresenta complicações.

Bañares et al.[97] fazem uma revisão do comprometimento dos olhos nas espondiloartropatias e confirmam que a uveíte é a inflamação ocular que está associada com a espondilite, síndrome da artrite reativa, com as chamadas espondiloartropatias indiferenciadas, as ligadas a inflamações intestinais e a artrite psoriática. A uveíte anterior aguda está associada ao HLA-B27 e outros fatores genéticos, mas também a bactérias Gram-negativas locais e originárias da inflamação intestinal. O prognóstico é excelente com o tratamento tópico, mas uveítes com envolvimento do polo posterior ou recorrentes deverão ser tratadas com imunossupressores.

Investigação laboratorial

A hemossedimentação, o hemograma e as proteínas plasmáticas mostram alterações não específicas de artropatia inflamatória. Os testes sorológicos para o fator reumatoide são negativos. O fluido sinovial deve ser examinado, para ser excluída a presença de gonococos. O fluido sinovial, material de secreção retal e fezes podem ser examinados para a identificação de *Mycoplasma*, *Chlamydia* e enterobactéria; no entanto, a real participação desses agentes na gênese da doença permanece como objeto de estudo. A presença do HLA-B27 pode auxiliar.

Diagnóstico pela imagem

Osteoporose tende a ser mais discreta e localizada que na doença reumatoide. A erosão é frequentemente para-articular e não subcondral. Neoformação óssea é achado proeminente e apresenta um aspecto "em penugem"; no entanto, não tem utilidade para o diagnóstico precoce, uma vez que aparece nas doenças graves de longa evolução.

As manifestações de sacroileíte e espondilite não se diferenciam da espondilite (ver adiante).

Tratamento

A uretrite é tratada com 2 g diários de tetraciclina, divididos em duas tomadas, por 7 a 10 dias. O tratamento de artrite é sintomático: os melhores resultados são obtidos com fenilbutazona, a oxifenbutazona e a indometacina. Corticoterapia deve ser evitada e, se necessária, deve ser retirada logo que possível; está particularmente indicada para o tratamento da uveíte. Colírio de cloranfenicol deve ser usado na conjuntivite para prevenção de infecção bacteriana. As lesões de pele mais graves justificam corticoterapia tópica. Medidas preventivas devem ser tomadas para que infecções uretrais sejam evitadas. Muitos casos rebeldes exigem o emprego de imunossupressores. Kiyohara et al.[98] usaram ciclosporina e Shimamoto et al.[47] usaram metotrexato.

Enteropatias

Artropatias associadas a infecções gastrointestinais são descritas desde tempos remotos. Uma das primeiras descrições data de 1753, quando foi observado o aparecimento – após surto de diarreia que acometeu uma tripulação de marinheiros – de um reumatismo transitório, considerado uma descrição inicial e incompleta de artrite reativa. Após infecção por *Salmonella*, a ocorrência de artrite séptica é ocasional. Por outro lado, não é incomum o aparecimento de artrite reativa autolimitante após 1 ou 2 semanas. Em outras vezes, a exemplo do que pode acontecer com as shiguelosis, a presença de tríade sintomática de artrite, conjuntivite e uretrite permite o diagnóstico de síndrome da artrite reativa. Mais recentemente, foi descrito em países nórdicos o desenvolvimento de artrite aguda, após infecção por *Yersinia enterocolitica*, semelhante à síndrome de artrite reativa. Naquela condição, febre, diarreia e dor abdominal precedem a instalação de uma oligo ou poliartrite de joelhos, tornozelos, punhos e cotovelos, de acentuada manifestação inflamatória e pouca alteração radiológica. A resposta a anti-inflamatórios é, usualmente, boa e a recuperação total ocorre em semanas ou meses. Em poucos casos, a doença desenvolve um caráter crônico ou mostra sinais radiológicos de sacroileíte.[99]

Peterson[100] afirma que a *Campylobacter jejuni*, uma bactéria Gram-negativa, associada a leite cru, água contaminada e carne de galinha, é responsável por 3,2 a 6,1% dos casos de doenças diarreica nos EUA, causando febre e dores no baixo ventre. A bacteremia dessa bactéria é mais rara, mas causa artrite séptica, abortamento infectado, além de uma artrite reativa do tipo síndrome da artrite reativa. O autor afirma que o *Campylobacter jejuni* é mais frequente nas fezes do que a *Salmonella* ou *Shigella species*. Essas agressões mais graves ocorrem em pacientes com imunodepressão.

No entanto, duas doenças inflamatórias intestinais causam artropatias soronegativas, a doença de Crohn, que agride a coluna com frequência resultando em espondiloartropatia, e a colite ulcerativa, que agride ocasionalmente a coluna vertebral e com maior frequência as articulações periféricas.

Cerca de 5% dos pacientes portadores da doença de Crohn acabam desenvolvendo uma espondilite muito semelhante à espondilite ancilosante já descrita; cerca de 60 a 70% deles são HLA-B27 positivo, mas o que chama a atenção é que a espondilite desenvolve-se independentemente da gravidade e da evolução da doença de Crohn.[101]

Mas Protzer et al.[102] fizeram um acompanhamento de 521 pacientes (409 com doença de Crohn e 112 com colite ulcerativa) durante um ano, quando a espondiloartropatia foi diagnosticada em 10,7% dos pacientes com Crohn e 14,4% dos portadores de colite. Em 26,8% de toda a amostra, os sintomas espondilíticos ocorreram antes e, em 14,4%, simultaneamente com a doença intestinal. Em relação à artralgia, 28,1% tinham só nas articulações periféricas, 26,8% só tinham na coluna ou na articulação sacroilíaca e 45,1% tinham em ambas. Houve a correlação entre as queixas articulares e a presença HLA-B27.

A doença de Crohn pode surgir em qualquer idade e complica a absorção do cálcio, metabolismo da vitamina D, por isso aumenta o número de fraturas e a incidência de osteoporose, que Thearle et al.[103] já identificaram em pacientes desde os 12 anos.

Bernstein et al.[104] compararam o índice de fraturas entre 6.027 pacientes portadores de doenças inflamatórias intestinais (incluindo a doença de Crohn e a colite ulcerativa) com 60.270 normais, pareados por idade, sexo e área residencial, na cidade de Manitoba, Canadá. Verificaram que as pessoas com essas doenças têm 40% a mais de fraturas do que a população em geral. As fraturas da coluna vertebral têm um fator de risco relativo 1,74 vez maior, para ambos os sexos, do que na população normal.

Tiwana et al.[105] tentaram fazer uma correlação imunológica complexa, partindo dos seguintes dados: nos pacientes com Crohn, há um aumento de fibras do colágeno dos tipos I, II e V nos locais em que existe estreitamento no intestino, comparado com o restante do intestino do mesmo indivíduo. As fibras do tipo IV estão presentes na membrana basal, na lâmina basal, na retina e na córnea. Foi constatado que existe um nível elevado de anticorpos anti-*Klebsiella pneumoniae* tanto em pacientes com Crohn ativo, como em pacientes com espondilite ancilosante em atividade, comparados com controles sadios. Os autores demonstraram que existe uma correlação positiva entre os anticorpos, as fibras colágenas pesquisadas e a presença de *K. pneumoniae*, tanto nos pacientes que tinham Crohn inicial como nos que já a tinham há vários anos, e isso também ocorreu com os pacientes com espondilite. A correlação com o colágeno do tipo V só foi feita com Crohn inicial. Estudos com essas inter-relações têm surgido com muita frequência na literatura.

Petermann et al.[86] afirmam que a síndrome de Sweet é uma doença dermatológica caracterizada por uma dermatose aguda neutrofílica descrita em 1964, mas que ocorre no contexto de doenças tumorais e inflamatórias das articulações. A dermatose ocorre nos casos mais avançados de doença de Crohn, que também têm espondilite ancilosante. A dermatose tem aspecto semelhante à psoríase e lembra as lesões do eritema nodoso.

Psoríase

A psoríase é uma doença dermatológica bem caracterizada e de fácil diagnóstico, mas que não tem a sua etiologia bem definida.

No quadro clínico das complicações orgânicas, sobressai a presença de uma artrite, que agride as articulações periféricas e a coluna vertebral. Sabe-se, com certeza, que existe um componente hereditário e imunológico na etiologia, tanto da afecção da pele como das articulações, mas fatores bacterianos e agora viróticos (principalmente, ligados ao HIV) estão sendo associados à etiopatogenia.

A psoríase é uma doença crônica e recorrente da pele, caracterizada por placas de cor prateada, secas, bem circunscritas, localizadas em várias partes do corpo. Pode variar de gravidade com uma ou duas lesões ou pode se estender por grande parte do tegumento cutâneo. A causa é desconhecida, mas apresenta uma série de dados laboratoriais de uma patologia com características hereditárias, familiar e imunológica. A suscetibilidade genética para a psoríase dermatológica e a forma artrítica é um fato aceito, mas discute-se o papel representado pelas bactérias e também agora do vírus (principalmente, o da aids). Existe uma interação entre a doença da pele, focada sobre as células T imunologicamente competentes, citoquinas, moléculas de adesão e fatores angiogenéticos da pele e os sinoviócitos da membrana sinovial.

Epidemiologia

A psoríase como doença dermatológica afeta de 2 a 4% da população branca e tem incidência pouco menor na população negra. Geralmente, começa a partir de 10 a 40 anos, mas pode surgir em qualquer idade.

Existe um componente familiar hereditário com características de herança autossômica dominante. A saúde geral dos pacientes não fica afetada a não ser um estigma psicológico, que afeta a qualidade de vida dos portadores da doença, e a presença de uma artrite de vários graus de gravidade.

Aproximadamente 5 a 7% dos pacientes com psoríase dermatológica desenvolvem artropatia inflamatória ou artrite psoriásica. Dos pacientes que desenvolvem artrite periférica, 20 a 50% vão desenvolver uma sacroileíte e/ou espondilite psoriásica na coluna vertebral. Tanto a artrite psoriásica como a espondilite psoriásica têm suas próprias características epidemiológicas, genéticas e clínicas, com semelhanças e diferenças com artrite reumatoide, assim como a espondilite ancilosante do grupo das espondiloartropatias soronegativas.

Shbeeb et al.[106] estudam a epidemiologia da artrite psoriásica usando o Roche Epidemiology Project, que contém dados médicos computadorizados com a totalidade da população de Olmsted County, em Minnesota, sede da famosa Clínica Mayo e da Faculdade de Medicina da mesma fundação. Os autores selecionaram todas as pessoas residentes desse condado com o diagnóstico de psoríase, feito por um dermatologista, no período de 1/1/1982 até 31/12/1991. Fizeram um estudo retrospectivo de 1.056 pacientes com esse diagnóstico, que foram acompanhados até a morte ou até se mudarem do condado. Casos mistos de psoríase associados com artrite reumatoide soropositiva, lúpus eritematoso sistêmico, artrite induzida por depósito de cristais, síndrome da artrite reativa, artrite soronegativa associada à doença inflamatória intestinal e osteoartrite inflamatória foram excluídos.

Entre esses 1.056 pacientes com exclusiva forma de psoríase dermatológica, foram identificados 66 casos (34 mulheres e 32 homens) com artrite psoriásica diagnosticados entre 1982 e 1991. Ajustado à idade e ao sexo, isso significa um índice de incidência, nos Estados Unidos, de 6,59 casos por 100 mil habitantes.

O índice de prevalência em 1/1/1992 era de 1 caso para cada 1.000 habitantes desse condado. A idade média desses pacientes, por ocasião do diagnóstico da artrite psoriásica, era de 40,7 anos. Especificamente, entre pacientes no diagnóstico inicial, 91% tinham oligoartrite, 3% tinham poliartrite, 6% tinham espondilite. Nesse período de acompanhamento de 1982 a 1991, que significou 477,8 pessoas/ano, 25 pacientes desenvolveram manifestações extra-articulares: 15 casos de enterite; 11 casos de inflamação ocular; 9 casos de uretrite. O índice de sobrevivência dessas pessoas não foi significativamente diferente do restante da população que não tinha artrite psoriásica.

Etiologia

A artrite psoriásica periférica confunde-se com a artrite reumatoide deformante pelo comprometimento das articulações falangianas distais e do grande dedo do pé, mas se diferencia porque as unhas são acometidas, há ausência de nódulos subcutâneos, predomina em homens e as articulações acometidas são assimétricas.

Sem entrar em muitos detalhes: na artrite reumatoide, foi identificada nos sinoviócitos, nas formas mais agressivas da artrite reumatoide e da artrite psoriásica, a presença de fragmentos das cápsulas de inúmeras bactérias, que são incorporados em um imunocomplexo, resultando no aparecimento de fenômenos de imunossensibilidade tardia, agravando o quadro artrítico, com isso estimulando o aparecimento do fator reumatoide no soro e deixando a prova do látex positiva.

Foi demonstrado em casos de artrite, em que o fator reumatoide está presente, índice de mortalidade, em 8 anos, de 60%; mas, nesse período, os pacientes que mantêm o fator reumatoide negativo têm índice de mortalidade de 18%.

No caso do acometimento da coluna vertebral, que é raro na artrite reumatoide, mas é muito frequente na artrite psoriásica, surge uma espondiloartropatia, quando o HLA-B27 é positivo. Verifica-se que a associação do marcador genético é mais frequente nos habitantes dos países europeus do norte e nos países da América do Norte, que têm as formas mais graves e mutilantes dessa patologia vertebral. Essa associação com o HLA-B27 é pouco evidente no restante da população mundial, mas, agora, em razão da infecção pelo HIV, está aumentando a incidência das espondiloartropatias na África.

Winchester[107] indaga se o HIV não seria um antígeno microbiano artrogênico da artrite psoriásica na coluna, estimulando os fragmentos bacterianos a criar imunocomplexos.

Cita, como exemplo, a associação da artrite psoriásica e do conjunto de síndromes infecciosas graves denominada SAPHO (sinovite, acne, pustulose, hiperostose e osteíte).[107] Njobvu et al.,[108] de Zâmbia, em um estudo realizado em 702 pacientes negros com psoríase dermatológica atendidos em um período de 40 meses, identificaram 28 com artrite psoriásica e, desses, 27 estavam infectados pelo HIV. Em 16 pacientes (60%), a doença estava no estágio inicial e 2 já tinham os sintomas da aids. Em 20 pacientes (71,5%), a artrite e a psoríase desenvolveram-se simultaneamente. A artrite era poliarticular, no membro inferior e progressiva. Fato semelhante já foi descrito em pacientes brancos na África.

Evolução

A psoríase dermatológica tem início gradual. A doença apresenta períodos de remissões variados e perímetro de recorrência (ou exacerbações agudas) que têm alguns fatores precipitantes das erupções da pele, como trauma (na pele do local da pancada, surge uma placa psoriásica. Esse fato é conhecido como fenômeno de Koebner), o excesso de sol, irritações de origem psicológica, medicações tópicas por via oral (p.ex., cloroquina) e suspensão abrupta de corticosteroides e antibióticos. Certas infecções podem causar um surto, por exemplo, infecções do trato urinário em crianças.

Tratamento

Quanto ao tratamento realizado nesses 66 casos citados por Shbeeb et al.,[106] constatou-se o emprego inicial dos seguintes medicamentos, chamados de drogas antirreumáticas modificadoras da doença (DMARD – *disease-modifying antirheumatic drugs*): 7 casos usaram metotrexato; 5 casos usaram sulfassalazina; 5 casos, sais de ouro por via intramuscular e 1 por via oral. Para 3 pacientes foram indicados, desde o diagnóstico, os corticosteroides. Na evolução, 6 psoriáticos sofreram intervenções cirúrgicas ortopédicas; 3 fizeram sinovectomia; 3 foram submetidos à artroplastia.

As drogas mais utilizadas são: anti-inflamatórios não hormonais, corticosteroides, metotrexato, sulfassalazina, ciclosporina A, azatioprina, sais de ouro, antimaláricos e etretinato.

Entre os anti-inflamatórios não hormonais, alguns dermatologistas acreditam que os salicilatos exacerbam a psoríase pustular (tipo SAPHO). Os corticosteroides são usualmente contraindicados, pois a psoríase pode ser exacerbada quando a droga é interrompida.

Metotrexato tem se mostrado eficaz no tratamento da artrite reumatoide e pode ser capaz de diminuir a formação de novas erosões ósseas. É também eficaz na artrite psoriásica. No início dos anos de 1990, a sulfassalazina começou a ser utilizada no tratamento para a artrite psoriásica, depois que seu uso foi eficiente na artrite reumatoide e na espondilite ancilosante. A eficácia da ciclosporina A no tratamento de psoríase cutânea grave está, de certa forma, bem estabelecido na literatura. Observou-se que alguns pacientes com artrite psoriásica melhoravam do quadro articular quando tratados com essa medicação. As outras drogas modificadoras da doença (DMARD) incluídas no tratamento da artrite psoriásica são os sais de ouro por via oral e parenteral e os antimaláricos. Ao contrário do lítio e dos betabloqueadores, os antimaláricos não induzem psoríase *de novo*, mas apenas funcionam como gatilho na psoríase já existente, provavelmente em razão de uma alteração da atividade das enzimas (transglutaminases) envolvidas no processo de proliferação epidérmica. Azatioprina e

etretinato atuam muito bem na doença psoríase, mas têm pouca atuação na artrite.

A melhora observada no grupo placebo sugere que estudos não controlados podem trazer alguns dados falso-positivos em relação a um determinado medicamento.[109]

Jones et al.[110] fizeram uma metanálise de revisão da Cochrane Library medicina baseada em evidências e compararam a aderência dos pacientes com artrite psoriásica em relação aos DMARD citados, em razão dos efeitos colaterais dessas drogas. São 1.022 pacientes que fizeram tratamentos da artrite psoriásica com vários DMARD, por pelo menos um ano. Embora todos os agentes terapêuticos tenham agido melhor do que o placebo, o metotrexato e a sulfassalazina foram os que alcançaram resultados com significado estatístico em um índice global de atividade da artrite. Os autores alertam que mesmo os pacientes do grupo placebo melhoraram da artrite durante a realização desses ensaios clínicos, em relação à situação inicial da artrite. Esse estudo não conseguiu determinar os níveis de toxicidade dos medicamentos usados.

Deesomchok et al.[111] fizeram a comparação clínica entre 160 pacientes com espondiloartropatias que incluíam espondilite ancilosante (52 casos, 32,5%), síndrome da artrite reativa (68 casos, 42,5%), artrite psoriática (28 casos, 17,5%), além de outras espondiloartropatias indefinidas (artrite reativa, 5%; e Behçet, 2,5%). Em todas, havia o predomínio masculino, mais acentuado na síndrome da artrite reativa (97,1%), espondilite (90,2%) e psoríase (71,4%). A manifestação articular inicial ocorreu na psoríase aos 30,8 anos e na espondilite e na síndrome da artrite reativa, em média, aos 22,5 anos. A primeira agressão articular foi periférica na psoríase (92,6%), síndrome da artrite reativa (91,2%) e na espondilite (51,9%). Mas a lombalgia esteve presente na espondilite (78,8%), síndrome da artrite reativa (38,2%) e psoríase (21,4%), sendo que a sacroileíte estava presente na espondilite (100%), síndrome da artrite reativa (54,4%) e psoríase (57,2%). Sinais clínicos como tendinites, dor no calcâneo, fascite plantar, padrão poliarticular, comprometimento da coxofemoral estavam presentes na espondilite (100%), na síndrome da artrite reativa (22,1%) e na psoríase (46,4%). Sintoma geniturinário, em mucosas e pele, só foi encontrado nos pacientes com síndrome da artrite reativa e psoríase.

OUTRAS ESPONDILOARTROPATIAS

Existem outras espondiloartropatias que foram estudadas nesse grupo e depois, quando mais bem entendidas, passaram a pertencer a outras classificações. A doença de Behçet, que atualmente está incluída no grupo das vasculites e na realidade traz pequenas alterações na coluna vertebral. Olivieri et al.[112] descrevem um caso de homem de 49 anos com sacroileíte sem sinais de espondilite, portador da doença de Behçet.

A doença de Whipple, hoje considerada uma doença infecciosa indeterminada, pode ser causada por *Tropheryma whipple*; Bodaghi et al.[43] não encontraram no caso de um homem branco de 60 anos, cujo diagnóstico foi feito pela histologia dos gânglios; apresentava uveíte, HLA-B27-negativo espondiloartropatia, meningite e linfoadenopatia.

A outra síndrome agora mais estudada é a SAPHO (*Synovitis-Acne-Pustulosis-Hyperostosis-Osteitis*), que é muito complexa e que Boonen et al.[38] perguntaram se realmente pode causar uma espondiloartropatia, que está associada à pustulose palmoplantar, muitas vezes ligadas a psoríases.

As espondiloartropatias indiferenciadas não constituem um grupo especial de pacientes, mas são pessoas, como diz o próprio nome, cujo quadro está em evolução; nesses pacientes, Amor aplica seus critérios de prognóstico. A espondiloartropatia juvenil já tem critérios definidos de diagnóstico e foi analisada durante a apresentação das diversas patologias do grupo.

Referências bibliográficas

1. Hukuda S, Minami M, Saito T, Mitsui H, Matsui N, Komatsubara Y, et al. Spondyloarthropathies in Japan: nationwide questionnaire survey performed by the Japan Ankylosing Spondylitis Society. J Rheumatol. 2001;28(3):554-9.
2. Foeldvari I, Bidde M. Validation of the proposed ILAR classification criteria for juvenile idiopathic arthritis. International League of Associations for Rheumatology. J Rheumatol. 2000;27(4):1069-72.
3. Ramsey SE, Bolaria RK, Cabral DA, Malleson PN, Petty RE. Comparison of criteria for the classification of childhood arthritis. J Rheumatol. 2000;27(5):1283-6.
4. Dougados M, van der Linden S, Juhlin R, Huitfeldt B, Amor B, Calin A, et al. The European Spondyloarthropathy Study Group preliminary criteria for the classification of Spondyloarthropathy. Arthritis Rheum. 1991;34(10):1218-27.
5. Braun J, Bollow M, Remlinger G, Eggens U, Rudwaleit M, Disder A, et al. Prevalence of spondyloarthropathies in HLA-B27 positive and negative blood donors. Arthritis Rheum. 1998;41(1):58-67.
6. Baddoura R, Awada H, Okais J, Habis T, Attoui S, Abi Saab M. Validation of the European Spondyloarthropathy Study Group and B. Amor criteria for Spondyloarthropathies in Lebanon. Rev Rhum Engl Ed. 1997;64(7-9):459-64.
7. Cury SE, Vilar MJ, Ciconelli RM, Ferraz MB, Atra E. Evaluation of the European Spondyloarthropathy Study Group (ESSG) preliminary classification criteria in Brazilian patients. Clin Exp Rheumatol. 1997;15(1):79-82.

8. Amor B, Santos RS, Nahal R, Listrat V, Dougado M. Predictive factors for the long term outcome of spondyloarthropathies. J Rheumatol. 1994;21(10):1789-90.
9. Amor B, Dougado M, Listar V, Menkes CJ, Dubost JJ, Roux H, et al. Evaluation of the Amor criteria for spondyloarthropathies and European Spondyloarthropathy Study Groups (ESSG). A cross-sectional analysis of 2.228 patients. Ann Med Interne (Paris). 1991;142(2):85-9.
10. Dilsen N, Mc Ewen C, Poppel M. A comparative roentgenologic study of rheumatoid arthritis and rheumatoid spondylitis. Art Rheum. 1961;5:341.
11. Resnik CS, Resnik D. Radiology of disorders of the sacroiliac joints. JAMA. 1985;253(19):2863-6.
12. Heikkila S, Viitanen JV, Kautianen H, Kauppi M. Evaluation of the Finnish versions of the functional indices BASFI and DFI in spondyloarthropathies. Clin Rheumatol. 2000;19(6):464-9.
13. Queiro R, Maiz O, Intxausti J, de Dios JR, Belzunegui J, Gonzalez C, et al. Subclinical sacroiliitis in inflammatory bowel disease: a clinical and follow-up study. Clin Rheumatol. 2000;19(6):445-9.
14. Battistone MJ, Manaster BJ, Reda DJ, Clegg DO. The prevalence of sacroiliitis in psoriatic arthritis: new perspectives from a large, multicenter cohort. A Department of Veterans Affairs Cooperative Study. Skeletal Radiol. 1999;28(4):196-201.
15. Carrera GF, Foley WD, Kogin F, Ryan L, Lawson TL. C. T. of sacroiliitis. A. J. R. 1981;136:41-7.
16. Yu W, Feng F, Dion E, Yang H, Jiang M, Genant HK. Comparison of radiography, computed tomography and magnetic resonance imaging in the detection of sacroiliitis accompanying ankylosing spondylitis. Skeletal Radiol. 1998;27(6):311-20.
17. Oosteveen JC, van de Laar MA. Magnetic resonance imaging in rheumatic disorders of the spine and sacroiliac joints. Semin Arthritis Rheum. 2000;30(1):52-69.
18. Bollow M, Braun J, Biedermann T, Mutze S, Paris S, Schauer-Petrowskaja C, et al. Use of contrast-enhanced MR imaging to detect sacroiliitis in children. Skeletal Radiol. 1998;27(11): 606-16.
19. Esdaile J, Rosenthall L. Radionuclide join imaging. Compr Ther. 1983;9(9):54-63.
20. Shih TT, Chen PQ, Li YW, Hsu CY. Spinal fractures and pseudoarthrosis complicating ankylosing spondylitis: MRI manifestation and clinical significance. J Comput Assist Tomogr. 2001;25(2):164-70.
21. Vlam K, Van de Wiele C, Mielants H, Dierckx RA, Veys EM. Is 99m Tchuman immunoglobulin G scintigraphy (HIG-scan) useful for the detection of spinal inflammation in ankylosing spondylitis? Clin Exp Rheumatol. 2000;18(3):379-82.
22. Feldmann JL, Menkes CJ, Weill B, Delrieu F, Delbarre F. Infectious sacroiliitis. Multicenter study of 214 cases. Rev Rhum Mal Osteoartic. 1981;48(1):83-91.
23. Tasova Y, Saltoglu N, Sahin G, Aksu HS. Osteoarthricular involvement of brucellosis in Turkey Clin Rheumatol. 1999;18(3):214-9.
24. Cheirot A, Godefroy D, Horreard P, Pallardy G. Deep bone biopsy using a trocar under television radioscopy in sacroiliac arthritis. Rev Rhum Mal Osteoartic. 1981;48(1):95-9.

25. Rouard JV, Caroit M. Spondylodiscitis d'inoculation. Rev Rhum. 1981;48:107.

26. Gougeon J, Seignon B. Les espondylodiscites bacteriennes: problemes diagnostiques. Rev Rhum. 1979;22:837.

27. Rogers J, Watt I, Dieppe R. Palaeopathology of spinal osteophytosis, vertebral ankylosis, ankylosing spondylitis, and vertebral hyperostosis. Ann Rheum Dis. 1985;44(2):113-20.

28. Kankonkar SR, Raikar SC, Joshi SV, Tijoriwala SJ. Association of HLA-B27 antigen in Indian patients of ankylosing spondylitis and other autoimmune diseases. Assoc Physicians India. 1998;46(4):345-50.

29. Carter ET, McKenna CH, Brian DD, Kurland LT. Epidemiology of ankylosing spondylitis in Rochester, Minnesota, 1935-1973. Arthritis Rheum. 1979;22(4):365-70.

30. Carbone LD, Cooper C, Michet CJ, Atkinson EJ, Fallon WM, Melton LJ 3rd. Ankylosing spondylitis in Rochester, Minnesota, 1935-1989. Is the epidemiology changing? Arthritis Rheum. 1992;35(12):1476-82.

31. Uppal SS, Pande I, Singh G, Kailash S, Kakker R, Kumar A, et al. Profile of HLA-B27-related 'unclassifiabel' seronegative spondyloarthropathy in female and its comparison with the profile in males. Br J Rheumatol. 1995;34(2):137-40.

32. Johnsen K, Gran JT, Dale K, Husby G. The prevalence of ankylosing spondylitis among Norwegian Samis (Lapps). J Rheumatol. 1992;19(10):1591-4.

33. Mijiyawa M, Oniankitan O, Khan MA. Spondyloarthropathies in sub-Saharan Africa. Curr Opin Rheumatol. 2000;12(4):281-6.

34. Job-Deslandre C. Juvenile spondyloarthropathy. Presse Med. 2000;29(9):510-6.

35. Jawaheer D, Seldin MF, Amos Cl, Chen WV, Shigeta R, Monteiro J, et al. A genomewide screen in multiplex rheumatoid arthritis families suggests genetic overlap with other autoimmune diseases. Am J Hum Genet. 2001;68(4):927-36.

36. Altman EM, Centeno LV, Mahal M, Bielory L. Aids – associated Reiter's syndrome. Ann Allergy. 1994;72(4):307-16.

37. Bilgen IG, Yunten N, Ustun EE, Oksel F, Gumusdis G. Adhesive arachnoiditis causing cauda equine syndrome in ankylosing spondylitis: CT and MRI demonstration of dural calcification and a dorsal dural diverticulum. Neuroradiology. 1999;41(7):508-11.

38. Boonen A, Verwilghen J, Dequeker J, Van der Linden S, Westhovens R. Is SAPHO syndrome a Spondyloarthropathy? A vasculopathy? Report of a case. Rev Rhum Engl Ed. 1997;64(6):424-7.

39. Brandt J, Haibel H, Cornely D, Golder W, Gonzalez J, Reddig J, et al. Successful treatment of active ankylosing spondylitis with the antitumor necrosis factor alpha monoclonal antibody infliximab. Arthritis Rheum. 2000;43(6):1346-52.

40. Brown MA, Laval SH, Trophy S, Calin A. Recurrence risk modeling of the genetic susceptibility to anklosing spondylitis. Ann Rheum Dis. 2000;59(11):883-6.

41. Rubin LA, Amos Cl, Wade JA, Martin R, Bale SJ, Litde AH, et al. OMIM Investigating the genetic basis for ankylosing spondylitis. Linkage studies with the major histocompatibility complex region. Arthritis Rheum. 1994;37(8):1212-20.

42. Seta N, Granfors K, Sahly H, Kuipers JG, Song YW, Baeten D, et al. Expression of host defense scavenger receptors in spondyloarthropathy. Arthristis Rheum. 2001;44(4):931-9.

43. Bodaghi B, Dauga C, Cassoux N, Wechsler B, Merle-Beral H, Poveda JD, et al. Whipple's syndrome (uveitis, B27-negative spondyloarthropathy, meningitis, and lymphadenopathy) associated with Arthrobacter sp. infection. Ophthalmology. 1998;105(10):1891-6. (Editorial.)

44. Sampaio-Barros OD, Bertolo MB, Kraemer MH, Neto JF, Samara AM. Primary ankylosing spondylitis: patterns of 147 patients. J Rheumatol. 2001;28(3):560-5.

45. Gomes de Freitas G, Menezes MF. Espondilite ancilosante. Rev Bras Reumat. 1981;21:158.

46. Will R, Kennedy G, Elswood J, Edmunds L, Wachjudi R, Evison G, et al. Ankylosing spondylitis and the shoulder: commonly involved but infrequently disabling. J Rheumatol. 2000;27(1):177-82.

47. Shimamoto Y, Sugiyama H, Hirohata S. Reiter's syndrome associated with HLA-B51. Intern Med. 2000;39(2):182-4.

48. Tarasova LN, Drozdova EA. Clinical features of HLA-B27 positive and negative uveitis. Vestn Oftalmol. 2000;116(3):25-7.

49. Bergfeldt L. HLA-B27-associated cardiac disease. Ann Intern Med. 1997;127(8 Pt I):621-9.

50. Huppertz H, Voigt I, Muller-Scholden J, Sandhage K. Cardiac manifestations in patients with HLA-B27-associated juvenile arthritis. Pediatr Cardiol. 2000;21(2):14-7.

51. Lee-Chiong TL Jr. Pulmonary manifestations of ankylosing spondylitis and relapsing polychondritis. Clin Chest Med. 1998;19(4)747-57, ix.

52. Turetschek K, Ebner W, Fleischmann D, Wunderbaldinger P, Eriacher L, Zontsich T, et al. Early pulmonary involvement in ankylosing spondylitis: assessment with thin-section CT. Clin Radiol. 2000;55(8):632-6.

53. Strobel ES, Fritschka E. Renal disease in ankylosing spondylitis: review of the literature illustrated by case reports. Clin Rheumatol. 1998;17(6):524-30.

54. Laiho K, Tiitinen S, Kaarela K, Helin H, Isomaki H. Secondary amyloidosis has decreased in patients with inflammatory joint disease in Finland. Clin Rheumatol. 1999;18(2):122-3.

55. Libbrecht N, De Bleecker J. Ankylosing spondylitis and multiple sclerosis. Acta Clin Belg. 1999;54(1):30-2.

56. Ruof J, Stucki G. Validity aspects of erythrocyte sedimentation rate and C-reactive protein in ankylosing spondylitis: a literature review. J Rheumatol. 1999;26(4):966-70.

57. Tani Y, Sato H, Hukuda S. Autoantibodies to collagens in Japanese patients with ankylosing spondylitis. Clin Exp Rheumatol. 1997;15(3):295-7.

58. Ralston SH, Urquhart GD, Brzeski M, Sturrock RD. A new method for the radiological assessment of vertebral squaring in ankylosing spondylitis. Ann Rheum Dis. 1992;51(3):330-3.

59. Juonola X, Mateo L, Nolla JM, Roig-Vilaseca D, Campoy E, Roig-Escofet D. Bone mineral density in women with ankylosing spondylitis. Clin Rheumatol. 1999;18(5):364-8.

60. Mitra D, Elvins DM, Speden DJ, Collins AJ. The prevalence of vertebral fractures in mild ankylosing spondylitis and their relationship to bone mineral density. J Rheumatol. 2000;27(4):1028-31.

61. Meirelles ES, Borelli A, Camargo OP. Influence of disease activity and chronicity on ankylosing spondylitis bone mass loss. Rheumatology (Oxford). 2000;39(1):85-9.

62. Kenny JB, Hugles PL, Whitehouse GH. Discovertebral destruction in ankylosing spondylitis: the role of computed

63. Navratil J. Spinal interapophyseal ankylosing vertebral ankylosing hyperostosis. Rev Rhum Mal Osteoartic. 1990;57(11):837-9.

64. Le T, Biundo J, Aprill C, Deiparine E. Costovertebral joint erosion in ankylosing spondylitis. Am J Phys Med Rehabil. 2001;80(1):62-4.

65. Roch B, Kranzhofer N, Pfreundschu M, Pees HW, Trumper L. First manifestation of seronegative spondyloarthropathy follow autologous stem cell transplantation in HLA-B27-positive patients. Bone Marrow Transplant. 2000;26(6):673-5.

66. Keyser FD, Mielants H, Veys EM. Expert opin current use of biologicals for the treatment of spondyloarthropathies. Pharmacother. 2001;2(1):85-93.

67. Dale K. Radiographic grading of sacroiliitis in Bechterew's syndrome and allied disorders. Scand J Rheumatol. 1980;(Suppl.)32:92.

68. Hart FD, Boardman PL. Indomethacin and phenylbutazone: a comparison. B Med J. 1965;2:1281.

69. Mintz G, Enríquez RP, Mercado V, Robles E, Jiménez H, Gutiérrez G. Intravenous methylprednisolone pulse therapy in severe ankylosing spondylitis. Arthritis Rheum. 1981;24:734.

70. Makymowych WP, Lambert R, Jhangri GS, Ledercq S, Chiu P, Wong B, et al. Clinical and radiological amelioration of refractory peripheral spondyloarthritis by pulse intravenous pamidronate therapy. J Rheumatol. 2001;28(1):144-55.

71. Bollow M, Braun J, Taupitz M, Haberle J, Reibhauer BH, Paris S, et al. CT-guided intraarticular corticosteroid injection into the sacroiliac join in patients with spondyloarthropathy: indication of follow-up with contratenhanced MRI. J Comput Assist Tomogr. 1996;(4):512-21.

72. Creemers MC, van Riel PL, Franssen MJ, van de Putte LB, Gribnau FW. Second-line treatment in seronegative Spondyloarthropathies. Semin Arthritis Rheum. 1994;24(2):71-81.

73. Goebel KM, Goebel FD, Schubotz R, Hhm E. Levamisole induced immunostimulation in Spondyloarthropathies. Lancet. 1977;2:214.

74. Christensen KD, Johnsen HE, Petersen CM. Cell-mediated immunity in seronegative spondarthritis treated with levamisole in a double-blind placebo-controlled study. Acta Pathol Microbiol Immunol Scand [c]. 1983;9(6):391-5.

75. Wynn Parry GB. Rehabilitation of the inflammatory anthropathies. Proc Royal Soc Med. 1974;67:494.

76. Uhrin Z, Kuzis S, Ward MM. Exercise and changes in health status in patients with ankylosing spondylitis. Arch Intern Med. 2000;160(19):2969-75.

77. Hidding A, van der Linden S, de Witte L. Therapeutic effects of individual physical therapy in ankylosing spondylitis related to duration of disease. Clin Rheumatol. 1993;12(3):334-40.

78. Hidding A, van der Linden S, Gielen X, de Witte L, Dijkmans B, Moolenburgh D. Continuation of group physical therapy is necessary in ankylosing spondylitis: results of a randomized controlled trial. Arthritis Care Res. 1994;7(2):90-6.

79. Kaprove RE, Little H, Grahan DC, Rosen PS. Ankylosing spondylitis, survival in men with and without radiotherapy. Arthritis Rheum. 1980;23(1):57-61.

80. Little MP, Weiss HA, Boice JD Jr, Darby SC, Day NE, Muirhead CR. Risks of leukemia in Japanese atomic bomb survivors, in women treated for cervical cancer, and in patients treated for ankylosing spondylitis. Radiat Res. 1999;152(2):280-92.

81. Van Royen BJ, De Gat A, Smith TH. Deformity planning for sagittal plane corrective osteotomies of the spine in ankylosing spondylitis. Eur Spine J. 2000;9(6):492-8.

82. Welch RB, Charnley J. Low friction arthoplasty of the hip in rheumatoid arthritis and ankylosing spondylitis. Clin Orthop Rel Res. 1970;72:22.

83. Simmons FH. Kyphotic deformity of the spine in ankylosing spondylitis. Clin Orthop Rel Res. 1977;128:65.

84. Park WM, Spencer DG, McCall IW, Ward DJ. The detection of spinal pseudoarthrosis in ankylosing spondylitis. Brit J Radial. 1977;54:467.

85. Linden S, van der Heijde D. Clinical aspects, outcome assessment, and management of ankylosing spondylitis and postenteric reactive arthritis. Curr Opin Rheumatol. 2000;12(4):263-8.

86. Petermann A, Tebbe B, Distler A, Sieper J, Braun J. Sweet's syndrome in a patient with acute Crohn's colitis and longstanding ankylosing spondylitis. Clin Exp Rheumatol. 1999;17(5):607-10.

87. Jajic I, Kerhin V, Kastelan A. Ankylosing spondylitis syndrome in patients without HLA-B27. Br J Rheumatol. 1983;22(4 Suppl 2):136.

88. Ringrose JH, Muijsers AO, Pannekoek Y, Yard BA, Boog CJ, van Alphen L, et al. Influence of infection of cells with bacteria associated with reactive arthritis on the peptide repertoire present by HLA-B27. J Med Microbiol. 2001;50(4):385-9.

89. Wallace DJ, Weisman M. Should a war criminal be rewarded with eponymous distiction? The double life of Hans Reiter. J Clin Rheumatol. 2000;6:49-51.

90. Cuttica RJ, Scheines EJ, Garay SM, Romanelli MC, Maldonado Cocco JA. Juvenile onset Reiter's syndrome. A retrospective study of 26 patients. Clin Exp Rheumatol. 1992;10(3):285-8.

91. Al-Arfaj A. Profile of Reiter's disease in Saudita Arabia. Clin Exo Rheumatol. 2001;19(2):184-6.

92. Hogarth MB, Thomas S, Seifert MH, Tariq SM. Reiter's syndrome following intravesical BCG immunotherapy. Postgrad Med J. 2000;76(902):791-3.

93. Smith DL, Bennett RM, Regan MG. Reiter's disease in women. Arthritis Rheum. 1980;23:335-45.

94. Willkens RF, Arnett FC, Bitter T, Calin A, Fischer L, Ford DK, et al. Reiter's syndrome. Arthritis Rheum. 1981;23:844-51.

95. Yli-Kerttula UI, Kataja MJ, Vilppula AH. Urogenital involvements and rheumatic disorders in females. An interview study. Clin Rheumatol. 1985;4(2):170-5.

96. Magro CM, Crowson NA, Peeling R. Vasculitis as the basis of cutaneous lesions in Reiter's disease. Hum Pathol. 1995;26(6):633-8.

97. Bañares A, Hernández-García C, Fernández-Gutiérrez B, Jover JA. Eye involvement in the spondyloarthropathies. Rheum Dis Clin North Am. 1998;24(4):771-84.

98. Kiyohara A, Takamori K, Niizuma N, Ogawa H. Sucessful treatment of severe recurrent Reiter's syndrome with cyclosporine. J Am Acad Dermatol. 1997;36(3 Pt I):482-3.

99. Audran M, Prost A, Martin M, Kahn MF, Grolleau JY, Herbouiller M, et al. Arthrites aseptiques avec sérologie positive

pour Yersinia pseudotuberculosis. Rev Rhum Mal Osteoartic. 1981;48:477-85.

100. Peterson MC. Clinical aspects of Campylobacter jejuni infections in infections in adults. West J Med. 1994;161(2):148-52.

101. Reveilled JD. HLA-B27 and the seronegative Spondyloarthropathies. Am J Med Sci. 1998;316(4):239-49.

102. Protzer U, Duchmann R, Hohler T, Hitzler W, Ewe K, Wanitschke R, et al. Enteropathic spondylarthritis in chronic inflammatory bowel diseases: prevalence, manifestation pattern and HLA association. Med Klin. 1996;91(6):330-5.

103. Thearle M, Horlick M, Bilezikian JP, Levy J, Gertner JM, Levine LS, et al. Osteoporosis: an unusual presentation of childhood Chron's disease. J Clin Endocrinol Metab. 2000; 85(6):2122-6.

104. Bernstein CN, Blanchard JF, Leslie W, Wajda A, Yu BN. The incidence of fracture among patients with inflammatory bowel disease. A population-based cohort study. Ann Intern Med. 2000;133(10):795-9.

105. Tiwana H, Natt RS, Benitez-Brito R, Shah S, Wilson C, Bridger S, et al. Correlation between the immune responses to collagens type I, III, IV and V and Klebsiella pneumonia in patients with Crohn's disease and ankylosing spondylitis. Rheumatology (Oxford). 2001;40(1):15-23.

106. Shbeeb M, Uramoto KM, Gibson LE, O'Fallon WM, Gabriel SE. The epidemiology of psoriatic arthritis in Olmsted County, Minnesota, USA, 1982-1999. J Rheumatol. 2000;27(5):1247-50.

107. Winchester R. Psoriatic arthritis and the spectrum of syndromes related to the SAPHO (synovitis, acne, pustulosis, hyperostosis, and osteitis) syndrome. Curr Opin Rheumatol. 1999;11(4):251-6.

108. Njobvu P, McGill P. Psoriatic arthritis and human immunodeficiency virus infection in Zambia. J Rheumatol. 2000;27(7): 1699-702.

109. Nobre MRC. Estudo dos antígenos HLA-A e HLA-B em portadores de espondilite ancilosante. Dissertação de Mestrado. Fac. de Medicina da Universidade de S. Paulo; 1980.

110. Jones G, Crotty M, Brooks P. Interventions for psoriatic arthritis. Cochrane Database Sys Rev. 2000;(3):CD000212.

111. Deesomchok U, Tumrasvin T. Clinical comparison of patients with ankylosing spondylitis, Reiter's syndrome and psoriatic arthritis. J Med Assoc Thai. 1993;76(2):61-70.

112. Olivieri I, Cantini F, Napoli V, Braccini G, Padula A, Pasero G. Seronegative Spondyloarthropathy without spine involvement in Behçet's syndrome. Clin Rheumatol. 1993;12(3):396-400.

Bibliografia consultada

- Amor B, Santos RS. Predictive factors for the longterm outcome of spondyloarthropathies. J Rheumatol. 1994;21(10):1883-7.
- Baites JE, Tucker JB, Baldwin JL, Thomas CN. Pericarditis in ankylosing spondylitis. J Rheumatol. 1980;7(6):929-31.
- Furst DE. Aggressive strategies for treating aggressive rheumatoid arthritis. Lancet. 2000;356:183-4.
- Mader R. Atypical clinical presentation of ankylosing spondylitis. Semin Arthritis Rheum. 1999;29(3):191-6.
- Yildirir A, Aksoyek S, Calguneri M, Aytemir K, Kabakci G, Ovunc K, et al. QT dispersion as a predictor of arrhythmic events in patients with ankylosing spondylitis. Rheumatology (Oxford). 2000;39(8):875-9.

CAPÍTULO 14

Doenças infecciosas e inflamatórias da coluna vertebral

DOENÇAS INFECCIOSAS E INFLAMATÓRIAS

Neste capítulo, vamos analisar os seguintes temas:

- infecções piogênicas ou osteomielite da coluna;
- outras doenças infectocontagiosas da coluna, que não a tuberculose;
- doenças reumáticas e a coluna.

Pela importância nosológica da tuberculose vertebral, foi-lhe dedicado um capítulo especial. As síndromes espondilíticas, incluindo a espondilite ancilosante, também mereceram um capítulo especial.

Discites

Vários autores concordam que inúmeras doenças infecciosas da coluna foram descobertas em investigações pós-morte, mas que em vida dão sinais e sintomas subclínicos, difíceis de identificar pelos modernos exames de imagem. Gerszten et al.,[1] estudando esqueletos de civilizações andinas pré-históricas, encontraram os mesmos distúrbios degenerativos e infecciosos da coluna dos dias atuais. Entre eles, as lesões tuberculosas eram as mais frequentes.

É preciso diferenciar nas infecções da coluna as discites pós-operatórias, que não evoluem para ampla osteomielite, das discites encontradas nas crianças, que podem ocasionar quadros complexos de difícil diagnóstico.

Brown et al.[2] relataram 11 casos de crianças de 1 a 13 anos de idade com um quadro inespecífico: recusa de andar (63%), dor na coluna (27%), dificuldade de flexão lombar (50%), perda da lordose lombar (40%).

Testes laboratoriais e a cultura do sangue, inclusive do material retirado do disco, foram negativos. A ressonância magnética tem feito diagnóstico, que antes incluía a realização de biópsia, pois em 75% dos casos demonstra uma massa inflamatória paravertebral. Esse parâmetro da ressonância serve também para monitorar o tratamento, inicialmente com antibióticos aplicados por via intravenosa e posteriormente por via oral. O tratamento levou em média 21 meses de duração (variando de 10 a 40 meses), com remissão total dos sintomas. Após dois anos desse tratamento, houve uma fusão radiológica em 20% dos casos e, em média de 34 meses, quando não houve a fusão, o disco voltou ao seu aspecto normal.

As chamadas discites pós-operatórias são complicações raras das operações da coluna, tendo a prevalência de 0,2 a 0,8%, de acordo com as estatísticas. Peruzzi et al.,[3] neurocirurgiões, em um período de seis anos (1980-1986), em 1.796 pacientes submetidos à cirurgia de hérnia de disco, relatam que 12 pacientes (0,66%) tiveram essa infecção facilmente combatida.

Infecções piogênicas ou osteomielite da coluna
Epidemiologia

As infecções piogênicas são chamadas de osteomielite da coluna ou de infecções não tuberculosas, pois ocasionam um quadro clínico laboratorial semelhante ao da tuberculose da coluna, diferenciando-se pelo agente etiológico e pelo tratamento.

Em 1.500 casos de osteomielites de vários ossos do organismo, reunidos por metanálise, verificou-se que 3,9% (60 pacientes) tiveram envolvimento da coluna vertebral, seguido de um quadro septicêmico.[4]

A raridade de lesões infecciosas contrasta com a grande frequência de metástase que a coluna apresenta e não podem ser explicadas, pois há rica vascularização da região para disseminação.

A infecção tanto pode ocorrer em jovens antes dos 20 anos, assim como em idosos acima de 70 anos.[5]

Sinais clínicos

A infecção piogênica que atinge a coluna pode ser aguda, subaguda ou crônica, dependendo do agente etiológico. A demora no diagnóstico é frequente, podendo variar de 8 semanas a 3 meses. Muitos pacientes têm queixa inicial de dores que melhoram com o repouso e pioram com a atividade, mas com o progredir da doença pode provocar dor mesmo em repouso.[6]

Os sinais neurológicos só aparecem nas evoluções crônicas demoradas. Nos sintomas iniciais, pode ser incluída a presença de febre, calafrios, perda de peso ou doença sistêmica.

O envolvimento da coluna lombar é mais frequente do que o da coluna cervical ou torácica. Pode estar associado com a presença de abscesso no músculo psoas ou outros abscessos na pele, nos sinus retrofaríngeanos.

Alguns fatores predisponentes da osteomielite vertebral são a associação com o diabetes, sendo que desses pacientes a demora em reconhecer a presença do abscesso é maior e pacientes consumidores de drogas intravenosas, que são infectados por via hematogênica. Pacientes portadores do vírus da aids ou já com a moléstia apresentam também maior incidência da doença.[7]

O principal agente infeccioso nesses casos é *Pseudomonas aeruginosa*.

Outra fonte de micro-organismos que podem causar a infecção piogênica é a manipulação (por cirurgia ou por exame) de pacientes portadores de infecções urológicas. Alguns autores acreditam que esses pacientes têm uma disseminação direta da infecção urinária para a coluna vertebral dos seguintes agentes etiológicos: *Escherichia coli*, *Proteus* e *Pseudomonas*.

Outro fator de risco são pacientes que sofreram agressões com faca ou arma de fogo na região ou acidente com politraumatismo que tenham atingido vários órgãos, inclusive a coluna.

Acredita-se que os paraplégicos têm maior facilidade em apresentar osteomielite da coluna.[8]

Local de envolvimento

Existe dúvida se a infecção se localiza inicialmente no disco (discites) ou agride inicialmente a vértebra. Resnick e Niwayama[9] admitem que a sede é a vértebra e que a infecção depois envolve o disco. Vincent et al.[5] citam que a lesão está no corpo vertebral, no disco e na região vizinha da coluna, dependendo da evolução do processo, opinião compartilhada por Lehovky.[10]

Norris et al.[11] criaram um modelo experimental de discites em coelho, inoculando o estafilococo diretamente na coluna e verificaram que é no disco, não na vértebra, que o processo se inicia.

Foco primário

O foco infeccioso pode ser de uma osteomielite anterior, infecção da pele, mas o mais frequente é associar-se a disseminação após operações geniturinárias (prostatectomias).

Admite-se que pacientes diabéticos têm maior propensão a apresentar essa disseminação. Em 15% dos casos,[12] há infecção dentro do canal medular, produzindo meningomielite de alta mortalidade.

Agente etiológico

O mais frequente é *Staphylococcus aureus* ou *S. albus* que corresponde a pelo menos 50% de todos os casos. Nos últimos 40 anos, houve aumento de infecções originárias de organismos Gram-negativos. *Escherichia coli* é associada à infecção urinária. A *Pseudomonas aeruginosa* está associada com aids, viciados em drogas por via intravenosa e imunodeprimidos. Aumentaram, nos últimos anos, as infecções por *Staphylococcus epidermidis*, *Streptococcus* e *Proteus*.

Gageon e Seignon[13] apresentam um levantamento de sete serviços franceses de reumatologia, conseguindo juntar 193 casos de suspeita de osteomielite da coluna.

Foi possível identificar, em 121 casos (62,7%), o germe causador, que foi o bacilo de Koch. Houve falha de diagnóstico em 42 casos (37,3%). Desses, 6 fizeram a cirurgia e 6 na evolução mostraram tratar-se de mal de Pott; e, em 30 casos de discites não tuberculosas, germes patogênicos foram identificados por hemocultura (6 casos), sorodiagnóstico (2 casos), evolução (18 casos) e cirurgia (4 casos).

Atualmente, a ressonância magnética faz o diagnóstico de maneira adequada e inclusive serve de parâmetro para a evolução terapêutica. O agente etiológico pode ser, além de bactérias, também os fungos nos indivíduos imunodeprimidos.[14]

Sinais e sintomas

Febre, tremores, arrepios, dores à movimentação e grande sensibilidade dolorosa à palpação das apófises espinhosas, espasmos musculares associados com abscessos paravertebrais (Figura 14.1) e até radiculares e sinais de complicações neurológicas nos casos graves.

A hemossedimentação está sempre elevada, sendo o mapeamento ósseo positivo em quase todos os casos, mesmo naqueles cuja radiologia foi normal.

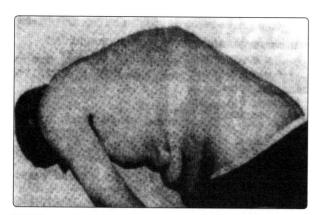

FIGURA 14.1 Paciente com quadro de osteomielite aguda, com abscesso paravertebral e 30 semanas de sintomas.

Diagnóstico por imagem

No início do processo, podem surgir na radiografia simples sinais de abscesso paravertebral, de difícil diferenciação de uma tuberculose. Na evolução do quadro (em 4 a 8 semanas, sem tratamento adequado), pode-se verificar que o disco próximo à área de cartilagem fica irregularmente destruído, como se fosse rugoso. Há esclerose óssea reativa, logo abaixo da alteração discal, e posterior neoformação óssea, produzindo fusão vertebral (quando tratada) ou colapso vertebral.

Resnick e Niwayama[9] admitem a seguinte evolução: diminuição do espaço discal (2 semanas), rarefação dos corpos vertebrais adjacentes (6 semanas), esclerose reativa (8 semanas), neoformação óssea, osteofitose (12 semanas), fusão óssea (6 meses) (Figura 14.1).

A tomografia computadorizada tem importância no diagnóstico diferencial pelas imagens que pode apresentar das rarefações e condensações do corpo vertebral e das estruturas dos tecidos moles em volta, conseguindo fazer o diagnóstico em 80% dos casos, principalmente na diferenciação dos casos tumorais, realizados com a ressonância magnética.

Esses dois exames fizeram abandonar o diagnóstico por meio da biópsia por agulha, que dava condições de diagnóstico em menos de 50% dos casos.[15]

Mapeamento

O mapeamento realizado com o tecnécio-99 é um eficiente método de diagnóstico da osteomielite vertebral em virtude da sua alta sensibilidade, particularmente no início do processo infeccioso, quando a radiografia simples ainda não acusa alterações. O mapeamento realizado com leucócitos marcados com índio-111 pode ajudar a localizar melhor o processo, assim como o uso do gálio.

Tratamento

O tratamento conservador com antibióticos e repouso não evita as possíveis complicações graves dessas infecções, pois o diagnóstico é feito tardiamente, ficando às vezes mais do que 14 semanas sem tratamento.

O tratamento cirúrgico é recomendado, pois vários autores admitem o perigo de o colapso vertebral atingir a medula nervosa.

Outras doenças infectocontagiosas na coluna
Brucelose

Até a metade dos portadores da infecção pode ter comprometimento da coluna, que produz todas as alterações da osteomielite, começando no disco. Acomete um espaço só e produz hipertrofia dos bordos vertebrais, unindo as vértebras acometidas.

Colmenero et al.[16] estudaram 219 pacientes com osteomielite na coluna diagnosticados em vários hospitais de Málaga (Espanha); 105 (48%) tinham brucelose, 72 (33%) outras bactérias piogênicas e 42 (19%) tuberculose; do total, 148 (67,6%) eram homens, com idade média de 50,4 anos (variando de 14 a 84), e levou-se em média 14 semanas para fazer o diagnóstico. Em 127 pacientes (57,9%), o envolvimento foi lombar, em 70 (31,9%), torácico e, em 16 (7,3%), cervical. O tratamento em 119 (54,4%) foi medicamentoso, e 100 (45,6%) fizeram cirurgia e tomaram medicamento.

Micoses

A actinomicose pode, raramente, produzir lesão óssea na medula, descrita pelos brasileiros Mignone e Assis.[17]

Blastomicose

É raro afetar a coluna, havendo na literatura oito casos.[18]

Coccidioidomicose

É uma micose profunda, um pouco mais frequente, assim como a torulose. Na radiografia, aparecem lesões com zonas de destruição óssea com zonas de condensação de pequeno tamanho, que dão o aspecto de "favo de mel".[19]

Equinococose

Já se verificou que 1% dessa parasitose acomete a coluna, porém, produzindo lesões císticas e, às vezes, calcificando a vértebra e a costela adjacente. Turgut[20] descreveu 28 casos, tratados com mebendazole e, às vezes, com cirurgia; a recidiva foi de 18%. O diagnóstico pela tomografia e pela ressonância é fácil, em razão das lesões típicas.

Sarcoidose

Stump et al.[21] descreveram dois casos dessa granulomatose em adolescentes, que pode ser confundida nos achados radiológicos com Hodgkin e metástases.

Doenças reumáticas da coluna

Teoricamente, todas as doenças do colágeno deveriam produzir alterações nas articulações da coluna, porém sabe-se, realmente, que a artrite reumatoide, a gota, a pseudogota e a ocronose é que podem causar dores e afetá-las.

Artrite reumatoide

Fujiwara et al.[22] acompanharam 161 pacientes com artrite reumatoide por um período médio de 10,2 anos (variando de 5 a 20). A gravidade da artrite foi classificada em três níveis: 92 (57%) pacientes tinham envolvimento da coluna cervical superior, que evolui para subluxação atlantoaxial. A subluxação subaxial foi encontrada em 18 pacientes (11%). As lesões na cervical foram encontradas em 39% dos artríticos leves, em 83% dos pacientes com a artrite grave erosiva e em 100% dos artríticos com a forma mutilante. 50% dos pacientes com envolvimento cervical queixaram-se de dores no pescoço. Envolvimento neural ocorreu em 10 pacientes, sendo que 6 foram operados em razão da mielopatia progressiva.

Riew et al.[23] admitem que essa luxação é um efeito da ingestão de corticosteroide, que causa lesão no ligamento transverso que segura a apófise odontoide no seu devido lugar. Essa subluxação traz problemas, desde dores de cabeça e no pescoço, que são relatadas na região anterior da fronte e nos olhos, até uma possível paraplegia (muito rara) por compressão da medula espinhal.

A subluxação é reconhecida pela radiografia em flexão e extensão da cabeça, na qual existe uma distância maior do que 3 mm entre o atlas e a apófise odontoide. O tratamento depende da sintomatologia neurológica que, quando surge, é sinal indicativo de cirurgia.

As articulações da coluna cervical são diartrósicas e, como tal, sujeitas a apresentarem sinovite reumática.

Fujiwara et al.[22] verificaram que 60% de 845 pacientes artríticos tinham queixas de dores na coluna cervical e na cabeça e que o exame radiológico não demonstrou a existência de luxação atlantoaxóidea. As outras alterações radiológicas são deslocamentos múltiplos dos corpos vertebrais, que ficam em forma de "cascata".

Essas subluxações múltiplas, incluindo C2-C3, são indicativas de artrite reumatoide. O estreitamento do espaço discal, sem osteófitos, é mais comum na artrite reumatoide.

Nesses pacientes com lesões graves, é feita uma fusão occipitocervical. Matsunaga et al.[24] acompanharam, por mais de 10 anos, 16 pacientes com dores de cabeça que fizeram essa cirurgia. Observaram que o intervalo entre o áxis e a apófise odontoide voltou ao que era antes da operação, assim como o deslocamento vertical das vértebras, apesar do sucesso da correção cirúrgica. As dores

do período pré-operatório desapareceram ou diminuíram muito em todos os casos. A mielopatia piorou em 12 dos 16 casos. O índice de sobrevivência foi de 38% depois de 10 anos da cirurgia, e a idade média do óbito foi de 70,7 anos. Esses pacientes puderam andar sozinhos em um período médio de 7,5 anos após a cirurgia (variando de 6 meses a 13 anos).

Na coluna lombar e na sacroilíaca, o envolvimento de artrite reumatoide é mínimo, apesar de existirem possibilidades de sintomatologia clínica.[25]

O diagnóstico diferencial com espondilite é feito com a presença de fator reumatoide e mucoproteína e a ausência de HLA-B27.

Entretanto, na artrite reumatoide juvenil, que tem uma espondilite cervical e uma sacroileíte, também, os exames de laboratório são negativos, mas o quadro clínico é exuberante e permite o diagnóstico.

Gota e pseudogota

Há suspeitas de que estas duas entidades possam atingir a estrutura vertebral e paravertebral, porém sem condições de realizar exames que identifiquem essa possibilidade. Barrett et al.[26] apresentaram uma revisão do tema, mostrando que os casos esporádicos são confundidos com tumores e infecções, mas a ressonância, a tomografia e os exames de sangue fazem o diagnóstico adequado.

Esclerodermia

Há descrições de calcificações dos discos intervertebrais em pacientes portadores dessa colagenose, que relataram dores nas costas.

Ward et al.[27] descreveram dois casos sintomáticos de esclerodermia que precisaram fazer cirurgia pela calcificação das estruturas da coluna, um caso na coluna cervical e outro na lombar.

Sarcoidose

Doença granulomatosa rara, de origem desconhecida, que pode causar dores intensas na coluna, com lesões radiológicas do tipo osteolíticos.

TUBERCULOSE DA COLUNA VERTEBRAL

Epidemiologia

A osteomielite da coluna vertebral não específica foi descrita por Percival Pott, em 1779, 103 anos antes da descoberta do bacilo de Koch, mas em homenagem a este autor a tuberculose da coluna vertebral também é chamada de mal de Pott.

Segundo a Organização Mundial da Saúde (OMS), a tuberculose é a doença infecciosa mais importante e que causa o maior número de óbitos. Davies[28] afirmou que, a partir de 1980, a OMS declarou que existe uma epidemia de tuberculose em andamento no mundo, pois há cerca de 3 milhões de óbitos a mais e que até o ano de 2050 serão 5 milhões de óbitos por ano em todo o mundo, causados por aumento da população mundial, coinfecção com a aids, pobreza, diminuição dos programas preventivos e migrações.

A tuberculose pulmonar tem incidência que varia de país para país. No Brasil, entre 1991 e 1996, houve queda da incidência de casos de tuberculose, sendo a maior queda da incidência de casos no grupo de terceira idade, que foi de 97 por 100 mil em 1991 para 89 por 100 mil em 1996.

Entre os adultos, houve declínio de 7 a 12%, sendo de 7% entre 40 e 49 anos; 8,2%, mais de 60 anos; e 8,3%, 30 a 39 anos. Em 1996, houve 5.708 óbitos, o que foi 23% menor que 1980 (7.022). Entre 1980 e 1991, o índice de mortalidade caiu em mais de 35% em todos os grupos etários, com exceção do grupo com mais de 80 anos. A idade mediana do óbito aumentou, de 1980 para 1996, de 53 para 56 para a tuberculose pulmonar e para a tuberculose extrapulmonar (na qual está incluída a tuberculose da coluna), de 30 para 47 anos,[29] apesar do impacto da aids.[30]

Pode-se dizer que existe, aproximadamente, a incidência de 10 casos de tuberculose osteoarticular para cada 10 mil pacientes com tuberculose; essa média é vista como proporcional à prevalência da doença em cada país. Turgut[31] analisou 694 casos somente de tuberculose da coluna registrados de 1985 a 1996, na Turquia, sendo que 19% foram relatados de 1985 a 1990 e 81% de 1991 a 1996.

Da totalidade dos casos de tuberculose, de 3 a 5% são extrapulmonares, sendo que desse total 30% afetam o sistema osteoarticular e 50% desses casos acometem a coluna vertebral; 30%, a coxofemoral ou joelhos; e 20%, outras articulações.

Houve variação da incidência da doença no século passado: na primeira metade, houve diminuição da incidência em virtude da descoberta de quimioterápicos mais eficientes e da vacinação nos países subdesenvolvidos; porém, na segunda metade, houve novo aumento, em decorrência das constantes guerras regionais que obrigavam as populações a migrarem, do aparecimento da epidemia da aids e do aumento de pacientes que sofrem imunodepressão no tratamento dos diversos tipos de tumores.

Rose e Handa[32] fizeram uma revisão dos casos de tuberculose na Inglaterra e no País de Gales, comparando a incidência em 1993 e 1998, e constataram que houve aumento de 11% – mas se for comparada aos dados de 1988, houve aumento de 21%, chegando à incidência de 10,93 casos por 100 mil habitantes. Em várias regiões, houve contínuo declínio de números, mas na cidade de Londres houve aumento, de 1988 a 1998, de 71%. O número de casos de tuberculose em crianças caiu 10% desde 1993. Entre a população branca, houve queda anual de 4,38 casos por 100 mil habitantes, enquanto entre a população originária da Índia era de 121 por 100 mil; entre os africanos, 210 por 100 mil, e de origem chinesa, de 77,3 por 100 mil.

Estima-se que 3,3% dos adultos com tuberculose estão coinfectados com HIV.

A tuberculose na coluna vertebral afeta indivíduos de todas as idades, sendo mais rara no primeiro ano de vida, e tem ligeiro predomínio no sexo masculino. Mijiyawa et al.[33] relataram que em 324 pacientes com patologia lombar internados em um hospital de Togo, na África, 79 (2,43%) tinham osteomielite na coluna lombar, sendo que 62 (1,91%) eram casos de tuberculose. Não informam quantos pacientes tinham aids.

Patogênese e patologia

A osteomielite causada pelo *Mycobacterium tuberculosis* tem sua porta de entrada geralmente no trato respiratório, com localização inicial no pulmão, podendo em seguida ocorrer a disseminação pelas vias hematogênicas e/ou linfáticas ou por contiguidade.

O curso da infecção pode evoluir de várias maneiras, dependendo da idade e da resistência do hospedeiro.

A tuberculose na coluna vertebral ocorre com mais frequência na região torácica inferior e lombar alta. É excepcional a lesão acometer uma única vértebra ou disco. Trabalhos anatomopatológicos evidenciam que o processo inicia-se geralmente no corpo da vértebra, próximo ao disco intervertebral, mais precisamente na medula óssea.

O foco patológico estende-se por meio dos ligamentos longitudinais anterior e posterior até a periferia dos respectivos discos. Dados de autópsia mostram que a infecção quase nunca se inicia no disco, apesar de antes dos 25 anos de idade isso ser teoricamente possível, pelo fato de o disco intervertebral ainda ser vascularizado. É raro o acometimento da sinovial no nível das interapofisárias.

Raramente, há uma extensão do exsudato tuberculoso do corpo para a lâmina para o processo espinhoso ou transverso. No disco, ao ser envolvido, a estrutura frouxa do núcleo pulposo favorece a disseminação, podendo permitir até a sua destruição total, com lapso do corpo vertebral, originando graves deformidades, como as projeções angulares posteriores (giba) nos locais de máximo envolvimento. Algumas vezes, ocorre o colapso de somente um corpo vertebral, pelo seu enfraquecimento por infiltração do tecido de granulação (colapso em concertina) (Figuras 14.2, 14.3 e 14.4).

Um aspecto inusitado da tuberculose vertebral é a pouca frequência de diminuição do canal raquidiano pelas formações angulares.

Segundo a cronopatologia do processo, pode haver acúmulo de tecido de granulação tuberculoso e/ou pus entre as vértebras e os respectivos ligamentos longitudinais anteriores, com consequente formação de abscesso paravertebral que, dependendo de sua extensão, pode propagar-se até a aorta, com formações de aneurisma e disseminação familiar.

As várias estatísticas mostram incidência de 50% na formação de abscessos, que podem se subdividir em pequenas bolsas formadas com vários corpos vertebrais sem comunicação entre si; às vezes, as vértebras se fundem com posterior formação de fístulas, que inclusive podem drenar espontaneamente.

Os abscessos no nível da região cervical têm o pior prognóstico, principalmente os situados na retrofaringe, com consequente dificuldade na deglutição e respiração e com riscos, principalmente em crianças, de perfuração para a cavidade oral, podendo causar a morte por sufocação ou pneumonia aspirativa.

Hodgson,[12] de Hong Kong, uma das maiores autoridades mundiais sobre o assunto, em cujo hospital houve uma quantidade enorme de pacientes com mal de Pott, reunindo 597 casos em dois anos, define a seguinte sequência evolutiva:

- **Fase pré-pus:** há proliferação de tecido de granulação que tem uma ligação muito grande especialmente com as veias e talvez com os vasos linfáticos. As veias mais comumente afetadas são as ligadas ao rim e ficam na altura da primeira vértebra lombar que, por isso, é a mais afetada (40% em 587 casos). O material necrótico se transforma em pus.
- **Fase do abscesso paravertebral (Figura 14.5):** é o achado mais importante e em 10% dos casos pode estar presente, mesmo sem sinais radiológicos e sintomas clínicos. A secreção purulenta na criança é fluida e amarelo-esverdeada, além de conter fragmentos de ossos, cartilagem intervertebral e tecido de granulação. Com a cronicidade da doença, a secreção fica com a consistência de pasta de dente, caseosa e esbranquiçada. O abscesso pode atingir grande conformação e causar pressões nos pulmões e na própria coluna.
- **Fase do sequestro:** há libertação de porções ósseas necrosadas que podem ser mais comumente originárias da porção anterior, causando uma cifose acentuada, mas se a região posterior da vértebra for afetada advirá uma paraplegia.
- **Disco intervertebral (Figura 14.6):** apesar de se verificar o comprometimento precoce do disco na radiografia, no ato cirúrgico Hodgson[12] não constatou grandes lesões discais, havendo casos de calcificação.

- **Invasão do canal:** o tecido de granulação de origem tuberculosa pode invadir o canal, produzindo uma paquimeningite. Esse tecido, mesmo com a cura do processo específico, poderá estrangular a medula nervosa, causando uma paraplegia, porém isso é uma raridade.
- **Invasão da secreção purulenta em outros órgãos:** o mais frequente é que o pulmão seja acometido. O autor observou, em 327 casos de abscessos paravertebrais, invasão para os pulmões, com colapso, paquipleuris e, às vezes, ruptura para um brônquio, inclusive com o paciente "tossindo" o pus e os sequestros ósseos. Mas também pode penetrar na traqueia, no esôfago, na veia cava, na aorta, no fígado, no rim, na cavidade abdominal, no músculo psoas, na vagina e até no reto.
- **Alterações da coluna:** se houver destruição lateral de algumas vértebras, poderá advir uma escoliose, além da cifose já referida. As costelas podem se aproximar entre si e, na altura da espinha ilíaca, causar atrito e dores.

Nota-se, nos casos de acentuada cifose, uma lordose maior, compensatória (Figura 14.7).

Quadro clínico

As manifestações clínicas da tuberculose vertebral podem ser leves no início, apresentando-se sob forma de dor e leve desconforto, sem alterações da mobilidade. Existe o problema conhecido da dor noturna, em que a criança queixa-se ora de dor na coluna, ora em uma outra articulação qualquer.

Com a evolução do processo, é possível observar o aparecimento de dores mais intensas, diminuição da coluna e, posteriormente, o aparecimento de deformidades, com a formação da giba, mais comumente observada na região dorsolombar (Figura 14.2).

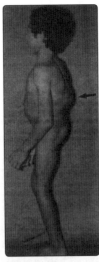

FIGURA 14.2 Paciente jovem portador de mal de Pott, resultando em deformidade da coluna (giba).

Doenças infecciosas e inflamatórias da coluna vertebral 317

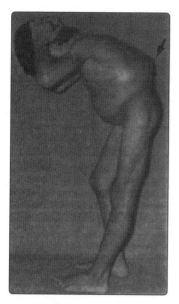

FIGURA 14.3 Outra visão do paciente.

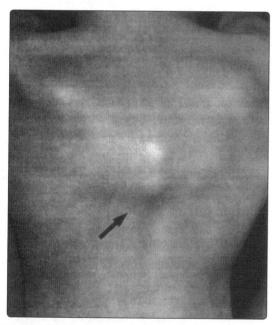

FIGURA 14.4 Maior detalhe da cifose.

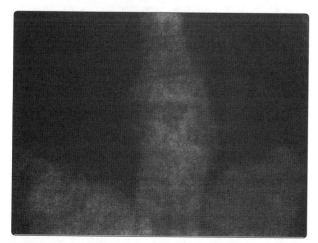

FIGURA 14.5 Abscesso paravertebral tuberculoso.

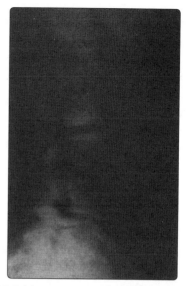

FIGURA 14.6 Início no disco intervertebral do processo específico.

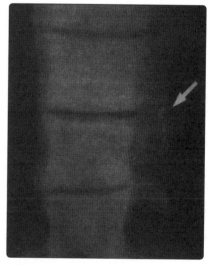

FIGURA 14.7 Aspecto típico do abscesso paravertebral do mal de Pott.

Turgut[31] relata que 694 pacientes com tuberculose da coluna, de localização preferencial na coluna torácica, apresentaram os seguintes sintomas: fraqueza nas pernas (69%), giba (46%), dor (21%) e massa palpável (10%). Desse total de casos houve 2% de casos de paraplegia que necessitaram de intervenção cirúrgica de urgência, com 10 óbitos (sendo 2 intraoperatórios).

Na tuberculose vertebral, a coluna dorsal é a mais frequentemente acometida, vindo logo a seguir a localização do processo na coluna lombar.

A gibosidade pode atingir graus variáveis, desde uma condição mínima até uma condição máxima de angulação de praticamente 90°. Assim, as manifestações clínicas variam de acordo com a sua localização.

Na coluna cervical, podem traduzir-se por um quadro de torcicolo; há rigidez da coluna cervical com maior

Enfermidades da coluna vertebral

ou menor desvio lateral e, por vezes, mesmo em flexão. Bhojraj et al.[34] descreveram 25 casos de tuberculose na junção craniocervical. Desses, 16 casos foram tratados conservadoramente e 9 com cirurgia, com boa evolução em 12 anos de acompanhamento.

Na coluna dorsal, é a gibosidade que mais chama a atenção. Na lombar, a acentuação da lordose ou a retificação desse segmento da coluna pode indicar a tuberculose localizada nos corpos vertebrais da região.

Paraplegia

A paraplegia na tuberculose da coluna vertebral ocorre em 8 a 11% dos casos, sendo causada pela lesão da coluna dorsal. Lesão abaixo de L1 geralmente não se complica em paraplegia; quando a lesão acha-se localizada na coluna cervical, pode acarretar tetraplegia.[35]

Diagnóstico

Geralmente, existe um rastro para confirmação do diagnóstico, que varia em média de 7 meses a 1 ano.

Os exames laboratoriais da rotina pouco podem auxiliar no diagnóstico de certeza de tuberculose, quando analisados juntamente com os dados clínicos.

A prática dos testes cutâneos, especialmente do PPD, é uma conduta útil e oferece ajuda importante.

Essa prova para o paciente com tuberculose da coluna vertebral mostra sua resistência.

Nos casos de tuberculose pulmonar, osteoarticular, ou de qualquer outro sistema ou órgão, normalmente o resultado é positivo forte; porém, uma resposta negativa não afasta o diagnóstico e, em caso de dúvida, afastadas outras patologias, torna-se válido o teste terapêutico com tuberculostáticos.

Exame radiológico

O exame radiológico simples serve como meio de diagnóstico e para o acompanhamento da evolução do processo. As radiografias devem ser feitas de toda a coluna, assim como de possíveis focos primários (pulmões, rins, etc.) Moore e Rafii[36] afirmam que os diagnósticos de tuberculose na coluna são feitos quando o médico pensa nessa possibilidade, em países onde ela é endêmica e em pacientes com condições precárias de saúde.

As alterações radiológicas iniciais passam facilmente despercebidas.

Segundo Resnick e Niwayama,[9] a lesão tuberculosa sempre se localiza no corpo vertebral, no qual se inicia, antes de atingir o arco posterior, ou no espaço intervertebral, e esse dado já serve para o diagnóstico diferencial com os tumores que respeitam o disco, mas não o arco posterior.

A lesão tuberculosa pode ter seu início no centro do corpo vertebral ou em um dos seus bordos.

À medida que vai progredindo, invade o espaço vertebral, destrói o disco, propagando-se à vértebra adjacente, sempre respeitando o arco posterior e as articulações interapofisárias.

A rigidez da coluna é decorrente da contração dos músculos da região lombar, como forma de defesa. Os discos ficam com altura diminuída. Nos corpos vertebrais, observa-se a seguinte sucessão de fatos:

- perda de nitidez, com esfumaçamento dos contornos das vértebras osteoporóticas sem processo produtivo de osso;
- erosão simples do corpo vertebral;
- aspecto "roído de traças", com descalcificação típica, circundando a lesão. A presença de halos de condensação, limitando a erosão, afasta o diagnóstico de lesão óssea e sugere o de "epifisite de crescimento" de Scheuermann ou da forma erosiva de discartrose;
- formação de geodos intrassomáticos, verdadeiras "cavidades"; traduz a osteólise sem que haja reação por parte do osso destruído, por vezes, mesmo com "microssequestros" em seu interior (Figuras 14.5 e 14.6);
- deformidade das vértebras em cunha, nas formas evolutivas, quando não é feito o tratamento no início, em consequência da ação da força da gravidade sobre as vértebras descalcificadas (ulceração por compressão). Como resultado desse fenômeno, tem-se a cifose angular da coluna lombar. Se a destruição for predominantemente unilateral, haverá uma cifoescoliose. A presença, por vezes, de uma zona clara entre as vértebras destruídas e anguladas, de bordas irregulares, com ou sem sequestros, firma a natureza bacilar da espondilite evolutiva e em atividade;
- se a lesão tende para a cura, surgem sinais de remineralização do corpo vertebral, com o desaparecimento do espaço claro intersomático, constituindo assim a chamada "sinostose". A radiografia simples não permite assegurar se esta sinostose é real ou aparente. Somente a tomografia atestará se existem ou não cavidades interpostas nesse bloqueio dos corpos vertebrais;
- deformidade do corpo vertebral em forma de lente bicôncava, conservando o espaço discal. Diagnóstico diferencial com osteoporose senil ou metástase;
- achatamento do corpo vertebral formando uma lâmina;
- acunhamento da vértebra de base posterior com inclinação anterior dos corpos vertebrais subjacentes. Os ângulos anteriores das vértebras vizinhas entram em contato e mostram início de erosão; os discos começam a ser invadidos progressivamente;
- desaparecimento total do corpo vertebral, com bloqueio e sinostose dos corpos vertebrais, conformando aparentemente uma só vértebra de aspecto romboide, acompanhado de cifose angular. Ante a acentuada cifose, devem ser observados detidamente os pedículos e as costelas. A destruição e lise do corpo vertebral é total, mas há per-

sistência do arco posterior, formando o ângulo da cifose de modo que, ao contarem-se os corpos vertebrais que se fundiram, surgem três pedículos e arcos posteriores.

Sinais vertebrais ou de partes moles
Imagem de abscesso (Figuras 14.8 e 14.9)
O exame radiológico das partes moles circundantes da raque, buscando o abscesso, é o fato patognomônico primordial no diagnóstico de tuberculose da coluna vertebral, porém pode ocorrer em outras etiologias de osteomielite, como já visto no capítulo anterior.

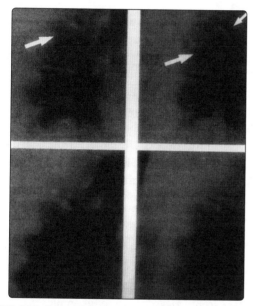

FIGURA 14.8 Tuberculose da coluna dorsal. Lesões líticas de vários corpos vertebrais, com discreto grau de esclerose marginal, o que não é de todo incomum. É importante observar a situação das lesões próximas à superfície articular dos corpos vertebrais, destruindo-a, com consequente redução dos espaços discais.

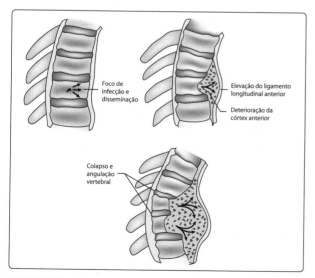

FIGURA 14.9 Quadro esquemático de formação do abscesso paravertebral.

A presença do abscesso indica que a osteomielite tuberculosa já tem de 1 a 2 anos de evolução; a ausência do abscesso é constante nos períodos iniciais da enfermidade e não afasta a etiologia tuberculosa.

A imagem radiológica de abscesso na coluna dorsal geralmente tem aspecto fusiforme, com bordos nítidos, localizados em ambos os lados dos corpos vertebrais lesados, com densidade aumentada das partes moles. Por vezes, o aspecto do abscesso pode ser arredondado, lembrando ninhos de pombos.

Na coluna lombar, o abscesso ossifluente invade o psoas por dentro; em outras vezes, por conseguinte, atingindo a sua bainha; radiologicamente, pode ser visto como um borramento do bordo muscular ou desvio lateral dele.

Jain et al.,[37] ortopedista de Nova Délhi, na Índia, onde a tuberculose é endêmica, analisaram 60 casos graves de tuberculose na coluna vertebral comparando os achados na radiografia simples e na ressonância magnética e afirmaram que esta última mostra o envolvimento de um ou de ambos os pedículos das vértebras em 90% dos casos, além do corpo vertebral. Os autores afirmam que a ressonância mostra 60% a mais de dados que a radiografia simples, principalmente as alterações de medula, mielite/edema, que desaparecem com o tratamento e com a melhora dos sintomas neurológicos. A presença de mielomalacia da medula é mau prognóstico cirúrgico e de recuperação.

Diagnóstico diferencial
O diagnóstico diferencial, por meio do estudo radiológico das lesões congênitas da coluna, é muitas vezes difícil de se fazer com as lesões tuberculosas.

Outro diagnóstico diferencial com as lesões produzidas por germes piogênicos: estafilococos, estreptococos, salmonelas, etc.

Ainda radiologicamente, as lesões tuberculosas devem ser diferenciadas também das lesões de distrofia (p.ex., doença de Morquio) e das lesões de displasia, bem como de neoplasias primitivas e secundárias (metástases), mieloma solitário ou múltiplo, linfomas e de granuloma eosinófilo.

O diagnóstico diferencial deve ser feito com a espondilite ancilosante, pois em até 5% os casos de tuberculose só acometem as sacroilíacas.

Tratamento médico-cirúrgico
Segundo Turgut,[31] a cirurgia descompressiva do abscesso paraespinhal e a quimioterapia com drogas antituberculosas continuam sendo a melhor forma de tratamento da doença de Pott. Em 694 casos de tuberculose da coluna vertebral desse autor, a cirurgia de descompressão de emergência, em 414 pacientes, causou 2% de óbitos (10 pacientes).

O sucesso da terapêutica depende do estágio em que se encontra a lesão. Os resultados serão melhores quanto mais precoce a terapia for instituída, com recuperação da função e ausência de sequelas.

O tratamento engloba uma série de medidas que basicamente incluem repouso, quimioterapia e cirurgia.

Quimioterapia

Houve grande evolução no tratamento da tuberculose da coluna. O tratamento conservador tem o inconveniente de manter a cifose e/ou permitir o aparecimento da paraplegia da cicatrização.

O tratamento medicamentoso da tuberculose óssea e da coluna está sendo padronizado no mundo todo e inclui quatro drogas principais: hidrazida do ácido isonicotínico, rifampicina, pirazinamida e etambutol. Vincent et al.[5] sugerem as seguintes dosagens.

A isoniazida é usada na dose de 10 a 15 mg/dia, em dose única. Crianças: a dose é de 5 mg/kg/dia. Deve ser usada com piridoxina.

Com a hidrazida usada no Brasil, deve-se ter cuidado em pacientes que têm convulsões, pois ela interfere no metabolismo dos hidantoinatos. É metabolizada no fígado e eliminada pelos rins.

A rifampicina deve ser tomada em dose única, adultos 10 mg/kg, crianças 10 a 20 mg/kg. É eliminada pelos rins, e o seu custo é alto.

A pirazinamida, comercializada com esse nome, deve ser dada na base de 20 mg/dia, também em dose única, para adultos somente. Traz o inconveniente de influir no metabolismo do ácido úrico, podendo precipitar ataques agudos de gota.

O etambutol deve ser dado na dose de 1.200 mg/dia, em jejum e dose única, no lugar de pirazinamida.

A rifampicina e a isoniazida devem ser administrada por 6 meses, o etambutol e a pirazinamida, por 4 meses. A estreptomicina na dosagem de 0,75 g/dia pode estar associada a esse esquema.

Como se percebe, os medicamentos são dados em dose única (dois em jejum), para que se atinja um "pico" hematogênico, cujo efeito bacteriostático e bacteriogênico já ficou comprovado ser mais eficiente.

Upadhyay et al.,[38] de Hong Kong, herdeiros do professor Hodgson,[12] fazem um relato de 114 pacientes acompanhados prospectivamente por um período médio de 14,6 anos após a ressecção cirúrgica da reconstrução da lesão, por artrodese anterior com enxerto ósseo, e que receberam os seguintes esquemas terapêuticos durante 6,9 e 18 meses: o grupo A recebeu durante 6 a 9 meses estreptomicina, rifampicina, e isoniazida. A estreptomicina foi dada nos primeiros 3 meses, e as outras duas drogas continuaram por 6 a 9 meses. O grupo B recebeu 18 meses da medicação estreptomicina (primeiros 3 meses), ácido

para-aminossalicílico de sódio (PAS) ionizada. Os autores concluem que, estatisticamente, não houve diferenças entre os dois grupos.

Espinal et al.[39] fizeram um trabalho para a OMS mostrando como está aumentando a resistência do bacilo a esse esquema de multidrogas em todo o mundo. De 1996 a 1999, os casos novos de tuberculose já apresentam a resistência a pelo menos um desses medicamentos, variando de 1,7% dos pacientes no Uruguai a 36,9% na Estônia (média mundial de 10,7% dos pacientes).

Cirurgia

Atualmente, as expectativas têm mostrado que o tratamento deve ser o mais conservador possível, só se indicando cirurgia em condições especiais (correção de deformidades, complicações neurológicas, etc.).

Trabalhos comparativos entre os pacientes submetidos à intervenção cirúrgica imediata, como debridamento de abscesso e fusão espinhal, seguida por um período prolongado em gesso, e os tratados somente com drogas, repouso breve (60 dias) no leito e sem gesso têm mostrado resultados semelhantes, em alguns casos favorecendo o grupo submetido ao tratamento conservador.

Tratamento cirúrgico foi preconizado por Hodgson[12] em 1955; abertura por via anterior, com drenagem do abscesso, remoção do osso comprometido até deixar o tecido sadio, fazendo enxerto ósseo anterior, evitando a cifose acentuada. O aparelho distrator é usado nos casos de cifoses acentuadas, de origem tuberculosa.

Chanal e Pyoti[40] observaram 80 pacientes operados no seu serviço na Índia (sendo 8 na cervical, 54 na dorsal e 18 na lombar). A causa da indicação cirúrgica foi tetra ou paraplegia em 25 pacientes (35%); abscesso no psoas em 12 (15%); abscesso paravertebral em 22 (28,7%); cifose acentuada em 5 (6,3%); exploração diagnóstica em 6 (7,5%); e outras razões em 6 (7,5%). Os autores fizeram drenagem do abscesso e fusão anterior nesses 80 pacientes. Houve complicações cirúrgicas em 7 casos (8,75%). Em 72 pacientes (90%), a fusão ficou adequada. De 25 paraplégicos, 22 tiveram recuperação motora. Todos os 3 tetraparéticos, com lesão cervical, tiveram total recuperação.

Pathasarathy et al.,[41] da Índia, dividiram os pacientes com tuberculose na coluna vertebral em três grupos: grupo A, com 76 pacientes, fez a ressecção radical anterior da massa tuberculosa mais enxerto ósseo e mais 6 meses de isoniazida e rifampicina; grupo B, com 78 pacientes, tomou a mesma medicação, por 6 meses, sem cirurgia; grupo C, com 78 pacientes, tomou só a medicação durante 9 meses sem cirurgia. Os três grupos foram avaliados durante 10 anos, constatando-se depois de 90% do grupo A, 94% do B e 99% do C estavam bem. Nos pacientes com menos de 15 anos do grupo B, que tinham uma cifose de mais de 30°, houve piora da deformidade.

Referências bibliográficas

1. Gerszten PC, Gerszten E, Allison MJ. Diseases of spine in South American mummies. Neurosurgery. 2001;48(1):208-13.
2. Brown R, Hussain M, McHugh K, Novelli V, Jones D. Discites in young children. J Bone Joint Surg Br. 2001;83(1):106-11.
3. Peruzzi P, Rousseaux P, Scherpereel B, Bernard MH, Bazin A, Baudrillard JC, et al. Spondylodiscitis after surgery of limbar disk hernia. Apropos of 12 cases in 1796 operations. Neurochirurgie. 1988;34(6):394-400.
4. Calvo JM, Ramos JL, Garcia F, Bureo JC, Bureo P, Perez M. Pyogenic and non-pyogenic vertebral osteomyelitis: descriptive and comparative study of a series of 40 cases. Enferm Infecc Microbiol Clin. 2000;18(9):452-6.
5. Vincent KA, Benson DR. Differential diagnosis and conservative treatment of infectious diseases in the adult spine. J.W. Frymoyer (ed.). New York: Raven; 1991.
6. Hidalgo-Ovejero AM, Otermin I, Garcia-Mata S. Pyogenic vertebral osteomyelitis. J Bone Joint Surg Am. 1998;80(5):764.
7. Touchard P, Chouc PY, Fulpin J, Jeandel K. HIV infection manifesting as a pneumococcal spondylodiscites. Med Trop (Mars). 1996;56(3):275-8.
8. Liebergall M, Chaimsky G, Lowe J, Robin GC, Floman Y. Pyogenic vertebral osteomyelitis with paralysis. Prognosis and treatment. Clin Orthop. 1991;(269):142-50.
9. Resnick D, Niwayama G. Diagnosis of bone and joint disorders. Philadelphia: Saunders; 1997.
10. Lehovky J. Pyogenic vertebral osteomyelitis/disc infection. Baillieres Best Pract Res Clin Rheumatol. 1999;13(1):59-75.
11. Norris SH, Ehrich E, Mckusick K. An experimental model of disc space infection and its early diagnosis by gallium scanning. Br J Radiolog. 1979;52:250-5.
12. Hodgson AR. Infectious diseases of the spine: In: Herkowitz HN, Rorhman RH, Simeone E. The spine. 4.ed. Philadelphia: Saunders; 1999.
13. Gageon J, Seignon B. Les spondylodiscites bactereannes: problèmes diagnostiques. Rev Rhumat. 1981;48:46-52.
14. Williams RL, Fukui MB, Meltzer CC, Swarnkar A, Johnson DW, Welch W. Fungal spinal osteomyelitis in the immunocompromised patient: MR findings in three cases. Am J Neuroradiol. 1999;20(3):381-5.
15. Cusmano F, Calabrese G, Bassi S, Branislav S, Bassi P. Radiologic diagnosis of spondylodiscite: role of magnetic resonance. Radiol Med (Torino). 2000;100(3):112-9.
16. Colmenero JD, Jimenez-Mejias ME, Sanches-Lora FJ, Reguera JM, Palomino-Nicas J, Martos F, et al. Pyogenic, tuberculous, and brucellar vertebral osteomyelitis: a descriptive and comparative study of 219 cases. Ann Rheum Dis. 1997;56(12):709-15.
17. Mignone S, Assis L. Actinomicose da vértebra torácica. Arq Neuro Psych. 1946;4:21-9.
18. Saccente M, Abernathy RS, Pappas PG, Shah HR, Bradsher RW. Vertebral blastomycosis with paravertebral abscess: report of eight cases and review of the literature. Clin Infect Dis. 1998;26(2):413-8.
19. Olson EM, Duberg AC, Herron LD, Kissel E, Smilovirz D. Coccidioidal spondylitis: MR findings in 15 patients. Am J Roentgenol. 1998;171(3):785-9.
20. Turgut M. Hydatid disease of the spine: a survey study from Turkey. Infection. 1997;25(4):221-6.
21. Stump D, Spock A, Grossman H. Vertebral sarcoidosis in adolescents. Radiology. 1976;121(1):153-5.
22. Fujiwara K, Owaki H, Fujimoto M, Yonenobu K, Ochi T. A long-term follow-up study of cervical lesions in rheumatoid arthritis. J Spinal Disord. 2000;13(6):519-26.
23. Riew KD, Hilibrand AS, Palumbo MA, Sethi N, Bohlman HH. Diagnosing basilar invagination in the rheumatoid patient. The reliability of radiographic criteria. J Bone Joint Surg Am. 2001;83(2):194-200.
24. Matsunaga S, Ijiri K, Koga H. Results of a longer than 10-year follow-up of patients with rheumatoid arthritis treated by occipitocervical fusion. Spine. 2000;25(14):1749-53.
25. Frenay J, Lambooy N. Cauda equina syndrome following spondylolisthesis by low lumbar involvement of chronic rheumatoid arthritis. Neurochirurgie. 1974;20(5):431-40.
26. Barrett K, Miller ML, Wilson JT. Tophaceous gout of the spine mimicking epidural infection: case report and review of the literature. Neurosurgery. 2001;48(5):1170-2.
27. Ward M, Cure J, Schabel S, Smith EA, Schumacher HR Jr, Silver RM. Symptomatic spinal calcinosis in systemic sclerosis (scleroderma). Arthritis Rheum. 1997;40(10):1892-5.
28. Davies PD. Tuberculosis: the global epidemic. J Indian Med Assoc. 2000;98(3):100-2.
29. Chaimowicz E. Age transition of tuberculosis incidence and mortality in Brazil. Rev Saude Publica. 2001;35(1):81-7.
30. Antunes JL, Waldman EA. The impact of aids, immigration and housing overcrowding on tuberculosis death in São Paulo, Brazil, 1994-1998. Soc Sci Med. 2001;52(7): 1071-80.
31. Turgut M. Spinal tuberculosis (Pott's disease): its clinical presentation, surgical management, and outcome. A survey study on 694 patients. Neurosurg Rev. 2001;24(1):8-13.
32. Rose RE, Handa R. Treatment of spinal tuberculosis by decompression and anterior spinal fusion. Case report and review of the literature. West J. 1994;43(1):23-5.
33. Mijiyawa M, Oniankitan O, Kolani B, Koriko T. Low back pain in hospital outpatients in Lome (Togo). Joint Bone Spine. 2000;67(6):533-8.
34. Bhojraj SY, Shetty N, Shah PJ. Tuberculosis of the craniocervical junction. J Bone Joint Surg Br. 2001;83(2):222-5.
35. Kooli H, Marreckchi M, Tiss M, Kooli M, Hajri H, Najeh D, et al. Cold parapharyngeal abscess in spondylodiscites. Presse Med. 2001;30(1):19-21.
36. Moore SL, Rafii M. Imaging of musculoskeletal and spinal tuberculosis. Radiol Clin North Am. 2001;39(2):329-42.
37. Jain AK, Jena A, Dhammi IK. Correlation of clinical course with magnetic resonance imaging in tuberculous myelopathy. Neurol India. 2000;48(2):132-9.
38. Upadhyay SS, Saji MJ, Yau AC. Duration of antituberculosis chemotherapy in conjunction with radical surgery in the management of spinal tuberculosis. Spine. 1996;21(16): 1898-903.
39. Espinal MA, Laszlo A, Simonsen L, Boulahbal F, Kim SJ, Reniero A, et al. Global trends in resistance to antituberculosis drugs. World Health Organization-International Union

against Tuberculosis and Lung Disease Working Group on Anti-Tuberculosis Drug Resistance Surveillance. N Engl J Med. 2001;344(17):1294-303.

40. Chanal AS, Pyoti SE. The radical treatment of tuberculosis of the spine. Int Orthop (Sicot). 1980;4:93-101.

41. Parthasarathy R, Sriram K, Santha T, Prabhakar R, Somasundaram PR, Sivasubramanian S. Short-course chemontherapy for tuberculosis of the spine. A comparison between ambulant treatment and radical surgery-ten-year report. J Bones Joint Surg Br. 1999;81(3):464-7.

CAPÍTULO 15

Doenças metabólicas da coluna vertebral

INFORMAÇÕES SOBRE O OSSO

Apesar de sua aparência estática, o osso encontra-se em contínuo processo de absorção e formação de células, o que é chamado remodelação óssea ou *turnover*. Para tal, as células mantêm, ao longo de quase toda a vida, uma capacidade embrionária de diferenciação, o que é assegurado pela permanência durante a fase adulta de um conjunto embrionário de enzimas, denominado BMP (*bone morphogenetic protein*). Ao BMP também está diretamente relacionada a velocidade de formação e reabsorção óssea (*turnover)*, que diminui com a idade.[1]

Existem duas células que regulam o sistema de ativação--reabsorção e formação óssea em constante atividade. São o osteoclasto e o osteoblasto, ambos derivados de uma célula embrionária totipotencial chamada osteócito. O esqueleto é um sistema sujeito a microfratura, ações mecânicas de desgaste por meio dos músculos, exercícios, acidentes, etc. O sistema ósseo consegue por intermédio de um complexo mecanismo, ainda não elucidado, transformar células totipotenciais mesenquimais, de linhagem hematopoética, em osteócito que gera a célula osteoblasto (formadora de osso) e osteoclasto (destruidora de osso). A ação é coordenada pelas células da linhagem hematológica, mononucleares, do tipo monócito (macrófago-linfócito), que podem ser estimuladas por grande quantidade de substâncias; cininas (endotoxinas), interleucina-1,6-tiroxina, prostaglandinas, vitamina D, paratormônio (PTH), linfocinas, citoquinas, fator necrosante do tumor, interferon, etc.

A remodelação ou *turnover* é a constante troca das células mais velhas por osso mais novo. É um mecanismo contínuo e dinâmico; a formação ocorre por ação do osteoblasto, e a substituição (reabsorção) pelo osteoclasto.

O volume dessas células corresponde à pequena fração (menos de 1%) do tecido ósseo. Os fatores que influenciam a sua função não serão objeto desta revisão.[2]

O tecido ósseo é constituído por uma matriz extracelular e contém 35% de componentes orgânicos e 65% de inorgânicos. O componente orgânico é 90% constituído por uma única proteína, o colágeno. Outras proteínas, polissacarídios, lipídios, etc. participam com o colágeno da perda da massa óssea. Isso, como será visto, pode ser medido pelos marcadores ósseos.

No componente mineral, o maior e mais importante constituinte do osso é formado por cálcio e fosfato, além de grande número de outros íons.

Deve-se lembrar que o osso é um "depósito" de cálcio para o organismo. O cálcio, em forma de íon, é importante em vários processos biológicos ligados a contração muscular, coagulação, atividade neurológica, etc.[1]

A composição do osso é formada de um elemento mineral e um orgânico; o componente mineral corresponde a 50% do peso do osso, o componente orgânico corresponde a 25%, e os 25% restantes são constituídos por água. O componente orgânico formado por fibras do colágeno tem incluídos em sua estrutura os componentes minerais cristalinos do osso em uma forma ligada a uma estrutura gelatinosa de mucopolissacarídios, que se constituem na matriz óssea. As fibras do colágeno do osso são fibrosas, ricas em glicínia, prolina e hidroxiprolina e têm capacidade de calcificação. Essa substância colagenosa-mineral denominada matriz óssea tem certa semelhança com outros tecidos conjuntivos formados de polímeros de hexamina e ácido glucurônico que ficam em combinação com uma mucoproteína, formando o que se chama de mucopolissacarídios. Quando essa matriz está despolimerizada, ou seja, há uma separação dos elementos constituintes por ação de alguma enzima ou hormônio, a matriz fica com aspecto menos denso e mais frágil.

Existem dois tipos de ossos formados pelas mesmas matérias e células anteriormente referidas que têm só uma diferenciação na direção da fibras do colágeno no chamado osso compacto. Essas fibras são lameladas, colocadas em formas concêntricas de anéis que constituem o chamado osso compacto, duro, que forma os ossos dos membros inferiores e superiores do organismo. Existe, entretanto, um outro tipo de osso em que essas fibras colagenosas se dispõem de forma trabecular, formando um osso mais poroso, chamado de osso esponjoso, que tem no seu interior tecido hematopoético ou gorduroso. No tecido ósseo compacto, esse tecido hematopoético fica localizado no interior da estrutura óssea no canal medular do osso.[3]

Na coluna, a vértebra é um exemplo de osso esponjoso trabecular, com tecido hematopoiético no seu interior. É essa estrutura que sofrerá as alterações que serão estudadas em seguida.

Metabolismo do cálcio

O esqueleto contém 99% de todo o cálcio do organismo. O 1% restante, contudo, tem importância vital para o indivíduo, sendo o íon cálcio imprescindível nos processos de coagulação, contração muscular e equilíbrio acidobásico. Para tanto, a calcemia é mantida, no adulto, entre 9 e 11 mg%, por meio de um delicado mecanismo de homeostase, no qual entram, primordialmente, a vitamina D, o PTH e a calcitonina.

Em situações em que a oferta de cálcio iônico ou ionizável aos fluidos orgânicos for inferior à demanda vital, o organismo lançará mão de seu reservatório maior, o osso, mesmo em detrimento da função de resistência e sustentação. Uma oferta cronicamente deficiente de cálcio às funções que dele necessitem implicará a sua retirada do esqueleto, mediada pelo PTH, provocando descalcificação e fragilizando o osso.

A perda de mineral ósseo segue diversos mecanismos, a maioria dos quais ainda pouco compreendido, mas conforme visto na introdução, a perda de cálcio forma uma desmineralização da matriz óssea que induz a uma série de doenças conhecidas como osteomalacia ou raquitismo, trazendo, por isso, alterações na cartilagem epifisária e atrasando a ossificação endocondral, que está relacionada com o metabolismo da vitamina D nas crianças.

A massa óssea da pessoa adulta compreende a totalidade do osso, que inclui o cálcio, a densidade mineral óssea e também os componentes celulares da matriz. Por isso, a definição da Organização Mundial da Saúde (OMS) de osteoporose contém o termo osteopenia, que é a perda de massa óssea que antecede a osteoporose e que não tem a ver exclusivamente com o conteúdo de cálcio do organismo, além de poder ocorrer em crianças portadoras de escoliose.[4]

O termo osteomalacia, usado como perda de cálcio para adulto, é encontrado na síndrome de mal absorção, em doenças hepáticas, doenças renais e algumas doenças genéticas. Neste capítulo, não se estuda o problema ligado à osteomalacia.

A perda de massa óssea começa aos 40 anos, tornando-se mais intensa nas mulheres após a menopausa (Figura 15.1).

Ação do paratormônio (PTH)

Secretado pelas glândulas paratireoides, é regulado em *feedback* pela calcemia e, talvez, pela magnesemia. Atua, principalmente, no osso, dele tirando cálcio e, em menor grau, no túbulo renal, retendo cálcio. Atua também na absorção intestinal de cálcio, potencializando a ação da vitamina D. Em resumo, é um agente hipercalcemiante, tendo sua secreção aumentada em condições que propiciem a indução da hipocalcemia. O PTH é considerado, atualmente, o principal implicado na produção de osteoporose, bem com de outros estudos osteopênicos.[5]

Ação da vitamina D

É outro importante regulador do metabolismo ósseo. Deriva do colesterol pela ação da irradiação ultravioleta.

A pessoa idosa tende a ter um nível menor de ação do tipo vitamina D. A explicação, mais uma vez, parece ser multifatorial: imobilismo, com menor exposição aos raios solares; diminuição do conteúdo alimentar de vitamina D e colesterol; insuficiência progressiva na hidroxilação renal da vitamina D.

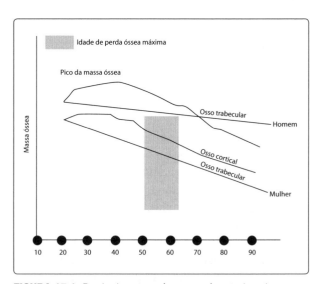

FIGURA 15.1 Perda da massa óssea, na área trabecular e compacta, no decorrer da idade, compreendendo homem e mulher. O pico de massa óssea é a maior quantidade de osso, e a zona escura é o período de maior perda natural de massa óssea.

Ação do estrogênio – perda de massa óssea

As perdas ósseas médias anuais na mulher menopausada são de 1 a 2% de toda a massa do esqueleto e no homem são de 0,2 a 0,5%. O índice de perdas ósseas logo no início da menopausa é mais alto e pode manter-se em determinado nível, mas poderá elevar-se a partir dos 70 anos. Há mulheres que perdem de 3 a 5% do total da massa óssea nos 5 a 8 primeiros anos da menopausa e são chamadas de perdas rápidas; são 4,4 kg mais magras e têm um fator de risco de apresentarem fraturas três vezes maior do que as mulheres de perdas normais. O estrogênio (estradiol) tem ação bem definida na preservação e na perda da massa óssea da mulher, apesar de ter sido ensaiada uma teoria de que isso, eventualmente, ocorreria também no homem. Szulc et al.[6] estudaram 596 homens de 51 a 85 anos, em que determinaram a densidade mineral óssea (BMD, em inglês) e mais testosterona, estradiol total (17 betaE[7]), estradiol bioequivalente (bio-17 betaE[7]), androstenediona, e a globulina ligada ao hormônio sexual. Concluíram que o baixo nível de bio-17 betaE[7] está associado com alto *turnover* ósseo e baixa BMD. Esse estudo mostrou que a queda progressiva de bio-17 betaE[7] com a idade aumenta o *turnover* ósseo e o risco de surgir a osteoporose no homem. Os androgênios têm ação semelhante.

OSTEOPOROSE DA COLUNA VERTEBRAL

A osteoporose, como já visto, ocorre no osso esponjoso trabecular, sendo o colo do fêmur e o corpo vertebral os dois locais mais atingidos por essa patologia. Interessa estudar especificamente a osteoporose da coluna vertebral.

Definição

A osteoporose é uma doença sistêmica (de todo o esqueleto), que é caracterizada pela perda da massa óssea e a alteração da microarquitetura, mas também do osso compacto, com consequente aumento da fragilidade óssea e da suscetibilidade a fraturas.[8]

A osteoporose por si só é assintomática, portanto só causa dores quando surge a fratura.

Epidemiologia

A osteoporose é o maior problema de saúde pública em evolução em todo o mundo. Estima-se que afete 75 milhões de pessoas nos EUA, na Europa e no Japão, ou seja, 1 mulher em cada 3 menopausadas tem osteoporose, assim como a maioria dos idosos de ambos os sexos.[9]

Na Inglaterra, 14% da população de mulheres brancas, com 50 anos ou mais de idade, até o fim da vida está sujeita a ter uma fratura de fêmur; 11% dessa população poderá ter uma fratura vertebral grave e 13%, uma fratura osteoporótica no rádio. Ou seja, admitindo-se que não haja eventos múltiplos, quase 40% da população feminina corre o risco de ter uma fratura decorrente da osteoporose (Figura 15.2).

As mulheres brancas americanas, na mesma faixa etária até o final de seus dias, podem ter 17,5% de fraturas do fêmur; 15,6%, da vértebra; e 16%, do rádio. Essas fraturas ocorrem na proporção de 49% nas mulheres e 13% nos homens.[2]

Somente nos EUA, o total aproximado de fraturas osteoporóticas chega a 1,3 milhão, a um custo aproximado de 15 bilhões de dólares anuais. O mais grave é que, dos 250 mil pacientes com fratura do colo do fêmur, 10 a 20% tiveram o seu índice de mortalidade aumentado em razão das doenças relacionadas à fratura, 33% desses portadores de fratura de fêmur passam a ter uma vida limitada e 19% ficam com incapacidade total e precisam estar em casa com cuidados constantes. Portanto, somente 28 a 35% dos idosos com fraturas osteoporóticas do fêmur voltam a ter uma vida normal.

A osteoporose ocorre em todos os países e populações do mundo. Entretanto, a incidência de fraturas difere acentuadamente entre as várias populações e os grupos étnicos. As fraturas são mais frequentes entre brancos e asiáticos e menos frequentes entre negros.

Estudos epidemiológicos (EPIDO e MEDOS) têm demonstrado que há diferenças de até 30 vezes na incidência das fraturas dos diversos ossos entre os países e de até 7 vezes de diferença entre cidades de um mesmo país. As maiores incidências estão na Escandinávia, na Nova Zelândia e nos EUA. Os países de incidência intermediária são Inglaterra, países do Mediterrâneo e os países asiáticos. As incidências menores estão nos países da região sul da África.[10]

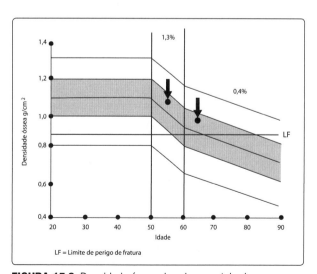

FIGURA 15.2 Densidade óssea da coluna vertebral, nas vértebras L2 até L4 de mulheres. Verificar que, de 50 a 60 anos, a perda de massa óssea é de 1,3% ao ano, o que é muito, e depois passa para 0,4% ao ano. A linha horizontal é o limite de fragilidade do osso, com perigo de fratura.

Verifica-se que há significativo aumento da incidência de fraturas ajustada à idade nos últimos 40 a 50 anos em vários países. Poucas registraram queda ou manutenção dos mesmos índices. Há fortes indícios de que as fraturas osteoporóticas incidem mais na população urbana, talvez em razão de diminuição de atividades físicas e alterações nos hábitos alimentares.

Cooper et al.,[11] epidemiologistas, fizeram um estudo prospectivo 1990-2050. O número de fraturas osteoporóticas do colo do fêmur, como visto a mais grave, somou, em 1990, cerca de 1,66 milhão, e passará para 6,26 milhões no ano 2050. A metade dessas fraturas (49,5%) ocorre na América do Norte e na Europa. Com o aumento da longevidade da população dos países subdesenvolvidos, até 2050 haverá um aumento das fraturas na América Latina e na Ásia, que juntas terão 63,6% das 6,26 milhões de fraturas previstas – a América do Norte e a Europa terão 24,9% do total.

A América Latina, nessa avaliação de 1990, compreendia 125 milhões de pessoas com mais de 35 anos e apresentava 97 mil fraturas (sendo que metade da população e das fraturas correspondia ao Brasil). Pela previsão dos epidemiologistas, a América Latina (50% representada pelo Brasil) terá um aumento de 7,1% do total das fraturas de 1990 para 12,5% no ano 2050. Os autores preveem a existência de uma população de 336 milhões de pessoas acima de 35 anos, com a possibilidade de surgirem 320.500 fraturas (50% correspondendo ao Brasil, portanto, 160.250 fraturas osteoporóticas do colo do fêmur).

Durante a vida, o risco de fratura na mulher é maior do que a soma de todos os riscos de câncer de mama, endométrio e ovário.

Para o homem, o risco de ter uma fratura do colo do fêmur é maior do que o risco de ter câncer de próstata.

Em relação à fratura da vértebra, existem muitos pontos controvertidos, pois existem várias deformidades que já ocorreram por fraturas osteoporóticas silenciosas ou não, que podem ser identificadas por radiografia simples de perfil da coluna dorsal e que não têm correspondente ressunção na densitometria e, o que é pior, já se constatou que essas mulheres terão outras fraturas, como afirmam os autores de The Study of Osteoporotic Fractures Research Group da Universidade da Califórnia, em São Francisco.[12]

Quadro clínico

Em muitos pacientes, intensa osteoporose é descoberta ao se examinar uma radiografia rotineira da coluna, e a sintomatologia se revela desproporcional, sendo praticamente assintomática. Há casos em que, associadas a essa osteoporose, surgem dores, deformidades, fraturas e dificuldade em andar.

Existem alguns sinais considerados fatores de risco da osteoporose na mulher:

- caucasianas;
- baixa e magra;
- não toma leite (um copo por dia) há anos;
- só come comida vegetariana;
- não pratica exercícios físicos;
- nunca toma sol;
- quando jovem, nunca fez ginástica;
- tem na família mãe, tia ou irmã com osteoporose;
- já foi submetida à radioterapia alguma vez;
- sofre de asma (bronquite), artrite, alergia;
- toma cortisona com frequência;
- fuma muito (mais de um maço por dia);
- toma muito café (mais de quatro xícaras por dia);
- toma álcool (mais de quatro doses por dia);
- menopausa antes dos 35 anos;
- teve o útero operado;
- faz tratamento de tireoide.

Dor

A dor originária de osteoporose é ainda muito controvertida, pois a vértebra é enervada por fibras não mielinizadas que não causariam dor, mas o periósteo é que tem inervações capsuladas que poderiam conduzir a estímulos dolorosos. Injeções salinas no periósteo superficial podem produzir dor intensa metamérica, mas o periósteo profundo não é tão sensível. A mesma injeção salina feita em ligamentos interespinhosos, ligamento anterior e posterior e cápsulas articulares poderá produzir a dor típica do periósteo.

A dor aguda e lancinante que advém de uma vértebra colabada pela osteoporose explica-se pela soma desses estímulos, além da grande pressão que podem sofrer as raízes nervosas no orifício de conjugação. A dor acentua-se com a marcha e com o carregar peso, sendo muito mais relatada pelos idosos nas pernas e na bacia do que em ombros e mãos. O fato de a dor ser bilateral pode afastar a hipótese de se tratar de uma discopatia. À percussão, as apófises posteriores são doloridas, como também o são outras pontes ósseas (maléolos, clavículas, tíbia, acrômio). Frost,[13] estudioso do tema da osteoporose, afirma que emprega o seguinte esquema: na fase aguda, ficar na cama por 4 a 8 dias e só levantar-se quando se movimenta na cama sem dor, usar um colete ou suporte para coluna durante 10 semanas, deitando-se a cada duas horas, durante 20 minutos; se continuar doendo ou surgir uma lordose decorrente da dor, ela deve ser mais bem investigada.

Deve-se manter o paciente osteoporótico ativo, pois o estresse mecânico tem importância fundamental na consecução de formação e calcificação óssea. Mesmo pacientes acamados devem executar exercícios isométricos ativos no leito, sob a supervisão de fisioterapeuta.

Em casos especiais, usa-se o colete de Taylor como suporte para a região lombar. Quando a vértebra colabada é na região torácica, emprega-se o colete de Jewitt. Mesmo durante o uso desses coletes, não se deve esquecer que o objetivo do tratamento é aumentar o tônus muscular em geral, fortalecendo em especial os músculos paraespinhais, e as atividades diárias, andando para movimentar-se. Lembrar que esses pacientes são geralmente deprimidos, e precisam quase sempre de estímulos do fisioterapeuta, do médico e dos familiares.

Cyteval et al.[14] relataram que a dor aguda da fratura vertebral foi resolvida em 75% das pacientes com a aplicação de cimento intravertebral, chamada de vertebroplastia.

Deformidade

O fato mais concreto da osteoporose é o aparecimento de uma cifose cada vez mais acentuada. Nos casos graves, a 12ª costela encosta na espinha ilíaca, causando muita dor e gerando um ruído típico. Há também a diminuição da expansão da caixa torácica. Embora a escoliose não esteja associada a essas alterações metabólicas, na maioria das vezes ela está presente. A deformidade acentua as dores toracolombares.

Existe uma nova forma de densitometria para pacientes com deformidade vertebrais, *morphometric X-ray absorptiometry* (MXA), mas Rea et al.[15] usaram esse aparelho e compararam com o aparelho tradicional de densitometria (DXA) em 24 pacientes com idade média de 67 anos – mas uma forma com deformidade vertebral e outras não – reexaminadas 1,7 ano mais tarde. Os autores concluíram que esse modelo MXA teve pior desempenho que o DXA, quando as deformidades são mais acentuadas, comparadas às de pacientes sadias.[16]

Fratura da vértebra

Nos casos de dores súbitas nas costas de pacientes com osteoporose, quase sempre trata-se de uma fratura, que pode ser considerada patológica, pois o traumatismo foi mínimo, geralmente uma flexão forçada do corpo. Na maioria das vezes, o paciente cai sentado com o corpo curvado e ouve-se um barulho nas costas, surgindo dor típica. Na radiografia, nota-se um achatamento vertebral em cunha, geralmente em T12 ou L1, porque é aí que se localiza o ápice da curva. É uma fratura estável, pois o complexo ligamentar posterior mantém as facetas articulares em posição adequada.

O grau de colapso, que nem sempre é proporcional à dor, depende da força que foi feita e da osteoporose existente na vértebra. Em muitos casos, posteriormente, no intervalo de 6 a 12 semanas, pode advir um colapso total da vértebra.

A fratura vertebral sem sintomatologia ou sem um evento traumático ocorre em pacientes osteoporóticas. A radiografia simples que constata presença de uma deformidade vertebral, com redução de altura no meio da vértebra ou em uma das suas margens (anterior ou posterior), já é por si só uma forma de diagnóstico de osteoporose – por essa razão foi desenvolvido na densitometria o DXA para medir com mais precisão a massa óssea dessas vértebras, porque pelos métodos tradicionais havia novas discrepâncias. Várias densitometrias DXA forneciam valores de BMD aumentados, porque as vértebras achatadas (osteoporóticas) estavam mais "densas".[10]

O centro de estudos de fraturas osteoporóticas de São Francisco já demonstrou que a paciente que tem uma deformidade vertebral tem o risco cinco vezes maior de ter uma nova fratura vertebral (independentemente do valor da massa óssea na densitometria), mas, se já tiver duas vértebras fraturadas e em associação com uma massa óssea baixa (-2,5 desvios-padrão) na densitometria, o risco de ter novas fraturas é 74 vezes maior.[10]

Fraqueza muscular

Na osteoporose do paciente idoso, há também uma fraqueza muscular, resultante de fraca alimentação, imobilização e atrofia da idade. Alguns autores acreditam que a fraqueza seja por falta de vitamina D e depleção de fosfato. Shipp et al.[17] examinaram as funções musculares de 127 pacientes com osteoporose e com fraturas vertebrais; as queixas de fraqueza muscular nas costas e de cansaço eram constantes, além de não conseguirem realizar 14 das 18 tarefas mínimas de algumas atividades do dia a dia.

Diagnóstico

Nas duas últimas décadas, o diagnóstico da osteoporose ficou mais específico do que era pela impressão que tinham os radiologistas da coluna ou de outros ossos.

Existem, atualmente, os seguintes meios para identificar a BMD:

1. Densitometria de única fonte (SPA): feita no antebraço ou no calcanhar. Quase não é usada no Brasil.
2. Densitometria de dupla fonte (DXA): feita na coluna vertebral e no colo do fêmur. Existe no Brasil o predomínio dos padrões da marca Lunar, mas existem aparelhos da Hologic (domina o mercado americano) e também da Norland. Há previsão de inúmeras outras marcas virem para o Brasil; há variações quantitativas das medidas dos aparelhos das diversas marcas.

3. Densitometria quantitativa pela tomografia (QCT): é mais precisa, mais cara e submete os pacientes a uma dose maior de irradiação.
4. Ultrassonografia quantitativa: mais barata, tem boa participação na identificação das mulheres com maior risco de terem a osteoporose (isso chama-se *screening* em epidemiologia – descobrir e acompanhar as mulheres mais propensas a terem fraturas, por um método barato). Com certeza, nos próximos dois anos, será a metodologia de escolha, por ser mais barata. A ultrassonografia é feita em ossos periféricos, calcâneo, patela, dedos; já existe um aparelho para tíbia (osso compacto).[18]
5. Atualmente, o melhor padrão de acompanhamento e diagnóstico da osteoporose é a densitometria de dupla emissão do fêmur e da coluna.

Bergot et al.[19] compararam a metodologia DXA e QCT em 508 pacientes europeias com e sem fraturas vertebrais e concluíram que os dois métodos mediram estruturas diferentes, tantas foram as diferenças.

O risco de fratura aumenta de 1,5 a 3 vezes ou mais para cada desvio-padrão (DP) que diminui a BMD da pessoa examinada, quando comparada à massa óssea de uma população-padrão, avaliada pelo computador durante a realização da densitometria, expressa em um gráfico.

Como a distribuição dos valores da BMD não é uniforme, mas descreve uma curva de Gauss, pode-se verificar que, conforme o critério de DP negativos, pode-se aumentar o número de mulheres osteoporóticas na população.

Se for convencionado 1,5 DP para mulheres de 50 a 70 anos com osteoporose, 81% das mulheres inglesas teriam osteoporose, o que é um exagero, e nesse critério até 20% das mulheres com menos de 45 anos teriam osteoporose; mas, se o número de corte for 4 DP negativos, a doença seria rara.

Assim, o comitê da OMS[20] determinou que os critérios para diagnóstico são os seguintes:

- normal: abaixo de 1 DP;
- osteopenia: perda de 1 a 2,5 DP;
- osteoporose: acima de 2,5 DP de perdas ósseas;
- osteoporose grave: acima de 2,5 DP de perdas e com fraturas.

O escore Z indica a variação de 1 a 3 DP para baixo, comparando com a de uma população da mesma idade e sexo da pessoa examinada. O escore T é a mesma variação para baixo, mas a comparação é feita com uma população jovem.

Os valores de análise não são compatíveis entre aparelhos de marcas diferentes. Melton[2] relata que de 100 pacientes 7% tinham osteoporose se a avaliação fosse feita no punho e 10% tinham osteoporose se fosse na coluna. E apenas 3% tinham osteoporose se fossem escolhidos ambos os locais.

Há restrições nas medidas densitométricas levantadas por Rico[21] no sentido de que a medida do aparelho não leva em conta o peso da paciente, pois é conhecido o fato de que nas obesas a osteoporose é mais rara. Esse pesquisador espanhol informa que, a cada quilo que a mulher engorda, há um aumento de 0,8% da massa óssea.

Um aumento de 5 a 10 quilos no período da menopausa pode causar aumentos significativos. Esse autor levanta também o problema que, conforme a estação do ano (verão ou inverno), poderá haver um erro de até 5% da massa óssea, medida na mesma mulher e no mesmo aparelho.

A seguir, há uma relação das indicações para densitometria. Na Inglaterra, a mulher faz a densitometria somente quando está com 50 anos e já na menopausa. Não se justifica pedir esse exame a cada ano. Em pacientes com exame normal ou poucos fatores de risco, deve ser feito a cada 2 ou 3 anos.

Indicação para densitometria:[22]

1. Presença de evidentes fatores de risco:
    a. menopausa prematura (cirúrgica ou não), antes dos 45 anos;
    b. amenorreia secundária prolongada;
    c. hipogonadismo primário;
    d. corticosteroide; terapia com mais de 7,5 mg/dia durante um ano ou mais;
    e. anorexia nervosa;
    f. síndrome de mal absorção intestinal;
    g. hiperparatireoidismo;
    h. transplante de órgãos;
    i. insuficiência renal crônica;
    j. mielomatose;
    k. hipertireoidismo;
    l. imobilização prolongada.

2. Osteopenia – por radiografia ou deformidade vertebral ou por ambas.
3. Fraturas anteriores de fêmur, coluna e punho.
4. Acompanhamento terapêutico:
    a. TRH (estrogenioterapia);
    b. calcitonina, bisfosfonatos, metabólico da vitamina D, fluoreto de sódio.

Meninas que menstruam regularmente, praticam esporte e se alimentam bem vão ter, no final do crescimento ósseo, perto dos 18 anos de idade, quase 90% do tamanho do osso e da quantidade de cálcio que terão durante o resto da vida. Isso é chamado de "pico" (o ápice, o máximo) de massa óssea.

Mas um grupo de médicos acredita que a melhor época para medir esse "pico" de massa óssea, na mulher, é na faixa dos 35 a 37 anos de idade e dos 39 a 40 anos no homem. Isso porque, após os 18 anos, ainda haverá ocasiões em que a massa óssea pode aumentar, mas também poderá diminuir.

Mas, de qualquer maneira, uma coisa é certa: a menina que tem boa massa óssea aos 18 anos terá um "pico" equivalente aos 35 anos.

Densitometria óssea

A partir de 1983, desenvolveram-se várias técnicas para medir a densidade dos ossos, primeiro nos ossos do punho e depois, a mais completa, que mede a densidade nas vértebras da coluna e no colo do fêmur.

A densitometria óssea permite fazer o exame com uma substância radioativa (gadolínio) ou, pelo método dos raios X, medir as alterações dos ossos da pessoa que está sendo examinada. O computador compara os ossos dessa pessoa com uma outra da mesma idade, peso e raça para verificar se há diferenças significativas.

Exercícios para a osteoporose[23] (Figuras 15.3 a 15.8)

Os exercícios para o fôlego, suavemente, já ajudam a prevenir a osteoporose. As mulheres de 45 a 55 anos devem tentar fazer as recomendações descritas anteriormente.

Tanto o homem como a mulher, depois dos 55 anos de idade, devem cuidar do seu coração com maior atenção. Se, entretanto, forem começar a fazer exercícios nessa idade, devem fazer dois exames básicos: uma avaliação cardiológica e uma densitometria óssea (principalmente a mulher).

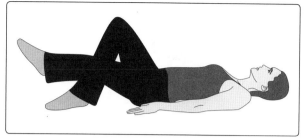

FIGURA 15.4 Experimente levantar uma perna a uma altura pequena. Uma só. Abaixe lentamente. Deixe os músculos da coxa e da barriga da perna duros e conte até cinco. Depois solte os músculos, mas deixe a perna ligeiramente levantada. Respire (inspire e expire). Faça com a outra perna a mesma coisa.

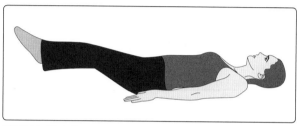

FIGURA 15.5 Faça o mesmo com as duas pernas. Faça com os olhos abertos e com os olhos fechados. Concentre a "força" de levantar a perna.

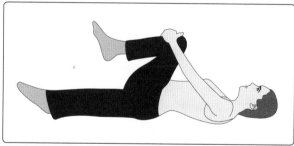

FIGURA 15.6 Experimente dobrar uma perna junto ao peito. Faça força com os braços para apertar a perna e procure esticar a perna. Você está fazendo duas forças contrárias, uma apertando a perna e outra procurando esticá-la. É um exercício sem movimento, mas eficiente para músculos e ossos. Conte até cinco. Respire.

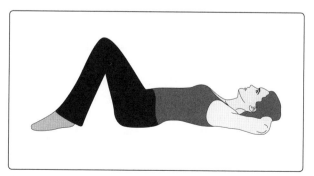

FIGURA 15.3 Fique deitada. Respire, inspire, expire – cinco vezes cada. Com a perna dobrada, contraia e descontraia os músculos das nádegas. Faça cinco vezes. Conte até dez.

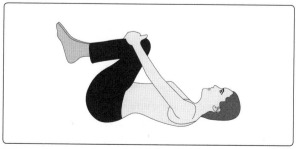

FIGURA 15.7 Faça com as duas pernas as mesmas forças antagônicas. Conte no começo até três e vá aumentando.

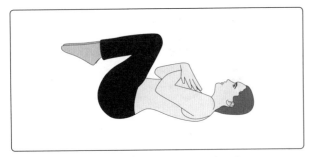

FIGURA 15.8 Faça a posição da perna em ângulo.

A partir dos 55 anos de idade, as pessoas já têm problemas na coluna, no joelho e no quadril; assim como muitos movimentos são, às vezes, doloridos e pouco prazerosos.

1. Devem preparar-se com mais cuidados e apoio do médico, conforme foi explicado, para proteger a coluna.
2. Os exercícios aqui apresentados devem ser feitos de preferência deitado, para proteger a coluna.
3. Quem já tem bom preparo e passou dos 60 anos deve evitar dois exercícios: flexões do corpo e torções da coluna.

Flexão de pé – tentar colocar a ponta dos dedos da mão na ponta do pé. Esse exercício é muito ruim para a coluna e a osteoporose, pois pode fraturar a vértebra.

Flexão sentada – sentado com a perna esticada, dar um impulso para levantar o corpo do chão e encontrar os dedos da mão, na ponta do pé. Esse exercício também deve ser evitado pelos mesmos motivos. É muito perigoso.

Torções – a ioga (que é uma atividade muito boa) tem muitos exercícios de torção (de rotação) de tronco, cintura e cabeça que podem causar dores na coluna e outras articulações. Devem ser evitados.

Radiografia da coluna

O exame do corpo vertebral deve ser feito, avaliando-se a transparência, o formato das vértebras e as estruturas.

É sabido que o osso precisa perder de 30 a 50% de seu conteúdo em tecido para que isso seja registrado na radiografia. Há muita dificuldade em avaliar o grau de osteoporose pela radiografia comum; o médico que está acostumado com um padrão radiológico constante poderá conferir variados graus à osteoporose.

Formato de vértebra

Em alguns casos, o disco intervertebral que está íntegro pode produzir uma alteração no platô vertebral que está enfraquecido, resultando em uma vértebra bicôncava como de "peixe" (na posição oblíqua) ou, então, uma hérnia do núcleo, intraesponjosa (nódulo de Schmorl).

A alteração mais frequente do formato da vértebra é o acunhamento anterior, que tem graus variados.

Na vértebra fraturada, é difícil avaliar se a fratura é recente ou antiga.

Trabeculado

Há uma rarefação. Nas regiões nas quais existe maior densidade radiológica, deve-se suspeitar de tumor, principalmente mieloma, que vem acompanhado de intensa osteoporose ou, então, de metástase. Quando o trabeculado se acentua e a vértebra fica com uma moldura, deve-se pensar em doença de Paget.

Um trabeculado típico é o do hemangioma de coluna. No hiperparatireoidismo, há focos de esclerose em uma vértebra que perdeu a densidade.

Marcadores ósseos

Além da densitometria óssea, estão se apurando as técnicas de se obter informações sobre como está o nível de atividade do *turnover* ósseo, por meio dos marcadores ósseos.

A grande dúvida é qual será o melhor método para identificar as mulheres com alto risco de terem fraturas (as chamadas mulheres pós-menopausa de perdas rápidas): se pela densitometria ou por esses marcadores. Em termos de preços, são equivalentes (exceção da ultrassonografia, que é a mais barata, porém a menos precisa).

A Tabela 15.1 mostra os principais marcadores bioquímicos que geralmente medem uma enzima ou um produto de degradação do colágeno e são divididos entre aqueles que são ligados à formação óssea (osteoblasto) e os da reabsorção óssea (osteoclasto).

TABELA 15.1 Marcadores ósseos

Formação óssea	Reabsorção óssea
Fosfatase alcalina total	Hidroxiprolina (urina)
Fosfatase alcalina do osteoblasto	Piridinolina (urina)
Osteocalcina (proteína Gla)	Desoxipiridinolina (urina)
Pró-colágeno tipo I *cross-links* (peptídios)	Hidroxilisina (urina)

Os pesquisadores têm preferido os marcadores da reabsorção óssea dosados na urina como os mais eficientes para indicar o estado do *turnover* ósseo. Entretanto, assim como existem discrepâncias da densitometria em relação à prevenção do risco de fraturas, também existem em relação aos marcadores. Por exemplo, uma mulher com risco muito alto de fratura pela densitometria não sofre nada na vida inteira e outra, com menor risco, acaba tendo uma fratura. Pode-se concluir que há outros fatores; quedas, massa muscular, gordura, etc. e até a presença de um fator genético, que devem ser levados em conta.

A respeito dos marcadores ósseos, existem as mesmas discrepâncias em relação à biópsia e às modificações histomorfométricas; os marcadores têm variações diárias ou até sazonais, como foi questionado com a densitometria.[24]

Por isso, os pesquisadores estão sugerindo o emprego dos marcadores genéticos, sendo o principal o marcador dos alelos do gene da vitamina D, que é um exame acessível em alguns laboratórios do Brasil – e o custo é igual ao de uma densitometria.

O marcador genético não informa o nível da BMD, mas indica a presença de um fator de grande risco de apresentar uma futura fratura, indicando a pessoa que precisa fazer prevenção e ser tratada com mais rigor, antes de apresentar os sinais da osteoporose.

Prevenção

Pico da massa óssea

Como em outras entidades degenerativas e involutivas, a ação do médico é muito mais (e talvez unicamente) eficiente na prevenção do que no tratamento propriamente dito.

Há uma evolução do tecido ósseo, tanto em forma como em conteúdo celular e mineral, desde o feto até um período máximo de evolução.[4] Esse ponto máximo chama-se pico da massa óssea, que a mulher atinge no início da idade adulta, poucos anos depois da puberdade. Aos 18 anos, após o término do crescimento, a mulher já está com 80% da sua massa óssea consolidada, mas que chegará ao máximo em torno dos 35 anos, como já foi explicado.

Ao menos três grandes fatores influem na formação da massa óssea, até atingir o seu "pico máximo" e depois na manutenção e provável perde com os anos. Os três fatores interagem e somam-se em maior ou menor intensidade: fatores genéticos mecânicos e endócrino/nutricionais.

A massa óssea e a muscular estão intimamente associadas: têm determinação genética, mas os fatores nutricionais e endócrinos têm papel importante. Os fatores mecânicos, como exercícios, peso e altura corporal, podem estimular ou não o impulso genético.

Genética

Estudos realizados com famílias e gêmeos demonstraram a importância dos fatores genéticos na determinação da BMD, seu pico e as suas perdas com o desenvolvimento da osteoporose. A osteoporose, assim como a arteriosclerose, parece ser poligênica, e múltiplos genes são passíveis de serem envolvidos, tanto na determinação da massa como na remodelagem óssea (ver adiante). Os genes candidatos são os alelos receptores da vitamina D; gene da osteocalina (região da vitamina D); gene do colágeno tipo I; gene do receptor do estradiol; genes de inúmeras citoquinas em estudo.[14]

Osso/músculo – fator mecânico

Após o pico da massa óssea, com a idade, pode-se verificar que há íntima relação entre a perda da massa muscular e as perdas ósseas. Isso é chamado de fator mecânico (*mechanical loading*) na determinação dos músculos e das perdas ósseas. Mesmo uma alimentação adequada não pode reverter as perdas causadas pela ingestão inadequada, por exemplo, de cálcio.[25]

Nutrição/endócrino

Além da ingestão adequada de comida, para a constituição óssea são importantes o cálcio, o fósforo, a vitamina D (e outras vitaminas como a K), alguns mineraloides, sendo o estrôncio agora reconhecido como elemento importante. Quanto ao magnésio, não existe nenhum estudo que confirme a sua importância.

No conjunto dos hormônios, o paratormônio é fundamental na regulação do metabolismo do cálcio. O ciclo menstrual tem complexa ação ligada à massa óssea, que ainda está com muitas áreas controvertidas. O corticoide, a tiroxina da tireoide e o diabete têm grande influência na determinação da massa óssea.

Há preponderância de algum desses três fatores? Os médicos ligados à medicina esportiva chamam a atenção para a tríade da jovem atleta, que quando faz muitos exercícios passa a ter anorexia nervosa (66% das atletas competitivas americanas) e, em seguida, surge a amenorreia em igual proporção, predispondo à osteoporose precoce. Exercícios, perda de apetite ou dieta, amenorreia, qual a fisiopatologia? A imobilização prolongada por doença ou por fratura (ao contrário do exercício) também causa osteoporose.

Depressão e fraturas

A prevenção de fraturas também faz parte desse estágio de tratamento. Certos detalhes, como o uso de tapetes antiderrapantes no banheiro, o auxílio de bengalas e a proibição de levantar objetos pesados não devem ser esquecidos. Quase em contraposição, está o enfoque psicossomático da situação. A fantasia de que o esqueleto está "se esfarelando" e não suporta mais a carga do corpo é aterrorizante e pode invadir a mente do osteoporótico (e também a do médico), levando-o a um comportamento exageradamente defensivo e cuidadoso e a uma limitação de atividades físicas que, sem dúvida, agravarão seu estado osteoporótico.[23] Esse tipo de comportamento é prenúncio de um estado depressivo, com pânico de sofrer acidentes, cair, etc.

Tratamento

O tratamento que será abordado dará mais ênfase à osteoporose da mulher.[7]

Como regra do tratamento da osteoporose instituída, que é identificada como uma BMD baixa, medida pela densitometria óssea como -2,5 DP de massa óssea, comparando-se com uma população de iguais idade, sexo e raça, na presença ou não de qualquer tipo de fratura sem grande traumatismo.

Tem como tratamento enfatizado na conferência de consenso, realizada em maio de 1996 em Amsterdã, a resolução de todos os fatores patogênicos que são discutidos nos fatores de risco, como sedentarismo, imobilização prolongada, má nutrição, deficiência de vitamina D, hiperparatireoidismo secundário e todas as outras doenças osteoporóticas associadas.

Uma alimentação variada é importante, incluindo cálcio, certas vitaminas, como vitamina D, B12 e K. A alimentação com muitas fibras traz alguns problemas de cálcio, vitamina D e provavelmente outros elementos importantes na gênese da osteoporose. As alterações intestinais, com a presença ou não das enzimas digestivas do leite, trazem problemas na absorção do cálcio e vitamina D, nas colites ou nos distúrbios idiopáticos intestinais.

A osteoporose estabelecida idiopática primária, com importante perda da massa óssea, é de difícil reversão mesmo com o tratamento medicamentoso correto e com a mudança do estilo de vida, eliminando os fatores de risco.

O objetivo do tratamento é tentar frear as perdas ósseas para impedir as fraturas e, se possível, recuperá-las. Atualmente, pode-se acompanhar se esse objetivo está sendo alcançado, mesmo que muito lentamente, por intermédio da densitometria.

Os medicamentos agem sobre os osteoclastos, diminuindo a sua ação reabsortiva de perda de massa óssea, e sobre os osteoblastos, tentando aumentar a formação óssea, conforme mostra o Quadro 15.1. Deve-se incluir o cálcio, fundamental elemento no entendimento da fisioterapia óssea, mas que por si só tem um papel secundário, conforme se pode observar.

QUADRO 15.1 Terapia da osteoporose	
Ação	Antirreabsortiva
	Formação óssea
Efeito nas células	Osteoclastos
	Osteoblastos
Efeito sobre o osso	Estabilização
	Aumento
Objetivo	Alto *turnover*
	Baixo *turnover*
Agente	Estrogênio
	Vitamina D
	Calcitonina
	Flúor
	Bisfosfonatos
	Anabolizantes
	Ipriflavona
	Hormônio da paratireoide

Cálcio

O papel do cálcio na prevenção da osteoporose é controvertido, pois a dose diária recomendada para o adulto nos EUA, apresentada no Quadro 15.2, não corresponde à dose ingerida pela população, que é de 475 a 575 mg por dia. Há vários estudos mostrando que a suplementação de 500 a 2.000 mg de cálcio por dia retarda a perda de massa óssea cortical e esponjosa, diminuindo o risco de fraturas, mas essa proteção é muito pequena ou nenhuma se não houver suplementação estrogênica.[3]

A quantidade de cálcio fornecida por dia deve ser igual à quantidade que o organismo elimina em 24 horas, no suor (15 mg/dia), na urina (150 mg/dia) e nas fezes (100 a 150 mg/dia). Deve-se considerar que, da oferta total de cálcio do leite, somente 20 a 40% são absorvidos pela mulher depois dos 65 anos. Assim, a oferta de 800 mg/dia é uma dose adequada (considera-se 30% de absorção e 150 mg/dia de perdas).

Coonos[8] fez o levantamento de 207 estudos de mulheres em pré-menopausa; a média do balanço do cálcio era 190 mg negativos por dia. Em 41 estudos da mulher na pós-menopausa não tratada com estrogênio, esse balanço negativo subiu para 430 mg por dia, porque a absorção pelo intestino diminuiu e a secreção pela urina aumentou. Esse balanço negativo foi melhorado pela administração de estrogênio.

O Quadro 15.2 mostra a interação entre o cálcio, o estrogênio e as doses sugeridas para a população americana.[26]

A polêmica em relação ao cálcio, ao estrogênio e à osteoporose complicou-se quando se constatou que as mulheres asiáticas ingerem uma média de 300 a 400 mg de cálcio por dia e, mesmo assim, o nível de massa óssea é melhor que o da população americana do mesmo sexo e idade. Mas as mulheres japonesas têm o nível de hormônio da paratireoide (PTH) no sangue maior que as osteoporóticas americanas (geralmente, as brancas). As mulheres japonesas, por exemplo de 50 a 65 anos, têm nível de estrogênio circulante mais alto e vivem até 81 anos. No Japão, o número de fraturas do colo do fêmur é de 1/3 a 1/4 mais baixo do que o índice dos países ocidentais. Para acrescentar mais duas alterações metabólicas, foi constatado que as japonesas têm a comida com muita fibra, o que piora a absorção de cálcio, e com muito sal, que aumenta a eliminação do cálcio.

As Conferências de Consenso na Osteoporose confirmaram a necessidade das doses mínimas do Quadro 15.2, sendo o cálcio fundamental no tratamento.

O carbonato de cálcio é o sal que existe no mercado nacional mais indicado, porque tem a maior porcentagem de absorção (40%). Para a adequada absorção, é necessária a solubilização do cálcio e do leite e seus derivados, pois são os produtos naturais que têm essa solubilização – e a pior é a dos sais de ostra. O excesso de fosfato na dieta (carnes, refrigerantes da linha coca e alimentos

QUADRO 15.2 Doses recomendadas de cálcio (mg/dia)	
Mulher	
Grávida ou lactante	1.200 a 1.500
25 a 49 anos (pré-menopausa) Tomando estrogênio Não tomando estrogênio	1.000 1.000 1.500
65 anos ou mais	1.500
Homem	
25 a 64 anos	1.500

industrializados) prejudica a absorção do cálcio, induzindo a um hiperparatireoidismo secundário.

O adulto maduro, especialmente a mulher climatérica, deverá ter uma dieta superior a 800 mg de cálcio elementar por dia. Isso se consegue, principalmente, à custa de leite e derivados, sem dúvida as mais abundantes e corriqueiras fontes de cálcio.

É necessário enfatizar a importância de uma refeição de alto teor cálcico à noite, visando a diminuir o "jejum cálcico", a tendência à hipocalcemia nas últimas horas do sono, provocando um balanço negativo de cálcio nessas horas, o que só é reposto, durante o dia, em esqueletos com *turnover* rápido.

Ainda em relação à dieta, é importante limitar a ingestão de proteínas a mais ou menos 200 g por dia, tendo em vista os efeitos acidificantes já mencionados na patogenia.[3]

Os exercícios – isto é, o uso do esqueleto – devem ser incentivados. Não se conhece nenhum substituto tão eficiente quanto o estresse mecânico para estimular a formação e a calcificação óssea. Sob vários pontos de vista, a atividade física deve manter-se em nível adequado às capacidades funcionais do indivíduo durante a vida e, com mais razão, na maturidade.

Estrogênios

A osteoporose pode ser prevenida. A terapia de reposição hormonal (TRH) é a forma adequada de fazer a prevenção da perda da massa óssea na mulher após a menopausa ou na mulher com a função ovariana alterada. O estrogênio, ao inibir a reabsorção óssea, reduz as perdas ósseas de todo o esqueleto. O efeito do estrogênio é dose-dependente.

A dose mínima por dia de estrogênio conjugado é de 0,625 mg; sulfato de estrona, 0,625 mg; 17-betaestradiol, 2 mg; e estradiol transdérmico, 50 a 100 mcg.

Apesar de recomendações crescentes dos médicos, não mais do que 10 a 20% das mulheres tomam estrogênios, sob as diversas formas de aplicação, e menos de 50% das mulheres fazem seu uso continuado por um período razoável.

As mulheres não tomam hormônios pelo medo de induzirem a um câncer ginecológico, por isso o fato mais importante é o aparecimento e a aprovação, pela FDA, de uma pílula que contenha o estrogênio em quantidades mínimas, associado à progesterona, que elimina o sangramento cíclico e que terá maior aceitação de mulheres para usá-la e de médicos para receitá-la.

O uso de estrogênios é controvertido. Eles parecem desempenhar um papel protetor, em nível ósseo, à ação do PTH. Infelizmente, a TRH, uma vez instalada a osteoporose, não repete o feito, a não ser efemeramente. No entanto, as mulheres ovariectomizadas, que fazem a TRH, desenvolvem menos osteoporose do que as que não usam hormônios após a ovariectomia bilateral. Além disso, um grupo de mulheres que usou terapia hormonal de substituição nos três anos consecutivos à menopausa revelou uma densidade média óssea superior a um grupo-controle.[27]

Em resumo, levando em consideração o aspecto ósseo, os estrogênios são indicados como preventivos de osteoporose em mulheres selecionadas – menopausa precoce, com sintomas/sinais de grande privação hormonal, de pele muito clara, de constituição franzina ou que sejam fumantes, durante pelo menos três anos, com adequado controle ginecológico.

Os estrogênios na osteoporose já instalada e sintomática podem colaborar para que não haja perdas maiores.

Os estudos epidemiológicos são inconclusivos, mas parece que há um aumento do risco de câncer do endométrio e da mama, que é compensado pela cardioproteção, mas há aumento na gordura abdominal.[28]

Há um ponto definido no estudo do metabolismo ósseo: o processo de perda de massa óssea, na mulher, começa com o início da menopausa. O osteoclasto, liberado da ação inibitória do estrogênio, começa a absorver a massa óssea, por meio de grande *turnover*, induzindo à osteoporose.

Há vários estudos mostrando que, para a osteoporose estabelecida de uma mulher de 70 anos, a idade é o fator mais importante do que a perda hormonal desde a menopausa. O tratamento de reposição hormonal de estrógenos tem efeito positivo sobre o aumento da massa óssea e, com isso, há uma prevenção de fraturas. Além do mais, o estrogênio também estimula a absorção do cálcio por via intestinal e a reabsorção do cálcio renal. O estrogênio diminui a reabsorção óssea, com isso há um ganho real de massa óssea com esse tratamento. Os estrogênios têm a sua ação melhorada com exercícios, androgênios, bisfosfonatos.

Nem todas as áreas do esqueleto respondem de maneira uniforme à ação do estrogênio depois de dois anos; a coluna é a mais sensível, elevando sua BMD em 5 a 10%, o colo do fêmur em 2 a 4% e todo o esqueleto em 1%, mas o antebraço tem sua massa óssea elevada em menos 1% com a TRH.

Assim, a melhor medida de comparação dos efeitos dos estrogênios e da progesterona é no colo do fêmur, por meio da densitometria. Sabe-se que o melhor efeito dos estrogênios ocorre nos primeiros anos logo depois do início da menopausa. Estudos epidemiológicos têm demonstrado que a TRH aplicada pelo menos por cinco anos, a partir do início da menopausa, proporciona a redução de 50% das fraturas do colo do fêmur e do antebraço e cerca de 90% das fraturas vertebrais. Nos casos de osteoporose grave estabelecida em mulheres de 70 anos, já se demonstrou a eficácia desse tratamento.

Durante a menopausa, os folículos ovarianos param de secretar o estradiol para a circulação sanguínea. As mulheres obesas, que já têm quantidade suficiente de estrona no tecido adiposo, a qual será convertida em androstenediona – que poderá manter o nível do estrogênio circulante –, não têm osteoporose acentuada.

A recente descoberta de receptores de estrogênio nos osteoblastos e a presença de uma série de estimulantes químicos e celulares podem abrir um espaço para o uso de antagonistas ou agonistas dos estrogênios no tratamento futuro da osteoporose.

Calcitonina

A calcitonina, hormônio hipocalcemiante contrabalanceado pelas células parafoliculares da hipófise, é capaz de inibir a reabsorção óssea, pela inibição da atividade osteoblástica. Apesar de mostrar-se útil no tratamento de osteopatias desmineralizantes de *turnover* rápido, como a doença de Paget e certas osteopenias de indivíduos jovens, não mostrou utilidade reconhecível no tratamento da osteoporose senil, talvez pelo *turnover* lento desses pacientes. Nesses casos, parece que a calcitonina inibe mais a formação do que a reabsorção óssea, o que constituiria, talvez, uma contraindicação do uso em idosas.

A calcitonina é um hormônio secretado pela célula C da tireoide. A taxa de calcitonina circulante é 2 a 4 vezes mais baixa na mulher do que no homem, e esse nível diminui na mulher em função da idade e/ou da osteoporose.

Ainda existem dúvidas se realmente há queda do nível de calcitonina na mulher osteoporótica, pois estudos com radioimunoensaio mostraram que no início da menopausa há queda do nível de estrogênio e também da calcitonina, mas na mulher sem osteoporose o nível de calcitonina, passados dois anos, irá se equilibrar, e na mulher osteoporótica haverá falta dos dois hormônios.

Por isso, aventou-se a hipótese de que a ação dos estrogênios ocorreria por meio da calcitonina.

As calcitoninas apresentadas no mercado são derivadas do salmão, da enguia e humana. A única aprovada pela FDA é a do salmão. Existe sob forma de *spray* nasal e injetável via subcutânea e/ou intramuscular. A dose diária é de 100 a 200 UI por qualquer uma das vias. A associação com vitamina D e cálcio tem trazido efeitos mais acentuados. Há reações colaterais, fogachos e intolerância gástrica.

A calcitonina, por quaisquer das vias, inibe a reabsorção óssea mediada pelo osteoblasto e reduz a frequência de fraturas.

Tem a vantagem de ser empregada tanto na prevenção como no tratamento da osteoporose estabelecida. Possui ação analgésica associada, poucos efeitos colaterais, além de não induzir ao desenvolvimento de carcinomas. Tem a desvantagem do custo e a possível perda da eficiência por criação de anticorpos, que foi constatada nos tratamentos demorados da doença de Paget, mas não foi constatada na osteoporose derivada de fósforo, tão comum nas polivitaminas ingeridas pelos pacientes idosos porque são antagonistas. A calcitonina causa hipocalcemia, e o fósforo aumenta o cálcio circulante, além de ativar a ação do osteoblasto, que como já foi visto a calcitonina pretende diminuir. O fósforo está presente nas bebidas à base de cola: Coca-Cola®, Pepsi-Cola®, etc.

Não há antagonismo entre calcitonina e anabolizantes.

Bisfosfonatos

Existem três sais no mercado: etidronato, clodronato e pamidronato.

Esses compostos se fixam no esqueleto por grande afinidade dos cristais de hidroxiapatita e posteriormente (após alguns meses) são liberados. Não possuem nenhum efeito tóxico, mas têm como efeitos colaterais distúrbios digestivos e até possíveis hemorragias. O etidronato exerce um efeito inibidor sobre a mineralização óssea, que é incompatível com a utilização prolongada desse produto.

A ligação dos bisfosfonatos nas superfícies ósseas protege o osso da reabsorção osteoclástica. Dois mecanismos foram aventados:

1. Ação citotóxica direta sobre osteoclastos com inibição dos precursores osteoclásticos da matriz óssea.
2. Inibição da atividade e da multiplicação dos macrófagos que produzem as citoquinas ativadoras da reabsorção óssea.

Uma das ações mais importantes desses compostos é manter a massa óssea e impedir o aparecimento de metástase nos pacientes portadores de mieloma, câncer de mama, da próstata e dos pulmões.

Diminuem as dores ósseas, impedem a hipercalcemia maligna, reduzem as fraturas e as dores, retardam novas metástases. Mas não fazem regredir as metástases ósseas já instaladas, portanto, não podem ser considerados uma forma de quimioterapia.

Agem no câncer, impedindo a mobilização do cálcio ósseo pela ação das metástases *in loco*, por isso protegem contra fraturas e hipercalcemia maligna. Respondem por significativa e prolongada redução da eliminação do cálcio pela urina, além de diminuírem a secreção de hidroxiprolina urinária, que é indicativa de que a reabsorção óssea diminui. Mesmo nos indivíduos com saúde, esses medicamentos diminuem o nível de cálcio sanguíneo.[29]

Ipriflavona

É uma substância não hormonal. Em modelos experimentais e em pacientes osteoporóticas com grande *turnover*, a ipriflavona inibe a reabsorção óssea, atuando como droga antiabortiva por via oral. Em estudos controlados, essa substância aumentou a massa óssea nos primeiros anos após a menopausa em mulheres ovariectomizadas e em pacientes idosas com osteoporose. Não há dados sobre a ação desse fármaco na redução da incidência de fraturas.

Alexandersen et al.[30] usaram a ipriflavona em 474 mulheres com idades de 45 a 75 anos, durante quatro anos. O estudo foi duplo-cego, randomizado, caso-controle. Concluem que ipriflavona não previne a perda de massa óssea, nem afeta os marcadores ósseos, além de induzir à linfocitopenia em algumas mulheres.

Tamoxifeno ou raloxifeno ou SERM

Tamoxifeno é uma substância natural, obtida da casca de uma árvore considerada "antiestrogênica" ou um SERM (*selective estrogen receptor modulators*), que inibe as perdas ósseas tanto na mulher com uma pós-menopausa normal, como nas portadoras de câncer de mama. Apesar de ser um antiestrogênio, também produz um efeito positivo de cardioproteção em ensaios de longo acompanhamento. Mas a OMS alerta que tratamentos por mais de cinco anos são desaconselhados com esse produto ou outros similares, porque podem induzir ao aparecimento do câncer de endométrio, pois, como os estrogênios, estimulam a proliferação da parede interna.[31]

Goldstein[32] relata que a evolução foi o raloxifeno, que protege a mulher contra o câncer de mama e do endométrio, trazendo proteção para a osteoporose, além de diminuir o colesterol, criando uma cardioproteção. O ensaio clínico de cinco anos (STAR Trial) comparando os dois comprovou esse dado.[33]

Medicação formadora de osso
Vitamina D e derivados

Muitos idosos (acima de 65 anos) têm baixos níveis de 25-hidroxivitamina D (25-OH-D), o nível de PTH ligeiramente elevado e a absorção óssea aumentada; essas três características permitem admitir que, para assegurar a absorção do cálcio, um suprimento semanal de 50 a 100 mil unidades de vitamina D3 deve ser empregado, com a devida atenção à possibilidade de intoxicação pela vitamina D, apesar de rara nesse grupo de pacientes e nessas doses.

Há controvérsias quanto ao tempo em que se deve manter o esquema. Tratando-se de ossos de *turnover* muito lento, ciclos de absorção-formação de mais de um ano, é lógico postular-se a manutenção do tratamento por um ano, pelo menos.

Flúor

A baixa incidência de osteoporose na população do Estado americano da Dakota do Norte foi relacionada ao alto conteúdo de flúor das águas servidas naquele Estado, reforçando os achados sobre os efeitos da administração, a longo prazo, de flúor em doses elevadas.

O flúor é administrado como fluoreto de sódio, na dose de 30 a 45 mg diários, em duas tomadas que devem ser distanciadas das tomadas de cálcio, pois a formação de fluoreto de cálcio leva à perda de absorção de ambos os elementos, pela sua forte ligação iônica. Segundo esse conceito, não servem para tratamento de osteoporose os preparados cálcicos que contêm flúor na fórmula. O flúor é mais usado no Japão e na Europa, mas Haguenauer et al.,[34] em uma metanálise, concluem que embora o flúor aumente a BMD da coluna lombar, não resulta em diminuição do número de fraturas depois de 2 ou 4 anos de ingestão regular. Os efeitos gastrintestinais impedem que um razoável número de pessoas use essa medicação.

Andrógenos

Os andrógenos, por sua capacidade de promover balanço positivo, aumentando a síntese dos fibroblastos, têm sido usados, apesar de não terem ação documentada na atividade osteoblástica. Segundo Rosen e Bilezikian,[35] são usados como antiabsortivos em associação com alguma outra medicação já estudada neste capítulo.

Controle de tratamento pela densitometria

É conhecido o fato de que, com a medicação, as alterações na densitometria óssea só ocorrerão depois de anos, desaconselhando-se a densitometria todos os anos.

Russell e Morrison,[36] reumatologistas canadenses, baseados em 989 mulheres com menos de 60 anos, criaram um índice que denominaram de SCORE (*Simple Calculated Osteoporosis Risk Estimation*), que pode diminuir, segundo os autores, em 20% o número de pedidos de densitometrias. O índice tem cinco intensidades: fraturas prévias, presença de artrite reumatoide, uso de reposição hormonal, peso e raça. O índice dá 1% de falso-negativo na mensuração da coluna e 1% no colo do fêmur, baseado nos índices da densitometria. Acima de 65 anos, precisa-se usar a lista dos fatores de risco Russell.

OSTEOMALACIA NA COLUNA

A osteomalacia na criança é causada por uma série de doenças ligadas à má absorção intestinal e à falta de vitamina D. No adulto, várias patologias ligadas à distrofia óssea, ligada à patologia renal, têm quadro clínico e radiológico semelhante ao da osteoporose, sendo somente diferenciadas no quadro histológico.

O tratamento é baseado na administração da vitamina D. As distrofias renais e a má absorção intestinal causam osteopenia na coluna, mas surgem como consequência do quadro principal, afirmam Basha et al.[37]

HIPERPARATIREOIDISMO NA COLUNA

O hiperparatireoidismo primário é causado por um adenoma nas glândulas paratireoides e causa um quadro grave de alterações ósseas de todo o organismo, inclusive na coluna. O tratamento é cirúrgico. Nesses casos, há reversão do quadro radiológico ósseo. Os pacientes, geralmente, não procuram o médico especialista da coluna, mas sim o endocrinologista.

Tanto o primário, resultante de problemas primários de paratireoide, como o secundário, resultante de patologia renal, podem provocar alterações na coluna vertebral.

É evidente que as lesões da coluna acompanham as dos demais ossos, sendo que a coluna é acometida por uma osteoporose difusa, intensa, com exacerbação do trabeculado, que não chega a ter o aspecto de "vidro moído", como no crânio.

Estudos mais recentes têm demonstrado que o PTH fica aumentado nas pessoas idosas, com isso aumenta a osteoporose generalizada e inclusive a da coluna, causando fratura.

O PTH é um importante remodelador ósseo do osso cortical no idoso e age em conjunto com o metabolismo da vitamina D. Por falta de exposição ao sol e de se alimentar adequadamente, o idoso tem menos vitaminas D no organismo do que o necessário e, com isso, surge um hiperparatireoidismo secundário, conforme demonstram Sigurdsson et al.[38] nos idosos da Groelândia, que não tomam sol, mas se alimentam de óleo de fígado de bacalhau.

O interessante é que os peptídios do PTH têm ação semelhante à dos anabolizantes, por isso, em associação com outras drogas vistas no capítulo sobre osteoporose, estão sendo empregados no combate a fraturas vertebrais com certo sucesso, como relatam Reeve et al.[39]

DOENÇA DE PAGET NA COLUNA

Na doença de Paget (*osteitis deformans*), há um aumento da remodelação óssea, que acaba alterando a estrutura dos ossos. O processo inicia-se com o aumento da absorção óssea mediada pelo osteoclasto, acompanhado de intensa formação óssea compensatória, que resulta em uma estrutura em mosaico, lamelada, altamente vascularizada, que causa um aumento do osso e, no caso da coluna, o aumento da vértebra, que, apesar disso, é muito fragilizada.

Incidência

Muitos autores acreditam que de 3 a 4% da população possa ter Paget em alguma estrutura óssea, porém somente 5% do total terá sintomatologia clínica. A doença raramente começa antes dos 40 anos e tem preferência por atacar as mulheres. Altman et al.[40] estudaram a incidência de Paget nos Estados Unidos com a ajuda de radiografias da pelve obtidas no *First National Health and Nutrition Examination Survey* (NHANES-I), que tiveram a prevalência nas radiografias de 0,71 + 0,18% mais encontrada entre os idosos, sendo a prevalência de 2,32 + 0,54% na faixa etária de 65 a 74 anos. Tem ligeira predominância entre homens de 45 a 74 anos. A prevalência entre brancos e negros é igual. Os autores estimam que não deve passar de 1 a 2% a prevalência nos EUA, em toda a população.

Etiologia

É desconhecida, mas progressos recentes estão aceitando que seja uma doença genética, sendo candidato a gene o cromossomo 18q. A teoria virótica como causa do Paget está perdendo adeptos, pois não se consegue demonstrar nenhum vírus viável.[41]

Quadro clínico

A doença pode ser monostótica (envolve um só osso) ou poliostótica (acomete vários ossos, a forma mais comum). A dor, que é a queixa mais frequente nos pacientes sintomáticos, não possui características próprias e depende dos ossos afetados. A coluna é acometida com frequência, mas pelve, cabeça, fêmur e tíbia também são atingidos.

Na coluna, causa uma cifose dorsal, além de alargar a vértebra e produzir um aumento de lordose lombar e cervical. A surdez pode vir associada à doença e às vezes cálculos renais também estão associados. Podem ocorrer fraturas e, na região acometida do osso, a complicação mais grave é a malignização do Paget, que pode transformar-se, em raros casos, em sarcoma osteogênico. Apesar de a coluna ser um local frequentemente acometido, a incidência de sarcomas é extremamente rara.

Quadro neurológico pode ocorrer por colapso da vértebra acometida ou por aumento dos ossos em geral e da coluna em particular. No cérebro, o aumento ósseo pode causar cefaleia, demência, disfunção cerebelar ou central; na coluna, pode causar neuropatias, mielopatia, estenose do canal, síndrome da cauda equina. A invaginação basilar, na coluna cervical, também pode ocorrer.[42]

Radiologia

A imagem é variável, dependendo do estágio da doença. Na fase osteolítica, é raramente encontrada na coluna, deixando a impressão de que se trata de uma metástase. Depois, segue-se a fase na qual o osso fica com o trabeculado grosseiro, com zonas de maior e menor densidade. A vértebra fica com o córtex mais espesso e denso, dando o aspecto da chamada "vértebra em moldura". Dependendo do grau de esclerose, a vértebra pode chegar a ter o aspecto maciço e fica conhecida como "vértebra de marfim". Há casos em que a diferenciação com a metástase é difícil. A tomografia computadorizada, assim como a ressonância magnética, podem fazer o exame facilmente das lesões ósseas e neurológicas[42] (Figura 15.9).

Diagnóstico diferencial – vértebra de marfim

No caso da doença de Paget, monostótica, uma vértebra pode ficar com o aspecto de vértebra de marfim. Nesses casos, deve-se fazer um diagnóstico diferencial com metástase de câncer de próstata e de pulmão, linfoma, osteossarcoma e Paget.[43]

Laboratório

No Paget há um aumento muito grande da fosfatase alcalina que corresponde ao período osteoblástico. A fosfatase ácida também pode subir. Cherian et al.[44] realizaram a densitometria óssea na coluna vertebral, comparando os resultados de 28 vértebras afetadas e 53 normais de 27 pacientes com Paget, avaliados pelo método DXA e pela tomografia quantitativa (QCT), e não encontraram nenhuma diferença.

Tratamento

Os bisfosfonatos são o tratamento de escolha.[45] O risedronato, que é um bisfosfonato, traz a normalização das fosfatases e pode ter um efeito melhor do que o etidronato de sódio para a evolução e a dor na doença de Paget. Grandall[46] afirma que o risedronato diminui as alterações radiológicas do Paget.

OCRONOSE

É uma doença hereditária, por deficiência da oxidase do ácido homogentísico; surge uma alcaptonúria na urina, deixando-a escura. O excesso desse ácido também se deposita em vários tecidos, provocando na cartilagem, no disco intervertebral, nas articulações e nas vértebras aspectos bizarros; tem distribuição geográfica específica, de fundo hereditário recessivo. Pode começar com dores na coluna; na radiografia, há uma osteoporose e característica calcificação e estreitamento do espaço discal, semelhante a uma espondilite. Geralmente, os pacientes procuram outros especialistas pelo quadro dermatológico e oftalmológico, com pigmentação na pele e na esclerótica.[47]

DOENÇAS QUE CAUSAM OSTEOSCLEROSE

Apesar de muito raras, as doenças de condensação óssea também podem acometer a coluna.

Osteopetrose (doença de Albers-Schoenberg ou *osteopetrosis tardiva*)

É uma doença genética que afeta crianças e produz uma série de sintomas ortopédicos, neurológicos e hematogênicos, com mau prognóstico.

Na radiografia da coluna, as vértebras ficam muito densas, daí o nome.

Wackenheim[48] descreve um caso dessa doença que causou estenose do canal cervical ou espondilose.

Mais raras são a picnodisostose, a osteofluorose e a hiperostose cortical generalizada.

Referências bibliográficas

1. Parfitt AM. Bone remodeling. In: Riggs BL, Melton LJ (eds.). Osteoporosis: etiology, diagnosis, and management. New York: Raven; 1988.
2. Melton LJ 3rd. Who has osteoporosis? A conflict between clinical and public health perspectives. J Bone Miner. 2000;15(12):2309-14.
3. Nordin BEC. The definition and diagnosis of osteoporosis. Calcify Tissue Int. 1987;40:57-65.
4. Cheng JC, Tang SP, Guo X, Chan CW, Qin L. Osteopenia in adolescent idiopathic scoliosis: a histomorphometric study. Spine. 2001;26(3):E19-23.

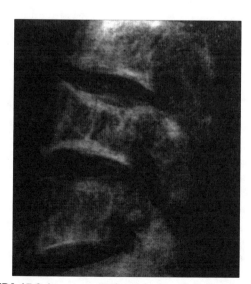

FIGURA 15.9 Imagem radiológica de doença de Paget.

5. Mauri R, Knoplich J, Rosa JC. Alterações radiológicas ósseas do hiperparatireoidismo primário. Rev Bras Reum. 1978;18:77.

6. Szulc P, Munoz F, Claustrat B, Garnero P, Marchand F, Duboeuf F, et al. Bioavailable estradiol may be an importam determinant of osteoporosis in men: the MINOS study. J Clin Endocrinol Metab. 2001;86(1):192-9.

7. Altkorn D, Vokes T. Treatment of postmenopausal osteoporosis. JAMA. 2001;285(11):1415-8.

8. Coonos EB. Study of risk factors for osteoporosis in the elderly. Calcify Tissue Int. 1989;44:303-13.

9. Walker-Bone K, Dennison E, Cooper C. Epidemiology of osteoporosis. Rheum Dis Clin North Am. 2001;27(1):1-18.

10. Cummings SR, Melton LJ, Feldsenberg D. Assessing vertebral fractures. J Bone Miner Res. 1995;10:518-35.

11. Cooper C, Campion G, Melton LJ 3rd. Hip fractures in the elderly: a world-wide projection. Osteoporos Int. 1992;2(6):285-9.

12. Jackson SA, Tenenhouse A, Robertson L. Vertebral fracture definition from population-based data: preliminary results from the Canadian Multicenter Osteoporosis Study (CaMos). Osteoporos Int. 2000;11(8):680-7.

13. Frost HM. Personal experience in managing acute compression fractures, their aftermath, and the bone pain syndrome, in osteoporosis. Osteoporos Int. 1998;8(1):13-5.

14. Cyteval C, Sarrabère MP, Roux JO, Thomas E, Jorgensen C, Blotman F, et al. Acute osteoporotic vertebral collapse: open study on percutaneous injection of acrylic surgical cement in 20 patients. Am J Roentgenol. 1999;173(6):1685-90.

15. Rea JA, Chen MB, Li J, Marsh E, Fan B, Blake GM, et al. Vertebral morphometry: a comparison of long-term precision of morphometric X-ray absorptiometry and morphometric radiography in normal and osteoporotic subjects. Osteoporos Int. 2001;12(2):158-66.

16. Mosley JR. Osteoporosis and bone functional adaptation: mechanobiological regulation of bone architecture in growing and adult bone. J Rehabil Res Dev. 2000;37(2):189-99.

17. Shipp KM, Purse JL, Gold DT, Pieper CF, Sloane R, Schenkman M, et al. Timed loaded standing: a measure of combined trunk and arm endurance suitable for people with vertebral osteoporosis. Osteoporos Int. 2000;11(11):914-22.

18. Hans D, Arlot ME, Schott AM, Roux JP, Kotzki PO, Meunier PJ. Do ultrasound measurements of the os calci reflect more the bone microarchitecture than the bone mass? Bone. 1995;16:295-30.

19. Bergot C, Laval-Jeantet AM, Hutchinson K, Dautraix I, Caulin F, Genant HK. A comparison of spinal quantitative computed tomography with dual energy X-ray absorptiometry in European women with vertebral and nonvertebral fractures. Calcify Tissue Int. 2001;68(2):74-82.

20. World Health Organization. Assessment of fracture risk and its application to screening for menopausal osteoporosis. Geneve; 1994.

21. Rico H. Body composition and osteoporosis. An Med Interna. 1998;15(4):177-8.

22. Rosen CJ. Issues facing bone densitometry in the new century: reflections from the National Institutes of Health Consensus Development Conference on Osteoporosis. J Clin Densitom. 2000;3(3):211-3.

23. Knoplich J. Prevenindo a osteoporose e fraturas. São Paulo: Robe; 2001.

24. Dalmar PD, Malanal L, Arlot M, Meunier RJ. Serum bone-gla-protein: a specific marker for bone formation in postmenopausal osteoporosis. Lancet. 1984;1:1091-110.

25. Metz JA, Anderson JB, Gallagher PN. Intake of calcium, phosphorus, protein and physical activity level are related to radial bone mass in young adult women. Am J Clin Nutr. 1993;58:537.

26. North American Menopause Society. The role of calcium in peri-and postmenopausal women: consensus. Menopause. 2001;8(2):84-95.

27. Hammond CB, Rackley CE, Fiorica J, Morrison A, Wysocki S. Consequences of estrogen deprivation and the rationale for hormone replacement therapy. Ara J Manag Care. 2000;6(14 Suppl):S746-60.

28. Jeffe DB, Binder EF, Williams DB, Kohrt WM. Frail older women's participation in a trial of hormone replacement therapy: perceived benefits and concerns. Menopause. 2001;8(2):127-34.

29. Watts NB. Treatment of osteoporosis with bisphosphonates. Rheum Dis Clin North Am. 2001;27(1):197-214.

30. Alexandersen P, Christiansen C, Devogelaer JP, Roux C, Fechtenbaum J, Gennari C, et al. Ipriflavone in the treatment of postmenopausal osteoporosis: a randomized controlled trial. JAMA. 2001;285(11):1482-8.

31. Fuqua SA, Russo J, Shackney SE, Stearns ME. Selective estrogen receptor modulators. An aid in unraveling the links between estrogen and breast cancer. Postgrad Med. 2001;Spec Nº:3-10.

32. Goldstein SR. Update on raloxifene to prevent endometrial-breast cancer. Eur J Cancer. 2000;36(Suppl 4):S54-6.

33. Jubelirer SJ, Crowell EB Jr. The STAR (Study of Tamoxifen and Raloxifene) trial in West Virginia. W V Med J. 2000;96(6):602-4.

34. Haguenauer D, Welch V, Shea B, Tugwell P, Adachi JD, Wells G. Fluoride for the treatment of postmenopausal osteoporotic fractures: a meta-analysis. Osteoporos Int. 2000;11(9):727-38.

35. Rosen CJ, Bilezikian JE. Anabolic therapy for osteoporosis. J Clin Endocrinol Metab. 2001;86(3):957-64.

36. Russell AS, Morrison RT. An assessment of the new "SCORE" index as a predictor of osteoporosis in women. Scand J Rheumatol. 2001;30(1):35-9.

37. Basha B, Rao DS, Han ZH, Parfitt AM. Osteomalacia due to vitamin D depletion: a neglected consequence of intestinal malabsorption. Am J Med. 2000;108(4):296-300.

38. Sigurdsson G, Franzson L, Steingrimsdottir L, Sigvaldason H. The association between parathyroid hormone, vitamin D and bone mineral density in 70-year-old Icelandic women. Osteoporos Int. 2000;11(12):1031-5.

39. Reeve J, Mitchell A, Tellez M, Hulme P, Green JR, Wardley-Smith B, et al. Treatment with parathyroid peptides and estrogen replacement for severe postmenopausal vertebral osteoporosis: prediction of long-term responses in spine and femur. J Bone Miner Metab. 2001;19(2):102-14.

40. Altman RD, Bloch DA, Hochberg MC, Murphy WA. Prevalence of pelvic Paget's disease of bone in the United States. J Bone Miner Res. 2000;15(3):461-5.

41. Noor M, Shoback D. Paget's disease of bone: diagnosis and treatment update. Curr Rheumatol Rep. 2000;2(1):67-73.

42. Poncelet A. The neurologic complications of Paget's disease. J Bones Miner Res. 1999;14 Suppl 2:88-91.

43. Basaria S, McCarthy EF, Belzberg AJ, Bali DW. Case of an ivory vertebra. J Endocrinol Invest. 2000;23(8):533-5.

44. Cherian RA, Haddaway MJ, Davie MW, McCall IW, Cassar-Pullicino VN. Effect of Paget's disease of bone on areal lumbar spine bone mineral density measured by DXA, and density of cortical and trabecular bone measured by quantitative CT. Br J Radiol. 2000;73(871):720-6.

45. Tiegs RD. Paget's disease of bone: indications for treatment and goals of therapy. Clin Ther. 1997;19(6):1309-29.

46. Grandall C. Risedronate: a clinical review. Arch Intern Med. 2001;161(3):353-60.

47. Garcia SF, Egbert B, Swetter SM. Hereditary ochronosis: hyperpigmented skin overlying cartilaginous structures. Cutis. 1999;63(6):337-8.

48. Wackenheim A. A special form of constitutional narrowness of the cervical vertebral canal with thickened and hyperdense cortical bone of the posterior arch (osteopetrosis tardiva). Acta Neurochir (Wien). 1988;92(1-4):144-7.

CAPÍTULO 16

Tumores medulares e da coluna vertebral

INTRODUÇÃO

Os tumores da coluna vertebral podem ser divididos em quatro categorias:

1. Tumores que afetam a medula espinhal e seus constituintes (medula nervosa, invólucros e raízes nervosas).
2. Tumores dos outros constituintes da coluna vertebral (vértebras, discos, cartilagens, etc.).
3. Tumores da coluna por contiguidade (do pulmão, p.ex. Pancoast, retroperitoneal).
4. Metástases na coluna vertebral.

Epstein[1] ainda inclui inúmeras outras subcategorias, em razão da complexidade de se determinar a origem anatômica e embriológica de certos tipos raros de tumores.

TUMORES MEDULARES

Raras são as células da medula que podem dar origem a tumores, por isso eles são muito raros. As metástases de outras origens também são raras, sendo quase sempre de procedência extradural, pois a dura-máter é uma barreira natural.[2]

As lesões intramedulares podem surgir desde o orifício *magnum* até o *conus medullaris* na região sacral. As lesões intradural-extradural ocorrem entre a região externa da dura-máter e o tecido nervoso da medula. Para todos os propósitos, pode ser considerado um tumor no espaço subaracnoide. As lesões extradurais ocorrem em torno da dura-máter e podem se estender ao osso e aos tecidos paraespinhais. Tanto os tumores benignos como os malignos, os primários e os secundários podem envolver os tecidos descritos em etapas sucessivas.

Em ordem de frequência e localização, é possível classificar didaticamente os tumores intramedulares em três tipos:

- extradural;
- intradural-extramedular;
- intradural-intermedular.

Resnick et al.[2] apresentaram o seguinte quadro de frequência:

- extradural: constitui-se em 25% dos tumores espinhais, sendo a maior parte metastática;
- intradural-extramedular: representa 60% do total (os mais frequentes são neurofibroma e meningioma);
- intradural-intermedular: igual a 10% do total, sendo astrocitoma e ependimoma os mais frequentes.

Os tumores primários da medula são muito menos frequentes do que os tumores cerebrais, isso porque o total de massa da medula nervosa corresponde a um sétimo da massa do cérebro.

Elsberg,[3] em 275 casos estudados em uma experiência de 25 anos de neurocirurgia, notou a incidência dos 5 aos 70 anos, sendo a faixa etária mais frequente de todos os tumores de 31 a 50 anos (130 casos). Na criança, esses tumores são bem mais raros, sendo que, em relação ao tumor cerebral, o adulto mantém a proporção de 1:4 e na criança passa a ser de 1:20. Katzenstein et al.[4] estudaram 83 crianças com neuroblastoma intraespinhal; a sobrevivência em cinco anos foi de 71%, sendo que 43 (52%) tinham sinais neurológicos como primeiros sintomas.

Sinais clínicos

O diagnóstico clínico dos tumores espinhais pode ser difícil, pois os sintomas não são específicos. O déficit neurológico é mais evidente nos adultos do que nas crianças. Dores, déficits sensoriais, fraqueza muscular e incontinência esfincteriana podem levar o paciente a fazer uma consulta logo no início do processo, o que não ocorre com as crianças.

Tumores extradurais

Na maioria das vezes, são metastáticos, sem a história clínica do tumor primitivo. O principal sintoma é a dor, que é crescente e adquire a localização do segmento no local em que se manifesta, seguindo-se de sintomas relacionados com a compressão da medula e das raízes nervosas. A dor muito intensa só tem alívio com opiáceos e por pouco tempo; a anestesia com novocaína ou mercaína é muito pequena, sendo necessária a administração por via intrarraquidiana. Rapidamente, surgem os sintomas neurológicos de compressão medular, como dificuldade de ficar de pé e andar, incontinência urinária e retal. Há também os sinais radiculares, conforme a localização, dor nos membros com irradiações atípicas, que pioram com a movimentação. A sintomatologia é exuberante e de evolução rápida.

Devem entrar no diagnóstico diferencial tumores do tipo linfossarcoma, doença de Hodgkin e infiltrados leucêmicos, inclusive sarcomas. As lesões mais frequentes são metástases de carcinomas do pulmão, da mama e da próstata, que serão tratados mais adiante, como metástases ósseas.

Kunz et al.[5] chamaram a atenção para o diagnóstico diferencial de tumores extradurais com a presença de cistos, facilmente identificáveis na ressonância ou na tomografia. Os resultados cirúrgicos em relação à dor são falhos e equivalentes ao tratamento conservador.

Tumores intradurais-extramedulares

A maioria destes tumores surge da dura-máter ou do invólucro das raízes nervosas ou dos plexos. São, principalmente, meningiomas e neurinomas, que se constituem em 60 a 70% de todos os tumores primários do canal medular.

A evolução dos sintomas desses tipos de tumores é muito lenta, sendo que a dor tem uma característica inexplicável; há dor à noite, porém desaparece durante o dia. Os meningiomas podem surgir em mulheres no período da menopausa; subitamente apresentam sinais neurológicos (distúrbios da marcha, retenção urinária ou radiculopatia muito nítida). Sob o ponto de vista neurológico, esse tumor é completamente removível, não deixando nenhuma sequela.

Ortaeskinazi et al.[6] em dez anos reuniram 14 casos de meningiomas, todos em mulheres; 86% eram da região torácica baixa e o restante era cervical, sendo que 1 caso tinha múltiplos meningiomas.

A absoluta maioria desses tumores intradurais-extramedulares é benigna. São eles: neurofibromas (neurilemomas, schwannomas, etc.) ou meningiomas; pequenos, bem encapsulados e de fácil remoção cirúrgica. Os meningiomas têm grande incidência na região torácica (80% dos casos), e os neurofibromas são também frequentes nessa região (39% dos casos) e na região lombar (32%). Fato interessante é que os neurofibromas podem se originar no nervo próximo do orifício de conjugação e crescer para dentro, comprimir a medula e originar o chamado tumor "em halteres". Nessa localização, podem se originar metástases malignas, porém, são raras.[7]

Tumores intramedulares

Estes tumores são os menos frequentes entre os tipos. Geralmente, são tumores primários chamados gliomas. Existem também ependimomas, estes são mais frequentes na região do *conus medullaris* e se estendem ao *filum terminale*.

São muito raros e suscitam distúrbios neurológicos profundos nas fibras e tratos que controlam as sensações de dor e a temperatura do segmento afetado. A dor é o sintoma mais frequente, acompanhada de fraqueza, deterioração da marcha e torcicolo. A hidrocefalia ocorre com mais frequência na criança do que no adulto, o que obriga a realizar um *shunt*, relatam Houten e Weiner.[8]

São os gliomas os mais frequentes e, quando localizados na coluna cervical, provocam distúrbio da irradiação para o braço e as mãos. A remoção neurocirúrgica pode ser feita com sucesso e praticamente sem sequelas, de acordo com Scarrow et al.[9]

Os tumores intramedulares da coluna são raros e derivados das células da glia. São benignos. Metástases são muito raras. Katzenstein et al.[4] verificaram que em crianças a laminectomia teve piores resultados que a quimioterapia, nos casos de neuroblastoma.

Diagnóstico

Por meio dos exames de imagem tomográfica ou ressonância magnética, com ou sem contraste, define-se o diagnóstico genético do tumor, mas não se identifica se a lesão lítica é maligna ou não. Kang et al.[10] realizaram em 87 pacientes de 4 a 70 anos uma biópsia de agulha guiada pela tomografia computadorizada. Com esse método, foi possível identificar a lesão em 77 (88,5%) pacientes, sendo que em 47 a lesão era benigna e em 30 eram neoplasmas (33 casos de tuberculose e 17 de metástase). Em 10 casos, o material necrótico impediu o diagnóstico. Não houve complicações com o procedimento.

Husband et al.[11] aventaram a hipótese de que o diagnóstico dos tumores medulares nem necessita de tomografia ou ressonância, bastando a radiografia simples e o exame neurológico, nos casos de compressão medular por massas a esclarecer. Compararam 201 casos (186 tumores extradurais, 5 tumores intradurais-extramedulares e 10 intramedulares) com 11 pacientes que tinham o saco tecal comprimido sem evidência de compressão da medula. A radiografia simples identificou 33% dos casos, mas a ressonância identificou 98%, com grande riqueza de detalhes.

Malformações vasculares

Estas lesões congênitas podem originar hemorragias ou sinais progressivos de coágulos organizados, que podem causar sinais de massa estenosante da medula, confundindo-se com tumores medulares. Em algumas vezes, os pacientes têm, com essa malformação medular, também malformações arteriovenosas cutâneas, na região torácica ou lombar. Shin et al.[12] analisaram os hemangiomas com a tomografia computadorizada e a ressonância magnética, constatando a superioridade desta última para um diagnóstico mais adequado.

Seringomielia

Esta é uma lesão intramedular, cavitária no tecido glial; a alteração pode ocorrer com uma lesão isolada ou associada com outras anomalias congênitas ou tumores intramedulares, gerando como sintomas clínicos fraqueza muscular, geralmente em crianças de tenra idade, mas em muitos casos a lesão só se manifesta em torno de 40 anos. Alguns autores acreditam que seringomielia, a hidromielia e os cistos medulares são afecções idênticas. Existem inúmeras outras lesões congênitas ligadas à coluna vertebral (parte óssea) que incluem a parte medular, como meningocele e meningomielocele, síndrome da corda estirada e cistos, que não serão analisados, pois escapam à intenção deste capítulo.

Tumores menos comuns
Cordomas

São tumores do canal espinhal do sacro que depois invadem e destroem os ossos da região. Apresentam aspecto típico na radiografia, comportando-se como tumores malignos.

Angioblastomas

São verdadeiras neoplasias dos vasos sanguíneos da medula, semelhantes ao hemangioma, cujo principal perigo é a ruptura com consequente hemorragia. Linfomas; apesar de não existir tecido linfoide na medula, podem surgir tumores extradurais dessa linhagem.

Diagnóstico

Os exames laboratoriais praticamente não auxiliam no diagnóstico, a não ser a tomografia computadorizada e a ressonância magnética, que trazem indubitavelmente mais detalhes.

Cirurgia e irradiação

Com o progresso da neurocirurgia e da microcirurgia, esses tumores benignos são cada vez extirpados com maior sucesso. A radioterapia fica para os casos inoperáveis e malignos, cuja remoção é difícil de se efetuar sem que deixe sequelas. Ohtakara et al.[13] analisam a nova técnica de fazer a embolização da artéria principal desses tumores vasculares, pois isso facilita a cirurgia e os bons resultados pós-operatórios.

TUMORES BENIGNOS DA COLUNA VERTEBRAL

Os tumores benignos são mais frequentes na criança e no jovem adulto, sendo que depois dos 30 anos deve-se sempre suspeitar de lesão primária como maligna ou metastática. Francis[14] demonstrou que qualquer tipo de tumor pode gerar metástase na coluna, propensa a ter essas lesões em razão da rica vascularização e do abundante tecido hematogênico.

História clínica

O principal sintoma é a dor crescente que não melhora com repouso, calor, analgésico ou massagem. O exame semiológico da própria coluna deve ser complementado por uma revisão clínica geral.

Diagnóstico

O diagnóstico é realizado por radiografia, biópsia, mapeamento ósseo e, atualmente, com auxílio da tomografia computadorizada e da ressonância magnética.

Tumores benignos primários dos ossos da coluna são entidades extremamente raras, sendo esse fato uma feliz realidade, porém um intrigante problema embriológico, porque, por exemplo, os sarcomas osteogênicos são frequentes na metáfise distal do fêmur e proximal de tíbia e praticamente ausentes na coluna.[15]

Osteocondroma

Tanto o solitário como o múltiplo são raros. Geralmente, são um achado radiológico, sem sintomas. Ocorre em adultos jovens, até a terceira década de vida, com sinais neurológicos iniciais, segundo relatam Ratiff e Voorhies.[16]

Osteoma osteoide

É tumor benigno, cuja dor se alivia com ácido acetilsalicílico. Geralmente, localiza-se nas facetas articulares e deve ser removido, segundo Matsura et al.[17]

Esse tumor benigno está sendo tratado por termocoagulação guiada pela ressonância magnética, conforme relatam Cove et al.[18]

Cisto aneurismático

Semelhante aos outros ossos; sempre deve ter biópsia para confirmar. É radiossensível.

Boriani et al.[19] examinaram a boa evolução de 41 casos de cisto aneurismático em crianças nas quais foi feita a curetagem seguida de radioterapia, com a completa remissão do tumor, sendo que em 3 casos foi feita uma embolização da artéria principal com excelente resultado.

Osteoblastoma

É um diagnóstico histológico de difícil diferenciação na radiologia. É um tumor potencialmente maligno, não sensível à radioterapia e que deve ser removido cirurgicamente.

Orbay et al.[20] descrevem casos desse tipo de tumor que não foram identificados pela ressonância magnética, a não ser como uma imagem suspeita e que nem a biópsia foi conclusiva; após a cirurgia, o diagnóstico histológico foi de osteoblastoma.

Tumor de célula gigante

Uma raridade na coluna, confunde-se com o cisto. A dor é persistente; sensível à radioterapia. Apresenta crescimento muito lento.

Hemangioma

Produz uma imagem radiológica típica, com estrias; não apresenta sintomatologia clínica (Figura 16.1).

Granuloma eosinófilo

Dentro de sua raridade, é mais frequente na criança; produz dor persistente, e a imagem lítica aos raios X é típica. O tratamento é pela radioterapia.

Reddy et al.[21] informam que essa é uma lesão solitária, mais frequente em crianças e adolescentes e, geralmente, acompanhada de sintomas de febre e leucocitose.

TUMORES PRIMÁRIOS MALIGNOS

Mieloma/plasmocitoma

O sistema hematopoético constitui-se em uma unidade funcional ligada ao sistema imune de defesa do organismo e é encontrado nos gânglios, na medula sanguínea dos ossos e na submucosa do trato gastrointestinal. As células desse sistema são a fonte de imunoglobulina, que forma os anticorpos e pode originar uma série de displasias sanguíneas complexas, das quais será estudado aqui somente o mieloma.

Epidemiologia

O mieloma é uma doença frequente, representando cerca de 1% de todas as malignidades dos organismos e 10 a 15% das doenças malignas ligadas ao sistema hematológico. Geralmente, a sua incidência é subestimada e pode ocorrer em 40% dos tumores malignos ósseos em geral. Acomete, geralmente, as pessoas com 60 a 70 anos, mas pode incidir desde 25 até 80 anos. É raro em crianças e mais frequente nos homens (mieloma solitário) do que nas mulheres. Existe o mieloma solitário que acomete com mais frequência a coluna e é menos maligno que o mieloma múltiplo[22] (Figura 16.2).

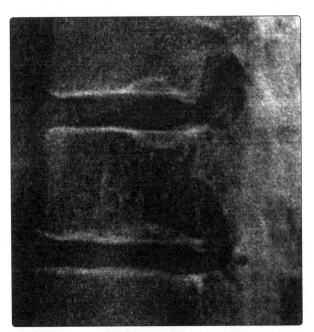

FIGURA 16.1 Imagem radiológica de um hemangioma.

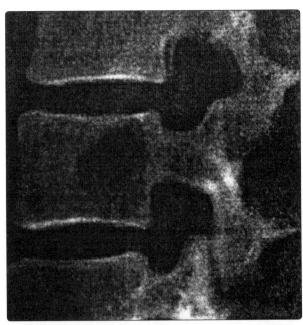

FIGURA 16.2 Radiografia de um mieloma solitário.

Embora qualquer osso possa ser acometido pelo mieloma, este tumor, com frequência, aparece na coluna, na vértebra, no crânio ou na pelve, representando 15% dos tumores primários da coluna. A sede do aparecimento quase sempre é o corpo vertebral, rico em tecido hematopoético, pois o tumor é de linhagem hematogênica. A região mais comum de seu aparecimento é a torácica.

Alguns autores consideram o mieloma múltiplo e o plasmocitoma a mesma doença linfoproliferativa das células B.

Quadro clínico

O quadro clínico é constituído de muitos sinais e sintomas, pois estão incluídos problemas sistêmicos e problemas locais do osso que causam dores principalmente na coluna e no peito, e têm um súbito agravamento pelo movimento.

No quadro clínico, a dor do segmento afetado é persistente, não desaparecendo com o repouso.

Surgem também fraquezas, fadiga, presença de deformidades, principalmente cifose e perda de altura, que vêm acompanhadas de sintomas como febre, perda de peso, hemorragias, sintomas neurológicos, esplenomegalia. O prognóstico do mieloma disseminado é de que 18% conseguem sobreviver por cinco anos; atualmente, com o transplante de medula, esses limites foram ultrapassados. O diagnóstico de plasmocitoma (diferença histológica) é um pouco mais favorável.

Diagnóstico

O diagnóstico é feito da seguinte forma:

- proteína de Bence-Jones, presente na urina;
- alterações das proteínas plasmáticas na eletroforese do soro;
- mielograma por punção externa;
- diagnóstico por imagem;
- biópsia;
- mapeamento.

Diagnóstico por imagem

A radiografia é caracterizada por lesão lítica e destruição óssea com ou sem colapso vertebral, porém com a conservação do espaço discal.

Com frequência, uma exagerada osteoporose ocorre no início. Mais raramente, pode surgir uma imagem de esclerose;[7] nesses casos, o diagnóstico é feito pelos outros exames ou pela biópsia.

Bellaiche et al.[23] afirmaram que a ressonância magnética é um exame que define o diagnóstico com muitos detalhes de mieloma múltiplo, mas que a radiografia simples já havia revelado. No entanto, Lecouvet et al.[24] afirmaram que a ressonância consegue detectar as lesões mais vezes que a radiografia simples da coluna: 76%, comparados com 42% dos pacientes; na pelve: 75%, comparados com 46% dos pacientes.

Biópsia

Não é usada especificamente para o diagnóstico do mieloma, mas é realizada em vários casos suspeitos e pode confirmar os diagnósticos por meio do estudo do mielograma, por punção externa.

Mapeamento

Murthy et al.[25] afirmam que o mapeamento ósseo feito com tecnécio-99 é importante para o diagnóstico do mieloma, principalmente fora da coluna vertebral, em costelas, fêmur e crânio.

Knoplich e Souza[26] fizeram a revisão de 48 casos de mieloma múltiplo que passaram pelo Hospital do Servidor Público Estadual de São Paulo de 1967 a 1979.

A idade variou de 35 a 83 anos (de 51 a 70 anos: 34 casos, 70,8%). Os homens eram mais acometidos (31, 64,5%) e também os brancos (43, 89,5%).

O sintoma clínico mais comum são as dores ósseas, principalmente dor na coluna (75%). A anemia é a segunda queixa (16,6%). Em oito casos, o início foi uma fratura patológica.

O crescimento de massa tumoral para dentro do canal medular em oito pacientes causou uma paraplegia, obrigando quatro a realizarem uma laminectomia descompressiva.

A radiologia, em 5% dos casos, foi normal. O mieloma causa uma imagem lítica na vértebra, na calota craniana e na região próxima dos ossos longos, devendo-se fazer um diagnóstico diferencial com hiperparatireoidismo e tumor de células gigantes.

Os exames clínicos mais importantes e suas respectivas alterações permitem fazer um prognóstico da gravidade do caso.

Taxa de hemoglobina

O prognóstico do caso é ruim quando, na época da descoberta do mieloma, a hemoglobina estiver abaixo de 8,5 g por 100 mL, os glóbulos brancos abaixo de 3.000 por mm^3 e as plaquetas abaixo de 100.000 por mm^3.

A hipercalcemia, a uricemia alta, além da hipoalbuminemia e do aumento das imunoglobulinas, podem também determinar a piora do prognóstico dos casos. A proteína de Bence-Jones, que, quando presente, ajuda no diagnóstico, não serve de fator de prognóstico.

Tratamento

O tratamento era realizado com a quimioterapia associada à radioterapia. Francis[14] estudou seis casos com mieloma solitário, com sobrevida de mais de 12 anos. Quando o mieloma se torna disseminado, advém uma hipercalcemia que deve ser tratada, pois causa letargia, anorexia, náuseas e vômito, sede e poliúria. O tratamento atual é feito com transplante de medula, que tem dado resultados parciais, além de irradiação e quimioterapia, com medicação mais ativa e eficiente. O European Group for Blood and Marrow Transplantation (EBMT) comparou 420 pacientes com mieloma que receberam interferon com 415 que não receberam depois do transplante e concluiu que houve aumento de sobrevida de 2,5 anos no grupo que recebeu esse tratamento.

Berenson afirma que os bisfosfonatos, principalmente o pamidronato e o ácido zoledrônico, agem de duas maneiras, causando uma apoptose das células plasmáticas malignas e sobre os osteoclastos, inclusive diminuindo a calcemia.

Lecouvet et al.[27] estudaram 25 casos em que foi feito o transplante; a comparação entre as lesões existentes na ressonância magnética antes e depois não acusou modificações significativas.

Sarcomas primários e secundários

Cerca de 2% de todos os sarcomas osteogênicos surgem na coluna, sendo que o tratamento desses tumores é muito difícil e apresenta resultados precários. As imagens dos sarcomas, geralmente em 95% os casos, aparecem nos elementos anteriores das vértebras. Nos exames de imagens, são lesões líticas e de esclerose. O exemplo de osteossarcoma secundário é a malignização dos casos de doença de Paget. É conhecido o fato de que a moléstia de Paget pode evoluir para um sarcoma. Apesar de a doença de Paget não ser rara na coluna, essa evolução é raríssima.

Sarcoma de Ewing

Raríssimo na coluna. Ocorre em adolescentes, sendo radiossensível. No quadro clínico, além da dor, surgem complicações neurológicas, de acordo com Kennedy et al.[28]

Sarcoma osteogênico

Geralmente, ocorre na criança ou no adulto jovem. É muito raro na coluna e tem prognóstico muito grave.

Cordomas

São originários de restos da notocorda, sendo com mais frequência localizados no sacro, onde produzem uma lesão lítica destrutiva. Além da dor, causam distúrbios nervosos, de incontinência retal e da bexiga. Podem fazer surgir metástases a distância em 10% dos casos. O tratamento é cirúrgico.

TUMORES POR CONTINUIDADE

Os exemplos mais comuns são: tumor de Pancoast – no ápice do tórax; linfomas mediastínicos; tumores retroperitoneais, principalmente renais; aneurisma da aorta, que pode causar lesões ósseas.

METÁSTASE NA COLUNA VERTEBRAL

Na absoluta maioria das vezes, o envolvimento tumoral da coluna dá-se por metástase de tumores malignos primários, originários de qualquer órgão interno. Cerca de 60% são originários da mama, da próstata, do pulmão, do rim, da tireoide e do cólon;[7] 5% de todos os tumores podem atingir a coluna vertebral.

Os fatores predisponentes para que a coluna seja sede de metástase são a grande quantidade de tecido hematopoético da vértebra e a extensa rede circulatória da coluna.

Em 20% dos casos, a metástase é solitária, atingindo uma vértebra. Por ordem de frequência, os segmentos atingidos são coluna torácica, lombar, cervical e sacra.

Os tumores da mama provocam principalmente lesões líticas, mas podem surgir variados graus de esclerose óssea dentro das vértebras atingidas. As vértebras em "marfim" (escleróticas) são raras. Os tumores do pulmão e da tireoide, com frequência, produzem lesões líticas, mas não são raras as metástases pulmonares que causam lesões escleróticas e as de tireoide que estão associadas com algumas alterações arteriovenosas (o mesmo ocorre com as metástases de tumor renal). As metástases originárias do intestino delgado ou grosso são líticas.

Os tumores da próstata produzem principalmente lesões escleróticas, assim como os originários do pâncreas, da bexiga, do útero e da nasofaringe.

Na maioria das vezes, as metástases originárias de tumores do estômago são escleróticas, chegando a chamar a atenção como se fossem uma vértebra "marmórea", mas podem ocorrer lesões líticas.

Bubendorf et al.,[29] com a experiência de 1.589 pacientes com câncer de próstata, metastáticos, observaram três detalhes: 1) há uma relação inversa entre as metástases para a coluna e para o pulmão, sugerindo que são de tipos diferentes; 2) o maior número de acometimentos das metástases para a coluna são com os tumores menores de 4 a 6 em comparação aos médios, que vão para o pulmão (de 6 a 8 cm) e para o fígado (> 8 cm). Esse detalhe sugere que as metástases surjam nessa ordem, conforme o câncer de próstata cresce; 3) a localização da metástase na lombar é a mais frequente e vai diminuindo conforme chega à vértebra cervical (38 a 97%).

Wise et al.[30] examinaram a evolução de 80 casos de cânceres metastáticos para a coluna vertebral; na época da cirurgia, os pacientes tinham em média 55,6 anos (variando de 20 a 84). A média de sobrevivência dos pacientes após o diagnóstico da metástase foi de 26 meses (variando de 1 a 107 meses), e a média de sobrevivência depois da cirurgia foi de 15,9 meses (variando de 0,2 a 55). A maioria não teve melhoras após a cirurgia, e 60 (75%) não tiveram complicações na cirurgia. Não houve óbitos intraoperatórios. Os autores discutem a validade da cirurgia em comparação à quimioterapia e à irradiação.

O disco, a princípio, mantém-se protegido, depois é envolvido. O diagnóstico diferencial na radiografia deve ser feito com o mieloma; na dúvida, deve-se fazer a biópsia.

A biópsia é o método diagnóstico mais adequado para as lesões suspeitas de serem tumorais. A biópsia cirúrgica é um procedimento indicado em alguns casos de dúvidas que nem a tomografia e a ressonância magnética podem resolver.

Brenac et al.[22] realizaram 210 biópsias para diagnósticos diferentes e tiveram para tumores uma acurácia de 80% para lesões tumorais (88% para lesões metastáticas e 68% para tumores primários); biópsias, segundo esses autores, não foram mais eficientes quando foram guiadas pela ressonância ou pela radioscopia.

O mapeamento ósseo teve um incremento desde 1973, pela introdução do difosfonato de tecnécio-99m, que permite identificar as lesões ósseas com uma precocidade de 1 a 6 meses antes da lesão radiológica. Atualmente, existem inúmeros outros radioisótopos, como o tálio-201 e o gálio-67, e usa-se a técnica SPECT, que ajuda a localizar a região da vértebra em que está a lesão, mas Reinartz et al.[31] afirmam que nem sempre isso é fácil.

A pesquisa pelo radioisótopo detecta as lesões celulares do osso, quando há um metabolismo mais intenso, podendo ser de origem neoplásica, traumática ou inflamatória. A biópsia fundamental para o diagnóstico também atua no nível celular. A radiologia só pode identificar lesões teciduais por meio da radiodensidade e só tem condições de detectar lesões com 1 a 1,5 cm de diâmetro e depois da perda de aproximadamente 50% do conteúdo de sais minerais. Nos pacientes idosos, com dores persistentes e que não conseguem ficar nem algumas horas sem dores, após a infiltração de anestésico na raiz nervosa correspondente, o exame radiológico foi normal e sem impor, como exame fundamental, o mapeamento ósseo (Figura 16.3).

Tratamento

Além da terapia do tumor originário de metástase, é importante lembrar-se do colete de Jewitt (que tem apoio na sínfise pública e no esterno), para impedir o colapso total da coluna (Figura 16.4).

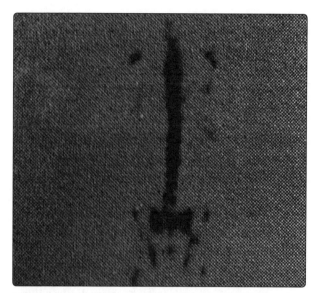

FIGURA 16.3 Mapeamento ósseo de paciente com radiografias normais, dores persistentes, mostrando metástase em toda a coluna e em quase todos os ossos. Confirmou-se, posteriormente, tratar-se de câncer de próstata.

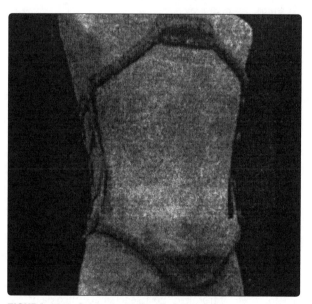

FIGURA 16.4 Colete de Jewitt, usado para evitar que a coluna se dobre em demasia, lesando a medula nervosa.

A dor precisa ser combatida, já que é intensa, por meio de uma anestesia subdural contínua, com anestésico e analgésico. A maioria dos ortopedistas não recomenda as cirurgias de estabilização óssea da coluna, pois a consolidação leva cerca de seis meses.

Deve-se ressaltar que o diagnóstico e o tratamento de lesões e tumores devem ser conduzidos por equipes multiprofissionais, estando fadados ao insucesso com prejuízo dos pacientes os tratamentos isolados, conduzidos por qualquer especialidade das que lidam com a coluna. Atualmente, a vertebroplastia tem sido realizada para combater a dor e dar estabilidade às lesões líticas tumorais e metastáticas, segundo Levine et al.[32]

TRATAMENTO DOS TUMORES METASTÁTICOS

Ciray et al.[33] verificaram que o tratamento quimioterápico de metástases para a coluna vertebral tem melhorado o prognóstico e, principalmente, as imagens na ressonância desaparecem.

Os estudos comparativos de casos de tumores metastáticos, de diversas origens, que produzem a diminuição do espaço epidural, com isso comprimem a medula ou a cauda equina, são encontrados na literatura discutindo as diversas tecnologias cirúrgicas: laminectomia descompressiva, tratamento conservador com radioterapia. O que é melhor para o paciente? Cirurgia radical no início ou não? Precisa-se avaliar no pós-operatório se houver:

- melhora da atividade motora;
- funções esfincterianas;
- alívio da dor;
- modificação no bloqueio da mielografia;
- complicações.

A indicação maior é o controle da dor. Concluem muitos autores que não há diferenças significativas entre fazer somente o tratamento radioterápico em comparação com o tratamento radioterápico e o cirúrgico em conjunto, ou radical ou microcirurgia.

Acreditam que a presença do bloqueio na mielografia é sinal de mau prognóstico em qualquer tipo de tratamento instituído, conforme Hejazi e Hassler.[34] Colletti et al.[35] encontraram alívio completo da dor em 32% dos pacientes operados.

Levine et al.[32] fizeram uma metanálise da vertebroplastia (injetar o cimento ortopédico na vértebra colabada), que foi recém-introduzida no arsenal terapêutico da osteoporose e de doenças líticas por tumores, como metástases ósseas, hemangiomas agressivos e mieloma múltiplo e colapsos vertebrais, que são seguidos de intensa dor.

Referências bibliográficas

1. Epstein B. The vertebral column – an atlas of tumor radiology. Chicago: Year Book; 1974.
2. Resnick D (ed.). Diagnosis of bone and joint disorders. 4th ed. Philadelphia: Saunders; 2002.
3. Elsberg CA. Diagnosis and treatment of surgical diseases of the spinal cord and its membranes. Philadelphia: Saunders; 1941.
4. Katzenstein HM, Kent PM, London WB, Cohn SL. Treatment and outcome of 83 children with intraspinal neuroblastoma: the Pediatric Oncology Group experience. J Clin Oncol. 2001;19(4):1047-55.

5. Kunz U, Mauer UM, Waldbaur H. Lumbosacral extradural arachnoid cysts: diagnostic and indication for surgery. Eur Spine J. 1999;8(3):218-22.
6. Ortaeskinazi H, Postalci L, Kepoglu U, Oral Z. Spinal meningiomas. Chir Organi Mov. 1998;83(1-2):191-5.
7. Björkstrand B, Svensson H, Goldschmidt H, Ljungman P, Apperley J, Mandelli F, et al. Alpha-interferon maintenance treatment is associated with improved survival after high-dose treatment and autologous stem cell transplantation in patients with multiple myeloma: a retrospective registry study from the European Group for Blood and Marrow Transplantation (EBMT). Bone Marrow Transplant. 2001;27(5):511-5.
8. Houten JK, Weiner HL. Pediatric intramedullary spinal cord tumors: special considerations. J Neurooncol. 2000;47(2):225-30.
9. Scarrow AM, Rajendran P, Welch WC. Glioblastoma multiforme of the conus medullaris. Clin Neurol Neurosurg. 2000;102(3):166-7.
10. Kang M, Gupta S, Khandelwal N, Shankar S, Gulati M, Suri S. CT-guided fine-needle aspiration biopsy of spinal lesions. Acta Radiol. 1999;40(5):474-8.
11. Husband DJ, Grant KA, Romaniuk CS. MRI in the diagnosis and treatment of suspected malignant spinal cord compression. Br J Radiol. 2001;74(877):15-23.
12. Shin JH, Lee HK, Rhim SC, Park SH, Choi CG, Suth SC. Spinal epidural cavernous hemangioma: MR findings. J Comput Assist Tomogr. 2001;25(2):257-61.
13. Ohtakara K, Kuga Y, Murao K, Kojima T, Taki W, Waga S. Preoperative embolization of upper cervical cord hemangioblastoma concomitant with venous congestion-case report. Neurol Med Chir (Tokyo). 2000;40(11):589-93.
14. Francis KC. Tumor of the spine. In: Rothman RH, Simeone FA (eds.). Spine. Philadelphia: Saunders; 1975.
15. Berenson JR. New advances in the biology and treatment of myeloma bone disease. Semin Hematol. 2001;38(2, Suppl 3):15-20.
16. Ratiff J, Voorhies R. Osteochondroma of the C5 lamina with cord compression: case report and review of the literature. Spine. 2000;25(10):1293-5.
17. Matsura M, Nakamura H, Inoue Y, Yamano Y. Osteoid osteoma of the cervical spine depicted as dumbbell tumor by MRI. Eur Spine J. 2000;9(5):426-9.
18. Cove JA, Taminiau AH, Obermann WR, Vanderschueren GM. Osteoid osteoma of the spine treated with percutaneous computed tomography-guided thermocoagulation. Spine. 2000;25(10):1283-6.
19. Boriani S, De Iure F, Campanacci L, Gasbarrini A, Bandiera S, Biagini R, et al. Aneurysmal bone cyst of the mobile spine: report on 41 cases. Spine. 2001;26(1):27-35.
20. Orbay T, Ataoglu O, Tali ET, Kaymaz M, Alp H. Vertebral osteoblastoma: are radiologic structural changes necessary for diagnosis? Surg Neurol. 1000;51(4):426-9.
21. Reddy PK, Vannemreddy PS, Nanda A. Eosinophilic granuloma of spine in adults: a case report and review of literature. Spinal Cord. 2000;38(12):766-8.
22. Brenac F, Huet H. Diagnostic accuracy of the percutaneous spinal biopsy. Improvement of the technique in a series of 210 cases. Neuroradiol. 2001;28(1):7-16.
23. Bellaiche L, Laredo JD. Value of magnetic resonance imaging in myeloma. Presse Med. 1994;23(7):315-7.

24. Lecouvet FE, Dechambre S, Malghem J, Ferrant A, Vande Berg BC, Maldague B. Bone marrow transplantation in patients with multiple myeloma: prognostic significance of MR imaging. Am J Roentgenol. 2001;176(1):91-6.

25. Murthy NJ, Rao H, Friedman AS. Positive findings on bone scan in multiple myeloma. South Med J. 2000;93(10):1028-9.

26. Knoplich J, Souza ER. Fatores de prognóstico e sobrevida do mieloma múltiplo. Rev Bras Reumat. 1980;20:203.

27. Lecouvet FE, Malghem J, Michaux L, Maldague B, Ferrant A, Michaux JL. Skeletal survey in advanced multiple myeloma: radiographic versus MR imaging survey. Br J Haematol. 1999;106(1):35-9.

28. Kennedy JG, Eustace S, Caulfield R, Fennelly DJ, Hurson B, O'Rourke KS. Extraskeletal Ewings sarcoma: a case report and review of the literature. Spine. 2000;25(15):1996-9.

29. Bubendorf L, Schopfer A, Wagner U, Sauter G, Moch H, Willi N, et al. Metastatic patterns of prostate cancer: an autopsy study of 1,589 patients. Hum Pathol. 2000;31(5):578-83.

30. Wise JJ, Fischgrund JS, Herkowitz HN, Montgomery D, Hurz LT. Complication, survival rates, and risk factors of surgery for metastatic disease of the spine. Spine. 1999;24(18):1943-51.

31. Reinartz P, Schaffeldt J, Sabri O, Zimny M, Nowak B, Ostwald E, et al. Benign versus malignant osseous lesions in the lumbar vertebrae: differentiation by means of nobe SPET. Eur J Nucl Med. 2000;27(6):721-6.

32. Levine AS, Perin LA, Hayes D, Hayes WS. An evidence-based evaluation of percutaneous vertebroplasty. Manag Care. 2000;9(3):56-60, 63.

33. Ciray I, Lindman H, Astrom KG, Bergh J, Ahlstom KH. Early response of breast cancer bone metastases to chemotherapy evaluated with MR imaging. Acta Radiol. 2001;42(2): 198-206.

34. Hejazi N, Hassler W. Microsurgical treatment of intramedullary spinal cord tumors. Neurol Med Chir (Tokyo). 1998;38(5):266-71.

35. Colletti PM, Siegel HJ, Woo MY, Young HY, Terk MR. The impact on treatment planning of MRI of the spine in patients suspected of vertebral metastasis: an efficacy study. Comput Med Imaging Graph. 1996;20(3):159-62.

Bibliografia consultada

- Adams JG. Manual de ortopedia. São Paulo: Artes Médicas; 1978.
- Citrin DL, McKillop JH. Atlas of technetium bone scan. Philadelphia: Saunders; 1978.
- Gorji J, Francis KC. Multiple myeloma. Clin Orthop Relat Res. 1965;38:106-19.
- Marshall LF, Sanffett TW. Combined therapy for metastatic extradural tumor of the spine. Cancer. 1977;40:2-67.
- Ottolenghi C. Biópsia por aspiração dos corpos vertebrais. Anais do X Congresso Internacional de Cirurgia Ortopédica; 1974.
- Sirneone FA. Intraspinal neoplasms. In: Rothman RH, Sorneone FA (eds.). Spine. Philadelphia: Saunders; 1975.
- Young RF, Port EM, King GA. Treatment of spinal epidural metastases. J Neurosurg. 1980;53:741.

CAPÍTULO 17

Espondilólise e espondilolistese

INTRODUÇÃO

Na região lambiscara, existe um plano inclinado formado pelo sacro e pela região lombar, que tem a função de sustentar o corpo dentro do eixo de sustentação. Sob o ponto de vista biomecânico, as estruturas da coluna dessa região são impedidas de escorregar pelas seguintes estruturas anatômicas:

- as facetas articulares posteriores que, na sua posição verticalizada, constituem-se no bloqueio ósseo;
- pedículo entre as articulações, chamado de *pars interarticularis*;
- a integridade do disco vertebral, na face anterior.

Existe uma alteração no equilíbrio dessas estruturas, iniciando-se na estrutura do pedículo, que se constitui na espondilólise (*lise* significa separação, em grego), que pode ou não se transformar em uma espondilolistese (*listese* significa deslizamento, escorregamento), quando uma vértebra se desloca em relação a outra. Pela própria característica anatômica da região, o local em que ocorre com mais frequência é L5-S1 e L4-L5.

A espondilolistese na região cervical é muito mais rara e só ocorre após traumatismo na cervical.

Kopacz et al.[1] estudaram 174 pacientes submetidos à radiografia esofágica e encontraram 9 que tinham subluxação cervical com menos de 2 mm, com prevalência de 5,2%, sendo que 2 pacientes tinham o envolvimento em C2-C3, 1 paciente em C3-C4, 4 pacientes em C4-C5, 1 paciente em C5-C6 e 1 paciente C7-T1. A subluxação variou de 2 a 4 mm. Nenhum dos pacientes tinha queixas na coluna cervical, não sofria de artrite reumatoide e não tinha sofrido o trauma anterior.

A espondilolistese e a espondilólise são mais frequentes na coluna lombar; nessa região, serão estudadas.

EPIDEMIOLOGIA

Soler e Calderon[2] examinaram 3.152 atletas de elite e encontraram a incidência de 8% de espondilólise, comparando com a população espanhola, que apresenta a incidência de 3 a 7%. Esses autores encontraram nos esportes de arremesso 26,67%; nas atletas de ginástica olímpica, 16,96%; e nos remadores, 16,88%.

ETIOLOGIA

Sempre houve grande discussão entre os vários autores sobre se a espondilolistese é um defeito adquirido ou se é congênito.

Em favor da ideia de que é defeito congênito, pode-se afirmar:

- a grande incidência familiar (variando a presença de 28 a 68% dos familiares);[3]
- grande incidência em esquimós (50% do total);
- presença associada de *spina* bífida na quinta lombar ou no sacro em 28 a 42% dos pacientes).[3]

Contra a explicação congênita, pode-se argumentar que, na *pars interarticularis*, só há um centro de ossificação, não se encontrando no exame fetal, em nenhum espécime humano, nenhuma alteração nesse núcleo. Os defensores acreditam que o defeito esteja nos núcleos do sacro e das apófises articulares, sendo difícil de se comprovar.

Existem os seguintes fatos favoráveis à etiologia adquirida:

1. Reprodução experimental da espondilolistese em cadáveres, com hiperflexão forçada da coluna lombar.
2. A espondilolistese seria resultante de uma fratura de fadiga ou de estresse[4] que acontece com a acentuação da lordose e com a flexão da coxofemoral nos adolescentes.
3. Newman[5] e outros autores[4,6] notaram que, durante a Segunda Guerra Mundial, inúmeros casos de espondilólise foram encontrados em soldados que carregavam pesadas mochilas nas costas ou que faziam exercícios aos quais não estavam acostumados. Contra a teoria da fratura de fadiga, inúmeros pacientes adolescentes e adultos sofreram acidentes na região e tiveram fratura da *pars interarticularis*, que rapidamente se consolidou com tratamento conservador, sem deixar sintomatologia.

A concepção mais aceita é que se trate de uma lesão congênita na *pars interarticularis* e que, sendo submetida a uma série de forças, pode resultar em uma fratura de fadiga[7] ou em uma pseudoartrose.

CLASSIFICAÇÃO

Newman[5] e Wiltse et al.[6] propuseram a classificação em vários subtipos, e a mais aceita atualmente é:

- congênita ou displásica;
- do istmo;
- degenerativa;
- traumática;
- patológica (Figura 17.1).

Também se divide o escorregamento de uma vértebra em relação a outra em graus, sendo que 0 a 25% correspondem ao 1º grau; 26 a 50% ao 2º grau; 51 a 75% ao 3º grau; e 76 a 100% ao 4º grau (escala de Meyerding – Figura 17.2).

Tipo congênito ou displásico

Há alterações congênitas na parte superior do sacro e/ou do arco neural de L5, e ambos invariavelmente têm *spina* bífida; com frequência, a *pars* alonga-se ou sofre alguma fratura, havendo, pois, dificuldades em diferenciar o tipo HA e UB. Wiltse et al.[6] afirmam que esse tipo é duas vezes mais frequente na mulher do que no homem e geralmente vem associado a outras alterações ósseas, sendo que a escoliose congênita é o principal distúrbio que precisa ser tratado[8] (Figura 17.3).

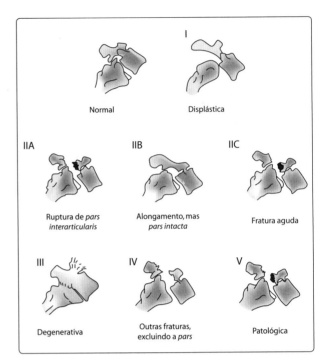

FIGURA 17.1 Classificação da espondilolistese.

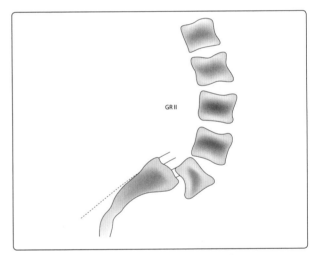

FIGURA 17.2 Escala de Meyerding para classificar em graus de escorregamento (de 1 a 4) as espondilolisteses.

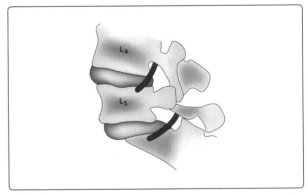

FIGURA 17.3 Espondilolistese displásica. Notar a articulação anormal na faceta articular do sacro e *pars interarticularis* alongada.

Rossi e Dragoni[9] radiografaram 4.243 atletas de elite de ambos os sexos, que tinham sintomas de dor na coluna lombar: 590 atletas (13,9%) tinham o diagnóstico radiológico de espondilólise; porém, em 280 (47,45%) já havia concomitante espondilolistese.

Tipo ístmico

Esta é a forma mais frequente e se divide em três subtipos:

- tipo espondilítico ou ruptura da *pars interarticularis* por fratura de fadiga;
- alongamento da *pars interarticularis*;
- fratura prolongada.

O subgrupo secundário fratura de fadiga é o mais comum desse tipo de espondilolistese, surge nas pessoas com mais de 50 anos e raramente é visto abaixo dos 5 anos. A incidência em brancos é de 5 a 6% da população em geral e nos esquimós é de 50%.[10]

Eisenstein[11] notou uma diferença racial nas mulheres brancas (5,7%) e nos homens brancos (3,8%), que eram mais cometidos que os homens negros (3,4%) e as mulheres negras (2,6%).

Difere das outras fraturas de fadiga nos seguintes aspectos: tende a se desenvolver na idade mais jovem; há predisposição hereditária; a formação do cálcio é rara, e o defeito na *pars* tende a persistir, mesmo havendo curas ocasionais.

Sabe-se que as mulheres que praticam ginástica têm incidência desse tipo de espondilolistese quatro vezes maior do que as mulheres que não a praticam.[10] Não se sabe se a lesão é por flexão ou extensão (Figura 17.4).

O segundo subtipo é um alongamento da *pars* sem separação e que é fundamentalmente igual ao primeiro, ou seja, houve uma fratura por fadiga na *pars*, porém essa fratura se consolidou e o pedículo ficou mais alongado em relação ao encaixe da quinta vértebra. De forma eventual, podem ocorrer novas fraturas por fadiga no local.

O terceiro subgrupo corresponde a uma fratura aguda dessa *pars*, porém, resultante de um acidente provavelmente do tipo hiperextensão.

Não há influência do fator genético nesses casos.

Tipo degenerativo

Entre todos os tipos, é o mais comum e ocorre em pessoas acima de 40 anos, sendo que é quatro vezes mais frequente em mulheres do quem em homens.[10] Neste caso, não há defeito na *pars interarticularis*, mas uma degeneração discal e alterações nas facetas articulares.

A espondilolistese desse tipo é mais frequente em L4-L5, e a sacralização da quinta lombar é quatro vezes mais frequente do que na população em geral.[12] O disco não permite um deslizamento superior a 30%. Os fatores predisponentes são estriamentos posturais, instabilidade lombossacra (hipermobilidade das articulações L4 e L5), degeneração do disco e das facetas articulares e estreitamento do orifício de conjugação. O deslizamento anterior e a osteofitose degenerativa podem causar uma estenose espinhal (espondilose lombar) que pode comprimir as raízes nervosas da cauda equina (Figura 17.5).

Tipo traumático

É uma espondilolistese resultante de uma fratura de qualquer componente do encaixe ósseo sem ser a *pars*. Usualmente, cura-se com imobilização.

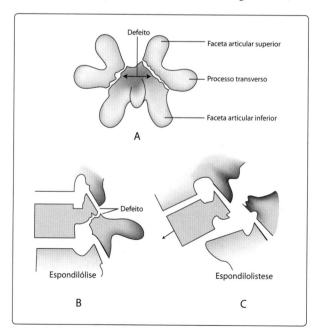

FIGURA 17.4 Espondilolistese do tipo ístmico – subtipo espondilítico ou ruptura da *pars interarticularis*.

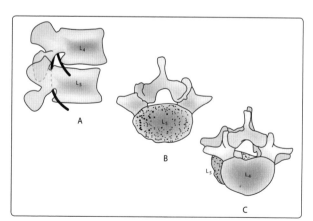

FIGURA 17.5 Espondilolistese degenerativa. A – Fatores que comprimem a raiz: 1 – osteófitos; 2 – saliências ósseas de vértebra; 3 – estreitamento pelo recesso lateral; 4 – deslocamento do processo articular inferior. B – Acentuada erosão do processo articular superior, provocando espondilose e estreitamento do canal vertebral. C – Acentuada rotação de L4 sobre L5.

Tipo patológico

É, em geral, resultante de uma lesão óssea generalizada (Paget, osteoporose, acondroplasia) e que pode permitir uma lesão do tipo fratura de fadiga do pedículo.

SINAIS E SINTOMAS

Lafond,[13] analisando 415 pacientes com espondilolistese, verificou que 23% começaram a ter sintomas antes dos 20 anos de idade e só 9% desses jovens começaram a queixa na infância e na adolescência. Os jovens vão à consulta quase sempre por problemas posturais e anormalidade na marcha. O tórax está retificado, o que diferencia essa afecção do dorso curvo ou cifose de Scheuermann, mas a região lombar e principalmente as nádegas estão salientes, por rotação da pelve, que fica verticalizada. As espinhas ilíacas anteriores chegam a ficar mais baixas que as posteriores, e isso obriga as coxofemorais a rodarem. O jovem de pé fica com a bacia muito basculada e os joelhos fletidos. Quando tenta esticar as pernas, o tronco fica mais dobrado para a frente. Essa alteração postural pode, inclusive, causar dor no tórax, já que a costela flutuante pode encostar na crista ilíaca (Figura 17.6).

À palpação da região sacral, na altura de L4-L5, pode haver um intervalo maior em razão do afastamento das apófises espinhosas. Também pode ocorrer, nos pacientes que relatam dores por uma contração muscular espasmódica, uma escoliose antálgica que se soma ao quadro das alterações posturais de anteversão da bacia e dificuldade de fletir o tronco. Há possibilidade de coexistir uma escoliose idiopática, nesse caso, de localização torácica ou toracolombar, sem sintomatologia clínica.

Quando visto pela frente, em razão da retificação da lordose e do achatamento das nádegas, forma-se uma prega anterior no abdome e o umbigo fica caído (Figura 17.7).

O andar passa a ser típico, motivado pelo estiramento dos músculos da panturrilha, rígido e como se fosse um "pato". Esses jovens acham que é mais fácil correr nas pontas dos pés ou andar com os joelhos dobrados do que manter o passo normal.

No adolescente, os sintomas mais evidentes são os da irritação da raiz nervosa (dor, fraqueza muscular, perda dos reflexos ou da sensibilidade nervosa). Em raros casos, há distúrbios da bexiga e/ou retais.

O espasmo dos músculos da perna está presente, e isso impede que o jovem se abaixe fletindo o tronco; ele só consegue abaixar-se como se fosse um halterofilista, dobrando os joelhos. Frequentemente, prefere dormir com as pernas e os joelhos fletidos.[10]

A dor do tipo lombociatalgia irradia para a perna ou pode ser só localizada na região lombar, resultando de um processo de estiramento dos ligamentos, degeneração discal, da própria *pars*, especialmente quando há fratura. A hérnia de disco é muito rara. Há casos com espondilolistese de 75 a 100%, portanto de 49°, completamente assintomáticos. E há casos com estreitamento do forame de conjugação e com compressão da raiz nervosa da quinta lombar ou da primeira sacral, que causam intensa ciatalgia.[10]

Nos adultos, a espondilolistese degenerativa produz dores na região lombar com irradiação para as pernas.

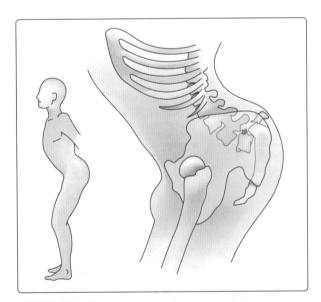

FIGURA 17.6 Esquema mostrando a postura do jovem com grave espondilolistese que, muitas vezes, é assintomática. Notar a posição do sacro e a flexão da bacia e dos joelhos.

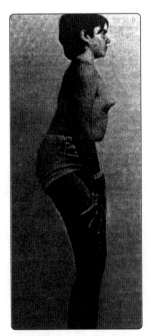

FIGURA 17.7 Visão lateral de paciente com espondilolistese grave.

Os pacientes não associam a piora da sintomatologia com as atividades, nem à variação climática e, às vezes, têm a claudicação do tipo estenose do canal medular, que aliviam sentando-se ou deitando-se, diferentemente de claudicação vascular, que melhora ficando de pé.[12]

Macnab et al.[8] afirmam que há enormes dúvidas se a espondilolistese, por si só, causa sintomas no adulto, embora muitos desses sofredores que se submeteram à fusão vertebral tenham melhorado. Examinaram 996 adultos durante um ano e chegaram à conclusão de que, se o paciente tem menos de 26 anos, é provável que a espondilolistese associada a defeitos congênitos seja a causa dos sintomas, pois a incidência de espondilolistese foi de 18,9% nos pacientes com dor e na população em geral é de 6% (assintomáticos). Se o paciente tem de 26 a 40 anos, é uma causa possível da dor, pois a incidência da espondilolistese nesse grupo de pacientes foi de 7,6%, portanto ligeiramente maior do que os 6% da população em geral (assintomática). Depois dos 40 anos, é muito raro que a espondilolistese associada a defeitos congênitos seja a causa da dor, pois, nessa faixa etária, deve-se afastar a espondilolistese degenerativa.

Quando a espondilose é acompanhada de espondilolistese nítida, a radiografia de perfil já mostra elementos posteriores da coluna alterados com nítida falha.

Na radiografia em oblíqua, pode-se ver o típico "cachorrinho de Lachapelle" que, na coleira do pescoço, em uma interrupção, de forma arredondada, indica que se trata de uma pseudoartrose, mais do que de uma fratura de fadiga (Figura 17.8).

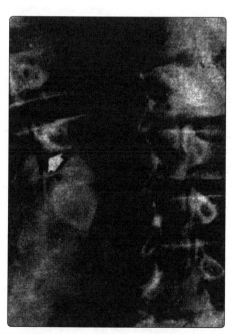

FIGURA 17.8 Radiografia de uma espondilolistese na *pars interarticularis* e exame das oblíquas, observando-se o "cachorrinho de Lachapelle".

O mais difícil de identificar é quando existe a espondilolistese sem espondilose e com subluxação lombossacra (30 a 35% dos casos)[10] e quando a espondilolistese é unilateral.

A sacralização da quinta vertebral produz uma imagem na radiografia anteroposterior conhecida como o "chapéu de Napoleão".

O dado mais típico, observado na radiografia de perfil, é o deslizamento do corpo vertebral, que é avaliado em relação ao sacro e à vértebra adjacente, usando-se a porcentagem ou a escala de Meyerding, já referida.

A retrolistese não constitui verdadeira listese (ver mais adiante). Pseudolistese é a denominação antiga de espondilolistese degenerativa.

A progressão da espondilolistese ocorre entre 10 e 15 anos de idade.[3] Se o sacro desenvolve uma calcificação, é sinal positivo de contenção do escorregamento. Sabe-se que a quinta vértebra tem a forma de trapezoide, e Wiltse[7] demonstrou que a altura dorsal é menor do que a ventral, o que facilita a fratura.

Mielografia

Deve ser realizada nos casos de comprovada espondilolistese e quando os sintomas de dor não desaparecerem com o repouso, a fim de afastar nas crianças a possível presença de tumor. É feita nos casos em que há problemas neurológicos.

Nos adultos, nas espondilolisteses degenerativas que não respondem ao tratamento conservador, usa-se a perimielografia como rotina antes da operação,[10] pois há uma degeneração discal associada.

TRATAMENTO DA ESPONDILOSE

Crianças

Vários autores[5,6,13-15] têm adotado o seguinte critério de tratamento, na espondilose em crianças:

1. Não restringem as atividades nem os esportes, a não ser os mais violentos.
2. Todas as crianças com menos de 10 anos que apresentam espondilose devem ser observadas anualmente. Wiltse[7] notou que, de 36 famílias nas quais encontrou 30% com espondilose descoberta ao exame radiológico, durante o acompanhamento por 11 anos, nenhuma apresentou queixas.
3. Nas crianças com queixas leves, fornecer restrições adequadas, analgésicos e fazer exercícios de fortalecimento.
4. Há pequena porcentagem de jovens com espondilolistese que não responde ao tratamento conservador e continua a ter dores. Nesses casos, devem-se procurar

Enfermidades da coluna vertebral

outras etiologias com novos exames: discite (infecção piogênica do disco, tuberculosa ou não), osteoma osteoide, tumor espinhal, hérnia de disco, espondilite ancilosante e distúrbios neuromusculares. Essas entidades também são raras, mas devem ser afastadas antes de se pensar em cirurgia.

5. Imobilização com colete lombossacro do tipo Putti ou de plástico (OLTS) que serve para aliviar a dor e verificar se realmente a cirurgia vai adiantar. A cirurgia indicada é a fusão da quinta vértebra lombar, com enxerto ósseo junto às asas do ilíaco e ao sacro. A laminectomia é contraindicada.

Adultos

Emprega-se o tratamento conservador com calor, exercícios, analgésicos e colete; se o resultado não for bom, realiza-se uma perimielografia para afastar uma hérnia de disco que, se presente, também é removida no ato cirúrgico. Nos pacientes abaixo de 50 anos, realiza-se uma artrodese (fusão vertebral) e, nos acima, uma laminectomia,[10] Shenkin et al.[16] efetuam a laminectomia e a facetomia bilateral sem remover o disco, mas notaram novo desligamento em 6% dos casos operados.

TRATAMENTO DA ESPONDILOLISTESE (TIPO DISPLÁSICO E ÍSTMICO)

Assintomática

Deve-se ou não operar? Qual o prognóstico? Wiltze, estudioso do assunto, afirma que não limita as atividades quando a listese vai até 25% ou 19°; porém, pede que o jovem se prepare para que no futuro não exerça uma atividade que o obrigue a levantar peso ou que seja muito estafante.

Devem ser feitas limitações nos esportes que possam agredir a coluna. Acima de 50%, nas listeses progressivas e graves defeitos na marcha, é indicada a cirurgia profilática nos adolescentes.

Nos pacientes com espondilolistese descoberta antes dos 10 anos, deve-se fazer um controle do deslizamento a cada seis meses, até completar o crescimento. Nas meninas, o problema é duas vezes mais frequente do que nos meninos. Se houver sintomatologia dolorosa que não alivia com os métodos conservadores, uma progressão do deslizamento acima de 50%, piora da deformidade das costas e maior dificuldade ao andar, a cirurgia é indicada.

Sintomática (Figura 17.9)

Só a artrose posterior não tem sido suficiente para manter a espondilolistese; então, emprega-se a técnica de Gil,[10] que recomenda a laminectomia, mas que não deve ser feita em crianças, e sim em adultos com sintomatologia dolorosa. Entretanto, a maioria dos autores concorda em fazer a fusão posterolateral de L4 até o sacro, com enxerto ósseo (na altura dos processos transversos).

As facetas articulares devem ser limpas do tecido cartilaginoso e enxertos ósseos devem ser colocados, realizando uma artrodese mais efetiva, principalmente em crianças. Quando há compressão de raiz nervosa, deve-se fazer a descompressão; no pós-operatório dos adultos, procura-se incrementar a deambulação, mas usando-se coletes ou gesso lombar por 5 a 7 dias, no paciente internado; após a alta, o gesso fica por 3 a 4 meses.

Quando o deslizamento é de 50% ou mais, a fusão também é indicada a partir de L4 e o paciente é mantido engessado na cama por quatro meses – e mesmo assim há inúmeros casos em que há recidiva de listese.[14] Macnab[8] recomenda, em casos de intensa sintomatologia e de grande listese, fazer uma artrodese anterior, três semanas depois de realizar a da região posterior. Efetua-se redução da espondilolistese com distração que realmente reduza o processo e, depois, coloca-se um gesso por quatro meses, para finalmente realizar a cirurgia técnica de Scaglietti;[10] existem autores que usam o instrumental de Harrigton, desde L1 até o sacro, com uma barra sacral e uma fusão lateral de L3 ao sacro, com a remoção depois de seis meses.

Há autores que só procuram atuar diretamente sobre a *pars interarticularis*, porém sem obter bons resultados.

Tratamento de espondilolistese traumática

Nos grandes acidentes, pode haver uma espondilolistese traumática que se consolida somente com o gesso de imobilização, incluindo uma coxa (imobilização lombossacra mais adequada).

Tratamento de espondilolistese degenerativa

É, na realidade, o tratamento da discopatia que se instala e vem associada a uma estenose lombar, causada pelo deslocamento do corpo vertebral ou pela exuberância dos osteófitos nas facetas articulares. O tratamento conservador é adequado em 90% dos casos.[10]

Somente quando surgem os sintomas neurológicos é que se realiza perimielografia. Constatando-se o estreitamento, é indicada a cirurgia descompressiva no nível do deslizamento. A cirurgia mais adequada é a laminectomia via posterior e, como é difícil, às vezes, determinar o nível do comprometimento, realiza-se uma laminectomia abaixo e outra acima da listese. Se foi confirmada uma herniação do núcleo pulposo, o disco deve ser removido.

Rosenberg[12] verificou que na espondilolistese degenerativa, depois de um ano, cerca de 15% dos casos têm novo deslizamento. A fusão posterior é usada por alguns autores, principalmente nos pacientes com mais de 60

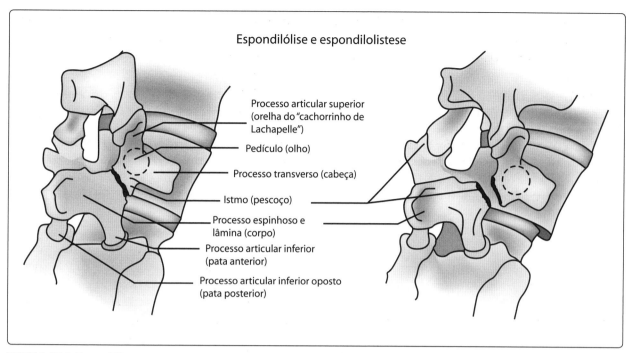

FIGURA 17.9 Espondilólise em visão panorâmica.

anos[10] ou quando há uma instabilidade posterior produzindo um movimento do tipo pistão, indo para a frente e para trás (retrolistese).[8]

ESCOLIOSE E ESPONDILOLISTESE

Pode ocorrer uma escoliose antálgica nos jovens que se transforma, com o passar do tempo, em uma escoliose estruturada, a qual precisa ser tratada, independentemente da espondilolistese. Há casos em que a curva de escoliose (acima de 45°) é de indicação cirúrgica; a artrose da coluna pode ser feita independentemente da espondilolistese, ao mesmo tempo, conforme as necessidades.[10,15]

RETROLISTESE, PSEUDOESPONDILOLISTESE

Retrolistese ou espondilolistese reversa: apesar do nome, não existe uma listese que significa escorregando – e só pode ser para baixo. É um termo empregado para designar uma figura radiológica em que a vértebra inferior está mais para a frente que a superior, dando uma impressão de um escorregamento para trás. Isso pode ocorrer:

- porque a vértebra interior ou o sacro tem conformação anatômica diferente ao maior;
- associado a uma discopatia em que os elementos posteriores são o fulcro do processo e as facetas articulares estão relativamente normais;
- quando há uma hiperextensão na radiografia, pode surgir essa imagem já indicativa da degeneração discal.[6,17] Há, na realidade, uma instabilidade lombossacra, com a presença de um deslizamento para a frente e para trás.[8]

Pseudoespondilolistese é o nome que Jurghen[18] usou para designar a espondilolistese degenerativa, pois não existe o defeito na *pars interarticularis*. Essa denominação não é mais usada.

Espondilolistese na coluna cervical

A espondilolistese degenerativa é encontrada também na coluna cervical (e será vista no estudo da espondilose cervical), mas os demais tipos são muito raros em razão do tipo de encaixe ósseo que existe nessa região.

Referências bibliográficas

1. Kapacz KJ, Connolly PJ. The prevalence of cervical spondylolisthesis. Orthropedics. 1999;22(7):677-9.
2. Soler T, Calderon C. The prevalence of spondylolysis in the Spanish elite athlete. Am J Sports Med. 2000;28(1):57-62.
3. Laurent LE. Spondylolisthesis. Acta Orthop Scand. 1958; Suppl.35.
4. Wiltse LL. Spondylolisthesis: classification and etiology. Symposium on the spine. St. Louis: Mosby; 1969.
5. Newman PH. A clinical syndrome associated with severe lumbo-sacral subluxation. J Bone & Joint Surg. 147:472-81.

6. Wiltse LL, Newman EH, Macnab I. Classification of spondylolysis and spondylolisthesis. Clin Orthop. 1976;117:23-9.
7. Wiltse LL. Spondylolisthesis in children. Clin Orthop. 1961;21:156-63.
8. Macnab I. Backache. Baltimore: Williams & Wilkins; 1979.
9. Rossi F, Dragoni S. The prevalence of spondylolysis and spondylolisthesis in symptomatic elite athletes: radiographic findings. Radiography. 2001;7(1):37-42.
10. Bradford DS. Spondylolysis and spondylolisthesis. In: Chou SN, Seljeskoj EL (eds.). Spinal deformities and neurological signals. New York: Raven; 1978.
11. Eisenstein S. Spondylolysis – a skeletal investigation of two population groups. J Bone Joint Surg. 1978;608:484.
12. Rosenberg NJ. Degenerative spondylolisthesis. Clin Orthop. 1976;117:112.
13. Lafond G. Surgical treatment of spondylolisthesis. Clin Orthop. 1962;22:175-9.
14. Boxall D, Bradford DS, Winter RB, Moe JH. Management of severe spondylolisthese in children and adolescents. J Bone Joint Surg. 1979;61A:479.
15. Hensinger RN, Mac Ewen GD. Congenital anomalies of the spine. In: Tothman RH, Simeone FA (eds.). The Spine. Philadelphia: Saunders; 1975.
16. Shenkin H, Hash CJ. Spondylolisthesis after multiple bilateral laminectomies and facetectomies for lumbar spondylosis. J Neurosurg. 1979;50:45.
17. Willis TA. Lumbosacral retrodisplacement. Am J Roentgenol. 1963;90:1263-6.
18. Helfet AJ, Lee DMG. Disorder of the lumbar spine. Philadelphia: Lippincott; 1978.

CAPÍTULO 18

Traumatismos raquimedulares

INTRODUÇÃO

Os traumatismos raquimedulares, que têm aumentado pelo grande número de acidentados no trânsito, em esportes, no trabalho e por armas de fogo, devem ser tratados por equipe multidisciplinar e em centros especializados. Aproximadamente 450 mil pessoas tiveram acidentes raquimedulares ou na medula – SCI (*spinal cord injury*) nos Estados Unidos, surgindo cerca de 10 mil novos casos a cada ano, sendo que a maioria dos acidentados tem de 16 a 30 anos. As causas desses acidentes são batidas de automóveis (36%), violência (28,9%) ou quedas (21,2%). A quadriplegia é ligeiramente mais frequente que a paraplegia. Nas décadas de 1970 a 1980, vários autores, como Stauffer,[1] Bohlman,[2] iniciaram a construção de centros universitários dedicados a acidentados da coluna vertebral, tendo sido constituído o Nacional Acute Spinal Cord Injury Study Group em 1972, um grande banco de dados de todo o país, que estabelece as normas gerais de atendimento e tratamento. Esse banco de dados congrega 21 serviços universitários de emergência e tem acumulado uma experiência de 13.392 atendidos de novembro de 1972 a agosto de 1996, segundo Burnett et al.,[3] e surgiu a American Spinal Injury Association (ASIA).

É importante para o médico que presta os primeiros socorros identificar se o acidentado tem problemas na coluna, na medula e também de trauma craniano, a fim de evitar que, na manipulação do paciente, as lesões sejam agravadas. Na maioria das vezes, os acidentados são graves, havendo concomitantemente alterações em outros órgãos, constituindo-se o tratamento de um politraumatizado.

Os grandes traumatismos são avaliados em função do estado comatoso do paciente, usando-se a escala de coma de Glasgow e outras escalas, o que evidentemente hoje é uma especialidade. Este capítulo aborda os problemas específicos do traumatismo direto e na fase aguda da coluna e seus constituintes osteomusculoarticulares e nervosos. Não serão consideradas as lesões da caixa torácica.

TRAUMATISMOS RAQUIDIANOS

Stauffer[1] relata que, em 1.905 pacientes com acidentes de coluna, admitidos durante 10 anos em seu hospital (Los Angeles), encontrou as seguintes causas: acidentes de automóvel (43%), armas de fogo (20%), quedas (12%), natação e acidentes com moto (6%) e mistos (11%).

Nesse mesmo material, Stauffer[1] descreve que os locais de maior agressão traumatológica na coluna são os segmentos mais móveis (C1-C2, C5-C6, D5-D6 e D12-L1).

COLUNA CERVICAL

As lesões na região cervical são frequentes e mais graves pelas lesões neurológicas e suas sequelas. As lesões violentas dessa região podem causar morte instantânea. Há uma incidência grande de subluxação e torções nessa região, causadas por súbitos movimentos da cabeça, em acidentes automobilísticos, chamadas "lesão em chicote" (*whiplash*, em inglês), que, pela frequência, serão tratadas com detalhes neste capítulo.

Mecanismo de ação

O traumatismo que lesa a região cervical depende da direção, da força, da duração, da posição e do tônus muscular do paciente no momento do choque. Além das lesões da medula, podem ser afetadas a artéria vertebral, as partes ósseas e os ligamentos. Os trabalhos clássicos consideram que o movimento excessivo do pescoço em qualquer direção pode causar uma fratura ou subluxação na região cervical, dependendo do tipo de acidente.

Stauffer, na sua série, encontrou como mais frequentes mecanismos a flexão com rotação, a axial e a extensão. Entretanto, Norell[4] acredita que as lesões em extensão sejam três vezes mais frequentes que as em flexão. Essas discrepâncias talvez ocorram quando as estatísticas são feitas em achados radiológicos e não radiológicos, pois as lesões de hiperextensão não produzem alterações radiológicas com tanta frequência. Com o novo modelo de biomecânica no estudo das forças que causam o traumatismo, White e Panjabi[5] propõem uma nova análise dos mecanismos de ação do acidente, empregando um vetor de agressão (MIV, do inglês *major injuring vector*) na tentativa de explicar por tridimensionamento os achados radiológicos. Penning[6] fez estudos dinâmicos e radiológicos e conclui que não existe um padrão biodinâmico, dependendo da configuração da coluna antes do acidente, concluindo com Oktenoglu et al.[7] que a perda da lordose cervical antes do acidente é um fator que determina a sua gravidade.

Esse modelo, complexo na sua concepção, é de difícil entendimento para a média dos médicos, os quais não têm muitas noções espaciais e de física, mas a explicação *a posteriori* da lesão tem importância na reconstituição cirúrgica, como afirmam Bogduk e Mercer[8] e Yoganandan et al.[9]

Lesões estáveis e instáveis

Os diversos autores enfatizam a importância de se distinguir a presença de uma fratura ou luxação da coluna cervical; se é estável ou instável, pois significaria possível agressão à medula e é fator importante no tratamento.

As lesões estáveis são aquelas nas quais as estruturas ligamentares posteriores se mantêm íntegras. Nas instáveis, há lesões nos ligamentos posteriores, inclusive a perda da congruência das facetas articulares. Estas são sujeitas a posteriores deslocamentos no transporte do acidentado ou nos movimentos para os exames radiológicos, causando lesões medulares.

Contudo, é surpreendente como às vezes ocorrem graves deslocamentos sem lesão medular.

Acidentes em hiperextensão

São forças que atuam na fronte, na face ou no queixo, por colisões na parte traseira do carro, constituindo-se na chamada síndrome do chicote (*whiplash*). Em razão da presença do ligamento longitudinal anterior, as fraturas que ocorrem ocasionalmente produzem uma avulsão da margem anterossuperior ou inferior do corpo vertebral. Se a força for muito grande, poderá romper o disco intervertebral e o próprio ligamento longitudinal, produzindo um deslocamento da coluna cervical. Na hiperextensão de uma coluna cervical osteoartrósica de pessoas idosas, em que o canal medular já está apertado por osteófitos, pode haver lesão medular. A medula é comprimida entre o osteófito e o ligamento amarelo degenerado, como afirmam Touger et al.[10] (Figuras 18.1 e 18.2A).

Acidentes em hiperflexão e rotação

Resultam de acidentes de automóveis em que a cabeça flete obliquamente sobre o tórax ou acidentes em águas rasas.

O efeito de força ocorre sobre os ligamentos intraespinhosos e o ligamento supraespinhoso, podendo produzir ruptura dos processos espinhosos. Quando há um movimento de rotação associado, as facetas articulares se deslocam e o corpo vertebral avança para a frente em 20 a 30%, em relação à vértebra inferior.[11]

Essas subluxações podem causar dano à medula e inclusive aos plexos cervicobraquiais. Pollack et al.[12] discutem a validade de se fazer a radiografia dinâmica de flexão/extensão nesses pacientes, sem lesão externa e com pacientes em boas condições gerais (Figuras 18.2B, 18.3 e 18.4).

Acidentes axiais

São produzidos por batidas no vértice da cabeça, que resulta em uma fratura em cunha do corpo vertebral, quando a cabeça está semifletida; produz-se fratura do corpo vertebral esponjoso quando a cabeça está reta. O efeito é de uma fratura cominutiva cujos fragmentos parecem "explodir" em todas as direções. A força pode romper o espaço intervertebral, e o disco é forçado para dentro do corpo da vértebra. A fratura por "explosão" é mais perigosa que o simples acunhamento, porque os fragmentos deslocados posteriormente podem lesar a medula. Mas é uma fratura estável, porque os elementos posteriormente estão intactos (Figuras 18.5 e 18.6).

FRATURAS E LUXAÇÕES

Fratura do atlas

O atlas pode ser fraturado por uma força atuando verticalmente sobre o crânio. A fratura que resulta é do tipo "explosão" e abre o anel ósseo do arco anterior, sob o impacto dos côndilos occipitais; esse tipo de fratura é denominado fratura de Jefferson, que a descreveu em 1920.

Geralmente, não há lesão medular associada,[4] mas deixa intensa dor e rigidez no pescoço. Essa fratura vem acompanhada de outras da região cervical, que devem ser pesquisadas.

Traumatismos raquimedulares 361

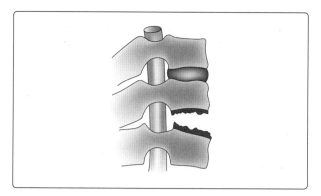

FIGURA 18.1 Acidente em hiperextensão. Pode haver ruptura do ligamento longitudinal anterior, até do próprio disco, mas os elementos posteriores intactos proporcionam estabilidade à coluna cervical.

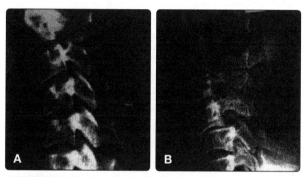

FIGURA 18.2 Radiografia da coluna cervical de um acidente por hiperextensão, com uma subluxação vertebral, também chamada retrolistese (A), e por acidente em hiperflexão, com angulação da coluna cervical em C4-C5 (B).

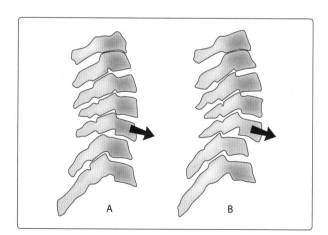

FIGURA 18.3 Acidente em hiperflexão e hiperflexão/rotação. Subluxação da coluna cervical entre C5 e C6. Em A, os processos articulares permanecem em contato. Em B, os processos articulares estão em contato. A redução por manipulação é impossível, antes de se encaixarem novamente os processos articulares por uma tração poderosa.

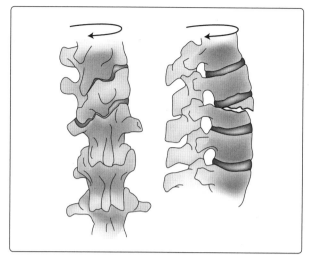

FIGURA 18.4 Fratura com hiperflexão e rotação da região toracolombar; vista posterior toracolombar; vista posterior e lateral.

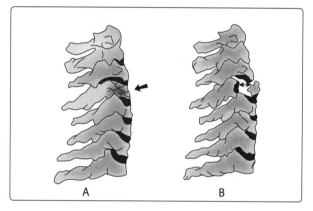

FIGURA 18.5 Acidente axial. A fratura do corpo vertebral é por "explosão" da vértebra (A) ou por deslocamento de segmento vertebral (B).

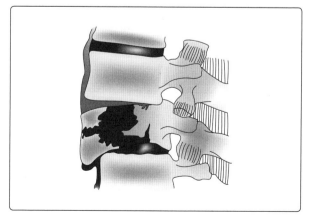

FIGURA 18.6 Fratura da coluna lombar por "explosão", cominutiva, que se mantém, porém, estável, porque o segmento posterior não foi alterado.

Gleizes et al.,[13] em uma experiência de 14 anos, informaram que, de 784 casos de acidentes na cervical, 116 eram na região do atlas, sendo que 31 (26%) tinham lesões no atlas e na coluna cervical mais embaixo, em 70% das fraturas do atlas, havia 30% de espondilolistese traumática da C2 e 30% de fratura da apófise odontoide em combinação. Observaram um dado reverso em 1,7% dos acidentados da coluna cervical baixa: tem lesão no atlas e na apófise odontoide, que geralmente não é pesquisada (Figura 18.7).

Fratura do áxis

O mecanismo de produção desta fratura é de difícil explicação, pois não é possível reproduzi-la no cadáver, concluindo-se que deve haver várias forças em conjunto que agem sobre o ligamento transverso. Com frequência, a fratura do atlas, na presença do poderoso ligamento transverso, é que causa a fratura da base da apófise odontoide. Esses acidentes geralmente são mortais, havendo, entretanto, casos sem lesão medular.

A "fratura do enforcado" ocorre quando o arco bilateral do áxis é fraturado sem ocorrer a fratura do odontoide, podendo ou não deslocar o áxis em relação à terceira cervical, o que acontece nos enforcamentos e também em vários acidentes de automóveis, sem grande distúrbios neurológicos. Wallace et al.[14] fizeram vários exames de imagem e autópsia para identificar a *causa mortis* em dois casos de enforcamento e concluíram que diferiram completamente em relação à extensão e à distribuição de lesões; no primeiro, a perda de consciência foi provavelmente por hemorragia subaracnoide ou hipoxia cerebral, seguida de morte por anoxia cerebral. A autópsia identificou lesão nos ligamentos cervicais e uma ruptura parcial das artérias vertebrais, sem lesão vertebral ou medular na cervical. O segundo apresentou uma complexa ruptura dos ligamentos e uma subluxação de C2-C3 com lesão medular completa e hemorragia subaracnoide.

Matsumoto et al.[15] estudaram a subluxação traumática em hiperflexão em crianças e afirmaram não ser tão grave como nos adultos, podendo ser feito um tratamento clínico.

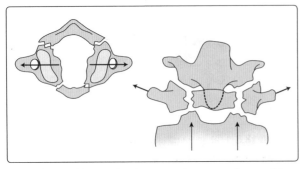

FIGURA 18.7 Fratura do atlas, causada por uma força axial.

Deslocamento intrarraquidiano de tecidos moles

Nos acidentes automobilísticos, podem ocorrer forças intervertebrais cervicais, provocando uma agressão medular ou aos plexos.

Já foi feita referência às lesões em hiperextensão que as dobras dos ligamentos amarelos, em pessoas idosas e com coluna artrósica, podem causar à medula.

Síndrome do chicote (*whiplash*)

Desde a década de 1940, quando foi introduzido o automóvel na vida urbana brasileira, vários acidentes de pequena intensidade são produzidos na coluna, praticamente imperceptíveis no ato, mas que produzem, com o passar dos anos, alterações ainda hoje controvertidas. O movimento em hiperextensão da cabeça por batida na parte traseira do carro, segundo estatísticas americanas, corresponde a 20% de todos os tipos de acidentes. Ele causa na coluna cervical uma complexa série de sinais e sintomas clínicos, sem fraturas e subluxações, que foi denominada por Crowe, em 1928, síndrome do chicote (*whiplash*); Macnab,[16] ortopedista canadense que muito estudou essa síndrome, inclusive com a tentativa de reproduzi-la experimentalmente em macacos e filmando bonecos em acidentes, acredita que, além de um fator emocional e de litígio (em vários países, os pacientes exigem indenizações nos acidentes), deve existir algum fator etiológico de difícil avaliação na presença das dores no pescoço nessas pessoas.

De acordo com a extensa revisão que esse autor realizou, inúmeros médicos acreditam que essa síndrome não exista e só ocorra em grupos de pessoas histéricas, neuróticas ou francamente desonestas, à procura de compensação da companhia de seguros. Macnab, entretanto, examinando 266 casos que estavam em litígio judicial, verificou que inúmeros desses casos, além da lesão no pescoço, fraturaram os tornozelos e os punhos e voltaram à função normal, sem dor, no tempo previsto. No entanto, alguns desses pacientes queixaram-se, mês após mês, de dor na cervical; fica difícil entender por que a neurose litigante, nesses casos, ficou confinada só ao pescoço.

Ide et al.[17] acreditam que existe, sim, uma irritação no plexo braquial que causa um certo mal-estar em 37,8% das pessoas, mesmo sem terem problemas psicológicos.

Stovner[18] fez uma revisão da literatura nos moldes da medicina baseada em evidências, concluindo que há evidências empíricas convincentes da validade da associação causal entre o trauma mecânico e os sintomas esparsos apresentados pelos pacientes, mas os trabalhos têm um nível de validade C, em pequeno número e sem controles científicos. Schrader et al.,[19] da Lituânia, compararam as queixas de 202 pessoas que sofreram acidentes de carro e 202 controles (ocupantes do carro); quando foi feito o trabalho, não havia indenização por esse tipo de acidente e os autores constataram que 35% dos motoristas e 33% dos passageiros tinham queixas após o acidente. Passados 9 dias, 8,4% dos motoristas e 6,9% dos passageiros tinham queixas. Esses números não têm diferenças significativas, e não existem diferenças com a prevalência dessas dores na população em geral.

Cassidy et al.[20] fizeram uma comparação no Canadá entre lugares que têm indenização do seguro pela presença de dor, cuja prevalência era de 417 queixosos por 100 mil habitantes, comparados a 302 por 100 mil nos lugares em que não havia.

Suissa et al.[21] afirmam que em Quebec há 73 em 100 mil homens com queixas semelhantes à síndrome do chicote, comparados a 131 mulheres por 100 mil. Esses autores afirmam que fizeram um acompanhamento de sete anos de 2.627 pacientes e as queixas surgem mais em mulheres, pessoas depois dos 60 anos, com problemas anteriores na coluna e depressivos. Nas outras pessoas, o tempo médio de recuperação é de 32 dias, sendo que 12% levaram mais de seis meses.

Mecanismo de agressão
Quando a batida é atrás, a pessoa está com o corpo protegido pelo banco e com a cabeça solta.

Primeira fase
Nos primeiros segundos após o impacto, o corpo continua a ser movido pela força inercial, mas a cabeça não o acompanha na mesma velocidade e fica em hiperextensão pela aceleração inicial. Com isso, há estiramento dos elementos anterior e das fibras anteriores do pescoço, com exceção do ligamento longitudinal anterior e das fibras anteriores ao *annulus* do disco vertebral.

Segunda fase
Quando o carro para e bate na frente, a cabeça volta, como se fosse um movimento de chicote, havendo então a contração dos músculos flexores do pescoço, em um movimento de desaceleração. Além dessas duas forças, existe uma terceira, que é o componente vertical. O grau de acidente depende da intensidade das forças de aceleração que agem sobre as estruturas produzindo, como foi visto nos estudos experimentais com macacos, danos ao cérebro e seus invólucros, com hemorragias e edemas, alterações facetárias, subluxações e até fraturas endocondrais, hemorragias e rupturas nos músculos, hemorragias na medula e nas raízes nervosas, bem como lesões nos ligamentos anteriores e posteriores. No disco, pode haver deslocamento do núcleo pulposo até uma hérnia. A lesão neurológica pode ser desde uma simples comoção até uma lesão irreversível (Figuras 18.8 e 18.9).

Dor
Os pacientes queixam-se da dor no pescoço, que irradia para ambos os braços. É frequente a queixa na região occipital. A dor no braço pode também ser causada por espasmo do escaleno.

Disfagia
Quando ocorre logo em seguida, pode ser decorrente do edema de glote ou hematoma retrofaringiano; quando ocorre depois de uma semana, é de provável causa psicossomática.

Visão turva
Quando passageira, pode ser originária de dano sobre a artéria vertebral ou a cadeia do simpático cervical.

Tinnitus
O barulho no ouvido, depois desse tipo de acidente, não está bem explicado, podendo ser resultante de uma agressão à articulação temporomandibular ou agressão direta no ouvido interno.

Perda de audição
É difícil associá-la ao acidente, embora muitos pacientes façam essa ligação.

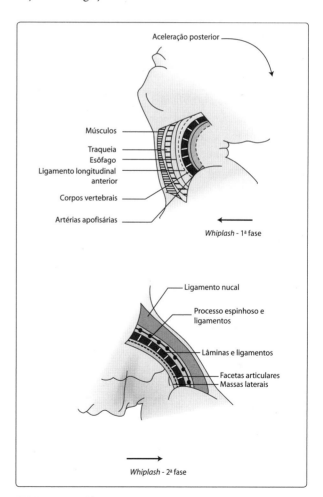

FIGURA 18.8 Síndrome do chicote (*whiplash*), com o movimento de aceleração (1ª fase) e desaceleração (2ª fase).

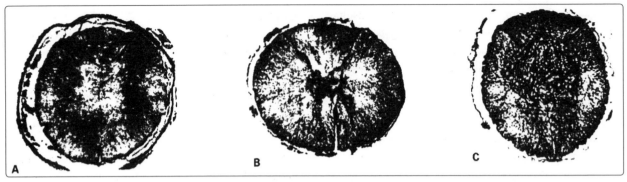

FIGURA 18.9 Microfotografias mostrando vários pontos hemorrágicos na substância cinzenta (A), 15 minutos após o impacto. A mesma preparação, mostrando as alterações (B), duas horas após o impacto na medula do macaco. A destruição tecidual da massa cinzenta central (C), quatro horas após o impacto. A substância branca também tem vários pontos hemorrágicos.

Tonturas

Podem ser causadas por espasmos na artéria vertebral ou no ouvido interno e, geralmente, são indicativas de agressão grave. Quando, com a vertigem, há perda de consciência, deve-se investigar se a artéria vertebral não está comprimida.

Rupturas musculares

Quando a cabeça inicia a segunda fase, os músculos esternocleidomastóideos se contraem; dependendo da força, poderá haver ruptura ou formação de hematoma.

Lesões nervosas superficiais

Grande auricular, nervo cervical superior e supraclavicular, que estão na fáscia cervical, podem ser distendidos, produzindo, principalmente quando há rotação concomitante da cabeça, uma hipoestesia e secura da pele que persiste por muitos meses depois do acidente.

Dor na articulação temporomandibular

Principalmente se ocorre ao abrir a boca ou mastigar, requer um exame dessa articulação. Macnab constatou que, de 266 casos analisados, 121 (45%) continuavam com sintomas dois anos após o acidente.

Friedman e Weisberg[22] concordam que o acidente deve provocar um desarranjo na articulação temporomandibular.

Controvérsias

Richter et al.[23] estudaram 1.176 casos desse tipo de acidente de automóvel na Alemanha, cujo seguro não é tão liberal quanto o dos Estados Unidos; observaram que só 10% dos acidentados reclamaram dessas queixas em 1985, o que subiu para 32% em 1997. As queixas mais frequentes foram: dor (74%), tensão (6%) e enrijecimento em geral (5%), enrijecimento na cabeça (27%), enrijecimento no pescoço (55%) e enrijecimento nos ombros (8%). Quem mais se queixa são as pessoas que tiveram múltiplas batidas, mulheres, idosos e, em geral, quem começou a se queixar 24 horas após a batida. Esse trabalho foi feito por meio de um questionário e não se enquadra dentro dos critérios do Cochrane Collaboration. Foi apresentado como uma pesquisa de contrabalanço às pesquisas americanas.

Peebles et al.[24] compararam, com base no teste Symptom Checklist 90-Revised Profiles (SCL-90-R), 67 pacientes com sintomas ligados à síndrome do chicote com 91 pacientes com outras síndromes dolorosas (fibromialgia); não havia diferenças nos escores de somatização nas escalas de depressão, obsessão-compulsão e psicotismo.

Radiologia

A retidão da coluna cervical, com a perda da lordose, não tem nenhum significado depois do acidente, mas tem importância se existir antes do acidente, pois é um fator de risco.

O estudo em flexão e extensão pode revelar o desalinhamento das vértebras.

Orientação do tratamento

Cuidar da postura. Dormir pelo menos 10 horas por noite, de preferência em decúbito dorsal e com o apoio de um colar. Ao sentar, evitar dobrar a cabeça, usar encosto com abertura para nádega. Evitar dirigir, colocar objetos, mesmo de pouco peso, em alturas acima da cabeça, não levantar pesos, não praticar esportes e não ficar tenso, usando calmantes suaves.

Fisioterapia

Calor e massagem são bons. A tração cervical suave só deve ser usada se o paciente sentir alívio. Se a dor, a tontura e a tensão emocional forem grandes, fazer repouso por uma semana.

Voltar logo para o trabalho. Pacientes com dores crônicas dois anos depois do acidente devem ser investigados na sua parte psicológica, com testes do tipo MMPI e consultas psiquiátricas, principalmente pacientes deprimidos. Realizar novas avaliações radiológicas, sobretudo a discografia. As infiltrações com corticosteroides trazem excelente resultados. Deve-se ensinar os pacientes a conviver com pequenos desconfortos e não agredir as estruturas da coluna.

Bracken[25] faz um trabalho de revisão da Cochrane Collaboration comprovando o que deve ser usado; um *bolus* de 30 mg/kg por hora durante 23 horas se mostrou eficiente na síndrome do chicote.

Complicações das lesões

Houve grande evolução no tratamento dos acidentes da coluna em que, resolvido o problema da sobrevivência física do acidentado, o especialista fica diante de alguns problemas como: instabilidade, compressão neural, perda da função nervosa, além de outras complicações. A mais importante é a instabilidade.

Segundo a definição de White et al.,[9] instabilidade é a perda da capacidade da coluna de, sob condições fisiológicas normais, manter a relação adequada entre os seus integrantes, vértebras, ligamentos, discos e articulações, de não causar dano à medula nem às raízes nervosas, tampouco causar dores ou deformidades incapacitantes.

A instabilidade atlantoaxial é a mais grave e pode ser mortal, como já visto.

Brady et al.[26] usaram radiografia de flexão/extensão para pesquisar a etiologia do acidente em 451 clientes (52% homens com idade média de 33,6 anos). De 372 radiografias estatísticas e de frente, perfil e oblíquas normais, cinco tinham a radiografia dinâmica anormal e nenhum desses pacientes precisou de cirurgia para fazer a estabilização. A radiografia estatística estava anormal em 79 pacientes, inclusive 16 desses tinham a radiografia dinâmica também alterada, e 4 precisaram fazer a cirurgia para estabilizar a cervical. Em resumo: em 428 pacientes dos tecidos moles da cervical, houve 11 subluxações e 2 lesões medulares sem lesões na radiologia; a estabilização foi feita com 21 colares macios, 4 cirurgias, 3 tratamentos com halotração e 5 outras adaptações.

Tratamento

O paciente que sobrevive a um traumatismo instável da articulação atlantoccipital deve fazer uma fusão ou uma artrodese. As fraturas da apófise odontoide têm metodologia já estabelecida para a cirurgia.[27]

Compressão e perda da função neural

Estes dois fatos podem ocorrer por diversas causas, como estenose do canal e hérnia de disco, mas quando a dor é grande necessita-se fazer uma descompressão anterior do canal, conforme relatado por Kaneko et al.[28]

Infecções

Akalan e Ozgen[29] descreveram, em raros casos de lesões medulares por acidentes, o aparecimento de infecções.

COLUNA DORSOLOMBAR

Todos os anos, cerca de 160 mil americanos apresentam uma fratura da coluna de diversas etiologias (osteoporose, acidentes, tumores, etc.), que causa grave restrição em suas atividades. Os acidentes na coluna nessa região resultam anualmente em quase 5 mil casos de paraplegia, sendo que 75% dos casos de acidentes ocorrem com pessoas mais jovens.[30]

Excluindo os casos de osteoporose e de tumores, já estudados em outros capítulos, os acidentes podem ser divididos em:

- fraturas estáveis, sem sinais neurológicos e de boa evolução;
- armas penetrantes (geralmente armas de fogo), que podem causar lesões de outros órgãos associados;
- fraturas graves, que podem causar instabilidade na coluna.

A coluna dorsolombar tem dois locais em que as fraturas e as subluxações se apresentam com mais frequência. Trata-se da D5-D6 e, na transição dorsolombar, D12-L1.[31]

As fraturas da região dorsal (25% do total) são mais raras que as cervicais e as lombares.

Mecanismos de ação

As fraturas são resultantes da ação direta de forças sobre a coluna. A mais frequente é a presença de uma força vertical que age sobre a coluna, originária de uma queda sobre os pés ou sobre as nádegas. Como a coluna já está em flexão normal, a maioria dessas fraturas é decorrente de hiperflexão, sendo que as decorrentes de hiperextensão são mais raras.

Se a força do impacto atinge uma vértebra, ocorre a "fratura em explosão". Em grau menor, pode ocorrer a fratura por acunhamento, ocasionalmente a cifose.

Quando o acidente é violento e acompanhado por uma rotação, a fratura é complicada por uma lesão medular, pois é uma lesão instável.

Kostiuik et al.[32] apresentam um esquema, que pode ser visto de lado, resumindo os três locais mais frequentes de lesões na coluna dorsolombar e há seis mecanismos de variação nesses três: a externa (parte anterior da vértebra, do disco e dos ligamentos), a interna (parte posterior da vértebra, do disco e dos ligamentos) e a posterior (articulações, com subluxações e ligamentos intraespinhosos); os seis movimentos são flexão, extensão, compressão axial, distração (alongamento), rotação axial e de cisalhamento.

As fraturas que ocorrem de T1 a T9 têm mais estabilidade em virtude da presença da caixa torácica e do externo.

Apesar de fraturas desse segmento terem boa evolução, Kerttula et al.[33] verificaram que 14 pacientes jovens de 8 a 20 anos (idade média de 15,5 anos) apresentaram alterações na ressonância magnética na região 3,8 anos após o acidente.

Fraturas por compressão ou cunhamento

São as mais frequentes, chegando a quase 90% do total das fraturas dessa região, com evolução muito boa com órtese. Ohana et al.[34] afirmam que, quando o grau de compressão chega a 30% da altura da vértebra e sem déficit, nem órtese deve ser indicada.

Fraturas em explosão

Em acidente com pessoas idosas, com vértebras osteoporóticas, deve-se sempre aventar a hipótese de fratura.

Em pacientes com espondilite ancilosante e tumores, a fratura vertebral é mais frequente. Nas quedas violentas, sentadas ou de pé, que podem resultar em fratura de vértebra, deve-se procurar fratura por esmagamento do calcâneo, já que há associação em razoável número de casos.

A fratura cominutiva por explosão poderá ter fragmentos posteriores, que podem atingir a medula, sabendo-se, entretanto, que a partir de L1-L2 já não existe a medula e sim a cauda equina. Kifune et al.[35] relataram que nesses tipos de fraturas a preocupação é o que ocorre com o canal medular – se não sofreu uma estenose que pode ser vista na tomografia computadorizada.

A fratura por fragmentação da vértebra tem orientações controvertidas, mas sempre o grande orientador é a presença ou não de déficit neurológico. Seybold et al.[36] acompanharam 42 pacientes com lesões em L3, L4 e L5 durante a média de 42,5 meses e verificaram que os casos não operados evoluíram melhor do que os casos operados que sofrem múltiplas cirurgias.

Fratura com luxação

É fratura que ocorre com mais frequência na transição dorsolombar, em que já não existe o apoio da caixa torácica. É uma fratura instável, com grande potencial de lesão neurológica sobre a cauda equina, porque uma vértebra está deslocada em relação a outra. Na região torácica, esse tipo de fratura é mais raro, porém não impossível.

Fratura do "cinto de segurança"

Se alguém é submetido a uma força de "distração", hiperextensão, dentro de um carro, mas estando preso ao banco por um cinto de segurança, poderá sofrer lesões intra-abdominais, além de uma fratura da coluna da região posterior, com ruptura dos elementos espinhais posteriores, acompanhadas ou não de lesões vertebrais. As facetas articulares são separadas e, em vários casos, há grave lesão neurológica[37] (Figura 18.10).

FRATURAS MENORES DA COLUNA VERTEBRAL

São fraturas dos outros componentes das vértebras, ou vértebras menores, sem perigo de lesão nervosa, porém muito dolorosas.

- Fratura do processo transverso: é uma lesão quase exclusiva da região lombar, podendo ser causada por traumas diretos, resultantes de súbita e forte contração dos músculos ali inseridos. Pode acometer um ou dois processos;
- fratura do processo espinhoso: é uma lesão que ocorre por "fratura de fadiga" ou arrancamento muscular na última cervical ou primeira torácica, que se verifica nos trabalhadores que fazem esforços com os braços e trabalham curvados, como o trabalho pesado com uma pá. A dor local é sempre intensa;
- fratura do sacro: muito rara pela estabilidade do sacro na bacia. É causada por acidente direto;
- fratura do cóccix: queda sentada pode produzir fratura e deslocamento do cóccix, que fica em ângulo reto em relação à coluna. É muito dolorida, no início, havendo casos em que é necessária a extirpação dele.

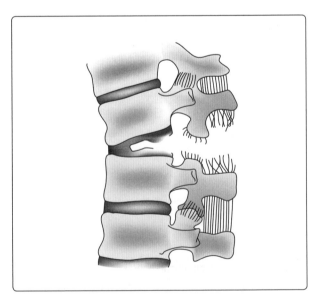

FIGURA 18.10 Fratura do "cinto de segurança", com certa gravidade e instabilidade, em razão da lesão dos elementos posteriores.

Diagnóstico por imagem

As lesões traumáticas da coluna dorsolombar são muito variadas, e os especialistas dizem que devem fazer todas as investigações, começando pela radiografia e pela tomografia, para avaliar o canal lombar, e a ressonância; quando há sinais neurológicos, a ressonância com contraste ajuda a decidir a indicação cirúrgica.

Tratamento

Já foi visto que o tratamento pode ser conservador, com coletes e faixas, e cirúrgico, com várias técnicas e modalidades.

Knop et al.[38] fizeram um levantamento multicêntrico de 682 casos de traumas dorsolombares diagnosticados pela radiografia simples, pela tomografia e pelos operados, sendo que em 448 (65,7%) foi usada a via posterior, em 197 (28,9%) combinada posterior-anterior e em 37 (5,4%) só anterior. Em 72% do acesso posterior, houve instrumentação com extenso ósseo transpedicular. A descompressão do canal espinhal (indireta por redução ou direta por cirurgia) foi realizada em 70,8% dos pacientes sem déficit neurológico (classificação de Frankel/ASIA nível E) e em 82,6% dos que tinham déficit neurológico (Frankel/ASIA nível A-D). Uma mielografia intraoperatória foi feita em 22% dos pacientes. Os outros verificaram que existe correlação entre o comprometimento do canal lombar na tomografia e a classificação Frankel/ASIA. Em 101 (14,8%) pacientes, houve complicações intra ou pós-operatórias, 41 (6%) foram recuperados.

TRAUMATISMOS MEDULARES

Patologia das lesões medulares

A evolução da patologia das estruturas nervosas da medula, diante do impacto de um choque, traz uma série de lesões.

Fenômenos superficiais

Imediatamente após o impacto direto, surge uma hemorragia que se espalha, gradualmente, através da barreira da pia-máter e vai ao espaço subaracnoide.

Nas quatro primeiras horas seguintes, as pequenas veias e artérias sofrem um colapso, surgindo edema e pequenas hemorragias.

Alterações microvasculares

As alterações mais evidentes surgem primeiro na substância cinzenta da medula e, com a ruptura da parede dos vasos, aparecem micro-hemorragias; posteriormente, ocorre o mesmo na substância branca.

Fenômenos histopatológicos

Ao exame microscópico, percebe-se que 15 minutos após o impacto já se evidenciam microzonas hemorrágicas na parte central da substância cinzenta. Com uma hora, há zonas que perderam a estrutura celular, as quais aumentam nas duas horas seguintes, além de surgirem zonas de necrose, edema e alterações hemorrágicas na substância cinzenta, edema generalizado, obliterando o espaço subaracnoide. Oito horas após a lesão, há um edema generalizado, obliterando o espaço subaracnoide. Com oito horas, o hematoma central é cerca de dez vezes maior do que a lesão inicial; é a razão do "choque medular", produzindo em alguns casos a paraplegia transitória e, em outros, a definitiva.

Alterações bioquímicas

No estudo das substâncias que surgem na lesão traumática direta, pode-se verificar a presença de norepinefrina, na zona de necrose da substância cinzenta, que teria importância no vasoespasmo, produzindo autodestruição. A tensão do oxigênio e a presença do lactato mostram a natureza isquêmica da lesão. Essas modificações, que ocorrerem na intimidade dos tecidos do sistema nervoso, têm inúmeras incógnitas na sua patofisiologia,[1] o que dificulta o tratamento preventivo para deter a degeneração nervosa.

O que pode ser feito para evitar a evolução da lesão medular?

Bracken[25] fez uma revisão pelo Cochrane Collaboration e verificou que a única alternativa medicamentosa é o *bolus* de 30 mg/kg de metilprednisolona (dada em um prazo de até oito horas do acidente) aplicado em 15 minutos, mantendo a efusão com 5,4 mg/kg/hora, por mais 23 horas. Alguns autores aplicam por 48 horas no total.

Tipos de lesão nervosa

Quando há síndrome de secção completa de medula, resultando em uma paraplegia sensitivo-motora por mais de 24 horas, é provável que não possa esperar recuperação. Se a secção for parcial, pode-se enquadrar o caso em uma das síndromes analisadas a seguir:

- síndrome centromedular;
- síndrome de hemissecção (Brown-Séquard);
- síndrome de lesão medular anterior;
- síndrome medular posterior.

As raízes nervosas e os plexos podem ser também atingidos por lesão dentro do canal raquidiano ou no orifício de conjugação, porém não serão analisadas, porque têm semiologia e tratamento próprios que escapam à conduta que se deve tomar em relação à patologia da coluna.

RELAÇÃO ENTRE TIPO DE LESÃO ÓSSEA E SÍNDROME NEUROLÓGICA

Norell,[4] citando vários autores, não acredita que se possa estabelecer uma correlação entre o tipo de lesão óssea, o mecanismo de produção e a correspondente lesão neurológica.

Fica claro que cada caso deve ser minuciosamente examinado no período inicial. Intervenções cirúrgicas preventivas, sem sinais de recuperação neurológica, estão abandonadas e até contraindicadas. Atualmente, dá-se preferência a uma classificação internacional denominada Sunnybrook Cord Injury Scale (que é um centro neurocirúrgico do Canadá), que engloba a classificação anterior de Frankel e da ASIA, dos EUA.[39]

CONDUTA PARA AVALIAÇÃO DO PACIENTE (LESÃO CERVICAL)

Stauffer,[1] que mantém há 40 anos serviço especializado para acidentados de coluna, afirma que, em pacientes que perderam subitamente a motricidade e a sensibilidade após um trauma na coluna cervical, a persistência dessa condição por 24 horas é sinal de secção completa da medula e em 99% dos pacientes a serem pesquisados:

- **reflexo bulbocavernoso**: colocando-se o dedo no ânus do paciente e apertando o seu pênis haverá contração do esfíncter anal (Figura 18.11);
- **reflexo perineal**: contração do esfíncter anal, visível à estimulação da região perianal com agulha. Se não houver lesão definitiva, um ou ambos os reflexos voltarão em 24 horas, que é o período de recuperação da comoção ou do choque medular (Figura 18.11);
- **controle sobre a flexão do hálux**: é outro dado de bom prognóstico, pois representa a presença de controle voluntário sobre os segmentos motores da região cervical. O paciente, mesmo sem movimentar as pernas, flexiona o grande artelho (sinal de Babinski).

Se a lesão é completa, é importante determinar o nível da cervical. Lesões completas acima de C4 são fatais, porque paralisam também o nervo frênico e, consequentemente, o diafragma e os músculos respiratórios, e os pacientes, mesmo colocados em pulmões artificiais, acabam tendo motricidade e dor radicular. Pelos dermátomos lesados, pode-se determinar o nível: C5 (deltoide e bíceps); C6 (bíceps e flexores do carpo); C7-C8 (tríceps, flexores dos dedos, extensores do carpo e dos dedos).

Muitas vezes, a lesão é exclusivamente dos nervos periféricos. Nesses casos, espera-se a recuperação em seis meses.

De modo geral, podem-se fazer as seguintes generalizações para os prognósticos:

- quando mais distalmente da lesão houver sensibilidade e motricidade, melhor é o prognóstico;
- quanto mais rápida a recuperação, melhores as expectativas. Quando se passam muitos dias sem novas recuperações sensitivas e motoras, provavelmente o nível da lesão ficou determinado.

1. **Síndrome centromedular**: é uma destruição da parte central da substância cinzenta. No início, há tetraplegia. Aos poucos, há recuperação da motricidade dos músculos inferiores. Os membros superiores permanecem fracos ou paralisados. Pode haver recuperação das porções próximas dos membros superiores, mas dificilmente das mãos.

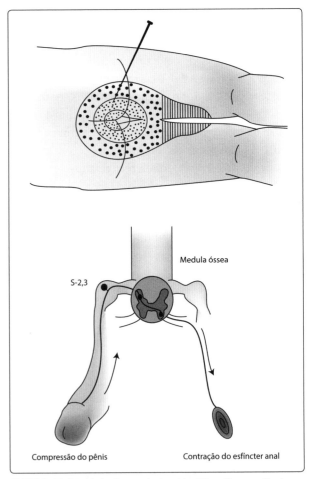

FIGURA 18.11 Na lesão cervical, a identificação no esfíncter anal do estímulo doloroso é sinal indicativo de recuperação da paraplegia (A). O reflexo bulbocavernoso é outro sinal positivo; quando presente, indica que o paciente terá recuperação.

2. **Síndrome de Brown-Séquard**: são pacientes que têm fraqueza muscular de um lado e perda de sensibilidade do outro. É uma síndrome típica, geralmente resultante de lesão por arma de fogo ou faca. O mais frequente é que, estando as duas pernas fracas, uma tenha mais sensibilidade e a outra, mais motricidade.

3. **Síndrome medular anterior**: tem maus prognósticos, pois lesa a artéria medular anterior, provocando uma mielomalacia. Corresponde a quase uma lesão completa, porém, com a volta da sensibilidade profunda e dos reflexos sacrais nas primeiras 24 horas, a evolução da lesão inicial fica estacionária.

Quadro clínico

Nos pacientes acidentados, deve-se considerar ainda o problema do controle da bexiga e do ânus, os problemas da dor (associados aos problemas emocionais de um provável inválido), a espasticidade muscular, as úlceras de decúbito, as infecções urinárias, respiratórias e da pele, que não serão analisadas. Taricco et al.,[40] no Cochrane Review, encontram fracas evidências de que o baclofeno intratecal reduza a espasticidade comparada ao placebo, sem efeitos colaterais; a tizanidina, também comparada ao placebo, apresentou significativa melhora.

Tratamento fisioterápico

Sumida et al.[41] afirmam que, mesmo com o quadro cliniconeurológico não definido, o tratamento fisioterapêutico deve iniciar-se precocemente, tendo conseguido recuperar grande número de funções importantes para as atividades do dia a dia em 123 pacientes com acidentes medulares (104 homens, 19 mulheres) com idade média de 48,8 anos, que foram divididos em três grupos: um que começou o tratamento precocemente (2 semanas após o acidente); outro de 2 semanas a 6 meses e um terceiro grupo, depois de 6 meses do acidente.

Estimulação elétrica

Existem inúmeros aparelhos que fazem uma estimulação muscular por meio dos nervos periféricos e outros que fazem uma neuroestimulação com eletrodos centrais, trazendo novas esperanças para os lesionados da medula.[31]

Uhlir et al.[42] colocaram eletrodos intramusculares implantados nos vastos laterais e mediais em quatro lesionados e conseguiram ativá-los, isoladamente e em conjunto, para fazer a extensão do joelho e elevar a pessoa, com isso diminuíram a necessidade de fazer força nos braços em 4 a 11%. Murg et al.[43] estimularam as raízes nervosas lombares e conseguiram resultados animadores com quatro grupos de músculos ao mesmo tempo, que poderão ser programados para uma reação mais coordenada.

Tratamento das fraturas da região cervical

Segundo vários autores, são quatro os objetivos no tratamento de qualquer acidente da coluna:

- restabelecer o alinhamento da coluna óssea;
- criar uma estabilidade da área agredida;
- descomprimir as estruturas neurológicas;
- mobilizar precocemente o paciente fora do hospital, em uma vida ativa.

O primeiro objetivo do alinhamento pode ser obtido com um tipo de tração craniana (do tipo Crutchfield – as pontas do aparelho se encaixam em pequenos buracos feitos em cada lado da região parietal). A tração é acompanhada por um controle radiológico e, de início, pode ser colocado um peso de 10 a 12 kg que permite desengrenar um cavalgamento articular em poucas horas. Havendo redução da luxação, deve-se fazer a fixação por via anterior (Cloward). Nos pacientes sem lesão neurológica, ou com lesão parcial, essa conduta é essencial. Naqueles com lesão completa, a redução da luxação pode ser feita, mas já perde um pouco o sentido.

Indicações para a cirurgia

Em duas circunstâncias, há indicação de cirurgia:

1. Os processos articulares não são desengrenados por tração. A redução cirúrgica deve ser seguida por fusão dos segmentos afetados com enxerto ósseo. A técnica cirúrgica de abordagem anterior e posterior não será discutida aqui.
2. Há instabilidade, principalmente nos casos de fraturas com luxações, pois o disco e os ligamentos anteriores têm cicatrização difícil; por essa razão, os vários autores advogam a intervenção precoce, com fusão anterior com enxerto ósseo ou fusão posterior com arame inoxidável.

Nos casos de lesão completa sem melhora clínica em 24 horas que permita a recuperação, a cirurgia está contraindicada. Se, porém, o paciente está com boa recuperação, mas tem uma piora, a cirurgia deve ser indicada. A laminectomia nos casos muito graves com lesão completa está condenada, pois, além de não trazer nenhuma melhora, pode piorar casos que teriam uma chance, diante do dano cirúrgico e anestésico.[1,4]

CONDUTA NAS LESÕES DORSOLOMBARES

A avaliação do dano neurológico é semelhante à analisada anteriormente. Na transição dorsolombar (D12/L1), há a parte terminal da coluna (epicone e cone) e muitas raízes, que vão formar a cauda equina. Traumas com comprometimento nesse nível sempre devem ser abertos, porque a descompressão radicular é frequentemente benéfica. A lesão sobre a porção terminal da medula pode ficar inalterada.

As raízes da cauda equina têm a sua recuperação semelhante à dos nervos periféricos, podendo levar meses, mas têm prognóstico mais favorável do que a lesão medular, porque a paralisia é menor, a secção completa é menos comum e a recuperação é maior.

A bexiga, no estado normal, é governada pelos reflexos sacros, mas por controle cerebral. Nas lesões altas medulares, a recuperação permite a existência de um arco reflexo, com sede na região sacral, em que o esvaziamento da bexiga continua existindo e também, em menor escala, o esvaziamento retal. Com lesões na cauda equina, esse reflexo fica abolido (Figura 18.12).

- Repouso no leito por 1 dia a 1 semana, tomando analgésicos;
- aplicação de calor úmido nas dores internas;
- exercícios precoces, com imobilização, a não ser em raros casos – colete gessado, curto, na posição fisiológica, para permitir toda a atividade normal.

Não há razão para manter, nas fraturas estáveis, a imobilização gessada por 3 ou 4 meses, o que causa lesões musculofasciais retráteis, as quais, por si só, às vezes determinam uma recuperação mais prolongada do que a própria fratura. O gesso em hiperextensão, como era tradicionalmente indicado, hoje é considerado superado. Nos casos de fratura, os cuidados e as considerações são iguais aos analisados anteriormente. Se já houve lesão medular completa e existe a fratura, não se deve realizar a laminectomia descompressiva, que também é contraindicada.

Nos casos de instabilidade de fratura, com deslocamento e sem lesão completa na região toracolombar, a operação deve ser indicada imediatamente, a fim de não lesar as raízes nervosas. A estabilidade deve ser feita com fusão posterior, anterior ou emprego do instrumental de Harrington,[4] para permitir a deambulação precoce. Na intervenção cirúrgica, deve sempre ser levado em conta que a vértebra, por ser um osso esponjoso, sempre faz a soldadura, porém leva 4 meses e, nesse período, com frequência, poderá haver novos deslocamentos durante a recuperação, por isso deve ser feita a imobilização gessada.

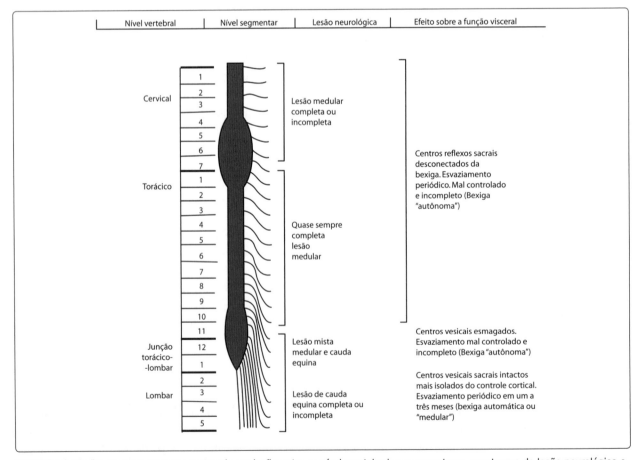

FIGURA 18.12 Diagrama composto mostrando a relação entre os níveis vertebrais e segmentares, a natureza da lesão neurológica e o estado da bexiga após uma lesão vertebral, envolvendo a medula ou a cauda equina em vários níveis.

Referências bibliográficas

1. Stauffer ES. Mechanism of injuries to the spine. In: Cho SN, Leljeskog EI (eds.). Spinal deformities and neurological dysfunctions. New York: Raven; 1978.

2. Bohlman HH, Kirkpatrick JS, Delamarter RB, Leventhal M. Anterior decompression for late pain and paralysis after fractures of the thoracolumbar spine. Clin Orthop. 1944;(300):24-9.

3. Burnett DM, Cifu DX, Kolakowsky-Hayner S, Kreutzer JS. Predicting "charger outliers" after spinal cord injury: a multicenter analysis of demographics, injury characteristics, outcomes, and rehabilitation charges. Arch Phys Med Rehabil. 2001;82(1):114-9.

4. Norell HA. Fracture and dislocation of the spine. In: Rothman RH, Simione FA (eds.). Spine. Philadelphia: Saunders; 1975.

5. White AA, Panjabi MM. Clinical biomechanics of the spine. Philadelphia: Lippincott; 1978.

6. Penning L. Kinematics of cervical spine injury. A functional radiological hypothesis. Eur Spine J. 1995;4(2):126-32.

7. Oktenoglu T, Ozer AF, Ferrara LA, Andalkar N, Sarioglu AC, Benzei EC. Effects of cervical spine posture on axial load bearing ability: a biomechanical study. J Neurosurg. 2001;94(1 Suppl):108-14.

8. Bogduk N, Mercer S. Biomechanics of the cervical spine. I: Normal kinematics. Clin Biomech (Bristol, Avon). 2000;15(9):633-48.

9. Yoganandan N, Kumaresan S, Pintar FA. Biomechanics of the cervical spine. Cervical spine tissue responses and biomechanical modeling. Clin Biomech (Bristol, Avon). 2001;16(1):1-27.

10. Touger M, Gennis P, Nathanson N, Lowery D, Pollack C, Mower W, et al. The safety and efficacy of the nexus criteria to exclude the diagnosis of cervical spine injury in elders. Acad Emerg Med. 2001;8(5):415.

11. Argenson C, de Peretti F, Ghabris A, Eude P, Hovorka I. Traumatic rotator displacement of the lower cervical spine. Bull Hosp Jt Dis. 2000;59(1):52-60.

12. Pollack CV Jr, Hendey GW, Martin DR, Hoffman JR, Mower W. The utility of flexion-extension radiographs of the cervical spine in blunt trauma: data from the national emergency X-Radiography Utilization Study (NEXUS). Acad Emerg Med. 2001;8(5):488.

13. Gleizes V, Jacquot FP, Signoret F, Feron JM. Combined injuries in the upper cervical spine: clinical and epidemiological data over a 14-years period. Eur Spine J. 2000;9(5):386-92.

14. Wallace SK, Cohen WA, Stern EJ, Reay DT. Judicial hanging: postmortem radiographic, CT, and MR imaging features with autopsy confirmation. Radiology. 1994;193(1):263-7.

15. Matsumoto M, Toyama Y, Chiba K, Fujimura Y, Fukui Y, Kobayashi K. Traumatic subluxation of the axis after hyperflexion injury of the cervical spine in children. J Spinal Disord. 2001;14(2):172-9.

16. Macnab I. Acceleration extension injuries of the cervical spine. In: Rothman RH, Simione FA (eds.). Spine. Philadelphia: Saunders; 1975.

17. Ide M, Ide J, Yamaga M, Takagi K. Symptoms and signs of irritation of the brachial plexus in whiplash injuries. J Bone Joint Surg Br. 2001;83(2):226-9.

18. Stovner LJ. The nosologic status of the whiplash syndrome: a critical review based on methodological approach. Spine. 1996;21(23):2735-46.

19. Schrader H, Bovim G, Sand T. Whiplash associated disorders: redefining whiplash and its management. Spine. 1999;24(11):1172.

20. Cassidy JD, Carroll LJ, Cote P, Lemstra M, Berglund A, Nygren A. Effect of eliminating compensation for pain and suffering on the outcome of insurance claims for whiplash injury. N Engl J Med. 2000;342(16):1179-86.

21. Suissa S, Harder S, Veilleux M. The relation between inicial symptoms and signs and the prognosis of whiplash. Eur Spine J. 2001;10(1):44-9.

22. Friedman MH, Weisberg J. The craniocervical connection: a retrospective analysis of 300 whiplash patients with cervical and temporomandibular disorders. Cranio. 2000;18(3):163-7.

23. Richter M, Otte D, Pohlemann T, Krettek C, Blauth M. Whiplash-type neck distortion in restrained car drivers: frequency, causes and long-term results. Eur Spine J. 2000;9(2):109-17.

24. Peebles JE, Mc Williams LA, Mac Lennan AR. A comparison of symptom checklist 90-revised profiles from patients with chronic pain from whiplash and patients with other musculoskeletal injuries. Spine. 2001;26(7):766-70.

25. Bracken MB. Pharmacologial intervention for acute spinal cord injury (Cochrane Review). In: The Cochrane Library; Issue 1, 2001.

26. Brady WJ, Moghatader J, Cutcher D, Exline C, Young JED. Use of flexion-extension cervical spine radiography in the evaluation of blunt trauma. Am J Emerg Med. 1999;17(6):504-8.

27. Fuji T, Oda T, Kato Y, Fujita S, Tanaka M. Accuracy of atlantoaxial transarticular screw insertion. Spine. 2000;15:25(14):1760-4.

28. Kaneko K, Kawai S, Taguchi T, Fuchigami Y, Shiraishi G. Coexisting peripheral nerve and cervical cord compression. Spine. 1997;22(6):636-40.

29. Akalan N, Ozgen T. Infection as a cause of spinal cord compression: a review of 36 spinal epidural abscess cases. Acta Neurochir (Wien). 2000;142(1):17-23.

30. Spivak JM, Vaccaro AR, Cotler JM. Thoracolumbar spine trauma: II. Principles of management. J Am Acad Orthop Surg. 1995;3(6):353-60.

31. Gschwind CR. Functional electrical stimulation: a new horizon for quadriplegic patients. Aust N Z J Surg. 2000;70(8):549-50.

32. Kostiuk JP, Huler RJ, Esses SI, Sauffer S. Thoracolumbar spine fracture in the adult. In: Frymoyer JW (ed.). Spine. New York: Raven; 1991.

33. Kerttula LI, Serdo WS, Tervonen OA, Paakko EL, Vanharanta HV. Post-traumatic findings of the spine after early vertebral fracture in young patients: clinical and MRI study. Spine. 2000;25(9):1104-8.

34. Ohana N, Sheinis D, Rath E, Sasson A, Atar D. Is there a need for lumbar orthosis in mild compression fractures of the thoracolumbar spine?: a retrospective study comparing the radiographic results between early ambulation with and without lumbar orthosis. J Spinal Disord. 2000;13(4):305-8.

35. Kifune M, Panjabi MM, Liu W, Arand M, Vasavada A, Oxland T. Functional morphology of the spinal canal after endplate, wedge, and burst fractures. J Spinal Disord. 1997;10(6):457-66.

36. Seybold EA, Sweeney CA, Fredrickson BE, Warhold LG, Bernini PM. Functional nonoperative treatment of L3-L5. Spine. 1999;24(20):2154-61.

37. Miniaci A, McLaren AC. Anterolateral compression fracture of the throracolumbar spine. A seat belt injury. Clin Orthrop. 1989;(240):153-6.

38. Knop C, Blauth M, Buhren V, Hax PM, Kinzl L, Mutschler W, et al. Surgical treatment of injuries of the thoracolumbar transition. 2: Operation and roentgenologic finding. Unfallchirurg. 2000;103(12):1032-47.

39. Prasad VS, Schwartz A, Bhutani R, Sharkey PW, Schwart ML. Characteristics of injuries to the cervical spine cord in polytrauma patient population: experience from a regional trauma unit. Spinal Cord. 1999;37(8):560-8.

40. Tarico M, Adone R, Pagliacci C, Telaro E. Pharmacological interventions for spasticity following spinal cord injury (Cochrane Review). In: The Cochrane Library, 2; 2001.

41. Sumida M, Fujimoto M, Tokuhiro A, Tominaga T, Magara A, Uchida R. Early rehabilitation effect for traumatic spinal cord injury. Arch Phys Med Rehabil. 2001;82(3):391-5.

42. Uhlir JP, Triolo RJ, Kobetic R. The use of selective electrical stimulation of the quadriceps to improve standing function in paraplegia. IEEE Trans Rehabil Eng. 2000;8(4):514-22.

43. Murg M, Binder J, Dimitrijevic MR. Epidural electric stimulation of posterior structures of the human lumbar spinal cord: 1. Muscle twitches – a functional method to define the site stimulation. Spinal Cord. 2000;38(7):394-402.

CAPÍTULO 19

Alterações das curvas da coluna

ESCOLIOSE

Introdução

Escoliose é um sintoma, não uma doença. Mecanicamente, é definida como uma torção dos elementos básicos da coluna em torno do eixo vertical. É chamada de idiopática quando essa alteração não está associada a paralisias, malformações congênitas ou doenças metabólicas estabelecidas. Essas alterações têm início na infância, pioram durante a adolescência e causam, em alguns casos, deformidades tanto mais graves quanto mais cedo se iniciam, porém não provocam dores.

A escoliose que tem localização na coluna torácica acarreta não somente uma alteração, uma deformidade no tórax, como também dificuldades respiratórias, nos casos graves. A localização lombar causa algum desequilíbrio orgânico e, muitas vezes, até dores. As causas desse sintoma são parcialmente conhecidas, mas a designação de idiopática permanece, pois existem algumas lacunas nesses conhecimentos. A escoliose que surge no adulto geralmente não é idiopática, de acordo com Dubousset.[1]

Classificação

A Scoliosis Research Society, entidade que estuda esse problema, dividiu as escolioses em:

Idiopática
- Infantil;
- juvenil;
- adolescente;
- congênita;
- defeitos ósseos congênitos;

- falha na formação (hemivértebra, ponte);
- falha na segmentação (bloco vertebral, barra);
- mista;
- defeitos na medula espinhal = mielodisplasia;
- neuromuscular;
- neuropática – poliomielite, paralisia cerebral, siringomielia, etc.;
- miopática – distrofia muscular, amiotonia, ataxia de Friedreich, amielia unilateral;
- associada com neurofibromatose;
- alterações mesenquimais – Marfan, artrite reumatoide, epifisite juvenil;
- traumas – fraturas, radiações, cirurgias, queimaduras;
- secundária a fenômenos irritativos – tumores medulares, hérnia de disco, osteoma-osteoide;
- outras – metabólica, endócrina, etc.

A cifoescoliose, que é uma combinação rara entre uma verdadeira cifose e escoliose, não está incluída na classificação. É mais frequente entre os adultos e geralmente com patologias definidas.

Existem outras classificações, como a de King et al.,[2] que têm mais valor cirúrgico, mas a classificação da Scoliosis Research Society é a mais ampla e a mais didática. A classificação de King realmente trata a escoliose idiopática da coluna torácica, sendo dividida em cinco tipos, que dependendo das curvas correspondem a um tipo de cirurgia. Cummings et al.[3] fizeram uma análise de 63 radiografias vistas por três ortopedistas e só conseguiram concordância de classificação em 64% dos casos, baseados nos critérios de King.

Outra classificação, não etiológica, mas estrutural, consiste em dividir as escolioses em *estruturadas* e *não estruturadas*, o que será mais bem entendido depois do estudo da curva escoliótica.

Entre todos os tipos de escoliose, a chamada escoliose idiopática se sobressai, em importância e frequência. Os outros tipos serão mencionados, pois foram tratados no capítulo referente à anatomia e nas patologias correspondentes.

Escoliose idiopática

A escoliose idiopática infantil, que é rara, é verificada desde o nascimento até os 3 anos de idade. Cerca de 80 a 90% das curvas são resolvidas sem tratamento, espontaneamente. Nos 10% restantes, há um progresso das curvas, constituindo-se em uma escoliose muito grave. É mais frequente em meninos, e a curva predominante é à esquerda; mais comum na Inglaterra e na Europa em geral; mais rara nos Estados Unidos.[4] No Brasil, também é rara. Segundo Koop, as crianças com esse tipo de escoliose têm em 13% dos casos retardo mental, em 3,5% dos casos têm deslocamento congênito do quadril e em 2,5%, problemas cardíacos.

A escoliose idiopática infantil é constituída pelos casos em que a curva escoliótica começa depois dos 3 anos e vai até a puberdade e tem, geralmente, localização torácica à direita. Não há diferença de incidência nos dois sexos, e esses casos, se não tratados, evoluem para graves deformidades, não havendo remissões espontâneas, mas respondem bem ao tratamento com colete, segundo Dobbs e Weinstein.[5]

Escoliose idiopática do adolescente

A escoliose idiopática do adolescente começa depois da puberdade, sendo que 85% dos pacientes são meninas e a curva é torácica e à direita; geralmente, quando são descobertas, são curvas estruturais que tendem a progredir durante o crescimento, produzindo sérias deformidades. As curvas não estruturadas, flexíveis, raramente produzem graves danos.

Prevalência

No trabalho de revisão de Nachemson e Sahlstrand,[6] a prevalência dos casos graves – acima de 25° Cobb ou mais – é, nos Estados Unidos, de 1,5 por milhão de pessoas, na Inglaterra, de 4 por milhão de pessoas e, na Suécia, de 3 por milhão de pessoas.

Aproximadamente um terço desses casos detectados evoluirão para as curvas mais acentuadas e deverão ser encaminhados à cirurgia, e os dois terços restantes serão controlados pelo colete de Milwaukee. Os autores em todo o mundo acreditam que os casos de escoliose grave, que necessitam de cirurgia, estão diminuindo.

Torell et al.,[7] da equipe de Nachemson, verificaram os efeitos de um programa de prevenção da escoliose grave entre escolares, realizado durante dez anos em uma cidade como Gotemburgo, com 1,5 milhão de habitantes. Foram acompanhados 725 pacientes com escoliose de 20° Cobb durante esse período; os tratamentos não mudaram, mas a porcentagem de jovens com menos de 20 anos que necessitavam de cirurgia foi diminuindo a cada ano. A magnitude das dez curvas mais graves de cada ano apresentava uma média de 64°, que caíram para 44°. Os esforços preventivos para detectar a escoliose precocemente resultaram em três vezes mais crianças fazendo tratamento.

Se forem considerados todos os tipos de curvas vistos nas radiografias (portanto, acima de 5° Cobb) e nos levantamentos epidemiológicos, a frequência na população passa a ser, segundo Brooks et al.,[8] de 13,6%. Andersen et al.[9] fizeram um estudo radiológico de todas as crianças de uma cidade dinamarquesa (de 10 a 12 anos) e encontraram 0,4% de prevalência, com ângulo de Cobb acima de 19°. Os autores afirmam que, comparado com um levantamento anterior, o número de casos de escolioses leves não está diminuindo. Soucacos et al.,[10] da Grécia, em 85.627 crianças de 9 a 15 anos submetidas a um *screening* preventivo, encontraram prevalência de 1,7% com a maioria dos casos surgindo entre a idade de 13 e 14 anos, com curvas de 10 a 19°. A progressão da curva, em 6 anos, ocorreu em 14,7% de 839 crianças com escoliose, enquanto 27,4% tiveram melhora espontânea de ao menos 5°.

A fim de se entender melhor este capítulo, é preciso conhecer dois tópicos introdutórios: 1) determinação da maturidade da coluna; e 2) medida do ângulo da curva escoliótica.

Determinação da maturidade da coluna

Desde 1936, Risser afirmou que a ossificação da epífise do osso ilíaco é indicativa da atividade do crescimento da coluna. Esse núcleo da ossificação torna-se visível próximo à parte anterior da crista e, posteriormente, faz lenta excursão através da asa do ilíaco para a porção posterior, na qual fica anexado. Nesse ponto, a coluna parava de crescer e a curva da escoliose idiopática do jovem ficaria estacionária.

Atualmente, é sabido que existe uma progressão da curva escoliótica do adulto em uma média de 2° por ano. O sinal de Risser não deve ser descartado, apesar de que, atualmente, se sabe que o crescimento da coluna e a progressão da curva necessariamente não cessam após a completa fusão da epífise no osso ilíaco. Seria prudente afirmar que o crescimento da coluna está completo, mas que a progressão da curva pode continuar durante a vida adulta. Para o tratamento com os diversos tipos de coletes e outras órteses para corrigir a escoliose idiopática da adolescência, o término do crescimento da coluna é um fator importante. Por isso foram estudados outros fatores além do sinal de Risse, para sinalizar esse dado importante.

Os outros fatores, que completam os sinais de maturidade da coluna vertebral, além do sinal de Risser, são os seguintes, sugeridos por Moe:[4,11]

- incompleta ossificação dos anéis vertebrais, que ficam relacionadas à cartilagem que circunda a margem externa superior e inferior de cada corpo vertebral. A ossificação desses anéis apofisários é indicador visível de que a adolescência terminou e o crescimento vertebral está completo. Esse tipo de ossificação é visto com melhor qualidade nas radiografias simples na posição em que existe uma inclinação para um dos lados;
- sinais fisiológicos de maturação sexual;
- término do aumento da estatura do paciente, após o estirão: notam-se três picos de crescimento das curvas: no primeiro ano de vida, aos 5 a 6 anos de idade e no período da adolescência, que vai dos 11 aos 14 anos nas meninas (época da menstruação) e dos 13 aos 15 anos nos meninos, quando a deformidade é percebida pelos pais e pelos médicos; investigar a idade óssea da mão e do punho esquerdo.

A idade óssea é um importante controle para o tratamento da escoliose e pode ser acompanhada pelo núcleo de Risser, em cima da crista ilíaca, que, quando se apresenta sem cobrir toda a extensão da asa do ilíaco, indica que ainda haverá crescimento. Deve-se também medir a idade óssea por meio da radiografia dos núcleos do punho. Nachemson e Sahlstrand[6] destacaram dois outros parâmetros: verificar se há pontos de crescimento nas vértebras e a presença de uma linha dupla, abaixo do corpo vertebral, antes do disco intervertebral, como sinais de que ainda não se deu a maturidade óssea.

Idade cronológica do paciente

Noordeen et al.[12] fizeram um estudo histológico desse sinal de Risser em 34 pacientes operados da escoliose, para verificar se a cartilagem tinha condições de crescer. Risser grau 5 foi considerado realmente o único indicador do crescimento final da coluna na escoliose. De outros 14 pacientes com Risser grau 4, 10 apresentavam um crescimento possível, constatado na cartilagem das vértebras.

A confiabilidade do Risser 4 aumentava quando se associava à idade cronológica e ao tempo decorrido do início da menarca. Os autores concluem que no Risser 4 ainda há possibilidade de a coluna crescer.

Nissinen et al.[13] fizeram um trabalho interessante: examinaram 430 pessoas: 208 mulheres e 222 homens; 54%, que foram examinados quando tinham 14 anos de idade, foram reexaminados, pelo mesmo autor, aos 22 anos de idade. Nessa idade, 30% dos adultos tinham a coluna simétrica, com uma corcova no teste de flexão menor do que 4 mm, enquanto para 51% essa corcova tinha de 4 a 9 mm, e 19% tinham 10 mm ou mais (grande assimetria ou escoliose). A assimetria da superfície do tronco com desvio à direita na torácica e à esquerda na lombar, que é o padrão da puberdade, manteve-se no adulto, em ambos os sexos. Os autores concluem que os padrões de escolioses discretas encontradas nos jovens entre 12 e 14 anos, durante o final do crescimento, mantiveram-se no período do jovem adulto. Embora as meninas tivessem uma prevalência correspondente ao dobro dos meninos, na idade de jovens adultos essa prevalência ficou semelhante entre os dois sexos.

Estudo da curva escoliótica

A curva escoliótica foi estudada por Cobb,[14] que a dividiu em:

- primária ou morfológica;
- secundária ou funcional.

Moe[4] diz que, às vezes, é difícil essa diferenciação, sendo mais acertado chamar as curvas de maiores e menores.

A curva escoliótica primária é a que resulta do fator ou da força dominante que determina as alterações patológicas da estrutura óssea, ligamentar, muscular ou nervosa em determinado segmento da coluna. Essa curvatura primária torna oblíquas as linhas horizontais dos olhos e da bacia, o que obriga o paciente a assumir uma posição antifisiológica. Involuntária e automaticamente, o paciente compensa esses desvios com curvas secundárias ou de compensação, para nivelar os olhos e a bacia.

Assim, a curva primária tende a se tornar fixa, estruturada morfologicamente, e as secundárias são curvas flexíveis, corrigíveis. Quanto maior a curva primária, maior será a curva secundária.

As vértebras das curvas primárias, estruturadas, mais fixas, apresentam as seguintes alterações anatômicas:

- rotação vertebral;
- protuberância costal;
- encurtamento vertebral.

White e Panjabi[15] assinalaram que a própria assimetria intrínseca da vértebra que fica alterada influi nas curvas da escoliose (Figura 19.1).

1. Rotação vertebral é reconhecida pelo processo espinhoso, que normalmente é mediano em relação ao corpo vertebral e passa a ser lateralizado.

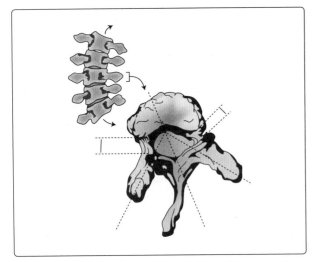

FIGURA 19.1 Na escoliose, existem deformações no arranjo das vértebras, assim como na constituição anatômica da própria vértebra.

2. As costelas acompanham essa rotação, formando uma proeminência na parte posterior do tórax, do lado da convexidade da curva.
3. As vértebras ficam encurtadas, acunhadas na região mais próxima ao ápice da curva, cuja base menor está voltada para o lado da concavidade da curva.

Moe[4] divide a rotação da vértebra em quatro graus, pela presença dos pedículos na imagem radiológica, pois isso é um fator importante para a indicação cirúrgica.

Não existe unanimidade na literatura quanto à concepção de que a deformidade inicial da curva escoliótica é o desvio lateral da curva ou a rotação das vértebras, se são independentes ou se são efeitos concomitantes da mesma causa.

Nota-se que curvas discretas são acompanhadas de pequena ou nenhuma rotação, ao passo que nas grandes curvas essa rotação é muito acentuada; porém, não existe uma relação constante entre os dois elementos, sendo esse um dos critérios para se julgar uma escoliose de boa evolução, pois a rotação é mais resistente à correção.

Yazici et al.[16] verificaram que na posição em que a criança tira a radiografia há uma correção na rotação da vértebra.

Em 25 pacientes com escoliose idiopática, realizou-se a comparação entre a tomografia e a radiologia simples. A média da curva principal era de 55° Cobb, que passava para 39° espontaneamente na posição supina (29,7% de correção). A rotação da vértebra é mais bem medida na tomografia pelo método Perdriolle; a média da rotação apical, segundo esse método, era de 22° na radiografia de pé e passou a 16° no escanograma em posição supina. A outra técnica de medir é a de Aaro e Dahlborn, que pela tomografia era de 16°. Os autores sugerem que a rotação seja medida pela tomografia com o método de Perdriolle, mais simples e confiável que a radiografia.

Porter,[17] pesquisador do tema, observou que de 36 esqueletos, sendo 15 com escoliose, o canal medular estava diminuído em 1 só caso, acreditando, então, na hipótese de que a vértebra roda para não afetar a medula nervosa.

A deformidade em cunha é mais difícil de ser explicada, se bem que inúmeros autores conseguiram obter uma escoliose experimental em cães e coelhos, interrompendo unilateralmente o crescimento epifisário dos corpos vertebrais.

Medida do ângulo da curva escoliótica

A medida da curvatura é essencial para avaliar gravidade, evolução e indicação cirúrgica de uma escoliose.

Existem dois métodos descritos, um por Ferguson[5] e outro por Cobb.[14] O método de Cobb é mais simples e é adotado pela maioria dos especialistas, e o método de Ferguson é usado com casos especiais. O método de Cobb[18] utiliza a medição que pode ser observada na Figura 19.2.

1. Na vértebra inferior da curva, aquela que está dirigida para a concavidade da curva, traça-se uma linha na parte caudal da vértebra.
2. Traça-se uma perpendicular em relação a essa linha anteriormente traçada.
3. Traça-se uma linha na parte superior, na vértebra, do ápice da curva, que é a vértebra mais elevada.
4. Traça-se uma perpendicular em relação a essa segunda linha.
5. Mede-se o ângulo da intersecção das perpendiculares. Muitas vezes, uma vértebra pode participar de duas curvas.[18]

Pode haver uma diferença de marcação de 5° Cobb entre diferentes observadores.[19]

Moe[4] considera a medida do ângulo responsabilidade do ortopedista que trata o jovem.

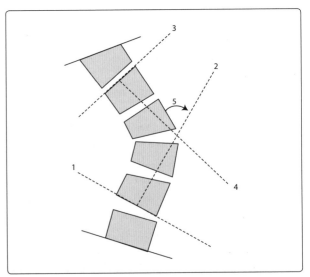

FIGURA 19.2 Esquema para medir a curva escoliótica, segundo o método de Cobb.[14]

Etiologia

É desconhecida. Inúmeros autores acreditam que existe tendência familiar, o que levanta a hipótese de que se trata de um distúrbio de origem genética, provavelmente multifatorial, segundo Hadley-Miller.[20]

Fator genético

Wynne-Davis,[21] revendo os 2 mil parentes de 114 pacientes com escoliose idiopática, verificou maior incidência do mesmo problema entre os familiares do que na população em geral (0,12 a 0,39%). A mesma autora, que é geneticista, encontrou nesse grupo de 114 pacientes, 19 crianças com deficiência mental e/ou epilética e também verificou que as mães das meninas, cuja escoliose idiopática se iniciou na adolescência, tinham engravidado depois dos 30 anos.

Sem dúvidas, há fatores genéticos relacionados à escoliose idiopática, pois 30 a 40% dos parentes também têm escoliose que é transmitida por um gene ligado ao sexo, porém é incompleta a penetração (ou seja, não é absolutamente ligado ao sexo feminino, há possibilidade de ocorrer no homem) e expressão variável (ou seja, há outros fatores além do genético, que podem fazê-la se manifestar, ou não).

Wise et al.,[22] usando as facilidades das novas descobertas do genoma humano, observaram em 385 integrantes de famílias com presença de portadores de escolioses graves (50° Cobb) que nos cromossomos 6p, distal 10q e 18q haveria poucos *loci* (locais) que poderiam ser responsáveis pelo aparecimento da escoliose.

Inoue et al.[23] analisaram, por meio do DNA, 21 pares de gêmeos japoneses, para verificar a influência da zigosidade e a escoliose. Constataram que 13 pares eram gêmeos homozigóticos e 8, dizigóticos. A presença da escoliose idiopática foi de 92,3% nos monozigotos e 62,5% nos dizigotos. Nos 12 pares de monozigotos, 6 tinham curvas escolióticas discordantes, e 8 tinham pelo menos 10° Cobb a menos na curva. Dentre os 10 pares monozigóticos, só 7 tinham a curvatura igual, quando a coluna era fletida. Os autores admitem que esses dados confirmam a influência genética no aparecimento da escoliose, além de sugerir que existam diferentes genes para a gravidade da curva e para o aspecto externo da curvatura.

Fator músculo

Como visto no estudo dos músculos da coluna, existem fibras musculares que podem ser identificadas histologicamente, prevendo-se as suas características fisiológicas. Assim, as fibras de contração lenta são aerobióticas, vermelhas, chamadas do tipo I, e as fibras de contração rápida são anaerobióticas, glicolíticas e brancas, chamadas do tipo II.

Fiddler e Jowett[24] demonstraram que no lado convexo, no local em que a curva está mais acentuada, existem relativamente mais fibras do tipo I. Isso também ocorre em algumas doenças neurológicas ou nos processos de denervação crônica ou secundária ao desuso. Resta determinar se as alterações musculares são secundárias ao aparecimento das curvas escolióticas ou existiam antes do processo, como acreditam esses autores.

Trueta (citado em Ford et al.[25]) acredita que as alterações nos músculos intrínsecos da coluna são responsáveis pelo aparecimento da escoliose, quando se altera o sinergismo, principalmente nos fascículos dos músculos espinotransversos, que mantêm suas propriedades embriogênicas ao longo da vida. Mas Ford et al. fizeram biópsias musculares durante a cirurgia da escoliose de 13 pacientes (idade média: 16,2 anos; 3 homens e 10 mulheres), todos com a curva torácica à direita. As amostras coletadas foram à direita e à esquerda, no ápice da curva, duas vértebras para cima e duas para baixo. Havia fusos musculares pelo menos em uma dessas biópsias coletadas, contendo cada paciente no total das lâminas 20,3% desses fusos, que podem ser responsáveis pelo desequilíbrio muscular e pela assimetria de atuação dos músculos extensores.

Kaplan et al.[26] estudaram o músculo ereto da coluna em 20 indivíduos normais, nos níveis C4, T3, T11 e L5, em ambos os lados. Em cada nível, o potencial de ação foi determinado na placa motora. Esses achados foram comparados com os valores obtidos em pacientes com escoliose torácica e nos com radiculopatia nesse nível. A biópsia muscular no grupo escoliótico revelou sinais de atrofia e alterações neurológicas compatíveis com o processo neuropático, principalmente no lado convexo da curva e com alteração máxima no ápice da curva.

Presume-se que a escoliose é causada pela fraqueza ou ausência de estruturas anatômicas no lado convexo da curva ou por uma superatividade de seus antagonistas no lado côncavo. De todas as estruturas musculares e ósseas (vértebras, costelas) removidas para produzir uma escoliose experimental, verificou-se que os ligamentos costotransversos posteriores são mais importantes para manter o equilíbrio e a simetria do crescimento da coluna.

Hadley-Miller et al.[27] estudaram as fibras elásticas do ligamento amarelo em 22 pacientes com escoliose submetidas à cirurgia e que foram comparadas a 5 pacientes saudáveis. As fibras elásticas são compostas de uma substância fundamental amorfa de elastina e microfibrilas, cujo elemento principal é a fibrilina. Esse material foi submetido a um estudo imuno-histoquímico com anticorpos monoclonais a fibrilina. Foi feita a cultura de fibroblasto do ligamento. Os autores constataram que 23% tinham densidade de fibras (número de fibras por unidade de área) e distribuição não uniforme das fibras dentro do ligamento. Também 82% tinham alterações imuno-histoquímicas do ligamento, comparados com os casos normais. Estudos de biossíntese e secreção de fibrilina e a sua incorporação à matriz extracelular *in vitro* estavam alterados em 17% dos casos. Esses resultados sugerem que o sistema de fibras elásticas tem influência na patogênese da escoliose idiopática da adolescência.

Isso se pode verificar na associação entre escoliose e síndrome de Marfan (Sponseller[28]) ou com a hipermobilidade articular (Viola e Andrassy[29]).

Tradicionalmente, explica-se a escoliose invocando a lei de Hueter-Volkmann. Segundo esta lei, "um aumento de pressão no anel epifisário da cartilagem da vértebra inibiria o crescimento (parte convexa da curva) e, ao contrário, na região em que essa pressão fosse menor, aceleraria esse crescimento (parte côncava da curva)" (Stokes[30]).

Fator metabólico

O escoliótico tem consumo de oxigênio por quilo de peso corporal maior do que os grupos-controle, além de ter maior número de batimentos cardíacos e de movimentos respiratórios do que os grupos-controle.

Lindh analisou em 43 moças de 11 a 32 anos, com curvas escolióticas de 24 a 160°, qual o consumo de oxigênio despendido ao caminhar. Desse total, 28 moças foram submetidas à cirurgia, e dois anos após foi feita nova medida, notando-se uma diminuição do consumo de oxigênio por quilo de peso, significativa sob o ponto de vista estatístico, para as caminhadas em passos lentos. Essa diminuição do consumo deve-se ao aumento da capacidade vital, que foi melhorada com a cirurgia. Com o emprego do colete de Milwaukee, usando os mesmos cálculos verificou-se que não existe esse aumento da capacidade vital, segundo estudos da mesma autora. Ela ainda observou que há correlação entre nível baixo de oxigênio e excesso de peso.

Yarom et al.,[31] usando a espectrometria de fluorescência, determinaram a concentração de cálcio, cobre e zinco nos músculos paraespinhais e glúteos de 18 pacientes operados da escoliose. Nove tinham escoliose idiopática e os outros 9, escoliose paralítica; o resultado mostrou que os pacientes com escoliose idiopática tinham, significativamente, o cálcio mais elevado do que o grupo-controle. O cobre e o zinco não apresentaram alterações.

Em relação ao cobre, Pratt et al.[32] fizeram um estudo interessante em 74 pacientes com escoliose idiopática: examinaram o cobre no cabelo, compararam com 25 crianças de controle e o encontravam significativamente elevados. Os autores acham que esse dado tem importância na etiologia da escoliose, porque o cobre faz parte das lisiloxidases, que são enzimas que participam da união do colágeno com a elastina. Outro detalhe: as meninas,

após a puberdade, têm concentração de cobre maior do que os meninos e também são as que apresentam, nesse grupo, as escolioses mais graves. Milachowski e Matzen,[33] entretanto, fizeram a dosagem de vários metais em biópsias de crista ilíaca de 10 pacientes submetidas à cirurgia de escoliose comparadas com 21 meninas da mesma idade, mas operadas de outras patologias ortopédicas. Foram dosados cálcio, magnésio, ferro, cobre, manganês e zinco e não houve nenhuma diferença estatística entre os dois grupos.

Fator colágeno conjuntivo

As alterações do colágeno nos pacientes com escoliose têm se confirmado em vários estudos. Skogland et al.[34] compararam meninas de idade média de 13 anos, com escoliose, com meninas sem esse problema, da mesma idade, e encontraram a excreção de hidroxiprolina não hidrolisada na urina aumentada nas meninas sem escoliose idiopática, o que significa um rápido metabolismo do colágeno, mesmo descontando o fato de que se trata de jovens em crescimento. Os mesmos autores mediram a somatomedina A no soro (do hormônio de crescimento) em 31 meninas com escoliose e compararam com 30 controles, com idade que variava de 9,7 a 16,2 anos. Não encontraram nenhuma diferença entre os grupos com menos de 13 anos de idade, mas nas meninas mais velhas que 13 anos o grupo-controle tinha níveis mais altos de somatomedina A que as escolióticas. Os autores afirmam que mesmo com esses dados não se pode afirmar, sem mais estudos, que há correlação entre o hormônio de crescimento, o colágeno e a escoliose.

Na revisão de Melrose et al.,[35] no estudo das diferenças da constituição dos ligamentos, dos tendões e das respectivas forças não foram encontradas diferenças significativas. No disco intervertebral, a quantidade de glicosaminoglicanos, especialmente o ceratossulfato, encontra-se diminuída em 25% no núcleo pulposo dos discos apicais dos pacientes com escoliose idiopática. O grau de diminuição é proporcional à gravidade da curva escoliótica. A perda desses glicanos pode influir nas propriedades viscoelásticas do disco e aí se iniciar o processo da escoliose.

Uden et al.[36] estudaram as alterações do tempo de coagulação e agregação plaquetária em 15 pacientes (14 meninas e 1 rapaz) com escoliose idiopática, com curvas que variavam de 50 a 100° Cobb. Em razão do tamanho da curva, todos os casos foram operados, sendo realizada uma biópsia na musculatura dorsal da parte convexa e côncava da curva. O grupo-controle foi de 10 pacientes mais idosos (3 mulheres e 7 homens), operados de outras patologias da coluna e das extremidades, também com biópsias musculares.

Os resultados mostraram que o colágeno da fáscia, presente na biópsia dos pacientes com escoliose idiopática, realmente aglutinava as plaquetas menos rapidamente que nos pacientes do grupo-controle, apesar de nos tecidos retirados dos adolescentes haver maior quantidade de fibras colágenas vistas ao microscópio. É um colágeno diferente, que persiste até alguns anos após o crescimento.

O grupo de sangria mais prolongado dos adolescentes é mais um sintoma de que há anormalidade do colágeno.

Bradford et al.[37] constataram que as células das culturas de fibroblastos da pele de 70% dos pacientes com escoliose idiopática apresentaram metacromasia, quando isso só ocorre em 30% do grupo-controle. A metacromasia reflete um desarranjo no metabolismo dos glicoaminoglicanos do conjuntivo do colágeno. Como isso não se apresenta em todos os pacientes escolióticos, os autores concluem que a escoliose idiopática não é uma doença generalizada de todo o tecido conjuntivo.

Fator biomecânico

Como a etiologia da escoliose idiopática é desconhecida, existem inúmeros trabalhos que tentam demonstrar a associação com "defeitos" no crescimento das vértebras, músculos, vascularização local e dos nervos.[38]

Fator crescimento

As meninas com escoliose têm altura em média 3 cm a menos do que suas irmãs que não apresentam o problema, e isso pode ser constatado não só na coluna, mas nos membros. Por essa razão, a época da puberdade é a mais perigosa com relação à piora da curva. A média de crescimento da escoliose existente na região torácica com 30° Cobb é de 25 cm de comprimento por ano, enquanto na região lombar é de 11 cm.[27] Song e Little[39] procuraram medir as alterações da curva escoliótica em relação ao pico do crescimento em 43 adolescentes; nos meninos tratados com órteses, foi semelhante ao pico de crescimento de meninas. Em 13 meninos com uma curva de magnitude de menos de 30°, a escoliose progrediu, apesar do uso do colete correto, para menos de 45°. Em 4 dos 29 pacientes (14%) com curvas maiores ou iguais a 30° no pico da velocidade do estirão, a curva progrediu para 45°, apesar do uso do colete. Pode-se fazer essa previsão nos meninos com 91% de chances de acertar. Esses dados são superiores às previsões baseadas no sinal de Risser e na idade cronológica. Little et al.,[40] da mesma equipe que Song, fizeram o mesmo cálculo em relação a 120 meninas com escoliose que estavam fazendo tratamento com colete[40] e foi possível medir o início da menarca, o pico do estirão do crescimento, o sinal de Risser na radiografia e a progressão da curva medida a cada seis meses. Como na população em geral, notaram-se um pico de crescimento e depois uma queda acentuada do

aumento da altura das meninas, sendo que 90% pararam de crescer 3,6 anos após o pico.

A curva primária foi progressiva em 88 das 120 pacientes; em 60 dessas meninas, a curva tinha 30° no pico e, em 50 (83%), a curva progrediu para 45° ou mais. Entre as remanescentes 28 que tinham a curva menor do que 30°, somente 1 (4%) evoluiu para 45° ou mais. Assim, o grau de escoliose da curva no pico da velocidade de crescimento foi um preditor mais eficaz, nas meninas, que o sinal de Risser e outras escalas de maturidade da coluna, da época da menarca e da idade cronológica.

Wang et al.[41] estudaram a prevalência de escoliose em 250 crianças que estavam tomando hormônio de crescimento e em dez desenvolveu-se uma escoliose, em seis a curva foi progressiva e foi preciso usar o colete, e o índice médio de evolução da curvas por ano foi de 26°; causou a fusão do sinal de Risser em três pacientes. Os autores admitem que o tratamento com hormônio de crescimento em meninas pode desenvolver escoliose.

Skogland et al.[34] estudaram esse assunto em 95 jovens escolióticos comparando vários índices hormonais relacionados com a hipófise (estriol, testosterona, tiroxina, prolactina, cortisol, folículo-estimulante, etc.).

Constataram que as meninas com escoliose idiopática têm resposta significativamente maior ao teste de estimulação do hormônio de crescimento do que as jovens de 7 a 12 anos do grupo-controle. Fora dessa faixa de idade, não houve essa diferença. Em meninas com a idade óssea entre 9 e 12, há maior e significativo nível de testosterona, quando comparado com o grupo-controle. Concluem os autores que o hormônio de crescimento e a testosterona, que são importantes fatores no crescimento, devem ser os responsáveis pela estatura mais elevada das meninas escolióticas.

Drummond e Rogala[42] analisaram o crescimento e a maturação de 409 adolescentes escolióticos, concluindo que o crescimento foi corrigido em relação à idade óssea: os com escoliose são mais altos e mais pesados (tanto meninos como meninas). As meninas, entretanto, têm significativa tendência a atrasar o início da puberdade, principalmente as que têm a curva escoliótica acima de 20° Cobb.

Papel do sistema nervoso central

James[43] relatou que há aumento de incidência de escoliose entre crianças mentalmente retardadas de ambos os sexos; afirma que a estabilidade da coluna corre grande risco de ser afetada quando o sistema nervoso central tem problemas congênitos ou adquiridos. O nível do acometimento nervoso pode ser desde a própria estrutura cerebral até um nervo espinhal periférico. Herman et al.[44] afirmam que o equilíbrio postural no escoliótico depende de estímulos visuais e/ou vestibulares gerados pelos movimentos dos olhos, que têm alta correlação com o tamanho da curva escoliótica. Esses distúrbios do sistema nervoso podem causar dificuldades de aprendizado e foram encontrados em 87% dos alunos com essas dificuldades e com escoliose. Isso significa que existe associação entre estruturas corticais do cérebro, alterações vestibulares e escoliose idiopática. Haveria um desarranjo no sistema nervoso central da interpretação dos sinais proprioceptivos que viriam da musculatura axial.

Dretakis et al.[45] compararam os eletroencefalogramas (EEG) de 57 pacientes de 10 a 16 anos com escoliose idiopática, sendo que 37 estavam em tratamento (colete e cirurgia) e 20 estavam em observação e se tornaram grupo-controle.

O resultado mostrou que pacientes com escoliose têm ocorrência altamente significativa de atividade cerebral anormal, 33% com descargas síncronas bilaterais indicando alteração das estruturas subcorticais, comparado com 14% dos pacientes normais.

Não houve correlação da gravidade da coluna com o distúrbio no EEG, nem com o lado da curva; notou-se que, assim como a escoliose incide mais em meninas, o distúrbio no EEG também.

Fator equilíbrio e postural

Nos Estados Unidos e no Brasil, a incidência de escoliose infantil é rara (0,5%), ao passo que na Europa chega a 30%. Nachemson e Sahlstrand[6] concluem que isso se deve à postura como nesses diferentes países se coloca o nenê para dormir. Nos países europeus, usa-se colocá-lo em posição supina dorsal e, entre os brasileiros, a posição ventral. A posição de decúbito dorsal impede o desenvolvimento dos reflexos de estiramento, que permitem à pessoa ficar em posição ereta de maneira adequada. Byl e Gray[18] verificaram que, de 100 pacientes com escoliose, 81 têm distúrbios no equilíbrio. Isso seria causa ou efeito da escoliose?

A posição do núcleo pulposo no próprio disco do escoliótico, a variação de dosagens de glicosaminoglicanas, o estudo da resistência dos ligamentos e tendões não têm trazido muitos dados concretos sobre a etiologia da escoliose idiopática.[27]

É sabido que o sistema vestibular tem uma função essencial no controle da postura corporal e nos movimentos. Esse controle é feito via trato vestibuloespinhal da medula ou pelos neurônios reticuloespinhais. A postura assimétrica da jovem com escoliose pode influir sobre esse reflexo?

Wiener-Vacher e Mazda[46] apresentaram um estudo comparado de 49 pacientes de 10 a 16 anos com escoliose com 32 pacientes normais da mesma idade e verificaram que, quando a estimulação labiríntica era do lado da convexidade da curva, havia uma diferença de náusea, vômitos e distúrbios de equilíbrio, comparado ao lado da concavidade ou com os casos de controle.

Hakkarainem[47] publicou um interessante trabalho experimental. Em 473 coelhos de 2, 3 e 5 semanas de idade colocou um gesso que imobilizava a coluna torácica em posição escoliótica e verificou que, passadas 2 a 5 semanas, surgia uma escoliose. Além de colocar o gesso, também removia os músculos intercostais e o ligamento costotransverso correspondente. O autor conclui que o músculo e a sua contratura têm importância na patogênese da escoliose. Com a reoperação do coelho com essa escoliose experimental, retirando-se a contratura do lado côncavo, houve correção da curva ou retardo na piora da curva. Os músculos intercostais do lado côncavo da curva primária estavam contraídos e diminuídos.

Fator imunológico

McKinley et al.[48] verificaram que a ocorrência de crioaglutininas em pacientes com escoliose idiopática e lesões metastáticas na coluna é de 260 a 1.000 vezes maior do que na população em geral. Essa aglutinina é uma espécie de proteína IgM, o que levaria a supor que existe associação de algum fator imunológico.

Na escoliose, há vários graus de comprometimento da capacidade vital do paciente. As alterações de dinâmica da respiração levam à hipoventilação pulmonar, surgindo então cansaço fácil e predisposição a infecções respiratórias frequentes.

O escoliótico consome mais oxigênio que uma pessoa normal; além disso, já está comprovado que os pulmões das jovens escolióticas têm menos número de alvéolos, havendo atrofia de parênquima pulmonar, com diminuição dos vasos sanguíneos na parte basal dos pulmões, sendo a perfusão realizada no ápice.

Pehrsson et al.,[49] da equipe de Nachemson, estudaram a função pulmonar em 251 pacientes com escoliose anos após uma cirurgia com abordagem posterior ou uso do colete.

Dos 251 pacientes de que se determinou o volume pulmonar, 141 estavam 1,4 ano após a cirurgia e 110 pacientes já estavam há 25 anos após a cirurgia ou o início do uso do colete. A capacidade vital foi calculada em porcentagem preditiva de acordo com a altura e a idade, corrigida com a perda da altura causada pela escoliose, e também foi anotado o hábito de fumar.

Os autores constataram que houve aumento de volume de 67% antes da cirurgia para 73% logo depois e nesse controle para 84%, o que significa um aumento médio de 10,8%.

No tratamento com o colete, a capacidade vital inicial era de 77% e subiu para 89%, 25 anos após, o que dá um aumento médio de 12,3%. As escolioses, tanto no tratamento cirúrgico como com colete, tinham a média de 40° Cobb no presente estudo. A melhora da função pulmonar não estava relacionada com o grau da curva nem com o hábito de fumar.

O eletrocardiograma, às vezes, acusa desvio do eixo elétrico para a direita, além de sobrecarga do ventrículo direto.

A mesma equipe comparou 139 pacientes com escoliose com outras meninas da mesma idade realizando eletrocardiograma e ecocardiograma, encontrando em 13,6% das escolióticas uma prolapso da válvula mitral, em comparação a 3,2% dos controles; todos eram assintomáticos.

Associados a esses problemas físicos há os distúrbios psicológicos, não menos graves, motivados por complexos de inferioridade e inibição várias, provocadas em sua totalidade pela feia corcunda. Ascani et al.[50] fazem referência aos problemas psicológicos em 19% dos pacientes que não fizeram nenhum tratamento e ficaram com deformidades estéticas. Fallstrom et al.[51] constataram que, mesmo se tratando, 53% das meninas que usaram colete sentiam medo e ansiedade pelo resultado do tratamento, em comparação a 38% das meninas para quem foi indicada de imediato a cirurgia. Todos os pacientes tiveram sentimentos negativos em relação ao uso do colete. Depois de muitos anos de uso do colete, 50% das pacientes têm uma imagem negativa sobre seu corpo, e só 35% das pacientes operadas têm esse mesmo sentimento.

História clínica

Não há sintomatologia específica de escoliose idiopática que, geralmente, começa na região torácica e lombar. O diagnóstico é efetuado por exclusão, pois quando não existe uma causa neurológica ou paralítica e o exame radiológico exclui um processo congênito, a curva escoliótica é denominada idiopática.

"Nada é mais misterioso" escreve James[43] "do que verificar que adolescente saudável desenvolve, em um ou dois anos, uma horrenda deformidade corporal, sem se detectarem outras alterações".

Quando da descoberta de uma escoliose idiopática em uma jovem, deve-se procurar examinar as demais crianças da família e tentar afastar doenças do tecido conectivo.

Exame físico

Feito com o paciente despido, de costas para o examinador, é preciso observar (Figura 19.3):

- desvio lateral da linha espondileia, que é formada pela projeção cutânea dos processos espinhosos das vértebras. O desvio é para o lado da convexidade da curva;
- desnivelamento dos ombros e das escápulas;
- assimetria dos triângulos formados pelo bordo medial do braço e do antebraço com a cintura pélvica. O triângulo maior é o lado da concavidade da curva;

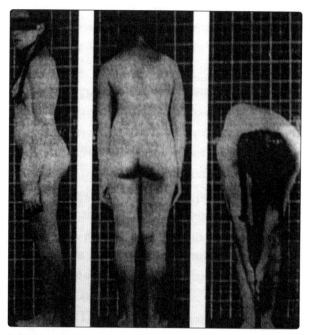

FIGURA 19.3 Exame físico de uma menina de 15 anos com escoliose idiopática.

- assimetria do relevo posterior das costelas, notado nitidamente ao se examinar o paciente com o tronco fletido anteriormente. Esse relevo posterior é chamado de "giba costal" e não responde a uma cifose verdadeira.

Pede-se ao paciente para flexionar-se para a frente, com os pés estendidos, deixando os braços penderem para a frente. Nota-se a assimetria da caixa torácica. Quando maior a assimetria, maior a certeza de que existe uma curva torácica. Procura-se, da mesma maneira, observar a região lombar: a diferença da altura das espinhas ilíacas significa a presença de uma rotação das vértebras. Deve-se medir o comprimento das pernas e também a circunferência dos músculos, à procura de atrofias. Com um fio de prumo é possível avaliar o desvio (colocar na 7ª cervical) em relação ao sulco interglúteo.

Na pele, devem ser pesquisadas a elasticidade e a consistência (para afastar a síndrome de Marfan) e as manchas do tipo café com leite (neurofibromatose).

Um exame neurológico completo deve ser realizado. A coluna pode ser examinada na sua mobilidade, tentando levantar o paciente pelas axilas e verificando se a escoliose aparece.

Exame radiológico

O exame da escoliose é completado pelo exame radiológico que deve ser feito com o filme de 14 × 17 polegadas, a fim de se alcançar toda a coluna a partir da cervical e incluir as espinhas ilíacas superiores, feitas em anteroposterior. No perfil, solicita-se, para verificar a mobilidade das curvaturas, que o paciente se flexione ao máximo para

Enfermidades da coluna vertebral

a direita e para a esquerda. A articulação lombossacra deve ser bem estudada na posição de Ferguson. O exame radiológico pode apontar a existência de uma espondilólise ou espondilolistese. A radiografia com distração, puxando-se pela cabeça e pelos pés, ajuda a determinar qual a curva principal.

A radiografia em anteroposterior deve ser tirada com bom equilíbrio sob os pés, sempre de pé, pois servirá como meio de controle de progressão da curva. O controle pode ser semestral ou anual; deve-se evitar a exposição radiológica desnecessária. Na escoliose congênita, deve-se fazer uma tomografia computadorizada ou ressonância para afastar outros defeitos neurológicos; o mesmo ocorre quando existem defeitos ósseos como "barra óssea", falta de segmentação vertebral, *spina* bífida, etc. Alguns autores[52] acreditam que exista maior incidência de alterações renais congênitas na escoliose congênita, recomendando sempre realizar uma urografia excretora.

A incidência de grande quantidade de raios X nas gônadas, nos sucessivos estudos de pacientes escolióticos, deve ser evitada.

A dose permissível é de 19 mrem (*mili roentgen equivalent man*) para o menino e 95 mrem para a menina. Mas em aparelhos descalibrados pode haver excessiva exposição radiológica, e a dose na pele e na mama pode chegar a 174 mrem. Morin Doody et al.[53] fizeram uma avaliação de incidência de câncer de mama em 5.573 pacientes que fizeram tratamentos de escoliose e que tinham menos de 20 anos de idade quando iniciaram, de 1912 a 1965. A idade média das pacientes do diagnóstico era de 10,6 anos e tiveram um acompanhamento médio de mais de 40 anos. Surgiram 77 cânceres de mama que levaram ao óbito nessas mulheres, comparado a 45,6 óbitos e tumores esperados na base da população americana. Para os autores, isso significa que o excesso de radiografias constitui um fator de risco de 1,69, que é proporcional ao número de radiografias solicitadas.

Geijer et al.[54] acreditam que a nova metodologia da radiografia digital possa diminuir a carga de raios X nos exames de controle de evolução da escoliose. Chamberlain et al.[55] afirmam que a dose de irradiação quase triplica quando o paciente é obeso, passando de 3 mJ para pacientes com 30 kg para 8 mJ, quando pesa 70 kg. Aproximadamente 80% do total da irradiação vai para o abdome e 20%, para o tórax. Mesmo assim, os autores afirmam que a dosagem recebida pelo paciente com escoliose pelo período de controle é relativamente pequena, comparada com outros exames de diagnóstico crônicos.

Tratamento preventivo

Como já foi afirmado, a escoliose, nem nos graus mais graves, causa dores ou outros sintomas que façam o jovem procurar atendimento médico ou motivar a mãe a levá-lo ao médico. Por isso, o tratamento preventivo é baseado no que se chama de *screening*, ou seja, uma pesquisa aleatória entre jovens pré-adolescentes em idade escolar. Geralmente, é feito com o professor de educação física, que simplesmente deve fazer o aluno flexionar com dorso sem roupa e, se perceber uma giba, deve encaminhá-lo para fazer uma radiografia simples; de posse da radiografia, é possível dizer com certeza se existe a escoliose ou uma curva anômala e inclusive medir os graus dessa curva. Quando existe alguma dificuldade de se obter a radiografia, realiza-se o "teste de um minuto", que consiste em olhar o desnível do quadril.

Dickson et al.[56] fizeram uma primeira revisão da coluna em 1.764 escolares ingleses de ambos os sexos, segundo o "teste escolar de um minuto" que faz o jovem se abaixar, com os braços pendentes, e o médico olhar o alinhamento da coluna. Naqueles que apresentam alguma alteração, foi feito um exame radiológico de baixa voltagem, que foi repetido um ano depois. Assim, das 1.764 crianças, 147 (8,5%) apresentaram assimetria topográfica e foram radiografadas, e em 121 (6,9%) foi constatada a escoliose; 77 jovens (4,3% do total examinado) tinham curvas com menos de 10°, mas em 44 (2,5%) a escoliose média era de mais de 10° Cobb.

Os 44 escolares (32 meninas e 12 meninos) tinham a média de 14 anos e 2 meses. A localização da curva, em 8, era torácica; em 11, toracolombar; e em 26, lombar. Só em 2 casos a escoliose era decorrente de um defeito congênito na segmentação óssea da coluna, e 26 jovens (62%) tinham uma inclinação do sacro na direção da convexidade da curva. Em 18 casos (41%), o bordo do sacro era reto e a escoliose era na própria coluna. Em 9 crianças com inclinação do sacro, não havia discrepância da altura das pernas e a assimetria era na bacia. Em 6 casos, havia combinação da assimetria da bacia e discrepância do comprimento das pernas.

A avaliação após um ano mostrou a progressão da curva em 14% das crianças; o grupo de crianças que tinham escoliose por alteração de inclinação do sacro não sofreu aumento da curva. A progressão foi de 38% de todas as curvas torácicas, 18% das toracolombares e somente 4% das lombares.

Zorab et al.,[57] em um levantamento semelhante em 474 pacientes escolhidos em 1971 e reexaminados em 1978, verificaram que as curvas que mais cresceram foram as toracolombares e as lombares, sendo as dorsais as que menos cresceram.

Torell et al.,[7] da Suécia, analisaram a eficácia do controle escolar da escoliose idiopática, desde 1965 instituído na região do seu hospital, que corresponde a uma população fixa de 1,5 milhão de pessoas, durante 10 anos, o que corresponde a 725 pacientes, com idade abaixo de 20 anos e com uma escoliose média de 20°. Nesse período de 10 anos, escolhidos os 10 casos mais graves em cada ano, notou-se a queda de uma escoliose média de 64° Cobb para

44° Cobb; nesse período, o número de pacientes tratados triplicou e o número de cirurgias diminuiu.

Além desses tipos de pesquisa epidemiológica, existe o método Moiré de fotografia, que é muito caro e exige equipamento especial.

Os levantamentos epidemiológicos entre escolares, seja com abreugrafias ou pelo simples exame direto do professor de educação física pelo "teste de um minuto", têm permitido detectar, no início, os casos mais graves.

Evolução e prognóstico

Com relação à idade, os dados estatísticos têm demonstrado que certos casos de escoliose progridem com o crescimento.

Nachemson e Sahlstrand[6] afirmam que, em termos absolutos, segundo estudos populacionais grandes, a escoliose não é uma doença progressiva, verificando-se que em 65% dos casos não aumenta com o passar dos anos e que, nos 35% de casos em que aumenta, isso acontece na época da puberdade. Uma porcentagem de 0,4 a 1% é que evolui para curvas acima de 40° Cobb.

Como é de se prever, quanto mais cedo se inicia a escoliose no paciente e tendo ele muitos anos para crescer, o prognóstico é pior, com exceção do tipo infantil, que tende a desaparecer em 90% dos casos. Mas o fator mais sério no prognóstico e na evolução é a localização da curva primária.

A escoliose, no adulto, só tende a agravar-se na quinta ou sexta década de vida, por osteoporose.

Na concavidade da curva, existe o aparecimento de sinais de artrose e discopatia, inclusive com sintomatologia clínica dolorosa.

Localização da curva

Como prognóstico da evolução da escoliose, considera-se que quanto mais alta a curva primária, pior é a evolução. Esse fato é um outro detalhe na biomecânica da escoliose, inexplicável, pois se os fatores gravidade e peso corporal tivessem algum efeito na evolução da curva escoliótica, a pior evolução deveria ser na curva lombar (Figura 19.4).

James,[43] em 408 pacientes, encontrou as seguintes localizações:

- lombar: 79 (19,3%).
- torácica: 234 (56,4%).
- toracolombar: 26 (6,4%).
- dupla curva primária: 69 (18%).

A escoliose cervicotorácica não foi encontrada.

1. **Lombar** – é a escoliose de melhor prognóstico e evolução. A curva primária está na região lombar, mas o ápice pode atingir as últimas torácicas. As meninas têm esse tipo com mais frequência que os meninos. As cristas ilíacas ficam alteradas, mas os ombros não são modificados e não há envolvimento das costelas, nem rotação vertebral. Pode ser confundida com a escoliose antálgica, na hérnia de disco. Por volta dos 30 a 40 anos, poderão surgir alterações artrósicas nesses pacientes, com sintomatologia clínica dolorosa.
2. **Torácica** – é o tipo mais frequente nas meninas adolescentes, com a curva à direita. É o pior prognóstico se não tratado, com evolução incrivelmente rápida em um ano, chegando a 1.100, rapidamente, em 25%

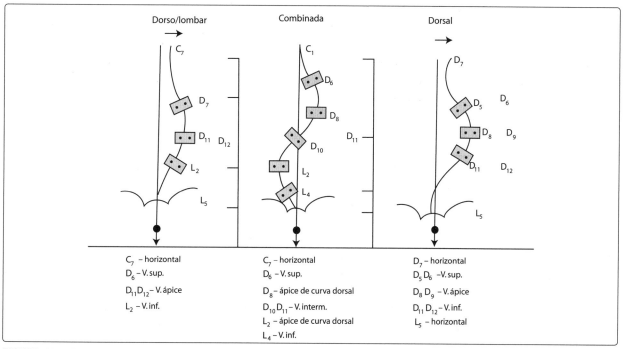

FIGURA 19.4 Tipos de curvas escolióticas, com as suas principais características.

dos casos; somente 1/3 consegue chegar ao fim do crescimento com menos de 70°.
3. **Toracolombar** – é a menos frequente, ficando prognóstico e evolução entre as duas formas.
4. **Dupla curva primária** – uma curva está na região lombar e a outra, também primária, está na região torácica. Na coluna em forma de S e em cuja radiografia aparecem três curvas, como há uma compensação das curvas, os ombros e as cristas ilíacas não ficam muito alterados e na aparência quase não se nota nenhuma modificação.

O prognóstico, apesar de a radiografia ser muito alterada, é bom. Geralmente, esse tipo de curva ocorre nos casos de escoliose paralítica ou congênita (Figura 19.5).

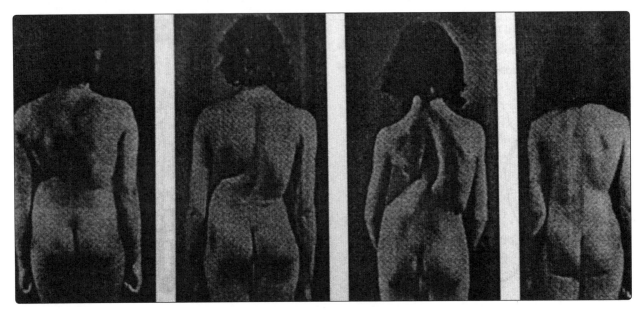

FIGURA 19.5 Aspecto estético dos quatro tipos de curva escoliótica em jovens da mesma idade, com curvas de 70° Cobb. Da esquerda para a direita: lombar, toracolombar, torácica e dupla curva. A última menina tem duas curvas de 68° e 66°, dando um total de 1.400, mas é a que tem menor deformidade estética. Fica evidente que a pior curva é a torácica.

Tratamento conservador

No início do tratamento, não se deve prometer ao paciente e aos familiares que a curva vai melhorar ou desaparecer; no máximo, espera-se que a situação não piore.[27]

Exercício e fisioterapia

Em 1941, a Associação Ortopédica Americana avaliou alguns milhares de casos de escoliose, tratados com diversas formas de exercícios e fisioterapia, concluindo que não melhoram a curva existente, nem previnem a sua piora.[43] Os médicos pediatras, clínicos em geral, que ainda prescrevem somente esse tipo de tratamento, estão cometendo grave erro, em prejuízo para a criança. Weiss et al.,[58] na Alemanha, repetiram o fracasso com 181 crianças com escoliose, com idade média de 12,7 anos e curva de 27° Cobb, que acompanham por 33 meses, somente com a realização de exercícios. A curva piorou uma média de 5° Cobb por ano.

Colete Milwaukee (Figura 19.6)

Idealizado por Blount, em 1957, permite, por meio da ação de uma força corretiva, a atuação constante de distração, sem impedir a atividade e os exercícios da criança. As Figuras 19.7 e 19.8 mostram como esse aparelho permite, com a utilização de almofadas, corrigir as deformidades das escápulas, das costelas e dos ombros; seus pontos de apoio são na espinha ilíaca (embaixo), no queixo, no occipício (em cima) e nas escolioses torácicas.

Na lombar, é possível usar um sistema mais simples (ver colete e faixas).

Indica-se o colete para curvas de 20° a 40° e não se deve empregá-lo em crianças com menos de 4 anos. Entre 40° e 60°, o uso do colete é prescrito, se o paciente não aceitar a cirurgia ou caso ela não possa ser realizada. Acima de 60°, não há condições de eficácia do colete; está indicada a cirurgia.[59]

O colete deve ser usado durante 23 horas por dia; há uma hora para exercícios isométricos e para higiene. O tempo de uso, em anos, depende da própria curvatura e de sua melhora. A retirada deve ser gradativa até permanecer o seu emprego somente no período noturno, até o amadurecimento esquelético.

Nas fases iniciais da escoliose idiopática, a correção da curva flexível é muito boa, permitindo ao paciente atingir a maturação esquelética com a sua curva corrigida ou pelo menos não agravada, compatível com função normal e com boa aparência estética.

Em alguns serviços, internam-se os pacientes para ensinar-lhes como usar o colete de Milwaukee. Nachemson e Sahlstrand[6] obtiveram, nas curvas de 30° a 40° Cobb, melhora em 94% dos casos; somente 6% necessitaram de cirurgia.

Carr et al.[60] publicaram uma revisão do tratamento de 133 pacientes (127 meninas e 6 meninos) que usaram o colete em um período de 8 anos e 5 meses e 16 anos e 2 meses. O total dos pacientes tinha 192 curvas separadas: 74 pacientes com 109 curvas usaram descontinuadamente o colete por indicação médica, porém continuaram a fazer acompanhamento; 29 pacientes foram operados, e 30 pacientes foram perdidos no acompanhamento.

Os resultados mostraram que mais de 80% dos 74 pacientes acompanhados por 5 ou mais anos tiveram suas curvas aumentadas quando o colete foi usado descontinuadamente (aumentando de 2° para curvas torácicas e 4° para lombar).

Os autores concluem que o colete de Milwaukee é mais eficiente para curvas com menos de 40° e mais de 25°. Em um terço dos pacientes com curvas maiores do que 40°, a cirurgia foi necessária.

A idade, o aspecto da curva e o nível do anel epifisário da crista ilíaca (sinal de Risser) não tinham nenhuma correlação com a eficiência ou não do tratamento conservador. O melhor indicador da boa evolução ou não da curva com o colete é o resultado obtido no primeiro ano de uso. Se a redução da curva for de 50% da medida inicial, então é sinal de que a correção obtida com o colete será permanente. Duas dúvidas sempre existiam:

1. A correção da curva em jovens em crescimento se perde quando se tira o colete?
2. O uso precoce do colete em crianças mais jovens permite melhor correção?

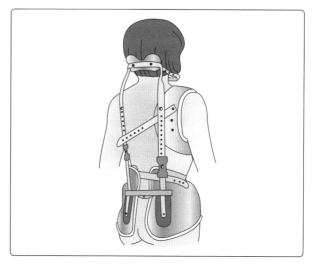

FIGURA 19.7 Colete de Milwaukee, em que o apoio está com uma almofada na região torácica e no ombro direito, para contrabalançar o apoio lombar, que só parcialmente é visto na figura e já está incorporado no anel pélvico

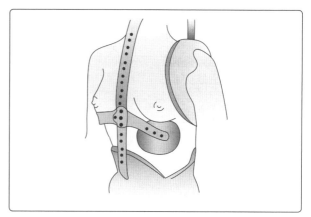

FIGURA 19.8 Na frente, também deve haver apoio para o gradeado costal e, na figura, há um pequeno apoio oval, que é uma forma de correção passiva das alterações do gradeado costal.

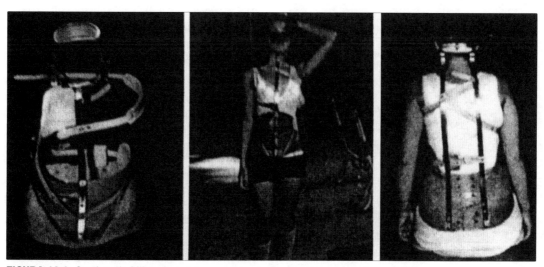

FIGURA 19.6 O colete de Milwaukee visto no seu conjunto e sendo usado pela paciente.

Winter e Lonstein[61] concluem que a retirada do colete depois de mais de cinco anos de uso causou somente pequena perda de correção.

Quanto à segunda pergunta, os autores concluem que tanto faz a criança ter o sinal de Risser zero, I, II ou III, que corresponde ao anel epifisário na crista ilíaca, indicativo do grau de crescimento que ainda terá o jovem e a sua coluna. Não houve diferença sob o ponto de vista estatístico, se o nível do sinal de Risser estava em zero ou até III. Porém, quando o crescimento já está completo, portanto Risser IV e V, a curva melhora um pouco ou quase nada.

Colete baixo, OTSL ou de Boston

Trata-se de um colete de plástico sob medida, feito em molde de gesso, elaborado em mesa de Risser ou Risser Correi (Figura 19.9). O colete OTLS (órtese toracolombar sacra) tem indicação para as escolioses lombares ou toracolombares e é melhor aceito pelo paciente, porque abole a parte de metal exteriorizada na roupa. Todos esses coletes, tanto o OTLS como o Milwaukee, são dispendiosos, fora do alcance financeiro de alguns pacientes, motivo pelo qual pode-se empregar, eventualmente, o colete gessado de Risser.

Aaro et al.[62] realizaram um estudo tomográfico para verificar se o colete de Boston realizava a rotação vertebral na correção escoliótica.

Em 33 pacientes, foi possível verificar que o ângulo de rotação melhorava em 38% dos casos e a correção da curva medida em graus Cobb era de 54%.

Howard et al.[63] compararam a eficiência de três tipos de coletes: OTLS, Charleston (um outro tipo de colete usado nos EUA e pouco no Brasil) e Milwaukee. Aliás, existe enorme quantidade de coletes com nomes de cidades e de autores, principalmente da Europa, que não serão aqui referidos, ou porque não são usados no Brasil, portanto, são difíceis de obter o modelo, ou porque na realidade faltam dados estatísticos de comprovação da eficácia. O colete mais eficaz é aquele a que a criança se adaptou e usa 23 horas por dia. Nesse trabalho, Howard et al. compararam o uso de 49 pacientes com OTLS, 95 que usaram o colete de Charleston (esses dois grupos de pacientes tinham curvas escolióticas equivalentes), e 35 com o colete de Milwaukee (esse grupo era de casos de escoliose que não comportavam os outros dois modelos). Os resultados mostraram que os casos em que a curva progrediu mais de 10°, durante um período de três anos de acompanhamento, foi de 14% com OTLS, 28% com Charleston e 43% com Milwaukee. Além disso, a proporção de pacientes que foram à cirurgia foi de 18% com OTLS, 31% com Charleston e 23% com Milwaukee.

Concluem os autores que nos casos indicados, que são diferentes do Milwaukee, o colete de Boston é superior para prevenir a piora das curvas e a indicação de cirurgia.

Colete gessado de Risser

Risser demonstrou, em 1951, que as trações oblíquas seriam mais eficientes sobre a angulação das curvas, sobre a rotação concomitante delas e sua consequente deformidade costal, se fosse introduzida uma terceira força de pressão localizada no ápice da deformidade costal. Essa força, na prática, teria sentido posterolateral, para se conseguir o objetivo desejado. Faz-se, desse modo, uma ação pressora — seria um ponto de apoio para as trações oblíquas, uma forma direta para a correção da rotação vertebral.

Sabe-se que a deformidade costal torna-se mais evidente com a manobra de flexão do tronco; assim, obtém-se também, com o uso prolongado do colete de Risser, a correção da rotação vertebral e da deformidade costal, estando o paciente em posição neutra de flexão/extensão, faria com que durante a atividade diária de flexão da coluna vertebral o gesso agisse como um suporte na área da deformidade costal, não permitindo que ela se manifestasse e transmitisse, nessa circunstância, uma força contrária sobre a gibosidade, refletindo sobre todo o gradil costal.

O doutor José Ruy Alvarenga Sampaio afirma que o uso de gesso de Risser para o tratamento das escolioses tem dado melhores resultados que qualquer outro tipo de colete.

A vantagem dos coletes do tipo Milwaukee sobre os de gesso é a possibilidade de poder retirá-los diariamente para higiene corporal e exercícios.

Essa vantagem passa a ser inconveniente nos casos em que a rebeldia de certos pacientes promova o uso inadequado dos coletes, retirando-os por tempo exagerado.

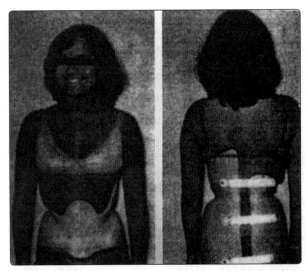

FIGURA 19.9 O colete OTLS ou de Boston sendo usado pela paciente.

Os pacientes mais exigentes ou inconsequentes, como o são em geral nessa idade, retiram o colete por qualquer motivo, por exemplo, em festas e passeios.

A Figura 19.10, extraída de Nachemson e Sahlstrand,[6] mostra que se podem avaliar as forças axiais que a haste de Harrington sofre, em uma técnica telemeterizada, com um colete gessado de Risser e um colete de Milwaukee, com atividades normais logo após o ato cirúrgico.

Na prática, o colete gessado é equivalente, biomecanicamente, ao Milwaukee, com as vantagens e as desvantagens apontadas, sendo muito importante o seu emprego em países com parcos recursos para tratamento. Atualmente, esse tipo de colete gessado está abandonado, empregado somente em alguns serviços pós-operatórios da artrodese por enxerto (Figura 19.11).

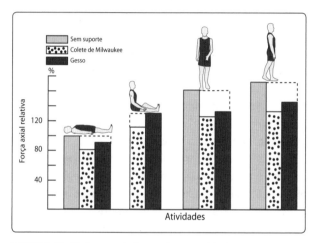

FIGURA 19.10 Esquema dos professores Nachemson e Sahlstrand,[6] mostrando a força axial a que é submetida a haste de Harrington, quando o paciente se movimenta após a cirurgia, usando o Milwaukee, o gesso de Risser e sem nenhuma proteção.

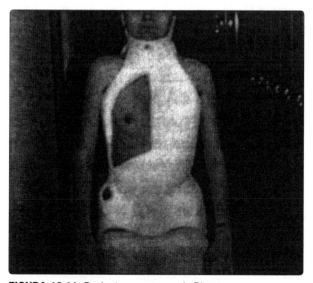

FIGURA 19.11 Paciente com gesso de Risser.

Artrodese vertebral

A artrodese vertebral é uma operação de rotina realizada em muitos centros. A Scoliosis Research Society reviu mais de cinco mil operações e não encontrou mais do que 0,05% de mortes nas curvas pequenas e em jovens.

Esse risco sobre para 1% nas curvas maiores; a incidência de infecção é de 2% nas curvas pequenas e de 5% nas maiores.

A pseudoartrose é de 3% nos jovens e de 10% nos adultos, sendo que o instrumental de Harrington reduziu-a para 1%.[27] A artrose vertebral tem como função obter sólida fusão óssea entre todos os processos espinhosos, lâminas e facetas articulares das vértebras que compõem a curva primária.

Faz-se uma decorticação da coluna com ampla exposição do tecido ósseo esponjoso, sobre o qual é colocado enxerto ósseo retirado do ilíaco ou da tíbia ou se faz a instrumentação com placas e fios.

A artrose vertebral é uma cirurgia de grande envergadura, que exigia que o paciente permanecesse anestesiado por no mínimo 3 horas, podendo a perda sanguínea ser superior a dois litros e meio. Depois da cirurgia, o paciente era mantido em gesso na posição supina por 6 a 10 meses e, depois, por mais 3 meses, deambulando ou na posição sentada, sendo esse o tempo normal que leva o enxerto para ser incorporado. A liberação completa do gesso só é feita quando da comprovação clara da solidez do enxerto. Em razão desse enorme tempo de imobilização, foi introduzida a instrumentação com haste de Harrington e outros recursos associados, deixando-se de lado a enxertia óssea que trazia muitos casos de pseudoartrose, porque o enxerto se deslocava.

Se o paciente permanecesse sem suporte externo antes da solidificação do enxerto, haveria perda parcial ou total da correção obtida, tornando em vão todo o sacrifício do doente e o tempo de tratamento.

Por essa razão, nas crianças menores, posterga-se a cirurgia ao máximo, mantendo o paciente no colete até os 10 anos de idade. A escoliose em crianças menores é operada quando há defeito congênito (hemivértebra, barras unilaterais, etc.). Skaggs et al.[64] examinaram o que ocorreu com o problema do enxerto da crista ilíaca em 87 paciente com *follow-up* médio de 55 meses. Em 21 casos (24%), as crianças relataram dores, sendo que 13 (15%) afirmaram que as dores impediam o desempenho normal das atividades diárias, por isso 8 (9%) tomavam medicação; ainda 18 (20%) queixavam-se de adormecimento no local.

"Halo" e instrumental de Harrington são usados para tratamento das curvas escolióticas graves, com acentuada rigidez. O "halo-tração" é um dispositivo de tração esquelética craniana que pode ser comparado a uma corda, sendo preso na tábua externa do crânio por quatro parafusos colocados sob anestesia local. À tração craniana associam-se trações esqueléticas supracondilianas femorais. O "halo" e as trações femorais permitem submeter a coluna escoliótica a trações de 20 kg ou mais, o que possibilita uma correção lenta e gradual da curva, na pré-cirurgia, de vários tipos de escolioses por problemas musculares, neurológicos, ligamentares e defeitos vertebrais. O processo é completamente indolor.

O instrumental de Harrington, que foi inventado por Paul Harrington, de Houston, Texas, EUA, é bastante engenhoso e consta de dois ganchos: um que é colocado entre as facetas articulares, no limite superior da curva primária, ao lado da concavidade da curva, e outro que é colocado geralmente em uma lâmina lombar, por meio de uma janela aberta nas suas corticais, também ao lado da concavidade da curva. Cada um desses ganchos tem um orifício que permite a colocação, entre eles, de uma haste metálica denteada na sua parte superior. Por meio de um distensor, faz-se a distensão da curva por um princípio mecânico que se assemelha ao funcionamento de um macaco de automóvel (Figura 19.12).

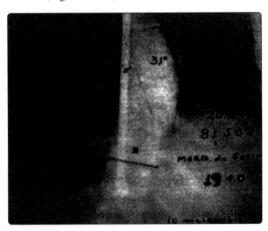

FIGURA 19.12 Retificação de curva escoliótica pelo instrumental de Harrington.

O instrumental de Dwyer, também empregado por alguns ortopedistas, deve ser abandonado, segundo Nachemson e Sahlstrand.[6]

Não serão feitas considerações sobre a técnica cirúrgica empregada, pois é tema muito especializado e foge ao objetivo deste livro.

Estimulação elétrica do músculo

Herbert e Bobechko[65] sugeriram, em 1977, que seria possível conseguir a diminuição de curva escoliótica por meio de estímulos elétricos pulsáteis usados por um certo número de horas por dia, durante um período de meses ou anos. A esperança é que a melhora inicial obtida possa se transformar em redução permanente da curva. Mas Peterson e Nachemson,[66] em nome da Scoliosis Research Society, concluíram que o método não tem a menor validade. Os autores acompanharam 159 meninas com idade média de 13 anos (variando de 10 a 15), acompanhadas até a curva escoliótica aumentar mais de 6° Cobb; a curva inicial era de 25 a 35° Cobb. Do total de 159, 120 ficaram sem tratamento e 39 receberam estimulação elétrica superficial. A curva progrediu 6° Cobb em 80 crianças e, nessa evolução, não houve nenhuma diferença entre estimular ou não.

Tratamento cirúrgico *versus* clínico

Como afirma Hopf,[67] a opção da escolha entre duas alternativas só existe em uma faixa de escoliose entre 40 e 50° Cobb, dependendo de vários fatores associados, como progressão anterior da curva, grau de deformidade, rotação da vértebra, rigidez da curva, idade óssea, idade cronológica, incidência de escoliose familiar e localização da curva.

Mas o que vai acontecer à menina a qual foi diagnosticada uma escoliose idiopática acima de 50° Cobb (portanto, grave) no decorrer de sua vida, se não for tratada?

Weinstein et al.,[68] ortopedistas de Iowa, EUA, fizeram um estudo baseado em 194 pacientes que foram atendidas de 1932 até 1948, responderam um questionário e/ou resolveram aceitar a proposta de um *check-up* com esses pesquisadores e foram comparadas a pacientes pareados em idade, que serviam de grupo-controle.

A incidência de dores diárias foi de 17% comparada com a do grupo-controle de pessoas com escoliose, de 6%. Mas 6% dos escolióticos tiveram de ser internados por ciatalgia intensa, ao passo que em 16% do grupo-controle ocorreu o mesmo.

O Quadro 19.1 faz o resumo dos principais achados desse estudo, que é um dos poucos que inclui um acompanhamento de quase 40 anos. Nesse período, houve mortalidade entre as escolióticas de 15%, menos do que os índices da população, que foi de 17%.

Esse estudo mostrou que as curvas escolióticas continuam a crescer com o decorrer dos anos, de 50 a 80°. Mas não há alterações pulmonares nítidas, a não ser nas que têm curva torácica e são fumantes.

Esse artigo traz uma avaliação otimista do prognóstico da escoliose não tratada, a tal ponto que os autores concluem que, a não ser por curvas torácicas, não vale a pena operar os pacientes fazendo uma artrodese que limita os movimentos e impõe sacrifícios físicos (gesso, imobilização) e psíquicos aos adolescentes.

O relato anterior, bastante pessimista, foi feito por Nachemson e Sahlstrand[6] em 1968, baseado em 130 pacientes com escoliose estrutural, sendo que 30% tinham se queixado de incapacidade causada por deformidade. Houve aumento de 100% na taxa de mortalidade, quando comparado com a população em geral, e 16 a 20 mortes registradas foram por *cor pulmonale*. Trinta e sete porcento dos pacientes tinham dor crônica nas costas, e 14%, sintomas cardiopulmonares.

Dado importante: dos 130 pacientes do estudo de Nachemson, somente 59 (45%) tinham escoliose idiopática, havendo escoliose congênita, paralítica e escoliose secundária à tuberculose, à neurofibromatose e a outras doenças. Há outros estudos na literatura, porém, nenhum tem um *follow-up* tão longo (40 anos) nem casos selecionados de escoliose idiopática como esse.

Aspecto emocional da operação de escoliose

Clayson et al.[69] fizeram um estudo psicológico antes da operação de 50 adolescentes com escoliose idiopática.

Estudaram quatro índices: 1) nível de ansiedade; 2) grau relativo de independência (a capacidade que o jovem tinha de ter um comportamento ativo, espontâneo, sem tutela); 3) nível de desenvolvimento mental (grau de integração própria e no mundo); 4) nível de controle emocional. Os autores tentaram verificar se os jovens que tinham baixo grau de ansiedade, boa capacidade de independência, bom nível de desenvolvimento mental e controle emocional usariam menos analgésicos no pós-operatório, teriam menos complicações e depressão e menor permanência no hospital.

Uma constatação inicial: quanto maior a curva, menor é o desenvolvimento dos padrões de comportamento mental e físico independentes. Os autores concluíram que espontaneidade, atividade e independência não são dados que permitam esperar melhor desempenho no pós-operatório da escoliose.

Orvomaa et al.[70] avaliaram psicologicamente 204 pacientes operados de escoliose com a idade média de 14 anos e fizeram um acompanhamento por 33 anos, sendo 84% mulheres. Essas pacientes responderam um questionário que foi comparado às respostas de um grupo de pessoas pareadas em idade. Os autores verificaram que as mulheres operadas demonstravam tendência a se casar e ter famílias mais tardiamente, além de relatarem menor satisfação sexual e maiores receios em relação à herança que passarão para os filhos. Todos os comportamentos emocionais e de qualidade de vida (atividades recreativas e esportivas), além de profissionais, estavam relacionados com o nível de escolaridade das pacientes. Payne et al.[71] avaliaram o impacto e o estigma de ter uma escoliose entre 686 meninas de 18 a 20 anos de idade, comparando com meninas da mesma idade sem escoliose; verificaram que a prevalência de ideias suicidas era de 1,8 entre as portadoras de escoliose, comparada a 1,4 das que não tinham.

Escoliose do adulto

Os pacientes com mais de 20 anos que apresentam escoliose não terão condições de "tratar" a curva, pois o crescimento ósseo já se completou e a curva escoliótica tornou-se definitiva, só tendendo a piorar.

O que costuma ocorrer é que esses pacientes adultos apresentam queixas de dor, deformidades progressivas e sintomas cardiovasculares.

Há poucos estudos na literatura sobre a escoliose do adulto.

Swank et al.,[72] colaboradores dos professores Moe e Winter, do famoso centro de Twin Cities, de Minneapolis, revisaram 222 casos de cirurgia de escoliose de adulto. Não havia operação anterior, o diagnóstico de 160 pacientes era de escoliose idiopática, 44 tinham escoliose paralítica, 11 tinham escoliose congênita e em 7 casos a etiologia era mista. A média de idade era de 30,7 anos. As indicações para a cirurgia foram dores, progressão e tamanho da curva, aspectos estéticos e condições cardiopulmonares.

A tração pré-operatória, incluindo a halo-tração, não resulta em aumento da correção da curva, analisada pela radiografia. A operação é mais grave que no adolescente, e a mortalidade maior verificou-se nas curvas grandes de 128° Cobb.

Desses 222 pacientes operados quando adultos, 89% eram mulheres. A dor estava presente em 73%, a progressão da curva foi constatada em 36%, havia distúrbios cardiovasculares em 19%, o tamanho da curva aumentou em 57%, sendo que em 6% a aparência física estava alterada.

A operação de fusão em uma etapa foi efetuada em 174 casos e em duas etapas, em 48; em uma média de acompanhamento de quase quatro anos, a perda de correção foi de 6,2° Cobb. 68% dos pacientes ficaram livres da dor, porém 53% tiveram complicações operatórias, sendo mais comuns pseudoartroses, infecções urinárias, escaras, problemas pulmonares, e um caso teve paraplegia. A taxa de mortalidade foi de 1,4%. Verificou-se que as complicações aumentavam com a idade dos pacientes, principalmente quando havia *cor pulmonale*.

Dentro dessa série de 222 pacientes, havia 59 casos de pacientes adultos que haviam sido submetidos à operação de correção de escoliose quando jovens, mas que apresentavam dor (78%), perda da correção (68%) e dispneia (38%). Na maioria dos pacientes, foi feita uma reoperação, empregando-se o instrumental de Harrington. Os autores recomendam aumento da área de fusão, na cirurgia inicial, e reconhecimento precoce do aparecimento da pseudoartrose. Lapp et al.[73] compararam 18 adultos que foram operados pela primeira vez e 26 que foram reoperados pelo problema de dor, que se confirmou ser uma pseudoartrose, pois a fusão foi feita via anterior e posterior; mesmo assim, depois de 42 meses de acompanhamento, em média, os pacientes reoperados estavam mais satisfeitos com o resultado da cirurgia.

Escoliose e gravidez

Vários autores incluíram a gravidez como uma das causas de piora da escoliose. Blount et al.[74] acompanharam 10 pacientes com escoliose grave (52,5° Cobb) dos 13 aos 26 anos e tiveram 19 gravidezes.

A média das curvas desses 10 casos era de 52,5° na idade de 13 anos e 8 meses; com o colete, a correção foi para 33,4° Cobb na idade média de 14 anos e 9 meses, mas a descontinuidade do tratamento fez a curva piorar para 41° Cobb na idade de 19 anos e 2 meses e, antes de engravidar, a curva média era de 43,7° Cobb na idade de 21 anos e 10 meses. Após a primeira gravidez, a média foi para 46,4° Cobb, com a idade de 23 anos e 10 meses, e na segunda gravidez a curva diminuiu em média para 45,9°, na idade de 26 anos e 11 meses.

Três pacientes perderam 2, 6 e 18° de correção durante as suas primeiras gravidezes, mas permaneceram com a mesma curvatura nas gravidezes seguintes. As outras 7 grávidas não sofreram alterações nem na gravidez inicial, nem nas seguintes.

Entre os 10 casos, havia 1 com escoliose acentuada, de 63°, que teve 2 filhos e não piorou, uma com 18°, 1 moça com três gravidezes, cuja piora os autores acreditam que foi provocada por outros motivos além da gravidez.

O mais importante é verificar a estabilidade da escoliose no período inicial da gravidez, e esse dado não está ligado à idade do paciente. As curvas estáveis não aumentaram em pacientes grávidas na segunda década de vida, enquanto as instáveis progrediram, mesmo na terceira década. Os graus de progressão da curva nesses três casos não estavam associados com o tamanho inicial da escoliose.

Os autores concluem que a escoliose não piora com a gravidez e não deve ser motivo para o ortopedista impedir a concepção.

Orvomaa et al.[70] acompanharam 142 gravidezes em 146 pacientes operadas da escoliose pela técnica de Harrington. Em 23% das gravidezes, foi feita uma cesariana, quando a média da população da Finlândia é de 15%, mas as complicações do parto foram equivalentes às da população em geral. A dor na coluna durante a gestação foi de 40% das pacientes, mas somente 11% faltaram no serviço por essa razão. Os autores informaram que as grávidas tinham em média 19 anos após a cirurgia e as curvas se mantiveram sem alterações significativas, e o mesmo ocorreu depois da gravidez.

Neurofibromatose e escoliose

A neurofibromatose é um distúrbio que envolve os tecidos da pele e mesenquimais do corpo. É uma entidade que tem uma formação tumoral na pele, assim como no sistema nervoso, porém não foi encontrada no osso. A principal manifestação na pele são as manchas do tipo café com leite que ocorrem nos brancos e são mais raras nos negros. É uma doença complexa que causa escoliose ou cifoescoliose e que pode causar graves distrofias vertebrais. Existem também associadas alterações da caixa torácica; na maioria das vezes, as alterações da coluna vertebral são tratadas cirurgicamente para dar mínima condição de vida.

Durrani et al.[75] afirmam que pacientes com neurofibromatose que têm deformidades na coluna podem, a longo prazo, ter essas deformidades transformadas em distrofias e pode ocorrer o contrário: a distrofia se transformar em deformidades da coluna. Esse fenômeno é chamado de "modulação" e só ocorre com as deformidades da coluna na neurofibromatose. Essas alterações distróficas passam para deformidades de forma lenta ou agressiva em outras regiões do organismo, mas não ocorre o inverso. Os autores reviram 457 pacientes entre 1982 e 1995 com o diagnóstico de neurofibromatose tipo 1, sendo que 128 tinham deformidades na coluna (mas somente 91 foram incluídos nesse estudo, por terem todas as radiografias completas). Sofreram o fenômeno da modulação 81% dos pacientes com deformidade da coluna diagnosticada antes dos 7 anos de idade e 25% dos pacientes depois dos 7 anos. Isso significa que as deformidades da coluna antes dos 7 anos podem se transformar em distróficas nesses pacientes.

DORSO CURVOPOSTURAL – CIFOSE JUVENIL E DO ADULTO

Uma das deformidades mais negligenciadas no tratamento da coluna são as cifoses rotuladas de posturais da adolescência, mas que podem ser sinal de alguma patologia mais complexa. Na pessoa idosa, ao súbito aparecimento de uma cifose acompanhada de dor, deve-se sempre excluir um colapso de corpo vertebral.

Etiologia

Bradford et al.[76] classificam 13 grupos de etiologias de cifose:

- postural;
- Scheüermann;
- congênito;
- barra (falha na segmentação vertebral);
- mielomeningocele;
- traumatismo;
- inflamatória (tuberculose);
- pós-cirúrgico;
- tumoral;
- metabólica (osteoporose);
- espondilite ancilosante;

- pós-irradiação;
- por desenvolvimento (acondroplasia).

São analisadas, neste capítulo, as duas primeiras etiologias, já que as demais foram vistas em outros capítulos específicos.

Dorso curvo postural

O tipo mais comum de cifose é a postural, conhecida também pela denominação dorso curvo postural (Figura 19.13). Na Classificação Internacional de Doenças, 10ª edição (CID-10), a cifose postural é designada como M040.0.

Kee e Karwowski[77] cunharam a expressão *joint angles of isocomfort*, ou seja, posições ou ângulos que as articulações assumem no espaço e que são confortáveis para o indivíduo, no período de tempo de um minuto, mas de modo geral são inadequadas para a própria estrutura a longo prazo. Na verdade, não é uma patologia definida da coluna, mas a posição em que o adolescente desempenha as suas atividades rotineiras é que pode causar essa curvatura. As meninas, por quererem esconder os seios, principalmente se forem grandes para a idade, curvam os ombros para a frente. Nesses casos, é necessária uma conversa franca com a adolescente, explicar-lhe os problemas posturais, como sentar, deitar-se, além de um programa de exercícios.[52]

Em raros casos, quando a curvatura é muito pronunciada, usa-se o colete de Milwaukee, adaptado para a cifose.

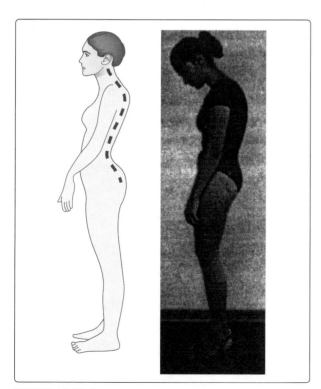

FIGURA 19.13 Dorso curvo postural.

Nos casos mais simples, pode-se usar a espadalheira ou *posture-aid*, que é vendida nas casas de material esportivo.

No adulto, o dorso curvo postural pode ser decorrente de uma atitude profissional no desempenho de um trabalho. Essa atitude viciosa pode, com o decorrer dos anos, causar uma alteração na estrutura da vértebra e transformar essa cifose postural em uma deformidade. Em casos mais graves, em adultos e crianças, usa-se o colete de Regis Spala, que é feito com couro para forçar a curvatura da cifose. Widhe[78] estudou a postura de 90 crianças que foram examinadas aos 5 a 6 anos de idade e reexaminadas aos 15 a 16 anos. A postura mudou significativamente durante esse período; a cifose torácica aumentou 6° e o mesmo aconteceu com a lordose lombar, que também aumentou 6°. A relação entre a cifose e a lordose era independente do sexo na idade de 5 a 6 anos, mas a cifose é menor do que a lordose em meninas de 15 a 16 anos. A mobilidade sagital da coluna diminuiu significativamente durante esses 10 anos de acompanhamento, na coluna torácica 27° e na lombar 4°. Dores lombares ocasionais foram relatadas por 38% das crianças aos 15 a 16 anos, mas não estavam relacionadas com a postura, a mobilidade da coluna ou a atividade física.

Cifose juvenil de Scheüermann

Descrita em 1920, é uma cifose do jovem que, além de fixa, tem um quadro radiológico típico em três a cinco vértebras, que constitui um acunhamento anterior de pelo menos 5° ou mais de cada vértebra. O nome recomendado pela CID-10 é o de osteocondrose vertebral juvenil M042.0 e exclui cifose postural M040.0.

Prevalência

É difícil determinar a prevalência, mas Bradford et al.[76] avaliaram entre 0,5 e 8% de população geral, dependendo da base em que é feita a avaliação, se é radiográfica ou clínica. As alterações radiológicas só aparecem depois dos 11 anos. Há equivalência entre os sexos, com ligeiro predomínio no feminino.

Etiologia

1. O próprio Scheüermann aventou a hipótese de se tratar de uma necrose avascular do anel cartilaginoso apofisário da vértebra. Seria uma osteocondrose, mas estudos anatomopatológicos não confirmam essa teoria.[74]
2. Schmorl, em 1931, aventou a hipótese de que o próprio disco poderia herniar-se através da cartilagem de crescimento, produzindo a cifose. Essa suposição só é viável para explicar o osso límbico, mas não é real para a cifose juvenil.[9]
3. A teoria de que forças mecânicas poderiam causar a doença não se confirmou quando se comparou a

incidência de doenças em jovens que trabalhavam levantando peso, com outros que só estudavam.
4. Bradford et al.[76] sugeriram a hipótese de que a doença seria uma espécie de osteoporose, ao constatar em vários pacientes uma deficiência de cálcio.

Scoles et al.[79] fizeram uma análise em 1.384 colunas toracolombares de cadáveres; 103 (7,4%) tinham alterações da cifose de Scheüermann; foi possível fazer a extensão anterior da coluna em 94% das 103 colunas com cifose. Não havia evidências de osteoporose na densitometria.

Quadro clínico

O paciente típico é o que, entre 13 e 17 anos, queixa-se de fadiga, tem má postura corporal e dores no ápice da coluna. A dor está ausente em 40 a 80% dos casos, sendo o problema postural que leva os familiares ao consultório médico. A cifose é puramente torácica em 75% dos casos e em 25% é toracolombar. A lordose é cervical e lombar; a proeminência do ventre quase sempre acompanha o quadro. Em 20 a 40% dos casos, há uma escoliose associada.[9] Raramente, há alterações musculares, articulares ou neurológicas.

Será que o Scheüermann dói? Wood et al.[80] fizeram uma discografia (injetaram contraste dentro do disco) da região torácica em quatro níveis de disco e depois fizeram uma ressonância magnética em 10 indivíduos assintomáticos e 10 indivíduos com sintomas de dor nessa região, ambos os grupos com idades entre 25 e 40 anos. Observaram que a discografia causava dores discretas no grupo de assintomáticos e dores mais intensas no grupo dos sintomáticos, mas em três pessoas do grupo dos sintomáticos a dor era muito intensa. Nesses três pacientes, a ressonância mostrou alterações compatíveis com o Scheüermann tanto no nível da cartilagem como do *annulus*.

Quadro radiológico

O fato que mais chama a atenção é a cifose na radiografia de perfil, que pode ser medida pela técnica de Cobb para escoliose (Figura 19.14). Acima de 40° considera-se anormal. O detalhe é o acunhamento da vértebra, que deve atingir 3 a 5 vértebras; depois observam-se as irregularidades nos cantos anteriores, na parte correspondente ao anel epifisário, que fica com forma e tamanho irregulares (Figuras 19.15 e 19.16). Os espaços discais são ligeiramente diminuídos, mas nunca totalmente destruídos. O curso da doença é limitante por si só, sendo que a fase ativa dura cerca de dois anos. Na vida adulta desses pacientes, é possível constatar as alterações osteoartrósicas mais acentuadas, havendo predisposição a dores de maior intensidade no adulto, com a limitação da capacidade para trabalhos pesados e esporte. Goh et al.[81] compararam três métodos de medir a cifose: o tradicional método

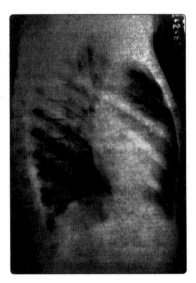

FIGURA 19.14 Radiografia de uma jovem com osteocondrose espinhal (Scheüermann).

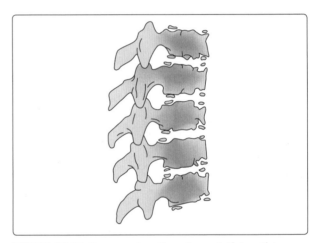

FIGURA 19.15 Esquema das alterações radiológicas típicas.

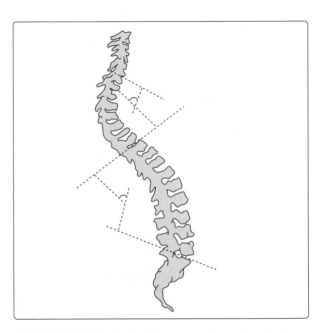

FIGURA 19.16 Método de Cobb para medir a lordose lombar.

de Cobb, o método de Cobb ligeiramente modificado e um método de medida pelo computador. Ao final, os autores concluíram que o método de Cobb, aqui descrito, aumenta sobremaneira o grau da curva, quando existem alterações dos corpos vertebrais; essa superestimação é menor quando as alterações ocorrem somente nos discos intervertebrais.

Tratamento clínico e cirúrgico

Os exercícios devem ser feitos para reduzir a lordose pélvica e forçar os braços para trás, a fim de diminuir a cifose torácica (Figura 19.17).

Deve-se evitar a realização de sobrecargas de esforço sobre as placas epifisárias. Em muitos casos, há necessidade de se empregar o colete de Milwaukee. Em 223 casos descritos, Bradford et al.[76] obtiveram melhora em 40% dos pacientes que usaram o colete por seis meses a um ano. O colete não atua quando uma vértebra está mais de 100° inclinada em relação a outra ou quando a curva é maior que 65°. Em raros casos, torna-se obrigatória a correção cirúrgica com o instrumental de Harrington ou fusão vertebral.

Montgomery e Erwin[82] reviram 203 pacientes com doença de Scheüermann, com uma média de curva de 62° Cobb, que foram reduzidos para 41° após 18 meses de uso do colete de Milwaukee. Quando o jovem ficou 18 meses sem usar o colete, a perda da correção já obtida foi de 15° Cobb. O acunhamento das vértebras foi reduzido de 7,9 para 6,8° com o uso do colete, mas, para se conseguir a cura total, os autores recomendam fazer esse acunhamento chegar a 5°, o que só seria possível com o uso do colete por 23 horas por dia, de 18 a 36 meses. Mesmo em curvas de 75° Cobb, o uso do colete conseguiu boa redução.

Taylor et al.[83] relataram o acompanhamento de 27 pacientes com cifose de Scheüermann que foram operados, pois tinham curvas de 72° Cobb e dores. O acompanhamento foi de 27,6 meses após a cirurgia, e os autores verificaram que o grau médio das curvas desceu para 46,1° Cobb, não havendo perda na correção maior do que 5,7° Cobb, desde o exame no pós-operatório imediato e no acompanhamento posterior. A operação foi realizada usando-se a fusão posterior e o instrumental de Harrington. O grau de acunhamento das vértebras foi de 13,5° para 9,1°. A lordose desses pacientes, antes da operação, tinha uma média de 84° e no pós-operatório foi para 73°. Nove pacientes continuaram a se queixar de dores difusas nas costas após a cirurgia.

No tratamento das deformidades rígidas, é necessária a intervenção mais agressiva. Para tanto, praticam-se correções em mesa ortopédica apropriada e usa-se o colete gessado (tipo Risser) durante 3 a 4 meses, para em seguida empregar o colete Milwaukee. Deve-se fazer o controle radiológico do acunhamento das vértebras e da correção da curva.

Daentzer et al.[84] operaram 10 pacientes com Scheüermann e, em um acompanhamento de 9,6 anos, observaram que 9 praticavam esportes regularmente – inclusive um deles era atleta de elite.

Cifose do adulto

No adulto, o tratamento do dorso curvo é sempre cirúrgico e a indicação é feita por três razões: 1) funcional (quando existir déficit respiratório); 2) estética (quando a deformidade for inaceitável pelo paciente); 3) dor.

Raros são os casos em que a indicação cirúrgica é feita por motivos respiratórios, pois o aumento da cifose torácica não costuma interferir mecanicamente na respiração (não existe a diminuição do espaço útil oferecido à expansão pulmonar). Quando a indicação é a dor, o tratamento pode dispensar a correção da deformidade. Nesses casos, ele se baseia na artrodese posterior *in situ*. Entretanto, quando se deseja atender ao aspecto estético, deve-se corrigir a deformidade e fazer a artrodese anterior e posterior (no segundo momento). O prazo de imobilização gessada ambulatória pós-operatória é de 10 meses.

Bradford et al.[76] publicaram uma revisão de 24 casos de pacientes com cifose acentuada em adultos. A dupla fusão anterior e posterior começou a ser feita em 1973, pois verificaram os autores que, mesmo com o instrumental de Harrington, houve grande perda da correção e grande incidência da pseudoartrose. Por essas razões, passaram a fazer dupla fusão. As queixas principais pré-operatórias eram dores na região torácica e lombar, 1 paciente tinha paraparesia espástica e 4 pacientes tinham reflexos profundos (patelar e aquileu) assimétricos. A média da curvatura era de 77° (variação de 54 a 110°) e, no pós-operatório, ficou em 44° (variação de 27 a 51° Cobb). Todos ficaram assintomáticos após a operação. Desses 24 casos, 15 também tinham escoliose, cuja curva não era maior do que 30° Cobb. A média de imobilização foi de 9 meses (Figura 19.18).

Papagelopoulos et al.[85] descreveram 21 casos de cifose de Scheüermann que foram para a cirurgia por uma cifose

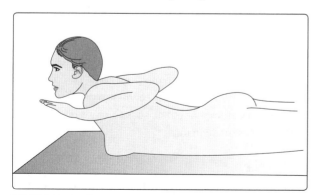

FIGURA 19.17 Principal exercício para a correção da cifose.

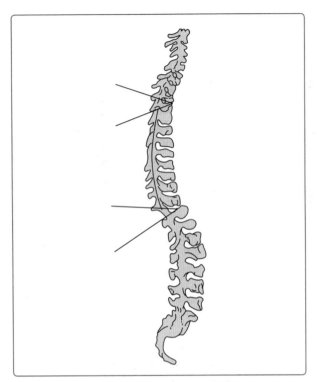

FIGURA 19.18 Grau de angulação que poderá ocorrer em certos níveis se a fusão posterior não for suficiente.

progressiva de 50° Cobb, sendo que 6 eram adolescentes, com idade média de 15,6 anos (variando de 13 a 17), e 15 eram adultos, com idade média de 25,4 (variando de 18 a 40). Todos fizeram uma artrodese posterior com instrumental segmentar. Em 7 pacientes com cifose rígida, foi feita uma cirurgia combinada anterior e posterior *spine*. Um paciente foi a óbito por uma intercorrência não relacionada à cirurgia.

No grupo de 13 pacientes com artrodese posterior, com um *follow-up* de 4,5 anos, a curva pré-operatória de 68,5° melhorou para 40° logo no pós-operatório, mas teve perda média de 5° nessa avaliação.

No grupo de 7 pacientes que fez a cirurgia combinada em um acompanhamento de 6 anos, observou-se que a curva cifótica pré-operatória era de 86,3° e melhorou para 46,4°, com uma perda de correção de 4,4°, nessa avaliação. Nenhum paciente apresentou complicação neurológica da cirurgia.

A cifose por tumores e por osteoporose já foi comentada. Nas cifoses por doenças congênitas e musculares, a cifose é secundária no quadro.

LORDOSE

A lordose é a curva que se observa no perfil de uma coluna vertebral, na convexidade das regiões cervical e lombar. Mas o uso fez com que se associe a ideia da lordose ao aumento da curva na região lombar.

Farfan[86] demonstrou que a lordose lombar está diretamente relacionada com a obliquidade pélvica, que deve estar em torno de 20°. Se ela for superior a esse valor, haverá aumento da lordose e consequente deslocamento do centro de gravidade e realinhamento de todas as curvas para uma compensação.

Harrison et al.[87] correlacionam com modelos biomecânicos (matemáticos) as lordoses cervical e lombar. O centro de gravidade da cabeça está localizado na sela túrcica, e o centro de gravidade do corpo está na coluna cervical; verificam que, quando a curva da cervical fica cifótica, as forças de tensão sobre a lombar que agem sobre a margem vertebral anterior mudam (cerca de 6 a 10 vezes mais intensas) para forças de compressão, dando origem aos osteófitos.

Evolução

Na evolução da espécie *Homo sapiens*, no período que deixou de andar de quatro, mas passou a apoiar-se nas duas patas traseiras, os membros anteriores (superiores) passaram a ficar mais compridos para o apoio inicial, e a curva lordótica da coluna cervical era indício de que ainda voltava a sua atenção para os objetos do chão. Quando passou a colher frutos das árvores, portanto um período evolutivo mais avançado, passou a retificar a coluna cervical e acentuar a lordose da região lombar, pela obliquidade pélvica, que permite melhor equilíbrio ao andar (ver o tema sobre postura) (Figura 19.19).

Cailliet[88] mostra, em esquema, como essas modificações ocorreram na espécie humana. Na etapa intrauterina, a coluna não tem curvas. Logo no período pós-natal, na semana , os músculos espinhais do pescoço determinam a formação da lordose cervical. Dos 9 aos 12 meses, o bebê começa a engatinhar, com isso os músculos espinhais formam a lordose da região lombar, que facilita a postura ereta de pé. Assim, na escala da evolução da espécie humana, a lordose vem surgindo com proporcionalidade em relação ao aumento do peso do cérebro e da espécie humana mais apta a andar de pé com equilíbrio (ver Figura 3.3, B, do Capítulo 3).

A civilização moderna praticamente obriga o homem a realizar a maioria de suas atividades laborativas e de lazer na posição sentada (ver Capítulo 20 – Ergonomia). Lengsfeld et al.[89] sugerem que as cadeiras que acentuam a lordose lombar tenham um mecanismo de compensação do assento para proteger esse segmento da coluna, a fim de que não desempenhem as suas funções em posições ergonômicas inadequadas.

Patogenia

Fahrni[90] foi quem primeiro chamou a atenção para o fato de que os povos primitivos, ainda hoje existentes na África

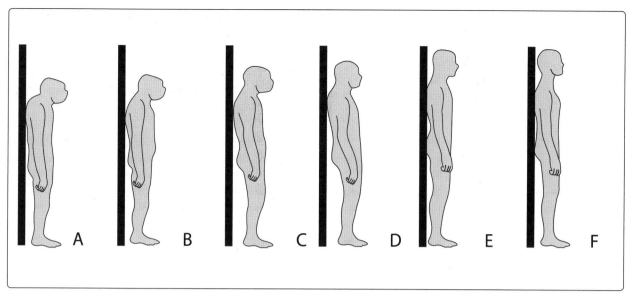

FIGURA 19.19 Evolução da espécie na posição bípede. Notar: a diminuição do braço e a diminuição de lordose.

e na Ásia, têm a sua curva lombar achatada, razão pela qual não há tantas pessoas sofrendo da coluna. Esse autor atribui isso ao fato de que tais povos, por não disporem de cadeiras, sentam-se abaixados, sobre os calcanhares, como faz o caipira brasileiro do interior, com isso diminuem a lordose e a incidência de dores. Mas White e Panjabi[13] não aceitam essa teoria, porque não foi feito nenhum estudo comparativo.

Cailliet[88] e Daniels e Worthinghan[91] relatam que essa obliquidade está diretamente dependente de um desequilíbrio no balanço muscular entre os músculos eretores da coluna e os glúteos de um lado, e os abdominais e iliopsoas de outro; conforme o domínio de um dos dois grupos, ocorre a acentuação ou não da lordose. Penning afirma que existem controvérsias sobe a atuação do músculo psoas em relação à lordose lombar. Estudos eletromiográficos atribuem a esse músculo a função de estabilizador da lombar, mas os anatomistas acreditam que ele, além de um flexor da lombar, na realidade tem dupla função de movimentos antagônicos, agindo na coluna lombar superior como estabilizador e na inferior como flexor, por distintos fascículos musculares, agindo como se fossem dois músculos distintos.

Ng et al.[92] descreveram um novo aparelho, inclinômetro e rotâmetro lombar, que poderá medir com a pelve presa o movimento da coluna lombar, o que poderá talvez ter alguma utilidade clínica.

Jackson e Hales[93] afirmam que o conhecimento dos graus da curva lordótica da lombar deve ser analisado em função da morfologia toracolombar; examinaram 75 voluntários (44 homens e 31 mulheres, com idade média de 39 anos) e repetiram em 30 (19 homens e 11 mulheres) uma segunda radiografia, 5 a 6 anos depois. Os autores concluem que a lordose é dependente dessa morfologia pélvica, não da ação de músculos.

Farfan[86] também acredita que a lordose traga problemas biomecânicos à coluna, em relação às apófises articulares, estiramento de ligamentos, e que deve ser uma das causas de dor.

As mulheres, em razão dos saltos altos e dos exercícios de balé, apresentam a curva lordótica aumentada, talvez por isso tenham mais dores do que os homens.[76]

Resnick[19] descreveu a acentuação da curva lordótica na mulher na menopausa – síndrome trofostática – decorrente de um desequilíbrio muscular, da flacidez da musculatura anterior do corpo e do que poderia resultar na neoarticulação dos processos espinhais, constituindo-se nas *kissing spin*, que já foi visto no capítulo de radiologia.

Tratamento

Na parte sobre o tratamento, já foi visto que vários exercícios procuram reduzir a lordose na tentativa de aliviar as dores. Um dos exercícios recomendados é justamente a báscula da bacia ou exercício do encaixe, que alivia muito as dores, pois uma boa postura exclui a lordose acentuada.

Outro argumento de que a lordose acentuada pode piorar a dor é que a retificação da lombar, ficando em decúbito dorsal e elevando as pernas, traz alívio da sintomatologia dolorosa no período de crise (ver Capítulo 2).

Referências bibliográficas

1. Dubousset J. Idiopathic scoliosis. Definition, pathology, classification, etiology. Bull Acad Natl Med. 1999;183(4):699-704.
2. King HA, Moe JH, Bradford DS, Winter RB. The selection of fusion levels in thoracic idiopathic scoliosis. J Bone Joint Surg Am. 1983;65(9):1302-13.

3. Cummings RJ, Loveless EA, Campbell J, Samelson S, Mazur JM. Interobserver reliability and intraobserver reproducibility of the system of King et al. for the classification of adolescent idiopathic scoliosis. J Bone Joint Surg Am. 1998;80(8):1107-11.

4. Lonstein JE, Bradford DS, Winter RB, Ogilvie J. Moe's textbook of scoliosis and other spinal deformities. 3.ed. Philadelphia: Saunders; 1995.

5. Dobbs MB, Weinstein SL. Infantile and juvenile scoliosis. Orthop Clin North Am. 1999;30(3):331-41.

6. Nachemson AL, Sahlstrand T. Etiologic factors in adolescent idiopathic scoliosis. Spine. 1977;2:176-9.

7. Torell G, Nordwall A, Nachemson A. The changing pattern of scoliosis treatment due to effective screening. J Bone Joint Surg Am. 1981;63(3):337-41.

8. Brooks HL, Azen SP, Gerberg E, Brooks R, Chan L. Scoliosis: a prospective epidemiological study. J Bone Joint Surg Am. 1975;57(7):968-72.

9. Andersen ML, Andersen MO, Andersen GR, Christensen SB. Prevalence of idiopathic scoliosis in the municipality of Hillerod. Ugeskr Laeger. 2000;162(25):3595-6.

10. Soucacos PN, Zacharis K, Soultanis K, Gelalis J, Xenakis T, Beris AE. Risk factors for idiopathic scoliosis: review of a 6-year prospective study. Orthopedics. 2000;23(8):833-8.

11. Weinstein SL (ed.). The pediatric spine – principles and practice. Philadelphia: Lippincott Williams & Wilkins; 2001.

12. Noordeen MH, Haddad FS, Edgar MA, Pringle J. Spinal growth and histologic evaluation of the Risser grade in idiopathic scoliosis. Spine. 1999;24(6):535-8.

13. Nissinen MJ, Heliovaara MM, Seitsamo JT, Kononen MH, Hurmerinta KA, Poussa MS. Development of trunk asymmetry in a cohort of children ages 11 to 22 years. Spine. 2000;25(5):570-4.

14. Cobb JR. The problem of the primary curve. J Bone Joint Surg. 1960;42-A:1413-9.

15. White AA, Panjabi MM. Clinical biomechanics of the spine. 2.ed. Philadelphia: Lippincott; 1990.

16. Yazici M, Acaroglu ER, Alanay A, Deviren V, Cila A, Surat A. Measurement of vertebral rotation in standing versus supine position in adolescent idiopathic scoliosis. J Pediatr Orthop. 2001;21(2):252-6.

17. Porter RW. Idiopathic scoliosis: the relation between the vertebral canal and the vertebral bodies. Spine. 2000;25(11):1360-6.

18. Byl NN, Gray JM. Complex balance reactions in different sensory conditions: adolescents with and without idiopathic scoliosis. J Orthop Res. 1993;11(2):215-27.

19. Resnick D (ed.). Diagnosis of bone and joint disorders, 4th ed. Philadelphia: Saunders; 2002.

20. Hadley-Miller N. Spine update: genetics of familial idiopathic scoliosis. Spine. 2000;25(18):2416-8.

21. Wynne-Davis R. The inheritance of scoliosis. In: Janes JIP (ed.). Scoliosis. Edinburgh: Livingstone; 1967.

22. Wise CA, Barnes R, Gillum J, Herring JA, Bowcock AM, Lovett M. Localization of susceptibility to familial idiopathic scoliosis. Spine. 2000;25(18):2372-80.

23. Inoue M, Minami S, Kitahara H, Otsuka Y, Nakata Y, Takaso M, et al. Idiopathic scoliosis in twins studied by DNA fingerprinting: the incidence and type of scoliosis. J Bone Joint Surg Br. 1998;80(2):212-7.

24. Fiddler MW, Jowett RL. Muscle imbalance in the aetiology of scoliosis. J Bone Joint Surg Br. 1976;58(2):200-1.

25. Ford DM, Bagnall KM, Clements CA, McFadden KD. Muscle spindles in the paraspinal musculature of patients with adolescent idiopathic scoliosis. Spine. 1988;13(5):461-5.

26. Kaplan PE, Sahgal V, Hugles R, Kane W, Flanagan N. Neuropathy in thoracic scoliosis. Acta Orthrop Scand. 1980;51(2):263-6.

27. Hadley-Miller N, Mims B, Milewicz DM. The potential role of the elastic fiber system in adolescent idiopathic scoliosis. J Bone Joint Surg Am. 1994;76(8):1193-206.

28. Sponseller PD, Bhimani M, Solacoff D, Dormans JR. Results of brace treatment of scoliosis in Marfan syndrome. Spine. 2000;25(18):2350-4.

29. Viola S, Andrassy I. Spinal mobility and posture: changes during growth with postural defects, structural scoliosis and spinal osteochondrosis. Eur Spine J. 1995;4(1):29-33.

30. Stokes IA, Spence H, Aronsson DD, Kilmer N. Mechanical modulation of vertebral body growth. Implications for scoliosis progression. Spine. 1996;21(10):1162-7.

31. Yarom R, Blatt J, Gorodetsky R, Robin GC. Microanalysis and X-ray fluorescence spectrometry of platelets in diseases with elevated muscle calcium. Eur J Clin Invest. 1980;10(2 Pt 1):143-7.

32. Pratt WB, Schader JB, Phippen WG. Elevation of hair copper in idiopathic scoliosis. A follow-up report. Spine. 1984;9(5):540.

33. Milachowski KA, Matzen KA. Determination of minerals and trace elements in idiopathic scoliosis. Z Orthop Ihre Grenzgeb. 1984;122(1):90-3.

34. Skogland LB, Miller JA, Skottner A, Fryklund L. Serum somatomedina A and non-dialyzable urinary hydroxyproline in girls with idiopathic scoliosis. Acta Orthop Scand. 1981;52(3):307-13.

35. Melrose J, Gurr KR, Cole TC, Darvodelsky A, Ghosh P, Taylor TK. The influence of scoliosis and aging on proteoglycan heterogeneity in the human intervertebral disc. J Orthop Res. 1991;9(1):68-77.

36. Uden A, Nilsson IM, Willner S. Collagen changes in congenital and idiopathic scoliosis. Acta Orthop Scand. 1980;51(2):271-4.

37. Bradford DS, Ahmed K, Moe JH, Winter RB, Lonstein JE. The surgical management of patients with Scheuerman's disease. J Bone Joint Surg. 1980;62(5)A:705-12.

38. Veldhuizen AG, Wever DJ, Webb PJ. The aetiology of idiopathic scoliosis: biomechanical and neuromuscular factors. Eur Spine J. 2000;9(3):178-84.

39. Song KM, Little DG. Peak height velocity as a maturity indicator for males with idiopathic scoliosis. J Pediatr Orthop. 2000;20(3):286-8.

40. Little DG, Song KM, Herring JA. Relationship of peak height velocity to other maturity indicator in idiopathic scoliosis in girls. J Bone Joint Surg Am. 2000;82(5):685-93.

41. Wang ED, Drummond DS, Dormans JP, Moshang T, Davidson RS, Gruccio D. Scoliosis in patients treated with growth hormone. J Pediatr Ortrop. 1997;17(6):708-11.

42. Drummond DS, Rogala EJ. Growth and maturation of adolescents with idiopathic scoliosis. Spine. 1980;5(6):507-11.

43. James JIP. Scoliosis. Edinburgh: Livingstone; 1991.

44. Herman R, Mixon J, Fisher A, Maulucci R, Stuyck J Idiopathic scoliosis and the central nervous system: a motor control problem. Spine. 1985;10(1):1-14.

45. Dretakis EK, Paraskevaidis CH, Zarkadoulas V, Christodoulou N. Electroencephalographic study of school children with adolescent idiopathic scoliosis. Spine. 1988;13(2):143-5.

46. Wiener-Vacher SR, Mazda K. Asymmetric otolith vestibule-ocular responses in children with idiopathic scoliosis. J Pediatr. 1998;132(6):1028-32.

47. Hakkarainen S. Experimental scoliosis: production of structural scoliosis in scoliotic position. Acta Orthop Scan Supp. 1981;192.

48. McKinley LM, Connor S, Gaines R, Leatherman KD. Occurrence of cold agglutinins in congenital scoliosis. Spine. 1978;3(2):157-9.

49. Pehrsson K, Danielsson A, Nachemson A. Pulmonary function in adolescent idiopathic scoliosis: a 25 years follow up after surgery or start of brace treatment. Thorax. 2001; 56(5):388-93.

50. Ascani E, Bartolozzi P, Logroscino CA, Marchetti PG, Ponte A, Savini R, et al. Natural history of untreated idiopathic scoliosis after skeletal maturity. Spine. 1986;11(8):784-9.

51. Fallstrom K, Cochran T, Nachemson A. Long-term effects on personality development in patients with adolescent idiopathic scoliosis. Influence of type of treatment. Spine. 1986;11(7):756-8.

52. Bradford DS, Oegema TR, Brown DM. Studies on skin fibroblasts of patients with idiopathic scoliosis. Clin Orthop. 1977;(126):111-8.

53. Morin Doody M, Lonstein JE, Stovall M, Hacker DG, Luckyanov N, Land CE. Breast cancer mortality after diagnostic radiography: findings from the U.S. Scoliosis Cohort Study. Spine. 2000;25(16):2052-63.

54. Geijer H, Beckman K, Jonsson B, Andersson T, Persliden J. Digital radiography of scoliosis with a scanning method: initial evaluation. Radiology. 2001;218(2):402-10.

55. Chamberlain CC, Huda W, Hojnowski LS, Perkins A, Scaramuzzino A. Radiation doses to patients undergoing scoliosis radiography. Br J Radiol. 2000;73(872):847-53.

56. Dickson RA, Stamper P, Sharp AM, Harker P. School screening for scoliosis; cohort study of clinical course. Brit Med J. 1980;281:265-70.

57. Zorab PA, Siegler D. Scoliosis. London: Academic Press; 1980.

58. Weiss HR, Lohschmidt K, el-Obeidi N, Verres C. Preliminary results and worst-case analysis of in patient scoliosis rehabilitation. Pediatr Rehabil. 1997;1(1):35-40.

59. Wong MS, Evans JH. Biomechanical evaluation of the Milwaukee brave. Prosthet Orthot Int. 1998;22(1):54-67.

60. Carr W, Moe JH, Wiunter RB, Lonstein JH. Treatment of idiopathic scoliosis in the Milwaukee brace. J Bone Joint Surg. 1980;62A:599-611.

61. Winter RB, Lonstein JE. Use of the Milwaukee brace for progressive idiopathic scoliosis. J Bone Joint Surg Am. 1997;79(6):954.

62. Aaro S, Burstrom R, Dahlborn M. The derotating effect of the Boston brace. Spine. 1981;6:477-86.

63. Howard A, Wright JG, Hedden D. A comparative study of TLSO, Charleston, and Milwaukee braces for idiopathic scoliosis. Spine. 1998;23(22):2404-11.

64. Skaggs DL, Samuelson MA, Hale JM, Kay RM, Tolo VT. Complications of posterior iliac crest bone grafting in spine surgery in children. Spine. 2000;25(18):2400-2.

65. Herbert MA, Bobechko WP. Electrical stimulation of the spinal muscles to correct scoliosis. Orthop Trans. 1977;1:76-85.

66. Peterson LE, Nachemson AL. Prediction of progression of curve in girls who have adolescent idiopathic scoliosis of moderate severity. Logistic regression analysis based on data from the Brace Study of the Scoliosis Research Society. J Bone Joint Surg Am. 1995;77(6):823-7.

67. Hopf C. Criteria for treatment of idiopathic scoliosis between 40 degrees and 50 degrees. Surgical vs. conservative therapy. Orthopade. 2000;29(6):500-6.

68. Weinstein SL, Zavala DG, Ponseti IV. Idiopathic scoliosis. J Bone Joint Surg. 1981;63A:702-10.

69. Clayson D, Mahon B, Levine DB. Preoperative personality characteristics as predictor of postoperative physical and psychological patterns in scoliosis. Spine. 1981;6:9-15.

70. Orvomaa E, Hiilesmaa V, Poussa M, Snellman O, Tallroth K. Pregnancy and delivery in patients operated by the Harrington method for idiopathic scoliosis. Eur Spine J. 1997; 6(5):304-7.

71. Payne WK, Ogilvie JW, Resnick MD, Kane RL, Transfeldt EE, Blum RW. Does scoliosis have a psychological impact and does gender make a difference? Spine. 1997;22(12):1380-4.

72. Swank S, Lovenstein JE, Moe JH, Winter RB, Bradford DS. Surgical treatment of adult scoliosis. J Bone Joint Surg. 1981;63A:337-42.

73. Lapp MA, Bridwell KH, Lenke LG, Daniel Riew K, Linville DA, Eck KR, et al. Long-term complications in adults spinal deformity patients having combined surgery – a comparison of primary to revision patients. Spine. 2001;26(8):973-83.

74. Blount WP. Nonoperative treatment of scoliosis. In: Symposium on the spine, American Academy of Ortopaedic Surgeons. Saint Louis: Mosby; 1969.

75. Durrani AA, Crawford AH, Chouhdry SN, Saifuddin A, Morley TR. Modulation of spinal deformities in patients with neurofibromatosis type 1. Spine. 2000;25(1):69-75.

76. Bradford DS, Moe JM, Winter RB. Scoliosis. In: Herkowitz HN, Rothman RH, Simeone FA (eds.). Spine. Philadelphia: Saunders; 1999.

77. Kee D, Karwowski W. The boundaries for joint angles of isocomfort for sitting and standing males based on perceived comfort of static joint postures. Ergonomics. 2001;44(6):614-48.

78. Widhe T. Spine: posture, mobility and pain. A longitudinal study form childhood to adolescence. Eur Spine J. 2001;10(2):118-23.

79. Scoles PV, Latimer BM, DigIovanni BF, Vargo E, Bauza S, Jellema LM. Vertebral alterations in Scheuermann's kyphosis. Spine (Phila Pa 1976). 1991;16(5):509-15.

80. Wood KB, Schellhas KP, Garvey TA, Aeppli D. Thoracic discography in healthy individuals. A controlled prospec-

tive study of magnetic resonance imaging and discography in asymptomatic and symptomatic individuals. Spine. 1999;24(15)1548-55.

81. Goh S, Prince RI, Leedman PJ, Singer KR. A comparison of three methods for measuring thoracic kyphosis: implications for clinical studies. Rheumatology (Oxford). 2000;39(3):310-5.

82. Montgomery SP, Erwin WE. Scheuermann's kyphosis – long--term result of Milwaukee braces treatment. Spine. 1981;6(1):5-8.

83. Taylor TC, Wenger DR, Stephen J, Gillespie R, Bobechko WP. Surgical management of thoracic kyphosis in adolescents. J Bone Joint Surg Am. 1979;61(4):496-503.

84. Daentzer D, Scholoz M, von Strempel A. Sports and physical load beating capacity after spondylodesis in patients with Scheuermann kyphosis. Sportverletz Sportschaden. 1999;13(1):22-9.

85. Papagelopoulos PJ, Klassen RA, Peterson HA, Dekutoski MB. Surgical treatment of Scheuermann's disease with segmental compression instrumentation. Clin Orthop. 2001;386:139-49.

86. Farfan HS. The biomechanical advantage of lordosis and extension for upright activity. Spine. 1978;3:336-45.

87. Harrison DE, Harrison DD, Janik TJ, William Jones E, Cailliet R, Normand M. Comparison of axial and flexural stresses in lordosis and three buckled configuration of the cervical spine. Clin Biomech (Bristol, Avon). 2001;16(4):276-84.

88. Cailliet R. Low back pain syndrome. Philadelphia: Davis; 1991.

89. Lengsfeld M, Frank A, van Deursen DL, Griss P. Lumbar spine curvature during office chair sitting. Med Eng Phys. 2000;22(9):665-9.

90. Fahrni WH. Conservative treatment of lumbar disc degeneration: our primary responsibility. Orthop Clin North Am. 1975;6:93-110.

91. Daniels L, Worthinghan C. Provas de função muscular. São Paulo: Interamericana; 1975.

92. Ng JK, Kippers V, Richardson CA, Parnianpour M, Penning L. Psoas muscle and lumbar spine stability: a concept uniting

existing controversies. Critical review and hypothesis. Eur Spine J. 2000;9(6):577-85.

93. Jackson RP, Hales O. Congruent spinopelvic alignment on standing lateral radiographs of adults volunteers. Spine. 2000;25(21):2808-15.

Bibliografia consultada

- Blount WP, Mellencamp DD. The effect of pregnancy on idiopathic scoliosis. J Bone Joint Surg Am. 1980;62(7):1083-7.
- Bradford DS, Moe JM, Winter RB. Kyphosis. In: Herkowitz HN, Rothman RH, Simeone FA (eds.). Spine. Philadelphia: Saunders; 1999.
- Dhuper S, Ehlers KH, Fatica NS, Myridakis DJ, Klein AA, Friedman DM, et al. Incidence and risk factors for mitral valve prolapsed in severe adolescent idiopathic scoliosis. Pediatr Cardiol. 1997;18(6):425-8.
- Jackson RP, Hales C. Range of motion and lordosis of the lumbar spine: reliability of measurement and normative values. Spine. 2001;26(1):53-60.
- Koop SE. Infantile and juvenile idiopathic scoliosis. Orthop Clin North Am. 1988;19(2):331-7.
- Lindh M. Energy expenditure during walking in patients with scoliosis. The effect of the Milwaukee brace. Spine. 1978;3(4):313-8.
- Orvomaa E. Psychological evaluations of patients operated for idiopathic scoliosis by the Harrington method. Int J Rehabil Res. 1998;21(2):169-78.
- Resnick D, Niwayama G. Diagnosis of bone and joint disorders. 2.ed. Philadelphia: Saunders; 1988.
- Roaf R. Spinal deformities. London: Academic Press; 1997.
- Skogland LB, Miller JA. Growth related hormones in idiopathic scoliosis. An endocrine basis for accelerated growth. Acta Orthop Scand. 1980;51(5):779-80.

CAPÍTULO 20

Ergonomia

O QUE É ERGONOMIA?

Etimologicamente, a palavra vem do grego *erg* (trabalho) e *nomos* (leis); isto é, ergonomia trata das leis que regem o trabalho. O termo foi usado pela primeira vez pelos ingleses, em 1949, para estudar a relação entre o homem e a sua ocupação, equipamento e ambiente. A Organização Internacional do Trabalho (OIT), em 1960, definiu ergonomia como "a aplicação das ciências biológicas conjuntamente às ciências da engenharia para lograr o ótimo ajustamento do homem e seu trabalho, e assegurar, simultaneamente, eficiência e bem-estar".[1]

A ergonomia clássica, no início do século, preocupou-se com a engenharia de tempos e movimentos (taylorização = racionalização das fábricas de montagem, introduzidas por Taylor). O homem era visto como fonte de energia mecânica.

Após a Segunda Guerra Mundial, surgiu uma maquinaria mais sofisticada, cujos instrumentos exigiam aptidões sensoriais de percepção, julgamento, decisão, mais do que força muscular. Os complicados sistemas mecânicos exigem uma interação homem-máquina, que os engenheiros sozinhos não podiam equacionar. Assim, em 1949, em Oxford na Inglaterra, foi fundada a Ergonomics Research Society, que se expandiu muito na Europa e só posteriormente veio a influir nos Estados Unidos. O conceito da ergonomia ampliou-se muito e, atualmente, é a adaptação das condições de trabalho à natureza física e psicológica do homem.

A ergonomia ficou tão ampla e tão indefinida que, praticamente, tudo o que se relaciona com o trabalho humano está nela incluído. E a Medicina do Trabalho, praticamente, é a sua resultante.

As ciências matemáticas, físicas, biológicas, sociais e do comportamento trazem sua contribuição à ergonomia.

Na década de 1930, na cidade de Gotemburgo (Suécia), Cari Hirsh, professor de ortopedia da Faculdade de Medicina local, começou a estudar a coluna vertebral, tentando relacionar a anatomia e a fisiologia aos problemas posturais. Foi o pioneiro nessa correlação clínico-postural, lançando a ideia de que se deveria estudar a coluna vertebral sob o ponto de vista biomecânico, ou seja, o estudo de forças que agem sobre discos e articulações causando alterações nas estruturas e que resultam em dores e doenças.

Nesse laboratório, a partir da década de 1950, assumiu as funções Alf Nachemson, que também se dedicou aos estudos biomecânicos da coluna vertebral. A principal contribuição de Nachemson para a ergonomia aplicada foi medir a pressão intradiscal que sofria o núcleo pulposo do disco nas diferentes posturas da pessoa em pé, sentada e deitada (Figura 20.1);[2] Ishihara et al.[3] repetiram essas medições com técnicas mais sofisticadas em 1996, confirmando os resultados de Nachemson.

Quando o trabalhador fica muitas horas em posição inadequada para o disco, portanto, ergonomicamente errada, o disco inicialmente perde muita água, depois rompe o *annulus*, que segura o núcleo, permitindo que este saia do seu local anatômico e passe a agredir o nervo, causando

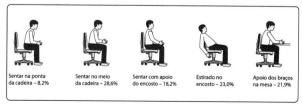

FIGURA 20.1 Posturas sentadas durante o trabalho e a porcentagem do tempo gasto nessa posição em jornada de trabalho.

dor. O disco intervertebral quando fica alterado, doente, dá origem ao que se chama discopatia. Como o disco não tem circulação, é um tecido sem possibilidade de regeneração; uma vez que surge a discopatia, as articulações e os ligamentos sofrem várias alterações concomitantes, semelhantes a uma artrose, por isso também é chamada de discartrose.[4]

Sem dúvida, foi Grandjean, em 1980,[1] quem chamou a atenção para os problemas posturais relacionados às queixas de dores musculoesqueléticas no âmbito da ergonomia, estudando a posição de trabalho sentado e propondo novos modelos de cadeiras. Depois, seu interesse ampliou-se para várias outras posturas no trabalho.

Estudos prospectivos e retrospectivos demonstraram que de 60 a 80% da população adulta têm ou tiveram um período na vida com um episódio incapacitante de dor na coluna vertebral, principalmente na região lombar, relacionado ao trabalho.

Kelsey et al.[5] comentaram que as afecções da coluna representavam a primeira causa de incapacitação relacionada ao trabalho, em pessoas com menos de 45 anos de idade, e a terceira causa de afastamento de serviço de pessoas com 45 a 64 anos de idade.

A ergonomia das posições do trabalho tem sido correlacionada ao aparecimento de dores e doenças do sistema osteomusculoesquelético, principalmente as relacionadas à coluna vertebral. Existem dois grandes organismos internacionais que têm avaliado os trabalhos científicos publicados sobre essa adequada interpretação: o Cochrane Collaboration Report e o Swedish Council on Technology in Assessment Health Care (SBU, sigla em sueco). Ambas as entidades analisam por metanálise os estudos científicos realizados, só incluindo na avaliação da literatura publicada os trabalhos que são feitos com um controle randomizado dos pacientes, com a existência de um grupo-controle, e classificam os artigos com nota de excelência em uma série de itens que vai de 1 a 100. Deve-se dizer que a absoluta maioria dos artigos, em quase todas as questões analisadas neste livro, não ultrapassa a média de 55 pontos. Essa falha, muitas vezes, é decorrente do tema, que não comporta um grupo-controle adequado, outras, porque a randomização é difícil.

No caso da ergonomia das posições e das tensões sobre o trabalhador, o problema se complica mais, pois existem **fatores de exposição internos**, individuais, resultantes do próprio trabalho (p.ex., pessoas mais fortes fazem menos força muscular para desempenhar o mesmo trabalho). Mas no trabalho existem **fatores de exposição externos**, ligados ao meio ambiente, que podem influir no trabalho individual, por exemplo, luz, ruído, etc. Esses dois tipos de fatores não são excludentes entre si.

O que eles têm de difícil é saber como medir a dose dessas exposições. Um trabalhador levanta um peso de 10 kg e o carrega por 500 metros, mas torce a coluna para colocá-lo no almoxarifado e tem dor ciática, em uma segunda-feira, no início de sua jornada de trabalho: qual a participação, no acidente de trabalho, de levantar peso, carregá-lo, torcer o tronco e ter o acidente no início da jornada, no início da semana, que deu como **resposta** desse total de agressões a dor ciática? Por que alguns operários têm a **capacidade** de realizar durante anos a fio todos esses movimentos e não ter dor ciática e outros a apresentam quando estão iniciando esse tipo de atividade profissional e, com o tempo, passam a não ter mais a dor – ou ela piora e resulta em uma incapacidade? Como julgar incapacidade em relação aos problemas da coluna? Em inglês existem três expressões: *impairment*, *disability* e *handicap*. Laurenti assim traduziu essas expressões, adaptadas ao Brasil, sendo ele o coordenador do Comitê que publica a Classificação Internacional das Doenças, 10ª edição (CID-10) em português:

- *impairment* – seria **deficiência** e corresponde a qualquer perda ou anormalidade da estrutura ou função psicológica, física ou anatômica;
- *disability* – seria **incapacidade** de qualquer redução ou falta (resultante de uma deficiência ou *impairment*) de capacidade para exercer essa atividade dentro dos limites considerados normais para o ser humano;
- *handicap* – seria **desvantagem**, representando um impedimento para que uma dada pessoa, resultante de uma deficiência ou de uma incapacidade, desempenhe uma atividade considerada normal, levando em conta sexo, idade e fatores socioeconômicos e culturais;
- sob o ponto de vista jurídico, Mendes afirma que a **deficiência** é determinada pelo médico, refletindo um julgamento profissional baseado no resultado de exames físico e complementares. É um julgamento da anormalidade anatômica ou funcional se persiste após o tratamento adequado, sem razoável perspectiva de melhora.

Disability seria um termo legal, já seria o resultado do julgamento dessa deficiência, que daria uma **incapacidade**, ou seja, é a estimativa da extensão ou do efeito da deficiência sobre a vida do trabalhador. Na determinação dessa incapacidade, entram outros fatores como idade, sexo, escolaridade, ambiente social e econômico e requerimentos de energia para ocupações específicas.

Waddell e Burton[6] afirmam que *disability* é a dificuldade de trabalhar que está ligada à motivação, causada por fatores conscientes ou inconscientes. Falta um estímulo para a ação. Quando são conscientes e visam a segundos ganhos (econômicos ou sociais), são chamados no Brasil de simulação ou de sinistrose (quando essa *disability* está associada ao acidente de trabalho). Entretanto, existem hoje muitos estudos que mostram que essa falta de motivação está ligada a depressão, estilo de vida, ansiedade, frustrações e fadiga crônica, com extenso rol de fatores e sintomas psicossomáticos que hoje são estudados na síndrome de fibromialgia, uma patologia definida e classificada na CID-10. A mesma equipe do professor Waddell, em trabalhos posteriores, passou a afirmar que a falta de motivação, na realidade, é uma espécie de medo de enfrentar a dor ou receio de ser demitido do emprego. Criou um questionário que mede esse medo – Fear Avoidance Beliefs Questionnaire.[7]

Nas dores crônicas da coluna vertebral, os pacientes com fibromialgia e aqueles com *disability* têm em comum complexos problemas sociais (no casamento, no emprego, dificuldade financeira, frustrações, etc.), alterações emocionais ligadas à depressão, ansiedade, sexualidade, somatização; além de problemas anatômicos degenerativos ligados a idade, esforços físicos e posições ergonômicas inadequadas ao trabalho, que complicam o problema dos trabalhadores e dos médicos que os atendem.[8,9]

Com todas essas limitações da interpretação ergonômica dos fatores de risco, do aparecimento das dores agudas e crônicas da coluna, serão analisados os seguintes temas:

- **coluna lombar:** 1) movimentos vibratórios de corpo inteiro; 2) levantar pesos e movimentar cargas; 3) movimentos do tronco; 4) exposições a tensões psicossociais do trabalho; 5) acidentes de trabalho;
- **coluna cervical e membros superiores:** 1) movimentos repetitivos; 2) trabalho estático; 3) trabalhos dinâmicos; 4) exposições a tensões psicossociais do trabalho.

MOVIMENTOS VIBRATÓRIOS DE CORPO TODO E A COLUNA

Já é conhecido o fato de que uma série de profissões que lidam com movimentos vibratórios localizados, tais como os provocados por britadeiras e outros instrumentos semelhantes, traz lesões vasculares e necróticas nos ossos das mãos e dos punhos. O significado do estudo dos movimentos do corpo inteiro é relacionado às pessoas que dirigem veículos motorizados, como ônibus, caminhões e tratores, e também no ar, como helicópteros, e especiais, como bombeiros.

Lings e Leboeuf-Yed[10] fizeram uma revisão da literatura de 1992 a 1999, procurando os artigos feitos com o rigor científico do Cochrane Review, e acharam 24 trabalhos,

sendo que só foi possível aproveitar quatro com pontuação suficiente, pois apresentavam a associação entre a dose de exposição e a resposta, que era dor na lombar. Por essa razão, o nível de evidência está baixo (nível C), havendo necessidade de maior número de trabalhos sobre o tema.

Mansfield e Griffin[11] questionam a linearidade desse estímulo, que deveria seguir esse roteiro: o veículo trepida (movimento do motor, do peso da carga dentro do veículo, trepidação da estrada), o que se reflete no assento do motorista, que transmite para bacia, abdome, ilíaco, cabeça do fêmur e, finalmente, a coluna lombar (em L3). Os autores questionam essa linearidade medindo em 12 voluntários sadios expostos a seis magnitudes, de vibração de 0,25 a 2,5 rms (-2) rms, uma vibração vertical experimental de frequência variando de 0,2 a 20 Hz. Afirmam que a massa orgânica dos tecidos humanos e dos componentes do banco reduzem a frequência da ressonância de 5,4 para 4,2 Hz quando a magnitude da vibração passa de 0,25 para 2,5 ms (-2 rms). A movimentação vertical da coluna lombar e da pelve só se manifesta com 4 Hz ou entre 8 e 10 Hz. Os autores questionam a dose de vibração que emite a máquina (motor) e a que recebem a coluna vertebral e seus componentes. Pope et al.[12] afirmam que se deve pesquisar os casos com grande vibração de 4 a 5 Hz, que dão grande ressonância na transmissão. Mas, na maioria das vezes, as dores e as pressões na coluna vertebral dependem da posição ergonômica do banco e da relação volante-motorista, que podem aumentar a atividade muscular, a fadiga e a pressão intradiscal. Deve-se também analisar se nas tarefas desse motorista não está incluído levantar pesos, ficando difícil quantificar a dose-resposta a esses dois estímulos.

Boshuizen et al.[13] estudaram o efeito a longo prazo em 242 motoristas de caminhão, comparados com 210 trabalhadores em geral. A vibração dos caminhões sem contêineres era de 0,8 m/s^2 e com contêineres, de 1,0 m/s^2. Na população dos motoristas com menos de 35 anos, 68% queixavam-se de dores na lombar, comparados a 25% no grupo-controle. Com o aumento da idade nos dois grupos, essas diferenças foram desaparecendo. Os motoristas que já tinham experiência de mais de cinco anos na direção tinham propensão a ter mais dores na lombar; com menos do que cinco anos, não houve influência. Bongers et al.[14] compararam 163 pilotos de helicóptero com 297 oficiais que não voavam em relação a dores ocasionais e crônicas na coluna lombar.

A dor, de maneira ocasional, está fortemente associada com a média de horas voadas por dia, enquanto a dor crônica está mais associada à soma de horas voadas, que corresponderia a um acúmulo das vibrações obtidas em 2 mil horas na dose de vibração de 400 m^{2}h/s^4. Os autores também admitem que a posição ergonômica do banco não era das mais adequadas.

Bovenzi e Zadini[15] compararam 234 motoristas de ônibus urbano com 125 trabalhadores da mesma companhia que trabalhavam na manutenção. A média da magnitude da vibração vertical medida no assento do motorista era de 0,4 m/s². Os motoristas tinham mais prevalência de dor aguda, crônica, dor ciática que os controles, proporcional ao tempo que trabalhavam na profissão, aos anos de serviço, à dose de vibração (anos/m²/s4), equivalente à magnitude (m/s²). O mesmo ocorreu na incidência de problemas discais. Os autores, porém, suspeitam que a postura ergonômica no trabalho e o estresse do trafego devem ter participado do aparecimento de dores e sintomas, pois a dose de vibrações dos ônibus era menor do que os limites propostos pela International Standard ISSO 2631/1. Os autores afirmam que essa correlação não está nítida e deve ser mais bem investigada nos órgãos reprodutores das mulheres que dirigem veículos. Seidel et al.[16] afirmam que as mulheres têm problemas de distúrbios menstruais, abortamento e partos prematuros, além de distúrbios digestórios.

Em resumo, Seidel[16] afirma que as vibrações de corpo inteiro têm um nível de evidência B, pois quando agem por longos períodos podem causar danos à coluna lombar tanto em dores como em alterações mais profundas na estrutura do disco. Em profissões como piloto de helicóptero e bombeiros, a correlação é mais evidente a longo prazo; nas outras condições, a relação é muito menos nítida a curto e a longo prazos.

Alguns autores comparam o que acontece com as vibrações ao mesmo que ocorre com o ruído que, a longo prazo, induz à perda auditiva importante. Outros autores já situam os distúrbios relacionados à coluna e à posição ergonômica inadequada do banco do motorista a processos psicossociais e tensão com a tarefa desempenhada que, em muitos casos, enquadram-se no problema do *disability*, já mencionado.

FLEXÃO, TORÇÃO DO TRONCO E A COLUNA LOMBAR

Os movimentos de flexão, lateralização e torção (ou rotação) do tronco durante as atividades laborativas constituem-se em fatores de risco no surgimento de dores e doenças da coluna lombar. A grande dificuldade é que esses movimentos são difíceis de dissociar dos movimentos incluídos nos atos que se convencionou chamar de carregar o material, ou seja, levantar, puxar e empurrar pesos. Davis e Marras[17] fizeram uma revisão dos conceitos biomecânicos da dinâmica dos movimentos do tronco (como extensão, flexão anterior e lateral, torção e extensão assimétrica) relacionados às dores e às doenças da coluna lombar. Os autores afirmam que a força muscular do tronco diminui drasticamente com a movimentação e que as mulheres têm menor força se comparadas com os homens da mesma idade.

Os músculos agonistas e antagonistas têm as suas atividades aumentadas na movimentação; disso resulta que as pressões musculares sobre as estruturas da lombar ficam maiores na movimentação do que na contração isométrica. Por outro lado, permite que o operário aprenda a movimentação segura por meio de ensinamentos específicos de controle de força muscular, pressão intra-abdominal e posturas ergonômicas adequadas no trabalho, diminuindo as agressões à coluna. Baseado nessa ideia, o Instituto de Ergonomia da Ohio State University desenvolveu um *software* que ensina 450 posturas ao operário para que ele não agrida a coluna.[18]

Lavender et al.[19] analisaram uma série complexa de movimentos executados pelos paramédicos quando fazem resgates, ao carregar pessoas, transferi-las de uma maca para a ambulância, da ambulância para o hospital, subir escadas carregando pessoas, etc. Colocaram todas as possíveis alternativas em um programa de computador denominado Three-Dimensional Static Strength Prediction Program da Universidade de Michigan, preparado para avaliar riscos para a coluna lombar. Foi possível verificar que os piores movimentos foram realizados nas tarefas de puxar a vítima da maca para uma cama, descer escadas com a vítima na maca e levantar a vítima do chão. Os autores recomendam fazer essa análise de movimentos em todas as funções nas quais os operários sentem muitas dores nas costas.

Riihimaki et al.[20] verificaram a incidência de ciática em homens de 25 a 49 anos de idade que nunca tinham tido essa dor antes, em um acompanhamento de três anos. Eram 852 operadores de máquinas e 696 carpinteiros; 674 escriturários serviram de grupo-controle, para verificar a influência dos movimentos do tronco sobre o aparecimento da dor ciática. As profissões que movimentavam mais o corpo no trabalho: operadores de máquinas tinham 1,4 vez mais riscos e carpinteiros, 1,5 mais riscos que os escriturários de apresentarem a dor ciática. Se os operários dessas duas profissões já tiverem apresentado uma dor lombar, as chances de ter ciática quadruplicam. Exercícios e preparo físico quase não tiveram influência nesses dados, como preditores.

Liira et al.,[21] de uma amostra de 8.020 trabalhadores sem especialização, com pouca escolaridade e obesos, de ambos os sexos em idade de trabalhar, constataram a incidência de 7,8% de problemas ligados à coluna lombar. Os operários se queixavam que fletir o tronco, levantar e carregar pesos eram as agressões que mais lhes causavam dores.

Smedley et al.[22] acompanharam 1.165 enfermeiras mulheres em uma primeira entrevista na qual 16% apresentavam dores na coluna. Depois, enviaram mais três questionários trimestrais para verificar a prevalência de dores na lombar; no total, foi realizado um acompanhamento de quase dois anos. No primeiro questionário, a prevalência mensal passou para 19%, sendo que 4,2% tinham dores todos os dias e 21% tinham dores mais esporádicas. Passaram a ter dores crônicas as enfermeiras que tiveram no exame inicial a referência da dor lombar. Venning et al.[23] fizeram trabalho semelhante com 5.649 enfermeiras que acompanharam por um ano; têm a incidência de 4,9% de dores na lombar. Verificaram que aquelas que trabalhavam no rodízio em que eram obrigadas a levantar pacientes tinham um fator de risco de ter a dor de 4,26, que resultavam em 2,19 em rodízios sem essa obrigação. As auxiliares de enfermagem tinham um fator de risco de 1,77 comparadas às chefes e um fator de risco de 1,73 de ter um acidente de trabalho com dor na lombar, se já tiverem uma anteriormente.

Nesse tema em particular, Vingard e Nachemson[24] afirmam que existe moderada evidência (nível de evidência B) de que os movimentos do tronco podem causar dores nas costas, se bem que faltam trabalhos científicos que quantifiquem a dose-resposta.

Levantar e carregar pesos

Nesse tipo de agressão ergonômica, estão incluídos, além de levantar pesos do chão, também transportá-los de um local para o outro, além de puxar e empurrá-los. Sempre existe uma equação em que está incluída a força despendida e a duração (em tempo) do esforço efetuado. Qual seria melhor, uma força grande por um tempo pequeno ou uma força pequena por um tempo maior, para evitar o aparecimento das dores na lombar?

Existe uma equação feita pela NIOSH (National Institute for Occupational Safety and Health), que leva em conta esses dois parâmetros e muitos outros, mas é muito complexa e necessita de informações sobre distância do corpo, ângulo do braço e distância entre os pés, além disso é muito pouco usada e já sofreu muitas alterações desde que foi concebida.[25]

Waters et al.[26] mostraram a dificuldade de aplicar fórmulas para tentar verificar a influência do peso e o aparecimento das dores na lombar. Compararam 204 operários que trabalhavam carregando pesos com outros que não carregavam peso, usando a fórmula da NIOSH. Realmente, como era de se esperar, pesos na categoria de 1,0 a 3,0 causavam mais dores na coluna lombar, com fator de risco 2,45 vezes mais frequente na média. Mas os autores se admiram de que, quando os pesos são maiores e caem na categoria acima de 3,0, os fatores de risco, por estranho que pareça, caem para 1,45. Afirmam que o fator de maior agravo é levantar o peso a grande distância na horizontal em relação ao corpo.

Nesse particular, os artigos relativos à influência da flexão e da torção do tronco em relação às dores da coluna vertebral são classificados por Vingard e Nachemson[24] como nível de evidência C, por falta de trabalhos adequados, mas as atividades preventivas nesse setor têm um julgamento mais severo (nível de evidência D), pois, se é difícil realizar estudos científicos com bases em ações concretas nas indústrias, mais ainda é avaliar trabalhos preventivos.

EXPOSIÇÃO A FATORES PSICOSSOCIAIS E A COLUNA

Se os fatores físicos e as posições ergonômicas corretas já são difíceis de pesquisar, maior dificuldade encontra-se para estudar as pressões sociais e psicológicas sobre o trabalhador na sua atividade, que também são objetivo da moderna ergonomia.

Os dois fatores, as demandas físicas e psíquicas, estão associados nas atividades laborativas de trabalhadores de pouca escolaridade e especialização, e é difícil fazer a avaliação das doses de exposição.

Existem dois conceitos que ficam muito próximos: a insatisfação com o emprego e a alta demanda por objetivos no trabalho (*job strain*), conceito que foi introduzido por Karasek.[27] Este autor definiu que existem graus de solicitações dentro da atividade que são tomadas por outras pessoas (chefes) e o trabalhador não tem poder de decisão ou de controle, mesmo que não concorde com a realização da tarefa. Esse é um tipo de demanda psicológica que está associada com as dores na lombar, mas talvez o componente físico para desencadear o processo ainda não esteja bem definido, por falta de estudos adequados. Os empregos que dão suporte social (seguro-saúde, clube de funcionários, atividades recreativas) têm conseguido diminuir as pressões psicológicas, aumentando a satisfação no emprego; porém, não há estudos que mostrem que as dores na coluna diminuem. Os empregos monótonos, que não estimulam a imaginação, também causam tensões emocionais e dores musculares e na coluna. O problema é do emprego ou do trabalhador, que tem medo de se arriscar em outra colocação?

Vingard e Nachemson[24] atribuem nível de evidência B para associação entre fatores psicossociais e o aparecimento das dores na coluna lombar.

Kageyama et al.[28] fazem um estudo sobre o estresse a que são submetidos no emprego os 3.290 pesquisadores científicos japoneses de 20 a 59 anos de idade, comparados a 1.799 técnicos e 1.849 clérigos. Os pesquisadores têm qualitativa e quantitativamente maior sobrecarga, pois têm de tomar mais decisões, comparados com os outros dois grupos de funcionários. Os pesquisadores mais jovens dependem de bom relacionamento com os seus superiores e devem trabalhar em equipe, o que é mais complexo e estressante. Com base no modelo da demanda-controle-suporte e no modelo do equilíbrio do esforço-recompensa, os jovens pesquisadores homens esperam maior recompensa do trabalho desenvolvido, comparados com as pesquisadoras mulheres, que têm controle menor e menor recompensa. Davis e Heaney[29] revisaram 66 artigos que demonstram empiricamente a evidência de que as pressões psicossociais podem resultar em dores na coluna lombar, mas encontram dificuldades em separar as doses de exposição de fatores mecânicos e fatores sociais e psicológicos relacionados à satisfação com a posição que ocupam no trabalho e o estresse da atividade, tais como supersolicitação de metas e sobrecarga de trabalho e dificuldade de relacionamento com os colegas. Camerino et al.[30] estudaram 113 enfermeiras que foram submetidas a um questionário de avaliação sobre a satisfação no trabalho, "Job Content Questionnaire", e também a um questionário para avaliar a carga física de sua atividade, a fadiga e o estresse mentais. Os resultados indicaram boa correlação entre fatores psicossociais e os distúrbios na lombar. Os autores fazem as seguintes associações por complexos cálculos estatísticos: a) episódios de lombalgia aguda estariam associados a limitadas possibilidades de tomar decisões independentes da chefia e insegurança no emprego; b) maior número de vezes de lombalgia agudas que no ano que passou está relacionado com a ausência de poder de tomar decisões.

Elsass et al.,[25] em 316 enfermeiras de dois hospitais americanos, levantaram as seguintes hipóteses ou modelos de controle dos fatores relacionados a estresse do trabalho, por meio de questionário:

- quanto mais controles e normas para se cumprir em cada tarefa, menor estresse no trabalho. As enfermeiras concordaram;
- os locais e o trabalho em que o controle das atividades é alto causam estresse muito maior. Não houve concordância das enfermeiras;
- o estresse aumenta quando mudam os controles das atividades. As enfermeiras concordam com essa afirmação.

Manninen et al.[31] fizeram um trabalho inverso: avaliaram que os distúrbios psicológicos em geral podem ser um previsor de pessoas que terão *disability* (incapacidade), por isso serão aposentadas pelas dores na lombar. Os autores fizeram um acompanhamento de 10 anos com 8.655 camponeses finlandeses de 18 a 64 anos, que em 1979 apresentavam em sua ficha médica o registro de problemas psicológicos de variadas espécies. Em 1990, 1.004 dessas pessoas (11,6%) foram prematuramente aposentadas por incapacidade de trabalhar. Comparou-se o grupo de pessoas entre essas aposentadas; as que tinham maiores escores de problemas psicológicos registrados no prontuário médico de 1979 tinham 1,76 vez mais chances de se aposentar por dores nas costas do que as que tiveram os menores escores.

Holmstrom et al.[32] estudaram 1.773 trabalhadores da construção, relacionando os fatores físicos e os psicológicos. Responderam um extenso questionário, via correio, referindo oito tarefas manuais que realizavam no trabalho, fizeram dez psicotestes e responderam se tiveram dor na lombar no último ano. A prevalência foi que 54% tiveram dor moderada e 7%, dor grave. Foi possível fazer um ajuste estatístico relacionado a idade, carga física de trabalho e fatores psicossociais. O índice de estresse teve influência (fator de risco) de 1,6 na dor leve e 3,1 na dor grave da coluna lombar, quando se comparam os trabalhadores submetidos a alto índice de tensão no trabalho.

ACIDENTES DE TRABALHO E COLUNA LOMBAR

As afecções musculoesqueléticas são muito frequentes na população adulta. Quase a metade (47,8%) dos adultos apresenta sintomas ou patologias crônicas associadas ao sistema musculoesquelético.

Estatísticas de vários países europeus confirmam esses dados de morbidade em relação à coluna.

No Brasil, a perícia do INSS mostrou que são as mesmas as principais causas de afastamento do trabalho por parte de seus segurados.

Tem-se observado que as algias da coluna afetam os trabalhadores em várias faixas etárias. Homens e mulheres se queixam igualmente de dores na coluna. Os homens sofrem mais de dores na região lombar e as mulheres, de dores na região cervical. Pode-se atribuir essa diferença aos tipos de profissão que geralmente predominam nos dois sexos.[33]

Uma pessoa que já tem problemas de coluna e sofre no trabalho uma dor do tipo ciática ou lombalgia – isso é chamado de acidente de trabalho. É difícil avaliar o que foi causado por um estiramento ou agudização de uma dor, já existente anteriormente, e o que foi causado por um processo novo. Por isso as estatísticas nesse setor são difíceis de se obter, controlando a dose da exposição com a resposta da dor. Deve-se também estabelecer o nexo causal. No Brasil, desde o ano de 1976, considera-se que o período agudo das dores da coluna – obtidas no trabalho – seja enquadrado dentro do auxílio-doença acidentário. Depois da alta médica, se o acidentado não aceitar a alta, deve iniciar um processo judicial. Cerca de metade desses processos são decorrentes de lombalgia, que foi reconhecida como acidente de trabalho na fase aguda, mas a Previdência Social não reconhece a artrose, a discartrose ou o processo degenerativo como doença do trabalho nem como consequência de acidente.

Snook[34] demonstrou que os homens sofrem maior número de acidentes de trabalho e recebem mais auxílio-doença do que as mulheres. Não há diferenças significativas entre trabalhadores brancos e negros; não obstante, constatou que as classes com menor nível socioeconômico têm mais dores na coluna e maior número de afastamentos do trabalho do que as classes sociais mais privilegiadas. Isso parece decorrer das ocupações que exigem maior esforço físico (trabalho pesado – ver adiante).

Segundo a revisão feita por Nachemson,[2] o início dos ataques agudos das dores da coluna ocorre aos 25 anos. O índice de recorrência, nos primeiros dois anos, é de 60% dos casos, diminuindo com o tempo. Em 6 a 10% dos casos, a dor aguda volta a manifestar-se nos primeiros 15 dias.

No serviço médico inglês, para cada cinco pacientes incapacitados por dores crônicas da coluna, apenas um fica impedido de trabalhar; dois precisam buscar trabalhos mais leves e dois permanecem no mesmo emprego, tendo de limitar o número de horas no serviço. Nas estatísticas apresentadas, as dores crônicas da coluna e as afecções musculoesqueléticas ocupam importante lugar como causa de absenteísmo.

Vários relatos concordam que o episódio de dor aguda costuma ocorrer em acidentes do trabalho em pacientes com idade em torno de 25 anos e, em 30 dias, 90% dos casos não terão nenhuma sintomatologia, com ou sem tratamento medicamentoso, fisioterapia ou repouso.

O risco da recorrência da lombalgia aguda, se não for feita uma educação preventiva, é de 60% dos casos no mesmo ano ou no máximo em 2 anos. São fatores que ajudam a recidiva: idade, posturas ergonômicas inadequadas e fadiga no trabalho.

É considerada lombalgia crônica a dor persistente durante 3 meses, no mínimo; corresponde a 20 a 30% dos pacientes acometidos por lombalgia aguda ou recidivante. A média de idade desses pacientes é de 45 a 50 anos. Os seguintes fatores causam a cronicidade das dores crônicas musculoesqueléticas e inclusive da coluna vertebral: problemas psicológicos (inclusive alcoolismo),

baixo nível de escolaridade, trabalho pesado, levantamento de peso, trabalho sentado e falta de exercícios, torções no trabalho, anos de emprego, condução de veículo e vibração, gravidez e fumo.

Bigos et al.[35] fizeram um estudo prospectivo durante 4 anos, com 3.020 empregados em uma companhia que constrói aviões, para verificar se havia indícios, no exame físico, nos testes fisiológicos e em um questionário de avaliação ergonômica, que poderiam servir de valor preditivo para indicar a possibilidade de se ter um acidente de trabalho que resultasse em lombalgia aguda. Do tratamento estatístico dos 279 trabalhadores com lombalgia por acidente de trabalho e um grupo equivalente, foi possível concluir:

- os operários que quase nunca estão satisfeitos com as atividades de seu emprego têm 2,5 vezes mais acidentes agudos de lombalgia e outras dores musculoesqueléticas do que aqueles que quase sempre estão satisfeitos;
- pacientes com altos escores de hipocondria no teste MMPI (Minnesota Multiphasic Personality Inventory) têm duas vezes mais acidentes nessa área;
- quando se somam pouca satisfação no trabalho, alta escala de hipocondria e episódios anteriores de lombalgia, esse tipo de operário tem 3,3 vezes mais propensão a ter acidente de trabalho relacionado com a coluna.

Strunin e Boden[36] relatam que de 204 trabalhadores acidentados na coluna, metade sentiu indiferença e mesmo hostilidade contra os patrões na volta do seguro. Os brancos, os homens e os que têm empregos diferenciados são mais bem recebidos que as mulheres, os negros e os hispânicos.

Engkvist et al.[37] acompanharam, durante 32 meses, 240 enfermeiras que relataram um acidente na lombar durante o trabalho, que os autores compararam com 614 outras enfermeiras – por meio de um questionário – que não sofreram tal acidente. Trabalhar no setor de ortopedia, no transporte de pacientes da maca para a cama, teve fator de risco relativo 5,2 de apresentar um acidente na lombar. Isso significa que nessa enfermaria havia 5,2 vezes mais chances de se ter uma dor aguda na lombar do que nas outras. Outro fator de risco relativo de 2,7 de ter um acidente é o fato de trabalhar em tempo integral como enfermeira (isso porque as enfermeiras podem trabalhar, nesse hospital, somente em tempo parcial).

Especificamente sobre esse tópico dos acidentes, das injúrias, das consequências futuras e das associações dose-efeito, há pouco estudo na literatura e não foi avaliado por Vingard e Nachemson,[24] devendo estar em nível de evidência D.

Van Poppel et al.[38] fizeram a revisão sobre a proteção de coletes e faixas na redução desses acidentes (ver tratamento clínico) e concluíram que não há evidência de que essas órteses protejam a coluna, impedindo de fletir/ estender e rodar a lombar nos movimentos que foram descritos como causadores de acidentes de trabalho para as enfermeiras (ver adiante esse tema).

COLUNA CERVICAL E MEMBRO SUPERIOR

Os estudos ergonômicos relacionados à coluna cervical são muito menos frequentes do que os relacionados à coluna lombar. Além disso, alterações, dores e doenças da coluna cervical incluem, pela proximidade dos sintomas, o ombro e o membro superior inteiro, como já foi visto nos processos degenerativos. É evidente que existe uma sintomatologia específica de ombro, cotovelo e punho, mas há dores cujas origens são difíceis de identificar, como na cabeça, no pescoço ou no ombro, sendo o exemplo mais frequente o que no Brasil se chama de LER (lesões por esforços repetidos) ou DORT (dores osteomusculares relacionadas ao trabalho). Ambos os termos não são reconhecidos pela CID-10 e são chamados de dor cervicobraquial. Serão estudados: 1) movimentos repetitivos; 2) trabalho estático; 3) trabalhos dinâmicos; 4) exposições a tensões psicossociais do trabalho.

Ergonomia nos movimentos repetitivos

Depois das dores crônicas na coluna, são as dores no punho e em todo o braço a segunda maior causa de gastos com operários que ficam afastados do trabalho.

Na Austrália e no Canadá, são denominados LER. Os trabalhadores brasileiros chamam de tenossinovite, e os médicos brasileiros, de LER. Nos Estados Unidos, são denominados distúrbios por trauma cumulativos. Nos países escandinavos, chamam de distúrbios cervicobraquiais ocupacionais, assim como na CID-10.[39]

Todos os autores afirmam que se devem excluir dessa denominação os casos de doenças dos tendões (cistos), das bainhas tendinosas e principalmente a síndrome do túnel do carpo.[40]

Assim, os casos de LER são menos numerosos do que se supõe, incluindo trabalhadores com queixas vagas de dores que podem ter origem psicossomática.

O excesso de uso (*overuse*) dos dedos poderá ter as seguintes etapas: na primeira, leve, a dor só surge durante o trabalho; na segunda etapa, moderada, costuma ficar doendo duas horas após o término do trabalho ou à noite. Na terceira etapa, com mais gravidade, a dor persiste na manhã seguinte (Quadro 20.1).

QUADRO 20.1 Origem provável das dores musculoesqueléticas	
TECIDOS	
Músculos	Esgarçamento dos músculos causado por esforços
	Fadiga decorrente da contração muscular continuada
Tendão	Microrrupturas (tendinite) causadas por esforço
	Espessamento da bainha sinovial em razão de atrito (tenossinovite)
Nervo	Hipoxia. Falta de oxigênio que pode causar necrose do nervo em decorrência da falta de circulação sanguínea causada por pressões dos tendões e músculos sobre os vasos sanguíneos

Ranney[39] relata a experiência de 2.172 trabalhadores afastados com essas queixas, nos quais foi usado um tratamento agressivo baseado em exercícios em vez de repouso, empregando uma equipe multidisciplinar: inclui melhora da postura no trabalho, psicoterapia, fisioterapia, conseguindo volta ao trabalho de 79%. Quanto mais tempo o trabalhador fica em repouso sem trabalhar ou o atleta sem praticar, há maior sensação de frustração e depressão, que resulta em perda de valores e da posição dentro da sociedade, o que dificulta a readaptação.

Esse assunto já foi tratado nas alterações degenerativas da coluna cervical e, como se sabe, é mais frequente em mulheres que têm componentes emocionais e psicossociais e que trabalham com computadores ou fazendo outros movimentos repetitivos de punho. Hansson et al.[4] têm outra concepção ao examinar o esforço físico medido por dois parâmetros: tensão muscular do trapézio e infraespinhoso usando a eletromiografia, a posição e os movimentos do punho por eletrogoniômetros em 95 mulheres que se queixavam de dores no pescoço e braço e 74 controles. Nas mulheres que tinham os distúrbios doloridos, a alta frequência dos movimentos do pulso esquerdo tinha 56% de dores, comparada a 26% dos controles. Os autores acharam que a tensão muscular medida nos dois músculos tem pouco efeito, assim como os aspectos psicossociais do trabalho das operárias, sendo o dado mais importante o movimento do punho.

Ekberg et al.[41] estudaram 109 casos com dores no pescoço ou no ombro e compararam com 637 controles. Constataram que o fator de risco do trabalho físico causar dores na cervical e no braço é de 7,5 para os movimentos repetitivos que demandam precisão, mas é de 13,6 para levantar pesos leves, 3,6 para não sentar em posições ergonômicas adequadas, 4,8 para trabalhar com os braços levantados e 3,5 para fazer um trabalho rápido. Os autores calcularam que o fator de risco relativo de não poder controlar o seu próprio trabalho é de 16,5 para causar dor na cervical e no membro superior, de 2,6 se o trabalho não requer muita atenção, e de 3,8 se exigir muita atenção. Esses autores concluem que fatores físicos, organizacionais e psicossociais do trabalho podem determinar dores na cervical e no braço. Esses fatores são dose-dependentes.

FORÇA OU TRABALHO ESTÁTICO E CERVICAL

Hansson et al.,[4] já citados, empregam a eletromiografia para medir a tensão muscular dos músculos da cintura escapular e não encontraram aumento de tensão – mas outros autores alegam que existe essa tensão, e os próprios pacientes reconhecem a sua presença. Outra condição que aumenta os problemas da região cervical é o chamado trabalho estático, com os braços levantados ou em posição ergonômica inadequada para baixo ou mexendo o *mouse* do computador. Esse trabalho estático, com o músculo contraído, faz diminuir a oxigenação do próprio músculo, retendo os metabólitos e causando fadiga e dores. Mas tudo isso é difícil de quantificar (é difícil calcular a dose de exposição ao estímulo) para depois quantificar a resposta (medir a dor é outra dificuldade, por ser uma sensação subjetiva).

Santos Filho e Barreto[42] fizeram um estudo sobre essas dores em 358 dentistas por intermédio de questionários, sendo que 58% queixam-se de dores nos membros superiores, 22% só no braço, 20% só na cervical, 17% só no ombro e 21%, da dor lombar. Em 26%, a dor é diária e 40% classificam a dor como moderada a severa. Os próprios dentistas afirmaram que os fatores de risco associados à dor na cervical foram: ansiedade e/ou depressão (fator de risco 2,3), satisfação no emprego (fator de risco 0,3), trabalho físico com compressor (fator de risco 2,1), dificuldades visuais (fator de risco 0,5).

À dor no ombro foram associados os seguintes fatores de risco: baixa remuneração (fator de risco 2,9) e maior produtividade (fator de risco 3,3), baixa estatura ≤ 1,60 m (fator de risco 0,3); idade de 30 a 49 anos (fator de risco 0,3).

À dor no braço todo foi associado o seguinte fator de risco: atividade manual (fator de risco 1,8).

Viikari-Juntura et al.,[43] da Finlândia, perguntaram a 5.180 trabalhadores da indústria madeireira finlandesa, por meio de questionários anuais, amplos, desde os anos de 1992 até 1995, por quantos dias tiveram dores na cervical com irradiação para o braço nos últimos 12 meses e que tenham durado menos de 8 dias, entre 8 dias e 30 dias e mais do que 30 dias. Os autores acharam uma associação estatística significativa da duração do trabalho com a presença de dores na cervical com irradiação para braço e também quando trabalhavam com os braços erguidos acima da cabeça, além do estresse mental e da obesidade.

FATORES PSICOSSOCIAIS E A CERVICAL

Fredreiksson et al.[44] coletaram e compararam as informações constantes no prontuário médico de 2.579 pessoas de 18 a 65 anos de idade em 1969, quando foram examinadas pela primeira vez; um grupo mais jovem dessa população foi convidado a ser reexaminado em 1993, para serem estudadas as dores na cervical e nos ombros. Atenderam a solicitação 484 pessoas que tinham entre 42 e 59 anos, em 1993. Ao final, 271 dessas pessoas relataram esse tipo de dor ultimamente; responderam a um questionário que foi comparado a um grupo-controle, sem dor, porém pareado por sexo e idade. Feitas as comparações e aplicados os métodos estatísticos adequados, os autores concluíram que entre as mulheres são os fatores mecânicos que contribuem para o aparecimento das dores na cervical com irradiação para o ombro. O único fator em comum para os dois sexos foi trabalhar em ofícios que exigem movimentos repetitivos (dando um fator de risco 1,5). Além desses dois fatores de influência separadamente, os movimentos repetitivos usados no trabalho nesses 24 anos aumentam em 50% a chance de aparecimento de dores na cervical e no ombro. Quando existem no mesmo trabalhador o fator físico e o psicossocial, ao longo dos 24 anos de comparação, as chances de aparecerem as dores duplicam (fator de risco 2,0), comparados às pessoas que não têm esses três fatores (o físico, o psicossocial e o trabalho repetitivo).

Ao leitor pouco avisado, esse estudo pode parecer conclusivo – mas para os rigores da medicina baseada em evidências é um artigo bom em que faltam dados importantes, como a dose de exposição a esses fatores. Quanto tempo de trabalho físico foi considerado? Levantar ou carregar peso, na fábrica, em um período da vida durante esses 24 anos teve um diferencial de dose de exposição ao estímulo, por exemplo, em relação a um professor que deu aula no quadro-negro, com o braço levantado, e carregou um pedaço de giz? Um questionário não tem condições de avaliar esses detalhes, mas isso tira o valor da conclusão? Tira. Comparam-se pessoas com doses de estímulo (esforço físico) diferentes que só tiveram a mesma resposta (dor na cervical e no ombro). A própria resposta, a dor, deve ser checada. Além do estímulo físico, essa pessoa não sofreu um acidente de carro e teve a síndrome do chicote, que causou uma artrose degenerativa, está, sim, responsável pela dor?

Se todos estes questionamentos podem ser levados em relação a esforço físico, imagine as dúvidas em relação a esforço físico, imagine as dúvidas em relação a medir os parâmetros psicossociais.

Apesar de parecer um pouco iconoclasta, a medicina baseada em evidência quer, como diz o próprio nome, evidências e não aparências.

Como os autores poderiam melhorar esse trabalho, que já é muito bom? Escolher um grupo de, no máximo, 20% da amostragem de 271 pessoas e fazer um exame clínico, todos os exames de imagem e de laboratório (e se algum deles tiver artrite reumatoide, em que a dor piora com a idade?) e o mesmo nos pacientes do grupo-controle. Fazer os testes psicológicos e comparar, se possível, com o que existia há 24 anos (muita gente tem alterações emocionais depois que se casa, que se estabelece profissionalmente, que entra na menopausa – havia pacientes de até 59 anos). Comparar o grupo-controle com semelhante bateria de testes. Realmente, depois fica a dúvida, será que nos 50 pacientes que se obteve uma evidência se aplica para todos? Não, é para isso que serve a metanálise: somam-se vários trabalhos bem feitos metodologicamente, que recebem notas de 0 a 100 pontos pela Cochrane Collaboration Review, e se obtém uma evidência médica universalmente aceita.

Vingard e Nachemson[24] fizeram a análise desse tópico e concluem que há moderada evidência de que os trabalhos com movimentos repetitivos causam dores agudas e crônicas na coluna cervical e no membro superior (nível de evidência B). Já o trabalho estatístico é considerado um fator de risco no aparecimento da dor, mas as associações são modestas, pois há inúmeros trabalhos que comprovam a não existência dessa associação. Assim, para esse tópico, a presença de um trabalho estatístico e que emprega força que possa causar dores na cervical e no membro superior tem fraca associação por falta de trabalhos conclusivos, estando a questão em um nível de evidência C.

Todos os fatores considerados psicossociais também são considerados em nível de evidência C, pelas mesmas razões. Podem ser incluídos nesses fatores pouca satisfação com o emprego, perceber a existência de um estresse no emprego, falta de relacionamento com chefes e colegas, alta responsabilidade e pouco salário, grande normatização e falta de liberdade de decisão, trabalhos desinteressantes, falta de controle (ou de normas). Geralmente, os trabalhos são feitos na base de questionário, que tem certa validade, mas será que seriam dadas as mesmas respostas depois de o trabalhador voltar de férias ou após ter nascido o primeiro filho?

Uma afirmativa não é contestada: as dores da cervical e a sua irradiação para os membros superiores têm maior prevalência entre as mulheres do que entre os homens, diferente do que acontece com a lombar. Existem inúmeras explicações, todas não comprovadas, com nível de evidência D, porque faltam trabalhos científicos adequados. Outra comprovação que ainda está em nível de evidência D é afirmar que existe metodologia ergonômica adequada para fazer um trabalho preventivo, combatendo todos esses fatores de riscos estudados.

ERGONOMIA DO TRABALHO SENTADO

Calcula-se que três quartos dos operários nos países industrializados trabalham sentados. Em latim, sentar é *sedentare*, daí a origem da palavra sedentária, sedentarismo, antiexercício. Os principais problemas da posição de sentar envolvem a coluna vertebral e os músculos das costas, que não estão relaxados, mas, ao contrário, ficam consideravelmente contraídos.

A posição sentada aumenta a pressão intradiscal, o que significa que essa postura está ligada a um aumento do desajuste do disco e da coluna (Figura 20.1). Vários trabalhos confirmam a alta incidência de dores musculoesqueléticas na coluna e em outras articulações, além de dores nos braços e nas pernas dos que trabalham sentados.

Nesses locais de trabalho que obrigam a uma postura inadequada, aos efeitos nocivos da incorreta posição de sentar, são com frequência acrescidos de grandes esforços visuais. Esses são os novos desafios antropométricos e biomecânicos para desenvolver um desenho adequado desses sistemas "homem-máquina", a fim de se adequar as dimensões do local de trabalho ao tamanho do corpo, assim como aos fatos que envolvem as funções orgânicas, pois o principal objetivo permanece o mesmo: "adequar os locais de trabalho e as máquinas ao homem, não o contrário".[1]

Quanto tempo as pessoas ficam sentadas em uma mesma posição durante a jornada regular de trabalho? Usando a técnica fotográfica, Grandjean[1] observou, por essa metodologia, 378 pessoas (261 homens e 117 mulheres), perfazendo um total de 4.920 fotos de observação. Verificou-se que os trabalhadores de escritório assumem algumas posturas básicas principais (Figura 20.1).

A porcentagem significa o tempo que o trabalhador ficou nessa posição durante a jornada de trabalho. Nota-se que somente durante 18,2% do tempo, ou seja, 1 hora e 50 minutos em uma jornada de 8 horas, ou 1 hora em uma jornada de 6 horas, o trabalhador sentou-se ergonomicamente de forma adequada para evitar problemas de coluna e outras estruturas musculoesqueléticas em razão do trabalho sentado. Na segunda parte do trabalho, em resposta a um questionário, foi possível identificar a localização das dores relatadas (Figura 20.1).

A soma das respostas é maior do que 100%, porque houve queixas múltiplas, resultando em uma média de 1,6 queixa de dores por trabalhador.

Knoplich[9] estudou desenhistas profissionais com incidência de 100% de dores musculoesqueléticas na nuca e na cervical.

Nachemson e Elfstrom[45] estudaram as pressões intradiscais, que variam conforme a postura corporal.

Comparando a posição deitada com a de pé e a sentada, pode-se perceber que esta última é a mais danosa para a coluna. Mas, se a posição sentada não contar com um apoio lombar que a cadeira fornece e/ou com o corpo fletido para a frente, a pressão intradiscal sobe de 3 a 4 vezes em intensidade, comparando-se com a posição de repouso (Figura 20.1).

O estudo do componente muscular da posição sentada e em vários tipos de cadeiras mostrou que existe certa relação entre a pressão abdominal, a tensão muscular e a posição do corpo, já mencionada, que pioram com o movimento de torção do tronco.[46]

Na avaliação clínica do problema da coluna cervical, chamou-se a atenção para o movimento de estiramento, ao trabalhar com os braços levantados acima da altura do ombro. Apesar de não se conhecer nenhum estudo biomecânico e ergonômico, tem-se comprovado a grande incidência de dores em professoras que trabalham nessa posição ao escreverem no quadro-negro.

Andersson et al.[46] identificaram dois fatores que precisam ser avaliados: do ambiente de trabalho e individuais. No ambiente de trabalho, citam: a) trabalho pesado (levantando peso, torcendo e dobrando o corpo); b) vibrações; c) posição sentada prolongada no trabalho burocrático ou dirigindo automóveis; d) trabalho repetitivo. Como fatores individuais, citam-se:

- idade (máximo de incidência, 35 a 55 anos);
- sexo (mais homens são operados de hérnia de disco);
- fatores psicológicos e sociais.

Os autores não julgam importantes os seguintes fatores: medidas antropométricas (altura, peso, envergadura); presença de escoliose, lordose ou cifose ou discrepância de comprimento das pernas; força muscular ou preparo físico também não influem na incidência maior ou menor de dor musculoesquelética dos trabalhadores.

A posição de sentada está muito ligada à forma adequada da cadeira em si e à posição ergonômica do corpo em relação à mesa. Knoplich[9] defende que a cadeira deve ter uma abertura para as nádegas dada a grande massa muscular dos glúteos dos brasileiros, em comparação à ausência desse componente nos escandinavos. Por essa razão, Grandjean criou a cadeira do tipo integral, em que o encosto e o assento formam uma única peça, de menor custo de fabricação. A cadeira também deve ter assento reto (é aceitável uma inclinação de 10%), além de altura adequada para os pés.

Muitos estudos biomecânicos estáticos foram realizados para determinar como esses elementos têm relação com o aparecimento das dores musculoesqueléticas, mas que não serão comentados.

No ato de trabalhar na posição sentada, a pessoa também tem uma movimentação corporal que pode influir no aparecimento de dores; assim, os movimentos de torções e estiramentos pioram as dores referidas, principalmente se o trabalho for com o computador ou de movimentos repetitivos.

Gerr et al.[47] estudaram o espaço físico do trabalhador no local do computador. Analisaram 379 usuários de computador, avaliando a postura com auxílio de goniômetros e medições do tamanho do posto de trabalho. Observaram que 61% dos usuários não têm uma posição adequada dos ombros e 41% não têm uma postura adequada para o punho. Essas posturas não têm nada a ver com o tamanho do posto de trabalho.

A cadeira no trabalho sentado

O trabalho realizado na posição sentada causa aparecimento de inúmeras queixas, como fadiga muscular e dores musculoesqueléticas. Essas dores podem surgir em todo o corpo, tendo, segundo estudos de Grandjean,[1] a seguinte distribuição: 57% de dores nas costas; 29% de dores nos joelhos e nos pés; 24% de dores no pescoço e nos ombros; 19% de dores nas coxas; 16% nas nádegas e 14% na cabeça (a soma é maior do que 100%, porque as queixas são múltiplas).

A cadeira deve ter características básicas no assento, encosto com abertura para nádegas, altura e apoio para os pés. A constituição da cadeira varia de acordo com a finalidade para a qual ela é usada. As cadeiras para o trabalho são chamadas operacionais. A seguir, apresenta-se o detalhamento ergonômico para a cadeira operacional e a cadeira operacional alta (usada para o caixa, o desenhista e outros trabalhadores similares). Esse suplemento é formado por medidas adequadas para altura, profundidade e largura do assento, ângulo de inclinação, altura e largura do encosto, medida de braços, indo ao detalhe do deslocamento máximo permitido ao encosto em relação ao ângulo de rotação. Além disso, são apresentadas algumas tabelas com os valores limites para a cadeira operacional e a cadeira operacional alta. E um estudo proposado de medidas adequadas, contribuindo para a complementação da norma regulatória n. 17 (item 17.33) da Portaria n. 3.751, que trata sobre a ergonomia relacionada ao assento. Assim, o usuário, seja ele arquiteto, diretor de patrimônio, engenheiro ou médico de segurança no trabalho, passa a ter garantias, via esse guia da aquisição de cadeiras, que colaborem com a saúde dos funcionários, assegurando melhores graus de produtividade.

Cadeiras utilizadas nos postos de trabalho

Sempre que o trabalho puder ser executado na posição sentada, é obrigatório o uso de "cadeira operacional" ou "cadeira operacional alta", de acordo com a Classificação Brasileira de Ocupação (CBO).

Características da "cadeira operacional" e da "cadeira operacional alta": devem possuir regulagem de altura do assento; devem possuir regulagem de inclinação e também de altura de encosto. Todas as "cadeiras operacionais" com regulagem de altura do assento do tipo mecânico devem possuir uma mola amortecedora de impacto.

A "cadeira operacional alta" deve ter apoio para os pés com regulagem de altura.

A "cadeira operacional" e a "cadeira operacional alta" (cadeira para caixa, desenhista e similares) podem ser, ambas, com ou sem braços.

Definições e procedimento de medidas
Altura "A" do assento

Definida, convencionalmente, como altura do ponto mais alto da borda frontal do assento, medida no eixo de simetria dele. Esta medida deve ser feita com o estofamento (quando houver) e com a mola central comprimidos. Isso é conseguido com uma peça de madeira de 3 a 4 kg tendo as bordas de contato com o assento com um raio de 60 mm. Sobre essa peça deverá ser acoplado um peso de 40 kg, com o centro de gravidade alinhado ao eixo de rotação do assento e mais dois pesos iguais com 7,5 kg cada, estes dois com o centro de gravidade que tenham a linha vertical tangente à borda frontal do assento.

- Profundidade "B1" do assento: distância horizontal, medida ao longo do eixo longitudinal do assento entre as bordas anterior e posterior (Figura 20.2).
- Profundidade útil "B2" do assento: distância horizontal medida ao longo do eixo longitudinal do assento, da borda frontal ao ponto mais saliente do encosto (ponto "X"). A profundidade útil "B2" é medida com o encosto regulado na metade do curso vertical.
- Largura "C" do assento: distância entre as bordas superiores do assento, medida perpendicularmente ao eixo longitudinal dele a 125 mm da projeção vertical do ponto mais saliente do encosto.
- Ângulo de inclinação "alfa" do assento: ângulo de inclinação do plano de carga em relação à horizontal.
- Altura "V" da superfície do encosto: altura da saliência para o apoio lombar.

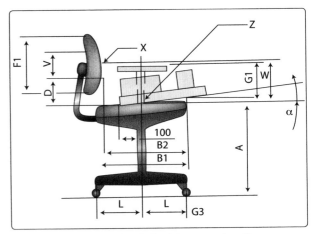

FIGURA 20.2 Dimensões da "cadeira operacional".

- Ponto "X" da superfície do encosto: ponto mais saliente do apoio lombar.
- Raio da curva "U" do encosto: medido no plano horizontal passando pelo ponto "X".
- Largura "F" do encosto: medida horizontalmente passando pelo ponto "X".
- Espaço "D": espaço livre para os glúteos determinado da posição de "V".
- Cruzamento "Z": ponto de cruzamento entre o eixo vertical de rotação do assento e a superfície inferior do plano de carga.
- Distância vertical "W": distância entre "X" e "Z", sendo medida considerando que:
  - o encosto deve ser regulado na posição mais avançada;
  - se o encosto puder girar em torno de um eixo horizontalmente, deve ser colocado na posição vertical ou na posição mais próxima à vertical.

- Distância vertical "G1": distância entre a superfície superior do braço e o ponto "Z".
- Distância interna: "G2": medida entre os braços.
- Recuo "G3" dos braços: com referência à borda frontal do assento.
- Comprimento "G4" dos braços: medido horizontalmente na distância praticamente plana dos braços.
- Largura "G5" dos braços: largura da superfície praticamente plana dos braços.
- Distância externa "G6" entre os braços: valor não normatizado – recomenda-se que não seja maior que 600 mm por motivos funcionais.
- Altura "A" do assento: medida nas condições da altura.
- Raio P do centro da coluna ao eixo vertical da sapata.
- Quantidade "O" de pés (patas).
- Raio "R" do centro da coluna ao centro do apoio para os pés.
- Altura "S" do assento ao centro do apoio para os pés.

Medida nas condições da altura "A"

1. Dimensão de estabilidade "M": é a distância mínima entre a linha de conexão dos extremos de dois suportes adjacentes (pontos com movimento ou partes rígidas da cadeira que estão permanentemente em contato com o solo) e o eixo de rotação da cadeira. A base deverá estar sempre na posição de estabilidade mais desfavorável.
2. Deslocamento máximo "N" permitido do encosto em relação ao eixo de rotação: é a distância horizontal entre o ponto de suporte do encosto "X" e o eixo de rotação da cadeira.

Dimensões

"Cadeira operacional" com/sem braços (Figura 20.3).

Bases

O comprimento total dos elementos da base, medido horizontalmente a partir do eixo de rotação, não deve ser maior que 350 mm. A base deve ter rodízios duplos orientáveis ou sapatas de apoio, em quantidade não menor que cinco (Figura 20.4).

Assento

O assento deve ter a regulagem de altura e apresentar pouca conformação em sua superfície. Uma curvatura transversal do assento é recomendada, desde que não apresente profundidade maior que 25 mm em nenhum ponto da superfície do assento.

Uma curvatura longitudinal também é admitida, desde que não apresente profundidade superior a 40 mm em nenhum ponto da superfície do assento.

A borda frontal do assento deve ser arredondada com um raio de 40 a 120 mm.

A distância entre a borda frontal e o plano horizontal tangente ao assento na parte superior não deve ser menor que 40 mm.

Encosto

O encosto deve oferecer uma superfície de apoio tal que a borda superior deixe os ombros do usuário livres e a parte inferior permita espaço apropriado para os glúteos. Estes não devem interferir nos movimentos das costas e dos braços.

O encosto deve ser um apropriado suporte ao tronco na região lombar e deve permitir mudanças de posição com facilidade.

A superfície anterior do encosto deve ter uma curva com raio, no plano horizontal, maior que o valor mínimo U, com a finalidade de não limitar a possibilidade do movimento do usuário.

Braços

A altura G1 refere-se à distância cotovelo-assento.

Para medir a profundidade do encosto, este deve ser regulado na metade do curso vertical.

A distância interna G2 está relacionada à largura C do assento e deve ser dimensionada de forma que permita fácil movimento lateral do usuário.

O recuo G3 é destinado a permitir uma suficiente aproximação da cadeira ao plano de trabalho da mesa. Não deve prejudicar o dimensionamento de G4.

O comprimento G4 deve permitir o apoio do cotovelo nas diversas posições.

A largura G5 deve ser de tal forma a oferecer um suficiente conforto.

A distância externa G6 está relacionada à largura livre sobre o plano de trabalho.

Deve permitir a abertura das gavetas sem deslocamento lateral da cadeira com os braços.

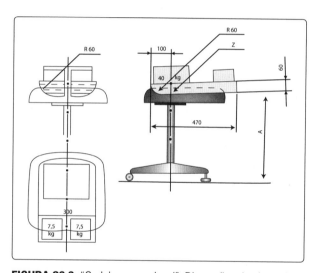

FIGURA 20.3 "Cadeira operacional". Dimensões da altura do assento.

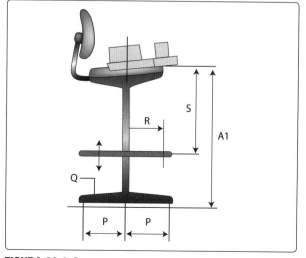

FIGURA 20.4 Bases.

ERGONOMIA DO TRABALHO PESADO

As considerações da influência da ergonomia nas profissões que fazem o trabalho pesado são mais evidentes. Esse tipo de trabalho é caracterizado pelo levantamento de cargas excessivas e/ou torções do tronco. Incluem-se nos casos de trabalho pesado microtraumas crônicos sobre a estrutura osteomusculoesquelética, sendo a mais importante a coluna (e, nesta, o disco intervertebral).

Schultz et al.[48] fizeram uma série de estudos correlacionando o trabalho pesado com a atividade elétrica dos músculos do tronco, da pressão intra-abdominal e das pressões internas do disco intervertebral, mostrando a correlação entre a dose (o peso levantado, o esforço feito, a duração do esforço e os efeitos no aparecimento das dores na lombar). Esses temas foram vistos no início deste capítulo.

Um indivíduo de 20 a 35 anos tem capacidade de levantar, na posição correta, peso de até 40 kg, no caso dos homens, e 24 kg no caso de mulheres. Para transportar na cabeça e nos ombros, os limites mais comumente aceitos são de 55 kg para homem e 28 kg para mulheres. Mesmo esses limites máximos realizados constantemente, em 40% da jornada de trabalho de 8 horas, isto é, durante 3,2 horas, causam dores osteomusculoesqueléticas, além de fadiga muscular crônica, se forem realizados em posturas inadequadas.[22]

O trabalho pesado pode ser feito de pé e também sentado, levantando pesos menores e com as mesmas consequências para músculos, ossos, ligamentos e articulações de todo o corpo e principalmente da coluna.

Dentro da ergonomia do trabalho pesado, as considerações são válidas também para agressões do esporte nas estruturas musculoesqueléticas, pois tanto faz levantar peso na fábrica como na academia de ginástica ou nas quadras esportivas.

Os vários autores incluem nas considerações ergonômicas os acidentes de trabalho e os esportivos, que aqui não serão considerados.

Eriksen et al.[49] verificaram que o fumo causa mais problemas nos trabalhadores que trabalham pesado. Comparando 708 trabalhadores que trabalhavam pesado, mas que passaram um ano inteiro sem dor na lombar e que responderam um questionário quatro anos depois, os que fumavam tinham um fator de risco 5,53 vezes maior de terem dores na lombar, comparados aos que não fumavam. Os autores verificaram que nos trabalhadores que não fumavam, levantar peso e trabalhar muito tempo de pé não provocavam dores na lombar.

Videman e Battie[50] são radicais nas conclusões de um artigo em que examinam a relação dos fatores ocupacionais tratados neste capítulo com relação à aceleração da degeneração da coluna lombar.

Incluem todos os fatores, como acidentes do trabalho, trabalho pesado, transporte de material, com os movimentos de torção do tronco, dizendo que deve haver outros fatores incluídos, pois esses mesmos fatores não agem em todas as pessoas. Os fatores ocupacionais devem ser uma parte da etiologia, mas o mais importante para esses autores deve ser o componente genético a ser identificado.

Referências bibliográficas

1. Lonstein J, Bradford D, Winter R, Ogilvie J (eds.). Moe's textbook of scoliosis and other spinal deformities, 3rd ed. Philadelphia: W.B. Saunders Company; 1995.
2. Nachemson A. Research methods in occupational low-back pain. Spine. 1991;16(6):666-7.
3. Ishihara H, McNally DS, Urban JP, Hall AC. Effects of hydrostatic pressure on matrix synthesis in different regions of the intervertebral disk. J Appl Physiol. 1996;80(3):839-46.
4. Hansson GA, Balogh I, Ohlsson K, Palsson B, Rylander L, Skerfving S. Impact of physical exposure on neck and upper limb disorders in female workers. Appl Ergon. 2000;31(3):301-10.
5. Kelsey JL, White AA 3rd, Pastides H, Bisbee GE Jr. The impact of musculoskeletal disorders on the population of the United States. J Bone Joint Surg Am. 1979;61(7):959-64.
6. Waddell G, Burton AK. Occupational health guidelines for the management of low back pain at work: evidence review. Occup Med (Lond). 2001;51(2):124-35.
7. Waddell G. Occupational low-back pain, illness behavior, and disability. Spine. 1991;16(6):683-5.
8. Knoplich J. Sistema musculoesquelético: coluna vertebral. In: Mendes R (org.). Patologia do trabalho. São Paulo: Atheneu; 1995.
9. Knoplich J. Lombalgia e lombociatalgia na medicina ocupacional. J Bras Med Ocup. 1993;50:1106-10.
10. Lings S, Leboeuf-Yed O. Whole-body vibration and low back pain: a systematic, critical review of the epidemiological literature 1992-1999. Int Occup Environ Health. 2000;73(5):290-7.
11. Mansfield NJ, Griffin MJ. Non-linearities in apparent mass and transmissibility during exposure to whole-body vertical vibration. J Biomech. 2000;33(8)933-41.
12. Pope MH, Wilder DG, Magnusson ML. A review of studies on seated whole body vibration and low back pain. Proc Inst Mech Eng [H]. 1999;213(6):435-46.
13. Boshuizen HC, Bongers PM, Hulshof CT. Self-reported back pain in fork-lift truck and freight-container tractor drivers exposed to whole-body vibration. Spine. 1992;17(1):59-65.
14. Bongers PM, Hulshof CT, Dijkstra L, Boshuizen HC, Groenhout HJ, Valken E. Back pain and exposure to whole body vibration in helicopter pilots. Ergonomics. 1990;33(8):1007-26.
15. Bovenzi M, Zadini A. Self-reported low back symptoms in urban bus drivers exposed to whole-body vibration. Spine. 1992;17(9):1048-59.
16. Seidel H. Selected health risks caused by long-term, whole-body vibration. Am J Ind Med. 1993;23(4):589-604.

17. Davis KG, Marras WS. The effects of motion on trunk biomechanics. Clin Biomech (Bristol, Avon). 2000;15(10):703-17.

18. Allread WG, Marras WS, Burr DL. Measuring trunk motions in industry: variability due to task factors, individual differences, and the amount of data collected. Ergonomics. 2000;43(6):691-701.

19. Lavender SA, Conrad KM, Reichelt PA, Johnson PW. Postural analysis of paramedics simulating frequently performed strenuous work tasks. Appl Ergon. 2000;31(31)1:45-57.

20. Riihimaki H, Viikari-Juntura E, Moneta G, Kuha J, Videman T, Tola S. Incidence of sciatic pain among men in machine operating, dynamic physical work, and sedentary work. A three-years follow-up. Spine. 1994;19(2):138-42.

21. Liira JP, Shannon HS, Chambers LW, Haines TA. Long-term back problems and physical work exposures in the 1990 Ontario Health Survey. Am J Public Health. 1996;86(3):382-7.

22. Smedley J, Inskip H, Cooper C, Coggon D. Natural history of low back pain. A longitudinal study in nurses. Spine. 1998;23(22):2422-6.

23. Venning PJ, Walter SD, Stitt LW. Personal and job related factors as determinants of incidence of back injuries among nursing personnel. J Occup Med. 1987;29(10):820-5.

24. Vingard E, Nachemson A. Work related influences on neck and low back pain. In: Nachemson A, Jonsson E (orgs.). Neck and back pain. Philadelphia: Lippincott; 2000.

25. Elsass OM, Veiga JE. Job control and job strain: a test of three models. J Occup Health Psychol. 1997;2(3):195-211.

26. Waters TR, Baron SL, Piacitelli LA, Anderson VP, Skov T, Haring-Sweeney M, et al. Evaluation of the revised NIOSH lifting equation. A cross-sectional epidemiologic study. Spine. 1999;24(4):386-94.

27. Karasek RA. Job demand, job decision attitude and mental strain: implication for job redesign. Admin Sci. 1979;24:285-308.

28. Kageyama T, Matsuzaki I, Morita N, Sasahara S, Nakamura H. Mental health of scientific researchers. I. Characteristics of job stress among scientific researchers working at research park in Japan. Int Arch Occup Environ Health. 2001;74(3):199-205.

29. Davis KG, Heaney CA. The relationship between psychosocial work characteristics and low back pain: underlying methodological issues. Clin Biomech (Bristol, Avon). 2000;15(6):389-406.

30. Camerino D, Molteni G, Finotti S, Capietti M, Molinari M, Cotroneo L, et al. The prevention of risk due to the manual lifting of patients: the psychosocial component. Med Lav. 1999;90(2):412-27.

31. Manninen P, Heliovaara M, Riihimaki H, Makela P. Does psychological distress predict disability? Int J Epidemiol. 1997;26(5):1063-70.

32. Holmstrom EB, Lindell J, Moritz U. Low back and neck/shoulder pain in construction workers: occupational workload and psychosocial risk factors. Part 1: Relationship to low back pain. Spine. 1992;17(6):663-71.

33. Riihimaki H. Musculoskeletal diseases – a continuing challenge for epidemiologic research. Scand J Work Environ Health. 1999;25(Suppl 4):31-5.

34. Snook SH. Approaches to the control of back pain in industry: job design, job placement and education/training. Occup Med. 1988;3(1):45-59.

35. Bigos SJ, Battie MC, Spengler DM, Fisher LD, Fordyce WE, Hansson TH, et al. A prospective study of work perceptions and psychosocial factors affecting the report of back injury. Spine. 1991;16(1):1-6.

36. Strunin L, Boden LI. Paths of reentry: employment experiences of injured workers. Am J Ind Med. 2000;38(4):373-84.

37. Engkvist IL, Hjelm EW, Hagberg M, Menckel E, Ekenvall L. Risk indicators for reported over-exertion back injuries among female nursing personnel. Epidemiology. 2000;11(5):519-22.

38. van Poppel MN, de Looze MP, Koes BW, Smid T, Bouter LM. Mechanisms of action of lumbar supports: a systematic review. Spine. 2000;25(6):2103-13.

39. Ranney D. Work-related chronic injuries of the forearm and hand: their specific diagnosis and management. Ergonomics. 1993;36(8):871-80.

40. Loslever O, Ranaivosoa A. Biomechanical and epidemiological investigation of carpal tunnel syndrome at workplaces with high risk factors. Ergonomics. 1993;36(5):537-55.

41. Ekberg K, Bjorkqvist B, Malm P, Bjerre-Kiely B, Axelson O. Controlled two years follow up of rehabilitation for disorders in the neck and shoulders. Occup Environ Med. 1994;51(12):833-8.

42. Santos Filho SB, Barreto SM. Atividade ocupacional e prevalência de dores osteomusculares entre dentistas em Belo Horizonte. Cad Saúde Pública. 2001;17(1):181-93.

43. Viikari-Juntura E, Martikainen R, Luukkonen R, Mutanen P, Takala EP, Riihimaki H. Longitudinal study on work related and individual risk factors affecting radiating neck pain. Occup Environ Med. 2001;58(5):345-52.

44. Fredreiksson K, Alfredsson L, Thorbjornsson CB, Punnett L, Toomingas A, Torgen M, et al. Risk factors for neck and shoulder disorders: a nested case-control study covering a 24-year period. Am J Ind Med. 2000;38(5):516-28.

45. Nachemson A, Elfstrom G. Intravital dynamic pressure measurements in lumbar discs. A study of common movements, maneuvers and exercises. Scand J Rehabil Med Suppl. 1970;1:1-40.

46. Andersson GB, Ortengren R, Schultz A. Analysis and measurement of the loads on the lumbar spine during work at a table. J Biomech. 1980;13(6):513-20.

47. Gerr F, Marcus M, Ortiz D, White B, Jones W, Cohen S, et al. Computer users' postures and associations with workstation characteristics. AIHAJ. 2000;61(2):223-30.

48. Schultz A, Andersson G, Ortengren R, Haderspeck K, Nachemson A. Loads on the lumbar spine. Validation of a biomechanical analysis by measurements of intradiscal pressures and myoelectric signals. J Bone Joint Surg Am. 1982;64(5):713-20.

49. Eriksen W, Natvig B, Bruusgaard D, Lings S, Leboeuf-Yde C. Whole-body vibration and low back pain: a systematic, critical review of the epidemiological literature 1992-1999. Int Occup Environ Health. 2000;73(5):290-7.

50. Videman T, Battie MC. The influence of occupation on lumbar degeneration. Spine. 1999;24(11):1164-8.

Bibliografia consultada

• Dempsey PG, Burdorf A, Fathallah FA, Sorock GS, Hashemi L. Influence of measurement accuracy on the application of the 1991 NIOSH equation. Appl Ergon. 2001;32(1):91-9.

- Fujiwara A, Tamai K, An HS, Kurihashi T, Lim TH, Yoshida H, et al. The relationship between disc degeneration, facet joint osteoarthritis, and stability of the degeneration, facet joint osteoarthritis, and stability of the degenerative lumbar spine. J Spinal Disord. 2000;13(15):444-50.
- Laurenti R. Medida das doenças. In: Foratini OP (org.). Ecologia, epidemiologia e sociedade. São Paulo: Edusp; 1992.

- Mendes R. Patologia do trabalho. São Paulo: Atheneu; 1995.
- Sievers K, Kluakka T. Back pain and arthrosis in Finland. How many patients by the year 2000? Acta Orthop Scand. 1991;62(Suppl 241):3-45.
- Weidel H. Selected health risks caused by longterm, whole-body vibration. Am J Ind Med. 1993;23(4):589-604.

CAPÍTULO 21

A coluna vertebral e a gestação

INTRODUÇÃO

O organismo materno apresenta inúmeras alterações anatômicas e funcionais que se intensificam com o evoluir da gravidez. Existe o que os autores chamam de síndrome de adaptação do organismo à gravidez, pois surgem no organismo da mãe modificações fundamentais que antecedem as necessidades futuras e progressivas do concepto.

Sob o ponto de vista das articulações e da coluna vertebral, observa-se uma alteração na constituição do líquido sinovial, do relaxamento das estruturas articulares e do tecido conectivo influindo nas sinoviais, nos ligamentos, nos músculos, nos discos e nas sínfises.

Na coluna, a gravidez causa uma progressiva lordose com flexão anterior do pescoço. Essa lordose se deve ao crescente volume do útero e ao maior ganho ponderal, deslocando o centro de gravidade. As articulações da pelve (sacroilíacas, sacrococcígeas e sínfise púbica) e as dos membros inferiores sofrem maior retenção hídrica no tecido colágeno e maior lassidão em razão da ação da relaxina, preparando-se para adaptar a bacia para conter um feto em evolução e para o parto. O feto, na sua evolução, utiliza para a sua osteogênese a reserva mineral do esqueleto materno, principalmente o cálcio e o fósforo.

Uma série de doenças reumáticas relacionadas ao tecido conectivo tem piora ou melhora no período da gestação em virtude da liberação de glicocorticoide endógeno (Knoplich[1]).

Skomsvoll et al.[2] compararam, no Medical Birth Registry da Noruega, durante os anos de 1967 e 1995, a evolução do parto de 3.403 grávidas com doenças reumáticas comparadas a 671.221 sem essas patologias e constataram alto índice de pré-eclâmpsia e partos ce-

sarianos nas reumáticas, comparadas à população em geral, além de terem maior número de partos prematuros e crianças vivas de baixo peso. No capítulo sobre embriologia, foi estudada a evolução da coluna vertebral do feto; neste capítulo, serão estudados alguns aspectos da coluna vertebral da mãe durante a gestação e a influência da gravidez em algumas patologias da coluna preexistentes na gravidez.

É importante saber que a ressonância magnética, que não usa raios ionizantes, pode ser usada na grávida. Whitby et al.[3] estudaram por meio da ressonância magnética ultrarrápida o sistema nervoso do feto em 21 grávidas da 19ª à 36ª semana de gestação, que tinham apresentado alterações do sistema nervoso na ultrassonografia. Em 47,6%, a ressonância trouxe informações diferentes; em 23,8%, a ressonância trouxe informações adicionais; e, em 28,6%, foram iguais à ultrassonografia.

O tema da coluna vertebral da grávida é raramente encontrado nos tratados de enfermidades da coluna vertebral.

É preciso distinguir, entretanto, algumas alterações preexistentes, que podem condicionar o agravamento do quadro durante a gestação.

ESCOLIOSE IDIOPÁTICA E GRAVIDEZ

No capítulo específico sobre curvas da coluna, foi tratado o problema da menina portadora de escoliose que, chegando à idade de procriar, engravida e tem filhos. A escoliose e as outras curvas não atrapalham a evolução da gravidez, desde que não haja limitações ósseas na bacia e dificuldades cardiorrespiratórias da mãe, por alterações da caixa torácica. A precaução dos obstetras sugere o parto cesáreo, e os anestesistas costumam ter um pequeno problema com a anestesia epidural.

Os casos graves de escoliose toracolombar, com intensas deformidades da caixa torácica e da pelve, têm diminuído com todos os serviços de cirurgia da coluna, pois as cirurgias são feitas precocemente e a menina tem um desenvolvimento mais adequado, podendo, inclusive, engravidar.

Restaino et al.[4] descreveram um caso de grave escoliose toracolombar de origem congênita, em uma moça de 32 anos que engravidou pela primeira vez, mas que tinha sido operada na adolescência, pois tinha limitações torácicas e cardíacas, tendo sido a cesariana realizada na 37ª semana, com boa evolução da mãe e da criança.

Kardash et al.[5] descreveram um caso de uma primigesta que tinha 33 anos e havia feito na adolescência cirurgia corretiva e fusão com o instrumental de Harrington, que apresentou dificuldades na realização da anestesia raquidiana no nível L3-L4.

Daley et al.[6] relataram a experiência de 18 pacientes com cirurgias corretivas para escoliose que usaram anestesia epidural para o trabalho de parto, sendo que três tiveram duas gravidezes; o total perfez 21 anestesias. Em 10 vezes a punção acertou o canal medular na primeira, em 11 outras foram feitas muitas tentativas, mas só em duas ocasiões as pacientes se queixaram de dores no local. Ao final, foi possível realizar o ato anestésico em todos os casos.

Goldberg et al.[7] relataram que uma coorte de pacientes com escoliose idiopática, expostas a sucessivas radiografias para controle, quando adulta, em tentativas de engravidar, sofreram abortamentos espontâneos e malformações congênitas.

ESPONDILOLISTESE

Admite-se que na gravidez, em virtude da acentuação da curva lordótica, a vértebra tende a "escorregar" de L4 para L5 ou de L5 sobre S1. Muitas mulheres não sabem que têm essa espondilose assintomática, que poderia evoluir para uma espondilolistese sintomática na gravidez. A acentuação do ângulo lombossacro poderia trazer também problemas para a evolução da gestação e atrapalhar na hora do parto. Essas possibilidades teóricas não se confirmam na prática, pois existem poucos trabalhos sobre esse tema.

Sanderson e Fraser[8] reviram os prontuários e as radiografias de 949 mulheres e 120 homens com 50 ou mais anos de idade que tiveram uma lombalgia. Observou-se que 28% das mulheres que tinham engravidado apresentavam espondilolistese, comparadas a 16% das nulíparas e 7,5% dos homens. Os autores concluem que a gravidez é um fator etiológico da espondilolistese.

Saraste,[9] da Suécia, acompanhou 255 pacientes com espondilolistese desde a infância por 20 anos seguidos e constatou que as mulheres que engravidaram não tiveram, em média, um número maior de perdas de dias de serviço por causa de dores lombares ou de tratamento do que as mulheres que não engravidaram. O autor concluiu que a gravidez não é um fator de risco de progressão da listese, nem aumenta a intensidade ou o número de vezes em que surgem as dores lombares. As que tinham a espondilolistese e ficaram grávidas não tiveram nenhuma complicação durante o parto ou a gestação.

DISCOPATIA E ALTERAÇÕES DEGENERATIVAS

No capítulo correspondente, já foi visto que pessoas jovens que trabalham têm maior incidência de problemas degenerativos da coluna, relacionados à postura no trabalho e a várias atividades ergonômicas não adequadas fora do trabalho, no lar, nos esportes e em razão de acidentes. As mulheres têm também intenso componente psicossomático associado, originando a síndrome de fibromialgia, como já foi visto.

LaBan et al.[10] afirmam que a prevalência da hérnia de disco entre as grávidas é de aproximadamente 1 caso para 10 mil parturientes. Os autores tiveram, em 48.760 partos, 5 casos, sendo que em 1 foi feita a cirurgia. Descreveram um caso de uma mulher de 35 anos, quadrigesta, que com 10 semanas de gravidez apresentou dor incapacitante; realizada a ressonância magnética, mostrou-se a existência de uma grande hérnia mediante do núcleo pulposo do disco L5-S1, de que a paciente já tinha sintomatologia anterior. Foi operada sem problemas para a gravidez e para o feto.

Garmel et al.[11] afirmam que a hérnia de disco na grávida é rara. Descreveram três casos, que começaram com intensas dores, déficit neurológico, parestesias e retenção urinária. A ressonância magnética fez o diagnóstico, e as três foram operadas sem afetar a gravidez e a criança.

Brown et al.[12] descreveram três casos de síndrome da cauda equina que ocorreram em grávidas, diagnosticados pela ressonância magnética e operados com urgência, em razão da progressão dos sintomas neurológicos, sendo que em um dos casos os autores atribuíram à presença de uma hérnia discal. Após a cirurgia, a mãe prosseguiu a gestação normalmente, tendo nascido feto vivo e sadio.

Os autores atribuem esses casos raros ao fato de que as mulheres estão engravidando mais tardiamente e com probabilidades maiores de degenerações no disco intervertebral e estenose do canal.

Heliovaara[13] e Kelsey et al.[14] verificaram que as multíparas têm essa ocorrência como fator de risco de lombalgia.

Kelsey et al.[14] verificaram que mulheres portadoras de hérnia de disco tiveram maior número de gravidezes comparadas a mulheres sem hérnia de disco da mesma idade. Nas submetidas à cirurgia de hérnia de disco, havia associação estatisticamente significativa entre o número de partos com filhos vivos e as hérnias de disco, localizadas no nível de L5, mas não no nível de L3.

FIBROMIALGIA E GRAVIDEZ

A fibromialgia é uma síndrome complexa, que agride a mulher jovem na idade fértil. A síndrome passou a ser mais bem estudada depois de 1990, e existem poucos trabalhos relacionados à gravidez. Na personalidade da mulher com fibromialgia existem muitos medos, conforme foi exposto no capítulo correspondente, e um deles é o de engravidar.

Raphael e Marbach[15] compararam 162 pacientes com a síndrome e um grupo de 173 mulheres pareadas pela idade e todas com vida sexual ativa. Os autores constataram que as fibromiálgicas tinham menos filhos e explicavam que isso acontecia porque tinham vários problemas de saúde; nesse grupo, havia maior número de mulheres que nunca haviam engravidado, embora não estivessem relacionados problemas de infertilidade.

Ostensen et al.[16] entrevistaram 26 pacientes com o diagnóstico estabelecido de fibromialgia, que tiveram 40 gravidezes. Com exceção de uma só paciente, todas as outras relataram que pioraram dos sintomas dolorosos durante a gestação, principalmente no último trimestre, antes do parto. Um outro surto de dores ocorreu depois de 6 meses do parto, relatado em 37 das 40 gravidezes, que logo melhoraram em quatro gravidezes, mas em 33 a piora foi grande e resultou em ausência do trabalho para 14 pacientes. O aumento da depressão e da ansiedade ocorreu no período pós-parto. A fibromialgia não interferiu no parto nem na saúde do neonato. Nessas pacientes, as alterações hormonais cíclicas causavam em 72% piora dos sintomas pré-menstruais. A amamentação não aliviou os sintomas da fibromialgia, quando presente.

Na comparação de 26 pacientes que deram à luz seus filhos na vigência de fibromialgia com 18 pacientes que tiveram filhos antes de terem a síndrome, os autores identificaram que a fibromialgia teve efeito negativo durante a gravidez e no pós-parto, piorando o quadro de invalidez.

ANESTESIA EPIDURAL

Na última década, a analgesia epidural lombar teve ampla difusão de seu uso em obstetrícia, sendo que aproximadamente 80% das parturientes receberam esse tipo de anestesia, tanto no parto normal como no cesariano.

Cerca de 75% das primíparas consideram o primeiro parto doloroso e acreditam que a aplicação desse tipo de procedimento alivia muito. A qualidade da analgesia é superior à que se obtém por aplicação de anestésicos por via parental ou inalatórios, pois a mãe permanece alerta. A analgesia epidural, aliviando a dor, diminui as respostas orgânicas ao estresse que foram descritas em relação à cirurgia, evita as aspirações de secreções da mãe e a depressão por drogas no neonato (Dailland[17]). Existem, entretanto, alguns problemas relacionados à aplicação de medicações no canal medular. Alguns trabalhos afirmam que esse procedimento em nulíparas pode induzir a um número maior de distocias.

Nageotte et al.[18] estudaram 761 multíparas em trabalho de parto espontâneo e as dividiram em dois grupos. O grupo A, que recebeu analgesia epidural, foi encorajado a andar e o grupo B, que recebeu uma combinação de analgesia espinhal e epidural, foi solicitado a fazer o repouso. Não houve diferenças significativas entre os dois grupos relacionadas a distocias, incidência de cesarianas, complicações maternas ou fetais. O nível de satisfação pelos dois métodos empregados foi equivalente. As mulheres do grupo B tiveram maior número de pruridos e maior dose de anestésico local na episiotomia.

Grau et al.[19] sugerem, antes de fazer a punção lombar para a raquianestesia, que se faça uma ultrassonografia a fim de determinar o espaço (a distância) entre a pele e o canal medular, no nível de L3-L4, para que a agulha não penetre a uma grande profundidade, podendo lesar os nervos e a própria medula da região, com sinais neurológicos no pós-parto. Os autores fizeram essa medida em 100 parturientes, encontrando mais facilidade na sua realização.

Rorarius et al.[20] analisaram 219 pacientes que sofreram cesariana com anestesia espinhal, tendo comparado a um número equivalente de mulheres de mesma idade operadas, mas não grávidas. Os autores constataram que 17 parturientes (8,8%) queixaram-se de distúrbios neurológicos transitórios, por um a dois dias, nas nádegas e nas pernas, sendo que 11 (5,7%) tinham cefaleia pós-punção e 2 tiveram dores persistentes e distúrbios sensoriais nas pernas, que o grupo-controle teve em proporção muito menor.

OSTEOPOROSE NA GRAVIDEZ

A osteoporose que surge durante a gravidez é um problema clínico raro de causa desconhecida. Mas, se existir tal perda óssea, logo após o parto há uma recuperação. Há casos em que a mulher já tem a osteoporose estabelecida e fica grávida; também costuma haver recuperação pós-parto. Phillips et al.[21] descreveram 13 mulheres de 23 a 37 anos que tiveram osteoporose associada à gravidez, em que 8 apresentaram no pós-parto dores em decorrência de colapso vertebral e 5 tiveram dores na coxofemoral. Essas mulheres, grupo A, foram acompanhadas pela densidade da massa óssea (BMD) por cerca de oito anos e comparadas com outras pessoas da mesma idade, grupo B. Seis meses depois do parto, ambos os grupos tinham a BMD baixa, na coluna lombar e nos fêmures, mas se recuperaram com o passar dos anos.

Henderson et al.[22] compararam 30 grandes multíparas mulheres, que tiveram seis filhos e fizeram aleitamento por 6 meses, com 30 mulheres nulíparas na pré-menopausa. Os dois grupos tinham mesmo índice de massa corporal, fumavam e tinham história de osteoporose familiar semelhante; a única diferença era que o grupo de mulheres multíparas era oito anos mais velho, em média. Apesar de as gravidezes e o período de lactação terem sido contínuos, sem intervalo de recuperação, não havia osteoporose nem osteopenia no grupo das multíparas.

POSTURA

A postura da mulher grávida fica alterada, em relação ao alinhamento da coluna e da bacia, o que muitos autores acreditavam ser a explicação da lombalgia e da lombociatalgia que surgem durante a gestação. As modificações da postura podem variar desde um aumento da lordose com báscula de bacia para a frente, a mais frequente, até a retificação do segmento lombar, com o inevitável realinhamento de curvas compensatórias nas regiões cervical e dorsal. Nas multíparas, que perdem o tônus muscular da parede abdominal, pode haver também uma visceroptose.

Os fisiatras Franklin e Conner-Kerr[23] mediram com o aparelho Metrecom Skeletal Analysis System as posturas de 12 grávidas desde o primeiro até o terceiro trimestre de gravidez. Tentando associar as alterações posturais à presença da dor lombar, mediram essa queixa em uma escala de dor de 0 a 10. Foram analisados nesse aparelho o ângulo lombar, a posição da cabeça da gestante, a báscula da bacia à direita e à esquerda, que não apresentaram nenhuma relação significativa com a presença da dor lombar. Os autores concluíram que o aumento da lordose lombar e a báscula da bacia não explicam as eventuais dores na coluna lombar das grávidas.

Kristiansson e Svardsudd[24] acompanharam 200 grávidas durante a gestação e chegaram a uma conclusão semelhante, após aplicar vários testes de mobilidade e provocativos de dor. Os resultados indicaram que existiam várias estruturas, incluindo os ligamentos pélvicos, que podiam ser a causa das dores lombares da grávida.

DOR LOMBAR E PÉLVICA

Cerca de metade das grávidas tem dor na lombar durante a gestação, que pode persistir no pós-parto. Essa dor lombar é tão frequente que certas mulheres sabem que estão grávidas pela presença desse sintoma. A maioria das mulheres já aceita essa dor como parte da síndrome de adaptação do organismo à gravidez.

Sydsjuö et al.[25] fizeram um estudo retrospectivo entre 1.524 grávidas acompanhadas em 1978 e 1.688 acompanhadas em 1986, constatando que houve um aumento de 11% de mulheres com queixa de lombalgia em 1978 para 29% em 1986, especialmente entre mulheres mais jovens. As autoridades suecas consideram que a lombalgia na gravidez não é uma doença; faz parte dos sintomas da gestação, por isso deixaram as próprias grávidas determinarem quando quiserem o intervalo para descanso, mas mesmo assim houve aumento da prevalência dessa queixa. Os autores consideram esse fato um paradoxo: as mulheres terem tido mais vantagens sociais em seu trabalho e mesmo assim terem aumentado as queixas de dores lombares.

Mantle et al.[26] enviaram um questionário a 180 grávidas que deram à luz seus filhos no London Hospital, e 48% responderam que tiveram lombalgia durante a gestação, sendo que 1/3 apresentou dores intensas. A prevalência da lombalgia aumentou com a idade e a paridade da mulher. Não houve evidência da influência dos seguintes fatores: altura e peso do feto. As mulheres multíparas têm três vezes mais queixas de dores lombares do que as mulheres de mesma idade que não tiveram filhos.

O interessante é que Silman et al.[27] constataram que o número de filhos do casal influi também na lombalgia do marido. No Manchester Study, citado na introdução deste tratado, foram recebidas 4.501 respostas sobre prevalência de lombalgia e a influência da família, incluindo o número de filhos do casal. Os homens e as mulheres casados têm mais lombalgia que os não casados. Entre os casados dos dois sexos, há tendência a apresentar maior prevalência de lombalgia conforme aumenta o número de filhos. Nesse trabalho, as mulheres apresentavam maior prevalência de lombalgia associada à paridade, mas em razão do cuidado dos filhos e não ao número de gravidezes; foi possível concluir isso na comparação de mulheres que tiveram diversas gravidezes, mas que, por razões diversas, tinham menos filhos.

ETIOLOGIA DA DOR LOMBAR

Já houve tempo em que os obstetras faziam o diagnóstico de útero encarcerado para explicar essas dores lombares na grávida, com isso querendo afirmar que eram decorrentes da pressão do útero aumentado nos elementos sensíveis da bacia, principalmente nas pacientes que tinham o útero retrovertido antes de engravidar. Winter et al.[28] afirmam que hoje a síndrome do útero encarcerado é bem definida e bastante rara. Manifesta-se durante o terceiro trimestre de gravidez, vem acompanhada de dores no baixo ventre, lombalgia, retenção urinária e constipação. A paciente pode estar assintomática até que o trabalho de parto comece. O diagnóstico é difícil, havendo necessidade de realizar exames de ultrassonografia e ressonância magnética, desde que os sintomas e os sinais físicos não sejam nítidos. Os autores descreveram na famosa Clínica Mayo o registro de três casos; todos acabaram em cesariana. Somente Lowe e Howell[29] descreveram dois casos de útero encarcerado, que foram diagnosticados no pronto-socorro, em razão de uma retenção urinária.

Outra síndrome que esteve em voga foi a síndrome da grávida sentada; nessa posição, surgiriam as dores lombares, além de dores no rebordo costal também explicadas pelas mesmas razões do útero encarcerado, porém em nível mais alto, comprimindo os nervos intercostais. Wilder et al.,[30] ergonomistas, fizeram vários estudos nessas pacientes e encontraram correlação somente nas grávidas que trabalham dirigindo veículos com vibrações.

Com frequência, a dor lombar surge ou fica agravada no puerpério, quando a coluna começa a voltar à posição e à curvatura normais. Entretanto, esse período coincide com um período em que a mãe é obrigada a realizar mais atividades físicas de assistência ao recém-nascido, daí surgindo, além das dores lombares, também dores em outros segmentos da coluna.

Andersson et al.[31] especulam que as dores lombares surgem durante a gestação por fadiga da musculatura paraespinhal, que por isso aumenta a lordose fisiológica da lombar, para acomodar uma mudança no centro de gravidade do corpo da grávida. Outro fator seriam as alterações que a gravidez causa nos ligamentos da pelve, alterando os constituintes biomecânicos e bioquímicos, que teriam dificuldades de se acomodar à nova situação. Estudos tomográficos no pós-parto não confirmam a existência de instabilidade da sacroilíaca nem de aumento da lordose.

Garagiola et al.[32] compararam 14 mulheres, do grupo A, 24 horas no pós-parto, com um grupo equivalente, grupo B, pareado em idade, por meio do exame tomográfico da bacia e encontraram os seguintes dados: alargamento da sacroilíaca em 1 (7%) do grupo A e em nenhuma no grupo B; alargamento da sínfise púbica em 6 (42%) do grupo A

e em nenhuma no grupo-controle; presença de gás na sacroilíaca de 6 (42%) do grupo pós-parto, sendo que em 33% foi bilateral; a presença de gás na sínfise púbica de 4 (28%) do grupo A, e em nenhuma do grupo B.

Buyruk et al.[33] usaram uma nova metodologia (*Doppler imaging of vibrations* – DIV) para avaliar a sacroilíaca logo após o parto em 56 mulheres com dores na sacroilíaca, comparadas a 52 mulheres sem dor. Os autores não encontraram diferenças significativas em relação à estabilidade e à rigidez da articulação nos dois grupos de mulheres.

Hansen et al.[34] compararam dois tipos de dores pós-parto: a pélvica e a lombar. Em 1.600 puérperas examinadas, 227 tinham dores pélvicas, resultantes do relaxamento dos componentes da cintura pélvica durante o parto, e 11 tinham dores lombares. Essas dores pélvicas causam intensa limitação nas atividades do lar, na vida sexual, ao andar e no trabalhar.

Larsen et al.,[35] desse mesmo grupo, verificaram que as dores referidas na lombar dessas 227 grávidas correspondiam à prevalência de 14% das mulheres durante a gestação. A prevalência das dores no pós-parto foi, aos 2 meses, de 5%; aos 6 meses, de 4%; e aos 12 meses, de 2%. Fazendo uma avaliação dos fatores de risco dessa dor, foi constatado que o mais importante é ter tido uma gravidez anterior (ou pós-parto) com dor semelhante. Outros fatores foram: trabalho fora de casa e condições ergonômicas desse trabalho inadequadas, falta de exercícios e dores prévias de coluna e no baixo ventre antes da gravidez. Nesse grupo de 227 grávidas com dores na região pélvica, 37% ficaram afastadas 12 semanas do trabalho por essa queixa.

Nilsson-Wikmar et al.[36] acompanharam 119 mulheres com dores lombares persistentes, 2 meses após o parto, que foram examinadas e acompanhadas por uma média de 7,2 meses. Foram feitos dez testes provocativos de dor, na coxofemoral, dores irradiadas da coluna e oito testes relacionados aos constituintes da cintura pélvica (púbis, sacroilíaca e coluna baixa). Foram feitos vários testes de mobilidade e exame de configuração sagital da lordose lombar com aparelhos. Foi constatado que 27% das mulheres tinham dores na região sacroilíaca, 18% na coluna lombar e 39% em ambas as áreas; mas 16% das mulheres queixavam-se de dores e tiveram todos os testes provocativos negativos. Esses quatro subgrupos de pacientes com dores não tinham diferenças significativas em relação à configuração da lordose ou da mobilidade da coluna lombar ou torácica. Os autores concluem que essa dor pós-parto da lombar tem várias origens.

Sturesson et al.[37] também admitem que é possível separar as dores da região lombar da dor da ciatalgia ou da irradiação para a perna. As 335 mulheres grávidas responderam a um questionário, desenharam a direção da dor em um esquema e foram examinadas por se queixarem de dores nas costas durante a gestação. Foram divididas em três grupos: dor torácica, dor lombar e dor pélvica posterior; na ocasião do exame, 51% tinham essas queixas. Quando a dor era espalhada na cintura, era considerada dor lombar. No dia do exame, 61% das 171 mulheres com dores tinham um teste de dor pélvico posterior positivo. Essas mulheres tinham dores mais frequentes na região do glúteo e posterior das coxas. Quando andavam, 44 das 122 mulheres com essa dor pélvica sentiam a perna "fisgar", comparadas a 1 só que sentia essa fisgada em 49 sem dor pélvica posterior. Os autores acreditam que existe um distúrbio muscular que não está relacionado com a sacroilíaca.

Wergeland et al.[38] estudaram a influência do ambiente de trabalho no parto e nas dores lombares em 3.321 grávidas com filho único, que responderam a um questionário. As gestantes tinham certa liberdade de fazer pausas no trabalho e ter períodos de descanso; os autores, após ajustamentos para idade, paridade, educação, fumo e trabalho manual, encontraram 1,6 vez mais frequentes dores pélvicas nas multíparas e 1,3 vez mais dores lombares nas nulíparas do que nas multíparas. As nulíparas com dores tiveram 2,5 mais vezes filhos com pesos abaixo do normal do que as multíparas.

Brynhildsen et al.[39] estudaram 79 grávidas que tiveram dor lombar grave que as impediu de trabalhar; 12 anos depois, 62 dessas mulheres responderam a um questionário, constituindo-se o grupo A, que foram comparadas com 84 controles que não tiveram dores lombares, pareadas por idade, considerados grupo B. No grupo A, 63% tiveram novas gravidezes e 58% também no grupo B, mas 19% do grupo A não engravidaram por medo de sentirem a dor lombar novamente; 94% das mulheres do grupo A que engravidaram tiveram nova dor lombar grave, comparadas a 44% dos controles. Mesmo as mulheres do grupo A que não engravidaram sofreram mais vezes dores lombares do que as mulheres do grupo B.

TRATAMENTO

O tratamento da lombalgia e da lombociatalgia é semelhante ao que foi explanado no Capítulo 12, não há trabalhos referidos no Cochrane Collaboration Group em relação aos critérios da medicina baseada em evidências, pois são poucos os trabalhos nessa área e também porque os episódios são autolimitados, fazendo-se referência a uma melhora da sintomatologia simplesmente com repouso em Trendelenburg (com pernas elevadas). Alguns obstetras acreditam que nessa posição o útero para de apertar as terminações nervosas, aliviando as dores. Não há evidência científica dessa teoria.

Knoplich[1] apresenta uma orientação geral para o tratamento da lombalgia banal da grávida:

1. Repouso no leito, com os pés elevados, estendidos sobre um banco (travesseiros pouco adiantam). Nessa posição, não pressiona o abdome e, em 70% das vezes, o alívio é imediato.
2. Diminuir a atividade física em casa e no trabalho. Fazer intervalos nessas atividades, se não for possível parar. O ideal é 15 minutos para cada 2 horas de trabalho que cause dor.
3. Sempre que sentada, evitar ficar em ângulo reto e, se possível, esticar as pernas.
4. Conversar com o obstetra para saber qual analgésico poderá ser tomado para aliviar a dor. Os supositórios proporcionam a melhor forma. Evitar o uso da vitamina B12, que não tem efeito analgésico e é estimulante do apetite.

Ostgaard et al.[40] fizeram um estudo prospectivo, randomizado, controlado, de 6 anos de duração em média, com mulheres que tiveram dores lombares na gravidez. Foram observadas, após 3 meses, 351 mulheres e, após seis anos, 303 mulheres, sendo que 18% tiveram lombalgia antes da gravidez e 71% no pós-parto, o que passou para 16% após seis anos. O período de dor mais intensa foi na 36ª semana após o parto (o escore de 0 a 10 chegou a 5,4), o que seis anos após foi para um escore de 2,5. Concluem os autores que a dor lombar pós-parto regride espontaneamente, mas em pequena porcentagem permanece após 6 meses. A fisioterapia (em forma de exercício) e a escola de postura não tiveram influência, se realizadas antes do parto nas mulheres com dores lombares.

- Não dirigir veículo durante muito tempo em um mesmo dia, nem fazer viagens longas sem interrupções;
- o uso de faixa de apoio é um bom método para combater a dor lombar.

Existe grande número de modelos dessa faixa no mercado. Até o segundo trimestre, é suportável e a grávida pode usá-la e desempenhar normalmente suas funções. No último trimestre, é incômoda e pode desenvolver ou agravar varicosidades pélvicas e dos membros inferiores. Nas magras e nas que têm visceroptose, essas cintas trazem bom alívio das dores. Beaty et al.[41] usaram uma faixa para combater as dores lombares de 25 grávidas entre 24 e 36 semanas de gestação, obtendo alívio da dor sem afetar os batimentos cardíacos do feto, nem a pressão arterial da grávida.

Geralmente, as grávidas e seus médicos têm receio de fazer fisioterapia (de todas as modalidades).

O calor sob a forma de banhos tépidos, lâmpadas infravermelhas, etc. têm razoável ação analgésica.

Wedenberg et al.[42] compararam o tratamento feito em 60 grávidas com dor lombar grave, que foram divididas em dois grupos: o grupo A recebeu sessões de acupuntura, sendo que 28 terminaram o tratamento, e o grupo B fez fisioterapia, à base de exercícios, sendo que só 18 terminaram o tratamento. A dor foi medida em uma escala de 0 a 10, sendo que no grupo A passou de uma média de 3,4 para 0,9 e no grupo B, de 3,7 para 2,3 no período da manhã. No período da tarde, no grupo A, a dor passou de 7,4 para 1,7 e no grupo B, de 6,6 para 4,5.

Noren et al.[43] compararam dois grupos de parturientes que tinham dores nas costas e que deixaram de ir ao trabalho durante semanas. Para um grupo de 54 parturientes, foram ministrados os ensinamentos da escola de postura, e este grupo foi comparado a um grupo de 81 parturientes que não receberam essas instruções. O grupo que recebeu as instruções voltou ao serviço em média em 30 dias, e o grupo-controle, em 54 dias.

Nos casos de pacientes que já tiveram problemas de distúrbios na coluna e no disco, com dores que não melhoram com esses tratamentos, é possível fazer massagem, acupuntura e, em certos casos excepcionais, infiltrações com anestésicos ou corticosteroides nos *trigger points*.

ACIDENTES TRAUMÁTICOS NO PARTO

Durante o trabalho de parto, podem ocorrer três tipos de acidentes: deslocamento ou fratura do cóccix, disjunção da sínfise púbica e diástase da sinostose sacroilíaca.

Deslocamento ou fratura no cóccix

Com a modificação da lordose lombar, a grávida tende a modificar a posição do cóccix, que fica facilmente exposto a traumatismos ao sentar-se, desenvolvendo uma coccigodinia às vezes intensa e incômoda. Durante o parto, pode ocorrer até fratura do osso, resultante da retroposição do cóccix durante o desprendimento cefálico, principalmente nos casos em que há aplicação de fórceps.

Ryder e Alexander,[44] fazendo ampla revisão do tema, encontraram um número pequeno de trabalhos realizados com o modelo do Cochrane Collaboration Review para tirar conclusões sobre esse tipo de patologia em relação à grávida.

O tratamento é feito com analgésicos em forma de supositório. Alguns autores recomendam no pós-parto a aplicação de gelo para aliviar as dores, infiltrações locais com xilocaína ou corticosteroides; tentativas de reduzir a luxação, por meio do toque retal, têm produzido bons resultados. Deve-se recomendar à paciente que se sente em assentos de espuma semelhantes a sanitários para evitar o contato do cóccix com estruturas duras. A cura total pode levar de 3 a 6 meses. Há casos excepcionais que necessitam de remoção cirúrgica para melhorar.

Disfunção púbica

Os livros de obstetrícia afirmam que a separação púbica acontece com muito maior frequência do que se registra na literatura, na base de 1 caso para cada 500 ou a cada 2 mil partos. É mais frequente em multíparas depois de partos prolongados ou após o uso de fórceps. Em 20% dos casos, essa disruptura ocorre em partos em que foi feita a cesariana. A distância de 0,5 a 1 cm é admitida como normal, mas observa-se uma dissociação entre a distância da separação óssea e a sintomatologia. Há pacientes com diferenças de 3 a 5 cm sem qualquer queixa, porém, em outras, a distância de 1,5 a 2 cm causa dores importantes. Deve-se lembrar que todas as separações maiores do que 4 cm também implicam alterações nas sacroilíacas e as dores podem ser relatadas nessa região, não na altura do púbis. A causa biomecânica da ruptura pode também, em raros casos, produzir uma laceração da parede vaginal anterior que está relacionada com o espaço retropúbico, que necessita de reparo cirúrgico. O mesmo pode ocorrer com a bexiga.

O diagnóstico é clínico, mas a ressonância pode confirmar (Kurzel[45]).

O tratamento é feito com repouso e uma cinta pélvica, com recuperação em quatro semanas e, em raros casos, precisa-se fazer correção cirúrgica. Como afirmam Kharrazi et al.,[46] pacientes que tiveram uma separação em um parto com muita probabilidade irão tê-la em outra gestação, caso não usem cintas.

Diástase da sacroilíaca

Já foi feita referência a esse problema nas considerações das dores lombares antes e no pós-parto. Quando são muito intensas, devem ser tratadas como foi descrito anteriormente para a ruptura da sínfise púbica. Às vezes, são usadas infiltrações locais para alívio da dor. Uma vez que a mulher teve diástase em um parto, está sujeita a ter novamente em outro; por isso, deve-se fazer um tratamento preventivo com cinta, e a cesariana está indicada.

Referências bibliográficas

1. Knoplich J. Aspectos ortopédicos na gravidez. In: Lima GR, Lippi UG (eds.). Intercorrências médicas e cirúrgicas no ciclo gravídico-puerperal. Barueri: Manole; 1983.
2. Skomsvoll JF, Ostensen M, Irgens LM, Baste V. Pregnancy complications and delivery practice in women with connective

tissue disease and inflammatory rheumatic disease in Norway. Acta Obstet Gynecol Scand. 2000;79(6):490-5.

3. Whitby E, Paley MN, Davies N, Sprigg A, Griffiths PD. Ultrafast magnetic resonance imaging of central nervous system abnormalities in utero in the second and third trimester of pregnancy: comparison with ultrasound. BJOG. 2001;108(5):519-26.

4. Restaino A, Campobasso C, D'Aloja A, Schiavi A, Massari L, Valério A, et al. Severe congenital thoracic-lumbar scoliosis in pregnancy. Minerva Ginecol. 1996;48(12):565-71.

5. Kardash K, King BW, Datta S. Spinal anaesthesia for caesarean section after Harrington instrumentation. Can J Anaesth. 1993;40(7):667-9.

6. Daley MD, Rolbin SH, Hew EM, Morningstar BA, Steward JA. Epidural anesthesia for obstetrics after spinal surgery. Reg Anesth. 1990;15(6):280-4.

7. Goldberg MS, Mayo NE, Levy AR, Scott SC, Poitras B. Adverse reproductive outcomes among women exposed to low levels of ionizing radiation from diagnostic radiography for adolescent idiopathic scoliosis. Epidemiology. 1998;9(3):271-8.

8. Sanderson PL, Fraser RD. The influence of pregnancy on the development degenerative spondylolisthesis. J Bone Joint Surg Br. 1996;78(6):951-4.

9. Saraste H. Spondylolysis and pregnancy – a risk analysis. Acta Obstet Gynecol Scand. 1986;65(7):727-9.

10. LaBan MM, Viola S, Williams DA, Wang AM. Magnetic resonance imaging of the lumbar herniated disc in pregnancy. Am J Med Rehabil. 1995;74(1):59-61.

11. Garmel SH, Guzelian GA, D'Alton JG, D'Alton ME. Lumbar disk disease in pregnancy. Obstet Gynecol. 1997;89(5 Pt 2):821-2.

12. Brown MD, Levi AD. Surgery for lumbar disc herniation during pregnancy. Spine. 2001;26(4):440-3.

13. Heliovaara M. Risk factors for low back pain and sciatica. Ann Med. 1989;21(4):257-64.

14. Kelsey JL, Greenberg RA, Hardy RJ, Johnson ME. Pregnancy and the syndrome of herniated lumbar intervertebral disc; an epidemiological study. Yale J Biol Med. 1975;48(5):361-8.

15. Raphael KG, Marbach JJ. Comorbid fibromyalgia accounts for reduced fecundity in women with myofacial face pain. Clin J Pain. 2000;16(1):29-36.

16. Ostensen M, Rugelsjoen A, Wigers SH. The effect of reproductive events and alterations of sex hormone levels on the symptoms of fibromyalgia. Scand J Rheumatol. 1997;26(5):355-60.

17. Dailland P, Chaussis P, Landru J, Belkacem H. Epidural anesthesia for labor. Cah Anesthesiol. 1996;44(2):127-43.

18. Nageotte MP, Larson D, Rumney PJ, Sidhu M, Hollenback K. Epidural analgesia compared with combined spinal-epidural analgesia during labor in nulliparous women. N Engl J Med. 1997;337(24):1715-9.

19. Grau T, Leipold R, Conradi R, Martin E, Motsch J. Ultrasonography and peridural anesthesia. Technical possibilities and limitations of ultrasonic examination of the epidural space. Anaesthesist. 2001;50(2):94-101.

20. Rorarius M, Suominen P, Haanpaa M, Puura A, Baer G, Pajunen P, et al. Neurologic sequelae after caesarean section. Acta Anaesthesiol Scand. 2001;45(1):34-41.

21. Phillips AJ, Ostlere SJ, Smith R. Pregnancy-associated osteoporosis: does the skeleton recover? Osteoporos Int. 2000;11(5):449-54.

22. Henderson PH 3rd, Sowers M, Kutzko KE, Jannausch ML. Bone mineral density in grand multiparous women with extended lactation. Am J Obstet Gynecol. 2000;182(6):1371-7.

23. Franklin ME, Conner-Kerr T. An analysis of posture and back pain in the first and third trimesters of pregnancy. J Orthop Sports Phys Ther. 1998;28(3):133-8.

24. Kristiansson P, Svardsudd K. Discriminatory power of tests applied in back pain during pregnancy. Spine. 1996;21(20):2337-43.

25. Sydsjö A, Sydsjö G, Wijima B. Increase in sick leave rates caused by back pain among pregnant Swedish women after amelioration of social benefits. A paradox. Spine. 1998;23(18):1986-90.

26. Mantle MJ, Greenwood RM, Currey HL. Backache in pregnancy. Rheumatol Rehabil. 1977;16(2):95-101.

27. Silman AJ, Ferry S, Papageorgius AC, Jayson MI, Croft PR. Number of children as a risk factor for low back pain in men and women. Arthritis Rheum. 1995;38(9):1232-5.

28. Winter JT, Ogburn PL Jr, Ney JA, Hetzel DJ. Uterine incarceration during the third trimester: a rare complication of pregnancy. Mayo Clin Proc. 1991;66(6):608-13.

29. Lowe JN, Howell JM. Urinary retention resulting from incarceration of a retroverted, gravid uterus. J Emerg Med. 2000;19(4):351-4.

30. Wilder DG, Pope MH, Magnusson M. Mechanical stress reduction during seated jolt/vibration exposure. Seminal Perinatol. 1996;20(1):54-60.

31. Andersson GB, Svensson HO, Oden A. The intensity of work recovery in low back pain. Spine. 1983;8(8):880-4.

32. Garagiola DM, Tarver RD, Gibson L, Rogers RE, Wass JL. Anatomic changes in the pelvis after uncomplicated vaginal delivery: a CT study on 14 women. Am J Roentgenol. 1989;153(6):1239-41.

33. Buyruk HM, Stam HJ, Snijder CJ, Lameris JS, Holland WP, Stijnen TH. Measurement of sacroiliac joint stiffness in peripartum pelvic pain patients with Doppler imaging of vibrations (DrV). Eur J Obster Gynecol Reprod Biol. 1999;83(2):159-63.

34. Hansen A, Jensen DV, Wormslev M, Minck H, Johansen S, Larsen EC, et al. Symptom-giving pelvic girdle relaxation in pregnancy. II: Symptoms and clinical signs. Acta Obstet Gynecol Scand. 1999;78(2):111-5.

35. Larsen EC, Wilken-Jensen C, Hansen A, Jensen DV, Johansen S, Minck H, et al. Symptom-giving pelvic girdle relaxation in pregnancy. I: Prevalence and risk factors. Acta Obstet Gynecol Scand. 1999;78(2):105-10.

36. Nilsson-Wikmar L, Harms-Ringdahl K, Pilo C, Pahlback M. Back pain in women post-partum is not a unitary concept. Physiother Res Int. 1999;4(3):201-13.

37. Sturesson B, Uden G, Uden A. Pain pattern pregnancy and "catching" of the leg in pregnant women with posterior pelvic pain. Spine. 1997;22(16):1880-3.

38. Wergeland E, Strand K. Work pace control and pregnancy health in a population-based sample of employed women in Norway. Scand J Work Environ Health. 1998;24(3):206-12.

39. Brynhildsen J, Hansson A, Persson A, Hammar M. Follow-up of patients with low back pain during pregnancy. Obstet Gynecol. 1998;91(2):182-6.

40. Ostgaard HC, Zetherstrom G, Roos-Hansson E. Back pain in relation to pregnancy: a 6-year follow-up. Spine. 1997;22(24): 2945-50.

41. Beaty CM, Bhaktaram VJ, Rayburn WF, Parker MJ, Chandrasekaran K. Low backache during pregnancy. Acute hemodynamic effects of a lumbar support. J Reprod Med. 1999;44(12):1007-11.

42. Wedenberg K, Moen B, Norling A. A prospective randomized study comparing acupuncture with physiotherapy for low-back and pelvic pain in pregnancy. Acta Obstet Gynecol Scand. 2000;79(5):331-5.

43. Noren L, Ostgaard S, Nielsen TF, Ostgaard HC. Reduction of sick leave for lumbar back and posterior pelvic pain in pregnancy. Spine. 1997;22(18):2157-60.

44. Ryder I, Alexander J. Coccydynia: a woman's tail. Midwifery. 2000;16(2):155-60.

45. Kurzel RB, Au AH, Rooholamini SA, Smith W. Magnetic resonance imaging of peripartum rupture of the symphysis pubis. Obstet Gynecol. 1996;87(5 Pt 2):826-9.

46. Kharrazi FD, Rodgers WB, Kennedy JG, Lhowe DW. Parturition-induced pelvic dislocation: a report of four cases. J Orthop Trauma. 1997;11(4):277-81.

Bibliografia consultada

- Knoplich J. Viva bem com a coluna que você tem. 29.ed. São Paulo: Ibrasa; 2001.
- Wormslev M, Davidsen M, Hansen TM. Symptom-giving pelvic girdle relaxation in pregnancy. I: Prevalence and risk factors. Acta Obstet Gynecol Scand. 1999;78(2):105-10.

CAPÍTULO 22

Anexo

PERÍCIA MÉDICA – TEXTO OFICIAL DO INSS

Material integral publicado pelo Ministério da Previdência Social (MPAS). Encontra-se disponível na internet: http://www.mpas.gov.br/.

Serão publicados, aqui, somente os temas relacionados à coluna vertebral:

- síndrome cervicobraquial (M53.1);
- dorsalgia (M54.-).

DOENÇAS OSTEOMUSCULARES E DO TECIDO CONJUNTIVO QUE PODEM ESTAR RELACIONADAS COM O TRABALHO

    I. artrite reumatoide associada à pneumoconiose dos trabalhadores do carvão (M05.3/60.-);

    II. gota induzida pelo chumbo (M/1/0.1);

    III. outras artroses (M25.5);

    IV. dor articular (M25.5);

    V. síndrome cervicobraquial (M53.1);

    VI. dorsalgia (M54.-);

    VII. sinovite e tenossinovite (M65.-);

    VIII. transtornos dos tecidos moles (M70.-);

    IX. fibromatose de fáscia palmar (M72.0);

    X. lesões do ombro (M75.-);

    XI. outras entesopatias (M77.-);

    XII. mialgia (M79.1);

    XIII. osteomalacia do adulto (M83.5);

    XIV. fluorose do esqueleto (M85.1);

    XV. osteonecrose (M87.-);

    XVI. osteólise ou acro-osteólise de falanges distais de quirodáctilos (M89.5);

    XVII. osteonecrose no "mal dos caixões" (M90.3);

    XVIII. doença de Kienböck do adulto (M93 e M93.8).

PROTOCOLO DE PROCEDIMENTOS MÉDICO-PERICIAIS N. 13.V

Doença: "síndrome cervicobraquial" (relacionada com o trabalho).

Código da Classificação Internacional das Doenças, 10ª edição (CID-10): M53.1 versão de 6/99.

I – Definição da doença e critérios para seu diagnóstico

Síndrome cervicobraquial é o distúrbio funcional ou orgânico resultante da fadiga neuromuscular que pode ser decorrente do trabalho em uma posição fixa e/ou dos movimentos repetitivos dos membros superiores. O quadro clínico é variável, aparecendo desde queixas subjetivas, sem sinais clínicos (grau I), ou acompanhadas de endurecimento e hipersensibilidade dolorosa do pescoço, do ombro e do braço (grau II), que nos casos mais graves incluem, também, hipertrofia e dor dos músculos afetados; alterações ao exame neurológico; parestesia; perda de força muscular; hipersensibilidade dolorosa das apófises espinhosas vertebrais, dos músculos paravertebrais e/ou dos plexos nervosos. Podem surgir, ainda, tremor das mãos, dor à movimentação do pescoço, do ombro e da extremidade superior; distúrbios funcionais da circulação periférica; dor intensa do pescoço, do ombro e da extremidade superior (grau III). Os pacientes que apresentam um quadro intenso do grau III e aqueles que evoluem diretamente do grau II para um quadro de "síndrome pescoço-ombro-mão", "distúrbio orgânico, como tenossinovite ou tendinite" ou para alterações do sistema nervoso autônomo como na síndrome de Raynaud, na hiperemia passiva ou na perda de equilíbrio ou, ainda, apresentam distúrbios psíquicos com ansiedade, insônia, alterações da ideação, histeria ou depressão e podem ser incluídos no grau IV. No grau V, estão incluídos todos aqueles que apresentam distúrbios não apenas no trabalho, mas que interferem na vida cotidiana.

Critérios diagnósticos

História clínica e exame físico; história ocupacional; estudo dos gestos e dos movimentos; estudo radiográfico (radiografia, mielografia, tomografia computadorizada).

II – Fatores etiológicos (gerais) e identificação dos principais "agentes patogênicos" e/ou fatores de risco de natureza ocupacional conhecidos

A síndrome cervicobraquial pode ter causas orgânicas, não ocupacionais, na coluna cervical ou fora dela, que precisam ser investigadas e excluídas. Entre elas, destacam-se causas mecânico-degenerativas (osteoartrose uncovertebral, osteoartrose zigoapofisária, protrusões do disco intervertebral, degeneração dos ligamentos amarelo e longitudinal posterior); causas inflamatórias (artrite reumatoide, espondilite ancilosante, síndrome de Reiter, espondilodiscite, artrite reumatoide juvenil); causas tumorais (primárias e metastáticas) – causas psicossomáticas; causas fora da coluna cervical; artrose acromioclavicular, distúrbio da articulação temporomandibular, doenças vesicobiliares, câncer broncogênico, fibromialgia, coronariopatias, hérnia de hiato.

A síndrome cervicobraquial, em determinados grupos ocupacionais, excluídas as causas não ocupacionais anteriormente mencionadas, e ocorrendo condições de trabalho com posições forçadas e gestos repetitivos e/ou vibrações localizadas, pode ser classificada como "doença relacionada com o trabalho", do grupo II da Classificação de Schilling, posto que o "trabalho" ou a "ocupação" podem ser considerados fatores de risco, no conjunto de fatores de risco associados com a etiologia multicausal dessa síndrome. "Trabalho" ou "ocupação" podem ser considerados concausas.

III – Procedimentos médico-periciais para o "reconhecimento técnico no nexo causal entre a doença e o trabalho" (art. 337, Decreto n. 3.048/99)

De acordo com a Resolução n. 1.488/98 do Conselho Federal de Medicina (CFM), aplicável a todos os médicos em exercício profissional no país, "para o estabelecimento do nexo causal entre os transtornos de saúde e as atividades do trabalhador, além do exame clínico (físico e mental) e os exames complementares, quando necessários, deve o médico considerar:

- a história clínica e ocupacional, decisiva em qualquer diagnóstico e/ou investigação de nexo causal;
- o estudo do local de trabalho;
- os dados epidemiológicos;
- a literatura atualizada;
- a ocorrência de quadro clínico ou subclínico em trabalhador exposto a condições agressivas;
- a identificação de riscos físicos, químicos, biológicos, mecânicos, estressantes e outros;
- o depoimento e a experiência dos trabalhadores;
- os conhecimentos e as práticas de outras disciplinas e de seus profissionais, sejam ou não da área de saúde" (art. 2º da Resolução CFM n. 1.488/98).

Recomenda-se, ademais, incluir nos procedimentos e no raciocínio médico-pericial a resposta a dez questões essenciais, a saber:

1. Natureza da exposição: o "agente patogênico" é claramente identificável pela história ocupacional e/ou pelas informações colhidas no local de trabalho e/ou de fontes idôneas familiarizadas com o ambiente ou local de trabalho do segurado?
2. "Especificidade" da relação causal e "força" da associação causal: o "agente patogênico" ou o "fator de risco" podem estar pesando de forma importante entre os fatores causais da doença?
3. Tipo de relação causal com o trabalho: o trabalho é causa necessária (tipo I)? Fator de risco contributivo de doença de etiologia multicausal (tipo II)? Fator desencadeante ou agravante de doença preexistente (tipo III)?
4. No caso de doenças relacionadas com o trabalho, do tipo II, foram as outras causas gerais, não ocupacionais, devidamente analisadas e, no caso concreto, excluídas ou colocadas em hierarquia inferior às causas de natureza ocupacional?
5. Grau ou intensidade da exposição: é ele compatível com a produção da doença?
6. Tempo de exposição: é ele suficiente para produzir a doença?
7. Tempo de latência: é ele suficiente para que a doença se desenvolva e apareça?
8. Há o registro do "estado anterior" do trabalhador segurado?
9. O conhecimento do "estado anterior" favorece o estabelecimento do nexo causal entre o "estado atual" e o trabalho?

10. Existem outras evidências epidemiológicas que reforçam a hipótese de relação causal entre a doença e o trabalho presente ou progresso do segurado?

IV – Parâmetros que têm sido utilizados para avaliar, sob o ponto de vista estritamente médico, a natureza e o grau da "deficiência" ou da "disfunção" eventualmente produzida por esta doença

"Deficiência" ou "disfunção" (*impairment*), segundo a Organização Mundial da Saúde (OMS), é "qualquer perda ou anormalidade da estrutura ou função psicológica, fisiológica ou anatômica". Por exemplo, após um acidente vascular cerebral (AVC), a paralisia do braço direito ou a disfasia serão "deficiências" ou "disfunções", isto é, sistemas ou partes do corpo que não funcionam e que eventualmente irão interferir nas atividades de uma vida diária "normal", produzindo, nesse caso, "incapacidade".

A avaliação médica da deficiência – se e quando necessária – está justificada pela constatação de que o diagnóstico de síndrome cervicobraquial por si só é insuficiente para dar uma ideia da gravidade, das repercussões sobre o desempenho do paciente e mesmo do prognóstico.

Salientando a complexidade da tarefa de avaliar a natureza e o grau da deficiência ou disfunção em doenças musculoesqueléticas, o *Guides to the Evaluation of Permanent Impairment* (4ª edição, 1995), da Associação Médica Americana, destaca dois critérios básicos. O primeiro é o sintoma dor, com sua inegável importância, mas também dificuldade para uma avaliação objetiva pelo examinador ou entrevistador. O segundo critério básico é a amplitude do movimento (ou, pelo seu oposto, limitação do movimento).

Para o sintoma dor, o *Guides* reconhece que "sua avaliação não chega a padrões de sensibilidade estritamente científicos. A dor crônica não é mensurável ou detectável pelo modelo de doença clássico, baseado no enfoque de tecido ou órgão. A avaliação da dor requer o reconhecimento e a compreensão do modelo multifacético, biopsicossocial, que transcende o modelo de doença limitado e usual. A avaliação da disfunção por dor é baseada no treinamento do médico, na experiência, na capacidade e na habilidade. Como em outras áreas, o julgamento profissional do médico requer uma mistura de artes e ciência".

Para avaliação da amplitude do movimento, ou da limitação do movimento, o *Guides* recomenda sua mensuração minuciosa e a comparação com um conjunto de 83 tabelas, completadas por cerca de 80 figuras esquemáticas. O dossiê completo de avaliação da disfunção ou deficiência deveria conter as seguintes informações básicas: avaliação médica completa da natureza do processo, seu diagnóstico e seu prognóstico, em termos de suscetibilidade a tratamento clínico, cirúrgico e/ou fisioterapêutico;

o impacto da doença sobre o indivíduo, incluindo as atividades diárias; o grau de estabilidade do quadro (disfunção temporária ou permanente? irreversível?) e, no caso específico dos esquemas de Workers' Compensation, o resultado do estudo de movimentos (com alguns equipamentos para medir amplitude de movimentos, por ângulos e direções), para o enquadramento quantitativo da deficiência ou disfunção em alguma ou algumas das inúmeras tabelas que acompanham o *Guides*.

Outra referência internacional frequentemente citada para a complexa tarefa de avaliar a natureza e o grau de disfunção ou deficiência produzidos pela doença musculoesquelética é o Baremo Internacional de Invalideces, de Louis Mélennec, da França, e traduzido para o espanhol e publicado pela Masson S.A., 1997.

Os seguintes critérios são utilizados para o estagiamento das disfunções da coluna vertebral:

- grupo 1 (transtornos funcionais leves): os sintomas são pouco importantes e intermitentes (dor, rigidez, etc.) e para o paciente constituem um simples incômodo, sem verdadeira desvantagem ou menos-valia; a exploração é normal ou quase normal (escassa limitação dos movimentos, leve contratura muscular, ponto doloroso, etc.), a força muscular está inalterada, e não existem transtornos neurológicos; as radiografias são normais ou mostram anomalias carentes de significado, do ponto de vista funcional (osteófitos, desarmonias de curvatura, pinçamentos discais, anomalias de transição, etc.); a dependência terapêutica, se existe, é de pequena quantia (ingestão de medicamentos, especialmente analgésicos, ginástica reabilitadora, etc.); a capacidade de esforço é normal; a autonomia é completa; e a vida em sociedade pode ser normal;
- grupo 2 (transtornos funcionais moderados): os sintomas são mais acentuados que no grupo precedente, constituem algo mais que um simples incômodo para o paciente e podem ser importantes: pontos dolorosos articulares posteriores e, ao mobilizar as apófises espinhosas, manifestações a distância nos dermátomos ou miótomos correspondentes, limitação moderada dos movimentos em uma ou mais direções, contraturas musculares, leve atitude antiálgica, etc. A força muscular é praticamente normal e, em princípio, não se observa nenhuma anomalia neurológica, em princípio, a capacidade de esforço pode estar reduzida (transporte de pesos, etc.); existe dependência terapêutica: medicamentos, sessões de massagens e de reabilitação, faltas episódicas ao trabalho, etc.; a autonomia é total; e a vida em sociedade pode ser cumprida de forma normal ou satisfatória, ainda que a realização de certas atividades específicas possa ser difícil ou impossível;

- grupo 3 (transtornos funcionais médios): os sintomas (dores, rigidez e dificuldade para a manutenção de posturas) são intensos, molestos e incapacitantes, ainda que não sejam graves; em todos os casos, a exploração clínica revela anomalias: diminuição variável da mobilidade, atitude viciosa, sinais objetivos locais e a distância, às vezes anomalias neurológicas (alterações sensitivas objetivas, abolição dos reflexos, etc.) e diminuição da força dos músculos paravertebrais e da cintura abdominal; a capacidade para realizar esforços (levantamento de objetos, em especial) está alterada variavelmente; a dependência terapêutica é importante (tratamento contínuo, faltas frequentes ao trabalho, etc.); a autonomia é total; a repercussão na vida privada, pessoal e social é clara: não podem ser desempenhadas atividades que exigem prolongada permanência de pé e os esforços físicos são impossíveis;

- grupo 4 (transtornos funcionais importantes): a alteração funcional (dor, rigidez, manutenção de posturas) é permanente, incapacitante ou muito incapacitante; a exploração revela a presença de anomalias em geral importantes: transtornos da estática, importante rigidez, possíveis alterações neurológicas, repercussões respiratórias e/ou cardíacas; a capacidade para o esforço está reduzida ou muito reduzida. Contudo, habitualmente, o paciente pode realizar esforços moderados, ainda que não lhe seja possível desempenhar atividades que exigem prolongada permanência de pé, transporte de cargas, etc.; a autonomia é completa (o paciente pode realizar por si e sem ajuda os denominados atos da vida diária); a dependência terapêutica é muito importante (ingestão contínua de medicação, ginástica, fisioterapia, etc.);

- grupo 5 (transtornos funcionais muito importantes): as afecções da coluna, por mais graves que sejam, quase nunca dão lugar, por si só, a graus muito elevados de disfunção. São as complicações secundárias (respiratórias, cardíacas, neurológicas, etc.) as que produzem dores intensas, rigidez, possível impotência das extremidades superiores e inferiores, dificuldade respiratória, etc. O paciente é um grande inválido. A exploração clínica descobre graves transtornos raquídios e viscerais (pulmões, coração, sistema nervoso, etc.). O estado geral pode ser normal, porém também pode estar gravemente alterado (fadiga, emagrecimento, anorexia, etc.). A autonomia está comprometida em diversos graus: possibilidade, no melhor dos casos, de que o paciente possa realizar, por si só e sem ajuda, todos os atos que se consideram fundamentais da vida diária, com exceção dos demais; possibilidade de levar a cabo a maioria dos atos da vida cotidiana, porém com necessidade da ajuda de outra pessoa, para realizar algumas dessas atividades; possibilidade de efetuar uma parte dos atos da vida cotidiana, com dependência relativamente importante de outras pessoas; dependência completa.

V – Informações necessárias para o pronunciamento médico-pericial sobre a existência (ou não) de "incapacidade laborativa" do segurado com diagnóstico desta doença

"Incapacidade" (*disability*), segundo a OMS, é "qualquer redução ou falta (resultante de uma 'deficiência' ou 'disfunção') da capacidade para realizar uma atividade de uma maneira que seja considerada normal para o ser humano ou que esteja dentro do espectro considerado normal". Refere-se a coisas que as pessoas não conseguem fazer.

Por exemplo, após um AVC, que produziu as "deficiências" ou "disfunções" anteriormente referidas, a pessoa poderá não conseguir caminhar, vestir-se, dirigir um automóvel, etc.

Para fins previdenciários, é valorizada a "incapacidade laborativa" ou "incapacidade para o trabalho", que foi definida pelo INSS como "a impossibilidade do desempenho das funções específicas de uma atividade (ou ocupação), em consequência de alterações morfopsicofisiológicas provocadas por doença ou acidente (...)". Para a imensa maioria das situações, a Previdência trabalha apenas com a definição apresentada, entendendo "impossibilidade" como incapacidade para atingir a média de rendimento alcançada em condições normais pelos trabalhadores da categoria da pessoa examinada. Na avaliação da incapacidade laborativa, é necessário ter sempre em mente que o ponto de referência e a base de comparação devem ser as condições daquele próprio examinado enquanto trabalhava, nunca os da média da coletividade operária.

Portanto, para o pronunciamento médico-pericial sobre a existência (ou não) de "incapacidade laborativa" do segurado, é imprescindível considerar as seguintes informações:

- diagnóstico da doença;
- natureza e grau de "deficiência" ou "disfunção" produzidos pela doença;
- tipo de atividade ou profissão e suas exigências;
- indicação ou necessidade de "proteção" do segurado doente, por exemplo, contra reexposições ocupacionais a "agentes patogênicos" sensibilizantes ou de efeito cumulativo;
- eventual existência de hipersuscetibilidade do segurado ao "agente patogênico" relacionado com a etiologia da doença;
- dispositivos legais pertinentes (p.ex., normas regulamentadoras do Ministério do Trabalho, ou de órgãos

da saúde, de acordos coletivos, ou profissões regulamentadas, etc.);

- idade e escolaridade do segurado;
- suscetibilidade ou potencial do segurado à readaptação profissional;
- mercado de trabalho e outros "fatores exógenos".

Em bases técnicas, a "incapacidade laborativa" poderia ser classificada em:

- total ou parcial;
- temporária ou indefinida;
- uniprofissional;
- multiprofissional;
- omniprofissional.

Contudo, a legislação previdenciária vigente não contempla todas essas alternativas e espera que o médico perito se pronuncie sobre:

- a existência (ou não) de "incapacidade laborativa" no curto prazo, com o correspondente benefício previdenciário do "auxílio-doença", como regulamentado pelos arts. 71 a 80 do Decreto n. 3.048/99;
- a concessão (ou não) de "auxílio-acidente", "concedido como indenização ao segurado empregado (...) quando, após a consolidação das lesões decorrentes do acidente de qualquer natureza, resultar sequela definitiva" que se enquadre nas condições estabelecidas pelo art. 104 do Decreto n. 3.048/99;
- a concessão (ou não) de "aposentadoria por invalidez" devida ao segurado que, "estando ou não em gozo de auxílio-doença, for considerado incapaz para o trabalho e insuscetível de reabilitação para o exercício de atividade que lhe garanta a subsistência", nas condições estabelecidas pelos arts. 43 a 50 do Decreto n. 3.048/99.

PROTOCOLO DE PROCEDIMENTOS MÉDICOS-PERICIAIS N. 13.VI

Doença: "dorsalgia", incluindo "cervicalgia" (M54.2), "ciática" (M54.3) e "lumbago com ciática" (M54.4) (relacionadas com o trabalho).

Código CID-10: M54 versão de 6/99.

I – Definição de doença e critérios para seu diagnóstico

A cervical (não decorrente de transtorno de disco intervertebral cervical) ou síndrome tensional do pescoço ou síndrome dolorosa miofascial, acometendo os músculos da cintura escapular e cervicais, caracteriza-se pela presença de dor espontânea ou à palpação e/ou edema em região cervical sem história de comprometimento de discos cervicais.

Os casos descritos como ocupacionais são associados com atividades que envolvem contratura estática ou imobilização por tempo prolongado de segmentos corporais como cabeça, pescoço ou ombros, tensão crônica, esforços excessivos, elevação e abdução de braços acima da altura dos ombros, empregando força e vibrações de corpo inteiro.

O quadro clínico é caracterizado por dor na região cervical posterior que piora com movimentos e tensão e pode irradiar para o braço (dor mencionada). Pode associar-se às queixas de fraqueza, fadiga muscular, tontura e parestesias que não acometem território específico; além de aumento de tônus ou contratura muscular com pontos de dor miofascial ou bandas dolorosas em musculatura cervical, de base de crânio e de ombros.

Ao exame físico, podem evidenciar-se áreas de rigidez muscular com dor à palpação em fibras superiores de trapézio, elevador da escápula, supraespinhoso, romboide, diminuição da lordose cervical e queda de ombro.

Quanto à dorsalgia lombar, deve ser definida lombalgia como dor relatada na altura da cintura pélvica. Quando a dor irradia para o membro inferior, é a lombociatalgia, que pode seguir os metâmeros. Ciática é a dor somente na região posterior do membro inferior.

O quadro clínico da lombalgia simples é constituído por dor e incapacidade de se movimentar e trabalhar. As dores musculares e as alterações do funcionamento dos esfíncteres podem surgir em casos mais raros e graves.

O diagnóstico clínico de lombalgia é extremamente fácil e é feito pelo próprio paciente, na maioria das vezes. O exame físico detalhado deve incluir inspeção, palpação, exame de movimentos (flexão, extensão, lateralidade e rotação) e neurológico, incluindo marcha, teste de Lasègue, força muscular, testes de sensibilidade e reflexos patelar e aquileu. O exame radiológico da coluna vertebral tem uma limitação muito grande no diagnóstico, porque há enorme quantidade de pequenas modificações, congênitas ou não, cuja validade etiopatogênica é difícil de interpretar, principalmente em pacientes com mais de 50 anos. Recomendam os especialistas em coluna pedir inicialmente a radiografia simples do segmento afetado, mas não necessariamente repetir a cada episódio de dor. Em grandes casuísticas, observa-se que não chega a 30% a proporção de casos de lombalgia que têm um componente orgânico definido com certeza.

Os exames complementares a serem solicitados dependerão das hipóteses firmadas. A hemossedimentação ajuda a diferenciar quadros mecânicos daqueles inflamatórios. A eletroneuromiografia pode ser indicada particularmente se há dúvida acerca de comprometimento de raiz nervosa.

Critérios diagnósticos
- História clínica (importante a exclusão de história de lesão de disco intervertebral, de traumatismo ou de espondilite ancilosante);
- exame físico;
- exame complementar.

Diagnóstico diferencial
Como a lombalgia e a lombociatalgia costumam acometer trabalhadores jovens de ambos os sexos, o diagnóstico diferencial mais importante é entre a discopatia (degeneração discal, discartrose) e a hérnia do núcleo pulposo. A hérnia de disco é rara após os 60 anos de idade, e as patologias mais raras e graves devem ser investigadas nos trabalhadores de ambos os sexos, após os 55 anos.

II – Fatores etiológicos (gerais) e identificação dos principais "agentes patogênicos" e/ou fatores de risco de natureza ocupacional conhecidos

As dorsalgias estão entre as queixas mais frequentes na população geral, segundo inquérito de prevalência realizado em diversos países do mundo. Entre elas, a lombalgia ou a dor lombar destaca-se tanto em jovens como em mais idosos. Destaca-se também entre as causas de auxílio-doença previdenciário e como causa de aposentadoria por invalidez. Inquéritos realizados em populações de trabalhadores, nos Estados Unidos, mostraram recentemente uma prevalência de 17,6% atingindo mais de 22 milhões de trabalhadores naquele país. Ela pode ser sintoma de inúmeras doenças. Episódios agudos de lombalgia costumam ocorrer em pacientes em torno de 25 anos e que, em 90% dos casos, a sintomatologia desaparece em 30 dias, com ou sem tratamento medicamentoso, fisioterapêutico ou com repouso ou sem. O risco de recorrência é de cerca de 60% no mesmo ano ou, no máximo, em dois anos. São fatores que ajudam a recidiva: idade, posturas ergonômicas inadequadas e fadiga no trabalho.

A lombalgia crônica – dor persistente durante três meses ou mais – corresponde a 10% dos pacientes acometidos por lombalgia aguda ou recidivante. A média de idade desses pacientes é de 45 a 50 anos, e os seguintes fatores têm sido associados à cronicidade da lombalgia: trabalho pesado, levantar peso, trabalho sentado, falta de exercícios e problemas psicológicos. A prevalência de lombalgia crônica em trabalhadores da construção civil, nos Estados Unidos, é de 22,6%. Estudos em trabalhadores da saúde, feitos no Brasil, mostram percentuais próximas a essas.

A dorsalgia crônica, em especial a lombalgia crônica, em determinados grupos ocupacionais, excluídas as causas não ocupacionais anteriormente mencionadas, e ocorrendo condições de trabalho com posições forçadas e gestos repetitivos e/ou ritmo de trabalho penoso e/ou condições difíceis de trabalho, pode ser classificada como "doença relacionada com o trabalho" do grupo II da Classificação de Schilling, posto que o "trabalho" ou "ocupação" podem ser considerados fatores de risco, no conjunto de fatores de risco associados com a etiologia multicausal dessa entidade. "Trabalho" ou "ocupação" podem ser considerados concausas.

Bibliografia

1. Alexandre NMC. Contribuição das cervicodorsolombalgias em profissionais de enfermagem. Tese de Doutorado. Ribeirão Preto: Escola de Enfermagem de Ribeirão Preto, USP; 1993. p.186.
2. Brasil/Ministério da Saúde. Manual de procedimentos para o diagnóstico e manejo das doenças relacionadas ao trabalho nos serviços de saúde. Brasília; 1999.
3. Cecin HA, Molinar MHC, Lopes MAB, Morickochi M, Freire M, Bichuetti JAN. Dor lombar e trabalho: um estudo sobre a prevalência em diferentes grupos ocupacionais. Rev Bras Reumatol. 1991;31(2):50-6.
4. CESAT/SESAB. Manual de normas e procedimentos técnicos para a vigilância da saúde do trabalhador. Salvador: SESAB; 1996.
5. Cheren A. A coluna vertebral dos trabalhadores: alterações da coluna relacionadas com o trabalho. Med Reab. 1992;31:17-25.
6. Guo HR, Tanaka S, Cameron LL, Seligman PJ, Behrens VJ, Ger J, et al. Back pain among workers in the United States: national estimates and workers at high risk. Am J Ind Med. 1995;28:591-602.
7. INSS. Norma técnica sobre distúrbios osteomusculares relacionados ao trabalho – DORT (Ordem de Serviço n. 606, de 5 de agosto de 1998). *DOU* de 19 de agosto de 1998. 158. Seção 1.
8. Knoplich J. Sistema musculoesquelético: coluna vertebral. In: Mendes R. Patologia do trabalho. Rio de Janeiro: Atheneu; 1995. p.213-27.

Índice remissivo

A

acidentes
  da coluna   365
  de trabalho   405
ácido úrico   170
actinomicose   313
acupuntura   266
afastamento temporário do trabalho   3
afecções musculoesqueléticas   404
agressão ergonômica   403
analgesia epidural lombar   417
anomalias congênitas   197
artéria vertebral   195
artrite(s)
  gotosa   170
  psoriática   285
  reativas   285
  reumatoide   159, 164, 170, 197, 314
  típica   299
artrodese vertebral   387
artroplastia da coxofemoral   291
artrose(s)   177
  diartrodiais   178
  incapacitante   159
  vertebral   387
atividade manual   407
auxílio-doença   405

B

Back School   228
balancim   245
báscula de bacia   132

biópsia   344
bisfosfonatos   334
brucelose   313

C

cadeira operacional   410
  alta   410
cãibras musculares   44
calcificação do disco na cervical   223
cálcio   324
calcitonina   334
canal medular   192
ceratodermia   301
cervicalgia   99
  psicofisiológica   155
ciclo vicioso de dor   259
cifoescoliose   373
cifose   108, 327, 390
  do jovem   391
  postural   391
  rígida   394
  torácica   393
cirurgia discal   217
Classificação Internacional das Doenças   1
claudicação   203
colar cervical   277
colete   278
  gessado   387
colite ulcerativa   285
coluna
  cervical   187, 351
  lombar   351

432 Enfermidades da coluna vertebral

torácica   373
vertebral   415
conjuntivite   302
contração muscular   41
contratura antálgica   213
controle da dor   76
costela cervical   190
crise emocional   162
Curso de Postura   229
curva(s)
escoliótica(s)   375, 388
lordótica   395

D

deficiência   7, 400
deformidade radiológica   135
densitometria   327
óssea   294
depressão   163
diagnóstico diferencial   319
disability   400
discectomia percutânea   218
disco intervertebral   209, 400
distúrbios osteomusculares relacionados
ao trabalho   189
doença(s)
aguda   65
crônica   67
de Crohn   285
de Paget   198, 336
degenerativa discal   182
discal degenerativa   184
infectocontagiosas da coluna   311
reumáticas   311
doente crônico   63
dor(es)   71, 158, 203
aguda   326
cervical   100
crônica(s)   71, 162
espinhal inflamatória   285
lombar   420
baixa   99
na coluna   90
nas costas   1
neurogênica   159
no braço   363
no ombro   189
no pescoço   363
nociceptiva   159
orgânica   95
ósseas   345
pélvica(s)   419, 420

psicogênica   160
torácica   420
dorsalgia   99

E

eletrodiagnóstico   120
eletromiografia   120
entesite do calcâneo   291
ergonomia   229, 399
escala de coma de Glasgow   359
esclerodermia   314
Escola de Postura   228
escoliose   108, 132, 213, 373
cervicotorácica   383
congênita   352
idiopática   374
infantil   380
espasmo
da musculatura paravertebral   213
muscular   169
espondilite
ancilosante   105, 198, 285, 289
clássica   299
espondiloartropatias   285
espondilólise   351
espondilolistese   170, 181, 351
associada a defeitos congênitos   355
degenerativa   182, 354
sintomática na gravidez   416
traumática   356
espondilose   186, 191
cervical   182, 185
lombar   182
estenose do canal lombar   201
estiramento muscular   181
estrutura do *annulus*   211
exame
de imagem   127
laboratorial   168
radiológico   319
exercício(s)
isométrico   243
de relaxamento   235

F

fadiga muscular   43
faixas   279
fator reumatoide   285
fibras do *annulus*   210
fibromialgia   94, 156, 164, 417
fisioterapia   200, 214
formação óssea   323

Índice remissivo 433

fraqueza muscular 327
fratura(s)
  cominutiva 366
  da coluna 365
  do cóccix 366
  do enforcado 362
  do processo
    espinhoso 366
    transverso 366
  do sacro 366
  estáveis 370
  instável 366
  por fragmentação 366
  vertebral 327

G

gesso de Risser 386
gota 314
gravidez 415

H

handicap 400
herniação discal intraóssea 184
hérnia de disco 209, 416
hipercifose dorsal 133
hiperlordose 133
hiperparatireoidismo 336
hipocondria 163
histeria 163
histocompatibilidade 118

I

imagem corporal 52
imobilização gessada 370
impairment 400
incapacidade 7, 215, 400
infiltração de corticosteroides 265
instabilidade
  de fratura 370
  segmentar 181
intervenção preventiva 227

L

laminectomia 218
lateralização 402
lesão(ões)
  da medula 360
  em chicote 359
  neurológica 368
  óssea 368
  por esforços repetidos 189, 406
  tuberculosa 318

lombalgia 102, 418
  psicogênica 155
lombociatalgia 102
lordose 394, 415
  lombar 394
  pélvica 393
lúpus eritematoso sistêmico 159

M

manobra
  de Lewin 111
  de Mennel 111
  de Valsalva 243
  de Volkmann 111
marcha 110
massagem 271
massa óssea 331
medicina baseada em evidências 407
metástases 346
  ósseas 334
microdiscectomia 218
mieloma 344
movimentos
  de flexão 402
  vibratórios 401

N

neurite 99
neurofibromatose 390
neuropatia periférica 99
neurose lombar 155
nevralgia 99

O

ocronose 314
osso 323
osteoartrose 186
osteomalacia 324
osteomielite 311
  da coluna vertebral 314
osteopenia 328
osteoporose 135, 302, 325, 417

P

pacientes
  doloridos 82
  funcionais 62
paraplegia 359
pars interarticularis 352
perda(s)
  de lordose 213
  ósseas 325

434 Enfermidades da coluna vertebral

período
  de contração 42
  de latência 42
  de relaxamento 42
polimialgia reumática 170
posição
  ereta 47
  sentada 408
postura 50, 166
  da mulher grávida 418
  inadequada 92
potencial evocado 123
prevenção
  primária 227
  secundária 227
problemas posturais 399
processo degenerativo 175
provas laboratoriais 116
pseudoartrose 387
pseudoespondilolistese 357
pseudogota 314
psicossomático 55
psoríase 303

Q

quadriplegia 359
quadro degenerativo 178
quadro sintomatológico 178
quimionucleólise 218

R

radiculite 99
radiculopatia 99, 151
radiografia
  panorâmica 129
  simples 129
radiologia 135
raiz nervosa 178
raquialgia neurótica 155
raquitismo 324
relação médico-paciente 61
relacionamento médico-paciente 68
relaxamento 247
  muscular 43
remodelação óssea 323
retrolistese 357
reumatismo psicogênico 94, 155
rotação da vértebra 376
RPG 246

S

sacroileíte 286

screening 114
seguro-doença 4
sensibilidade álgica 79
sinal
  de Dejerine 111
  de Lasègue 110
  de Lhermitte 108
  de Naffziger-Jones 111
  de Neri 111
  de Spurling 107
  simulação 111
síndrome(s)
  da cauda equina 151
  da fibromialgia 157
  da grávida sentada 419
  de compressão do ulnar 190
  de insuficiência vertebrobasilar 197
  de Reiter 285, 300
  de Sweet 299
  do chicote 100, 360, 362
  do túnel do carpo 190
  dolorosa 166, 364
sinovite 286
sintomas da gestação 418
sintomatologia 421
sistema ósseo 323
survey 114

T

técnica de relaxamento 250
tenderness 79
teoria psiconeurológica da dor 75
teste
  de Addison 108
  de Hoover 111
  de Kernig 111
  de Lasègue 214
  de Milgram 111
  de Patrick 111
  de Valsalva 108
tolerância à dor 85, 94
tomografia computadorizada 139
torção 402
trabalhadores acidentados na coluna 405
trabalho
  de parto 421
  estático 407
  pesado 412
transplante de medula 346
tratamento(s)
  alternativo 254
  cirúrgico 200, 219

clínico 219
cognitivo-comportamental 235
com exercícios 236
com medicação 236
conservador 198
traumatismo(s)
na coluna 165
raquimedulares 359
trigger points 168
tronco basilar 195
tuberculose 314
osteoarticular 315
pulmonar 315
vertebral 316
tumores
benignos 341, 343
da coluna vertebral 341

espinhais 342
extradurais 342
intramedulares 342
malignos 346
medulares 343
metastáticos 348
turnover 323
ósseo 330

U

uretrite 301

W

whiplash 360